K. F. Masuhr
Neurologie

Die überdurchschnittliche Ausstattung
dieses Buches wurde durch die großzügige
Unterstützung von drei Unternehmen
ermöglicht, die sich seit langem als Partner
der Mediziner verstehen. Wir danken der

MLP Marschollek, Lautenschläger & Partner AG,

Alte Leipziger Lebensversicherungsgesellschaft aG,

Hallesche Nationale Krankenversicherung aG.

Nähere Informationen hierzu siehe am Ende des Buches.

Duale Reihe

Neurologie

K. F. Masuhr
unter Mitarbeit von Marianne Neumann

239 Abbildungen in 329 Einzeldarstellungen, 113 Tabellen

Hippokrates Verlag Stuttgart

CIP-Titelaufnahme der Deutschen Bibliothek:

Masuhr, Karl F. :
Neurologie / K. F. Masuhr. Unter Mitarb. von Marianne Neumann. – Stuttgart: Hippokrates Verl., 1989
  (Duale Reihe)
  ISBN 3-7773-0840-4

Anschrift des Verfassers:

Dr. med. K. F. Masuhr
Leitender Arzt der Neurologischen Abteilung
St. Josef-Krankenhaus
5583 Zell / Mosel

Anschrift der Reihenherausgeber:

Dr. med. Alexander Bob   Dr. med. Konstantin Bob
Weschnitzstraße 4   Weschnitzstraße 4
6940 Weinheim   6940 Weinheim

Zeichnungen:
Gerhard Kohnle, Hauptstraße 23, 7542 Schömberg

Wichtiger Hinweis

Medizin als Wissenschaft ist ständig im Fluß. Forschung und klinische Erfahrung erweitern unsere Kenntnisse, insbesondere was Behandlung und medikamentöse Therapie anbelangt. Soweit in diesem Werk eine Dosierung oder eine Applikation erwähnt wird, darf der Leser zwar darauf vertrauen, daß Autoren, Herausgeber und Verlag größte Mühe darauf verwandt haben, daß diese Angabe genau dem **Wissensstand bei Fertigstellung** des Werkes entspricht. Dennoch ist jeder Benutzer aufgefordert, die Beipackzettel der verwendeten Präparate zu prüfen, um in eigener Verantwortung festzustellen, ob die dort gegebene Empfehlung für Dosierungen oder die Beachtung von Kontraindikationen gegenüber diesem Buch abweicht. Das gilt nicht nur bei selten verwendeten oder neu auf den Markt gebrachten Präparaten, sondern auch bei denjenigen, die vom Bundesgesundheitsamt (BGA) in ihrer Anwendbarkeit eingeschränkt worden sind.
Geschützte Warennamen (Warenzeichen) werden nicht besonders kenntlich gemacht. Aus dem Fehlen eines solchen Hinweises kann also nicht geschlossen werden, daß es sich um einen freien Warennamen handele.

ISBN 3-7773-0840-4

© Hippokrates Verlag GmbH, Stuttgart 1989

Jeder Nachdruck, jede Wiedergabe, Vervielfältigung und Verbreitung, auch von Teilen des Werkes oder von Abbildungen, jede Abschrift, auch auf fotomechanischem Wege oder im Magnettonverfahren, in Vortrag, Funk, Fernsehsendung, Telefonübertragung sowie Speicherung in Datenverarbeitungsanlagen, bedarf der ausdrücklichen Genehmigung des Verlages.

Printed in Germany 1989.
Satz: Fotosatz Sauter, 7334 Süßen. Druck: Druckerei Kohlhammer, 7000 Stuttgart 61
Schrift: 9/10 Punkt Times (Berthold)

Inhalt

Teil A Neurologische Symptome und Syndrome

Vorwort der Reihenherausgeber 9
Vorwort der Autoren 10
Geleitwort 11

1	**Anamnese**	**13**
1.1	**Schmerzanamnese**	14
1.1.1	Periphere Schmerzprojektion	14
1.1.2	Zentraler Schmerz	15
1.1.3	Übertragener Schmerz	15
1.2	**Anfallsanamnese**	15
1.2.1	Kopfschmerzanfälle	15
1.2.2	Schwindelanfälle	16
1.2.3	Synkopale Anfälle	17
1.2.4	Epileptische Anfälle	17
1.2.5	Narkoleptische Anfälle	18
1.2.6	Extrapyramidale Anfälle	19
1.2.7	Psychogene Anfälle	19
2	**Die neurologische Untersuchung**	**20**
2.1	**Untersuchung von Kopf und Hirnnerven**	20
2.1.1	Kopf und Halswirbelsäule	20
2.1.2	Hirnnervensymptome	22
2.1.2.1	Anosmie (I. Hirnnerv)	22
2.1.2.2	Neuro-ophthalmologische Syndrome (II., III., IV., VI. Hirnnerv)	23
2.1.2.3	Sensibilitätsstörung des Gesichts und Kaumuskelparese N. trigeminus (V. Hirnnerv)	32
2.1.2.4	Fazialisparese (VII. Hirnnerv)	34
2.1.2.5	Untersuchung des Gehörs, vestibulärer Nystagmus (VIII. Hirnnerv)	37
2.1.2.6	Syndrome kaudaler Hirnnerven (IX., X., XI und XII. Hirnnerv)	40
2.2	**Untersuchung der Motorik**	42
2.2.1	Paresen	42
2.2.2	Tonusanomalien	45
2.2.3	Atrophien	46
2.2.4	Extrapyramidale Bewegungsstörungen	47
2.2.4.1	Extrapyramidaler Tremor, Rigor und Akinese	47
2.2.4.2	Choreatisches Syndrom	50
2.2.4.3	Dystones Syndrom	51
2.2.4.4	Athetotisches Syndrom	51

2.2.4.5	Ballistisches Syndrom	51
2.2.5	Myoklonien	52
2.2.6	Tic	53
2.3	**Reflexprüfung**	53
2.3.1	Physiologische Reflexe	53
2.3.2	Pathologische Reflexe	57
2.3.3	Kloni	59
2.4	**Sensibilitätsprüfung**	60
2.4.1	Sensible Reizsymptome	60
2.4.2	Sensibilitätsausfälle	60
2.5	**Prüfung vegetativer Funktionen**	65
2.5.1	Schweißsekretionsstörung	65
2.5.2	Störungen der Blasen-, Mastdarm-, und Genitalfunktion	68
2.5.2.1	Miktions- und Defäkationsstörung	68
2.5.2.2	Sexualfunktionsstörung	71
2.6	**Störungen der Koordination und Artikulation**	72
2.6.1	Koordinationsstörungen	72
2.6.2	Dysarthrie	75
2.7	**Untersuchung psychischer Funktionen**	76
2.7.1	Neuropsychologische Syndrome	76
2.7.1.1	Aphasie	77
2.7.1.2	Apraxie	81
2.7.1.3	Agnosie	82
2.7.2	Psychopathologischer Befund	83
2.7.2.1	Vigilanzstörungen	83
2.7.2.2	Orientierungsstörungen	83
2.7.2.3	Gedächtnisstörungen	84
2.7.2.4	Sinnestäuschung und Wahn	84
2.7.2.5	Antriebs- und Affektstörungen	85
2.7.2.6	Intelligenzstörungen	86
2.7.3	Psychosomatische Aspekte	86
2.8	**Hirndrucksyndrome**	88
2.8.1	Hirndruckzeichen	88
2.8.2	Hirnödem	89
2.8.3	Hydrozephalus	89
2.8.4	Einklemmungssyndrome	91
2.8.5	Apallisches Syndrom	94
2.9	**Querschnittssyndrome**	96
2.9.1	Spinaler Schock	96
2.9.2	Komplettes Querschnittssyndrom	97
2.9.3	Brown-Séquard-Syndrom	98
2.9.4	A. spinalis-anterior-Syndrom	99
2.9.5	Zentromedulläres Syndrom	99
2.9.6	Konus- und Kauda-Syndrom	100
3	**Technische Hilfsmethoden**	102
3.1	**Liquordiagnostik**	102
3.2	**Neurophysiologische Verfahren**	105
3.2.1	Elektroenzephalographie	105
3.2.2	Evozierte Potentiale	108
3.2.3	Elektronystagmographie	109
3.2.4	Elektromyographie	109
3.2.5	Elektroneurographie	111
3.3	**Biopsien**	112

3.3.1	Muskelbiopsie	112
3.3.2	Nervenbiopsie	113
3.4	**Bildgebende Verfahren**	113
3.4.1	Röntgennativdiagnostik	113
3.4.2	Kontrastmittelverfahren	115
3.4.2.1	Zerebrale Angiographie	115
3.4.2.2	Digitale Subtraktionsangiographie (DSA)	116
3.4.2.3	Myelographie	118
3.4.3	Computertomographie	118
3.4.4	Kernspintomographie	121
3.4.5	Isotopendiagnostik	123
3.4.6	Ultraschalldiagnostik	124
3.4.6.1	Echoenzephalographie	124
3.4.6.2	Dopplersonographie	124

Teil B Neurologische Krankheiten

1 Hirn- und Rückenmarkserkrankungen 127

1.1	**Fehlbildungen und Entwicklungsstörungen des Gehirns und Rückenmarks**	127
1.1.1	Infantile Zerebralparesen	127
1.1.2	Fehlbildungen des kraniozervikalen Übergangs und der Wirbelsäule	132
1.1.2.1	Basiläre Impression	133
1.1.2.2	Klippel-Feil-Syndrom	134
1.1.3	Dysrhaphische Syndrome	135
1.1.3.1	Spina bifida dorsalis	137
1.1.3.2	Syringomyelie	139
1.1.3.3	Arnold-Chiari-Syndrom	142
1.1.3.4	Dandy-Walker-Syndrom	144
1.1.4	Phakomatosen	145
1.1.4.1	Neurofibromatose	146
1.1.4.2	Tuberöse Sklerose	147
1.1.4.3	Sturge-Weber-Krankheit	148
1.1.4.4	Von Hippel-Lindau-Krankheit	149
1.2	**Degenerative (atrophische) Prozesse des Gehirns und Rückenmarks**	150
1.2.1	Senile und präsenile Hirnatrophien	151
1.2.1.1	Alzheimer-Krankheit	152
1.2.1.2	Pick-Krankheit	153
1.2.1.3	Binswanger-Krankheit	154
1.2.2	Stammganglienerkrankungen	155
1.2.2.1	Parkinson-Krankheit	155
1.2.2.2	Chorea major Huntington	161
1.2.2.3	Chorea minor Sydenham	164
1.2.2.4	Dystonie	166
1.2.2.5	Tortikollis	167
1.2.2.6	Athetose	169
1.2.2.7	Ballismus	170
1.2.3	Creutzfeld-Jakob-Krankheit	171

1.2.4	Pyramidenbahn- und Vorderhorndegeneration	172
1.2.4.1	Spastische Spinalparalyse	172
1.2.4.2	Progressive Bulbärparalyse	173
1.2.4.3	Spinale Muskelatrophie	174
1.2.4.4	Amyotrophische Lateralsklerose (ALS)	175
1.2.5	Zerebellare und spinozerebellare Ataxien	177
1.2.5.1	Friedreich-Krankheit	177
1.2.5.2	Nonne-Pierre-Marie-Krankheit	179
1.2.5.3	Olivo-ponto-zerebellare Atrophie	180
1.3	**Metabolische und toxische Prozesse des Gehirns und Rückenmarks**	**182**
1.3.1	Hereditäre Stoffwechselstörungen	182
1.3.1.1	Störungen des Lipoidstoffwechsels	182
1.3.1.2	Störungen des Aminosäurenstoffwechsels	183
1.3.1.3	Störungen des Kohlenhydratstoffwechsels	184
1.3.1.4	Morbus Wilson (Kupferstoffwechselstörung)	186
1.3.2	Erworbene Stoffwechselstörungen	187
1.3.2.1	Hypokalzämie	187
1.3.2.2	Hypoglykämie	189
1.3.2.3	Funikuläre Myelose	190
1.3.2.4	Hepatische Enzephalopathie	192
1.3.3	Alkoholtoxische Enzephalopathie	195
1.3.3.1	Alkoholdelir	196
1.3.3.2	Wernicke-Korsakow-Syndrom	198
1.3.3.3	Alkoholische Hirnatrophie	200
1.3.3.4	Zentrale pontine Myelinolyse	201
1.4	**Entzündliche Prozesse des Gehirns und Rückenmarks**	**202**
1.4.1	Bakterielle Meningitis und Enzephalitis	203
1.4.1.1	Eitrige Meningitis	204
1.4.1.2	Tuberkulöse Menigitis	207
1.4.1.3	Herdenzephalitis	209
1.4.2	Hirnabszeß	210
1.4.3	Spirochäteninfektion des ZNS	212
1.4.3.1	Neurolues	212
1.4.3.2	Leptospirosen	215
1.4.3.3	Erythema-migrans-Borreliose	216
1.4.4	Tetanus	217
1.4.5	Virus-Menigitis- und -Enzephalitis	218
1.4.5.1	Frühsommer-Meningo-Enzephalitis	220
1.4.5.2	Herpes-simplex-Enzephalitis	221
1.4.5.3	AIDS	222
1.4.5.4	Poliomyelitis anterior acuta	224
1.4.5.5	Parainfektiöse Enzephalitis	225
1.4.5.6	Lyssa	225
1.4.5.7	Subakute sklerosierende Panenzephalitis (SSPE)	226
1.4.6	Protozoen-, Helminthen- und Pilzbefall des ZNS	227
1.4.7	Myelitis transversa	228
1.4.8	Spinaler Epiduralabszeß	229
1.5	**Multiple Sklerose (MS)**	**230**
1.6	**Hirn- und Rückenmarkstumoren**	**238**
1.6.1	Hirntumoren	238
1.6.2	Hirnmetastasen	254
1.6.3	Gefäßmißbildungen und Gefäßtumoren des Gehirns	258
1.6.4	Intraspinale Tumoren	263
1.6.5	Intraspinale Metastasen	267
1.6.6	Gefäßmißbildungen des Rückenmarks	269
1.7	**Traumatische Schäden des Gehirns und Rückenmarks**	**271**
1.7.1	Gedeckte Hirnverletzungen	271

1.7.1.1	Commotio cerebri	272
1.7.1.2	Contusio cerebri	272
1.7.1.3	Traumatische intrakranielle Hämatome	276
1.7.1.4	Verletzungen der A. carotis	280
1.7.2.	Offene Hirnverletzungen	281
1.7.2.1	Schußverletzungen des Gehirns	281
1.7.2.2	Impressionsfrakturen	282
1.7.2.3	Traumatische Hirnabszesse	283
1.7.3	Rückenmarksverletzungen	283
1.7.3.1	Gedeckte Rückenmarksverletzungen	283
1.7.3.2	Offene Rückenmarksverletzungen	287
1.7.4	Strahlenschäden des ZNS	287
1.7.5	Elektrotrauma des ZNS	288
1.8	**Durchblutungsstörungen des Gehirns und Rückenmarks**	**289**
1.8.1	Ischämische Insulte	289
1.8.1.1	Transitorisch-ischämische Attacke (TIA)	294
1.8.1.2	Progredienter Hirninsult	294
1.8.1.3	Hirninfarkt	295
1.8.1.4	Arteriitis cranialis	302
1.8.1.5	Hirnvenenthrombosen	303
1.8.2	Vaskuläre Hirnblutungen	306
1.8.2.1	Hypertensive Massenblutung	306
1.8.2.2	Intrazerebrale Hämatome	309
1.8.2.3	Subarachnoidalblutung (SAB)	311
1.8.3.	Rückenmarksinfarkte	317
1.8.4	Vaskuläre spinale Blutungen	319

2 Schädigungen des peripheren Nervensystems 321

2.1	**Läsionen peripherer Nerven**	**321**
2.1.1	Periphere Fazialisparese	323
2.1.2	Nervenschäden des Schultergürtels	326
2.1.3	Nervenschäden der oberen Extremität	328
2.1.4	Nervenschäden des Beckengürtels	333
2.1.5	Nervenschäden der unteren Extremität	333
2.2	**Plexusparesen**	**337**
2.2.1	Plexus cervicobrachialis	337
2.2.2	Plexus lumbosacralis	342
2.3	**Spinale Wurzelkompression**	**342**
2.4	**Herpes zoster**	**350**
2.5	**Polyradikulitis (Guillain-Barré-Syndrom)**	**352**
2.6	**Polyneuropathien**	**354**

3 Muskelerkrankungen 365

3.1	**Polymyositis und Dermatomyositis**	**365**
3.2	**Myasthenia gravis pseudoparalytica**	**367**
3.3	**Lambert-Eaton-Syndrom**	**370**
3.4	**Myotonie**	**371**
3.4.1	Myotonia congenita Thomsen	372
3.4.2	Myotonia congenita Becker	372
3.4.3	Paramyotonia congenita Eulenburg	372
3.4.4	Dystrophische Myotonie Curschmann-Steinert	373

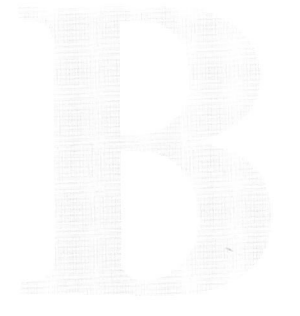

3.5	**Stiff-man-Syndrom**	374
3.6	**Progressive Muskeldystrophie**	374
3.6.1	X-chromosomal rezessiver Beckengürteltyp	374
3.6.2	Autosomal rezessive Muskeldystrophien	375
3.6.3	Autosomal dominante Muskeldystrophien	375
3.7	**Periodische dyskaliämische Lähmungen**	377
3.7.1	Hypokaliämische Lähmungen	377
3.7.2	Hyperkaliämische Lähmung	378
3.7.3	Normokaliämische Lähmung	378
3.8	**Endokrin-metabolische und toxische Myopathien**	379
3.8.1	Myopathien bei Endokrinopathien	379
3.8.2	Myopathien bei Stoffwechselstörungen	379
3.8.3	Exogen-toxische Myopathien	380
3.8.4	Myopathie bei maligner Hyperthermie	380

4 Anfallskrankheiten 381

4.1	**Migräne**	381
4.2	**Cluster-Kopfschmerz**	384
4.3	**Trigeminusneuralgie**	385
4.4	**Morbus Ménière**	387
4.5	**Synkopen**	388
4.6	**Epilepsien**	390
4.6.1	Petit mal-Epilepsien	395
4.6.2	Grand mal-Epilepsien	397
4.6.3	Epilepsien mit fokalen (partiellen) Anfällen	397
4.6.4	Status epilepticus	399
4.7	**Narkolepsie**	400
4.8	**Paroxysmale Choreoathetose**	401
4.9	**Psychogene Anfallskrankheiten**	403

Farbtafeln	405
Literaturverzeichnis	421
Sachverzeichnis	427

Vorwort der Reihenherausgeber

Heute gibt es beinahe zu jedem medizinischen Spezialgebiet mehrere Lehrbücher unterschiedlichen Umfanges. Die Lerninhalte, die ein Student bewältigen muß, werden jährlich umfangreicher, und in demselben Trend bewegen sich auch die meisten Lehrbücher. Dies hat dazu geführt, daß die Studenten während des Semesters ein ausführliches Lehrbuch benutzen, zur Prüfungsvorbereitung aus Zeitgründen aber auf sowohl vom Inhalt wie auch von der Ausstattung her oftmals unbefriedigende »Skripten« zurückgreifen müssen.

In Zusammenarbeit mit dem Hippokrates Verlag haben wir daher ein didaktisches Konzept erstellt, welches gegenüber herkömmlichen Lehrbüchern eindeutige Vorzüge hat. Das Quentchen »mehr und besser« setzt sich zusammen aus dem Repetitorium, der großen Zahl an Abbildungen, den klinischen Fällen, der konsequenten formalen Didaktik und der Überprüfung der Prüfungsrelevanz des Repetitoriums durch Medizinstudenten.

Üppig ausgestattete Bücher sind häufig teuer und nicht selten für Studenten *zu* teuer. Um diesem Dilemma zu entgehen, haben wir uns gemeinsam mit dem Hippokrates Verlag nach einem Sponsor umgesehen. Das war nicht leicht, denn der Partner sollte im Medizinbereich tätig sein, über einen tadellosen Ruf verfügen, und erhaben sein über den Verdacht der Einflußnahme auf den Inhalt der Bücher. Wir freuen uns daher, daß es gelungen ist die Firma MLP und die assoziierten Versicherungen für die Unterstützung der Reihe und mithin der Medizinstudenten zu gewinnen. Die Kooperation mit diesen Unternehmen ermöglichte eine ungeschmälerte Realisation des Konzeptes und einen, aus unserer Sicht, konkurrenzlosen Preis für diese Bücher. Wir verweisen in diesem Zusammenhang gerne auf die Seiten am Ende des Bandes.

Unser Dank für konstruktive Beiträge gilt zuerst Herrn Albrecht Hauff, dem Verleger des Hippokrates Verlages, – nicht nur dafür, daß er ein solch aufwendiges Unterfangen mit uns gewagt hat, sondern besonders für die Professionalität, mit der alle Probleme gemeistert wurden.

Auch den übrigen Mitarbeitern des Hippokrates Verlages schulden wir Dank, namentlich Frau Dorothee Seiz für ihr Engagement und ihre Vermittlungstätigkeit zwischen Herausgeberwünschen und Verlagsrealität sowie Herrn Bruno Feuerbacher für seine herstellerische Akribie und Liebe zum Detail, die zu der guten Benutzbarkeit des Konzeptes entscheidend beigetragen haben. Es macht Freude mit einem solchen Team zusammenzuarbeiten.

Nicht zuletzt bedanken wir uns bei den zahlreichen Medizinstudenten, die uns bei der konkreten Arbeit an den Bänden behilflich waren, indem sie diese auf Prüfungsrelevanz und Verständlichkeit testeten.

Wir hoffen, mit diesem Lehrbuchkonzept einen Beitrag zur Bewältigung der ständig wachsenden Wissensfülle geleistet zu haben, mit der sich die jungen Mediziner, angehende wie fertige, konfrontiert sehen.

Eine enge Zusammenarbeit mit den Lesern ist uns sehr wichtig. Bitte machen Sie regen Gebrauch von der Möglichkeit, uns Ihre Erfahrungen mit dem Konzept mitzuteilen (siehe letzte Buchseite).

Für Ihre Medizinerlaufbahn die besten Wünsche!

Dr. med. Alexander Bob   *Dr. med. Konstantin Bob*

Vorwort der Autoren

Dieses Lehrbuch ist unter kontinuierlicher Mitarbeit von Frau Marianne Neumann (FU Berlin) entstanden. Frau Neumann und ich lernten von den Studenten und Assistenten, daß jede Arbeit, die theoretische wie die praktische – und erst recht die didaktische – Freude macht, wenn sie als Mitarbeit verstanden wird. Herrn Gerhard Kohnle verdanken wir die anschaulichen Grafiken. Herrn Dr. Peter Pfiester (Pathologisches Institut am Klinikum Mannheim/Universität Heidelberg) sind wir für die Überlassung einer ganzen Reihe interessanter neuropathologischer Befunde, die auf Farbtafeln wiedergegeben sind, besonders verbunden.

Wir danken allen Patienten, über deren Erkrankungen wir in Form von Kasuistiken und Abbildungen berichten dürfen. Die folgenden Institute stellten dankenswerterweise Röntgenabbildungen zur Verfügung: Dr. Asheuer und Mitarbeiter, Köln; Dr. von Essen und Mitarbeiter, Prof. Hoese, Dr. Mahr und Mitarbeiter, Koblenz; Dr. Halbsguth und Mitarbeiter, Frankfurt; Dr. Henne, Wiesbaden; Dr. Hentschel und Mitarbeiter, Mainz; Dr. Holling, Dr. Reif und Mitarbeiter, Trier; Dr. Killmann und Mitarbeiter, Limburg; Dr. Kühnert und Mitarbeiter, Dietzenbach; Dr. Reinheimer, Wittlich.

Das Manuskript wurde von Herrn Dr. Ulrich Schultz durchgesehen, Frau cand. med. Gisela Nalbach besorgte die aktuelle Literatur, Frau Petra Nahlen alle Schreibarbeiten. Wir sind diesen Mitstreitern sehr zu Dank verpflichtet.

Mein Dank gilt besonders den Herausgebern der Dualen Reihe, Herrn Dr. Alexander Bob und Herrn Dr. Konstantin Bob, die mich ermutigten, an der Gestaltung eines neuen didaktischen Konzeptes mitzuwirken, und Herrn Albrecht Hauff und seinen Mitarbeitern vom Hippokrates Verlag für die wertvolle Ausstattung dieses Lehrbuchs.

K. F. Masuhr

Geleitwort

Das Studium der Medizin wird seit Inkrafttreten der Approbationsordnung im Jahr 1972 durch Prüfungsvorschriften bestimmt, das »Multiple-choice-Verfahren«. Von den Studenten wegen ihrer »Objektivität« anfangs noch begrüßt, wurde die Methode nicht nur für das Physikum sondern ebenso für die Prüfungen nach den drei klinischen Studienabschnitten übernommen. Die in jüngster Zeit vorgesehene partielle Wiedereinführung mündlicher Prüfungen kommt zu spät: das Lernen und Lehren an den Medizinischen Fakultäten ist längst geprägt durch eine Prüfungsmethode zum Abfragen von Faktenwissen, ungeeignet aber, Lernerfolge im psychomotorischen und affektiven Bereich zu messen oder zu bewerten. Die Folge ist ein auf diese Prüfungsform reduzierter Lernprozeß, der die Begegnung mit dem Patienten weitgehend ausblendet.

Es ist eine alte didaktische Weisheit, daß die Motivation zum Lernen am stärksten durch Prüfungen gefördert wird. So bevorzugen die Studenten Skripte, Fragensammlungen und abgelegte Klausuren der Vorsemester, um sich für die Multiple-choice-Prüfungen zu trainieren. Professoren und Dozenten haben sich mit ihren Kursklausuren diesem Verfahren weitgehend angepaßt. Der Büchermarkt ist voll von Kompendien und Frage-Antwort-Sammlungen.

Sie mögen ausreichen für das Bestehen von Prüfungen. Für das Verstehen komplexer Zusammenhänge, das Entwickeln einer Differentialdiagnose, das Vorbereiten auf ärztliches Handeln ist das Studium didaktisch angelegter Lehrbücher unverzichtbar.

In diese Situation mit dem unerläßlichen Anspruch sinnvollen und qualifizierenden Lernens trifft das vorliegende Lehrbuch der »Dualen Reihe«. Am Beispiel der Neurologie demonstriert dieses neue Konzept die Integration von kurzgefaßter Darstellung und ausführlicher systematischer Abhandlung. Beide Teile, Marginalie und Hauptteil, erfüllen schon für sich allein den Anspruch eines Lehrbuchs. Ihr Nebeneinander in unmittelbarem Bezug, klare Übersichtlichkeit durch didaktisch kluge Gliederung und anschauliches Hervorheben mit einer Vielzahl vorbildlich gestalteter Synopsen, Tabellen und Abbildungen, die ständige Einbindung der Praxis durch den »Klinischen Fall«, das Betonen fachübergreifender Bezüge, ein ungewöhnlich ausführliches Register mit differenzierten Verweisen – sie alle sind beispielhaft gestaltet für ein Lehr- und Nachschlagewerk, das mit seinem dualen System den Wunsch nach einem repetierenden Überblick gleichermaßen erfüllt wie den Anspruch auf eine detailliert beschriebene Gesamtdarstellung. Darüber hinaus offenbaren die vorbildliche Sprache und das kluge Einfühlen in die Lernsituation des Lesers den Autor als einen in der Lehre, der Theorie und der Praxis reich erfahrenen Arzt.

Autor und Verlag erfüllen ein besonderes Anliegen des Medizindidaktikers, nämlich die Bildung des Arztes zu gestalten für eine Handlungskompetenz in Solidarität mit dem Patienten – und für eine humane Medizin.

Prof. Dr. med. Winfried Kahlke
Interdisziplinäres Zentrum für Hochschuldidaktik
der Universität Hamburg

Teil A Neurologische Symptome und Syndrome

1 Anamnese

> **Definition.** Anamnese (griechisch: »Erinnerung«) ist die Vorgeschichte der Krankheiten nach den Angaben des Patienten. Die Schilderung aktueller Beschwerden und Symptome, früherer und familiärer Erkrankungen ist durch die Fremdanamnese zu ergänzen, vor allem, wenn eine Störung der Vigilanz (Aufmerksamkeit, Wachheit) und eine Amnesie (Erinnerungslücke) bestehen. Die biographische Anamnese dient der Beschreibung einer Situation, in der sich Krankheitssymptome entwickeln.

Epidemiologie. Von diagnostischem Nutzen ist die Kenntnis epidemiologischer Daten über die Verbreitung neurologischer Erkrankungen. Zu den meistgeklagten Beschwerden und Symptomen gehören Kopfschmerzen, die je nach Land und Untersucher bei 10 bis 20 % der Einwohner vorkommen und epileptische Anfälle, die bei ca. 5% aller Menschen mindestens einmal im Leben auftreten.

Statistisch exakte Angaben zur Krankheitshäufigkeit und zu den Neuerkrankungen vermitteln die auf eine bestimmte Population und einen festgelegten Zeitpunkt bzw. Zeitraum bezogenen Prävalenz- und Inzidenz-Raten. Zum Beispiel ist die **Prävalenz** (Krankheitshäufigkeit) der Schlaganfälle und der Epilepsien mit ca. 600/100 000 Einwohnern annähernd gleich *(s. Syn. 1)*. Die **Inzidenz**-Rate (Zahl der jährlichen Neuerkrankungen) ist aber bei den Schlaganfällen mit 150 auf 100 000 Einwohner dreimal höher als bei den Epilepsien mit 50/100 000 Einwohner (vergleiche hierzu die *Synopsis 2*).

---

1 Anamnese

◀ **Definition**

Epidemiologie
Die häufigsten Symptome neurologischer Krankheiten sind Kopfschmerzen und epileptische Anfälle.

Die **Prävalenz** gibt die Krankheitshäufigkeit an, d.h. die Zahl der Personen, die zu einer bestimmten Zeit an einer bestimmten Krankheit leiden. Die **Inzidenz** ist die Zahl jährlicher Neuerkrankungen *(vgl. Syn. 1 u. 2)*.

Synopsis 1: Prävalenz. Einige neurologische Krankheiten mit unterschiedlichem Altersgipfel. Die Mehrzahl der Epilepsien manifestiert sich vor dem 20. Lebensjahr, die Multiple Sklerose (MS) hauptsächlich in der dritten und vierten Dekade. Schlaganfälle und Parkinson-Syndrom treten vorwiegend im höheren Lebensalter auf.

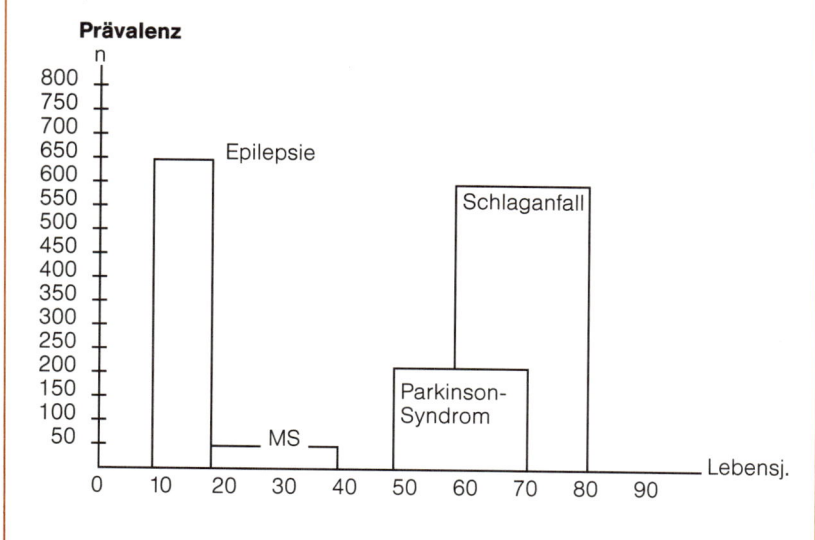

Synopsis 2: Inzidenz der häufigsten neurologischen Krankheiten
(Jährliche Neuerkrankungen, bezogen auf 100000 Einwohner, nach Kurtzke, 1982)

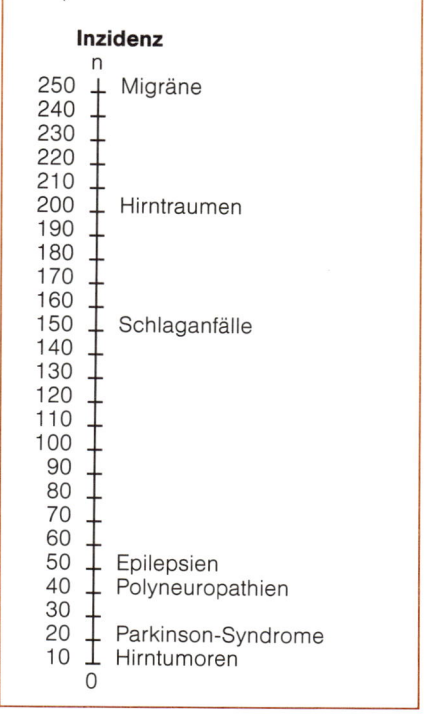

Inzidenz (n):
- 250 Migräne
- 200 Hirntraumen
- 150 Schlaganfälle
- 50 Epilepsien
- 40 Polyneuropathien
- 20 Parkinson-Syndrom
- 10 Hirntumoren

Symptomatologie

Symptome sind anamnestisch und diagnostisch auffällige Krankheitsmerkmale.

Die Anamnese ergibt Hinweise auf Art, Ort und Manifestationszeitpunkt der Symptome. Mehrere charakteristische Symptome bilden ein neurologisches Syndrom (Symptomenkomplex).

Jede Diagnose setzt eine phänomenologische Differenzierung und ätiologische Einordnung der Symptome voraus.

Ferner sind die Altersverteilung der Krankheiten und die Sterblichkeitsrate zu berücksichtigen.

Die Differenz zwischen Inzidenz und Prävalenz einer Erkrankung ergibt sich aus den unterschiedlichen Manifestations- und Sterblichkeitsraten.

- Der **Altersgipfel** der Epilepsien liegt in der zweiten Dekade (10. bis 20. Lebensjahr), der der Schlaganfälle in der siebten und achten Dekade (60. bis 80. Lebensjahr).
- Die **Letalität** der Schlaganfälle, d.h. das Verhältnis der Gestorbenen zu den Erkrankten, steigt mit zunehmendem Lebensalter überdurchschnittlich an.
- Die **Mortalität** der zerebrovaskulären Erkrankungen (Zahl der Todesfälle pro Jahr im Verhältnis zur Gesamtbevölkerung) liegt bei 70 bis 100 auf 100 000, die der Epilepsien bei 1 bis 2/100 000 Einwohner.

Symptomatologie. Ein Symptom ist ein anamnestisch und diagnostisch auffälliges Krankheitsmerkmal. Im angloamerikanischen Sprachraum werden »symptoms« (Beschwerden) von »signs« (Krankheitszeichen) unterschieden. Es ist in jedem Fall sinnvoll, **subjektive Angaben** möglichst wörtlich zu dokumentieren und sie im Anschluß an die klinisch-neurologische Untersuchung auf die erhobenen Befunde zu beziehen.

Anamnestisch ergeben sich wichtige Hinweise auf Art, Lokalisation und Manifestationszeitpunkt (Erkrankungsalter, biographische Situation, tageszeitliche Bindung und Dauer) der Krankheitsmerkmale. Einzelne Phänomene wie Schmerzen oder Parästhesien (Mißempfindungen) gestatten in keinem Fall neurologische Diagnose. Erst wenn der Qualität der **Leit- und Begleitsymptome** bestimmt worden ist, kann ein Syndrom (Symptomenkomplex) definiert werden: Syndrome beschreiben Krankheitsbilder mit mehreren charakteristischen Symptomen.

Vom Symptom zum Syndrom und zur Diagnose gelangt der Untersucher, wenn er die Beschwerdeangaben und Krankheitserscheinungen klinisch-phänomenologisch differenzieren und ätiologisch einordnen kann. Im folgenden soll dies am Beispiel einiger Schmerz- und Anfallssyndrome dargelegt werden.

1.1 Schmerzanamnese

Je nachdem ob die Schmerzempfindung erhöht, herabgesetzt oder völlig aufgehoben ist, spricht man von **Hyperalgesie, Hypalgesie, Analgesie.** Als **Allodynie** bezeichnet man die Schmerzauslösung durch normalerweise nicht schmerzhafte Reize (z.B. einfache Berührung).

Akute Schmerzen sind Warnsignale. Die Anamnese ergibt Hinweise auf Qualität, Intensität, Frequenz, Intervalldauer, auslösende und lindernde Faktoren. Je nachdem, ob die Schmerzempfindung erhöht, herabgesetzt oder völlig aufgehoben ist, spricht man von **Hyperalgesie, Hypalgesie, Analgesie.** Führen bei angehobener Schmerzschwelle wiederholte Stimuli zu gesteigerter Schmerzempfindung, so liegt eine Hyperpathie vor. Wenn aber bei herabgesetzter Schmerzschwelle eine Schmerzempfindung durch einen normalerweise nicht schmerzhaften Stimulus, zum Beispiel einen Berührungsreiz, hervorgerufen wird, handelt es sich um eine **Allodynie**. Schmerzen können auch außerhalb der Körpergrenzen auftreten, zum Beispiel an der Stelle einer amputierten Gliedmaße: Phantomschmerz.

1.1.1 Periphere Schmerzprojektion

Schmerzen im Ausbreitungsgebiet peripherer Nerven werden als **Neuralgie** bezeichnet *(Tab. 1)*.
Eine Sonderform ist die **Kausalgie.** Man versteht darunter einen brennenden Dauerschmerz mit Allodynie.

Radikuläre Schmerzen projizieren von der geschädigten Nervenwurzel in das entsprechende Dermatom.

1.1.1 Periphere Schmerzprojektion

Alle akuten oder chronisch rezidivierenden Schmerzen, die in das Ausbreitungsgebiet eines Nervs ausstrahlen, werden als Neuralgie bezeichnet. Eine Sonderform ist die Kausalgie. Man versteht darunter einen brennenden Dauerschmerz mit Allodynie nach unvollständiger Läsion gemischter peripherer Nerven *(Tab. 1)*.

Die Lokalisation der Schmerzursache setzt topographisch-anatomische Kenntnisse voraus. So ist zum Beispiel das akute »Ischias-Syndrom« häufig auf eine Wurzelkompression durch einen lumbalen Bandscheibenschaden zurückzuführen (»Lumboischialgie«): Dieser **radikuläre Schmerz** strahlt über die Hüfte oft bis zum Unterschenkel und in den Fuß aus. Anamnestisch lassen sich Auslöser erfragen, die zur Schmerzprojektion in das Dermatom der komprimierten Nervenwurzel führen. Charakteristisch ist die Verstärkung des Wurzelschmerzes durch Husten und Pressen.

Tabelle 1: Periphere Schmerzprojektion		
Terminus	Neuralgie	Kausalgie
	Akuter und chronischer Schmerz im Ausbreitungsgebiet eines Nervs ohne trophische Störungen	Brennender Dauerschmerz (Hyperpathie), Allodynie, vasomotorisch-trophische Störungen nach unvollständiger Läsion peripherer Nerven mit Beteiligung vegetativer Fasern
Beispiel	Trigeminusneuralgie	Sudeck-Syndrom nach Medianusläsion

1.1.2 Zentraler Schmerz

Der zentrale Schmerz wird durch Berührung, Kälte, Hitze, akustische oder optische Reize induziert oder setzt spontan als einseitiger, oft mit Allodynie und Hyperpathie verbundener, brennender oder stechender Schmerz ein, der den Stimulus überdauert und den Reizort überschreitet. In 80% der Fälle handelt es sich um einen **Thalamusschmerz** als Folge eines Schlaganfalls.

1.1.2 Zentraler Schmerz

*Der zentrale Schmerz ist durch Allodynie bzw. Hyperpathie charakterisiert und geht über den Reizort hinaus (z.B. **Thalamusschmerz** als Folge eines Schlaganfalls) und überdauert den Stimulus.*

1.1.3 Übertragener Schmerz

Von inneren Organen werden Schmerzen auf zugeordnete hyperalgetische, schon bei leichter Berührung überempfindliche Hautareale, die **Head-Zonen**, übertragen (»referred pain«). Die Kenntnis dieser Hautareale läßt auf den Ort der Läsion rückschließen.

1.1.3 Übertragener Schmerz

*Hyperalgetische Hautareale (**Head-Zonen**) lassen auf Erkrankungen innerer Organe schließen.*

1.2. Anfallsanamnese

Zu den häufigsten Anfallssyndromen gehören
- paroxysmal auftretende Krankheitserscheinungen wie Kopfschmerz- oder Schwindelanfälle, die mit vegetativen und sensorischen Phänomenen verbunden sind,
- Synkopen (Ohnmachten), epileptische, narkoleptische, extrapyramidale und psychogene Anfälle.

1.2 Anfallsanamnese

◄ Übersicht

1.2.1 Kopfschmerzanfälle

Kopfschmerzen werden als pulsierend, dumpf, drückend, bohrend, hämmernd, stechend usw. geschildert. Für eine **Migräne** sprechen familiär disponierte, periodisch rezidivierende, meist halbseitige Kopfschmerzen, (»Hemikranie«), die von **Nausea** (Übelkeit, Brechreiz), Vomitus (Erbrechen), Photo- und Phonophobie (Licht- und Lärmüberempfindlichkeit) und häufig einer **Aura** mit zerebralen Herdsymptomen begleitet sind (siehe auch *S. 381*).

Unter ätiologischen Gesichtspunkten ist auf das **Manifestationsalter** zu achten. Die Migräne tritt oft im Jugend- und gelegentlich schon im Kindesalter auf; sie bevorzugt im übrigen das weibliche **Geschlecht,** während eine weitere Form der Hemikranie, der **Cluster-Kopfschmerz** (Bing-Horton-Syndrom), signifikant häufiger Männer im mittleren Lebensalter betrifft. Einseitige oder auch beidseitige Kopfschmerzen älterer Patienten werden nicht selten durch eine Arteriitis cranialis verursacht, das weibliche Geschlecht überwiegt (zu den Kopfschmerzen bei Schlaganfällen und Hypertonie vergleiche *S. 294*).

Wesentlich ist die anamnestisch gezielte Frage, in welcher **Situation** der Kopfschmerzanfall aufgetreten ist. Setzen schlagartig (»apoplektisch«) heftigste Kopfschmerzen ein, so besteht der dringende Verdacht auf eine Subarachnoidalblutung (SAB), vor allem, wenn sie mit Erbrechen und Meningismus (Nackensteifigkeit) einhergehen. Dann ist eine klinische Notfalldiagnostik erforderlich *(vgl. S. 104 u. 313)*.

1.2.1 Kopfschmerzanfälle

*Immer ist nach dem Charakter, der Frequenz und Dauer der Kopfschmerzen zu fragen. Die **Migräne** ist durch periodische Kopfschmerzanfälle, **Nausea**, Photo- und Phonophobie, sowie häufig eine **Aura** mit zerebralen Herdsymptomen gekennzeichnet.*
*Während die Migräne häufiger bei jungen Frauen vorkommt, betrifft der **Cluster-Kopfschmerz** meist Männer im mittleren Lebensalter. Bei älteren Kopfschmerzpatienten, vorwiegend Frauen, ist an eine Arteriitis cranialis zu denken (s.a. Schlaganfälle, S. 294).*

Nach Belastung schlagartig auftretende, heftigste, mit Erbrechen und Meningismus einhergehende Kopfschmerzen sprechen für eine Subarachnoidalblutung (SAB) (vgl. S. 104 u. 313).

> Kopfschmerzen, die mit Vigilanzstörungen verbunden sind, erfordern immer eine Fremdanamnese und Notfalldiagnostik *(S. 272)*.

Dies gilt auch für akute Kopfschmerzen bei Meningitis, die jedoch nicht apoplektisch auftreten. Ein Schädelhirntrauma mit Vigilanzstörung, Amnesie, Erbrechen und Kopfschmerzen verlangt immer eine Fremdanamnese zur Klärung der Unfallsituation und frühzeitiges diagnostisches Eingreifen, da der Verlauf durch eine intrakranielle Blutung kompliziert sein kann *(S. 272)*.

> **Die Kopfschmerz-Lokalisation gibt einen ätiologischen Hinweis.**

Genaue Angaben zur Lokalisation der Kopfschmerzen weisen auf deren Ursachen hin.

> **Stirnkopfschmerzen** kommen z.B. auch beim Glaukomanfall und bei Sinusitis vor.

Akute einseitige **Stirnkopfschmerzen** lassen, abgesehen vom Migräneanfall, an ophthalmologische Syndrome wie zum Beispiel den Glaukomanfall denken, der meist jenseits des 40. Lebensjahres auftritt. Nehmen frontale Schmerzen bei Kopfneigung zu, so handelt es sich um eine Infektion der Nasennebenhöhlen (Sinusitis).

> Die Trigeminusneuralgie ist durch einseitige, **attackenförmige Gesichtsschmerzen** charakterisiert.

Attackenförmig auftretende, einseitige **Gesichtsschmerzen,** die durch Kältereiz, feine Berührungen, Kauen oder Sprechen »getriggert« werden, kennzeichnen die Trigeminusneuralgie. Sie betrifft vorwiegend Frauen jenseits des 50. Lebensjahres.

> Nackenkopfschmerzen können Frühsymptom eines Hirn- oder Halsmarktumors sein *(S. 239 u. 265)*. Bilaterale, diffuse Spannungskopfschmerzen sind meist psychogen: »Kopfschmerzen vom Spannungstyp«

Gesichts-, Kopf- und Nackenschmerzen können Frühsymptom eines Hirn- oder Halsmarktumors sein. Daher sind die Diagnosen »Migraine cervicale« oder »Okzipitalneuralgie« mit Vorsicht zu stellen *(S. 239 u. 265)*. Häufiger als alle anderen »Zephalgien« sind **bilaterale,** diffuse Kopfschmerzen, die vor allem bei depressiver Verstimmung und Konfliktspannung vorkommen. Sie werden als Schmerzen vom Spannungstyp (»Spannungskopfschmerzen«), tension-type headache») bezeichnet.

1.2.2 Schwindelanfälle

> Scheinbewegungen, wie Dreh-, Lift- oder Schwankschwindel, sind Wahrnehmungen der gestörten räumlichen Orientierung. Zu den Begleitsymptomen gehört der Nausea-Komplex *(Syn. 3)*.

Jeder zehnte Mensch, der einen Arzt konsultiert, leidet unter Schwindel (Vertigo), einer Wahrnehmung von Scheinbewegungen, die durch gegensätzliche Informationen der Sinnesorgane entstehen. Dem Betroffenen kommt es vor, als ob die Umwelt kreise, der Raum schwanke bzw. der eigene Körper falle, sich hebe oder drehe. Anamnestisch sind unterschiedliche Verlaufsformen und Qualitäten (Attacken- bzw. Dauerschwindel, Dreh-, Lift-, Schwank-, Lagerungs- oder Höhenschwindel) sowie charakteristische vegetative Begleitsymptome, wie der **Nausea-Komplex** (Übelkeit, Brechreiz, Erbrechen), zu erfragen. Vergleiche hierzu die *Syn. 3*.

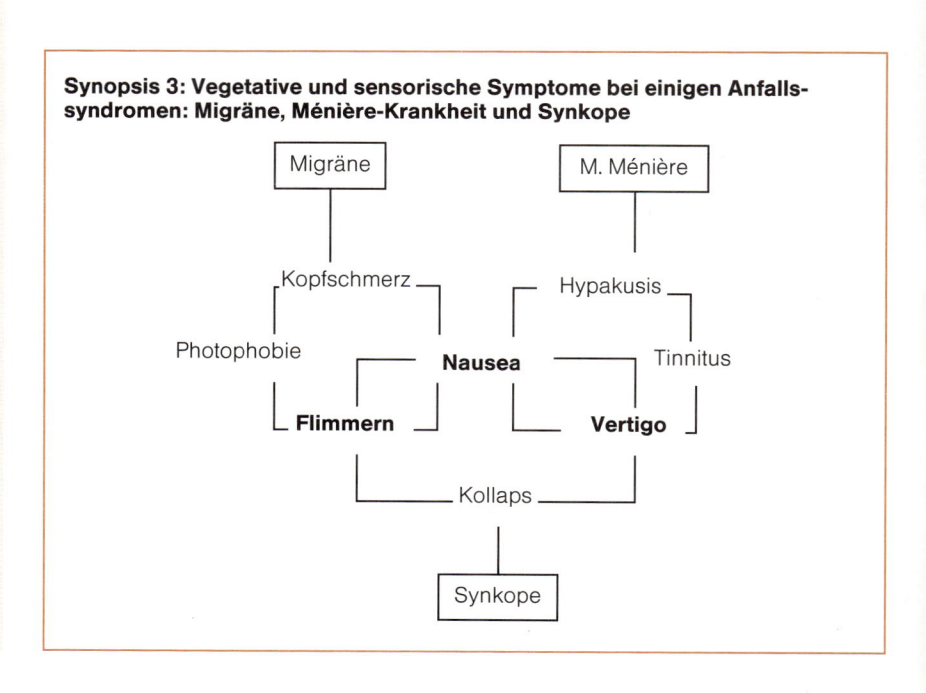

Synopsis 3: Vegetative und sensorische Symptome bei einigen Anfallssyndromen: Migräne, Ménière-Krankheit und Synkope

```
    Migräne                    M. Ménière
       |                           |
    Kopfschmerz              Hypakusis
Photophobie      Nausea              Tinnitus
    Flimmern         Vertigo
              Kollaps
                 |
              Synkope
```

1.2 Anfallsanamnese

Vertigo tritt nicht selten bei ophthalmologischen Syndromen, zum Beispiel bei Augenmuskelparesen mit Diplopie (Doppelsehen) auf. Man unterscheidet den okulären Schwindel von vestibulärem, neuromuskulärem, vasogenem und dem weit verbreiteten psychogenen (phobischen) Schwindel.

Rezidivierende Drehschwindelanfälle, bei denen der Patient nicht (auf-)stehen kann, kommen im Verlauf der **Ménière-Krankheit** bei Patienten im mittleren und höheren Lebensalter vor. Das männliche Geschlecht überwiegt. Der systematische Schwindel wird von vegetativen Symptomen (Nausea-Komplex) begleitet. Die Patienten klagen einerseits über Ohrgeräusche (Tinnitus), andererseits über Hörverlust (Hypakusis). Damit erhebt sich anamnestisch der Verdacht auf eine periphere Vestibularisschädigung. Fehlen Tinnitus und Hypakusis, so ist an eine Neuronitis vestibularis zu denken.

Drehschwindel kann auch zentral vestibulär durch eine Läsion im Kerngebiet des N. vestibularis in der Medulla oblongata verursacht sein. Ätiologisch kommen vor allem Durchblutungsstörungen und Tumoren des Hirnstamms sowie eine Multiple Sklerose in Frage.

Neuromuskulärer Schwindel tritt bei Polyneuropathien als **Schwankschwindel** in Erscheinung. Weitere Ursachen des Schwankschwindels sind Intoxikationen bzw. Nebenwirkungen von Medikamenten (β-Rezeptorenblocker, Antidiabetika, Herzglykoside, Antikonvulsiva u.a.). Vasogener Schwankschwindel entsteht bei Herzrhythmusstörungen, arterieller Hypertonie, zerebralen Durchblutungsstörungen, orthostatischer Dysregulation, Hypoglykämie und Anämie.

Man unterscheidet: okulären, vestibulären, neuromuskulären, vasogenen und psychogenen (phobischen) Schwindel.

Drehschwindelanfälle mit Übelkeit, Erbrechen, Schweißausbruch, Diarrhöen, Bradykardie, Tinnitus und Hypakusis charakterisieren die **Ménière-Krankheit.** Es handelt sich um eine periphere Vestibularisläsion.

Auch bei Schädigung des Vestibularis-Kerngebiets tritt Drehschwindel auf.

Es gibt zahlreiche Ursachen des **Schwankschwindels**, z.B. Polyneuropathien, Intoxikationen, Herzrhythmusstörungen, Hypertonie, Hypotonie und zerebrale Durchblutungsstörungen.

1.2.3 Synkopale Anfälle

Synkopen sind anfallsartige, kurzdauernde und spontan reversible Vigilanzstörungen. Flimmern, Schwarzwerden vor den Augen, Schwindel (»vasomotorische Aura«) mit Übelkeit, Brechreiz, Erbrechen und Hyperhidrose sind charakteristische Prodromi einer Synkope (Ohnmacht, Kollaps). Die Patienten sinken zu Boden, gelegentlich kommt es zu einigen Myoklonien (konvulsive Synkope) und einem Sturz mit Verletzungsgefahr. Die Ohnmacht wird vom Patienten meist auf »Kreislaufstörungen« zurückgeführt. Tatsächlich sind die häufigsten Auslösefaktoren eine orthostatische Hypotension, Herzrhythmusstörungen (zum Beispiel Adams-Stokes-Anfälle) oder ein Schreckerlebnis (Angst), Schmerzen, ein Hustenanfall, »Sich-Verschlucken« und die Miktion (Husten-, Schluck- oder Miktionssynkopen); (siehe auch *Tab. 2* und *S. 390*)

Das seltenere **Karotissinus-Syndrom** mit Asystolie, Bradykardie und Blutdruckabfall ist durch Vertigo, Flimmern, Kollaps gekennzeichnet und wird durch mechanischen Druck auf die Barorezeptoren im Bereich der Karotisgabel ausgelöst, zum Beispiel beim Rasieren, nach abrupter Kopfdrehung oder iatrogen (Operation im Halsbereich, Anwendung der Glisson-Schlinge). Betroffen sind besonders ältere Männer.

1.2.3 Synkopale Anfälle

Synkopen sind anfallsartige, kurzdauernde und spontan reversible Vigilanzstörungen. Synkopen werden von einer vasomotorischen Aura mit Flimmern und Schwarzwerden vor den Augen, Vertigo, Nausea und Schwitzen eingeleitet und häufig durch orthostatische Hypotension oder ein Schreckerlebnis ausgelöst *(Tab. 2)*. Es gibt auch Husten-, Schluck- u. Miktionssynkopen *(vgl. S. 390)*.

Eine mechanische Irritation der Barorezeptoren in der Karotisgabel, z.B. bei heftiger Kopfdrehung, kann zum Kollaps führen **(Karotissinus-Syndrom).**

1.2.4 Epileptische Anfälle

Die Aura epileptica ist ein schwer beschreibliches, gelegentlich ängstliches Vorgefühl mit sensorischen Empfindungen u.a. Man versucht, anhand von Fremdangaben zur Dauer, Frequenz und zum Ablauf epileptischer Anfälle deren Erscheinungsbild zu rekonstruieren.

Anamnestisch bedeutsam ist die Erstmanifestation epileptischer Anfallssyndrome, angefangen von den Neugeborenenkrämpfen über **altersgebundene Anfälle** bei Kindern und Jugendlichen bis zur Epilepsia tarda (Spätepilepsie) im Erwachsenenalter. Ein weiterer anamnestischer Hinweis ist die **tageszeitliche Bindung** epileptischer Anfälle.

So kommen bei der primär generalisierten Epilepsie kleine und große Anfälle (Petit mal, Grand mal) überwiegend in der **Aufwachsituation** vor (»Aufwach-Epilepsie«). Hierbei handelt es sich meist um eine idiopathische Epilepsie.

Demgegenüber liegt bei Anfällen, die weder an ein Lebensalter noch an eine bestimmte Tageszeit gebunden sind, häufiger eine symptomatische Epilepsie mit fokalen Anfällen vor. Bei der sogenannten **Schlafepilepsie** finden sich in 25% der Fälle prä- oder perinatale bzw. frühkindliche Hirnschädigungen, entzündliche, traumatische, vaskuläre Prozesse, Fehlbildungen und Tumoren.

1.2.4 Epileptische Anfälle

Die Anfallsanamnese ergibt diagnostisch wichtige Angaben zur Aura *(Abb. 1)*, zum Ablauf, zur Dauer und Frequenz epileptischer Anfälle.

Anamnestisch ist die Bindung von Epilepsie-Syndromen an ein bestimmtes Lebensalter und eine bestimmte Tageszeit zu beachten.

Primär generalisierte Anfälle (Petit mal, Grand mal) kommen vorzugsweise in der Aufwachsituation vor. Diese Anfälle treten bei idiopathischer Epilepsie auf. Im Gegensatz dazu ist die weder an ein bestimmtes Alter noch an die Aufwachsituation gebundene Epilepsie (z.B. die Schlafepilepsie) häufiger symptomatisch.

Tabelle 2: Eigen- und fremdanamnestische Angaben zur Unterscheidung von großem epileptischen und synkopalem Anfall. Auslösefaktoren, Aura, beobachtbare Symptome und Anfallsdauer sind zu erfragen.

Anamnese	Anfallssyndrom	
	Grand mal-Anfall	**Synkopaler Anfall**
● Eigene Angaben		
1. Auslösung	Schlafmangel, Medikamenten- oder Alkoholentzug Photostimulation u.a.	Schreckerlebnis, Schmerz, Hitze, orthostatische Dysregulation u.a.
2. Aura	Vertrautheits- oder Fremdheitserlebnisse, olfaktorische, gustatorische, optische, vestibuläre, auditive oder epigastrische Empfindungen	Übelkeit, Brechreiz, Erbrechen, Schwindel, Flimmern und Schwarzwerden vor den Augen, Schwächegefühl
● Fremdangaben		
3. Anfallsbild	Schrei, Sturz, starrer Blick, blutiger Speichel, Blässe oder Blauverfärbung des Gesichts, Körperkrampf, Zuckungen des Gesichts und der Gliedmaßen, häufig Urinabgang, fehlende Ansprechbarkeit	Gähnen, Blässe, Schweißausbruch, Erschlaffen und Zusammensinken, Zittern, einige Zuckungen möglich (konvulsive Synkope), selten Urinabgang, fehlende Ansprechbarkeit
4. Dauer	Ein bis zwei Minuten, gefolgt von längerer Vigilanzstörung (Koma, Schlaf)	Ein bis fünf Minuten
● Interpretation		
	Generalisierter tonisch-klonischer Anfall mit Aura, Initialschrei, Zungenbiß, Enuresis und postparoxysmalem Schlaf	Synkope mit vasomotorischer Aura

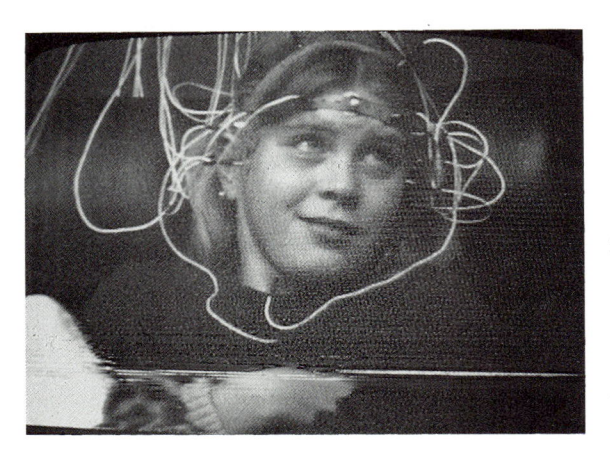

Abb. 1: Aura epileptica. Traumähnliche Wahrnehmung eines elfjährigen Mädchens mit psychomotorischen und großen epileptischen Anfällen (Photographie nach Video-Aufnahme im EEG-Labor).

1.2.5 Narkoleptische Anfälle

Patienten mit Narkolepsie berichten von einem imperativen Schlafbedürfnis (**Schlafanfälle**), einer Regungslosigkeit nach dem Aufwachen (**Wachanfälle**) und von Sinnestäuschungen im Halbschlaf (**hypnagoge Halluzinationen**). Seltener sind kataplektische Anfälle mit affektivem Tonusverlust *(vgl. S. 400).*

1.2.5 Narkoleptische Anfälle

Weitaus seltener als die epileptischen Anfallssyndrome und mit diesen weder verwandt noch vom Erscheinungsbild her zu verwechseln sind narkoleptische Schlaf-, Wach- und Sturzanfälle. Als erstes, konstantes Symptom der Narkolepsie sind die imperativen **Schlafanfälle** zu nennen, die von den übrigen Formen der Hypersomnie, wie dem Pickwick-Syndrom, abzugrenzen sind. Narkoleptische **Wachanfälle,** in denen der Patient sich nicht bewegen kann, können ebenso wie die Schlafanfälle von **hypnagogen Halluzinationen,** d.h. im Halbschlaf auftretenden Sinnestäuschungen, begleitet sein. Seltener sind **kataplektische Anfälle** mit affektivem Tonusverlust. Das Narkolepsie-Kataplexie-Syndrom manifestiert sich im zweiten bis dritten Lebensjahrzehnt vorwiegend bei Männern und ist meist idiopathisch (vgl. B 4.7 *S. 400).*

1.2.6 Extrapyramidale Anfälle

Paroxysmale extrapyramidale Bewegungsstörungen treten als arrhythmische Zuckungen einzelner (vorwiegend der oberen) Extremitäten, Grimassieren, Schluck- und Schlundkrämpfe oder Tortikollis (Schiefhals) ohne Vigilanzstörung auf. **Anfallsartige Hyperkinesen,** die bei familiärer Disposition überwiegend Knaben betreffen, werden durch intendierte Bewegungen, zum Beispiel beim Überqueren der Straße, meist aber durch Pharmaka ausgelöst. Unter der Behandlung mit Neuroleptika, L-Dopa und Antikonvulsiva kommen Früh- oder Spätdyskinesien vorwiegend bei älteren Frauen vor und dauern, von den psychogenen abgesehen, länger als alle übrigen Anfälle *(S. 402).*

1.2.7 Psychogene Anfälle

Funktionelle (hysterische) Anfälle sind häufig verkannte psychogene Symptome, die mit epileptischen Anfällen alternierend, meist jedoch davon unabhängig in jedem Lebensalter auftreten. Von J.M. Charcot als »grande hystérie« bezeichnet und häufiger bei Frauen beobachtet, gehen die großen psychogenen Anfälle mit einem »arc de cercle« (kreisbogenförmige Körperbeugung mit rekliniertem Kopf) und »attitudes passionelles«, d.h. mit dem Ausdruck erotischer Leidenschaft, einher. Ein unbewußter Konflikt wird körperlich symbolisiert. Die »Beschwerden« können doppelsinnig einen Protest ausdrücken. Es gehört zur Hysterie, daß die Umwelt mitagiert. Zur biographischen Anamnese siehe *Tab. 3,* zur Therapie der psychogenen Anfallskrankheiten *S. 403.*

1.2.6 Extrapyramidale Anfälle

Arrhythmische Hyperkinesen der Extremitäten, ein Zungen-Schlund-Krampf oder Tortikollis bestimmen das Bild extrapyramidaler Anfälle. Neben familiärer Häufung ist eine Auslösung durch intendierte Bewegungen und Pharmaka zu beobachten *(S. 402).*

1.2.7 Psychogene Anfälle

Die häufig verkannten funktionellen (hysterischen) Anfälle können mit epileptischen alternieren. Zur Anamnese siehe auch *Tab. 3,* zur Therapie psychogener Anfallskrankheiten *S. 403.*

Tabelle 3: Stichworte zur biographischen Anamnese	
Biographie	
Geburt	Erwünschtheit, Geschwisterreihe, Geburtsverlauf
Kindheit	Frühkindliche Entwicklung, Pubertät, Geschlechtsrolle
Schule	Erziehungsstil, Begabungen, Schulabschluß
Ausbildung	Prüfungsangst, Arbeitsstörungen
Beruf	Motivation, Reaktion auf Kränkungen
Partnerschaft	Erleben von Zärtlichkeit
Krisen	Partnerverlust, Arbeitslosigkeit, Suizidalität
Abhängigkeit	Medikamente, Alkohol, Drogen

2 Die neurologische Untersuchung

Untersuchungsgang. Vom **Aspekt** her ist auf Mimik, Gestik, Haltung und Gang zu achten, da sich im Erscheinungsbild des Kranken häufig Bewegungsstörungen wie z.B. Hypo- oder Hyperkinesen widerspiegeln, die auf bestimmte neurologische Syndrome (Teil A) bzw. Erkrankungen (Teil B) hinweisen.

Bei der körperlichen Untersuchung wird zunächst die Funktion der **Hirnnerven** geprüft. Es folgt die Untersuchung der **Motorik**, d.h. der Kraftentfaltung bzw. eines pathologischen Bewegungsmusters, der Trophik, des Muskeltonus und der **Reflexe**.

Mißempfindungen (Parästhesien und Dysästhesien) sind von Ausfällen der **Sensibilität** (Anästhesie, Analgesie) abzugrenzen. Die einzelnen Empfindungsqualitäten (spitz, stumpf, warm, kalt u.a) werden in Kenntnis der zentralen, peripheren und segmentalen Verteilungsmuster der Sensibilität geprüft. Anschließend erfolgt die Untersuchung der **vegetativen Funktionen** und **Koordination**. Die *Tabellen 4 und 5* geben einen Überblick der wichtigsten neurologischen Untersuchungsbefunde.

Die mit Gehirnkrankheiten verbundenen **psychischen** Funktionsstörungen lassen sich ebenso wie neurologische Ausfälle exakt definieren und entweder umschriebenen oder diffusen Schädigungen des Gehirns zuordnen. Diese phänomenologische Differenzierung ist von großer Bedeutung, da sich z.B. hinter einem undefinierten »Verwirrtheitszustand« eine **Aphasie** (Sprachstörung) oder **Somnolenz** (Vigilanzstörung) verbergen kann.

2.1 Untersuchung von Kopf und Hirnnerven

2.1.1 Kopf und Halswirbelsäule

Untersuchung. Während Veränderungen der Mimik unmittelbar auffallen, z.B. eine Hypomimie (spärlicher mimischer Ausdruck) oder Hyperkinesen (vermehrte Bewegungsunruhe des Gesichts), ist besonderes Augenmerk auf **Verletzungszeichen** wie Hämatome und Narben der Kopfhaut, knöcherne Impressionen, einen pulsierenden Kalottendefekt oder eine Liquorrhö (Liquorfluß) zu richten.

Die Schädelkalotte ist auf Klopfempfindlichkeit, die Nervenaustrittspunkte (NAP) sind beiderseits auf Druckschmerzhaftigkeit zu prüfen, vor allem die des N. occipitalis und des N. trigeminus *(vgl. Syn. 6a, S. 33)*.

Tabelle 4: Untersuchung von Kopf und Hirnnerven		
	Neurologischer Normalbefund	**Pathologische Befunde**
Kopf/HWS	Kein Klopfschmerz der Kalotte, Nervenaustrittspunkte nicht druckschmerzhaft. HWS allseits frei beweglich.	Narben, Impressionen? NAP frei? Meningismus?
Hirnnerven		
I	Aromatische Stoffe werden beiderseits wahrgenommen, differenziert und benannt.	Anosmie?
II	Sehnervenpapillen beiderseitig scharf begrenzt. Gesichtsfeld fingerperimetrisch intakt. Visus nicht erkennbar herabgesetzt.	Stauungspapille? Hemianopsie? Visusminderung?
III, IV, VI	Lidspalten seitengleich. Bulbi nach Stellung und Motorik regelrecht. Pupillen isokor, mittelweit, prompte Reaktion auf Lichteinfall (direkt, konsensuell) und Naheinstellung (Konvergenz).	Augenmuskel- oder Blickparese? Nystagmus? Horner-Syndrom? Pupillenstarre?
V	Gesichtssensibilität ungestört. Kornealreflex seitengleich lebhaft. Kaumuskulatur beiderseits kräftig. Masseterreflex lebhaft.	Trigeminusläsion? peripher/zentral?
VII	Gesichtsmuskulatur mimisch und willkürlich intakt.	Fazialisparese? Bell-Phänomen?
VIII	Gehör beiderseits nicht erkennbar beeinträchtigt.	Hypakusis?, Hyperakusis?
IX, X	Gaumensegel seitengleich innerviert. Uvula mittelständig. Würgreflex positiv.	Kulissenphänomen? Dysphagie?
XI	Mm. trapezius und sternocleidomastoideus beiderseits kräftig.	Scapula alata? Tortikollis?
XII	Zunge wird gerade herausgestreckt.	Zungenatrophie, -faszikulieren?

Tabelle 5: Neurologische Untersuchung (Fortsetzung)		
	Neurologischer Normalbefund	**Pathologische Befunde**
Motorik	Rechts-/Linkshänder mit seitengleich uneingeschränkter Kraftentfaltung. Keine Absinktendenz der Extremitäten in den Vorhalteversuchen. Physiologische Mitbewegung. Keine umschriebene oder generalisierte Muskelatrophie. Keine Tonusanomalie. Keine Deformitäten der Wirbelsäule, einzelner Gelenke oder Extremitäten	Paresen? Atrophien? Hypotonie? Spastik? Rigor?
Reflexe	Seitengleich lebhafte physiologische Eigenreflexe. Bauchhautreflexe in allen Etagen erhältlich. Keine pathologischen Fremdreflexe. Kein Nachgreifen.	Areflexie? Reflexdifferenz? Babinski-Zeichen positiv?
Sensibilität	Berührungs-, Schmerz-, Temperatur- und Vibrationsempfindung intakt. Auf die Haut geschriebene Zahlen und geführte Zehenbewegungen werden wahrgenommen und differenziert. Kein Nervenausdehnungsschmerz. Kein Wadendruckschmerz.	Hypästhesie/Hypalgesie? Thermhypästhesie? Pallhypästhesie? Lasègue-Zeichen positiv?
Vegetative Funktionen	Blasen-, Mastdarm- und Genitalfunktionen intakt. Keine Störung der Schweißbildung, kein Dermographismus.	Miktions-/Defäkationsstörung? Libidoverlust? Hyper-, Anhidrosis?
Koordination und Artikulation	Keine Störung der Feinmotorik, Eudiadochokinese. Stand, Gang in allen Variationen und Zeigeversuche sicher. Kein Tremor, keine überschießenden Bewegungen. Keine Störung der Artikulation und Phonation.	Dysdiadochokinese? Tremor? Ataxie? Romberg-Zeichen? Rebound-Phänomen? Dysarthrophonie?
Sprache und andere neuropsychologische Funktionen	Spontansprache, Nachsprechen, Benennen, Schriftsprache und Sprachverständnis unauffällig. Rechts-Links-Unterscheidung und Handlungsabfolgen regelrecht.	Aphasie? Agnosie? Apraxie?

Zur Bestimmung der Beweglichkeit der **Halswirbelsäule** ist es sinnvoll, den Kinn-Jugulum-Abstand bei maximaler Extension (Reklination) und Flexion sowie bei Rotation und Lateralflexion des Kopfes den Grad der Bewegungseinschränkung zu dokumentieren. Physiologisch ist eine Kopfdrehung beiderseits von 70° und Neigung von 45°. Bei ausgeprägter Fehlhaltung der HWS unterscheidet man einen fixierten von einem mobilen Schiefhals (Caput obstipum, Tortikollis, vgl. *S. 168*).

Wird dem passiven Abheben des Kopfes von der Unterlage ein schmerzhafter Widerstand entgegengesetzt, spricht man von **Meningismus** (Nackensteifigkeit). Wenn der Patient dabei die Hüft- und Kniegelenke zur Entlastung beugt, d.h. die Beine anzieht, ist das **Brudzinski-Zeichen** positiv; kann der sitzende Patient das Kniegelenk nicht strecken, findet sich ein positives **Kernig-Zeichen**. Wird das passive Anheben des gestreckten Beins in Rückenlage schmerzreflektorisch gehemmt, so ist das **Lasègue-Zeichen** positiv. Klagt der Kranke bei maximaler Kopfbeugung nach vorn über Kribbeln der Hände (Parästhesien) und »elektrisierende« Schmerzen (Dysästhesien) entlang der Wirbelsäule, liegt ein positives Nackenbeugezeichen (**Signe de Lhermitte**) vor. Ein Krampf der Nacken- und Rückenmuskulatur bei rekliniertem Kopf wird als **Opisthotonus** bezeichnet.

Ätiopathogenese. Eine schlaffe Mimik wird bei **Muskelerkrankungen** (»facies myopathica«), ein »Maskengesicht« (Amimie) bei M. Parkinson beobachtet. Mimisches »Beben« kommt bei Alkoholdelir und Neurolues vor, Blepharospasmus (Krampf der Augenlider) und »Grimassieren« ist entweder Ausdruck einer **extrapyramidalen Störung** (Stammganglienerkrankung) oder psychogen. Zur neurogenen Gesichtslähmung siehe S. 34.

Ein »**Brillenhämatom**« kann Symptom einer Schädelbasisfraktur sein, eine Oto-Rhino-Liquorrhö deutet immer auf eine **offene Hirnverletzung** hin. Die Diagnostik extrakranieller Hirngefäßstenosen beginnt mit der Auskultation der Arterien im Halsabschnitt. Ergibt die Palpation der A. temporalis superficialis einen Druckschmerz oder ein Pulsdefizit, so besteht der Verdacht auf eine Riesenzellarteriitis *(S. 302)*.

Ein Schiefhals hat zahlreiche Ursachen. So wird der Kopf zum Beispiel bei Augenmuskelparesen, zervikalem Bandscheibenvorfall oder Torsionsdystonie schief gehalten *(S. 51, S. 167)*. **Meningismus** kommt regelmäßig bei Entzündungen der Leptomeninx (Meningitis) und Subarachnoidalblutung (SAB) vor, das Lasègue-Zeichen zusätzlich bei spinalen Prozessen (Diskushernie, Tumor). Das Signe de Lhermitte findet sich nicht nur frühzeitig bei Meningitis bzw. Meningiosis, sondern auch bei Multipler Sklerose. Im Verlauf einer bakteriellen Meningitis kann sich ein **Opisthotonus** entwickeln. Differentialdiagnostisch kommen Fehlbildungen, Tumoren der hinteren Schädelgrube, Intoxikationen und psychogene Anfälle in Frage *(S. 204f u. S. 403)*.

2.1.2 Hirnnervensymptome

2.1.2.1 Anosmie (I. Hirnnerv)

> ***Definition.*** Eine Riechstörung als Folge einer Schädigung des N. olfactorius (I. Hirnnerv) bzw. des Rhinenzephalons wird als Hyposmie und bei vollständigem Ausfall der Geruchsempfindung als Anosmie bezeichnet.

Untersuchung. Die Untersuchung des Riechvermögens erfolgt mit einer Batterie aromatischer Stoffe wie Vanillin, Kaffee, Mandelöl, Asa foetida (intensiv übelriechend), die dem Patienten zur Differenzierung bei geschlossenen Augen beiderseits getrennt angeboten werden. Eine psychogene Riechstörung liegt vor, wenn der Patient z. B. Essig nicht wahrzunehmen vorgibt, der zugleich den N. trigeminus reizt. Zur Geschmacksprüfung *siehe S. 36*.

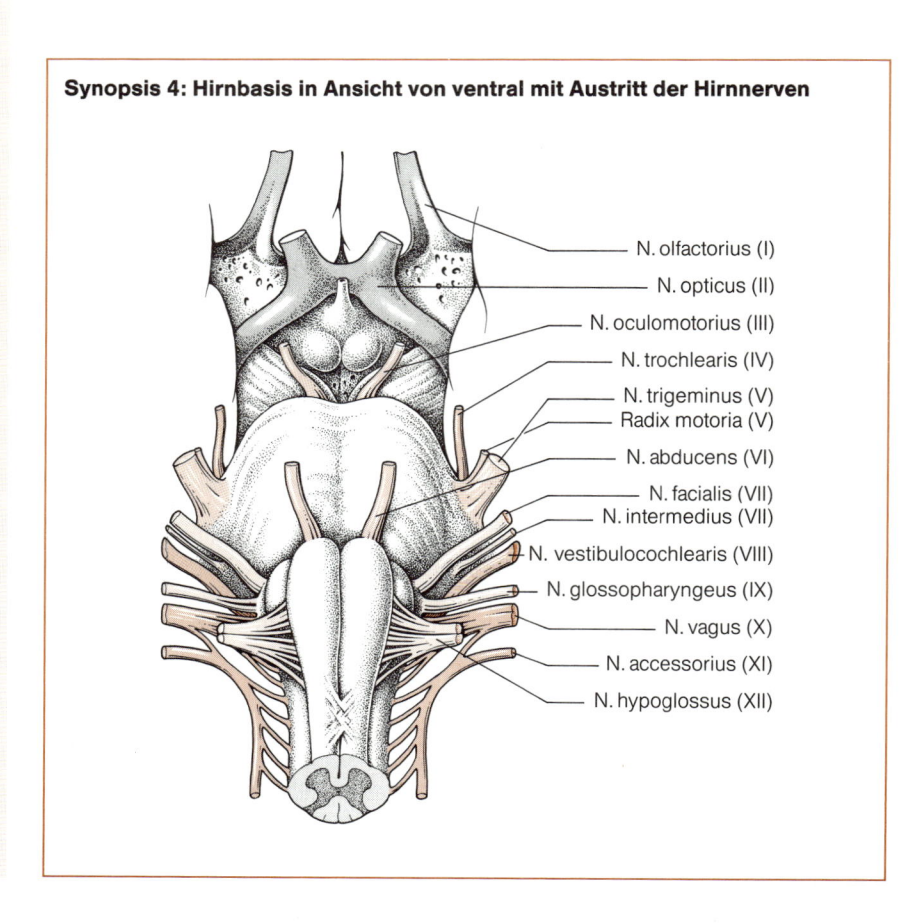

Synopsis 4: Hirnbasis in Ansicht von ventral mit Austritt der Hirnnerven

- N. olfactorius (I)
- N. opticus (II)
- N. oculomotorius (III)
- N. trochlearis (IV)
- N. trigeminus (V)
- Radix motoria (V)
- N. abducens (VI)
- N. facialis (VII)
- N. intermedius (VII)
- N. vestibulocochlearis (VIII)
- N. glossopharyngeus (IX)
- N. vagus (X)
- N. accessorius (XI)
- N. hypoglossus (XII)

Ätiopathogenese. Häufigste Ursache einer bilateralen Anosmie ist eine **Schädel-Hirn-Verletzung** mit frontobasaler Kontusion oder Abscheren der Fila olfactoria infolge Siebbeinfraktur. Ferner kommen neben medikamentös-toxischen Schädigungen des Riechnervs bakterielle und virale **Infektionen** und vor allem langsam wachsende Hirntumoren (Meningeom, Kraniopharyngeom) in Betracht. Geruchsmißempfindungen können Frühsymptom einer **Tumor-Epilepsie** sein (olfaktorische Aura). Bei frontobasalen Tumoren sind neben Geruchsstörungen häufig Persönlichkeitsveränderungen zu beobachten. Aufgrund der Nachbarschaft mit dem II. Hirnnerven *(Syn. 4)* besteht immer die Gefahr einer Erblindung durch direkte Tumorkompression.

> Das Syndrom der Olfaktoriusrinne mit Anosmie und progredientem Visusverlust beruht auf einem frontobasalen Meningeom **(Farbtafel S. 416)**.

2.1.2.2 Neuro-ophthalmologische Syndrome (II.,III.,IV.,VI. Hirnnerv)

Überblick. Bei einer Reihe neurologischer Erkrankungen kommen Seh- und Pupillenstörungen, Augenmuskel- oder Blickparesen vor. Die physiologischen Blickbewegungen werden durch drei Hirnnerven gewährleistet: N. oculomotorius (III), N. trochlearis (IV) und N. abducens (VI). Diese optomotorischen Hirnnerven verlaufen in ihrem peripheren Abschnitt gemeinsam mit N. ophthalmicus (V, 1) durch den Sinus cavernosus und mit dem eigentlichen Sehnerv, dem N. opticus (II) in der Orbita.

a) Sehstörungen (II. Hirnnerv)

> ***Definition.*** Abgesehen von ophthalmologischen Erkrankungen wie Glaukom, Katarakt und Refraktionsanomalien, treten Sehstörungen häufig zu Beginn und im Verlauf neurologischer Krankheiten (Hirntumoren, Schlaganfälle, Multiple Sklerose, Heredoataxien u.a) auf. Die ophthalmoskopische Untersuchung ergibt dann meist charakteristische Veränderungen am Augenhintergrund.

Untersuchung. Klagen des Patienten über Flimmern vor den Augen und mangelnde Sehschärfe veranlassen zu einer ophthalmoskopischen Untersuchung. Selten berichtet der Patient spontan über optische Sinnestäuschungen. Mit Hilfe des Augenspiegels werden die Sehnervenpapillen untersucht. Im Normalfall beobachtet man eine scharfe Begrenzung und rötlich-gelbe (»vitale«) Färbung der Papille **(vgl. hierzu auch Farbtafel S. 405)**. Bei neurologischen Erkrankungen sind die häufigsten pathologischen Befunde am Augenhintergrund ein **Ödem** oder eine **Abblassung** der Papille.

Wenn die Papille ödematös geschwollen und unscharf begrenzt ist, besteht der Verdacht auf eine **Stauungspapille**. Sie wird im weiteren Verlauf erhaben und zeigt radiäre Blutungen; die Prominenz kann ophthalmoskopisch in Dioptrien gemessen werden. Bei der **Optikusatrophie** findet man eine Abblassung der Sehnervenpapille.

Bei **Amaurose** (Blindheit) infolge Optikusläsion ist die Pupille lichtstarr *(Tab. 6)*. Demgegenüber ist bei Patienten mit **psychogener Blindheit** die Pupillomotorik ungestört. Zur Unterscheidung einer hysterischen von einer organisch bedingten Blindheit dient die Prüfung des optokinetischen Nystagmus: Der Untersucher hält dem Patienten eine rotierende Trommel mit Streifenmuster vor und beobachtet dabei einen Nystagmus, der bei Amaurose fehlt.

Ätiopathogenese. Eine Sehstörung ist häufig das Primärsymptom eines Hirntumors, einer Multiplen Sklerose oder zerebralen Durchblutungsstörung. Der Visusverlust als Folge einer Kompression des Fasciculus opticus kann unmittelbar auf den Sitz eines Glioms hinweisen (monokularer Gesichtsfeldausfall, *Syn. 5*). Bei Hirndruck entwickelt sich allmählich ein Papillenödem, ohne daß es zunächst zu einem Visusverlust kommt. 75% der Fälle mit einer

Tabelle 6: Absolute, reflektorische und amaurotische Pupillenstarre					
Pupillenstarre	Lichtreaktion			Konvergenzreaktion	
	erkranktes Auge		gesundes Auge		erkranktes Auge	gesundes Auge
absolute	direkt konsensuell	− −	konsensuell direkt	+ +	−	+
amaurotische	direkt konsensuell	− +	konsensuell direkt	− +	+	+
reflektorische	direkt konsensuell	− −	konsensuell direkt	− −	+	+

Das **Foster-Kennedy-Syndrom** (Optikusatrophie und kontralaterale Stauungspapille) wird bei Tumoren der vorderen Schädelgrube, z.B. Keilbeinmeningeom, beobachtet. Bei einer Neuritis N. optici (Papillitis) ist der Visus herabgesetzt.

Eine **retrobulbäre Neuritis** (z.B. bei Multipler Sklerose) bietet erst im weiteren Verlauf ojektivierbare Befunde.
Zunächst gilt: Patient und Arzt sehen nichts.
Darüber hinaus gibt es neoplastische, metabolische, nutritive, toxische, genetische, traumatische und vaskuläre Ursachen einer **Optikusatrophie**.

Bei Verletzungen der Orbita besteht immer die Gefahr des Visusverlusts. Läsionen der Sehrinde können zur kortikalen Blindheit führen.

Die Amaurosis fugax ist Vorbote eines Schlaganfalls (B 1.8).

b) Gesichtsfelddefekte

Definition ▶

Stauungspapille sind durch einen Hirntumor bedingt. Infratentorielle Tumoren führen wegen stärkerer Liquorabflußbehinderung häufiger zu einem Papillenödem als supratentorielle Tumoren.

Ein von F. Kennedy (1911) beschriebenes Syndrom mit primärer Optikusatrophie und kontralateraler Stauungspapille **(Foster-Kennedy-Syndrom)** wird bei Tumoren der vorderen Schädelgrube (Keilbeinmeningeom u.a.) beobachtet.

Im Gegensatz zur Stauungspapille ist bei einer Papillitis der Visus herabgesetzt. Der Patient klagt über okuläre Schmerzen. Die Papille ist ophthalmoskopisch unscharf begrenzt, hyperämisch, gerötet und mäßig prominent (Neuritis n. optici).

Ein Frühsymptom der Multiplen Sklerose (S. 230) sind Sehstörungen bei **retrobulbärer Neuritis**. Anfangs besteht kein objektivierbarer Befund (»Patient und Arzt sehen nichts«). Im weiteren Verlauf findet man Skotome (Teilausfälle des Gesichtsfeldes) und eine temporale Abblassung (Atrophie) der Papille.

Neben ophthalmologischen Erkrankungen wie Glaukom, Myopie und den Folgen einer Optikusneuritis oder Stauungspapille gibt es zahlreiche weitere Ursachen einer **Optikusatrophie**, z.B. Hydrozephalus, Tumor (Gliom, Meningeom u.a.) oder Aneurysmae, und

- metabolische (Diabetes mellitus),
- nutritive (B_{12}-Avitaminose),
- exogen-toxische (Anilin, Arsen, DDT, INH; Methylalkohol u.a.),
- genetisch bedingte (Leukodystrophie, Heredoataxie), vor allem auch
- traumatische (primäre und sekundäre Optikusläsion) und
- vaskuläre Ursachen (Arteriitis, Arteriosklerose).

Bei **Orbitaverletzungen** besteht die Gefahr eines Visusverlustes durch direkte Läsion und Einblutung in den Sehnerv oder eine posttraumatische Gefäßthrombose. Als Residuum findet sich eine traumatische Optikusatrophie. Läsionen der Sehrinde, vor allem Hinterkopfverletzungen und Infarkte im Okzipitalpol, führen zur kortikalen Blindheit. Zum Fundus hypertonicus und zu den Symptomen einer Amaurosis fugax (flüchtige Blindheit) s. S. 294.

Die Amaurosis fugax als Symptom einer Ischämie bei arterieller Durchblutungsstörung der Retina ist der Vorbote eines Schlaganfalls.

b) Gesichtsfelddefekte

Definition. In der Regel betrifft der Ausfall Teile des Gesichtsfeldes: fleck- oder ringförmige Skotome, Hemi- und Quadrantenanopsien. Die häufigsten Gesichtsfeldausfälle sind die homonyme Hemianopsie bei Läsion des Tractus opticus und die Quadrantenanopsie als Folge einer Schädigung der Gratiolet-Sehstrahlung (Hirntumor, -infarkt u.a.). Ein Chiasma-Prozeß kann mit einer bitemporalen oder binasalen Hemianopsie verbunden sein.

2.1 Untersuchung von Kopf und Hirnnerven

Untersuchung. Die Perimetrie dient der exakten Bestimmung der Grenzen und dem Nachweis umschriebener Ausfälle des Gesichtsfeldes, die von dem Kranken selbst oft nicht bemerkt werden. Bei der neurologischen Untersuchung genügt die **fingerperimetrische** Bestimmung der Gesichtsfeldgrenzen. Man läßt den Patienten geradeaus schauen und bewegt unter eigener Augenkontrolle abwechselnd den linken und rechten Zeigefinger bei seitwärts ausgestreckten Armen. Wird eine Fingerbewegung von lateral nach medial und oben nach unten nicht wahrgenommen, so liegt auf der entsprechenden Seite ein Gesichtsfelddefekt vor, der weiterer Abklärung bedarf. Bei der Untersuchung des Gesichtsfeldes fällt nicht selten ein **visuelles Hemineglect** auf, d.h. eine organisch bedingte Unaufmerksamkeit für eine Hälfte des Körpers und Raums. Das Hemineglect ist meist von einer Hemianopsie nach links begleitet. Die Patienten ziehen sich u.U. Verletzungen der nicht beachteten Körperhälfte zu. Zur Anosognosie, d.h. dem Nichterkennen der eigenen Krankheit, S. 82.

Untersuchung
Die **perimetrische Untersuchung** deckt Gesichtsfelddefekte auf, die von dem Kranken selbst oft nicht bemerkt werden. Gelegentlich beobachtet man eine Unaufmerksamkeit für eine Hälfte des Körpers und Raums (**visuelles Hemineglect**).

Ätiopathogenese. Zur Topik der Gesichtsfelddefekte vergleiche *Syn. 5*. Da die Sehnervenfasern für beide nasale Netzhauthälften, die im Fasciculus opticus gemeinsam mit den Fasern der temporalen Netzhauthälften verlaufen, im Chiasma kreuzen, sind je nach Läsionsort verschiedenartige Gesichtsfelddefekte zu erwarten:

1. Die Läsion des Fasciculus opticus führt zu einem homolateralen monokularen Gesichtsfeldausfall bzw. zur einseitigen Amaurose.

2. Umwächst ein suprasellärer Tumor das Chiasma von beiden Seiten, so entsteht eine **heteronyme** binasale Hemianopsie.

Ätiopathogenese
Die *Synopsis 5* gibt einen Überblick der Gesichtsfelddefekte:

1. Monokularer Gesichtsfeldausfall infolge Läsion des Fasciculus opticus.
2. Heteronyme binasale Hemianopsie bei beiderseitiger Kompression des Chiasma.

Synopsis 5: Gesichtsfelddefekte. Je nach Läsionsort im Verlauf der Sehbahn sind unterschiedliche Ausfälle zu erwarten.

Fasciculus opticus
Chiasma opticum
Tractus opticus
Corpus geniculatum laterale
Sehstrahlung
Area striata

3. Heteronyme bitemporale Hemianopsie bei Kompression des Chiasma (Chiasma-Syndrom).

4. **Homonyme Hemianopsie** als Folge einer Läsion des Tractus opticus.

5. Unvollständige homonyme Hemianopsie bei Läsion der Sehstrahlung.

6. **Quadrantenanopsie** nach oben bei Schädigung der unteren Anteile der Sehstrahlung.

7. Quadrantenanopsie nach unten bei höher gelegenen Herden.

Vor allem bei Durchblutungsstörungen des Gehirns kann sich ein visuelles Hemineglect einstellen, gelegentlich kommt es zu Photopsien und optischen Halluzinationen.

3. Eine mediale Tumorkompression des Chiasma (Hypophysenadenom, Meningeom) verursacht eine heteronyme bitemporale Hemianopsie (Chiasma-Syndrom). Betroffen sind die kreuzenden Fasern der nasalen Netzhauthälften.

4. Bei einer Schädigung des Tractus opticus (Infarkt, Tumor u.a.) kommt es zu einer **homonymen Hemianopsie** zur Gegenseite. Homolateral ist das nasale, kontralateral das temporale Gesichtsfeld betroffen.

5. Homonyme Hemianopsie unter Aussparung der Makula. Da sich die Sehstrahlung auffächert, sind in ihrem Verlauf meist unvollständige homonyme Gesichtsfeldausfälle zu erwarten. Häufigste Ursache ist ein Infarkt der Aa. cerebri media oder cerebri posterior.

6. Eine **Quadrantenanopsie** nach oben wird durch eine Läsion im Temporalpol (Tumor u.a.) bzw. eine rindennahe Läsion unterhalb des Sulcus calcarinus hervorgerufen, z.B. durch einen Teilinfarkt der A. cerebri posterior.

7. Höher gelegene Herde im Parietallappen führen entsprechend zur Quadrantenanopsie nach unten.

Ein visuelles Hemineglect wird in der Regel durch eine vaskuläre Parietallappenläsion der nicht dominanten Hemisphäre (ischämischer Insult) verursacht. Auch die gelegentlich im hemianopen Gesichtsfeld auftretenden **Photopsien** (blitzartig auftauchende Phänomene) oder komplexen visuellen **Halluzinationen** (bewegte bzw. unbewegte Gestalten) sind meist auf einen Hirninfarkt zurückzuführen.

c) Pupillenstörungen

Definition ▶

> *Definition.* Die normalerweise gleich- und mittelweiten Pupillen können ein- oder beidseitig verengt (miotisch) oder erweitert (mydriatisch) sein. Ungleich weite Pupillen (Anisokorie) deuten auf eine einseitige Schädigungsursache hin. Die Reaktion der Pupillen auf Lichteinfall und Naheinstellung ist entweder isoliert oder kombiniert beeinträchtigt *(Tab. 6)*.

Untersuchung
Man prüft die direkte und konsensuelle Reaktion auf Licht sowie die Konvergenzreaktion der Pupillen.

Untersuchung. Zunächst wird die direkte **Lichtreaktion** untersucht. Die Lichtquelle (Taschenlampe) ist dicht an den Bulbus oculi zu bringen, während das andere Auge mit der Hand abgeschirmt, aber nicht abgedeckt wird, so daß auch die konsensuelle Lichtreaktion (Mitreaktion der kontralateralen Pupille) zu beobachten ist. Zur Prüfung der **Konvergenzreaktion** wird der Patient aufgefordert, seine Nasenspitze zu fixieren, bzw. dem Finger des Untersuchers zu folgen, der die Nasenspitze berührt. Im Normalfall verengen sich die Pupillen, sobald der Patient konvergiert.

Ätiopathogenese
Durch Lichteinfall, Akkommodation oder Stimulation parasympathischer Fasern verengt sich die Pupille **(Miosis)**.

Sympathikusreizung führt zur Pupillenerweiterung **(Mydriasis)**.

Ätiopathogenese. Afferente visuelle Impulse gelangen über die Sehbahn zum Westphal-Edinger-Kern im Mittelhirn. Der Regelkreis der Pupillomotorik wird von parasympathischen und sympathischen Fasern geschlossen. **Parasympathische** Efferenzen vom Westphal-Edinger-Kern verlaufen über den III. Hirnnerv zum Ganglion ciliare, M. ciliaris und M. sphincter pupillae. Durch Lichteinfall, Akkommodation oder Reizung parasympathischer Fasern verengt sich die Pupille **(Miosis)**.

Sympathische Efferenzen ziehen vom Hypothalamus über Pons und Medulla oblongata zum Centrum ciliospinale (C8-Th2), verlassen ungekreuzt das Rückenmark, verlaufen im Grenzstrang und schließlich mit d. A. carotis interna und A. ophthalmica zu den Mm. dilatator pupillae, tarsalis und orbitalis. Sympathikusreizung ruft eine **Mydriasis** hervor.

Eine beiderseitige Miosis ist oft pharmakogen, eine einseitige Miosis beruht auf entzündlichen Erkrankungen, z.B. unspezifischer Iritis oder Neurolues. Beiderseits weite Pupillen können auf Haschischgenuß hinweisen. Die *Tab. 6* gibt differentialdiagnostische Hinweise zur Pupillenstarre.

Eine beiderseitige Miosis ist häufig **pharmakogen** (Reserpin, Morphin, vor allem Pilocarpin zur Glaukomtherapie). Nach Gabe von Phenothiazinen sowie nach Haschisch- und Kokaingenuß sind die Pupillen beiderseits auffallend weit. Eine einseitige Miosis findet sich ferner bei entzündlichen Erkrankungen, z.B. bei einer Iritis, und bei der reflektorischen Pupillenstarre als Symptom der Neurolues (siehe Argyll-Robertson-Phänomen), eine einseitige Mydriasis bei amaurotischer und absoluter Pupillenstarre *(Tab. 6)*. Der amaurotischen Pupillenstarre liegt eine Schädigung des N. opticus (II. Hirnnerv), der absoluten Pupillenstarre meist eine Läsion des N. oculomotorius (III. Hirnnerv) oder seines Kerngebiets zugrunde. Bei Läsionen zwischen corpus geniculatum laterale und Sehrinde bleibt die Lichtreaktion erhalten.

> Jede einseitige, akut oder subakut auftretende Mydriasis ist suspekt auf einen raumfordernden intrakraniellen Prozeß.

Jede einseitige, akut oder subakut auftretende Mydriasis ist suspekt auf einen intrakraniellen Prozeß.

Eine Anisokorie findet sich auch bei den folgenden neuro-ophthalmologischen Syndromen

- **Argyll-Robertson-Syndrom.** Argyll Robertson beobachtete (1869) erstmals bei Lues eine reflektorische Pupillenstarre, d.h. auffallend enge, lichtstarre Pupillen (Miosis), die auf Naheinstellung reagierten (Konvergenzreaktion). Das Syndrom (meist kurz »Robertson-Phänomen« genannt) tritt ein- oder beidseitig bei Tabes dorsalis und progressiver Paralyse, selten auch bei Wernicke-Enzephalopathie und Multipler Sklerose auf.

  Das **Argyll-Robertson-Syndrom** ist durch reflektorische Pupillenstarre bei erhaltener Konvergenzreaktion gekennzeichnet.

- **Adie-Syndrom.** W.J. Adie beschrieb (1931) ein idiopathisches Syndrom mit Pupillotonie und Areflexie der unteren Extremitäten. Die Pupillotonie ist durch eine fehlende Lichtreaktion und verzögerte Konvergenzreaktion bei einseitig erweiterter und manchmal entrundeter Pupille gekennzeichnet. Die Mydriasis nimmt im abgedunkelten Raum ganz allmählich, nach Gabe von Kokain rasch zu.

  Das **Adie-Syndrom** geht mit einer Pupillotonie (fehlende Licht- und verzögerte Konvergenzreaktion) bei Areflexie der unteren Extremitäten einher.

- **Horner-Syndrom.** Das von J.F. Horner (1869) beschriebene Syndrom umfaßt
  Miosis (Parese des M. dilatator pupillae),
  Ptosis (Parese des M. tarsalis),
  Enophthalmus (Parese des M. orbitalis) und
  Schweißsekretionsstörung (Läsion sudorisekretorischer Fasern).

  Das **Horner-Syndrom** *(Tab. 7)* umfaßt
  – Miosis
  – Ptosis
  – Enophthalmus und eine
  – Schweißsekretionsstörung.

Man unterscheidet das periphere von einem zentralen Horner-Syndrom *(Tab. 7)*. Eine Unterbrechung des Hals-Sympathikus verursacht ein peripheres Horner-Syndrom. R. Schiffter und H. Schliack berichteten (1974) über ein zentrales Horner-Syndrom mit Schweißsekretionsstörung einer Körperhälfte und kontralateraler Hemiparese als Folge eines ausgedehnten Großhirninfarkts mit Unterbrechung der absteigenden Sympathikusbahn.

- **Raeder-Syndrom.** Von J.G. Raeder (1924) beschriebenes Syndrom mit Miosis, Ptosis und Enophthalmus ohne Schweißsekretionsstörung, das von Schmerzen oder Sensibilitätsstörungen im 1. Trigeminusast begleitet und meist auf ein paraselläres Neoplasma zurückzuführen ist.

  Beim **Raeder-Syndrom** sind Miosis, Ptosis und Enopthalmus von Schmerzen und Sensibilitätsstörungen im 1. Trigeminusast begleitet.

d) Augenmuskelparesen

> **Definition.** Bei vollständigem Ausfall der optomotorischen Hirnnerven (III, IV, VI) bzw. ihres Kerngebiets spricht man von Ophthalmoplegie. In der Initialphase von Augenmuskelparesen tritt okulärer Schwindel bei Diplopie als Hinweis auf einen paralytischen Strabismus auf. Zu den häufigsten Ursachen von Augenmuskelparesen gehören der Diabetes mellitus, ein Aneurysma oder Tumor, Schädel-Hirn-Verletzungen und intrakranieller Druckanstieg. Die Kombination von Augenmuskelparesen ruft charakteristische Krankheitsbilder hervor, so daß die topische Diagnose durch die Kenntnis dieser neuro-ophthalmologischen Syndrome erleichtert wird.

◁ **Definition**

Tabelle 7: Symptomatologie und Ursachen des Horner-Syndroms			
Augensymptome	**Schweißsekretionsstörung**	**Lokalisation der Läsion**	**Häufigste Ursachen**
Miosis Ptosis Enophthalmus	*Peripher* Quadrantenanhidrosis Gesicht, Hals, Schulter, Arm *Zentral* Hemianhidrosis und kontralaterale Hemiparese	Halssympathikus Sympathikusbahn	Trauma, Tumor Infarkt, Tumor

Okulomotoriusparese (III. Hirnnerv)

Untersuchung
Zur Untersuchung siehe *Abbildungen 2a–f.*

Okulomotoriusparese (III. Hirnnerv)

Untersuchung. Man unterscheidet eine Ophthalmoplegia externa und interna. Bei der inneren Okulomotoriusparese besteht eine **Mydriasis** (Lähmung der Mm. sphincter pupillae und ciliaris). Bei der Ophthalmoplegia externa fallen eine **Ptosis** infolge Lähmung des M. levator palpebrae und Paresen äußerer Augenmuskeln auf, deren Funktion aus der *Abbildung 2a–f* hervorgeht.

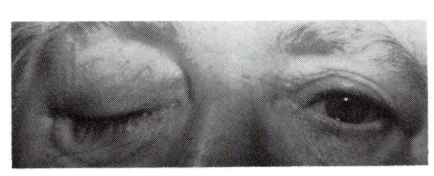

Abb. 2a: Ptosis rechts (Lähmung des M. levator palpebrae).

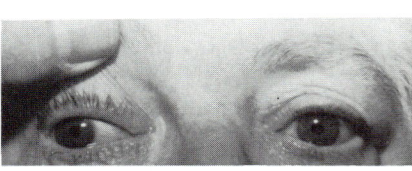

Abb. 2b: Beim Blick geradeaus weicht der rechte Bulbus nach außen und unten ab (Parese des M. rectus medialis, rectus superior und obliquus inferior).

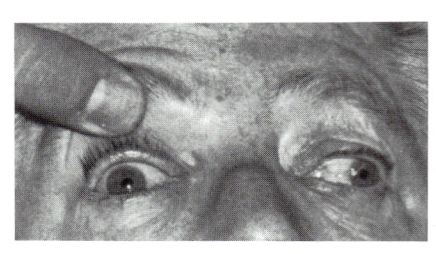

Abb. 2c: Beim Blick nach links bleibt der rechte Bulbus zurück (Parese des M. rectus medialis.)

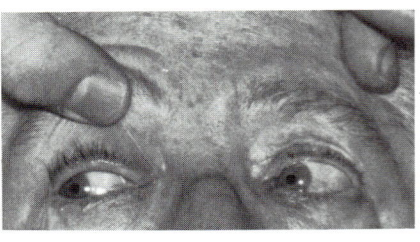

Abb. 2d: Beim Blick nach rechts ungestörte Blickbewegung.

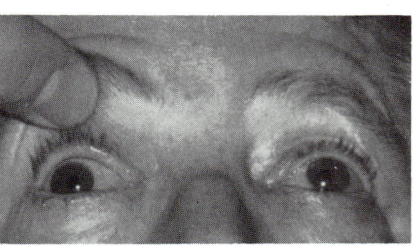

Abb. 2e: Beim Blick nach oben bleibt der rechte Bulbus zurück (Lähmung des M. rectus superior und obliquus inferior).

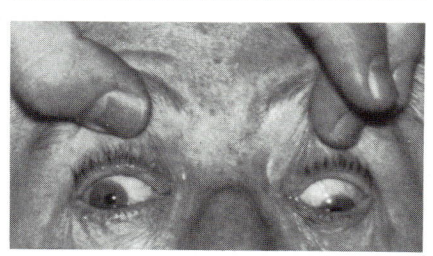

Abb. 2f: Beim Blick nach unten bleibt der rechte Bulbus zurück (Parese des M. rectus inferior).

Sofern (noch) keine vollständige Ptosis besteht, nimmt der Patient schrägstehende **Doppelbilder (Diplopie)** wahr, die beim Blick nach oben innen auseinanderweichen. Bei inkompletter Okulomotoriuslähmung mit isolierter Parese des M. rectus medialis kommt es zu nebeneinanderstehenden Doppelbildern, deren Abstand bei dem Versuch der Adduktion zunimmt. Schrägstehende Doppelbilder, die beim Blick nach oben und zur Seite auseinanderweichen, treten als Folge einer Lähmung des M. rectus superior auf. Um das Doppeltsehen zu vermeiden, hält der Patient den Kopf rekliniert und zur gesunden Seite geneigt. Bei Parese der Mm. rectus inferior und obliquus inferior wird der Kopf kompensatorisch zur kranken Seite gewendet. Die schrägstehenden Doppelbilder weichen bei Abduktion (M. rectus inferior) bzw. Adduktion (M. obliquus inferior) des Bulbus stärker auseinander.

Ätiopathogenese. Der Diabetes mellitus zählt zu den häufigsten Ursachen einer peripheren Läsion des III. Hirnnerven. Charakteristisch sind rezidivierende ischämische Läsionen mit akut unter Schmerzen einsetzender Parese der vom N. oculomotorius versorgten äußeren Augenmuskeln. Demgegenüber verursacht ein basales Aneurysma primär eine interne Okulomotoriuslähmung mit mydriatischer, lichtstarrer Pupille.

Die Pupillomotorik ist in Abhängigkeit vom Ort der Druckläsion im Verlauf des N. oculomotorius beteiligt. Zu den Pupillenstörungen bei **Hirndruck** *siehe Seite 93*. Durch Läsion des sympathischen Plexus caroticus internus entwickelt sich ein peripheres **Horner-Syndrom**. Während eine periphere Schädigung des Nervs zur ausgeprägten einseitigen **Ptosis** führt, ist die **nukleäre** Okulomotoriusläsion mit diskreten bilateralen Ptose verbunden, da beide Lidheber von einem unpaaren Kerngebiet innerviert werden. Bei umschriebener nukleärer Läsion finden sich auch isolierte Paresen der vom N. oculomotorius innervierten Augenmuskeln. Demgegenüber sind bei peripherer Nervenschädigung alle Augenmuskeln betroffen. Zum Hirnstamm-Syndrom mit Beteiligung des III. Hirnnerven siehe *S. 44*. Von den neurogenen sind **myogene** Lidheberparesen abzugrenzen, vor allem bei okulärer Myasthenie *(S. 367)*.

Trochlearislähmung (IV. Hirnnerv)

Untersuchung. Die Trochlearisparese ist durch Ausfall des M. obliquus superior charakterisiert, der den Bulbus oculi senkt. Daher steht der Bulbus etwas höher als auf der Gegenseite. Auffällig ist eine kompensatorische Neigung und Drehung des Kopfes zur gesunden Seite (okulärer Tortikollis). Dadurch werden die schrägstehenden Doppelbilder ausgeglichen. Neigt der Patient den Kopf zur Seite der Parese, so weicht der Bulbus nach oben innen ab **(Bielschowsky-Zeichen** positiv).

Ätiopathogenese. Die isolierte Trochlearislähmung ist meist traumatisch bedingt (Contusio cerebri, Orbitaverletzung). An zweiter Stelle stehen Diabetes mellitus und Arteriosklerose, gefolgt von Tumoren der hinteren Schädelgrube. Häufigste Ursache einer beidseitigen Trochlearislähmung ist eine traumatische Hirnstammläsion.

Abduzensparese (VI. Hirnnerv)

Untersuchung. Die Abduzenslähmung ist die häufigste neurogene Augenmotilitätsstörung. Infolge Ausfalls des M. rectus lateralis besteht ein Abduktionsdefizit beim Blick zur Seite der Läsion. Beim Blick geradeaus gibt das Auge dem Zug des antagonistischen M. rectus medialis (N. III) nach und weicht nach innen ab. Der Patient klagt über nebeneinanderstehende Doppelbilder. Der Kopf wird kompensatorisch zur Seite der Lähmung gehalten.

Ätiopathogenese. Die Abduzensparese ist ein häufiges Hirndrucksymptom. Neben der Fernwirkung raumfordernder Prozesse kommt eine direkte Tumorkompression des Hirnstamms, des Faszikels und des peripheren Neurons in Betracht. Daneben gehören Diabetes mellitus und Hirnverletzungen zu den häufigen Ursachen. In einem Drittel der Fälle bleibt die Ätiologie unklar. Doppelseitige Abduzenslähmungen werden oft von **Ponsgliomen** hervorgerufen, die sich bei Kindern häufiger als bei Erwachsenen finden, ferner durch eine Meningitis bzw. Meningiosis carcinomatosa, Wernicke-Enzephalopathie oder Polyradikulitis Guillain-Barré. Darüber hinaus kommen toxische Polyneuropathien (z.B. unter Vincristin-Behandlung) in Frage. Wie bei den übrigen Augenmuskelparesen ist differentialdiagnostisch auch an die Myasthenia gravis pseudoparalytica zu denken.

Kombinierte Augenmuskelparesen (III., IV. und VI. Hirnnerv)

Unter dem **Syndrom der Orbitaspitze** versteht man eine Läsion aller Hirnnerven, die durch den Orbitatrichter ziehen, d.h. II, III, IV, V,1 und VI. Der Bulbus ist wie eingemauert, die Pupille ist anfangs miotisch, da das Ganglion ciliare noch erhalten ist, im weiteren Verlauf mydriatisch und lichtstarr. Charakteristisch sind heftige Schmerzen, eine Sensibilitätsstörung im Bereich des N. frontalis (V,1) und ein Zentralskotom mit Visusverlust bei Optikusatrophie. Ein Orbitaspitzen-Syndrom ist meist die Folge tumoröser oder entzündlicher Prozesse.

Eine Vorstufe zum Orbita-Spitzensyndrom ist das **Syndrom der Fissura orbitalis superior,** bei dem ebenfalls alle Augenmuskeln betroffen sind. Es bestehen Schmerzen im Bereich des ersten Trigeminusastes. Der N. opticus ist nicht beteiligt. Ursachen sind neben entzündlichen Veränderungen (eitrige Sinusitis, Lues) vor allem Tumoren und Traumen (Messerstiche und Schädelschüsse).

Das **Keilbeinflügel-Syndrom** ist zusätzlich durch Schläfenkopfschmerzen und einen Exophthalmus charakterisiert. Dem Krankheitsbild liegt fast immer ein Meningeom *(S. 249)* zugrunde.

G. Jefferson (1938) beschrieb erstmals ein Syndrom mit Ophthalmoplegie, gleichseitigem Exophthalmus und Trigeminusläsion, das **Sinus-cavernosus-Syndrom.** Je nach Lage und Ausdehnung der Läsion unterscheidet man
- ein vorderes Kavernosus-Syndrom mit Okulomotoriusparese und Reiz- oder Ausfallserscheinungen des ersten Trigeminusastes.
- Beim mittleren Kavernosus-Syndrom sind zusätzlich der zweite Trigeminusast und mehrere oder sämtliche Augenmuskelnerven betroffen.
- Sind alle Trigeminusäste, aber nur einzelne oder gar keine Augenmuskelfunktionen beeinträchtigt, liegt ein hinteres Kavernosus-Syndrom vor *(Tab. 8)*.

Das Sinus-cavernosus-Syndrom wird durch Tumoren oder Metastasen, infraklinoidale Aneurysmen und Kavernosus-Thrombosen verursacht. Bei meist neoplastisch, traumatisch oder durch Aneurysmaruptur bedingtem Shunt zwischen intrakavernösem Anteil der A. carotis interna und venösem Blut des Sinus cavernosus entwickelt sich zusätzlich zu Augenmuskelparesen und Trigeminusläsion ein Exopthalmus mit pulssynchronem Geräusch, die **A. carotis-Sinus-cavernosus-Fistel** *(S. 271 u. S. 280)*.

Tabelle 8: Hirnnervensymptome bei Sinus-cavernosus-Syndrom						
Sinus-cavernosus-Syndrom (SCS)	**Ophthalmoplegie** durch Ausfall der Augenmuskelnerven			**Sensibilitätsstörung** durch Ausfall der Äste des N. trigeminus		
	N. III	N. IV	N. VI	N. V, 1	N. V, 2	N. V, 3
vorderes SCS	+	−	−	+	−	−
mittleres SCS	−	+	−	+	+	−
hinteres SCS	−	−	(+)	+	+	+

Tabelle 9: Seltenere Hirnnerven-Syndrome mit kombinierten Augenmuskelparesen		
Syndrome	Symptome	Häufigste Ursachen
Tolosa-Hunt-Syndrom	Schmerzen im Bereich der Orbita, Augenmuskelparesen (III, IV, VI, »painful ophthalmoplegia«), Beteiligung des N. V und N. I	Unspezifische granulomatöse Entzündung im Bereich von Sinus cavernosus/Fissura orbitalis superior
Gradenigo-Syndrom	Abduzensparese, Läsion des N. ophthalmicus, Fazialisparese und Hypakusis	Otitis media, Mastoiditis, Tumor oder Fraktur der Felsenbeinspitze
Jacod-Syndrom	Augenmuskelparesen (III, IV, VI), Läsion des II. und V. Hirnnervs	Durch das Foramen lacerum einwachsender Epipharynxtumor
Möbius-Syndrom	Doppelseitige Abduzens- und Fazialisparese, Zungenatrophie	Konnatale nukleäre Degeneration mehrerer Hirnnerven
Fischer-Syndrom	Ophthalmoplegie, Ataxie, Areflexie, fakultativ auch Ausfälle des VII., IX. und X. Hirnnervs	Idiopathische Polyneuritis
Garcin-Syndrom	Einseitige Hirnnervenausfälle I–XII (Halbbasissyndrom), vorwiegend V–XII	Maligne Tumoren und Metastasen der Schädelbasis

Daneben gibt es noch eine Reihe von selteneren Hirnnerven-Syndromen mit kombinierten Augenmuskelparesen *(Tab. 9)*.

Zu den selteneren neuroophthalmologischen Syndromen siehe *Tab. 9*.

e) Blickparesen

e) Blickparesen

> **Definition.** Konjugierte, d.h. gleichsinnige Funktionsstörungen der Bulbi mit Einschränkung oder Aufhebung der horizontalen oder vertikalen Blickbewegungen. Eine internukleäre Ophthalmoplegie ist durch eine Lähmung der Adduktion bei erhaltener Konvergenz gekennzeichnet. Ursachen der Blickparesen sind supranukleäre Läsionen, vor allem Hirntumoren und -infarkte, Schädel-Hirn-Verletzungen, Multiple Sklerose und Wernicke-Enzephalopathie.

◀ Definition

Untersuchung. Das Zusammenspiel beider Augen (nicht nur einzelner Muskeln) ist gestört. In der Regel besteht keine Diplopie. Bei kompletter Blickparese ist kein Nystagmus zu beobachten. Oft findet sich eine **Déviation conjuguée,** d.h. eine Wendung der Bulbi zu einer Seite. Wenn die Adduktion eines Auges bei horizontaler Blickbewegung aufgehoben, aber bei Konvergenz erhalten ist, liegt eine **internukleäre Ophthalmoplegie** mit monokularem oder dissoziiertem Nystagmus vor *(Tab. 10)*.

Untersuchung
Bei der kompletten Blicklähmung fehlen Doppelbilder und Nystagmus. Wenn bei eingeschränkter Adduktion die Konvergenz erhalten ist, besteht eine internukleäre Ophthalmoplegie. Siehe auch *Tab. 10*.

Ätiopathogenese. Eine horizontale Blickparese, die häufig von einer Déviation conjuguée begleitet ist, wird durch ausgedehnte vaskuläre Läsionen (Hirninfarkt bzw. -blutung oder ein Neoplasma) hervorgerufen (supranukleäre Störung). Bei einer Läsion des Fasciculus longitudinalis medialis tritt eine **internukleäre Ophthalmoplegie** (zwischen den Kerngebieten des III. und VI. Hirnnerven) auf. Ätiologisch kommen vor allem eine Multiple Sklerose (MS), Wernicke-Enzephalopathie, Tumoren und bei älteren Menschen auch zerebrale Durchblutungsstörungen in Frage.

Das **Parinaud-Syndrom** ist durch eine konjugierte vertikale Blickparese und Konvergenzlähmung sowie Pupillenstörungen (einseitige Mydriasis, unausgiebige Lichtreaktion) charakterisiert. Ursache einer vertikalen Blicklähmung beim Parinaud-Syndrom ist häufig ein Pinealis-**Tumor** mit Schädigung der Mittelhirnhaube. Sowohl beim Parinaud-Syndrom als auch bei Störung der horizontalen Blickbewegungen, z.B. beim Mittelhirn-Syndrom, wird das sogenannte **Puppenkopfphänomen** beobachtet, eine reflektorische konjugierte Blickbewegung in Gegenrichtung einer passiven vertikalen oder horizontalen Kopfbewegung.

Ätiopathogenese
Eine horizontale Blickparese mit Déviation conjuguée beruht auf einer Blutung, einem Infarkt oder einem Tumor.
Eine **internukleäre Ophthalmoplegie** ist meist auf eine MS oder Wernicke-Enzephalopathie zurückzuführen.

Ursache des **Parinaud-Syndroms** (vertikale Blickparese, Konvergenzlähmung und einseitige Mydriasis) ist häufig ein Pinealis-Tumor mit Schädigung der Mittelhirnhaube. Als »Puppenkopfphänomen« wird eine reflektorische konjugierte Blickbewegung zur Gegenseite einer passiven Kopfbewegung bezeichnet.

Tabelle 10: Blickparesen, Symptomatologie und Lokalisation der Läsion

	Symptomatologie	Lokalisation
Horizontale Blickparese	Aufgehobene willkürliche Blickbewegung	Läsion des frontalen Augenfeldes und der kortikopontinen Bahn
	Déviation conjuguée – zur Herdseite – zur Herdgegenseite	Frontale Läsion Pontine Läsion
Vertikale Blickparese	Aufhebung der willkürlichen Blickhebung und/oder -senkung	Läsion des vorderen Anteils des Mittelhirns
	Parinaud-Syndrom mit einseitiger Mydriasis und Konvergenzparese	Schädigung der rostralen Mittelhirnhaube
	Steele-Richardson-Syndrom, paretische Blickhebung, Rigor, Dystonie, Akinese und Retropulsionstendenz	Degenerative Veränderungen des Hirnstamms und Zwischenhirns
Internukleäre Ophthalmoplegie	Lähmung der Adduktion bei erhaltener Konvergenz und monokularer Nystagmus der Gegenseite	Läsion des Fasciculus medialis zwischen Kerngebieten Nn. III und VI

Eine Sonderform ist das »**Eineinhalbsyndrom**« (»one and a half syndrome«), eine konjugierte horizontale Blickparese homolateral und eine internukleäre Ophthalmoplegie kontralateral zu einer Hirnstammläsion, z.B. bei Ponsblutung oder -infarkt.

2.1.2.3 Sensibilitätsstörung des Gesichts und Kaumuskelparese N. trigeminus (V. Hirnnerv)

> **Definition.** Bei einer Läsion des V. Hirnnervs sind neben heftigen Schmerzen (Trigeminusneuralgie) und Sensibilitätsstörungen des Gesichts Paresen der Kaumuskulatur (Mm. masseter, temporalis, pterygoidei lateralis et medialis, mylohyoideus und digastricus) zu erwarten.

Untersuchung. Die Sensibilität des Gesichts (vor allem Berührungs- und Schmerzempfindung) wird mit einem Wattebausch bzw. einer Nadel geprüft (S. 60). Der **Kornealreflex** ist ebenfalls mit einem feinen Wattebausch auszulösen: Man betupft die Kornea, vergleicht den Lidschlußeffekt beiderseits und fragt den Patienten zugleich nach der Berührungsintensität. Ein fehlender reflektorischer Lidschluß kann auch auf einer Fazialisparese beruhen (motorischer Schenkel des Reflexbogens, s.u.) Zur peripheren und zentralen Verteilung der Gesichtsinnervation siehe *Syn. 6b und c.*

Durch einen leichten Schlag mit dem Reflexhammer auf den eigenen, an das Kinn des Patienten gelegten Finger, kommt es zu einer Kieferschlußbewegung. Der unpaare, monosynaptische **Masseterreflex** gilt als Parameter für das allgemeine Reflexniveau, S. 53.

Die Kraft der Kaumuskulatur wird durch Palpieren der Mm. temporalis und masseter beiderseits geprüft, während der Patient die Zähne zusammenbeißt. Bei einseitiger Lähmung der Mm. pterygoidei weicht der Kiefer zur paretischen Seite ab.

Ätiopathogenese. Der N. trigeminus innerviert Gesichtshaut, Augen, Nasen- und Mundschleimhaut, Nebenhöhlen, Zähne, die vorderen Anteile der Ohrmuschel und des Gehörgangs, Dura mater und die Kaumuskulatur. Einer seiner Äste, der N. lingualis, führt sensorische Fasern für die Geschmacksfunktion, die sich im weiteren Verlauf über die Chorda tympani dem N. facialis anlegen *(s.u.)*.

2.1 Untersuchung von Kopf und Hirnnerven

Synopsis 6a–c: N. trigeminus

6a: Sensible Innervation des Gesichts. Die Synopsis zeigt den Gyrus postcentralis, das Kerngebiet, das Ganglion semilunare Gasseri und den peripheren Verlauf des N. trigeminus. Vom Ganglion semilunare ziehen der N. ophthalmicus zur Orbita, der N. maxillaris zum Oberkiefer und der N. mandibularis zum Unterkiefer. Die Nervenaustrittspunkte (NAP) entsprechen den Endästen des V. Hirnnerven, Nn. supraorbitalis, infraorbitalis und mentalis.

6b: Periphere sensible Versorgung des Gesichts. Bereiche der drei Trigeminusäste und der angrenzenden Gebiete (Zervikalwurzel 2 und 3).

6c: Zentrale sensible Versorgung des Gesichts. Bei einer Läsion im Kerngebiet des V. Hirnnerven ist die Sensibilitätsstörung zwiebelschalenförmig angeordnet (Sölder-Linien).

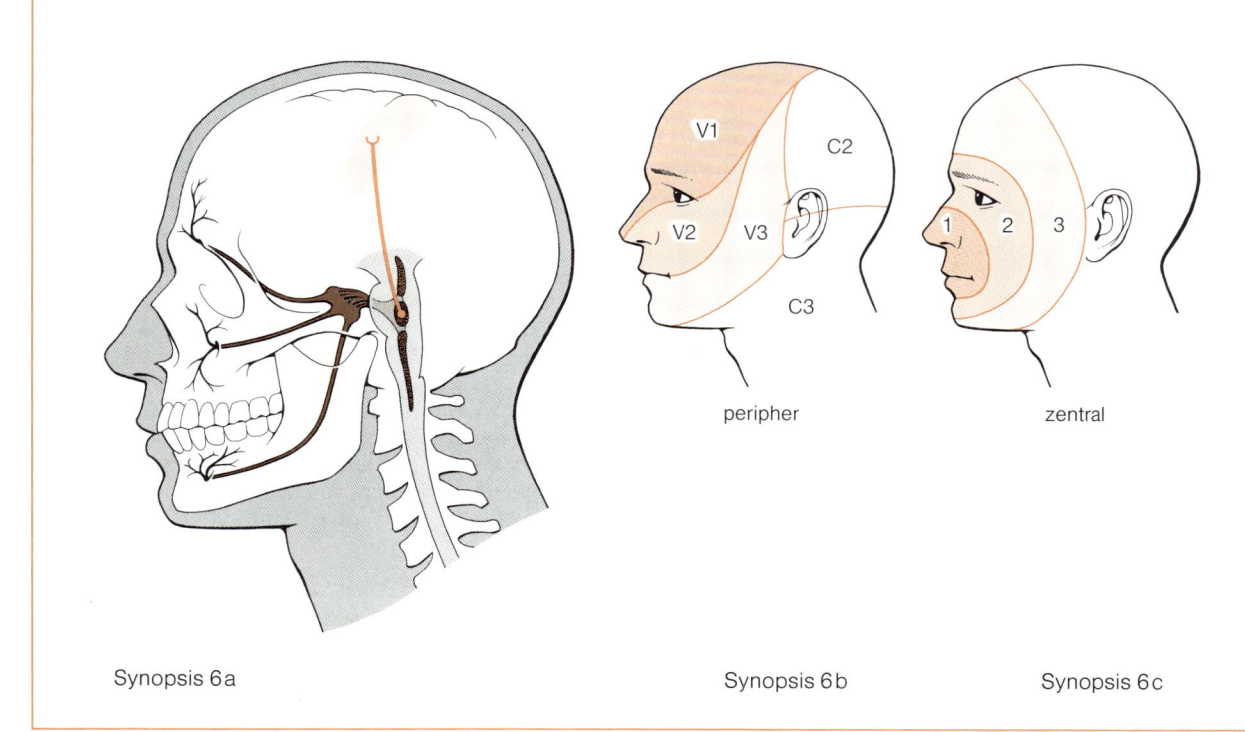

Synopsis 6a Synopsis 6b Synopsis 6c

Die Trigeminusäste *(Syn. 6a)* können isoliert oder gemeinsam geschädigt werden. Der N. ophthalmicus (V,1) und der N. maxillaris (V,2) werden bei Gesichtsschädelfrakturen, der N. mandibularis (V,3) häufiger iatrogen (Zahnarzt) geschädigt. Darüber hinaus gehören Tumoren (Neurinom, Meningeom) und Gefäßmißbildungen (Angiom, Aneurysma) der Schädelbasis zu den häufigsten Ursachen einer peripheren Trigeminusläsion.

Ein abgeschwächter oder fehlender **Korneareflex** ist meist das Frühsymptom einer neoplastischen oder entzündlichen Läsion des V. oder auch VII. Hirnnerven. Im Koma ist der Reflex beiderseits erloschen. Zum Sinus-cavernosus-Syndrom und weiteren neuro-ophthalmologischen Syndromen mit Trigeminusbeteiligung siehe *Tab. 8 u. 9*.

Schmerzen und Hauteffloreszenzen im 1. Trigeminusast mit Befall der Kornea sind die typischen Symptome eines Zoster ophthalmicus *(S. 350* **und Farbtafel S. 406).** Die Trigeminusneuralgie (»Tic douloureux«) betrifft den zweiten und dritten Ast, siehe *S. 385*. Eine Kaumuskelparese entwickelt sich bei Läsion des dritten Trigeminusastes.

Da die sensiblen und motorischen Funktionen gesonderten Kerngebieten im Hirnstamm entsprechen, sind diese bei umschriebener nukleärer Läsion isoliert betroffen und die einzelnen Empfindungsqualitäten sind dissoziiert. Zum dorsolateralen Oblongata-Syndrom (Wallenberg-Syndrom) siehe *S. 292*. Ein kortikaler bzw. supranukleärer Prozeß ruft eine zwiebelschalenförmige Sensibilitätsstörung (Sölder-Linien) hervor *(Syn. 6c)*.

Während der **Masseterreflex** bei bilateraler peripherer Parese fehlt, ist er bei supranukleärer Läsion (Pseudobulbärparalyse) gesteigert, siehe *S. 41*.

Häufigste Ursachen einer Trigeminusläsion sind Verletzungen, Tumoren und Gefäßmißbildungen im peripheren Verlauf des Nervs bzw. seiner Äste (Syn. 6a).

Wenn der **Korneareflex** fehlt, liegt meist ein tumoröser oder entzündlicher Prozeß mit Beteiligung des V. oder VII. Hirnnerven vor. Im Koma ist der Reflex beiderseits erloschen.

Schmerzen und Hauteffloreszenzen im Bereich des ersten Trigeminusastes charakterisieren den Zoster ophthalmicus (S. 406). Zur Trigeminusneuralgie siehe S. 385.

Eine nukleäre Läsion kann eine dissoziierte Empfindungsstörung hervorrufen (S. 292), eine supranukleäre ein zwiebelschalenförmiges Verteilungsmuster der Sensibilitätsstörung (vgl. Syn. 6c).

Bei Pseudobulbärparalyse ist der Masseterreflex gesteigert.

2.1.2.4 Fazialisparese (VII. Hirnnerv)

2.1.2.4 Fazialisparese (VII. Hirnnerv)

Definition ▶

> **Definition.** Man unterscheidet einen peripheren und zentralen Lähmungstyp. Die Gesichtslähmung nach **peripherer** Schädigung des VII. Hirnnerven bzw. seines Kerngebiets (infranukleäre und nukleäre Läsion) erstreckt sich auf die gesamte mimische Muskulatur. Die idiopathische Form wird nach C. Bell benannt, der 1827 seine eigene periphere Fazialisparese beschrieb (Bell's palsy). Die **zentrale** Bewegungsstörung betrifft vorwiegend die orale mimische Gesichtsmuskulatur. Die doppelseitig innervierte Stirnmuskulatur bleibt weitgehend erhalten. Die übliche Abkürzung »zentrale Fazialisparese« ist nicht korrekt, da es zwar eine supranukleäre Funktionsstörung distaler Muskelgruppen, aber keine zentrale Läsion peripherer Nerven gibt.

Untersuchung
Man fordert den Patienten zu mimischen Bewegungen auf.

Untersuchung. Die motorischen Funktionen des N. facialis lassen sich auf einfache Weise prüfen (Stirnrunzeln, Augenschluß, Nase rümpfen, Wangen aufblasen, Mund spitzen, Pfeifen, Zähne zeigen). Sensibilitätsstörungen sind selten.

Für die **periphere Fazialisparese** ist eine homolaterale Gesichtslähmung mit unvollständigem Lidschluß typisch **(Bell-Phänomen),** siehe *Abbildung 3*.

Eine erweiterte Lidspalte, verstrichene Stirn- und Nasolabial-Falte und ein herabhängender Mundwinkel sprechen für eine homolaterale (gleichseitige) **periphere** Läsion des N. facialis. Es besteht ein Lagophthalmus (»Hasenauge«) mit positivem **Bell-Phänomen:** Bei unvollständigem Lidschluß und seltenem Lidschlag wird die physiologische Aufwärtsbewegung des Bulbus oculi sichtbar *(Abb. 3).*

Bei einer **zentralen (supranukleären) Schädigung** mit kontralateraler Parese ist die Stirnmuskulatur nicht oder nur gering betroffen und der Lidschluß möglich.

Steht die Lähmung der oralen Gesichtsmuskulatur im Vordergrund und kann der Patient die Stirn runzeln und das Auge schließen, so spricht dies für eine kontralaterale **supranukleäre Schädigung** (»zentrale Fazialisparese«). Fordert man den Patienten auf, die Wangen aufzublasen, so entweicht die Luft auf der gelähmten Seite aus dem Mundwinkel, der auch beim Zähnezeigen nicht bewegt wird.

Synopsis 7a und b: Topische Diagnostik des N. facialis (nach Duus, 1987)

Synopsis 7a: Supranukleäre Läsion des N. facialis. Bei zentraler Läsion bleibt die doppelinnervierte Stirnmuskulatur verschont. Dieser Lähmungstyp findet sich kontralateral zur Läsion meist bei brachiofazial betonter Hemiparese, z.B. im Rahmen eines Schlaganfalls.

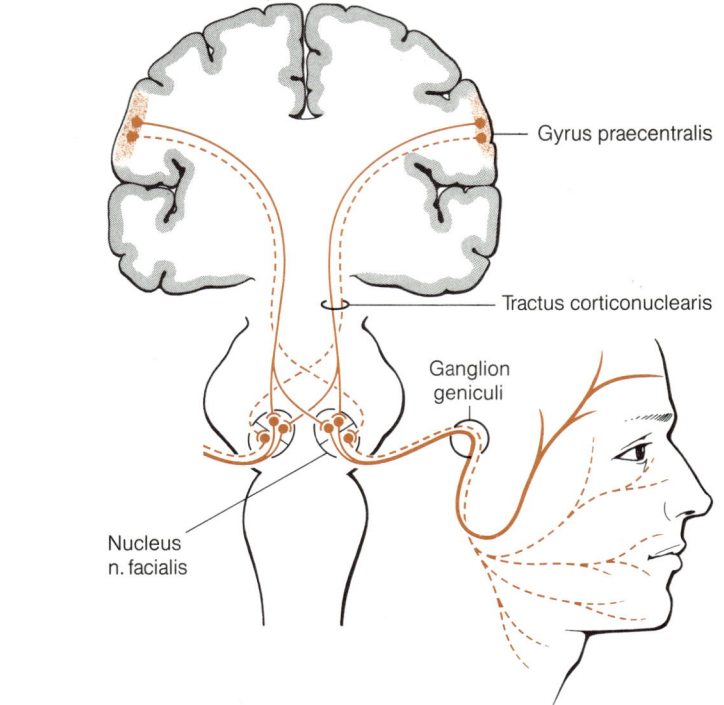

- Gyrus praecentralis
- Tractus corticonuclearis
- Ganglion geniculi
- Nucleus n. facialis

2.1 Untersuchung von Kopf und Hirnnerven

Eine diskrete Fazialisparese ist einmal am fehlenden **Orbicularis-oculi-Reflex** (Lidschlußreflex) zu erkennen, der beim Gesunden durch Beklopfen der Glabella auszulösen ist, zum anderen am »**Signe des cils**«: Wenn der Patient die Augen fest zukneift, bleiben die Wimpern der gelähmten Seite sichtbar. Eine Mangelinnervation des Platysma fällt beim Lachen auf. Die Artikulation ist vor allem wegen Schwäche der Wangen- und Lippenmuskeln beeinträchtigt (Mm. buccinator und orbicularis oris). Hinzu kommen je nach Ausmaß und Ort der Läsion eine Geräusch-Überempfindlichkeit, Geschmacksstörung oder Herabsetzung der Tränen- und Speichelsekretion.

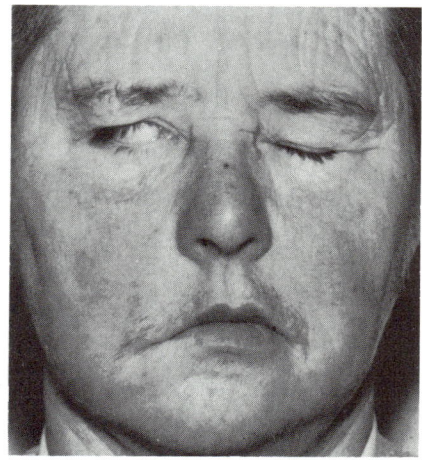

Abb. 3: Bell-Phänomen bei rechtsseitiger peripherer Fazialisparese

Der **Orbicularis-oculi-Reflex** (Lidschlußreflex) und das »Signe des cils« sind auch bei diskreter Fazialisparese positiv. Darüber hinaus kann eine Geräusch-Überempfindlichkeit, Störung des Geschmacks und der Tränen- und Speichelsekretion nachweisbar sein.

Synopsis 7b: Periphere Fazialislähmung. Die gesamte mimische Muskulatur, also auch die Stirnregion ist betroffen. Hinzu kommt ein kleines Areal gestörter Sensibilität hinter dem Ohr (N. auricularis posterior). Weitere Begleitsymptome geben Hinweise auf den Ort der Läsion im Verlauf des N. facialis.

Ort der Läsion	Begleitsymptome der peripheren Fazialisparese
Ganglion geniculi und Nervus petrosus major	Störungen der Tränen- und Speichelsekretion sowie des Geschmacks, Ausfall des Stapediusreflexes (Hyperakusis)
Proximal des Abgangs des N. stapedius	Speichelsekretions- und Geschmacksstörung, Hyperakusis
Proximal des Abgangs der Chorda tympani	Speichelsekretions- und Geschmacksstörung
Distal des Foramen stylomastoideum	Rein motorische Lähmung

> Der **Schirmer-Test** dient der Messung der Tränensekretion mit Hilfe eines Filterpapierstreifens.

Mit dem **Schirmer-Test** kann die Tränensekretion gemessen werden. Nach Anästhesie der Konjunktiven wird ein schmaler Filterpapier-Streifen beiderseits in das Unterlid eingebracht. Im Seitenvergleich zeigt dann eine Befeuchtung des Streifens um weniger als 1,5 cm/5 min eine Verminderung der Tränensekretion an.

> Zur **Geschmacksprüfung** wird die Zunge mit Lösungen der Qualitäten süß, salzig, sauer, bitter betupft *(Tab. 11a u. b).*

Die **Geschmacksprüfung** wird unter Verwendung von Lösungen mit vier verschiedenen Qualitäten vorgenommen *(Tab. 11a u. 11b).* Während der Patient die Zunge weit herausstreckt, werden mit Hilfe von Wattestäbchen die Lösungen nacheinander auf beide Hälften sowie die vorderen und hinteren Abschnitte der Zunge getupft. Der Patient zeigt mit seinem Finger auf einem vorgelegten Stück Papier die wahrgenommenen Qualitäten an. Die Qualitäten »süß«, »salzig« und »sauer« werden normalerweise auf den vorderen zwei Zungendritteln wahrgenommen (N. intermedio-facialis, Ganglion geniculi). Die Qualität »bitter« wird auf dem hinteren Zungendrittel geschmeckt, das vom N. glossopharyngeus (IX) innerviert wird. **Ein Geschmacksausfall wird als Ageusie bezeichnet.**

> Ein Geschmacksausfall wird als Ageusie bezeichnet.

Tabelle 11a und b: Geschmacksqualitäten

a) Testlösungen, die bei der Geschmacksprüfung nacheinander auf beide Zungenhälften getupft werden

20%ige Zuckerlösung	10%ige Kochsalzlösung	5%ige Zitronensäurelösung	1%ige Chininlösung

b) Testtafel, auf der die wahrgenommenen Qualitäten angezeigt werden sollen

süß	salzig	sauer	bitter

Bei der otologischen Untersuchung wird der **Stapediusreflex** geprüft, dessen Ausfall sich durch eine erhöhte Geräuschempfindlichkeit (Hyperakusis) anzeigt.

> **Ätiopathogenese**
> In 75% der Fälle ist die Ursache der peripheren Fazialisparese unbekannt. Zur idiopathischen Form siehe *S. 323.* Zur Abhängigkeit der Symptomatik von der Läsionshöhe siehe *Syn. 7.*

Ätiopathogenese. 75% der peripheren Fazialislähmungen sind ätiologisch nicht zu klären. Zur Differentialdiagnose dieser **idiopathischen Form** siehe *S. 323.* Im restlichen Viertel der Fälle sind entzündliche Erkrankungen wie eine **Borreliose** nach Zeckenbiß *(S. 216, S. 356),* der Herpes zoster *(S. 350)* oder Felsenbeinfrakturen *(S. 325)* und Tumoren *(S. 325)* die häufigsten Ursachen. Da der N. facialis, der gemeinsam mit dem N. intermedius durch den Canalis Falloppii im Felsenbein zieht und vor seinem Austritt aus dem Schädel (Foramen stylomastoideum) sekretorische, gustatorische und sensible Fasern abgibt, kommt es in Abhängigkeit von der Läsionshöhe zur Tränen- und Speichelsekretionsstörung, Hyperakusis und Ageusie *(Syn. 7b).* Die Afferenzen der Geschmacksempfindung für die vorderen zwei Drittel der Zunge verlaufen zwar zunächst im N. lingualis, einem Ast des N. mandibularis (V, 3), gelangen aber anschließend über die Chorda tympani zum VII. Hirnnerv. Eine beiderseitige Geschmacksstörung ist in der Regel medikamentös-toxisch oder entzündlich (virale Infekte) bedingt.

Während die von beiden Hemisphären versorgten (über die Rr. temporales des N. facialis innervierten) Mm. frontalis und orbicularis oculi **bei zentraler Läsion** verschont bleiben, sind nicht nur die Innervation der unteren mimischen Gesichtsmuskulatur, sondern auch eine Reihe weiterer Funktionen, wie die Bewegung des Arms und der Hand, beeinträchtigt, die im Gyrus praecentralis und der inneren Kapsel topographisch nebeneinander repräsentiert sind. Zur somatotopischen Gliederung der Funktionen siehe *S. 42*.

Man findet zentrale Bewegungsstörungen des Gesichts vor allem bei Halbseitenlähmungen. Die häufigsten Ursachen dieser supranukleären Schädigung sind **Schlaganfälle** (Hirninfarkte und -blutungen, *S. 289,* **Hirntumoren** und -metastasen *(S. 238)*

2.1.2.5 Untersuchung des Gehörs, vestibulärer Nystagmus (VIII. Hirnnerv)

a) Hypakusis

> *Definition.* Man unterscheidet eine Schalleitungsstörung (Mittelohrschwerhörigkeit) von einer Schallempfindungsstörung (Innenohrschwerhörigkeit) mit Hilfe der Stimmgabelprüfung (Weber- und Rinne-Versuch).

Untersuchung. Bei der neurologischen Untersuchung wird das Gehör für Flüster- und Umgangssprache orientierend im Seitenvergleich geprüft, während ein Ohr zugehalten wird. Der Patient soll Zahlen und Worte nachsprechen.

- **Weber-Versuch.** Der Ton einer auf den Scheitel gesetzten Stimmgabel wird seitengleich wahrgenommen.
  - Bei einer Schalleitungsschwerhörigkeit wird der Ton lauter gehört, d.h. zum kranken Ohr hin »lateralisiert«, weil keine Abstrahlung von Schallenergie über die Gehörknöchelchenkette und das Trommelfell erfolgen kann.
  - Bei einer Schallempfindungsschwerhörigkeit wird der Ton auf der Seite des gesunden Ohrs lauter empfunden.
- **Rinne-Versuch.** Man setzt eine vibrierende Stimmgabel an das Mastoid und prüft damit die »Knochenleitung«. Wird der Ton nicht mehr wahrgenommen, soll die Stimmgabel vor das Ohr gehalten und der Ton dort mehr als doppelt so lange gehört werden (Rinne positiv).
  - Wenn die »Luftleitung« deutlich verkürzt ist, liegt eine Schalleitungsstörung vor (Rinne-Versuch negativ).
- **Fowler-Test.** Bei einer Schädigung des Corti-Organs werden Töne gleicher Lautstärke im betroffenen Ohr leiser gehört. Mit zunehmender Lautstärke werden die intakten Haarzellen rekrutiert, so daß ein Lautheitsausgleich erfolgt und die Töne in beiden Ohren gleich wahrgenommen werden (Recruitment positiv). Dies ist der typische Befund einer labyrinthären Schädigung wie bei **M. Ménière** *(S. 387)*. Erfolgt kein Lautheitsausgleich (Recruitment negativ), so liegt die Störung retrolabyrinthär, wie z.B. beim **Akustikusneurinom** *(S. 247)*. Der Vestibular-Apparat ist untererregbar.

Ätiopathogenese. Eine Schalleitungsschwerhörigkeit kann durch Fremdkörper, Zerumen, Trommelfelldefekte, Otitis media, ein Cholesteatom oder Karzinom bedingt sein (Mittelohrschwerhörigkeit). Demgegenüber findet sich eine Schallempfindungsstörung bei Schädigungen des N. cochlearis und des Corti-Organs (Innenohrschwerhörigkeit). Bei einer Felsenbeinquerfraktur, die durch das Innenohr verläuft, kommt es zum Ausfall des Gleichgewichts- und Hörorgans (Taubheit, Tinnitus, Schwindel und Nystagmus). Doppelseitige Innenohr-Schädigungen sind häufig infektiös, metabolisch (Diabetes mellitus, Hyperthyreose) oder medikamentös-toxisch bedingt (Streptomycin, Aminoglykoside, Zytostatika u.a.).

Für den sogenannten Hörsturz werden Durchblutungsstörungen der A. labyrinthi verantwortlich gemacht. Man muß jedoch auch an einen Herpes zoster oticus denken. Zur Hyperakusis bei peripherer Fazialisparese siehe *oben*.

Jede Läsion des N. vestibulocochlearis, die keine primär otologische Ursache hat, ist auf einen neoplastischen Nachbarschaftsprozeß, z.B. ein Kleinhirnbrückenwinkeltumor, in erster Linie ein Akustikusneurinom verdächtig. Das **»Akustikus«-Neurinom** ist kein Tumor des N. cochlearis, sondern des N. vestibularis. Mit zunehmendem Tumorwachstum kommt es neben Schwindel zur Hypakusis und zur Beteiligung weiterer Hirnnerven (Nn. V, VI und VII), siehe *S. 248*.

Das **»Akustikus«-Neurinom** ist ein Vestibularis-Tumor, der neben Schwindel und Schwerhörigkeit Symptome weiterer Hirnnerven (N. V, VI, VII) hervorruft.

b) Tinnitus

Definition ▶

> **Definition.** Tinnitus (Ohrgeräusche) gehört zu den häufigsten Symptomen bei Erkrankungen des ZNS. Man unterscheidet subjektiven und objektiven Tinnitus.

Untersuchung

Anamnestisch werden konstante oder fluktuierende Ohrgeräusche angegeben, als Auslösemechanismen kommen Kopf- und Kieferbewegungen in Frage.

Untersuchung. Meist berichtet der Patient spontan über konstante oder fluktuierende Ohrgeräusche, die als pfeifend, singend, summend oder **pulsierend** geschildert werden. Bei der Untersuchung ist nach Auslösern wie Kopf- und Kieferbewegungen zu fragen. Objektive Ohrgeräusche sind in der Nachbarschaft des äußeren Gehörgangs zu auskultieren.

Ätiopathogenese

In den meisten Fällen bleibt die Ursache ungeklärt. Beiderseitige Ohrgeräusche treten bei Polycythaemia vera auf. Während einseitiger dumpfer Tinnitus auf das Mittelohr hinweist, kommen pfeifende und klingende Geräusche vom Innenohr. Tinnitus bei Hypakusis ist entweder auf einen M. Ménière oder ein Akustikusneurinom suspekt.

Pulssynchrone (objektive) Geräusche kommen bei arteriovenösen und venösen Fehlbildungen, duralen Fisteln, Karotisstenosen und gefäßreichen Tumoren vor.

Ätiopathogenese. In der Mehrzahl der Fälle haben die diffusen Ohrgeräusche keine klinische Bedeutung. Da sie andererseits hartnäckig sind, ziehen sie zahlreiche diagnostische und therapeutische Maßnahmen, meist mit negativem Resultat, nach sich. Die Folge ist eine depressive Verstimmung; häufig gehen aber auch Depressionen primär mit Tinnitus einher. Für bilaterale Ohrgeräusche kann eine Polycythaemia vera verantwortlich sein. Dumpfe einseitige Geräusche sind öfter auf die Mittelohrregion zu beziehen, pfeifende und klingende Geräusche kommen vom Innenohr. **Tinnitus bei Hypakusis** ist auf einen M. Ménière oder ein Akustikusneurinom verdächtig (Differentialdiagnose siehe oben).

Pulssynchrone (objektive) Ohrgeräusche werden hauptsächlich durch **arteriovenöse Fehlbildungen,** durale Fisteln, Karotisstenosen, gefäßreiche Tumoren und Fehlbildungen der basalen Venen und Sinus hervorgerufen. Eine weitere Ursache ist das Mandibulargelenks-Syndrom *(S. 386)*.

c) Nystagmus

Definition ▶

> **Definition.** Rhythmische Oszillationen der Augen können spontan, lagerungsbedingt oder blickevoziert auftreten. Man unterscheidet einen physiologischen und pathologischen, kongenitalen und erworbenen Nystagmus.

Untersuchung

Man unterscheidet horizontale und vertikale Oszillationen mit und ohne rotatorische Komponente.

Die rasche Phase gibt die Richtung des Nystagmus an.

Untersuchung. Zunächst ist auf spontane Oszillationen zu achten (horizontaler, vertikaler Nystagmus und rotatorische Komponente). Im Gegensatz zum Pendelnystagmus beobachtet man beim Rucknystagmus eine rasche und langsame Schlagrichtung.

> Die Richtung des Nystagmus wird nach der raschen Bewegung angegeben.

Optokinetischer (»Eisenbahnnystagmus«) und Endstellnystagmus sind physiologisch. Der Nystagmus läßt sich durch thermische Reize oder eine Drehbewegung hervorrufen (Provokationsnystagmus).

Zu den **physiologischen** Nystagmusformen gehört der optokinetische, kalorische und der Endstellnystagmus. Der optokinetische Nystagmus entsteht bei Fixieren eines Objektes im bewegten Gesichtsfeld, z.B. Eisenbahnnystagmus. Während sein Fehlen auf eine Amaurose hinweist, verrät sich die psychogene Blindheit an dem erhaltenen optokinetischen Nystagmus, siehe *S. 23*. Nystagmus läßt sich durch thermische Reizung (kalorischer Nystagmus) oder Drehbewegung (Drehnystagmus) hervorrufen. Man spricht von Provokationsnystagmus. Ein Endstellnystagmus tritt beim Gesunden nach längerer Seitwärtsblickbewegung auf und ist erschöpflich.

Zu den pathologischen Nystagmus-Formen siehe *Tabelle 12*. Der **vestibuläre Nystagmus** ist physiologisch als Drehnystagmus und kalorischer Nystagmus, pathologisch als **richtungsbestimmter Nystagmus** anzusehen und weist drei Schweregrade auf:

- nur beim Blick in Richtung der raschen Phase
- beim Blick geradeaus
- beim Blick in Richtung der langsamen Phase.

Im Gegensatz dazu schlägt der **Blickrichtungsnystagmus** mit seiner raschen Komponente immer in Blickrichtung. Er wird durch Seitwärtsblick für die Dauer von mindestens 30 Sekunden hervorgerufen.

Mit der **Leuchtbrille** nach Frenzel kann auch ein sonst nicht auffälliger vestibulärer Nystagmus sichtbar gemacht werden, da die Fixation ausgeschaltet wird, die ihrerseits den Nystagmus unterdrückt. Die Frenzelbrille, die dem Patienten im abgedunkelten Raum aufgesetzt wird, hat + 20 Dioptrien.

- Der peripher-vestibuläre Nystagmus ist meist horizontal oder rotatorisch ausgerichtet; er geht mit Nausea, Erbrechen, Blutdruckabfall und Schweißausbruch einher.
- Der zentral-vestibuläre Nystagmus ist häufig horizontal-rotatorisch, aber auch diagonal gerichtet oder vertikal betont; er weist im Vergleich mit dem peripheren keine ausgeprägte vegetative Begleitsymptomatik auf.

Wichtig ist auch die Unterscheidung von paroxysmalem und statischem **Lagerungsnystagmus**:
- Durch rasche Lageänderung wird **paroxysmal** intermittierend ein frequenter Nystagmus provoziert, der innerhalb von 10 bis 60 Sekunden wieder abklingt.
- Bei langsamer Lageänderung läßt sich ein **statischer** Lagerungsnystagmus beobachten, der so lange anhält, wie die Position beibehalten wird.

Ätiopathogenese. Die Erhaltung des Gleichgewichts wird durch vestibuläre, optische und sensible Afferenzen gewährleistet, die vom Labyrinth, von der Retina und von den Propriozeptoren der Peripherie ausgehen und zu den Vestibularis-Kernen im Hirnstamm führen. Der häufigste vestibuläre Schwindel ist der **benigne paroxysmale Lagerungsschwindel,** der meist mit rotatorischem Nystagmus verbunden ist. Er ist durch Drehbewegungen zu provozieren, die den hinteren Bogengang des Gleichgewichtsorgans aktivieren.

Pathogenetisch ist eine abnorme Auslenkung der hinteren Bogengangs-Kupula anzunehmen, die auf frei in der Endolymphe schwimmende Otolithen, Erythrozyten oder an der Kupula haftendes Material zurückgeführt wird.

Tabelle 12: Symptomatologie und Ursachen der wichtigsten Nystagmusformen		
	Symptomatologie	Ätiologie
Spontannystagmus	Rasche Komponente zur gesunden Seite – horizontal, häufig rotatorisch – vertikal oder horizontal	meist vestibulär – peripher (labyrinthär, vestibulär) – zentral (Vestibulariskerngebiet, Hirnstamm- oder Kleinhirnläsion, MS)
Lagerungs- nystagmus	– horizontal, meist rotatorisch – vertikal	– peripher (benigne, Labyrinthitis, Trauma) – zentral (Tumoren der hinteren Schädelgrube, Intoxikationen)
Blickrichtungs- nystagmus	Rasche Komponente in Blickrichtung	Immer zentral: Hirnstamm- oder Kleinhirnläsion, Intoxikation, Infarkt, Tumor, MS usw.
● **Blickparetischer Nystagmus**	grobschlägig	Bei partieller Blickparese durch supranukleäre Läsion (Infarkt, Tumor)
● **Dissoziierter Nystagmus**	– stärker auf dem abduzierten Auge	Internukleäre Ophthalmoplegie, MS, Wernicke-Enzephalopathie
● **Rebound-Nystagmus**	– richtungswechselnde Oszillationen	Kleinhirnläsion (Atrophie)

Tabelle 13: Sonderformen des Nystagmus und nystagmusartige Augenbewegungen, Begleitsymptome und ihre Ursachen (Oszillopsien sind rhythmische, richtungskonstante Scheinbewegungen der Umgebung bei Nystagmus).

	Symptomatologie	Lokalisation	Häufigste Ursachen
Upbeat-Nystagmus	Rucknystagmus nach oben, Oszillopsien, Ataxie	Pons, Medulla oblongata	Hirnstammtumor, MS
Downbeat-Nystagmus	Rucknystagmus nach unten, Oszillopsien, Ataxie	Flokkulus, Medulla oblongata	Arnold-Chiari-Syndrom
See-saw-Nystagmus (Schaukel-Nystagmus)	Vertikal und rotatorisch, auf einem Auge aufwärts, auf dem anderen abwärts	Hirnstamm, Dienzephalon	Paraselläre Prozesse Syringobulbie
Ocular bobbing	Sprunghafte Bewegungen eines Bulbus nach unten	Pons	Blutung, Infarkt, Tumor
Opsoklonus (»dancing eye«)	Arrhythmische Augenbewegungen, Oszillopsien, Ataxie, Dysarthrie	Hirnstamm	Paraneoplastisch, post-traumatisch, parainfektiös, MS
Okulärer Myoklonus	Rhythmische Oszillationen der Bulbi und des Gaumens	Zwischen Nucleus dentatus, Nucleus ruber, Olive	Infarkt, Tumor, Trauma

Ursachen sind Hirntraumen oder eine Labyrinthitis, in der Mehrzahl der Fälle bleibt die Ätiologie ungeklärt. Zu den häufigsten Ursachen eines Nystagmus siehe *Tabelle 12*. Bei partiellen Blickparesen ist okulärer Nystagmus zu beobachten.
Ein Spontan- oder Blickrichtungsnystagmus muß an eine Hirnstamm- oder Kleinhirnläsion denken lassen. Der kongenitale Nystagmus ist durch Pendelbewegungen charakterisiert.

Der Nystagmus retractorius wird bei Mittelhirnläsion beobachtet. Zu den Sonderformen des Nystagmus und nystagmusartigen Augenbewegungen siehe *Tabelle 13*.

Der **paroxysmale** Lagerungsnystagmus findet sich bei Schädelhirntrauma und Labyrinthitis, ist aber häufig idiopathisch, während der **statische** Lagerungsnystagmus ein Symptom peripherer oder zentraler vestibulärer Erkrankungen ist. Zu den Nystagmus-Ursachen vergleiche *Tab. 12*.
Okulärer Nystagmus kommt bei partiellen Blickparesen vor, ein monokulärer Rucknystagmus bei Augenmuskellähmung.
Ein Spontan- oder Blickrichtungsnystagmus ist fast immer pathologisch. Bei spontanem Rucknystagmus ist in erster Linie an eine Hirnstamm- oder Kleinhirnläsion zu denken. Pendelbewegungen charakterisieren den **kongenitalen** Spontannystagmus, der bei Lidschluß verschwindet. Daneben gibt es einen erworbenen Fixationspendelnystagmus. Blickrichtungsnystagmus weist meist auf eine Hirnstamm- oder Kleinhirnläsion bei Multipler Sklerose, Wernicke-Enzephalopathie oder Tumor hin. Ein symmetrischer Blickrichtungsnystagmus ist häufig auf eine **Alkohol-** oder **Medikamentenintoxikation** zurückzuführen.
Wenn sich die Bulbi ruckartig und rhythmisch retrahieren (Nystagmus retractorius), kann dies ein Hinweis auf eine Mittelhirnläsion **(Parinaud-Syndrom)** sein *(S. 31)*. Nystagmus kann auch willkürlich von einigen Patienten selbst hervorgerufen werden (Willkürnystagmus). Zu den Sonderformen des Nystagmus und nystagmusartigen Augenbewegungen siehe *Tabelle 13*.

2.1.2.6 Syndrome kaudaler Hirnnerven, (IX., X., XI. und XII. Hirnnerv)

Definition ▶

2.1.2.6 Syndrome kaudaler Hirnnerven, (IX., X., XI. und XII. Hirnnerv)

Definition. Eine Kombination kaudaler Hirnnervensymptome findet sich besonders bei nukleären und supranukleären Läsionen. Im distal peripheren Verlauf beobachtet man isolierte Ausfälle.
● Der N. glossopharyngeus (IX.) versorgt die Geschmacksempfindung des hinteren Zungendrittels und innerviert den sensiblen Schenkel des Würgreflexes.
● Eine Schädigung des N. vagus (X.) führt zur Heiserkeit (Rekurrensparese), Gaumensegelparese und bei beiderseitiger Läsion zur Schlucklähmung.
● Eine Akzessorius-Läsion (XI.) ist durch eine Parese der Mm. sternocleidomastoideus und trapezius gekennzeichnet.
● Eine Schädigung des N. hypoglossus (XII. Hirnnerv) führt zur atrophischen Zungenparese.

Untersuchung

a) N. glossopharyngeus (IX. Hirnnerv)

Ein Ausfall des IX. Hirnnervs läßt sich durch Berührung der Rachenhinterwand mit einem Spatel feststellen. Bei einer Hypästhesie im Bereich des Gaumens und der oberen Pharynxregion ist auch der afferente Schenkel des Würgreflexes unterbrochen und die physiologische Hebung des Gaumensegels bleibt aus. Fehlt der Würgreflex, kann allerdings auch der motorische Schenkel aus dem N. vagus (X) unterbrochen sein. Zur **Geschmacksprüfung** siehe *oben*.

b) N. vagus (X. Hirnnerv)

Bei einseitiger Gaumensegelparese beobachtet man das sogenannte **Kulissenphänomen**: die Rachenhinterwand und die Uvula weichen zur gesunden Seite ab. Es besteht eine Dysarthrophonie (Sprech- und Stimmstörung) mit nasaler Stimme (Gaumensegelparese) oder Heiserkeit (Rekurrensparese). Bei doppelseitiger Vagusläsion kommt es zur **Aphonie** (Stimmlosigkeit) und **Dysphagie** (Schlucklähmung) mit Regurgitation und Aspirationsgefahr. Darüber hinaus sind vegetative Symptome wie zum Beispiel eine Tachykardie oder Darmatonie zu erwarten. Zur parasympathischen Innervation siehe *Synopsis 32*.

c) N. accessorius (XI. Hirnnerv)

Bei distaler Akzessoriusläsion fällt eine Atrophie des oberen Trapeziusanteils und ein Schultertiefstand auf. Zur orientierenden Kraftprüfung des M. trapezius wird der Patient aufgefordert, die Schultern gegen Widerstand zu heben. Ist zusätzlich der M. sternocleidomastoideus betroffen, liegt eine proximale Schädigung des XI. Hirnnerven vor. Man läßt den Patienten eine Kopfbeugung und -drehung zu beiden Seiten gegen Widerstand vornehmen. Ist die Flexion paretisch, ist der Nerv beiderseits geschädigt. Kann der Kopf nicht nach rechts gedreht werden, so ist der linke M. sternocleidomastoideus betroffen (zur Therapie *S. 326*).

d) N. hypoglossus (XII. Hirnnerv)

Eine Parese des XII. Hirnnervs ist an der gleichseitigen Atrophie mit Faszikulieren der Zunge zu erkennen *(Abb. 4)*. Die Lähmung fällt beim Herausstrecken der Zunge auf. Der kontralaterale, nicht geschädigte M. genioglossus schiebt die Zunge zur kranken Seite.

Ätiopathogenese kaudaler Hirnnervenlähmungen. Die häufigsten Ursachen kaudaler Hirnnervensyndrome sind ein Tumor der hinteren Schädelgrube oder eine basale Meningitis, vor allem aber die progressive **Bulbärparalyse** bei amyotrophischer Lateralsklerose *(S. 177)*. Jede allmählich fortschreitende Parese der Zunge mit Faszikulieren, Dysarthrie und Dysphagie bei fehlendem Würgreflex deutet auf eine nukleäre Hirnnervenläsion (Bulbärparalyse) hin. *(Siehe auch Syringobulbie, Abb. 4 und S.140 f)*. Kommt es apoplektisch zu kombinierten Hirnnervenausfällen ohne Zungenatrophie und Faszikulieren, jedoch mit Steigerung des Massetereflexes, Artikulations- und Schluckstörung, so ist eine **Pseudobulbärparalyse** anzunehmen *(S. 173 u. S. 290)*.

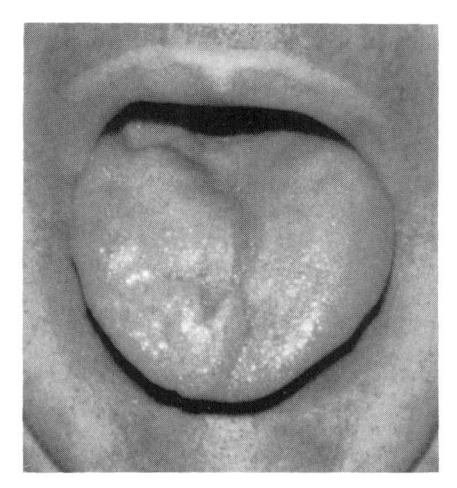

Abb. 4: Zungenatrophie rechts bei Syringobulbie *(vgl. klin. Fall, S. 142)*.

Untersuchung

a) N. glossopharyngeus (IX. Hirnnerv)
Durch Berührung der Rachenhinterwand mit einem Spatel wird der Würgreflex ausgelöst. Zur Geschmacksprüfung siehe *oben*.

b) N. vagus (X. Hirnnerv)
Bei einseitiger Gaumensegelparese infolge Vagusläsion ist das sogenannte Kulissenphänomen zu beobachten. Doppelseitige Paresen führen zur Aphonie und Dysphagie.

c) N. accessorius (XI. Hirnnerv)
Bei einer distalen Läsion kommt es zur atrophischen Parese des oberen Trapeziusanteils. Eine proximale Läsion führt zusätzlich zu einer Lähmung des M. sternocleidomastoideus.

d) N. hypoglossus (XII. Hirnnerv)
Die Hypoglossuslähmung ist durch eine atrophische Parese mit Faszikulieren der Zunge gekennzeichnet *(Abb. 4)*.

Ätiopathogenese
Ursachen kaudaler Hirnnervensyndrome sind Tumoren der hinteren Schädelgrube, eine basale Meningitis und nukleäre oder supranukleäre Läsionen (Bulbärparalyse und Pseudobulbärparalyse, *S. 173 u. S. 177*).

Isolierte Läsionen kaudaler Hirnnerven, vor allem des N. glossopharyngeus und accessorius sind oft iatrogen.

Bei Schädelbasis-Verletzungen sind von den kaudalen Hirnnerven häufig der IX. und X. betroffen. Zur Glossopharyngeusneuralgie siehe *S. 386*.

Nicht selten kommen mechanische, besonders **iatrogene Läsionen,** z.B. eine Hypoglossusparese nach Desobliteration der A. carotis oder eine Akzessoriusparese nach Lymphknotenexstirpation in der Halsregion vor *(S. 327)*. Eine proximale Akzessorius-Läsion ist ebenso wie eine proximale Hypoglossusparese meist tumorös oder traumatisch bedingt.

Bei traumatischen Läsionen, wie z.B. Schüsse, die die Schädelbasis durchdringen, sind weitere kaudale Hirnnerven (IX, X) betroffen. Zur Glossopharyngeusneuralgie siehe *S. 386*. Ein Ausfall des N. vagus und seiner Äste, insbesondere des N. recurrens, wird ferner durch Tumoren oder Aneurysmen verursacht.

2.2 Untersuchung der Motorik

2.2.1 Paresen

2.2 Untersuchung der Motorik

2.2.1 Paresen

Definition ▶

> ***Definition.*** Störungen der Motorik, die mit einer Lähmung einzelner Muskeln bzw. Muskelgruppen der Extremitäten oder des Rumpfs verbunden sind, werden als Parese, bei vollständigem Funktionsausfall als Plegie oder Paralyse bezeichnet. Man unterscheidet spastische und schlaffe Lähmungen.

Untersuchung
Bei der Untersuchung ist auf die physiologische Kraftentfaltung und Mitbewegungen der Arme zu achten.

Untersuchung. Die Untersuchung der Motorik beginnt mit dem Händedruck. Die Frage nach der Händigkeit gestattet einen Rückschluß auf die Hemisphären- und Sprachdominanz *(S. 80)*. Man achtet auf die seitengleiche **Kraftentfaltung** und physiologische **Mitbewegungen**, vor allem das Schwingen der Arme beim Gehen. Bei der Prüfung einzelner motorischer Funktionen kommt es darauf an, den Patienten zu einer bestimmten Leistung aufzufordern (z.B. zunächst aktive Beugung und dann Streckung des Arms im Ellenbogengelenk), um anschließend die Muskelkraft zu prüfen, während der Patient der Kraft des Untersuchers entgegenwirkt.

Zu den Schweregraden der Paresen siehe *Tabelle 14*. Eine Absinktendenz bei den Vorhalteversuchen weist auf eine latente Parese hin *(Syn. 8a u. b)*. Gleichzeitig bestehen oft Störungen der Feinmotorik *(Dysdiadochokinese, S. 72)*.

Zur quantitativen Bestimmung der Kraftentfaltung empfiehlt sich das in *Tabelle 14* angegebene Schema. Diskrete Paresen werden durch die **Vorhalteversuche** erfaßt: Man fordert den Patienten auf, bei geschlossenen Augen die Arme vor der Brust auszustrecken und die Handflächen nach oben zu drehen (Supination). Eine Absink- und Pronationstendenz weist auf eine Lähmung hin. Man spricht von einer latenten Parese *(Syn. 8a)*. Dasselbe gilt analog für den Beinhalte-Versuch, der in Rückenlage vorgenommen wird: Sinkt der gebeugte Unterschenkel ab, ist eine Lähmung anzunehmen

Tabelle 14: Quantitative Beurteilung der Muskelkraft	
Paresegrad	Muskelkraft
0	keine Aktivität
1	sichtbare Kontraktion ohne motorischen Effekt
2	Bewegungen unter Ausschaltung der Schwerkraft
3	Bewegungen gegen die Schwerkraft
4	Bewegungen gegen Widerstand
5	normal

(Syn. 8b). Eine diskrete Parese zeigt sich auch an der Störung der Feinmotorik, wenn alternierende Agonisten-Antagonisten-Bewegungen z.B. der Hand unkoordiniert ablaufen *(Dysdiadochokinese, S. 72)*.

Ätiopathogenese
Die motorischen Funktionen sind je nach ihrer Bedeutung kortikal unterschiedlich repräsentiert. So ist z.B. der Feinmotorik und Vokalisation ein größeres Areal zugeordnet als den Rumpfbewegungen. Diese funktionelle Topographie entspricht einem auf dem Kopf stehenden Homunkulus *(Syn. 9)*.

Ätiopathogenese. Zentrale Paresen bei Läsion des **ersten motorischen Neurons** sind abhängig von der kortikalen Repräsentation der Funktionen in der vorderen Zentralwindung und der topischen Anordnung der Fasern im Verlauf der absteigenden Bahn. Dabei handelt es sich nicht um eine zentrale Innervation von Muskeln, sondern von Bewegungen. Diese Funktionen beanspruchen unterschiedlich große kortikale Areale. So ist z.B. die Feinmotorik der Hand und der Vokalisation stärker repräsentiert als die Rumpfbewegung. Man hat diese funktionelle Topographie der Motilität mit einem auf dem Kopf stehenden **Homunkulus** verglichen *(Syn. 9)*.

2.2 Untersuchung der Motorik

Synopsis 8: Halteversuche zur Erfassung einer latenten Parese

Synopsis 8a: Armhalteversuch. Pronations- und Absinktendenz des linken Arms als Hinweis auf eine latente Parese

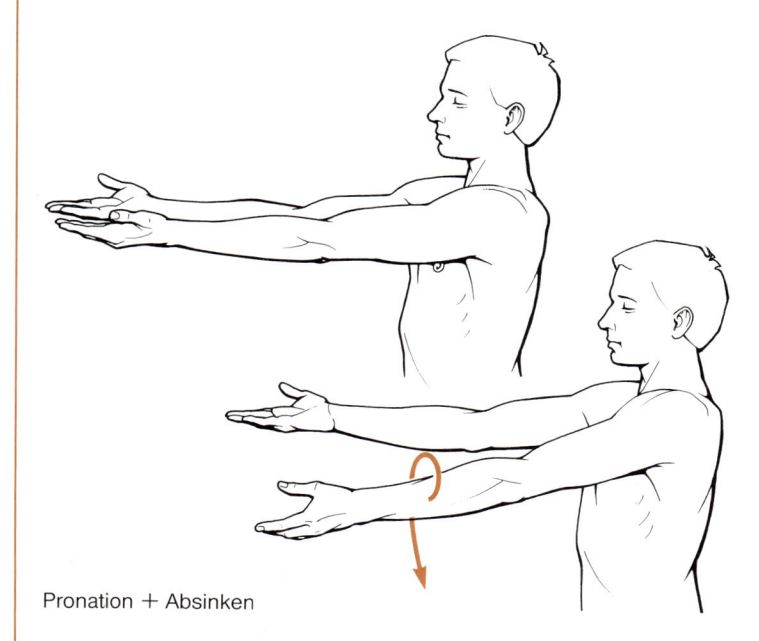

Synopsis 8b: Beinhalteversuch. Absinken des Unterschenkels als Hinweis auf eine latente Parese des rechten Beines

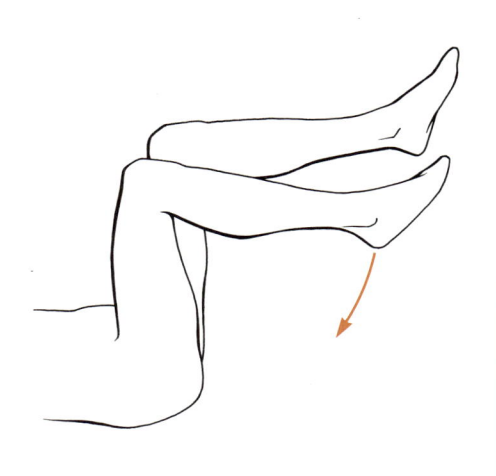

Pronation + Absinken

Synopsis 9: Topographische Lokalisation der motorischen Funktionen in der vorderen Zentralwindung. Vokalisation und Greiffunktion sind überrepräsentiert. Diese topographische Anordnung entspricht dem auf dem Kopf stehenden »Homunkulus«, der mit dem Gesicht das Operculum berührt und mit dem Bein über die Mantelkante ragt.

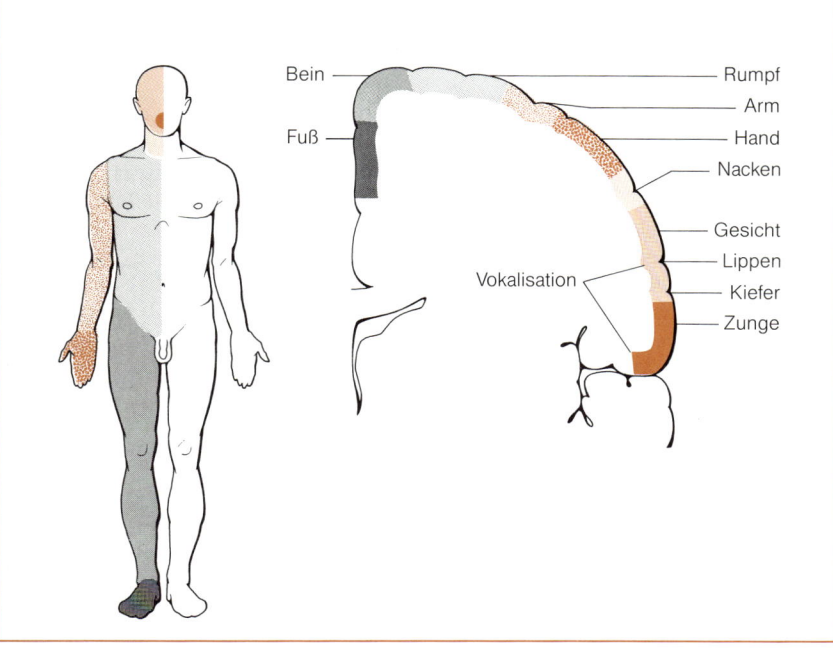

Bein — Rumpf
Fuß — Arm
— Hand
— Nacken
— Gesicht
— Lippen
Vokalisation — Kiefer
— Zunge

> Die vom Gyrus praecentralis ausgehende Bahn, der Tractus corticospinalis (Pyramidenbahn), kreuzt zu 90% in der Medulla oblongata (Decussatio pyramidum); entsprechend findet sich die Parese bei zerebraler Läsion immer kontralateral, bei spinaler Schädigung homolateral.

Merke ▶

Je nach Ort der Läsion im Verlauf der Pyramidenbahn kommt es zu einer Mono-, Hemi-, Para- oder Tetraparese.

Ein rindennaher Prozeß führt zur **Monoparese.** Das bilaterale Mantelkantensyndrom ist durch eine zentrale **Paraparese** der Beine und Miktionsstörungen charakterisiert. Ursache ist meist ein Tumor.

Ein umschriebener rindennaher Prozeß (Hirntumor u.a.) ruft eine kontralaterale **Monoparese** hervor, z.B. eine Lähmung der Hand. Bei Sitz des Prozesses an der Mantelkante entwickelt sich eine kontralaterale beinbetonte Lähmung (Mantelkantensyndrom). Sind beide Hemisphären dieser Region betroffen, entsteht eine zentrale **Paraparese** der Beine (bilaterales Mantelkantensyndrom). Da meist zugleich das zentrale Blasenzentrum im Lobulus paracentralis beteiligt ist, wird dieser Lähmungstyp von einer Miktionsstörung begleitet *(S. 68)*.

Eine Läsion der inneren Kapsel ruft eine **Hemiparese** (»kapsuläre Hemiplegie«) hervor. Häufig liegt diesem Paresetyp ein Media-Infarkt oder eine Massenblutung zugrunde *(S. 292)*.

Die Unterbrechung der Pyramidenbahn im Bereich der inneren Kapsel, häufig verursacht durch einen Infarkt der A. cerebri media oder eine Massenblutung, führt zu einer kontralateralen **Hemiparese** (»kapsuläre Hemiplegie«), siehe auch arterielle Versorgung des Gehirns, *S. 292*. Aufgrund der topographischen Nachbarschaft der Fasern des Tractus corticospinalis für die obere Extremität und des Tractus corticonuclearis für die orale mimische Muskulatur (zentraler Typ der Gesichtslähmung, *S. 34*) ist bei kleineren Herden der Capsula interna die Halbseitenlähmung brachiofazial betont.

Nach unilateraler **Hirnstammläsion** kommt es zu einem **Alternans-Syndrom** mit homolateralen nukleären Hirnnervenausfällen und kontralateraler Hemiparese.

Wegen der topographischen Nähe der Hirnnervenkerne und langen Bahnen im Hirnstamm oberhalb der Decussatio pyramidum kann sich bei unilateraler, ebenfalls meist vaskulär bedingter **Hirnstammschädigung** ein sogenanntes **Alternans-Syndrom** entwickeln: Die Hirnnervenausfälle sind homolateral, die Symptome der langen Bahnen kontralateral zur Läsion ausgeprägt. So ist z.B.

- Weber-Syndrom (N. III)
- Millard-Gubler-Syndrom (N. VII)
- Jackson-Syndrom (N. XII)

- der N. oculomotorius (III) bei Einbeziehung seines Kerngebiets im Bereich des Mittelhirnfußes (Weber-Syndrom),
- der N. facialis (VII) durch Läsion seines Kerns im kaudalen Brückenfuß (Millard-Gubler-Syndrom) und
- der N. hypoglossus (XII) bei Schädigung seines Kerns in der unteren Medulla oblongata (Jackson-Syndrom) beteiligt.

Zum dorsolateralen Oblongata-Syndrom (Wallenberg-Syndrom) *siehe S. 292.*

Es gibt ferner eine Reihe **gekreuzter Hirnstammsyndrome,** die mit sensiblen und vegetativen Störungen verbunden sind, wenn das sensible Kerngebiet oder afferente Fasern und die zentrale Sympathikusbahn (Horner-Syndrom, *S. 27*) involviert sind. Zum dorsolateralen Oblongata-Syndrom **(Wallenberg-Syndrom)** siehe *S. 292*.

Bei ausgedehnter, bilateraler Hirnstammschädigung entwickelt sich eine **Tetraparese.**

Ausgedehnte Hirnstammläsionen, wie z.B. ein Infarkt bei Thrombose der A. basilaris, beeinträchtigen die konvergierenden Pyramidenbahnen beider Hemisphären. Die Folge ist eine zentrale **Tetraparese** mit Hirnnervensymptomen. Nukleäre Läsionen verursachen eine Bulbärparalyse, supranukleäre eine Pseudobulbärparalyse. *(S. 41 u. S. 173)*.

Bei hoher Halsmarkläsion ist eine Tetraparese, bei Schädigung des Thorakal- oder Lumbalmarks eine Paraparese zu erwarten (zum Querschnittssyndrom *S. 96*). Läsionen des zweiten motorischen Neurons gehen mit umschriebenen Paresen, z.B. bei Mono- oder Polyneuropathie, einher *(S. 354)*.

Eine Tetraparese ist auch bei hoher Halsmarkläsion zu erwarten, eine Paraparese bei Schädigung des Thorakal- oder Lumbalmarks. Halbseitige spinale Prozesse führen zu einer homolateralen Hemiparese. Häufigste Ursache ist ein Tumor oder ein Trauma. Zu den Querschnittssyndromen siehe *S. 96*.

Bei Läsionen des **zweiten motorischen Neurons** beobachtet man je nach dem Ausmaß und der Lokalisation der peripheren Schädigung motorische Ausfälle mit atrophischen Paresen, z.B. bei einer Mononeuropathie, Nervenverletzung, Wurzelkompression oder ein Polyneuropathie-Syndrom *(S. 354)*.

2.2.2 Tonusanomalien

> **Definition.** Der physiologische Spannungszustand der Skelett-Muskulatur (Ruhetonus und kontraktiler Tonus) wird durch Schädigungen zerebraler und zerebellarer Bahnen verändert (Hypertonus bzw. Hypotonus). Ein Ausfall des ersten Motoneurons führt zur spastischen, des zweiten Neurons zur schlaffen Lähmung. Demgegenüber sind Tonusveränderungen bei extrapyramidalen und zerebellaren Störungen nicht mit Paresen verbunden.

Untersuchung. Tonusanomalien fallen bei Gelenkbewegung (passive Muskeldehnung) auf. Die Muskelspannung ist entweder erhöht (hyperton) oder reduziert (hypoton). Bei Hypertonus unterscheidet man Spastik von Rigor.

Die **spastische Tonuserhöhung** ist um so größer, je rascher der Muskel gedehnt wird. Ein plötzliches Nachlassen des Tonus bei maximaler Muskeldehnung wird als »Taschenmesser-Phänomen« bezeichnet. Die Spastizität ist an den Armen vorwiegend in den Beugern, an den Beinen mehr in den Streckern ausgeprägt. Ein Beispiel dafür ist der **Wernicke-Mann-Prädilektionstyp** der **zentralen** spastischen Hemiparese *(Syn. 10):* Bei angewinkeltem Arm zirkumduziert der Patient das überstreckte Bein. Im weiteren Verlauf bilden sich Kontrakturen aus; die *Abbildung 5* zeigt eine typische spastische Beugekontraktur der Hand.

Demgegenüber ist ein **Rigor** *(S. 48)* in Beugern und Streckern gleichermaßen ausgeprägt. Während einer passiven Bewegung findet sich ein anhaltend zäher Dehnungswiderstand der Muskulatur.

Ein Muskel-**Hypotonus** zeigt sich beim passiven Schütteln der Extremitäten. Der herabgesetzte Tonus einer plegischen Gliedmaße ist daran zu erkennen, daß diese schlaff herabhängt oder bei Anheben herabfällt.

Ätiopathogenese. Die Unterscheidung zwischen einer Hypertonie und Hypotonie der Muskulatur ist nicht nur zur ätiologischen Abklärung und Lokalisation eines Prozesses, sondern auch unter Verlaufskriterien wesentlich:

Synopsis 10: Wernicke-Mann-Lähmung. Prädilektionstyp der zentralen spastischen Hemiparese. Der rechte Arm wird gebeugt, das Bein überstreckt und zirkumduziert.

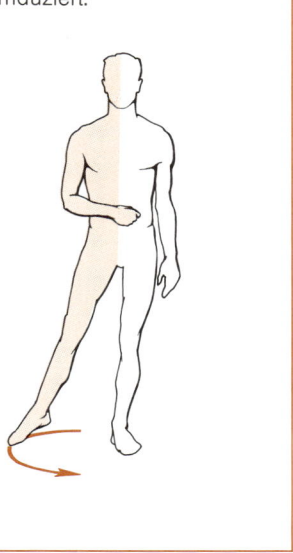

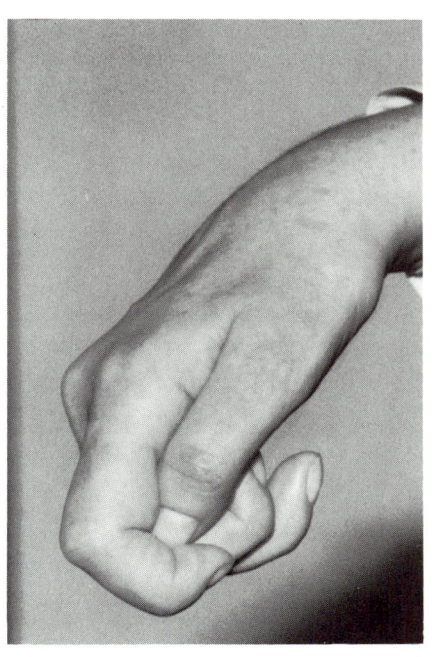

Abb. 5: Spastische Kontraktur der rechten Hand bei zentraler Parese nach Hirninfarkt.

- Pyramidenbahnläsionen führen anfangs zur schlaffen, im weiteren Verlauf zur spastischen Lähmung.
- Ein Rigor findet sich bei Stammganglienerkrankungen *(S. 155)*.
- Ein Muskelhypotonus kann durch Läsionen des Kleinhirns oder des 2. motorischen Neurons bedingt sein.

Die **Hypertonie der Muskulatur** wird auf eine pathologisch gesteigerte Aktivität der γ-Motoneurone infolge Ausfalls hemmender, darunter kortikaler, extrapyramidaler und retikulärer Fasern zurückgeführt. Nach der »sprouting«-Theorie aktivieren aussprossende Afferenzen der Muskelspindeln die α-Motoneurone.

Ein **Hypotonus der Muskulatur** wird durch eine Unterbrechung efferenter und afferenter Kleinhirnbahnen verursacht.

2.2.3 Atrophien

Definition ▶

Untersuchung
Muskelatrophien sind im Seitenvergleich zu beurteilen und durch Umfangmessung zu dokumentieren. Umschriebene Atrophien finden sich ein bis drei Wochen nach einer Läsion des zweiten Motoneurons. Sie sind von der Inaktivitätsatrophie abzugrenzen.

Ätiopathogenese
Neurogene Atrophien sind meist die Folge von Läsionen peripherer Nerven, ihrer Wurzeln oder des Arm- bzw. Beinplexus. Weitere Ursachen sind entzündliche oder degenerative Vorderhornprozesse.

- Eine akute Schädigung der Pyramidenbahn im Gehirn oder Rückenmark führt zur schlaffen Lähmung, die im weiteren Verlauf hyperton (spastisch) wird.
- Ein Rigor ist bei Erkrankungen der Stammganglien zu beobachten, wie bei Parkinson-Krankheit *(S. 48* und *S. 155)*.
- Kleinhirnläsionen ziehen Muskelhypotonus nach sich; Vorderhornerkrankungen und periphere Nervenläsionen verursachen schlaff atrophische Paresen.

Die **Pathophysiologie der spastischen Tonuserhöhung** ist nicht vollständig geklärt. Man nimmt an, daß die erhöhte Spannung des Muskels auf einer vermehrten Aktivität der γ-Motoneurone des Vorderhorns infolge Ausfalls hemmender, darunter vor allem kortikaler extrapyramidaler und retikulärer Fasern beruht. Die »sprouting«-Theorie beinhaltet eine Aktivierung von aussprossenden segmentalen Afferenzen der Muskelspindeln, die eine übersteigerte Erregung der α-Motoneurone in den Vorderhornzellen und daraus resultierende spastische Tonuserhöhung und Hyperreflexie *(vgl. S. 59)* bewirkt.

Ein **Muskelhypotonus** erklärt sich einerseits aus der Unterbrechung von Efferenzen des Zerebellum, die über den Tractus reticulospinalis zu den α- und γ-Motoneuronen gelangen, andererseits aus der Läsion von Afferenzen zum Kleinhirn, vor allem des Tractus spinocerebellaris.

2.2.3 Atrophien

> ***Definition.*** Schlaffe Lähmungen nach Läsion des zweiten motorischen Neurons weisen neben einer Muskelhypotonie frühzeitig Atrophien auf. Faszikulationen werden vor allem bei Vorderhornprozessen beobachtet. Neurogene Atrophien sind von muskeldystrophischen Prozessen abzugrenzen.

Untersuchung. Bei der Untersuchung des entkleideten Patienten fallen Atrophien der Muskulatur im Seitenvergleich auf; in jedem Fall ist der Befund durch **Umfangmessung** zu dokumentieren. Das Verteilungsmuster ist für die ätiologische Abklärung ebenso richtungweisend wie die Beobachtung eines **Muskelfaszikulierens**, das durch Kälteexposition provoziert wird. Eine umschriebene Verschmächtigung der Muskulatur, die sich z.B. nach einer Läsion peripherer Nerven innerhalb von ein bis drei Wochen einstellt, ist nicht mit der Inaktivitätsatrophie nach längerer Ruhigstellung einer Gliedmaße zu verwechseln.

Ätiopathogenese. Bei neurogenen Muskelatrophien handelt es sich in aller Regel um eine Läsion peripherer Nerven, ihrer Wurzeln, des Plexus cervicobrachialis bzw. lumbosacralis *(S. 337)* oder um einen entzündlichen bzw. degenerativen Vorderhornprozeß. Es kommt zur schlaff atrophischen Parese unterhalb der Läsion. Bei entsprechenden anamnestischen Angaben läßt sich die Diagnose einer abgelaufenen Poliomyelitis stellen, wenn eine atrophische Lähmung (ohne Sensibilitätsstörung) vorliegt *(S. 224)*.

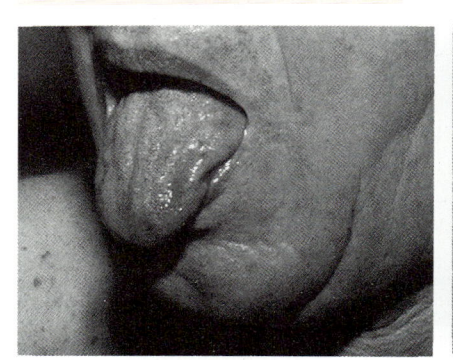

Abb. 6: Zungenatrophie bei amyotrophischer Lateralsklerose (ALS)

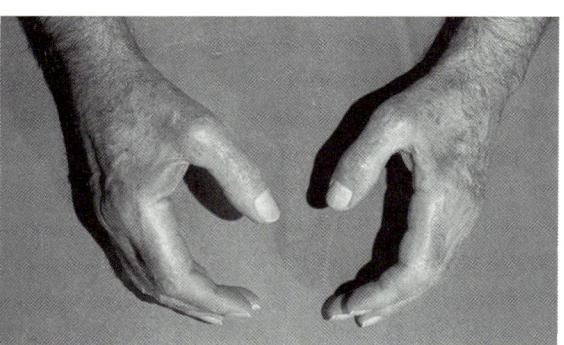

Abb. 7: Atrophie der kleinen Handmuskeln, besonders im Spatium interosseum I beiderseits bei Polyneuropathie

Schreiten die Muskelatrophien fort und sind **Faszikulationen** zu beobachten, so ist ein degenerativer Vorderhornprozeß anzunehmen, wie z.B. die amyotrophische Lateralsklerose (ALS, *S. 175*), die sich primär mit einer Zungenatrophie manifestieren kann *(Abb. 6)*. Faszikulieren kommt aber auch bei radikulären Syndromen, Plexusparesen und Thyreotoxikose vor.

Atrophien der kleinen Handmuskeln finden sich sowohl bei der ALS als auch bei Läsionen peripherer Nerven (Mono- und Polyneuropathien, *Abb. 7 u. S. 362*) und bei Syringomyelie *(S. 140)*.

Das Verteilungsmuster der **myogenen Atrophien** charakterisiert die einzelnen Verlaufsformen der Muskeldystrophie; man spricht daher z. B. von einem Schulter- oder Beckengürtel-Typ *(S. 375)*. Ein auffälliges Merkmal ist die beidseitige Scapula alata *(Abb. 8)*, die jedoch einseitig ausgeprägt auch bei einer Reihe neurogener Läsionen vorkommt *(Tab. 86, S. 327)*.

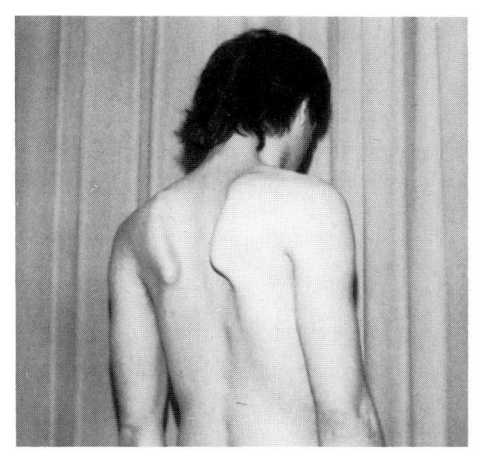

Abb. 8: Scapula alata beiderseits bei Muskeldystrophie

> Fortschreitende Atrophien und **Faszikulationen** weisen auf die amyotrophische Lateralsklerose (ALS) hin *(Abb. 6)*. Faszikulieren kommt aber auch bei radikulären Syndromen und anderen Nervenschäden vor.
>
> Atrophien kleiner Handmuskeln sind bei ALS, Mono- und Polyneuropathien sowie Syringomyelie zu beobachten *(Abb. 7)*.
>
> Einem charakteristischen myopathischen Verteilungsmuster entspricht die bilaterale Scapula alata beim Schultergürteltyp der progressiven Muskeldystrophie *(Abb. 8)*.

2.2.4 Extrapyramidale Bewegungsstörungen

> **Definition.** Je nach vorherrschender Symptomatik sind extrapyramidale Bewegungsstörungen als hypokinetisch-hypertone oder hyperkinetisch-hypotone Syndrome zu unterscheiden *(Syn. 11)*. Zugrunde liegt eine Dysfunktion der Stammganglien und ihrer Bahnen zum Kortex und Hirnstamm, meist auf dem Boden einer Systematrophie.

2.2.4 Extrapyramidale Bewegungsstörungen

◄ Definition

2.2.4.1 Extrapyramidaler Tremor, Rigor und Akinese

Vergleiche auch Kapitel B 1.2.2.1: Parkinson-Krankheit.

Untersuchung. Die Frequenz des extrapyramidalen Tremor beträgt 4–7/sec. Es handelt sich um einen **Antagonisten-Tremor** (»Pillendreher-Phänomen«), der schon in Ruhe besteht und im Gegensatz zum zerebellaren Intentionstremor *(S. 73)* bei gezielt koordinierten Bewegungen nachläßt *(Syn. 12)*.

Rigor ist ein erhöhter Muskeltonus von wächserner Beschaffenheit. Schon in Ruhe ist er an der »Fixation« des Kopfes und der Gliedmaßen bei passiver Bewegung zu erkennen (Nacken- und Extremitätenrigor). Man spricht von »**Zahnradphänomen**«, wenn der Dehnungswiderstand ruckartig zu- und abnimmt *(Syn. 13)*.

2.2.4.1 Extrapyramidaler Tremor Rigor und Akinese

Untersuchung
Der extrapyramidale Ruhetremor ist ein Antagonisten-Tremor mit einer Frequenz von 4–7/sec *(Syn. 12)*.

Rigor ist ein wächserner Muskeltonus, der bei passiver Bewegung der Gelenke als ruckartige Zu- und Abnahme des Dehnungswiderstandes imponieren kann (»**Zahnradphänomen**«, *Syn. 13)*.

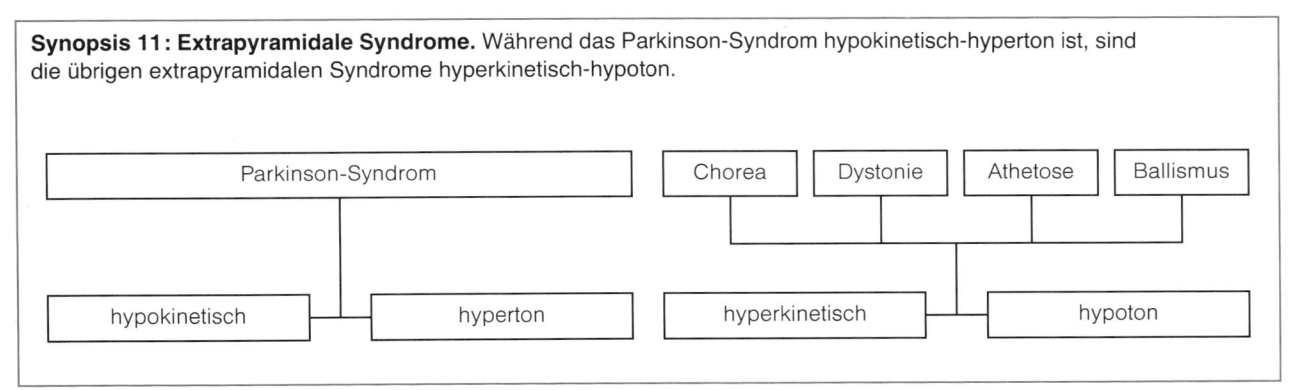

Synopsis 11: Extrapyramidale Syndrome. Während das Parkinson-Syndrom hypokinetisch-hyperton ist, sind die übrigen extrapyramidalen Syndrome hyperkinetisch-hypoton.

Parkinson-Syndrom		Chorea	Dystonie	Athetose	Ballismus
hypokinetisch	hyperton		hyperkinetisch		hypoton

Synopsis 12: Ruhetremor. Der extrapyramidale Tremor ist ein Ruhetremor, der bei gezielten Bewegungen abklingt *(S. 155)*.

Synopsis 13: Rigor mit »Zahnradphänomen«. Bei passiver Gelenkbewegung fällt neben der »wächsernen« Tonuserhöhung häufig eine ruckartige Zu- und Abnahme des Dehnungswiderstandes auf (»Zahnradphänomen«).

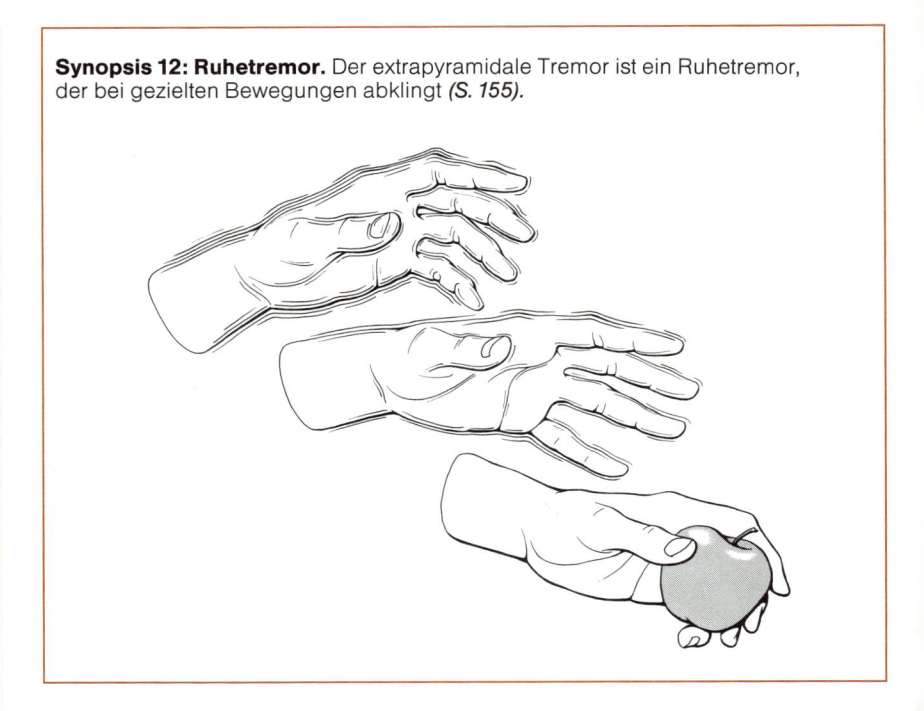

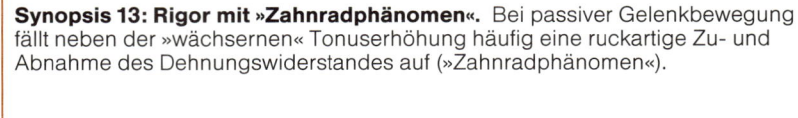

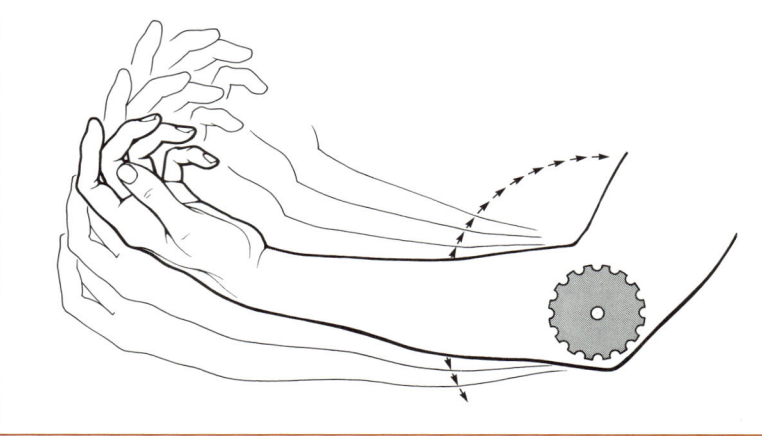

Akinese bzw. **Hypokinese** bedingen zahlreiche Funktionsstörungen wie z.B. Dysarthrophonie, Mikrographie, Hypo- und Amimie, gebundene Haltung und »Starthemmung« *(Abb. 9 und Syn. 14)*.

Noch deutlicher als der Rigor ist die **Akinese** bzw. Hypokinese durch Reduktion bzw. Verlust der Automatie physiologischer Bewegungsabläufe charakterisiert. Mit zunehmender Hypokinese wird der Kranke immer stärker in seinen kommunikativen Funktionen beeinträchtigt. Störungen der Stimme (Aphonie), des Sprechens (Dysarthrie) und des Schreibens (Mikrographie, *Abb. 9*) sind Ausdruck der akinetischen Hemmung, ebenso das »Maskengesicht« mit spärlicher Mimik, starrem Blick und seltenem Lidschlag.

Die Haltung ist gebunden, der Gang kleinschrittig. Wegen einer **Starthemmung** gelingt das Aufstehen oft erst nach mehreren vergeblichen Versuchen. Gelegentlich warten die Patienten auf ein akustisches Signal, z.B. den letzten Glockenschlag, bevor sie sich erheben und fortbewegen können *(Syn. 14)*.

2.2 Untersuchung der Motorik 49

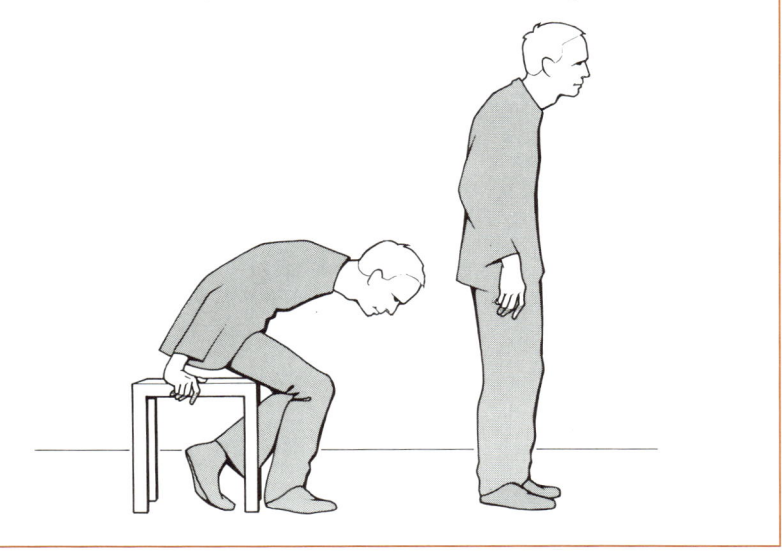

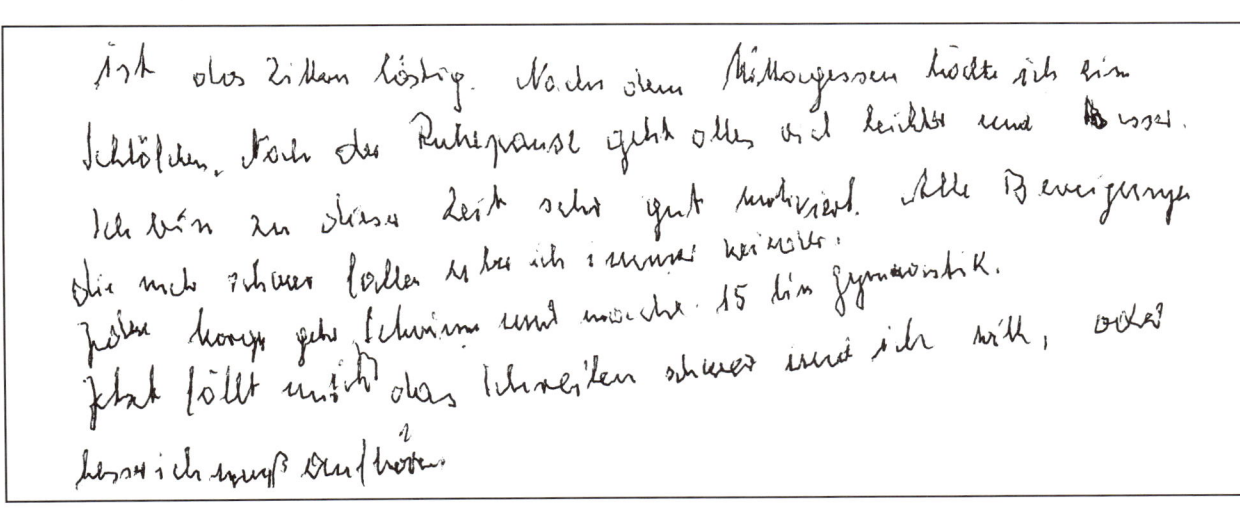

Synopsis 14: Akinese. Kranke mit Hypo- oder Akinese leiden oft unter einer Starthemmung. Sie können sich nur mit Mühe erheben. Auffällig ist die gebeugte, gebundene Körperhaltung und die »Schwimmflossen«-Stellung der Hände.

Abb. 9: Mikrographie bei Morbus Parkinson. Die Schriftgröße nimmt zum Zeilenende hin ab.

Ätiopathogenese. Der Ruhetremor ist ein Kardinalsymptom des M. Parkinson *(S. 155)*. Er entsteht durch **Enthemmung nigrostriataler Efferenzen** zum Thalamus und dadurch rhythmisch alternierender Hemmung bzw. Bahnung des α-Motoneurons. Durch willkürliche Pyramidenbahnimpulse kann die Rhythmisierung des Ruhe- und Haltetremors vorübergehend aufgehoben werden. Der Ausfall hemmender dopaminerger Impulse auf das Striatum, das seinerseits hemmenden Einfluß auf das Pallidum ausübt, führt infolge der Enthemmung bahnender Impulse auf die tonischen Dehnungsreflexe zur Tonuserhöhung der Muskulatur im Sinne des Rigors. Auch die Akinese erklärt sich aus dem Fehlen dopaminerger Impulse, die nicht mehr über die Substantia nigra und steuernde Efferenzen zu den Vorderhornzellen des Rückenmarks gelangen: aus der verminderten Hemmung der Renshaw-Zellen, deren gesteigerte Aktivität den Start der Willkürbewegungen erschweren, resultiert die Hemmung des α-Motoneurons. Zum Regelkreis der Stammganglienfunktionen vergleiche *Synopsis 15*. Der Ausfall des dopaminergen Systems ist meist degenerativ bedingt, kommt aber nicht selten auch unter medikamentösem Einfluß (Neuroleptika) vor.

Ätiopathogenese
Der Ausfall dopaminerger Impulse führt zu Tremor, Rigor und Akinese. Der **Tremor** entsteht durch Enthemmung nigrostriataler Efferenzen zum Thalamus und rhythmisch alternierender Hemmung bzw. Bahnung des Motoneurons. **Rigor** erklärt sich aus der fehlenden Hemmung des Striatum, **Akinese** aus dem Wegfall der hemmenden nigroretikulospinalen Impulse auf die Vorderhornzellen. Zum Regelkreis der Stammganglienfunktionen siehe *Synopsis 15*.

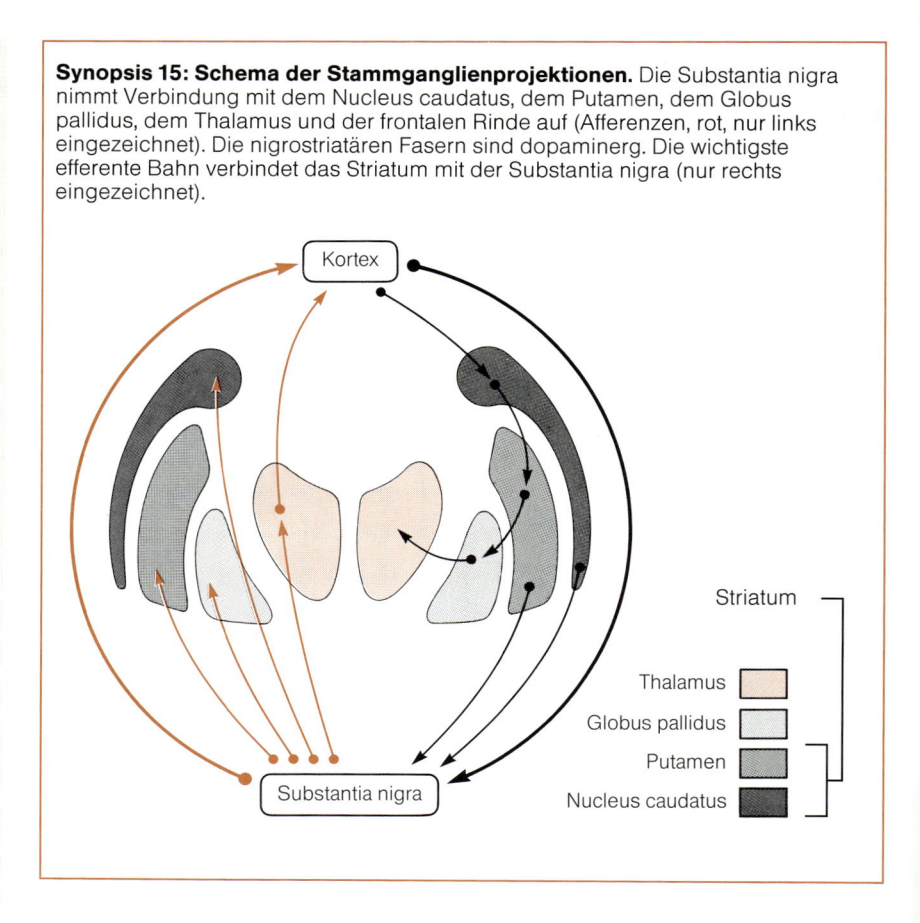

Synopsis 15: Schema der Stammganglienprojektionen. Die Substantia nigra nimmt Verbindung mit dem Nucleus caudatus, dem Putamen, dem Globus pallidus, dem Thalamus und der frontalen Rinde auf (Afferenzen, rot, nur links eingezeichnet). Die nigrostriatären Fasern sind dopaminerg. Die wichtigste efferente Bahn verbindet das Striatum mit der Substantia nigra (nur rechts eingezeichnet).

2.2.4.2 Choreatisches Syndrom

Zur Chorea-Krankheit siehe Kapitel B 1.2.2

Untersuchung. Choreatische Hyperkinesen erinnern an intendierte Bewegungen. Sie sind jedoch **unwillkürlich** und **unsystematisch.** Die blitzartigen arrhythmischen Kontraktionen der quergestreiften Muskulatur schießen in Ruhehaltung oder in Willkürbewegungen ein. Hyperkinesen der mimischen Muskulatur laufen synchron mit denen der Extremitäten ab. Bei stärkerer Ausprägung des Syndroms kann das Sprechen und Schlucken behindert sein. Wenn heftig ausfahrende Bewegungen der Glieder und des Rumpfs nicht aufgefangen werden, wird das Gehen unmöglich. Hinzu kommt eine Hypotonie der Muskulatur (hyperkinetisch-hypotones Syndrom).

Die Bewegungsunruhe steigert sich unter psychischer und physischer Belastung. Der Versuch einer willkürlichen Beeinflussung führt sofort oder nach kurzzeitiger Unterbindung zur Verstärkung der Hyperkinesen; ebenso die Innervation anderer Muskelgruppen (choreatische Mitbewegung). Während die Bewegungsunruhe im Schlaf sistiert, nimmt sie bei Ermüdung zu.

Ätiopathogenese. Der Funktionsausfall des Nucleus caudatus und des Putamen, das Fehlen der Afferenzen von Substantia nigra, Thalamus und Kortex führt vor allem zum Verlust der hemmenden Funktion des Nucleus caudatus und damit zum Kontrollverlust über den Globus pallidus. Durch ungehemmte Aktivierung des lateralen Thalamuskerns, der unspezifischen aktivierenden Einfluß auf den Kortex ausübt, kommt es zu choreatischen Hyperkinesen. Frühkindliche Hirnschädigungen mit Läsion der Stammganglien, vor allem des Striatum, disponieren zu diesem Syndrom ebenso wie hirnatrophische Veränderungen im höheren Lebensalter. Zu den extrapyramidalen Anfällen siehe S. 19 u. S. 402.

2.2.4.2 Choreatisches Syndrom

Untersuchung
Choreatische **Hyperkinesen** sind unwillkürliche, unsystematische und arrhythmische Kontraktionen der gesamten quergestreiften Muskulatur mit z.T. heftig ausfahrenden Bewegungen der Gliedmaßen.

Unter Belastung und bei dem Versuch der willkürlichen Beeinflussung verstärkt sich die Bewegungsunruhe. Im Schlaf sistieren die Hyperkinesen.

Ätiopathogenese
Der Funktionsausfall des Nucleus caudatus aus dem extrapyramidalen Regelkreis führt zu ungehemmter Kortexaktivität. Ursachen sind vor allem frühkindliche und degenerative Hirnschädigungen; zu den extrapyramidalen Anfällen siehe S. 19 u. S. 402.

2.2.4.3 Dystones Syndrom

Untersuchung. Dystone Hyperkinesen sind durch unwillkürliche Muskelkontraktionen mit Verdrehung (Torsion) der Hände, einzelner Gliedmaßen, der Hals- und Nackenmuskulatur sowie des Rumpfs charakterisiert; sie treten als **Schreibkrampf**, Blepharospasmus (krampfartiger Lidschluß) oder Hyperflexions- bzw. Extensionsbewegung an einer Extremität in Erscheinung. Der sogenannte **Torticollis spasmodicus** (spastische Schiefhals) kann aufgrund tonischer Dreh- und Neigebewegungen des Kopfes (auch Ante- und Retrokollis) vom fixierten Schiefhals (Caput obstipum) unterschieden werden *(S. 168)*.

Ätiopathogenese. Dystone Syndrome entstehen durch eine Störung des Amin-Metabolismus in den Stammganglien. Neben der idiopathischen Dystonie (Dystonia musculorum deformans) und hereditären Formen finden sich vaskuläre, entzündliche und pharmakogene Ursachen.

2.2.4.3 Dystones Syndrom

Untersuchung
Unwillkürliche Kontraktionen der Muskulatur mit Torsion des Körpers oder einzelner Gliedmaßen kennzeichnen die Dystonie. Typische Hyperkinesen sind Schreibkrampf, Blepharospasmus und Tortikollis *(S. 168)*.

Ätiopathogenese
Man unterscheidet idiopathische und symptomatische Formen der Dystonie.

2.2.4.4 Athetotisches Syndrom

Untersuchung. Athetosen sind langsame **geschraubte** Bewegungen infolge gleichzeitiger Anspannung von Agonisten und Antagonisten mit kontinuierlich wechselnder bizarrer Fehlstellung der Extremitäten, vorwiegend der Hände *(Abb. 10)*.

Ätiopathogenese. Dem Syndrom liegt eine Dysfunktion der Stammganglien, vor allem des Striatum, seltener auch des Nucleus ruber und des Thalamus zugrunde, meist als Folge einer frühkindlichen Hirnschädigung *(B 1.1.1 u. B 1.2.2.6)*.

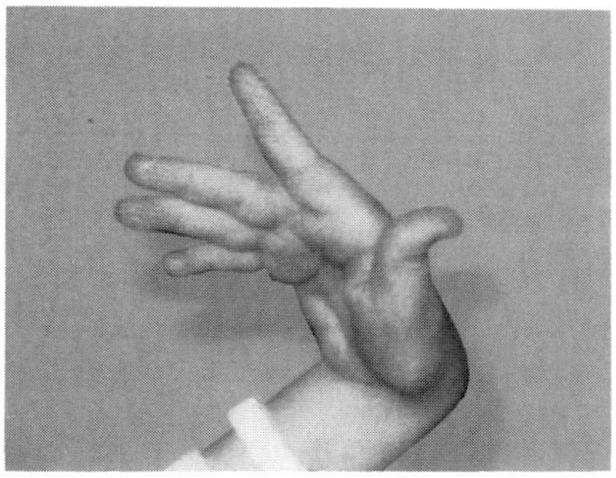

Abb. 10: Athetose. Extrapyramidale Hyperkinesen mit maximal gebeugtem Handgelenk und überstreckten Fingergelenken.

2.2.4.4 Athetotisches Syndrom

Untersuchung
Man beobachtet geschraubte Hyperkinesen mit wechselnder Fehlstellung der distalen Extremitätenabschnitte *(Abb. 10)*.

Ätiopathogenese
Die Dysfunktion des Striatums, Nucleus ruber und Thalamus wird meist durch eine perinatale Hirnschädigung verursacht.

2.2.4.5 Ballistisches Syndrom

Untersuchung. Das seltene hyperkinetische Syndrom tritt immer plötzlich mit heftigen, schleudernden Bewegungen (**Jaktationen**) proximaler Gliedmaßenabschnitte, vorwiegend einseitig auf (Hemiballismus) und ist von einer Hemiparese begleitet. Die unwillkürlichen Hyperkinesen werden schon durch leichteste akustische Stimuli oder emotionale Stressoren ausgelöst und können zu Selbstverletzungen führen.

Ätiopathogenese. Ursache ist ein Funktionsausfall des Nucleus subthalamicus aufgrund vaskulärer, tumoröser oder entzündlicher Prozesse im Stammganglienbereich *(S. 170)*

2.2.4.5 Ballistisches Syndrom

Untersuchung
Man beobachtet heftige, schleudernde Bewegungen (Jaktationen) der proximalen Gliedmaßenabschnitte.

Ätiopathogenese
Ursächlich liegt ein Ausfall des Nucleus subthalamicus vor.

2.2.5 Myoklonien

Definition ▶

Myoklonien sind als rhythmische oder arrhythmische Zuckungen mit und ohne Bewegungseffekt im Gesicht und an den proximalen Extremitäten zu beobachten.
Ein Aktionsmyoklonus wird durch willkürliche Bewegungen hervorgerufen.
Besondere Formen lokalisierter Myoklonien sind Myokymien und Myorhythmien.

Ätiopathogenese

Die Pathogenese der myoklonischen Syndrome ist ungeklärt. Man findet kortikale und subkortikale Läsionen im Groß- und Kleinhirn oder Rückenmarksläsionen *(Tab. 15)*.

Generalisierte Myoklonien kommen bei Hirnverletzungen, Enzephalitis und Urämie vor. Sie sind wie die epileptischen von den physiologischen Einschlafzuckungen abzugrenzen.

2.2.5 Myoklonien

> *Definition.* Muskelkontraktionen, die besonders Extremitäten und Gesicht betreffen, bestimmen das Bild myoklonischer Syndrome. Angesichts vielfältiger Erscheinungsformen, zahlreicher ätiologischer Faktoren und weitgehend ungeklärter Pathogenese gibt es keine einheitliche Klassifikation der pathologischen Myoklonien.

Untersuchung. Man unterscheidet rhythmische, arrhythmische, synchrone und asynchrone Muskelzuckungen, die mit und ohne **Bewegungseffekt**, lokalisiert oder generalisiert einsetzen und die Mimik, besonders aber die proximalen Extremitätenabschnitte befallen. Sie können isoliert, intermittierend, kontinuierlich und chronisch rezidivierend auftreten.

Wenn abhängig von willkürlichen Bewegungen arrhythmische, rasch generalisierende Zuckungen auftreten, die gleichzeitig Agonisten und Antagonisten betreffen, spricht man von **Aktionsmyoklonus**.

Sonderformen lokalisierter Myoklonien sind die **Myokymien**, d.h. kontinuierliche Faszikulationen (Muskelwogen) und die **Myorhythmien**, d.h. rasch und rhythmisch ablaufende Muskelzuckungen, z.B. des Gaumensegels oder Kehlkopfes.

Ätiopathogenese. Myoklonische Syndrome sind auf kortikale und subkortikale Läsionen zurückzuführen und werden bei Stammganglien-, Kleinhirn- und Rückenmarkserkrankungen beobachtet. Myoklonien können durch sensorische Reize ausgelöst und z.T. willkürlich unterdrückt werden. Die Pathogenese ist im einzelnen ungeklärt. Zu Erkrankungen, die mit pathologischen Myoklonien und epileptischen Anfällen einhergehen, siehe *Tabelle 15*.

Tabelle 15: Erkrankungen mit pathologischen Myoklonien und epileptischen Anfällen		
Symptomatologie	**Erkrankung**	**Erstbeschreiber**
Isolierte Myoklonien Grand mal	Impulsiv-Petit-mal-Epilepsie	Janz, Christian
Myoklonien, Aktionsmyoklonus, Grand mal, Ataxie	Dyssynergia cerebellaris myoclonica	Ramsay-Hunt
Myoklonien, Grand mal, Ataxie, Demenz	Progressive Myoklonus-Epilepsie	Unverricht, Lundborg
Myoklonien, Grand mal, Hyperkinesen, Demenz	Subakute sklerosierende Panenzephalitis	Dawson, van Bogaert
Myoklonien, Grand mal, Ataxie, Hyperkinesen, Rigor, Demenz	Spastische Pseudosklerose	Creutzfeld Jakob

Unabhängig von epileptischen Syndromen wird eine Reihe generalisierter Myoklonien posttraumatischer, postenzephalitischer und urämischer Genese beobachtet. Zu den physiologischen Myoklonien gehören die **Einschlafzuckungen** und die seltenen, intermittierend auftretenden benignen Muskelfaszikulationen. Demgegenüber sind Faszikulationen bei der amyotrophischen Lateralsklerose (ALS) Hinweis auf einen rasch progredienten degenerativen Vorderhornprozeß mit infauster Prognose *(S. 176)*.

2.2.6 Tic

Definition. Psychogene Bewegungsstörung mit blitzartiger Kontraktion meist des Gesichts (Fazialis-Tic), der Schultern oder des gesamten Körpers (generalisierter Tic).

Untersuchung. Störungen der Psychomotorik, wie ein Gesichts-, Blinzel- oder Räusper-Tic fallen unmittelbar auf. Diagnostische Probleme ergeben sich erst mit der Zuordnung der komplexeren Tic-Symptome, wie der vokalen Stereotypien mit Echolalie (zwanghaftes Nachsprechen von Wörtern und Sätzen) und Koprolalie (Hervorstoßen obszöner Worte) bei der Maladie des Tics (Gilles de la Tourette).

Äthopathogenese. Tic-Phänomene sind psychogen. Sie entstehen häufig in Trennungssituationen, die gleichzeitig von Trauer und Aggression bestimmt sind. Die Pathogenese der Gilles-de-la-Tourette-Krankheit ist unbekannt, es scheint eine gewisse familiäre Disposition zu bestehen.

2.3 Reflexprüfung

2.3.1 Physiologische Reflexe

Definition. Ein Reflex ist die unwillkürliche Antwort auf Stimuli afferenter Nervenbahnen, die die Reize zum Rückenmark und Gehirn weiterleiten. Vom Zentralnervensystem gelangt die Reflexantwort über efferente Bahnen zum Muskel. Man unterscheidet Eigen- und Fremdreflexe:
- Eigenreflexe (propriozeptive Reflexe) werden auch als Muskeldehnungsreflexe bezeichnet und sind monosynaptisch, d.h. der afferente und efferente Schenkel des Reflexbogens schließen sich in einem Rückenmarkssegment.
- Fremdreflexe (exterozeptive Reflexe) sind polysynaptisch. Durch Stimulation von Exterorezeptoren der Haut kommt es zur Kontraktion am Erfolgsorgan (Muskulatur). Der Reflexbogen erstreckt sich über mehrere Segmente; Rezeptor und Effektororgan sind nicht identisch.

Untersuchung. Die Muskeldehnungsreflexe sind durch rasches, kräftiges Anschlagen der Sehne mit einem Reflexhammer auszulösen. Die Extremitäten werden in eine Position gebracht, die es dem Patienten erlaubt, die Muskeln zu entspannen. Fremdreflexe werden durch Bestreichen der Haut mit einer Nadel oder einem Spatel ausgelöst. In jedem Fall sind die Reflexe nur im Seitenvergleich zu beurteilen. Zur orientierenden Einschätzung des Reflexniveaus eignet sich der unpaare Masseterreflex *(S. 32)*.

Eigenreflexe der oberen Extremität

An den oberen Extremitäten werden die folgenden Reflexe untersucht:
- Bizepssehnenreflex (BSR)
- Radiusperiostreflex (RPR)
- Trizepssehnenreflex (TSR)
- Trömner- und Knips-Reflex

Zur Untersuchungstechnik siehe *Synopsen 16–19*. **Trömner-** und **Knips-Reflex** sind bei insgesamt lebhaftem Reflexniveau physiologisch seitengleich auslösbar, bei spastischer Tonuserhöhung ein- oder beidseitig gesteigert. Einseitiges Fehlen ist ebenfalls pathologisch. Der Trömner-Reflex wird ohne Reflexhammer ausgelöst *(Syn. 19)*. Diesem vergleichbar ist der Knips-Reflex, bei dem der Untersucher die Nägel des dritten oder vierten Fingers des Patienten zwischen seinem Daumen und Zeigefinger knipst, wodurch eine Beugung der Fingerendglieder einschließlich des Daumens erfolgt.

Synopsis 16: Bizepssehnenreflex (BSR). Der Untersucher legt den Daumen seiner linken Hand auf die Bizepssehne und schlägt mit dem Reflexhammer auf das Mittelglied seines Daumens. Der Reflexerfolg ist eine Beugebewegung des Unterarms.

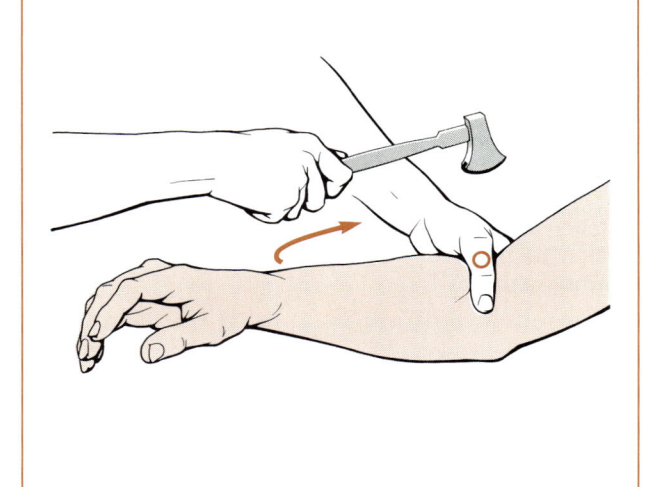

Synopsis 17: Radiusperiostreflex (RPR). Der RPR wird auch Brachioradialisreflex genannt. Er ist durch Beklopfen der distalen Radiuskante erhältlich. Es kommt zu einer leichten Beugebewegung des Unterarms.

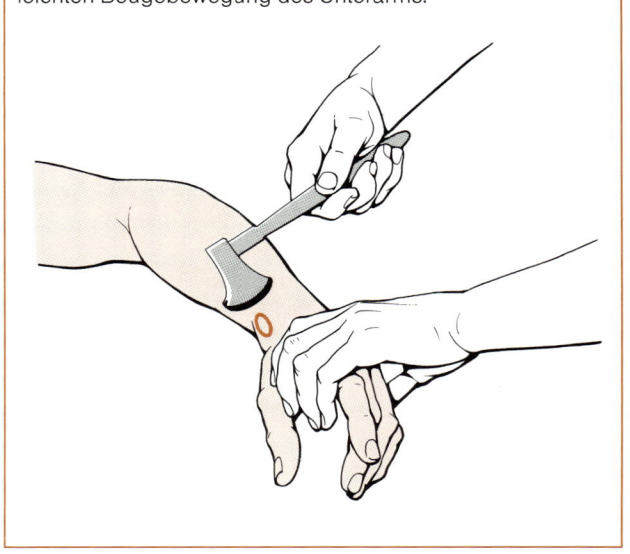

Synopsis 18: Trizepssehnenreflex (TSR). Durch Schlag auf die Trizepssehne bei angewinkeltem Ellenbogen erfolgt eine ruckartige Streckbewegung des Unterarms.

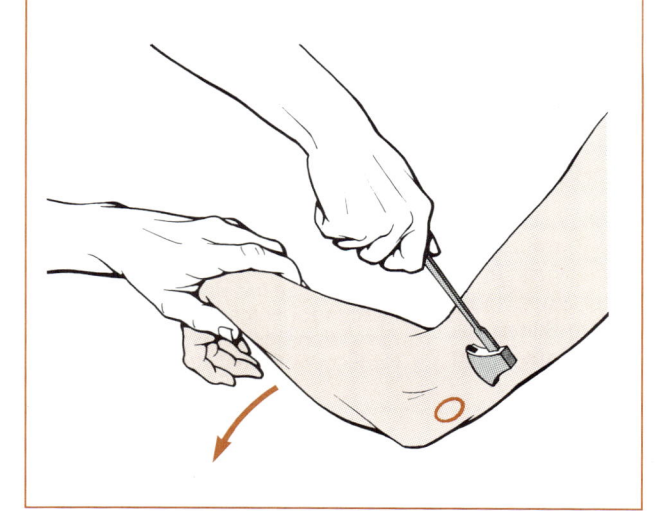

Synopsis 19: Trömner-Reflex. Der Reflex wird durch Anschlagen der Fingerspitzen des Untersuchers gegen die Fingerkuppen des Patienten ausgelöst. Dies führt zu einer reflektorischen Beugung der Fingerendglieder, einschließlich des Daumens.

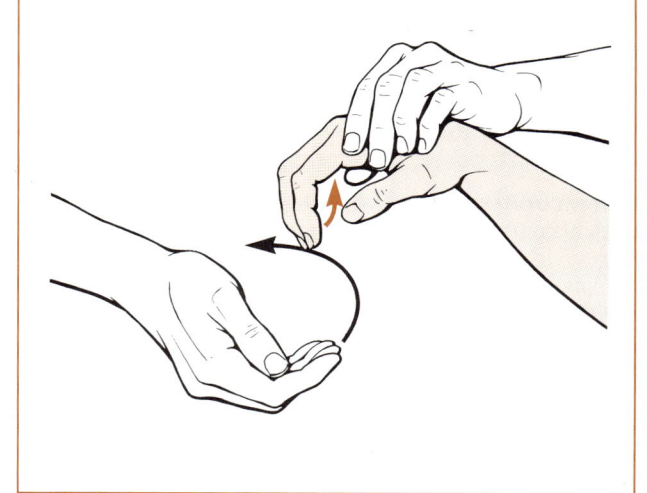

Synopsis 20: Adduktorenreflex (AR). Bei Schlag dicht unterhalb des Condylus medialis femoris ist eine Adduktionsbewegung des Beins zu beobachten.

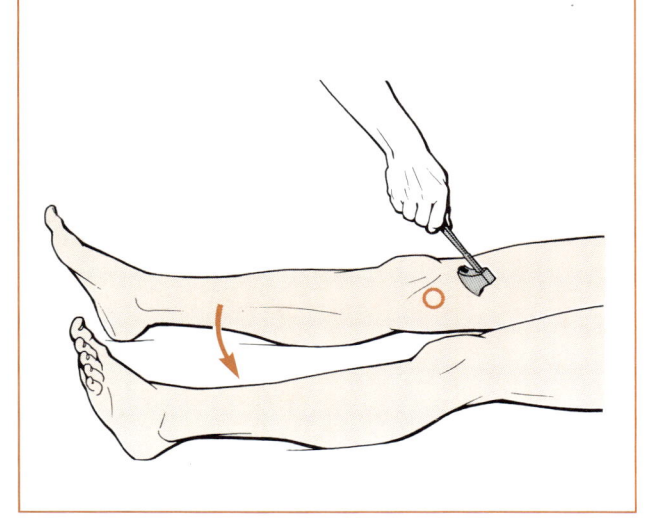

Synopsis 21a: Patellarsehnenreflex (PSR). Dieser Reflex wird auch Quadrizeps-femoris-Reflex genannt; er ist durch Schlag auf die Sehne unterhalb der Patella bei leicht angewinkelt gehaltenen Beinen auslösbar. Dabei kommt es zu einer Kontraktion des M. quadrizeps mit ruckartiger Kniestreckung.

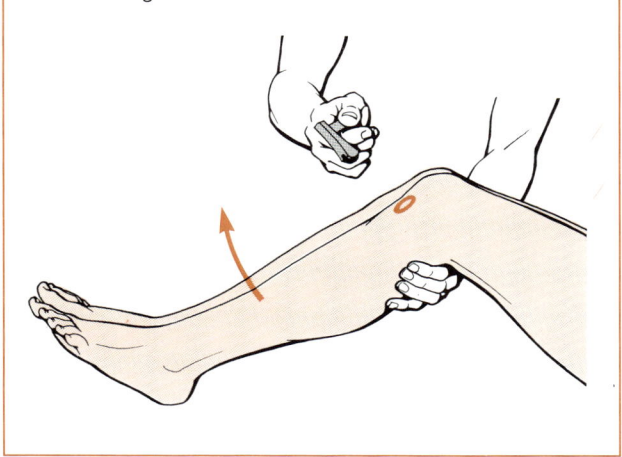

Synopsis 21b: Der PSR kann auch bei gestrecktem Kniegelenk ausgelöst werden, indem der Untersucher auf seinen Zeigefinger schlägt, mit dem er den oberen Anteil der Patellarsehne ertastet.

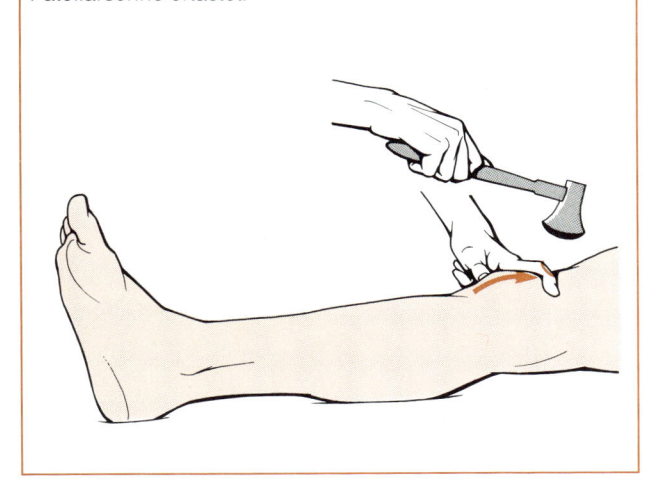

Synopsis 22: Tibialis-posterior-Reflex (TPR) Der TPR ist durch einen Schlag gegen die Sehne des M. tibialis posterior oberhalb oder auch unterhalb des Malleolus medialis auszulösen. Dabei kommt es zu einer Inversion des Fußes.

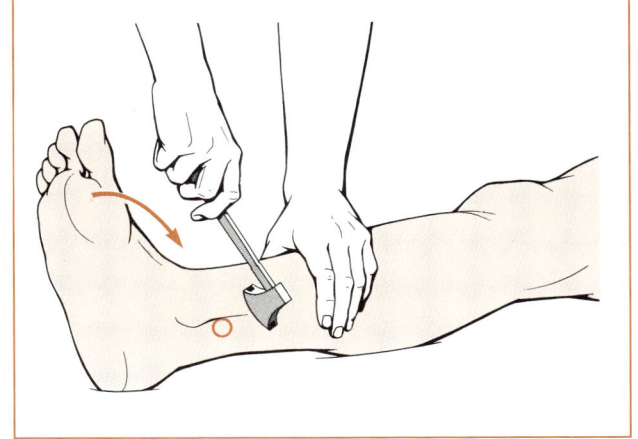

Eigenreflexe der unteren Extremität

An den unteren Extremitäten sind die folgenden physiologischen Eigenreflexe zu untersuchen:
- Adduktorenreflex (AR)
- Patellarsehnenreflex (PSR)
- Tibialis-posterior-Reflex (TPR)
- Achillessehnenreflex (ASR)
- Rossolimo-Reflex

Eigenreflexe der unteren Extremität

An der unteren Extremität werden AR, PSR, TPR und ASR ausgelöst (Syn. 20–24).

Synopsis 23a: Achillessehnenreflex (ASR). Der ASR wird auch Trizeps-surae-Reflex genannt. Er ist bei abduziertem und angewinkeltem Bein, das auf der Unterlage aufliegt, auszulösen. Durch Schlag auf die Achillessehne erfolgt eine Kontraktion der Wadenmuskulatur mit leichter Plantarflexion des Fußes.

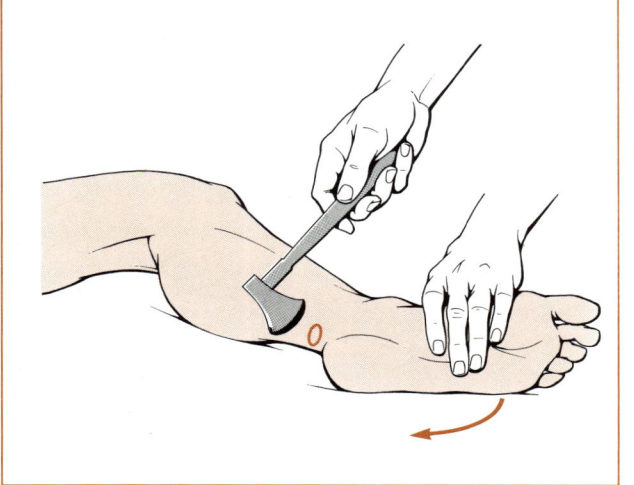

Synopsis 23b: Bei schwer auslösbarem ASR empfiehlt sich die Wiederholung der Untersuchung in knieender Position.

Synopsis 24: Rossolimo-Reflex. Durch Anschlag der Zehenglieder mit den Fingerkuppen kommt es zur Plantarflexion der Zehen.

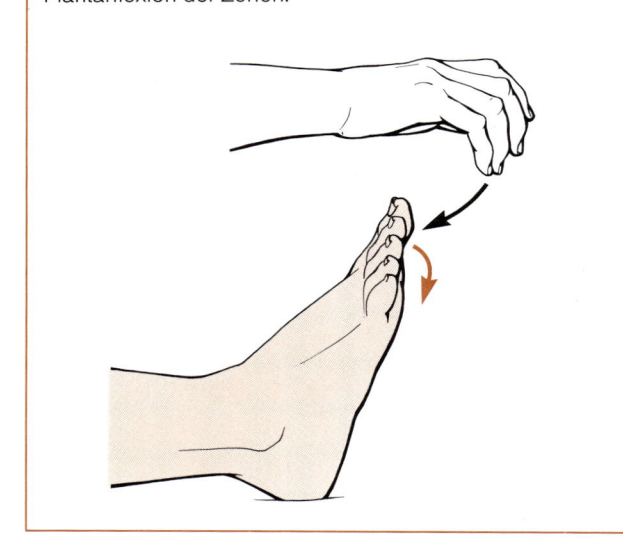

Synopsis 25: Jendrassik-Handgriff. Der Patient wird aufgefordert, die Hände ineinander zu haken und während der Reflexauslösung kräftig zu ziehen. Dadurch werden die Reflexe der unteren Extremitäten gebahnt und leicht auslösbar.

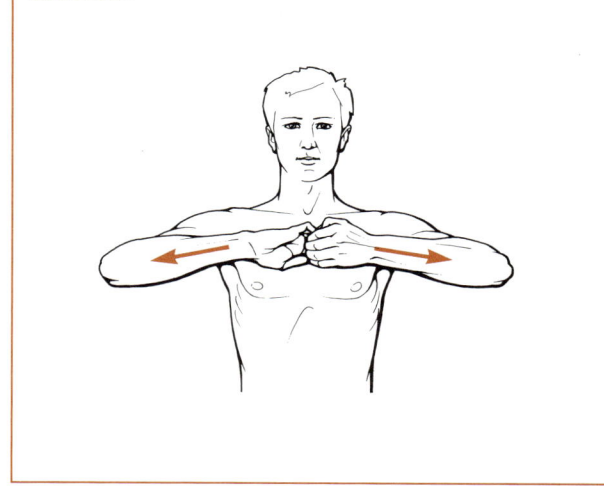

Bei wenig entspannten Patienten empfiehlt sich eine Bahnung der Reflexe. Der Jendrassik-Handgriff *(Syn. 25)* erleichtert die Auslösung der Eigenreflexe an den unteren Extremitäten.

Zur Untersuchungstechnik siehe *Synopsen 20–24*. Der Rossolimo-Reflex kann meist nur bei Hyperreflexie ausgelöst werden. Da bei schlecht entspanntem Patienten der irrtümliche Eindruck einer Areflexie entstehen kann, empfiehlt sich ein Bahnen der Reflexe. Zur Auslösung des ASR läßt man den Patienten leicht gegen die Hand des Untersuchers treten. Der **Jendrassik-Handgriff** *(Syn. 25)* erleichtert am liegenden Patienten die Auslösung der Eigenreflexe der unteren Extremitäten.

Physiologische Fremdreflexe

Zu den physiologischen Fremdreflexen gehören vor allem die
- Bauchhautreflexe (BHR),
- der Kremasterreflex,
- Bulbokavernosusreflex und
- Analreflex.

Die **Bauchhautreflexe** (BHR) werden bei entspannt liegendem Patienten durch raschen Nadelstrich von lateral nach medial auf beiden Seiten und in drei Etagen geprüft:
- unterhalb des Rippenbogens,
- in Nabelhöhe und
- oberhalb des Leistenbandes.

Dabei kommt es zu einer Kontraktion der Bauchmuskeln (Mm. rectus, transversus und obliquus abdominis). Mit Hilfe eines Nadelrads läßt sich auch bei niedrigem Reflexniveau oft noch eine Reaktion auslösen. Im Gegensatz zu den Eigenreflexen sind die Fremdreflexe erschöpflich, d.h. bei mehrmaliger Prüfung ist erst nach einer Pause wieder eine Reflexantwort zu erwarten. Zur Untersuchung des Kremasterreflexes siehe *Synopsis 26*. Der Analreflex wird durch Bestreichen der Perianalregion mit einem Spatel ausgelöst, es kommt zur Kontraktion des Schließmuskels. Durch sensiblen Reiz am Dorsum penis wird eine Kontraktion des M. bulbocavernosus ausgelöst (Bulbokavernosusreflex).

Bei der Untersuchung des Bewußtlosen gibt ein physiologischer Fremdflex, der **ziliospinale Reflex,** einen Hinweis auf die Komatiefe. Schmerzreize am Oberkörper oder Kopf führen zu einer bilateralen (homolateral betonten) Mydriasis *(S. 92)*.

Ätiopathogenese. Wenn der Reflexbogen in seinem peripheren afferenten oder efferenten Anteil bzw. im Rückenmark unterbrochen ist, resultiert ein Reflexverlust. Eine periphere Läsion sensibler oder gemischter Nerven ist von einer Abschwächung der Eigenreflexe begleitet. Fehlen sie, wie z.B. bei einer kompletten schlaffen Parese (Plegie, Paralyse), so spricht man von **Areflexie**. Die Reflexe sind auch bei Muskelhypotonus (Kleinhirnerkrankung, Myopathie) und im akuten Stadium einer zentralen Lähmung (Hirn- und Rückenmarksläsion) abgeschwächt oder erloschen. Der Ausfall einzelner Eigenreflexe gibt einen topischen Hinweis auf die Läsion, vergleiche *Tabelle 16*. So weist z.B. ein fehlender Trömner-Reflex auf ein C8-Syndrom, ein deutlich abgeschwächter Tibialis posterior-Reflex auf ein L5-Syndrom hin usw. *(Syn. 100)*.

Eine Reflexsteigerung, d.h. eine pathologisch verstärkte Reflexantwort mit verbreiterter reflexogener Zone, beruht auf einer Unterbrechung der hemmenden zentralen Efferenzen (Tractus corticospinalis), die am α- und γ-Motoneuron einwirken. Die **Hyperreflexie** ist Hinweis auf eine spastische Tonuserhöhung der Muskulatur, siehe *S. 45* und kann zusammen mit einem Klonus auftreten (s.u.).

Gleichzeitig fallen auch zentral stimulierende Einflüsse auf die polysynaptischen Fremdreflexe aus, so daß diese abgeschwächt oder erloschen sind. Fehlen einseitig die Bauchhautreflexe (BHR) bei gesteigerten Eigenreflexen, spricht dies für eine kontralaterale zerebrale oder homolaterale spinale Läsion. Bei Multipler Sklerose *(S. 233)* fehlen meist beiderseits die BHR; allerdings sind sie auch bei adipösen Bauchdecken, in der Gravidität oder nach abdominellen Operationen (Narben) schwer oder nicht auszulösen. Bei erhaltenem Kremasterreflex spricht ein Fehlen des Analreflexes und Bulbokavernosusreflexes für ein isoliertes Konussyndrom *(S. 100)*.

2.3.2 Pathologische Reflexe

> **Definition.** Pathologische Reflexe sind Fremdreflexe. Zu den wichtigsten gehören das Babinski-, Gordon- und Oppenheim-Zeichen. Sie werden auch Pyramidenbahnzeichen genannt, da sie auf eine Läsion des Tractus corticospinalis hinweisen.

Tabelle 16: Höhenlokalisation physiologischer Reflexe

Reflex	Lokalisation
Bizepssehnenreflex	C5–C6
Radiusperiostreflex	C5–C6
Trizepssehnenreflex	C6–C7
Trömner- und Knips-Reflex	C7–C8
Bauchhautreflexe	Th6–Th12
Kremasterreflex	L1–L2
Adduktorenreflex	L2–L4
Patellarsehnenreflex	L3–L4
Tibialis-posterior-Reflex	L5
Achillessehnenreflex	S1–S2
Bulbo-cavernosus-Reflex	S3–S4
Analreflex	S3–S5

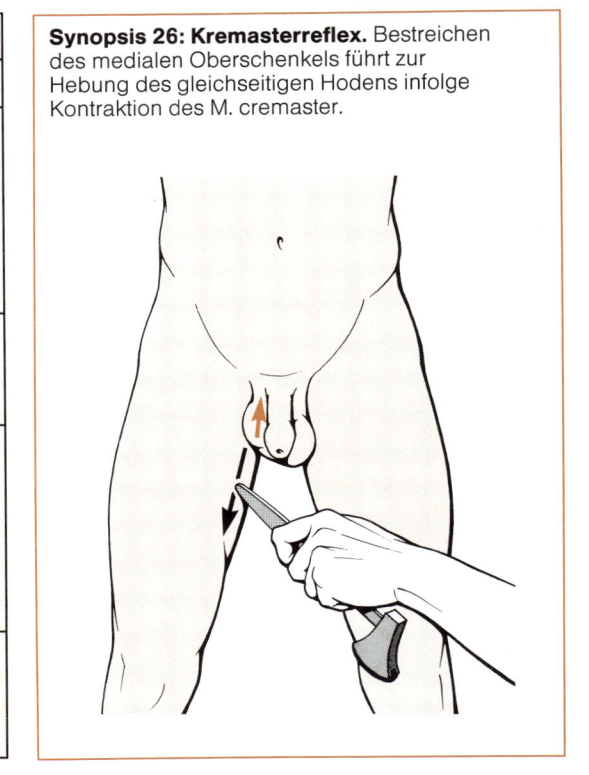

Synopsis 26: Kremasterreflex. Bestreichen des medialen Oberschenkels führt zur Hebung des gleichseitigen Hodens infolge Kontraktion des M. cremaster.

Tabelle 17: Pathologische Reflexe (Pyramidenbahnzeichen).
Reflexerfolg ist die tonische Extension der Großzehe und eine Plantarflexion der Kleinzehen mit Spreizphänomen.

Reflex	Untersuchung
Babinski	Bestreichen der lateralen Fußsohle mit dem Griff des Reflexhammers
Oppenheim	Kräftiges Herabstreichen an der Tibiafläche mit Daumen und Zeigefinger
Gordon	Pressen der Wadenmuskulatur
Chaddock	Bestreichen der Haut des lateralen Fußrandes dorsal
Strümpell	Beugung des Kniegelenkes gegen Widerstand

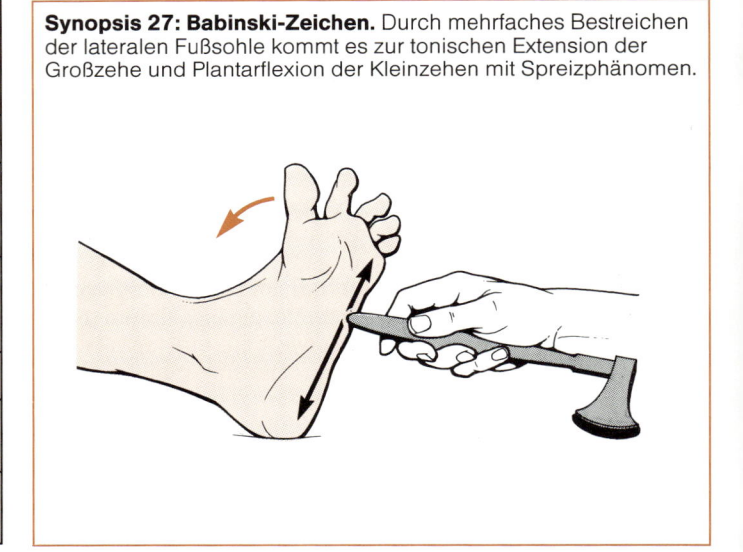

Synopsis 27: Babinski-Zeichen. Durch mehrfaches Bestreichen der lateralen Fußsohle kommt es zur tonischen Extension der Großzehe und Plantarflexion der Kleinzehen mit Spreizphänomen.

Untersuchung
Zu den Pyramidenbahnzeichen siehe *Tabelle 17*. Das Babinski-Zeichen wird durch Bestreichen der lateralen Fußsohle ausgelöst *(Syn. 27)*. Dabei kommt es zu einer tonischen Dorsalflexion der Großzehe mit Spreizung der Kleinzehen. Dieses Phänomen beobachtet man auch bei weiteren pathologischen Reflexen.

Untersuchung. Zur Untersuchung der klinisch wichtigsten pathologischen Reflexe siehe *Tabelle 17*. Unter diesen nimmt das **Babinski**-Zeichen den ersten Rang ein *(Syn. 27)*. Es wird durch Bestreichen der lateralen Fußsohle ausgelöst. Dabei beobachtet man eine tonische Dorsalflexion der Großzehe und häufig eine Plantarflexion und ein Spreizen der Kleinzehen. Der gleiche Effekt ist u.a. auch durch Bestreichen der Tibiakante mit Daumen und Zeigefinger (Oppenheim- Zeichen) oder Pressen der Wadenmuskulatur (Gordon-Zeichen) zu erzielen. Häufig treten diese pathologischen Reflexe gemeinsam auf. Ein isoliertes Spreizphänomen ist noch nicht als pathologisch zu werten.

Der **Palmomentalreflex** (PMR) wird durch kräftiges Bestreichen des Daumenballens ausgelöst. Der Reflexerfolg ist eine homolaterale Kontraktion der Kinnmuskulatur. Hat die Berührung der Handinnenfläche einen unwillkürlichen Faustschluß zur Folge, spricht man von positivem Greifreflex. Das »Nachgreifen« kann so ausgeprägt sein, daß der Patient auch bei starkem Zug nicht losläßt. Analog läßt sich durch Berührung der Lippen mit einem Spatel der Saugreflex auslösen.

Ätiopathogenese. Die Reflexe der Babinski-Gruppe sind Folge einer Läsion zentraler motorischer Neurone im Gehirn oder Rückenmark (Pyramidenbahnzeichen). Diese Läsion führt zum Wiederauftreten der beim Neugeborenen und Kleinkind physiologischen Reflexmuster. Bei einem Rückenmarksprozeß beruht der Babinski-Reflex auf einem spinalen Automatismus in Höhe Th10-L3.

Während der **Palmomentalreflex** (PMR) schon früh im Verlauf atrophischer Hirnprozesse, wie z.B. einer leichten alkoholischen Enzephalopathie oder der Parkinson-Krankheit positiv ist, sind der **Greif- und Saugreflex** nur bei schweren Hirnschädigungen wie dem apallischen Syndrom nachweisbar *(S. 94)*. Zu den Haltungs- und Stellreflexen, die wie der Greif- und Saugreflex im Säuglingsalter physiologisch sind und bei Hirnschädigungen persistieren bzw. wieder auftreten können, siehe *Tabelle 34*.

2.3.3 Kloni

> **Definition.** Bei Spastik sind Kloni zu beobachten, d.h. reflexartige, rhythmische Zuckungen meist der Patella und des Fußes.

Untersuchung. Die Dehnung der Quadrizeps- oder Achillessehne durch ruckartige Bewegung der Patella nach distal bzw. forcierte Dorsalflexion des Fußes führt zu rhythmischen Zuckungen *(Syn. 28 u. 29)*. Sie imponieren als klonische Reflexantwort, z.B. bei Auslösung des Trömner-Reflexes. Ein oder zwei reflektorische Schläge des Fußes bei Prüfung des Klonus beobachtet man aber auch schon bei lebhaftem Reflexniveau. Sie sind physiologisch.

Ätiopathogenese. Kloni finden sich bei spastischer Tonuserhöhung der Muskulatur und Hyperreflexie, oft gemeinsam mit Pyramidenbahnzeichen.

Synopsis 28: Patellarklonus. Die Patella wird ruckartig nach distal geschoben und gehalten, so daß die Quadrizepssehne gedehnt wird und rhythmische Zuckungen der Patella erfolgen

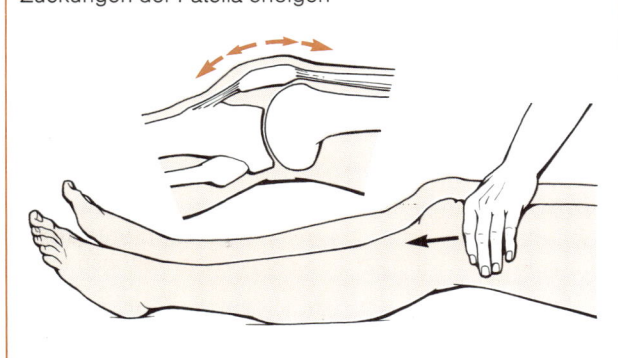

Synopsis 29: Fußklonus. Durch ruckartige Dorsalflexion werden rhythmische Reflexzuckungen infolge anhaltender Dehnung der Achillessehne hervorgerufen.

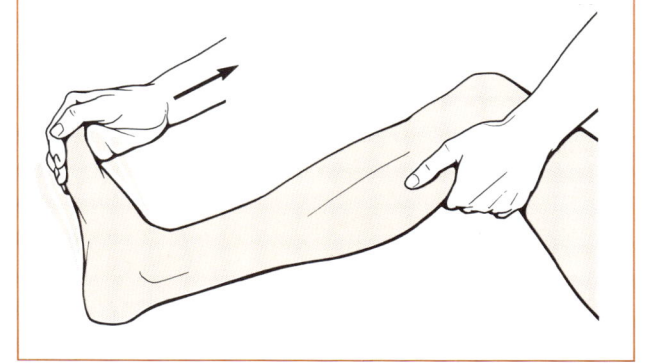

2.4 Sensibilitätsprüfung

2.4.1 Sensible Reizsymptome

> *Definition.* Sensible Reizsymptome sind spontane oder durch Berührung hervorgerufene abnorme Empfindungen.

Untersuchung. Der Untersuchungsgang wird zunächst von den subjektiven Angaben des Patienten bestimmt, der über **Parästhesien** wie »Kribbeln«, »Prikkeln«, »Ameisenlaufen« oder »elektrisierende« Schmerzen berichtet. Werden die Mißempfindungen als quälend empfunden, spricht man von **Dysästhesien**. Eine Hyperästhesie ist eine gesteigerte Empfindung von Berührungsreizen. Eine verstärkte Schmerzempfindung auf adäquate Reize wird als Hyperalgesie, auf inadäquate, z.B. taktile Stimuli, als Allodynie bezeichnet. Zur Schmerzanamnese siehe *S. 14*, zum Lhermitte-Zeichen *S. 21*.

Ätiopathogenese. Parästhesien und Dysästhesien kommen vor allem bei Schädigungen **peripherer** Nerven (Nervenkompression, Polyneuropathie), ihrer Wurzeln (Herpes zoster, Borreliose, Bandscheibenvorfall), und bei **zentralen** Läsionen, besonders der Hinterstränge (Tabes dorsalis), des Hirnstamms, Thalamus und Kortex (Infarkt, Tumor) vor. Paroxysmale Reizsymptome bestimmen das Bild sensibler kortikaler Anfälle (Jackson-Epilepsie), treten aber auch bei der komplizierten Migräne und im Hyperventilationsanfall auf.

2.4.2 Sensibilitätsausfälle

> *Definition.* Man unterscheidet Ausfälle der Oberflächen- und Tiefensensibilität, die entweder kombiniert, isoliert oder dissoziiert auftreten. Bei der Sensibilitätsprüfung werden einerseits die Empfindungsqualitäten in verschiedenen Hautarealen (Verteilungsmuster), zum anderen durch wiederholte Stimulation an derselben Stelle geprüft. Auf diese Weise läßt sich neben einer Hypästhesie bzw. Anästhesie und Hypalgesie bzw. Analgesie ein pathologischer sensibler Funktionswandel nachweisen.

Gestörte Empfindungsqualitäten

Untersuchung. Nacheinander werden die einzelnen Empfindungsqualitäten untersucht *(Syn. 30)*.
- Berührungsempfindung,
- Schmerzempfindung,
- Temperaturempfindung,
- Vibrationsempfindung,
- Bewegungsempfindung,
- Lageempfindung,
- Kraftempfindung

● **Berührungsempfindung.** Eine Herabsetzung bzw. Aufhebung der Berührungsempfindung (Hypästhesie, Anästhesie) läßt sich mit der Fingerkuppe, einem Wattebausch oder Pinsel feststellen. Der Patient gibt bei geschlossenen Augen an, ob er feine Berührungen spürt. Immer werden unterschiedliche Areale im Seitenvergleich geprüft.

● **Schmerzempfindung.** Man untersucht die Schmerzempfindung mit einer Nadel zunächst im gesunden, dann in dem potentiell gestörten Bereich (Hypalgesie, Analgesie). Die Spitz-Stumpf-Diskrimination ist durch abwechselndes Aufsetzen der Spitze bzw. des Kopfes der Nadel zu prüfen, wobei der Untersuchte bei geschlossenen Augen jeweils »spitz« oder »stumpf« angeben soll. Mit einem Tastzirkel werden gleichzeitig zwei Punkte stimuliert und damit die Fähigkeit zur Diskrimination zweier differenter Stimuli geprüft (Zweipunkt-Diskrimination).

2.4 Sensibilitätsprüfung

- **Temperaturempfindung.** Der Patient soll »kalt« und »warm« unterscheiden. Eine herabgesetzte oder aufgehobene Kalt-Warm-Empfindung (Thermhypästhesie, Thermanästhesie) wird durch Aufsetzen von zwei Reagenzgläsern mit warmem bzw. kaltem Wasser in den betroffenen und gesunden Regionen eruiert. Gelegentlich weisen Blasenbildungen oder Verbrennungsnarben auf eine primär neurogene Schädigung hin *(Abb. 11)*.

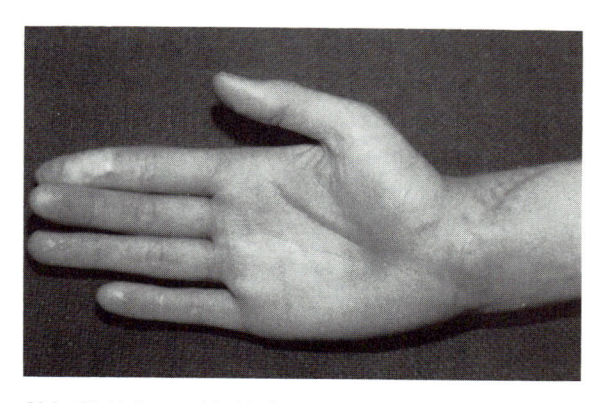

Abb. 11: Unbemerkte Verbrennung am rechten Zeigefinger nach Schnittverletzung des N. medianus (Narbe am Unterarm) und hierdurch bedingte Sensibilitätsstörung.

• **Temperaturempfindung**
Durch Stimulation mit Kalt-Warm-Reizen ist eine Thermhypästhesie oder Thermanästhesie festzustellen *(Abb. 11)*.

Durch gezielte Untersuchung läßt sich eine **dissoziierte Empfindungsstörung** aufdecken: Nimmt der Patient in einem Bereich intakter Berührungsempfindung keine Schmerz- und Temperaturreize wahr, so liegt eine dissoziierte Sensibilitätsstörung vor.

Wenn bei intakter Berührungsempfindung Schmerz- und Temperaturreize nicht wahrgenommen werden, liegt eine **dissoziierte Sensibilitätsstörung** vor.

- **Vibrationsempfindung.** Mit Hilfe einer schwingenden Stimmgabel, die auf die Hand-, Knie- und Fußgelenke, den Beckenkamm oder die Dornfortsätze der Wirbelsäule gesetzt wird, läßt sich die Vibrationsempfindung bestimmen (Pallhyp- oder Pallanästhesie).

• **Vibrationsempfindung**
Mit der Stimmgabel, die auf Gelenke oder Dornfortsätze gesetzt wird, läßt sich die Pallästhesie untersuchen.

- **Bewegungsempfindung.** Man prüft die Bewegungsempfindung, indem man die Finger oder Zehen in den Grundgelenken auf- und abbewegt. Der Patient soll bei geschlossenen Augen die Bewegungsrichtung angeben.

• **Bewegungsempfindung**
Die Bewegungsrichtung der Finger oder Zehen wird geprüft.

- **Lageempfindung.** Die Untersuchung der Lageempfindung erfolgt durch Imitation der aktiv oder passiv eingenommenen Stellung einer Extremität ohne visuelle Kontrolle.

• **Lageempfindung**
Der Patient imitiert die Stellung einer Extremität der Gegenseite.

- **Kraftempfindung.** Der Patient versucht, in die Hand gelegte oder angehobene Gewichte im Seitenvergleich zu schätzen.

• **Kraftempfindung**
Der Patient schätzt Gewichte.

- **Stereognosie.** Schließlich fordert man den Patienten auf, bei geschlossenen Augen unterschiedlich strukturierte Gegenstände wie eine Münze, einen Schlüssel, ein Stück Pappe oder Schmirgelpapier, Stoff (Seide, Leinen) zunächst mit der betroffenen, dann mit der gesunden Hand zu differenzieren. Gelingt dies nicht, liegt eine Stereoanästhesie vor. Zur taktilen Agnosie siehe *S. 82*.

• **Stereognosie**
Wenn ein Patient Gegenstände ohne visuelle Kontrolle nicht taktil differenzieren kann, liegt eine Stereoanästhesie vor *(S. 82)*.

Die Sensibilitätsprüfung kann dadurch erschwert sein, daß eine »Gefühlslähmung« mit einem »Lähmungsgefühl«, also eine Sensibilitätsstörung mit einer motorischen Schwäche verwechselt wird. Gröbere elementare, sogenannte **protopathische** Empfindungsqualitäten, die z.B. bei einer lokalen Verbrennung inadäquat als diffuser Schmerz und nicht als Temperaturreiz wahrgenommen werden, sind von Ausfällen der **epikritischen** Sensibilität, d.h. der Differenzierung (Diskrimination) von Empfindungsqualität und -ort zu unterscheiden.

Elementare Empfindungen werden als **protopathische**, feinere Diskriminationen als **epikritische** Leistungen bezeichnet.

Sensibler Funktionswandel

Untersuchung. Im Gegensatz zur Prüfung der Berührungs-, Schmerz- und Temperaturempfindung erfolgt die Untersuchung des sensiblen Funktionswandels immer durch wiederholte Stimulation an derselben Stelle. Schreibt man z.B. mit der Fingerkuppe eine Reihe von Zahlen auf Hand- oder Fußrücken, so werden diese in der Regel wahrgenommen und benannt. Das gleiche gilt für

Sensibler Funktionswandel

Untersuchung
Pathologischer sensibler Funktionswandel ist durch wiederholte Prüfung einer Funktion am selben Ort zu eruieren.

Synopsis 30: Einteilung der wichtigsten Empfindungsqualitäten. Es sind Leistungen der Oberflächen- und Tiefensensibilität zu unterscheiden, die jedoch zusammenwirken.

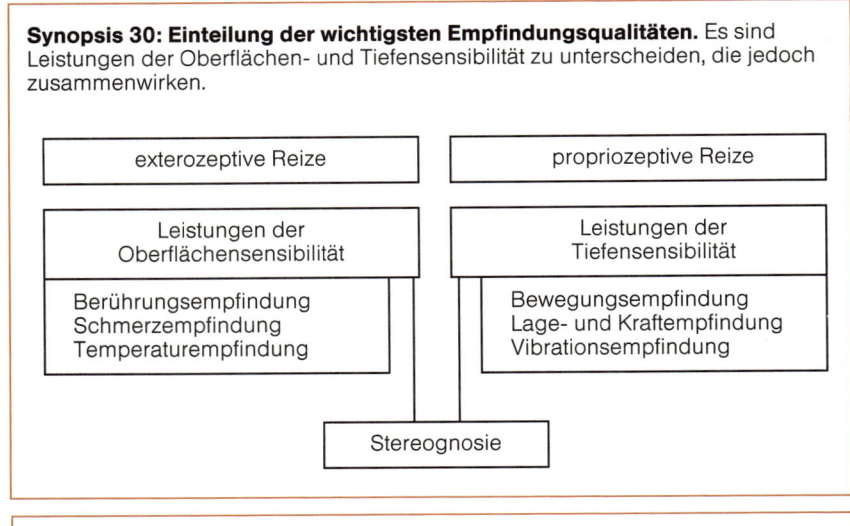

```
        exterozeptive Reize              propriozeptive Reize

         Leistungen der                    Leistungen der
       Oberflächensensibilität           Tiefensensibilität

       Berührungsempfindung            Bewegungsempfindung
       Schmerzempfindung               Lage- und Kraftempfindung
       Temperaturempfindung            Vibrationsempfindung

                              Stereognosie
```

Synopsis 31a und b: Verteilungsmuster der Sensibilität. Schema der segmentalen Innervation (rechte Körperhälfte) und peripheren Innervation (linke Körperhälfte). Modifiziert nach Mumenthaler u. Schliack, 1987.

Synopsis 31a: Ansicht von vorn

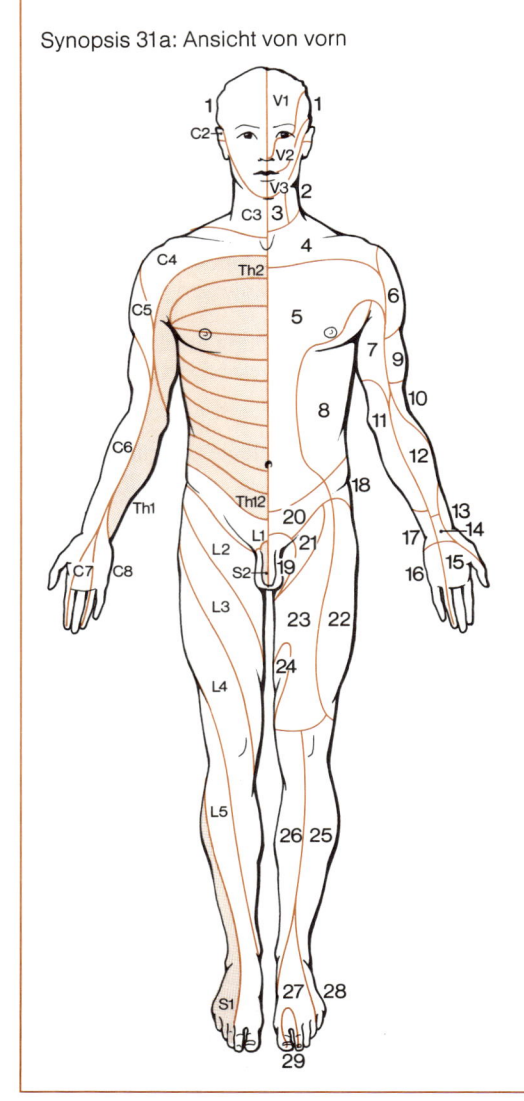

1 N. trigeminus (V1, V2, V3)
2 N. auricularis magnus
3 N. transversus colli
4 Nn. supraclaviculares
5 Rr. cutanei anteriores nn. intercostalium
6 N. axillaris
7 N. cutaneus brachii medialis
8 Rr. mammarii laterales nn. intercostalium
9 N. cutaneus brachii posterior (N. radialis)
10 N. cutaneus antebrachii posterior
11 N. cutaneus antebrachii medialis
12 N. cutaneus antebrachii
13 N. superficalis n. radialis
14 N. palmaris n. mediani
15 N. medianus
16 Nn. digitales palmares communes
17 R. palmaris n. ulnaris
18 N iliohypogastricus (R. cut. lat.)
19 N. ilioinguinalis (Nn. scrotales anteriores)
20 N. iliohypogastricus (R. cutaneus anterior)
21 N. genitofemoralis (R. femoralis)
22 N. cutaneus femoris lat.
23 N. femoralis (Rr. cutanei anteriores)
24 N. obturatorius
25 N. cutaneus surae lat.
26 N. saphenus
27 N. peronaeus superficialis
28 N. suralis
29 N. peronaeus profundus

Figuren wie Dreieck oder Viereck. Es liegt ein pathologischer sensibler Funktionswandel vor, wenn Zahlen oder Figuren allmählich nicht mehr differenziert werden, zum Beispiel wenn ein zunächst richtig erkanntes Dreieck als Kreis wahrgenommen und beschrieben wird.

Verteilungsmuster

Untersuchung. Die Empfindungsqualitäten sind im Seitenvergleich zu untersuchen. Man bestimmt die Grenzen der Ausfälle und dokumentiert sie nach einem Schema der peripheren bzw. segmentalen sensiblen Innervation *(Syn. 31)*.

Bei **peripherer** Nervendurchtrennung fallen alle sensiblen Qualitäten aus *(S. 321)*. Wegen des gleichzeitigen Ausfalls sympathischer Fasern aus dem Grenzstrang finden sich auch trophische Störungen. Abgesehen von umschriebenen Sensibilitätsausfällen, die den Versorgungsbereichen der peripheren Nerven entsprechen, ist häufig ein handschuh- oder strumpfförmiges Verteilungsmuster anzutreffen, wenn mehrere Nerven in ihrem distalen Abschnitt betroffen sind (Polyneuropathie-Syndrom).

So werden z.B. auf die Haut geschriebene Zahlen oder Figuren zunehmend schlechter differenziert.

Verteilungsmuster

Untersuchung
Zum Schema der peripheren bzw. segmentalen sensiblen Innervation siehe *Synopsis 31*. Bei peripherer Nervendurchtrennung fallen alle sensiblen Qualitäten aus. Das Verteilungsmuster entspricht dem Versorgungsbereich der Nerven *(S. 321)*.

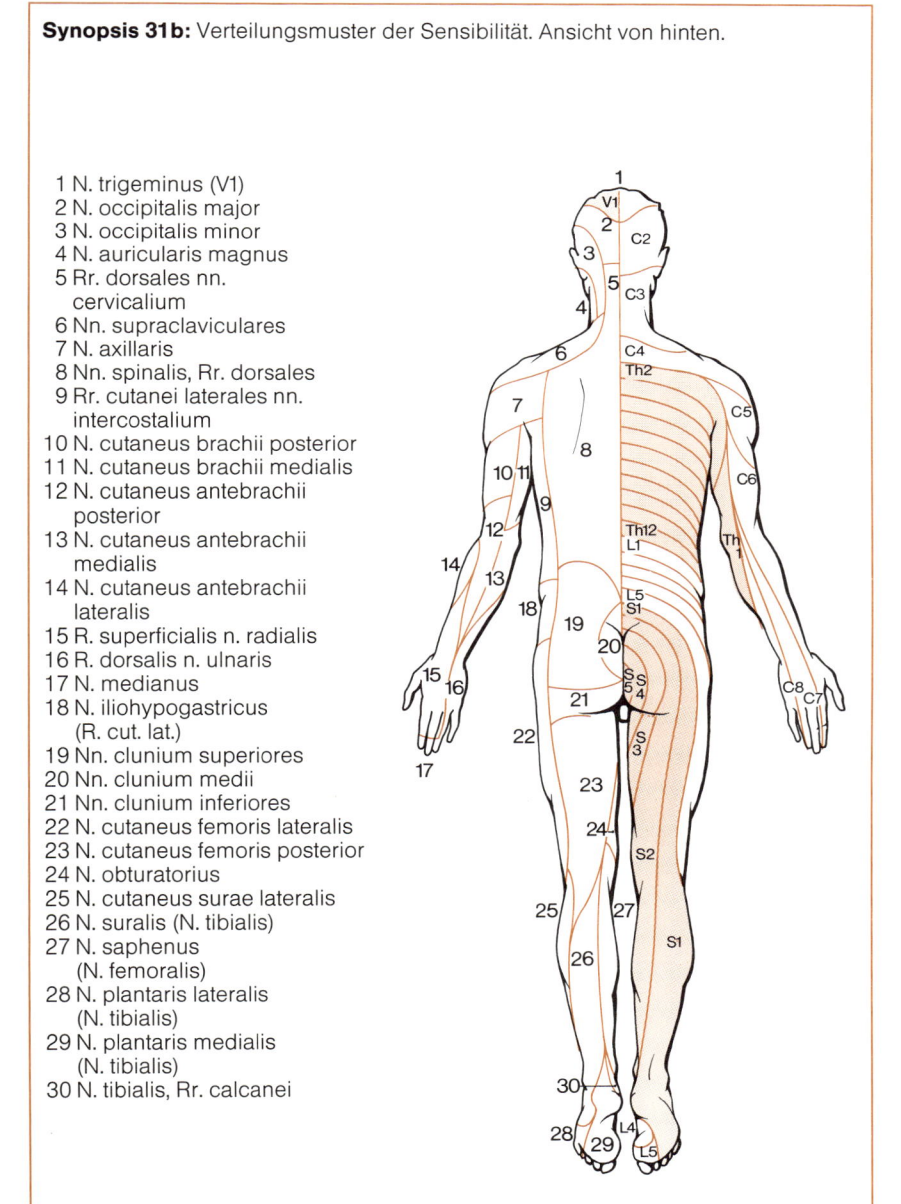

Synopsis 31b: Verteilungsmuster der Sensibilität. Ansicht von hinten.

1 N. trigeminus (V1)
2 N. occipitalis major
3 N. occipitalis minor
4 N. auricularis magnus
5 Rr. dorsales nn. cervicalium
6 Nn. supraclaviculares
7 N. axillaris
8 Nn. spinalis, Rr. dorsales
9 Rr. cutanei laterales nn. intercostalium
10 N. cutaneus brachii posterior
11 N. cutaneus brachii medialis
12 N. cutaneus antebrachii posterior
13 N. cutaneus antebrachii medialis
14 N. cutaneus antebrachii lateralis
15 R. superficialis n. radialis
16 R. dorsalis n. ulnaris
17 N. medianus
18 N. iliohypogastricus (R. cut. lat.)
19 Nn. clunium superiores
20 Nn. clunium medii
21 Nn. clunium inferiores
22 N. cutaneus femoris lateralis
23 N. cutaneus femoris posterior
24 N. obturatorius
25 N. cutaneus surae lateralis
26 N. suralis (N. tibialis)
27 N. saphenus (N. femoralis)
28 N. plantaris lateralis (N. tibialis)
29 N. plantaris medialis (N. tibialis)
30 N. tibialis, Rr. calcanei

Demgegenüber ist das Bild **radikulärer** Sensibilitätsstörungen streifenförmig (segmental) angeordnet. Läßt man dem Patienten genügend Zeit zur Lokalisation der Reizsymptome und fordert ihn auf, die Schmerzausstrahlung (Projektion) zu beschreiben, so bezeichnet er ein entsprechendes Dermatom oft so genau, daß man nach einem sensiblen Ausfall im beschriebenen Areal gezielt suchen und bereits daraus die topische Diagnose stellen kann.

Eine Unterbrechung der afferenten **Rückenmarksbahnen** verursacht Sensibilitätsstörungen des Rumpfs und der Extremitäten unterhalb der Läsion. Zum Querschnittssyndrom *S. 96*.

Eine isolierte **Hinterstrangläsion** zieht eine sensible Ataxie bei ausgeprägter Störung der Tiefensensibilität (Ausfall der Lage-, Bewegungs-, Kraft- und Vibrationsempfindung, pathologischer Funktionswandel) und eine Hypästhesie oder Anästhesie nach sich.

Ein **Vorderseitenstrangsyndrom** (Tractus spinothalamicus) ist durch eine dissoziierte Empfindungsstörung charakterisiert. Bei **Hirnstammläsionen** kann sich ein »Alternans-Syndrom« ebenfalls mit dissoziierter Sensibilitätsstörung entwickeln, siehe gekreuztes Hirnstammsyndrom (Wallenberg-Syndrom, *S. 292*).

Eine Schädigung der **Thalamusregion** ist mit brennenden Schmerzen (Hyperpathie) und Tiefensensibilitätsstörung einer Körperhälfte verbunden (»Thalamussyndrom«, s. *S. 15*).

Kortikale Läsionen verursachen entsprechend der topischen Anordnung sensibler Funktionen in der Postzentralregion umschriebene kontralaterale Empfindungsstörungen (Hypästhesie, Hypalgesie). Während eine taktile Agnosie (bei intakter Sensibilität) meist auf parietale Herde zurückzuführen ist, kommt eine Stereoanästhesie nicht nur bei zerebralen, sondern auch spinalen und peripheren Läsionen vor.

Da sich die Innervationsbereiche überlappen, ist eine genau in der Mittellinie beginnende Sensibilitätsstörung als **psychogen** zu werten. Dasselbe gilt für eine Anästhesie bzw. Analgesie, die sich an die »Kleiderordnung« hält. Zur Abgrenzung der von dem Patienten angegebenen Schmerzareale fordert man ihn auf, bei geschlossenen Augen auf jeden Stimulus mit »Ja« zu reagieren. Auffallend häufig beantworten Patienten im Fall einer psychogenen Empfindungsstörung den Berührungs- und Schmerzreiz innerhalb eines vorgeblich anästhetisch-analgetischen Hautbezirks mit »Nein«.

Ätiopathogenese. Die von den Rezeptoren der Haut, Gelenke, Muskelspindeln u.a. registrierten spezifischen Berührungs-, Schmerz-, Temperatur- und Bewegungsreize werden summiert und zentral integriert. Zu den meist **traumatisch** bedingten Läsionen peripherer Nerven und des Plexus siehe *S. 321* u. *S. 338*, zu den vielfältigen Ursachen der Polyneuropathien und zur idiopathischen Polyradikulitis siehe *S. 352* u. *S. 355*. Spinale Wurzelkompressionssyndrome mit »Zerviko-Brachialgie« und »Lumboischialgie« sind meist durch Bandscheibenvorfall verursacht (*S. 342*).

Zu den wichtigsten Hinterstrangläsionen gehören die funikuläre Myelose und die Tabes dorsalis (*S. 190* u. *S. 213*). Eine dissoziierte Empfindungsstörung findet man bei halbseitigem und zentromedullärem Querschnittssyndrom (*Tab. 30*) oder Hirnstammsyndrom. Ursächlich kommen vor allem Tumoren, Gefäßprozesse und die Syringomyelie in Frage. Sensibilitätsstörungen bei zerebralen Läsionen, wie bei Thalamus-Syndrom oder Herden der Postzentralregion, sind meist vaskulär oder tumorös bedingt.

2.5 Prüfung vegetativer Funktionen

Einen Überblick über Topik und Erfolgsorgane des vegetativen Nervensystems gibt *Synopsis 32*.

2.5.1 Schweißsekretionsstörung

> **Definition.** Generalisierte oder umschriebene Hyperhidrose, Hypohidrose bzw. Anhidrose als Folge einer Störung der sympathischen Innervation der Schweißdrüsen. Die sudorisekretorische Dysfunktion beruht auf einer Läsion der zentralen Sympathikusbahn, des Grenzstrangs, des Plexus oder der sensiblen bzw. gemischten peripheren Nerven.

Untersuchung. Eine Hyperhidrose fällt schon vom Aspekt her auf. Demgegenüber ist eine Hyp- oder Anhidrose leicht zu übersehen. Da eine umschriebene Anhidrose von einer Störung der Vasomotorik begleitet ist, weist trockene, aber warme und gerötete Haut auf eine sympathische Innervationsstörung hin. Gleichzeitig ist die Piloarrektion beeinträchtigt, d.h. die »Gänsehaut«, die sich auf Kältereiz oder Bestreichen der Haut bildet, bleibt aus. Objektiv läßt sich die Schweißsekretionsstörung mit Hilfe des Jodstärke- oder Ninhydrin-Tests nachweisen.

Synopsis 32: Zentrale und periphere vegetative Innervation. Vom Hypothalamus als Zentrum der vegetativen Innervation verlaufen Fasern zum sympathischen Nucleus intermediolateralis in den Segmenten C8–L2 (grau) bzw. zu den parasympathischen Kerngebieten der Hirnnerven III, VII, IX und X (rot). Vom parasympathischen Kerngebiet in den Segmenten S2–S4 (rot) verlaufen präganglionäre Fasern zu den Organen des kleinen Beckens und werden in deren intramuralen Ganglien umgeschaltet. Demgegenüber werden die peripheren sympathischen Efferenzen (schwarz) überwiegend im Grenzstrang umgeschaltet.
Ggl. ciliare (1), pterygopalatinum (2), oticum (3), submandibulare (4), cervicale superius (5), cervicale medius (6), stellatum (7), coeliacum (8), mesentericum superius (9), mesentericum inferius (10), Plexus vesicolis (11)

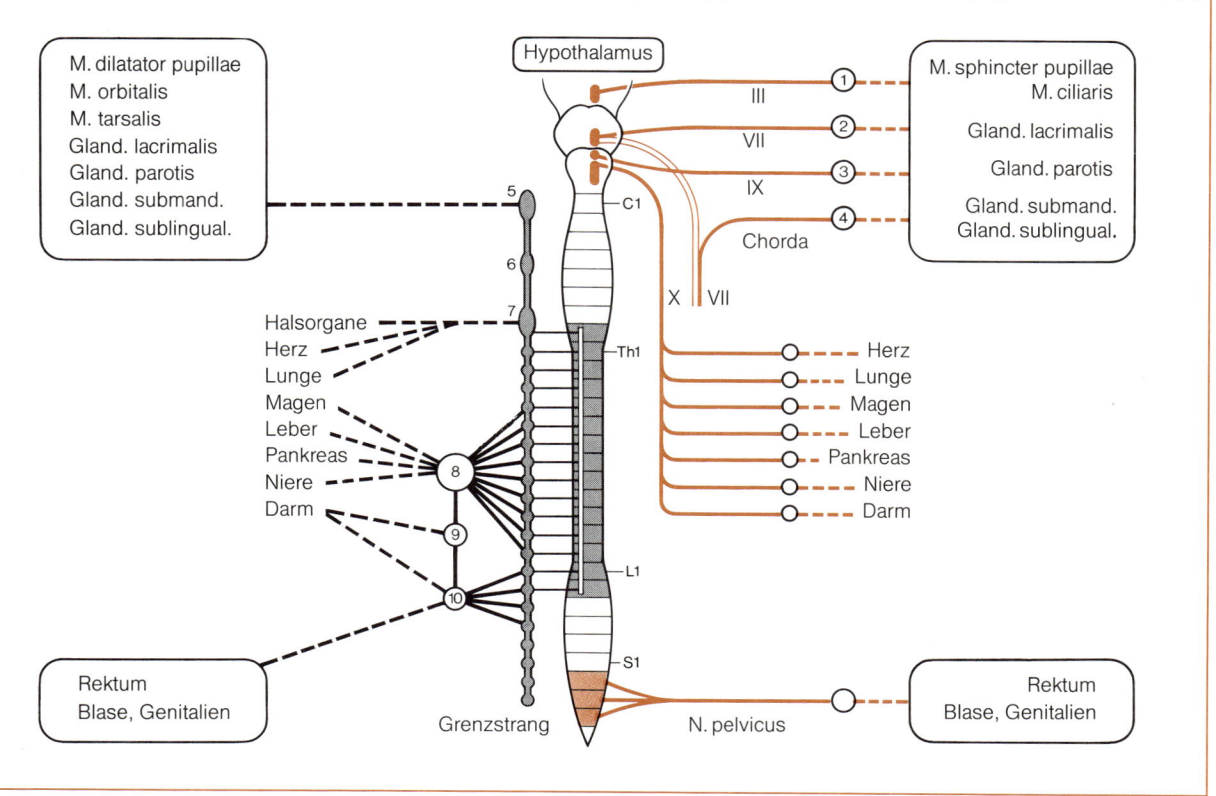

Tabelle 18: Physiologische Schweißsekretion. Neben dem ständigen spontanen Schwitzen am ganzen Körper unterscheidet man eine allgemeine oder lokale Schweißsekretion auf spezifische Reize.		
Art des Schwitzens	**Auslösung**	**Erfolg**
Thermoregulatorisches Schwitzen	Reizung der Wärmerezeptoren der Haut, Anstieg der Körpertemperatur, Muskelarbeit	Schweißdrüsen des Körpers
Psychogenes Schwitzen	Emotional	Schweißdrüsen von Handflächen, Fußsohlen, Achselhöhlen und Stirn
Geschmacksschwitzen	Genuß würziger oder saurer Speisen	Gesicht und Hinterkopf
Reflexschwitzen	lokaler Reiz	Reflektorische lokale Schweißsekrektion ohne Allgemeinreaktion
Pharmakogenes Schwitzen	Systemische Applikation cholinerger Substanzen (z.B. Azetylcholin, Pilocarpin)	Durch direkte Wirkung auf die neuroglanduläre Synapse vermehrte Schweißsekretion am ganzen Körper

Zur Durchführung des **Jodstärke-Tests** nach Minor wird die Haut mit Jodlösung bestrichen, dann mit Stärkepuder bestäubt und erwärmt. Bei normaler Schweißsekretion kommt es zu schwarz-violetter Verfärbung.

Bleibt das thermoregulatorische Schwitzen aus, wird in einem zweiten Versuch das pharmakogene Schwitzen mittels Injektion von Pilocarpin geprüft *(Tab. 18)*.
Zur Prüfung der spontanen Schweißsekretion an Händen und Füßen wird der **Ninhydrin-Test** nach Moberg vorgenommen. Hand- oder Fußabdruck auf einem Bogen weißen Papiers färben sich nach Benetzen mit Ninhydrin-Lösung und Erwärmung im Heißluftsterilisator violett **(Farbtafel S. 408)**.

Ätiopathogenese
Je nach Läsion zentraler oder peripherer sudorisekretorischer Bahnen unterscheidet sich nicht nur das Areal gestörter Schweißsekretion, sondern auch die Art des Schwitzens. Bei zentraler Schädigung ist das thermoregulatorische und psychogene Schwitzen beeinträchtigt, bei peripherer Störung zusätzlich das pharmakogene Schwitzen sowie Vasomotorik und Piloarrektion.

Läsionen der hypothalamischen Bahn (dorsolaterales Oblongata-Syndrom, Media-Infarkt) verursachen eine homolaterale Hemianhidrose bei zentralem Horner-Syndrom.

Jodstärke-Test nach Minor. Die zu prüfende Hautpartie bzw. die gesamte Körperoberfläche wird mit einer Jodlösung bestrichen, anschließend mit Stärkepuder bestäubt und erwärmt (Lichtbügel). Zur Anregung der Schweißsekretion empfiehlt sich die Gabe von heißem Lindenblütentee und Azetylsalizylsäure vor der Untersuchung. Das Schwitzen löst eine Jodstärke-Reaktion mit schwarz-violetter Verfärbung aus, so daß ein Gebiet gestörter Schweißsekretion weiß bleibt (Anhidrose) oder sich nur gering verfärbt (Hypohidrose).
Erfolgt keine ausreichende **thermoregulatorische** Schweißbildung *(Tab. 18)*, wird der Test in gleicher Weise wiederholt; statt der Erwärmung als Sekretionsreiz ist Pilocarpin (0,01 g) subkutan zu injizieren. Bei dieser Prüfung der **pharmakogenen** Schweißsekretion wird die neuro-glanduläre Synapse direkt stimuliert.
Ninhydrin-Test nach Moberg. Der Ninhydrin-Test ist einfach durchzuführen, aber nur zur Feststellung einer Schweißsekretionsstörung der distalen Extremitätenabschnitte einzusetzen. Hand oder Fuß werden auf einen Bogen weißen Papiers gedrückt und mit einem Stift umfahren, um die Umrisse zu markieren. Anschließend wird das Papier in eine Lösung Ninhydrin (1%) in Azeton mit einigen zuvor zugesetzten Tropfen Eisessig gezogen und im Heißluftsterilisator zwei bis drei Minuten lang erhitzt. Bei physiologischer Schweißsekretion färbt sich der Abdruck violett **(Farbtafel S. 408)**, während anhidrotische Bezirke weiß bleiben.

Ätiopathogenese. Man unterscheidet eine zentrale von einer peripheren Schweißsekretionsstörung. Eine **zentrale Dysfunktion** entsteht bei Läsion des thermoregulatorischen Zentrums im Bereich des Hypothalamus bzw. seiner absteigenden Bahn und des sympathischen Kerngebiets im Thorakolumbalmark *(Syn. 32)*. Da die Schweißsekretion auch vom limbischen System und kortikalen Arealen beeinflußt wird, ist gleichzeitig das psychogene Schwitzen beeinträchtigt. Bei Ausfall der zentralen Steuerung erfolgt jedoch weiterhin lokales Schwitzen über den spinalen Reflexbogen. Eine **periphere Schweißsekretionsstörung** mit Aufhebung aller Qualitäten des Schwitzens einschließlich des pharmakogenen findet sich bei Läsion des postganglionären sympathischen Neurons, d.h. distal vom Grenzstrang. Dabei kommt es zur Atrophie der neuroglandulären Synapse und der Schweißdrüsen. Aufgrund des gemeinsamen Verlaufs der Fasern für die Schweißsekretion, Vasomotorik und Piloarrektion sind alle sympathischen Funktionen der Haut betroffen.
Eine **zentrale** Schweißsekretionsstörung als Symptom eines Horner-Syndroms findet sich regelmäßig bei einem Infarkt der dorsolateralen Medulla oblongata, dem Wallenberg-Syndrom *(S. 292)*, aber auch bei ausgedehnten Infarkten im Bereich der A. cerebri media, wenn die absteigende hypothalamische Bahn unterbrochen ist (Schiffter-Schliack-Syndrom, S. 27). Es sind die sudorisekretorischen Fasern einer Körperhälfte betroffen (Hemianhidrose oder Hemihypohidrose).

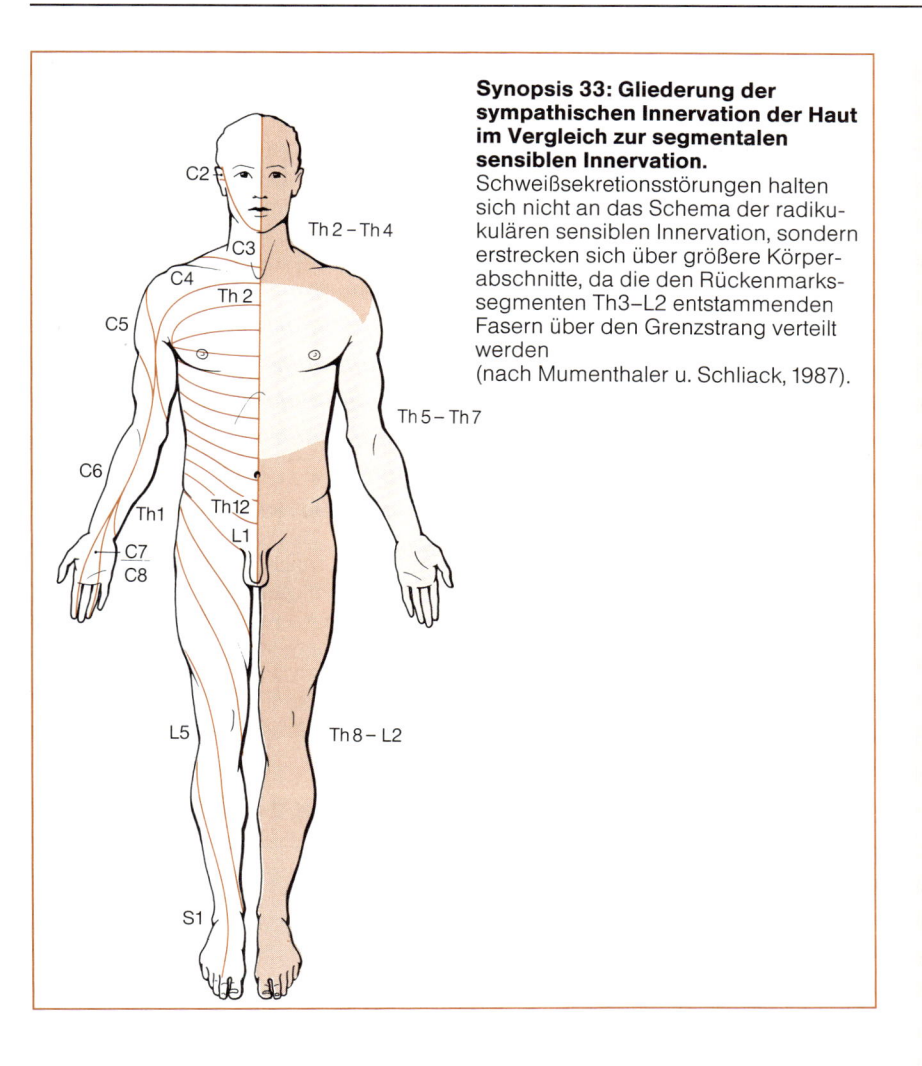

Synopsis 33: Gliederung der sympathischen Innervation der Haut im Vergleich zur segmentalen sensiblen Innervation. Schweißsekretionsstörungen halten sich nicht an das Schema der radikulären sensiblen Innervation, sondern erstrecken sich über größere Körperabschnitte, da die den Rückenmarkssegmenten Th3–L2 entstammenden Fasern über den Grenzstrang verteilt werden
(nach Mumenthaler u. Schliack, 1987).

Eine hohe **Querschnittslähmung** mit beiderseitiger Unterbrechung der Sympathikusbahn hat einen Ausfall der zentralen Sudorisekretion und Vasomotorik mit der Gefahr der Hyperthermie zur Folge. Läsionen im spinalen Sympathikus-Kerngebiet für die Schweißsekretion (Th3 - L2) bewirken eine Anhidrose unterhalb und eine kompensatorische Hyperhidrose oberhalb der betroffenen Region. In der thermoregulatorisch anhidrotischen Körperpartie kommt es unter Gabe von Pilocarpin zu übermäßigem pharmakogenen Schwitzen. Sofern das sympathische Zentrum im Thorakalmark nicht vollständig zerstört ist, wird die Schweißsekretion unterhalb der Läsion durch Berührungs-, Schmerz- und Temperaturreize sowie viszerale Stimuli, wie z.B. eine überdehnte Harnblase, reflektorisch über den spinalen Reflexbogen ausgelöst *(S. 97)*.

Während ein Wurzelausriß der **Spinalnerven** oberhalb von Th2 und unterhalb von L2 keine Schweißsekretionsstörung verursachen kann, weil diese Wurzeln keine sympathischen Fasern führen, ist der zu erwartende Ausfall der Schweißbildung bei Ausriß einzelner Wurzeln in Höhe Th2 - L2 nicht objektivierbar, da sich die Versorgungsbereiche überlappen *(Syn. 33)*. Demgegenüber kommt es bei isolierten **Grenzstrangläsionen** immer zum Ausfall des thermoregulatorischen und pharmakogenen Schwitzens. Häufigste Ursache ist eine karzinomatöse Infiltration. Eine Quadrantenanhidrose bei peripherem Horner-Syndrom ist durch eine Läsion des Ganglion stellatum, in dem sowohl sudorisekretorische Fasern für die obere Körperhälfte (Th3–Th4, *vgl. Syn. 33*) als auch pupillomotorische Fasern (C8–Th2) verlaufen, bedingt und kann erstes Symptom eines Lungenspitzenkarzinoms sein (Pancoast-Tumor, *S. 339*). Beschränkt sich die Anhidrose bei peripherem Horner-Syndrom auf Kopf und Hals, ist die Läsion weiter kranial im Bereich des Ganglion cervicale superius bzw. mediale zu suchen.

Komplette **Querschnittsläsionen** im Thorakalmark sind mit einem Ausfall der zentralen Schweißregulation verbunden. Die pharmakogene und reflektorische Schweißsekretion ist jedoch unterhalb der Läsion *(S. 97)* erhalten.

Ein Wurzelausriß einzelner Spinalnerven verursacht keine Schweißsekretionsstörung, da sich deren Versorgungsbereiche überlappen *(Syn. 33)*. Demgegenüber kommt es bei isolierten **Grenzstrangläsionen** immer zu einer ausgedehnten Anhidrose. Bei Schweißstörungen der oberen Körperhälfte trägt der Nachweis eines Horner-Syndroms zur topischen Diagnose bei.

Bei einer (meist traumatisch bedingten) **peripheren Nervenläsion** stimmt das anhidrotische Areal mit dem der Sensibilitätsstörung überein. Die Denervierung sowohl sympathischer als auch sensibler Fasern zieht eine Atrophie der Haut, Hyperkeratosen sowie trophische Ödeme und schmerzlose Ulzera nach sich. Bei partiellen Nervenverletzungen tritt die Sensibilitätsstörung nicht selten hinter dem Sympathikusausfall (Hypohidrose, Überwärmung und ödematöse Schwellung der Haut) zurück, wobei ein hyperpathischer Brennschmerz, die Kausalgie, über das Innervationsgebiet hinausgeht (Sudeck-Syndrom, *S. 15* u. *S. 322*).

Ein vermehrtes Schwitzen an Händen, Füßen, Achselhöhlen und Gesicht ist in der Regel psychisch bedingt. Jedoch kann eine Hyperhidrose der Füße auch im Anfangsstadium einer Neuropathie zusammen mit vasomotorischen und sensiblen Ausfällen auftreten, z.B. bei der äthyltoxischen Polyneuropathie. Zum Alkoholdelir gehört eine generalisierte Hyperhidrose. Auch die Parkinson-Krankheit weist neben einer vermehrten Talgproduktion (»Salbengesicht«) eine Hyperhidrose und Hyperthermie auf *(S. 155)*.

Eine Sonderform der Hyperhidrose ist das **Geschmacksschwitzen** *(vgl. Tab. 18)*. Während leichtes Geschmacksschwitzen des Gesichts physiologisch ist, kann es durch Irritation sympathischer Fasern, z.B. nach Parotis-Operation, zu übermäßigem Schwitzen im Bereich des N. auriculotemporalis mit Rötung, Wärmegefühl und brennenden Mißempfindungen kommen (Frey-Syndrom).

Eine Ausnahme unter den verschiedenen cholinerg vermittelten Arten des Schwitzens bildet der »**kalte Schweiß**« im Schock. Als Folge einer massiven Adrenalinausschüttung wird das in den Schweißdrüsenausgängen befindliche Sekret herausgepreßt, eine Stimulation der Schweißdrüsen erfolgt aber nicht.

2.5.2 Störungen der Blasen-, Mastdarm- und Genitalfunktion

> ***Definition.*** Miktions-, Defäkations- und Sexualfunktionsstörungen als Folge einer Schädigung der zentralen autonomen Zentren der spinalen sympathischen und parasympathischen Kerngebiete sowie der peripheren autonomen Ganglien und Nerven. Die spinalen Reflexvorgänge sind über zentralnervöse Efferenzen willkürlich zu beeinflussen.

2.5.2.1 Miktions- und Defäkationsstörung

Untersuchung. Die Patienten klagen entweder über eine Harn- bzw. Stuhlverhaltung (Retentio urinae bzw. alvi) oder unwillkürlichen Urin- bzw. Stuhlabgang (Incontinentia urinae bzw. alvi). Die **Harnretention** ist empfindungslos oder schmerzhaft bzw. mit starkem Harndrang verbunden. Gleichzeitig kann eine **Harninkontinenz** mit intermittierend unwillkürlichem Abgang kleiner Urinmengen (Incontinentia intermittens) bzw. ständigem Harnträufeln (Incontinentia permanens) bestehen. Kontinuierlicher Urinabgang bei unvollständiger Blasenentleerung wird paradoxe Inkontinenz oder Ischuria paradoxa genannt. Darüber hinaus kommt eine unwillkürliche intermittierende Harninkontinenz bei vollständiger Blasenentleerung vor, der ein plötzlich einsetzender starker Harndrang schon bei geringer Blasenfüllung (imperativer Harndrang) vorausgehen kann (Dranginkontinenz).

Bei der neurologischen Untersuchung sind die Sensibilität der lumbosakralen Dermatome sowie Kremaster- (L1–L2), Bulbokavernosus- (S3–S4) und Analreflex (S3–S5) gezielt zu prüfen *(s. Abschn. 2.3)*. Bei der rektalen Untersuchung fällt ein verminderter oder erhöhter Tonus des Analsphinkters auf. Die Bestimmung der **Restharnmenge** durch Katheterisieren oder Sonographie informiert über das Ausmaß der Retention. Die einfache Zystomanometrie weist eine Detrusorhyperreflexie nach, die kombinierte urodynamisch-elektromyographische Untersuchung eine Dyssynergie des M. detrusor und M. sphincter vesicae externus.

2.5 Prüfung vegetativer Funktionen

Synopsis 34: Verlauf efferenter und afferenter Bahnen der Harnblaseninnervation. Die Miktion erfolgt automatisch über den spinalen Reflexbogen (»sakrales Blasenzentrum«) unter Beteiligung parasympathischer, sympathischer und somatischer Fasern. Hemmende Einflüsse auf den Miktionsreflex haben Teile des Kortex (»zerebrales Blasenzentrum«), dem hinteren Hypothalamus wird außerdem ein fördernder, dem Mesenzephalon ein hemmender Einfluß zugeschrieben. Die Füllung der Harnblase wird über parasympathische Dehnungsrezeptoren in der Harnblasenwand vermittelt. Die Folge sind reflektorische Detrusorkontraktionen, die sympathisch gehemmt werden. Durch Tonusminderung der Beckenbodenmuskulatur und Kontraktion im Trigonum vesicae (sympathisch innerviert) erfolgt die Öffnung des Blasenausgangs. Die aktive Erschlaffung des M. sphincter externus (somatisch innerviert) setzt die Miktion in Gang, die über zerebrale Einflüsse willkürlich unterbrochen werden kann.

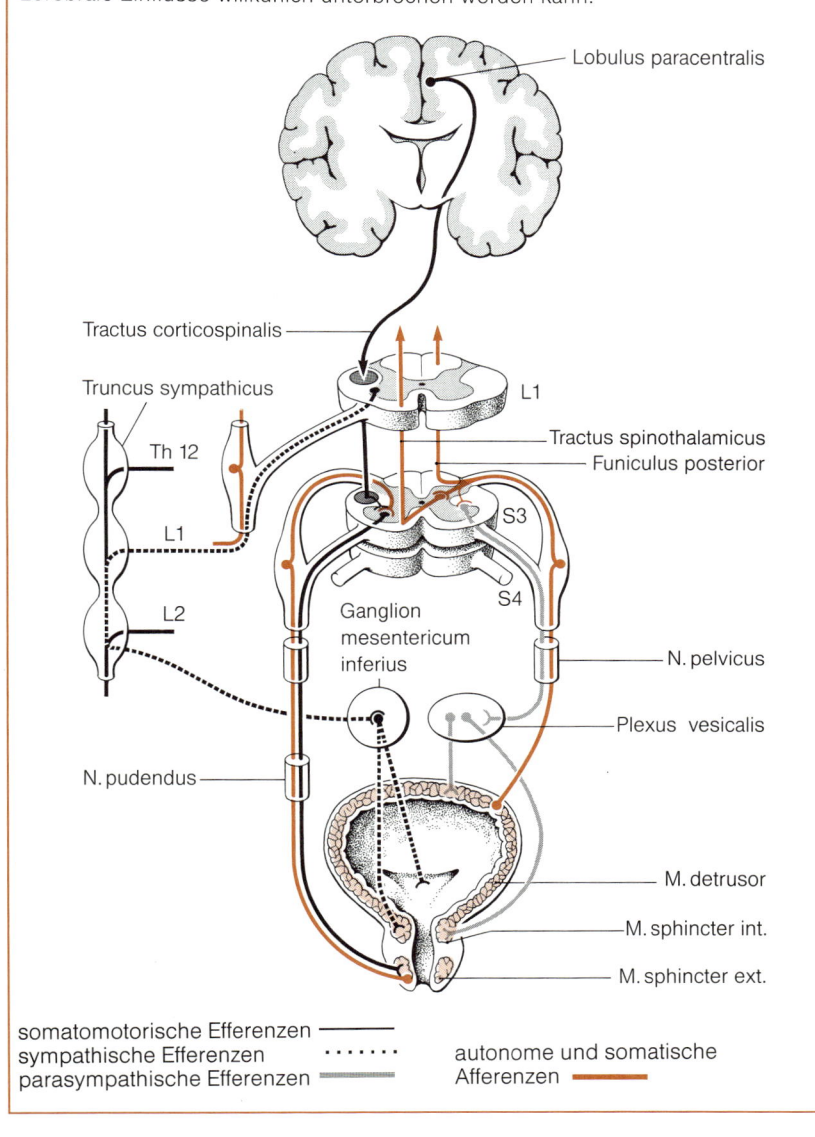

- Lobulus paracentralis
- Tractus corticospinalis
- Truncus sympathicus
- Th 12
- L1
- L2
- Tractus spinothalamicus
- Funiculus posterior
- S3
- S4
- Ganglion mesentericum inferius
- N. pelvicus
- Plexus vesicalis
- N. pudendus
- M. detrusor
- M. sphincter int.
- M. sphincter ext.

somatomotorische Efferenzen ———
sympathische Efferenzen ·······
parasympathische Efferenzen ▬▬▬
autonome und somatische Afferenzen ———

Ätiopathogenese. Miktion und Defäkation werden parasympathisch, sympathisch und zentralnervös gesteuert. Zur Harnblaseninnervation siehe *Syn. 34*.

Ist die **kortikale Hemmung** aufgehoben, erfolgt eine regelrechte vollständige Blasenentleerung schon bei mäßiger Füllung als Dranginkontinenz (kortikal ungehemmte Blase). Ursachen sind insbesondere rechtsseitige zerebrale Ischämien, Blutungen und Traumen, Hydrocephalus communicans, Multiple Sklerose, eine Stirnhirnläsion (Tumor, Aneurysmablutung) oder ein Neoplasma der Mantelkante.

Ätiopathogenese
Zur Harnblaseninnervation siehe *Synopsis 34*.
Durch Wegfall der kortikalen Hemmung infolge **intrazerebraler Prozesse** wird die Blase schon bei mäßiger Füllung unwillkürlich entleert (kortikal ungehemmte Blase).

Tabelle 19: Symptomatologie der häufigsten Blasenstörungen				
neurogene Blasenstörung	Retention/Inkontinenz	Harndrang	willkürliche Miktion	Restharn
enthemmte Blase (kortikal ungehemmte Blase)	Dranginkontinenz, Pollakisurie	imperativ	gestört	keiner
Reflexblase (automatische Blase)	intermittierende Inkontinenz	fehlt	aufgehoben	keiner/wenig
autonome Blase (denervierte Blase)	paradoxe Inkontinenz	fehlt	aufgehoben	viel

Bei akuter zervikaler oder thorakaler **Querschnittslähmung** liegt im spinalen Schock eine Harn- und Stuhlverhaltung vor. Mit Einsetzen der Spastik kommt der **spinale Reflexbogen** in Gang, und es entwickelt sich eine automatische Reflexblase.
Miktion und Defäkation werden durch spastische Tonuserhöhung des M. sphincter externus behindert. Mangelnde Hemmung der Detrusorkontraktionen hat imperativen Harndrang und Dranginkontinenz zur Folge. Häufigste Ursachen sind **intraspinale** Prozesse mit Kompression der Pyramidenbahn und die Multiple Sklerose.

Schädigungen des **spinalen parasympathischen Zentrums** bei Konus-Syndrom und Denervierung von Blase und Rektum bei Kauda-Syndrom führen zu Retentio urinae et alvi. Es kann sich keine Reflextätigkeit entwickeln. Statt dessen kommt es bei intakten intramuralen Ganglien zu kurzen unausgiebigen Kontraktionen der Blasenwand (autonome Blase). Zu den häufigsten Blasenentleerungsstörungen siehe *Tabelle 19*.

Sensible Blasenstörungen, z.B. bei Polyneuropathie und Tabes dorsalis, haben einen Verlust des Harndranggefühls mit Überlaufblase zur Folge. Beiderseitige Läsion des N. pudendus führt zur schlaffen Parese des M. sphincter ani externus und damit vollständiger Inkontinenz.
Zur Retentio urinae et alvi kommt es bei Poliomyelitis und auch bei M. Parkinson. Eine chronische Obstipation und Enuresis nocturna sind wesentlich häufiger psychisch bedingt. Unwillkürlicher nächtlicher Urinabgang muß auch an epileptische Anfälle denken lassen.

Latente Miktions- und Defäkationsstörungen werden medikamentös verstärkt.

Eine akute komplette zervikale oder thorakale **Querschnittslähmung** führt im Stadium des spinalen Schocks *(S. 96)* zur vollständigen schlaffen Blasenlähmung mit Retentio urinae und Überlaufblase; die Magen-Darm-Peristaltik ist aufgehoben. Mit Einsetzen der Spastik kommt der **spinale Reflexbogen** in Gang. Schon bei geringer Dehnung kontrahiert sich die hypertone Blasenmuskulatur (automatische Reflexblase).

Die spastische Tonuserhöhung des M. sphincter externus, meist einhergehend mit einer Paraspastik der Beine, setzt der vollständigen Entleerung Widerstand entgegen (Detrusor-Sphinkter-Dyssynergie). Es kommt zur Ausflußbehinderung und Detrusorhypertrophie mit Trabekelblase und konsekutiver Blasenüberdehnung. Die Miktion bzw. Defäkation muß mit Hilfe der verstärkten Bauchpresse oder manipulativ in Gang gesetzt werden. Eine progrediente inkomplette **spinale Läsion,** wie z.B. bei einem spinalen Tumor oder bei Multipler Sklerose, hat entweder eine Behinderung der Blasenentleerung oder wegen mangelnder Hemmung der Detrusorkontraktion imperativen Harndrang und Dranginkontinenz zur Folge.

Bei Läsion des **spinalen parasympathischen Zentrums,** d.h. dem selten isoliert vorkommenden Conus-medullaris-Syndrom *(S. 100)* und bei Denervierung von Blase und Rektum durch Unterbrechung der parasympathischen und somatischen Fasern der Cauda equina *(S. 101),* kann sich keine Reflextätigkeit entwickeln. Bei akutem medialen Bandscheibenvorfall, Kauda-Tumor oder Spina bifida ist eine Retentio urinae et alvi zu erwarten. Die Blase wird überdehnt. Durch Reflexvorgänge in den intramuralen Ganglien kommt es jedoch bei steigendem intravesikalen Druck zu kurzen Kontraktionswellen des Detrusors. Man spricht von autonomer Blase. Der Abgang kleiner Harnmengen kann nicht kontrolliert werden, andererseits kommt es weder willkürlich noch unwillkürlich zur vollständigen Miktion. Zu den häufigsten Blasenentleerungsstörungen siehe *Tabelle 19*.

Sind sensible **periphere Nerven** und Hinterwurzeln geschädigt, z.B. bei diabetischer Polyneuropathie oder Tabes dorsalis, kommt es zur Überlaufblase mit großem Restharnvolumen. Durch sekundäre Schädigung der intramuralen Ganglien entwickelt sich keine Blasenautonomie. Beiderseitige Unterbrechung des N. pudendus bei perianalen bzw. gynäkologischen Operationen oder durch ein infiltrierend wachsendes Rektumkarzinom hat ein schlaffe Parese des M. sphincter ani externus und vollständige Inkontinenz zur Folge.

Sind nur die Efferenzen unterbrochen, z.B. im Verlauf einer Poliomyelitis und Polyradikulitis, ist die aktive Miktion bei schmerzhafter Harnretention nicht möglich. Eine motorische Entleerungsstörung mit imperativem Harndrang, seltener eine Retentio bei reduziertem Harndrang, findet sich zusammen mit einer Obstipation als vegetative Funktionsstörung bei M. Parkinson *(S. 155)*. Meist ist eine allmählich einsetzende chronische Obstipation jedoch psychisch bedingt. Die Fehlhaltung wird durch chronischen Laxantienabusus verstärkt, der über eine Hypokaliämie mit Störung der Darmmotilität und auch irreversibler Schädigung der intramuralen Ganglien die Obstipation unterhält. Eine Enuresis nocturna ist meist ebenfalls psychisch bedingt. Bei unwillkürlichem nächtlichem Urinabgang ist auch an epileptische Anfälle (Schlaf-Grand mal) zu denken.

Latente Miktions- und Defäkationsstörungen werden **medikamentös** durch parasympathisch oder sympathisch wirkende Substanzen und Muskelrelaxantien verstärkt.

2.5.2.2 Sexualfunktionsstörung

Untersuchung. Nach Störungen der Sexualfunktion ist gezielt zu fragen. Als neurologisches Symptom kommen sie selten isoliert, häufiger als Teil eines komplexen Syndroms mit Miktions- und Defäkationsstörung vor. Beschwerdeangaben über Impotenz oder Frigidität sind nach sexueller Inappetenz, fehlender Erektion und Lubrikation (muköse Schleimhautsekretion), Ejakulation bzw. Kontraktionen von Vagina und Uterus und fehlendem intensiven Lustempfinden, dem Orgasmus, zu unterscheiden. Physiologische nächtliche bzw. morgendliche Erektionen oder pathologische Schmerzen beim Koitus sind ebenso zu erfragen wie die Abhängigkeit der Störung von Partner, Situation oder Umgebung. Ergibt sich ein Anhalt für eine psychogene Störung, ist eine ausführliche biographische Anamnese zu erheben.

Bei der neurologischen Untersuchung sind die Sensibilität und Reflexe (s.o.) im lumbosakralen Bereich zu prüfen. Auf Zeichen einer endokrinen Dysfunktion, wie z.B. verminderte Sexualbehaarung und Gynäkomastie bzw. Hirsutismus und Amenorrhö ist ebenfalls zu achten. Entsprechend ist, abgesehen von einer urologischen bzw. gynäkologischen, auch eine endokrinologische Untersuchung indiziert.

Ätiopathogenese. Während die parasympathischen, sympathischen und zentralnervösen reflektorischen Vorgänge auf spinaler Ebene auch ohne Verbindung zu den zerebralen Zentren ablaufen können, ist der Antrieb zu sexueller Aktivität ebenso wie das Erleben des Orgasmus an die Intaktheit von Hypothalamus, limbischem System und den Verbindungen zu den spinalen Zentren gebunden. Degenerative **Hirnerkrankungen**, insbesondere linksseitige ischämische Insulte und Prozesse der Stirnhirnkonvexität, gehen mit Verminderung der sexuellen Aktivität einher. Demgegenüber stellt sich bei Beteiligung des orbitalen Stirnhirns, wie z.B. bei M. Pick, eine allgemeine Enthemmung, darunter auch der Sexualität, ein *(vgl. S. 85 u. S. 153).*

Eine ausgeprägte Hypersexualität mit Hyperphagie wurden von H. Klüver und P.C. Bucy (1937) nach bilateraler Temporallappenresektion bei Rhesus-Affen beobachtet. Beim Menschen kann sich ein **Klüver-Bucy-Syndrom** nach beidseitiger Läsion der medialen Temporallappenanteile, z.B. nach Trauma, Herpes-simplex-Enzephalitis oder paraneoplastischer Enzephalopathie entwickeln. Das Syndrom umfaßt neben der gesteigerten Sexualität eine emotionale Verflachung und Furchtlosigkeit sowie einen Verlust mnestischer Leistungen bis zum dementativen Abbau, ferner Aphasie und optische Agnosie. Sexuelle Erregungen, gelegentlich mit Erektion und Ejakulation bzw. Lubrikation, können auch während eines psychomotorischen Anfalls auftreten (Temporallappen-Epilepsie).

Bei kompletter Querschnittslähmung kann es im Stadium des **spinalen Schocks** trotz Ausfalls der Sexualfunktionen zur Füllung der Schwellkörper des Penis durch die Vasoparalyse kommen (Pseudopriapismus). Mit Einsetzen des spinalen Reflexbogens sind vollständige Erektion und Ejakulation bzw. Lubrikation sowie vaginale und uterine Kontraktionen möglich, die unabhängig von emotionalen Einflüssen, sensibler und orgastischer Empfindung ablaufen. Bei der Frau kommen Wochen bis Monate nach der Läsion Ovulation und Menstruation wieder in Gang, eine Schwangerschaft und schmerzlose Entbindung sind selbst bei Unterbrechung der sympathischen Efferenzen möglich.

Unter den bei Multipler Sklerose häufigen Sexualfunktionsstörungen überwiegen unvollständige oder fehlende Erektionen *(S. 231).* Durch fehlenden sympathischen Einfluß kommt es auch zur Hodenatrophie. Die Degeneration des sympathischen Nucleus intermediolateralis im Thorakolumbalmark bei Shy-Drager-Syndrom hat frühzeitig eine Störung vor allem der Ejakulation zur Folge *(S. 158).* Insbesondere die diabetische, aber auch die alkoholische **Polyneuropathie** sind häufige Ursachen von Erektions- und Ejakulationsstörungen schon bei jungen Männern. Der erektilen Impotenz geht oft schon Zeugungsunfähigkeit voraus, da bei zunächst überwiegendem Befall der sympathischen Efferenzen und fehlender Kontraktion des M. sphincter vesicae internus die Ejakulation retrograd in die Harnblase erfolgt.

Als Folge einer Beckenvenenthrombose oder pharmakogen (lokale Injektion von Papaverin, im Rahmen der Behandlung der Erektionsstörungen durch Schwellkörperinjektionstechniken) kann sich ein **Priapismus**, d.h. eine schmerzhafte Dauerfüllung der Corpora cavernosa des Penis, mit der Gefahr einer irreversiblen Fibrose der Schwellkörper entwickeln.

Abgesehen von einem endokrinen (hypothalamisch, hypophysär oder peripher sekretorisch) oder medikamentös bedingten **hormonellen** Ungleichgewicht verursachen Barbiturate, Antidepressiva, Neuroleptika und Antihypertensiva Sexualfunktionsstörungen.

> Man darf jedoch nicht verkennen, daß die überwiegende Zahl der Sexualfunktionsstörungen auf emotionale, situative und soziokulturelle Faktoren sowie intrapsychische und interpersonelle Konflikte zurückzuführen ist.

2.6 Störungen der Koordination und Artikulation

2.6.1 Koordinationsstörungen

> *Definition.* Eine Koordinationsstörung wird als Ataxie bezeichnet. Der Patient klagt über Schwindel, Gleichgewichtsstörung, Fallneigung, Zittern und Ungeschicklichkeit. Stand, Gang und Zeigeversuche sind unsicher. Häufig ist auch die Artikulation gestört. Eine Ataxie beruht meist auf einer zerebellaren, spinalen, vestibulären Läsion oder psychogenen Störung.

Störung der Feinmotorik

Untersuchung. Man prüft die Feinmotorik der Hände durch rasch alternierende Supinations- und Pronationsbewegungen (Diadochokinese), die der Finger durch rasch aufeinanderfolgendes Tippen aller Finger einer Hand auf den Daumen bis zur Kleinfinger-Opposition. Auf diese Weise läßt sich eine

- **Dysdiadochokinese** (Störung der Feingeschicklichkeit),
- **Bradydiadochokinese** (verlangsamte Supination-Pronation) oder
- **Adiadochokinese** (Ausfall der Feinmotorik) registrieren.

Dysmetrie der Zeigeversuche

Untersuchung. Der Patient wird aufgefordert, bei geschlossenen Augen seine Zeigefingerspitzen zu berühren. Anschließend soll er in langsamer, bogenförmiger Bewegung mit dem Zeigefinger die Nase treffen. Der **Finger-Nase-Versuch** kann ein- oder beiderseitige Zielunsicherheit (Dysmetrie, Hypo- oder Hypermetrie) ergeben. Bei ataktischen Zielbewegungen wird Tremor beobachtet *(Syn. 35)*. Analog ist die Koordination der unteren Extremitäten durch den **Knie-Hacke-Versuch** zu prüfen. Der Patient soll bei geschlossenen Augen mit der Ferse die Patella treffen. Auch hierbei kommt es wieder auf den Seitenvergleich an.

Eine Variante ist der **Bárány-Zeigeversuch**. Der Patient zielt zunächst bei offenen, dann geschlossenen Augen mit dem Zeigefinger des gestreckten Arms den des Untersuchers an. Zeigt er konstant daneben, so ist eine gleichseitige Läsion anzunehmen.

Wenn ataktisch-hypermetrische Bewegungen »ungebremst« ablaufen, droht der Patient sich selbst zu verletzten. Zur Prüfung des »**Rebound-Phänomens**« stößt man den ausgestreckten Arm des Patienten leicht nach unten und beobachtet die federnde Bewegung zurück in die Ausgangsposition. Pathologisch ist ein überschießender Rückstoß als Folge des gestörten Zusammenspiels der Agonisten und Antagonisten.

Synopsis 35: Finger-Nase Versuch. Die Zielbewegung ist hypermetrisch und mit zunehmendem Zittern (Intentionstremor) verbunden. Der Befund spricht für eine zerebellare Ataxie.

Tabelle 20: Tremorfrequenzen

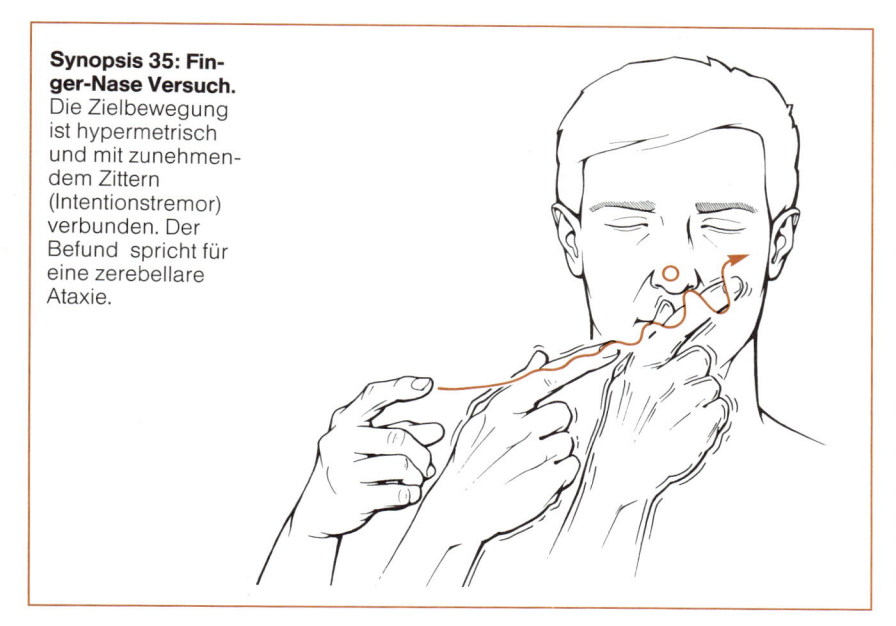

Tremorart	Frequenz
physiologischer Tremor	10/s
essentieller Tremor	10/s
Parkinson-Tremor	4–7/s
◄ zerebellarer Tremor	4–5/s

Tremor

Untersuchung. Schon in Ruhe läßt sich ein Zittern der Hände, Extremitäten oder des Kopfes beobachten (Ruhetremor), der im Vorhalteversuch verstärkt in Erscheinung tritt (Haltetremor). In den Zeigeversuchen zeigt sich ein **Intentionstremor**, der fein- oder grobschlägig bis zum Wackeln (»Wackeltremor«) sein kann. Hinsichtlich der ätiologischen Einordnung ist besonders auf die Zu- oder Abnahme des Zitterns bei Zielbewegungen und auf die Tremorfrequenz zu achten *(Tab. 20)*. Ein pathologischer Tremor wird ebenso wie der sehr diskrete, feinschlägige physiologische Tremor affektiv verstärkt. Ein psychogenes, meist grobschlägiges Zittern ist durch Ablenken des Patienten vollständig zu unterbrechen.

Stand- und Gangataxie

Untersuchung. Ein ataktischer Stand oder Gang fällt dadurch auf, daß der Patient das Gleichgewicht nicht bzw. nur breitbeinig unter optischer Kontrolle halten kann. Bei Augenschluß kann sich die Ataxie derart verstärken, daß der Patient zu Fall kommt. Stand- und Gangunfähigkeit wird als **Astasie** bzw. **Abasie** bezeichnet.

Romberg-Versuch. Der Patient soll zunächst mit offenen, dann geschlossenen Augen und eng zusammenstehenden Füßen das Gleichgewicht bewahren. Kommt es nach Augenschluß zu einer schwankenden Körperbewegung, so ist das **Romberg-Zeichen** als Hinweis auf eine **spinale Ataxie** positiv. Bei zerebellarer Ataxie ist die Koordinationsstörung von der optischen Kontrolle unabhängig.

Unterberger-Tretversuch. Der Patient wird aufgefordert, bei geschlossenen Augen fünfzigmal auf der Stelle zu treten. Eine Körperdrehung um 45° nach rechts oder links gilt als physiologisch, eine darüber hinaus gehende Abweichung ist pathologisch *(Syn. 36)*. Diese weist auf eine homolaterale Kleinhirnschädigung hin, findet sich aber auch bei gleichseitigem Labyrinthausfall.

Bei der Untersuchung ist darauf zu achten, daß der Patient sich weder an optischen noch akustischen Reizen orientiert.

Tremor

Untersuchung
Man beobachtet den Tremor in Ruhe, im Vorhalte- und Zeigeversuch. Die *Tabelle 20* zeigt die verschiedenen Tremorfrequenzen.

Stand- und Gangataxie

Untersuchung
Eine Stand- oder Gangunsicherheit kann sich bei Augenschluß zur Stand- und Gangunfähigkeit (Astasie bzw. Abasie) verstärken.

Wird der Stand bei fehlender optischer Kontrolle unsicher, liegt eine **spinale Ataxie** vor. Das **Romberg-Zeichen** ist positiv.

Wenn der Patient bei geschlossenen Augen auf der Stelle tritt und sich dabei um mehr als 45° dreht, ist der **Unterberger-Tretversuch** positiv *(Syn. 36)*. Eine pathologische Drehung gilt als Hinweis auf eine homolaterale Läsion des Kleinhirns oder des Labyrinths.

Synopsis 36: Unterberger-Tretversuch. Eine pathologische Drehung (> 45°) gilt als Hinweis auf eine homolaterale Kleinhirn- oder Labyrinthschädigung.

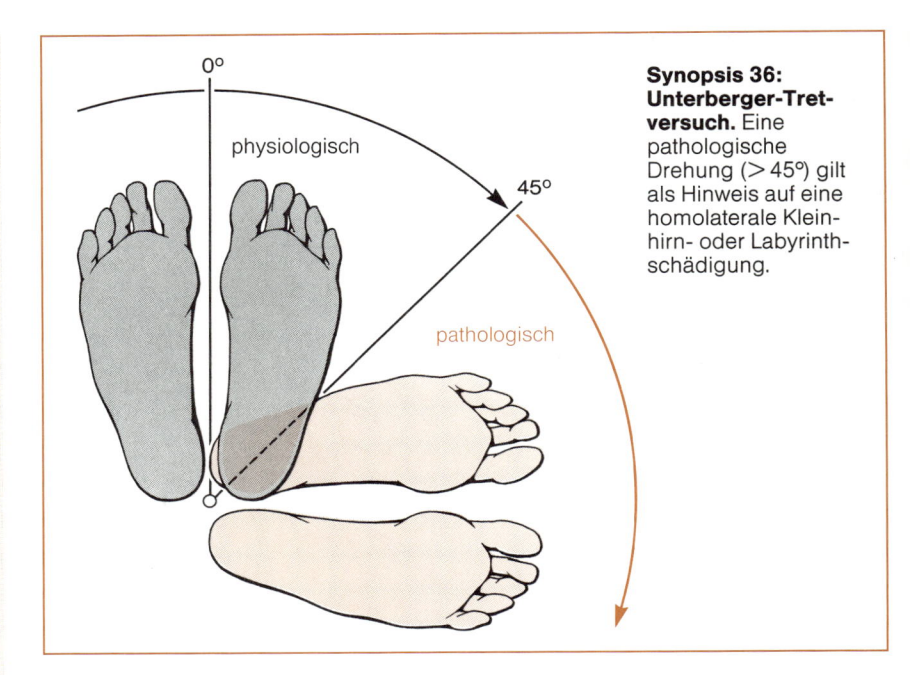

Zur Prüfung einer Gangataxie beobachtet man den spontanen Gang, den Seiltänzer- und Blindgang.

Zur Prüfung einer Gangataxie (lokomotorische Ataxie) werden die folgenden **Gangqualitäten** untersucht:

- Spontaner Gang (normales Gangbild),
- Seiltänzergang oder Paßgang unter optischer Kontrolle,
- Blindgang.

Ätiopathogenese
Eine **sensible Ataxie** entwickelt sich insbesondere bei Polyneuropathien (S. 354).

Eine **spinale Ataxie** beruht auf einer Hinterwurzel- und Hinterstrangläsion z.B. bei Tabes dorsalis, Tumoren, Verletzungen oder entzündlichen Erkrankungen des Rückenmarks.

Die **zerebellare Ataxie** aufgrund eines Tumors, Hämatoms, Infarkts oder einer Atrophie hängt von der Lokalisation der Kleinhirnschädigung ab.

Ätiopathogenese der Koordinationsstörungen. Wenn bei Schädigungen peripherer Nerven, insbesondere Polyneuropathien (S. 354), alle sensiblen Qualitäten einschließlich der Tiefensensibilität ausfallen, spricht man von **sensibler Ataxie**.

Eine **spinale Ataxie** wird durch Schädigung der Hinterwurzeln und Hinterstränge z.B. bei Tabes dorsalis (S. 213) und funikulärer Myelose (S. 190) hervorgerufen. Weitere Ursachen sind Tumoren und Fehlbildungen, Verletzungen und entzündliche Erkrankungen des Rückenmarks. Bei einseitiger Läsion findet sich eine homolaterale Dysmetrie (bzw. Fallneigung zur Herdseite), da der Funiculus posterior erst in der Medulla oblongata kreuzt.

Die **zerebellare Ataxie** ist bei vaskulären Schädigungen (Infarkt, Hämatom), Tumoren, Fehlbildungen oder atrophischen Veränderungen des Kleinhirns zu beobachten. Darüber hinaus gibt es eine Reihe von degenerativen Erkrankungen, die mit Koordinationsstörungen und Myoklonien verbunden sind (Tab. 15, S. 52). Die Art der Ataxie ist von der **Lokalisation** einer Kleinhirnschädigung abhängig. So führt eine Läsion des Archizerebellums (Nodulus und Flokkulus) vorwiegend zur Rumpf-, Stand- und Gangataxie, eine Schädigung des Paläozerebellums (Culmen, Lobus centralis, Vermis inferior) zur beinbetonten Ataxie. Ist das Neozerebellum (Hemisphären) betroffen, so kommt es zu Blickrichtungsnystagmus, Dysarthrophonie (s.u.), Dysmetrie der Zeigeversuche mit Intentionstremor und Muskelhypotonie. Die Symptomatik prägt sich homolateral zur Läsion aus, da der Tractus spinocerebellaris posterior nach Umschaltung im Hinterhorn ungekreuzt zum Kleinhirn verläuft. Der Unterberger-Tretversuch fällt pathologisch aus (s.o.).

Pharmaka können ebenso wie Alkohol eine Kleinhirnataxie verursachen.

Eine Stand- und Gangataxie bei Alkoholismus ist entweder auf eine Intoxikation (zerebellare Störung) oder auf eine Polyneuropathie (sensible Ataxie) zurückzuführen. Als Pharmakanebenwirkung, wie z.B. bei Überdosierung mit Antiepileptika (Phenytoin, Carbamazepin), kommt eine der Alkoholintoxikation vergleichbare zerebellare Ataxie mit Fallneigung, Nystagmus und Dysarthrie vor.

2.6 Störungen der Koordination und Artikulation

Koordinationsstörungen bei kontinuierlicher Schädigung der Hinterstränge und spinozerebellarer Bahnen liegt meist eine **Systemdegeneration** zugrunde (vgl. heredodegenerative Erkrankungen, S. 177). Die Multiple Sklerose (MS) kann sich, entsprechend dem disseminierten Befall des ZNS (»Enzephalomyelitis disseminata«), sowohl mit einer spinalen als auch zerebellaren Ataxie manifestieren *(S. 231)*.

Abgesehen von zerebellaren Funktionsstörungen findet sich eine Dys- oder Adiadochokinese auch bei zentralen spastischen Paresen. Eine Bradydiadochokinese ist meist durch Parkinson-Rigor bedingt *(S. 48 u. S. 155)*.

Heredodegenerative Erkrankungen und die Multiple Sklerose (MS) rufen häufig eine spinozerebellare Ataxie hervor.

Die Diadochokinese ist bei zerebellaren und extrapyramidalen Störungen sowie spastischer Tonuserhöhung beeinträchtigt.

> Während der Parkinson-Tremor (Ruhe-Tremor) bei gezielter Bewegung abnimmt *(S. 47)*, tritt der zerebellare Tremor verstärkt bei Zielbewegungen in Erscheinung (Intentionstremor).

Der Parkinson-Tremor nimmt im Gegensatz zum zerebellaren Tremor bei Zielbewegungen ab *(S. 47)*.

Der dominant vererbte essentielle Tremor kann ebenfalls bei intendierten Bewegungen zunehmen. »Flapping-Tremor« (Asterixis) ist ein Haltetremor, der im hepatischen Koma beobachtet wird *(S. 193)* und bei M. Wilson vorkommt *(S. 186)*.

2.6.2 Dysarthrie

> **Definition.** Dysarthrien sind Störungen der Sprechmotorik mit ungenauer Lautbildung. Meist sind zugleich die Sprechatmung und Stimmbildung (Phonation) beeinträchtigt, so daß man auch von Dysarthrophonie spricht. Je nach dem Ort der Läsion unterscheidet man eine kortikale, pseudobulbäre, bulbäre, extrapyramidale und zerebellare Dysarthrie. Diese Sprechstörungen sind von den aphasischen Sprachstörungen *(S. 77)* abzugrenzen.

◀ Definition

Untersuchung. Man beobachtet die Mundmotorik, die Qualität der Lautbildung (Konsonanten und Vokale), den Redefluß, die Phonation und die Atmung *(Syn. 37a)*. Diagnostisch hilfreich sind Sätze zum Nachsprechen wie z.B. »Die Katze tritt die Treppe krumm«, »Liebe Lilli Lehmann«, oder »Blaukraut bleibt Blaukraut und Brautkleid bleibt Brautkleid«.

Untersuchung
Bei der Artikulationsprüfung achtet man auf Mundmotorik, Lautbildung, Redefluß, Phonation und Atmung *(Syn. 37a)*.

Ätiopathogenese. Die *Synopsis 37b* gibt einen Überblick über die vielfältigen Dysarthrieformen in Abhängigkeit von dem Ort der Läsion.

Ätiopathogenese
Zu den zahlreichen Ursachen der Dysarthrien siehe *Synopsis 37b*.

Synopsis 37a: Dysarthrophonie als Kombination von Störungen der Artikulation (Dysarthrie), Stimmbildung (Dysphonie) und Sprechatmung (Dyspnoe).

```
                    Dysarthrophonie
         ┌──────────────┼──────────────┐
     Dysarthrie      Dyspnoe        Dysphonie
     
  Dysfunktion der  Abnahme des Atem-  Einschränkung der
  Artikulation bei volumens, Frequenz- Phonation (Höhe,
  zentralen oder   anstieg der Atmung, Dynamik, Qualität und
  peripheren       arrhythmische Atem- Stabilität der Stimme)
  Läsionen         bewegungen
  
  Störung der      Störung der         Störung der
  Sprechmotorik    Sprechatmung        Stimmbildung
```

Synopsis 37 b: Pathologische Sprechmerkmale und Ätiopathogenese der Dysarthrien

Formen der Dysarthrie	Pathogenese	Ätiologie
Kortikal. Unscharfe Konsonantenbildung, »abgehackter Sprechrhythmus« und Stimmstörung.	Läsion der Großhirnhemisphäre (»Hemisphärendysarthrie«)	Hirninfarkt, -tumor, -trauma u.a.
Pseudobulbär. Ungenaue Konsonanten, monotone Intonation und Dynamik, rauhe, zu tiefe, gepreßte Stimme, langsame Sprechgeschwindigkeit	Supranukleäre Läsion, Unterbrechung des Tractus cortico-nuclearis beiderseits (Pseudobulbärparalyse)	Hirninfarkt, -tumor, -trauma, Enzephalitis, Lues u.a.
Bulbär. Hypernasalität, »kloßiges« Sprechen, ungenaue Artikulation, monotone Intonation	Hirnstammläsion, nukleäre Atrophie, periphere Ausfälle der Hirnnerven (Bulbärparalyse), auch muskulär bedingt (myopathisch, myasthenisch)	Syringomyelie, Poliomyelitis, amyotrophische Lateralsklerose, Polyneuropathie. Polymyositis, Muskeldystrophie, Myasthenia gravis
Extrapyramidal. Monotone Intonation, hypokinetische Artikulation, leise Stimme (Mikrophonie) oder »hyperkinetisch-explosiv« (Makrophonie)	Schädigung der Stammganglien und ihrer Bahnen zum Kortex und Hirnstamm	Parkinson-Krankheit, Chorea Huntington, Torsionsdystonie, Wilson-Krankheit u.a.
Zerebellar. »Ataktisch« skandierend, unangemessene Betonung, ungenaue Konsonanten, gedehnte Vokale, rauhe, tiefe Stimme (»Löwenstimme«), längere Pausen bei wechselndem Sprechtempo	Kleinhirnschädigung	Multiple Sklerose, Heredoataxien und toxische Schädigung (Alkolismus) des Kleinhirns, Infarkt, Tumor, Trauma u.a.

2.7 Untersuchung psychischer Funktionen

2.7.1 Neuropsychologische Syndrome

Definition. Neuropsychologische Syndrome sind Störungen komplexer psychischer Funktionen (Aphasie, Apraxie, Alexie, Agraphie, Akalkulie und Agnosie), die häufiger kombiniert als isoliert vorkommen und meist auf eine umschriebene Hirnschädigung zurückzuführen sind.

Untersuchung
Dysfunktionen der Sprache, des Lesens und Schreibens sind von Störungen des Sprechens, der Stimme und des Hörens abzugrenzen. Sie können in einem Funktionskreis von Wahrnehmen und Bewegen angeordnet werden *(Syn. 38)*.

Untersuchung. Zum besseren Verständnis der neuropsychologischen Syndrome, die ebenso wie die Hör-, Sprech- und Stimmstörungen mit der griechischen Verneinungsvorsilbe »A« versehen sind, werden sie in der *Synopsis 38* diesen gegenübergestellt und kreisförmig aufeinander bezogen. Die im oberen Halbkreis aufgeführten neuropsychologischen Syndrome sind Störungen der **Sprache** (Aphasie), des Lesens (Alexie) und Schreibens (Agraphie); sie bilden eine Funktionseinheit ebenso wie die im unteren Halbkreis aufgeführten Störungen des **Sprechens** (Anarthrie), der Stimme (Aphonie) und des Hörens (Anakusis). Sie können in einem Funktionskreis von **Wahrnehmen** und **Bewegen** gesehen und entweder zur Seite der Wahrnehmung angeordnet werden, wie die Störung des Erkennens (Agnosie), oder zur Seite der Bewegung, wie die Störung des Handelns (Apraxie).

Synopsis 38: Kreisförmig nach der Wahrnehmungs- und Bewegungsseite geordnete Funktionsstörungen. Die Aphasie und weitere neuropsychologische Syndrome (oberer Halbkreis) sind von Störungen des Sprechens, der Stimme und des Hörens (unterer Halbkreis) zu differenzieren.

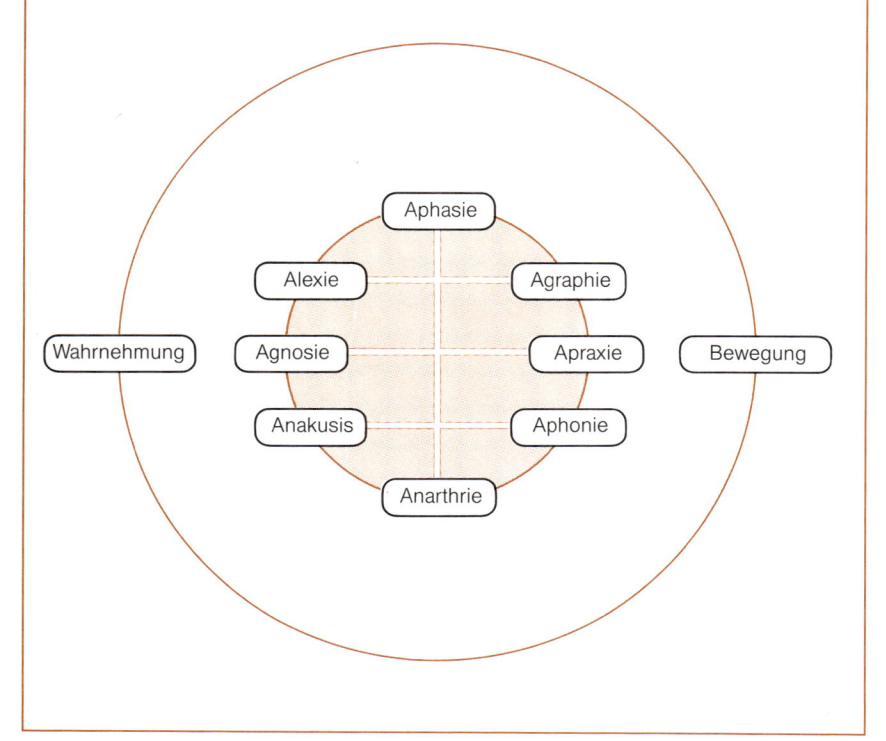

```
                        Aphasie
            Alexie              Agraphie
Wahrnehmung Agnosie              Apraxie    Bewegung
            Anakusis            Aphonie
                        Anarthrie
```

2.7.1.1 Aphasie

Definition. Unter Aphasien versteht man zentrale Sprachstörungen. Sie machen drei Viertel aller neuropsychologischen Syndrome aus. Man unterscheidet die motorische von der sensorischen, der amnestischen und der globalen Aphasie. Diese Syndrome sind in der Regel bestimmten Arealen der fronto-temporo-parietalen Sprachregionen zuzuordnen. P. Broca (1861) beschrieb erstmals eine vorwiegend motorische Aphasie, C. Wernicke (1874) grenzte die sensorische Aphasie ab. Von globaler Aphasie spricht man bei schwerer expressiver und rezeptiver Sprachstörung, von amnestischer Aphasie bei leichterem Funktionsausfall mit Wortfindungsstörungen. Bei polyglotten Aphasikern ist die Muttersprache am wenigsten gestört.

Untersuchung. Ein auffällig vermehrter oder reduzierter Redefluß, »fluent or non-fluent aphasia«, Sprachverständnis- und Wortfindungsstörungen sowie ein veränderter Satzbau sind eindrückliche Hinweise auf eine aphasische Störung. Zu den einzelnen Formen und Leitsymptomen siehe *Tabellen 21 bis 23*.
● Bei **motorischer** Aphasie (Broca-Aphasie) ist die Spontansprache verlangsamt (»non-fluent«). Die Sätze sind im Sinne des **Agrammatismus** stark verkürzt (»Telegrammstil«) und durch vermehrte »Sprachanstrengung« charakterisiert. Häufig treten phonematische Paraphasien (Lautverwechslungen) auf, d.h. der Aphasiker vertauscht einzelne Laute (»Afpel« statt »Apfel«).
● Für eine **sensorische** Aphasie (Wernicke-Aphasie) sind neben einem stark gestörten Sprachverständnis Satzabbrüche und -verschränkungen sowie Verdopplung von Satzteilen typisch **(Paragrammatismus)**. Die Spontansprache ist flüssig (»fluent«), aber sinnentleert (gestörte Eigenwahrnehmung). Abgesehen von phonematischen Paraphasien kommen überwiegend semantische Paraphasien (Wortverwechslungen) vor. Dabei wird ein Wort durch ein meist sinnverwandtes (»Birne« statt »Apfel«) ersetzt. Es häufen sich Neologismen, d.h. Wort-

2.7.1.1 Aphasie

◀ Definition

Untersuchung
Zu den Leitsymptomen und Formen der Aphasien siehe *Tabellen 21–23*.

Die **motorische** Aphasie (Broca-Aphasie) ist durch Agrammatismus und phonematische Paraphasien gekennzeichnet.

Für die **sensorische** Aphasie (Wernicke-Aphasie) sind eine ausgeprägte Sprachverständnisstörung, der Paragrammatismus, semantische ebenso wie phonematische Paraphasien und Neologismen charakteristisch.

Bei der **globalen** Aphasie sind die Spontansprache und das Sprachverständnis extrem gestört. Diese Aphasieform weist Automatismen, Stereotypien, Neologismen und Paraphasien auf.
Bei **amnestischer** Aphasie fallen vor allem Wortfindungsstörungen auf *(Syn. 39)*.

neubildungen (wie z.B. »Beißfrucht«). Man spricht von Jargon-Aphasie, wenn bei flüssiger Sprachproduktion semantische und/oder phonematische Paraphasien in sinnloser Folge auftreten, zum Beispiel: »Aspel Dings mal sehn irgendwie was da noch dran kommt davon ein Wurmschluckser...«

● Die **globale** Aphasie ist durch erheblich verminderte Spontansprache (»nonfluent«) und stark gestörtes Sprachverständnis bei zahlreichen phonematischen und semantischen Paraphasien charakterisiert. Neben Neologismen kommt es zu häufigen Perseverationen, Redefloskeln, Stereotypien und Automatismen (»so so, da da«).

● Bei **amnestischer** Aphasie fallen besonders Wortfindungsstörungen auf *(Syn. 39)*, die durch Ersatzstrategien kompensiert werden (»fluent«). Gegenstände werden nicht benannt, sondern z.B. umschrieben (Apfel: »hängt am Baum«).

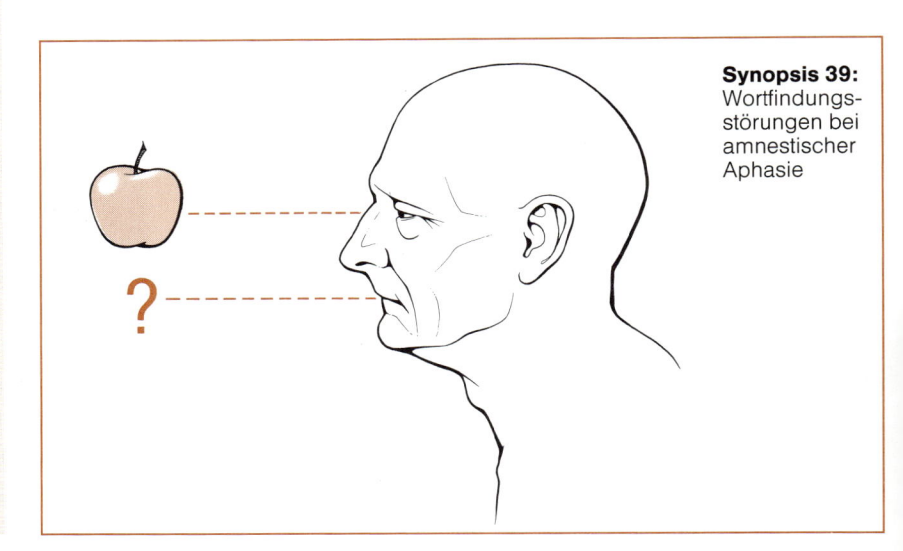

Synopsis 39: Wortfindungsstörungen bei amnestischer Aphasie

Tabelle 21: Formen und Topik der Aphasien		
Formen	**Symptomatik**	**Lokalisation**
motorische (Broca-) Aphasie	Expressive Aphasie, Einschränkung bis zum Verlust der Ausdrucksfähigkeit von Sprache, Schrift und Lesen. Spontansprache verlangsamt, Agrammatismus (Telegrammstil), vorwiegend phonematische Paraphasien, vermehrte Sprachanstrengung, Sprachverständnis weitgehend erhalten, kortikale Dysarthrophonie	Frontaler Anteil der Sprachregion, einschließlich Insel im Bereich der A. praerolandica
Sensorische (Wernicke-) Aphasie	Rezeptive Aphasie, Verlust des Verständnisses für Sprache und Schrift. Flüssige, aber inhaltsarme Spontansprache, Logorrhö (ungehemmter Sprachfluß), Paragrammatismus, sprachliche Selbstkontrolle fehlt. Phonematische und semantische Paraphasien sowie Neologismen bis zum Jargon (Jargon-Aphasie)	Hinteres Drittel der oberen Schläfenwindung im Bereich der A. temporalis posterior
Globale Aphasie	Kaum Sprachproduktion, meist Automatismen, Stereotypien und Floskeln. Grob abweichende semantische und phonematische Paraphasien, Perseverationen, Echolalie, Neologismen. Sprachverständnis stark gestört. Alexie, Agraphie, häufig Dysarthrophonie.	Ausgedehnte Läsion fronto-temporo-parietal im Bereich der A. cerebri media
Amnestische Aphasie	Spontansprache durch Wortfindungsstörungen beeinträchtigt. Sprachverständnis, Schreiben und Lesen leicht gestört. Wenig phonematische und semantische Paraphasien.	Temporo-parietal

Tabelle 22: Sonderformen der Aphasie

Sonderform	Symptomatik	Lokalisation
Leitungsaphasie	Flüssige Sprache, phonematische Paraphasien, Nachsprechen fast unmöglich, Benennen von Begriffen erhalten.	Unterbrechung des Fasciculus arcuatus zwischen Broca- und Wernicke-Region
Transkortikal-sensorische Aphasie	Wenig Spontansprache, Sprachverständnisstörungen Wortfindungsstörungen, Echolalie, Nachsprechen ohne Sinnverständnis	Zwischen Sprachregion und sensorischem Assoziationskortex
Transkortikal-motorische Aphasie	Kaum Spontansprache, gutes Nachsprechen und Lesen, Sprachverständnis erhalten.	Läsion wahrscheinlich in der Broca-Region

Aphasie-Test. Mit dem »Aachener Aphasie-Test« (AAT) lassen sich die einzelnen Syndrome zuverlässig differenzieren.
Man untersucht

- Spontansprache,
- Schriftsprache,
- Nachsprechen,
- Benennen und
- Sprachverständnis.

Der **Token-Test,** der auch im AAT integriert ist, erfaßt 90% der Aphasien. Er gibt deren Schweregrad an und dient der Verlaufsbeobachtung. Aus dem vorgelegten Testmaterial soll der Patient eine Auswahl farbiger Kreise und Rechtecke zeigen und zunehmend schwierigere Aufgaben ausführen. Dabei werden Sprachverständnis und Sprachverarbeitung geprüft **(vgl. Abb. 11 Farbtafel S. 409).**

Aphasie-Test
Zur Differenzierung der zentralen Sprachstörungen eignet sich der »Aachener Aphasie-Test«. Man untersucht die Spontan- und Schriftsprache, das Nachsprechen, Benennen und Sprachverständnis. Der darin enthaltene **Token-Test** weist 90% der Aphasien nach **(s. Abb. 11, Farbtafel S. 409).**

Tabelle 23: Leitsymptome aphasischer Sprachstörungen

Definition	Beispiel »Apfel«
Phonematische Paraphasie. Auslassen, Umstellen, Ersetzen, Hinzufügen von Lauten	»Afel«, »Afpel«, »Askel«, »Ampfel«
Semantische Paraphasie. Wortverwechslungen	»Birne«, »Baum«
Semantischer Neologismus. Wortneubildungen	»Beißfrucht«
Agrammatismus. Telegrammstil	»Gestern ... Apfel ... pflücken ...«
Paragrammatismus. Abbruch von Sätzen und Verdoppelung von Satzteilen und Satzverschränkungen	»Meine ... ich habe gestern bei ... eh .. bei im Garten gestern hm dann habe ich ... ach ja, den Birne«
Redefloskel. Inhaltsleere Redewendung	»ja, aber sicher doch«
Stereotypien. Wiederkehrende Floskel	»meine Güte, meine Güte«
Sprachautomatismen. Häufig wiederkehrende Wörter und Neologismen.	»so ... so ... so, gaga ... ga ... gaga.«
Wortfindungsstörungen. Umschreibung	»hängt am Baum«

Ätiopathogenese
Schlaganfälle stehen an erster Stelle der Aphasie-Ursachen.

Das Sprachzentrum des Rechtshänders liegt in der linken Hemisphäre **(Hemisphärendominanz)**. 5% der Bevölkerung sind Linkshänder, bei denen in > 50% ebenfalls die linke Hemisphäre sprachdominant ist. Über die Lokalisation der Sprachstörungen informieren die *Tabellen 21, 22* und *Synopsis 40*.

Disconnection-Syndrome sind Leitungsstörungen bei Unterbrechung von Assoziations- und Kommissurenfasern.

Ätiopathogenese. Schlaganfälle sind die häufigsten Ursachen einer Sprachstörung, gefolgt von Hirntraumen, -tumoren und Enzephalitiden. Ein paroxysmaler Sprachverlust (»speech arrest«) oder dysphasische Symptome können zu Beginn bzw. im Verlauf fokaler epileptischer Anfälle auftreten *(S. 397)*.

Sprache und **Händigkeit** sind miteinander funktionell und anatomisch verbunden (Hemisphärendominanz). Das Sprachzentrum des Rechtshänders liegt in der linken Hemisphäre, dasselbe gilt für Ambidexter (Beidhänder). 5% der Bevölkerung sind Linkshänder, deren Sprachzentrum meist bilateral angelegt ist; bei > 50% der Linkshänder dominiert aber die linke Hemisphäre.

Pathologisch-anatomische und computertomographische Befunde sprechen für Läsionen kortikaler und subkortikaler Areale in der Sprachregion der dominanten Hemisphäre. Zur topischen Zuordnung der einzelnen Aphasie-Formen siehe *Tabellen 21, 22* und *Synopsis 40*.

Eine **Akalkulie** ist ebenso wie **Alexie** und **Agraphie** so gut wie immer mit einer Läsion der Sprachregion verbunden. Es gibt jedoch auch ein Syndrom mit reiner Alexie bei weitgehend erhaltener Sprache und Schriftsprache. Das Syndrom ist mit einer Farbbenennungsstörung und Hemianopsie nach rechts verbunden. Es beruht auf einer Störung des linken Sehzentrums und der Verbindung zwischen intaktem kontralateralem Sehzentrum und der Sprachregion (Balkenläsion). Dieses Krankheitsbild wird den **Disconnection-Syndromen** zugerechnet, die auf einer Unterbrechung von Assoziations- und Kommissurenfasern beruhen.

Synopsis 40: Topographische Repräsentation wichtiger neuropsychologischer Funktionen, der Sprachregion und ihrer Störungen. Eine globale Aphasie liegt bei Läsionen im gesamten Versorgungsbereich der A. cerebri media vor (rot).
1. Broca-Aphasie (frontaler Anteil der Sprachregion). Durch den Kreis ist die Inselregion hervorgehoben. 2. Wernicke-Aphasie (temporaler Anteil der Sprachregion) 3. Konstruktive Apraxie (parietal) 4. Optische Agnosie (okzipital)

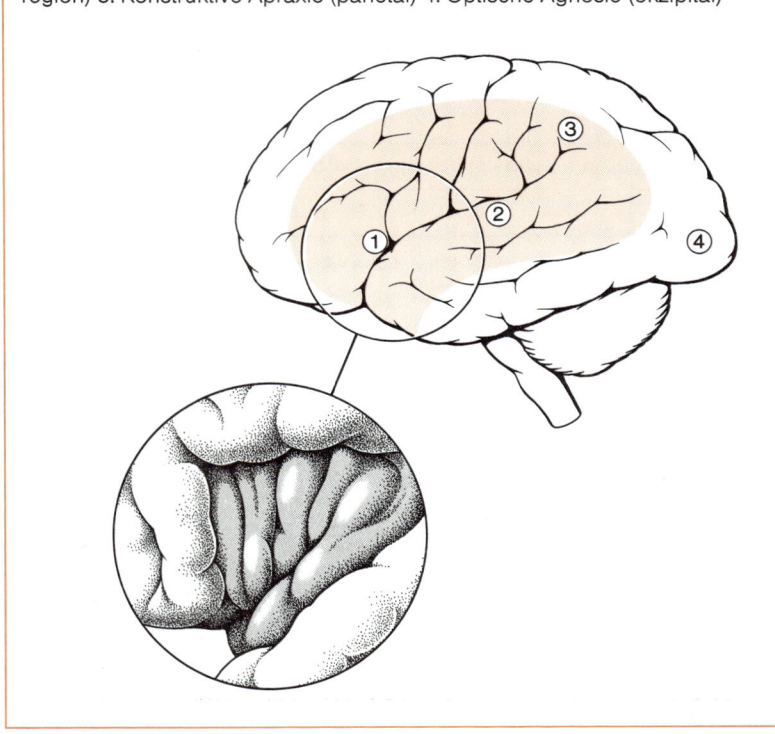

2.7.1.2 Apraxie

> **Definition.** Apraxie ist eine zentrale Störung integrierter Bewegungsabläufe und Handlungen bei erhaltener Motorik und Koordination. Damit verwandt sind räumliche Orientierungsstörungen. Apraxien beruhen meist auf Läsionen der Parietalregion.

Untersuchung. Die **ideomotorische** Apraxie ist durch die Unfähigkeit zu gezielten mimischen, gestischen oder sonstigen Bewegungen charakterisiert. Der Apraxie-Test gibt Handlungsanweisungen, die zunächst nach verbaler Aufforderung und in einem zweiten Schritt imitatorisch ausgeführt werden sollen *(Tab. 24 u. 25)*. Bei apraktischen Patienten fallen suchende, unvollständige oder übersteigerte Bewegungen, Ersatzhandlungen und Perseverationen (d.h. Wiederholungen einer vorausgegangenen Testaufgabe) auf. Eine bukkofaziale Apraxie (Gesichtsapraxie) begleitet die Mehrzahl der Sprachstörungen. Seltener ist eine Gliedmaßenapraxie.

Man spricht von **ideatorischer Apraxie,** wenn der Patient nicht imstande ist, logische Handlungsfolgen korrekt durchzuführen. Diese apraktische Störung fällt im Alltag auf, wenn zum Beispiel zuerst das Kaffeepulver eingefüllt und dann das Filterpapier eingelegt oder beim Ankleiden der Unterrock über das Kleid gezogen wird.

Bei der **konstruktiven Apraxie** ist das gezielte Handeln unter optischer Kontrolle wie das Zeichnen geometrischer Figuren (z.B. eines Hauses, *Abb. 12*) erschwert, ohne daß eine Apraxie einzelner Bewegungen vorliegen muß. Dieser Apraxie-Form verwandt ist die **räumliche Orientierungsstörung,** bei der der Patient sich in einer vertrauten Gegend nicht zurechtfindet.

Ätiopathogenese. Wie bei den Aphasien beruhen die Apraxien meist auf umschriebenen Hirnschädigungen (Hirninfarkte, -tumoren, -traumen u.a.). Schwerpunkt der Lokalisation sind für die ideomotorische Apraxie der motorische Assoziationskortex, für die ideatorische Apraxie die Parietotemporalregion der sprachdominanten Hemisphäre und für die konstruktive Apraxie der Lobulus parietalis, häufiger rechts *(Syn. 40)*.

Tabelle 24: Test zur Gesichtsapraxie	Tabelle 25: Test zur Gliedmaßenapraxie
Bukkofaziale Apraxie	Ideomotorische Apraxie der Arme
Augen (rechts/links) schließen	Winken
an einer Blume riechen	»Eine lange Nase machen«
Nase rümpfen	Armbewegungen wie beim Kämmen
Kerze ausblasen	Klavierspielen
Mund spitzen	Arm in die Hüfte stemmen
Zunge herausstrecken	Ideomotorische Apraxie der Beine
Lippen ablecken	Fuß wie auf der Fußmatte abstreifen
schnalzen	Ball kicken
Wangen aufblasen	»eingeschlafenes Bein« ausschütteln
sich räuspern	über ein kleines Hindernis steigen

Marginalien:

2.7.1.2 Apraxie

◀ Definition

Untersuchung
Die **ideomotorische Apraxie** mit Unfähigkeit zu gezielten Bewegungen (Gesichts- und Gliedmaßenapraxie) kann mit einfachen Testaufgaben *(Tab. 24 u. 25)* untersucht werden.

Eine **ideatorische Apraxie** fällt auf, wenn der Patient logische Handlungsfolgen nicht einhält.

Bei **konstruktiver Apraxie** werden geometrische Figuren nicht korrekt gezeichnet *(Abb. 12)*.

Apraxien sind häufig auf herdförmige Hirnprozesse in der Parietalregion zurückzuführen (vergleiche erneut *Syn. 40*).

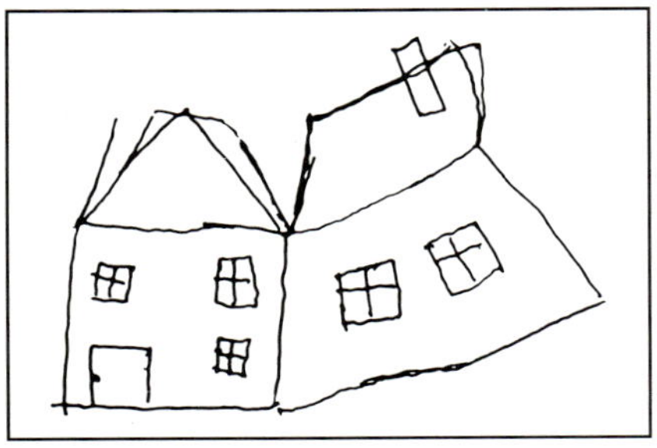

Abb. 12: Konstruktive Apraxie. Die Aufgabe lautete, die Bildvorlage eines Hauses abzuzeichnen.

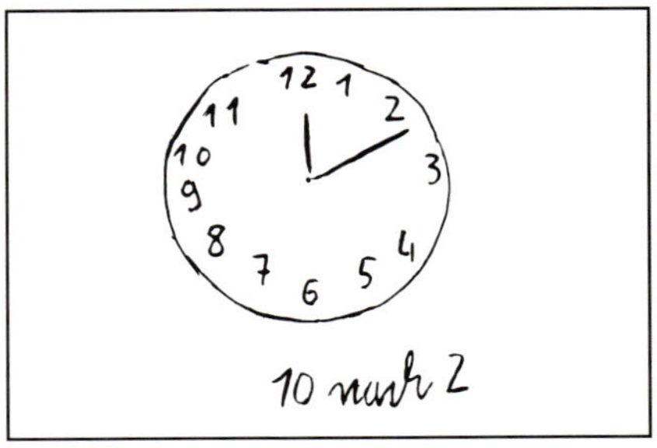

Abb. 13: Zifferblattagnosie. Der Patient sollte die Uhrzeiger in ein leeres Zifferblatt genau auf zehn Minuten nach zwei einzeichnen.

2.7.1.3 Agnosie

Definition ▶

> **Definition.** Die klassische Agnosie wird als ein Nichterkennen optischer, akustischer oder taktiler Sinnesreize bei erhaltener Funktion des Sinnesorgans aufgefaßt. Die Einordnung der agnostischen Phänomene ist umstritten. Eine Agnosie kann nur diagnostiziert werden, wenn nicht gleichzeitig eine aphasische Benennstörung vorliegt.

Untersuchung
Bei optischer Agnosie können Objekte nicht visuell erkannt, jedoch im Gegensatz zur taktilen Agnosie durch Berührung differenziert werden *(s.a. S. 61)*.

Untersuchung. Bei **visueller Agnosie** kann der Patient nicht erkennen, was er sieht, denselben Gegenstand aber identifizieren, sobald er ihn in der Hand hält. Gelegentlich besteht gleichzeitig ein optischer Funktionswandel mit zunehmendem Strukturverlust (Verblassen der Farben und Verwischen der Grenzen eines Objekts). Bei einer **Prosopagnosie** wird die Physiognomie eines vertrauten Gesichts, selbst des eigenen im Spiegel, als fremd empfunden. Bei einer **taktilen Agnosie** verhält es sich gerade umgekehrt: Der Patient ist trotz ungestörter Berührungsempfindung nicht imstande, einen Gegenstand mit geschlossenen Augen durch Betasten zu »begreifen«, aber durchaus zu erkennen, sobald er die Augen öffnet *(s.a. S. 61)*. Die klassische, heute nicht mehr als eigenständiges Phänomen aufgefaßte **akustische Agnosie** ist durch die Unfähigkeit charakterisiert, die Bedeutung eines Geräuschs oder einer Melodie zu identifizieren.

Agnostische Störungen wie die **Autotopagnosie** (Körperschemastörung) können durch Zeigeversuche getestet werden. Zur Zifferblattagnosie siehe *Abbildung 13*.

Unter **Autotopagnosie** ist eine Orientierungsstörung am eigenen Körper zu verstehen (Körperschemastörung). Sie ist zusammen mit der **Fingeragnosie** und Rechts-links-Störung dadurch zu prüfen, daß der Patient in wahlloser Folge bestimmte Teile seines Körpers zeigt. Die **Zifferblatt-** oder **Uhragnosie** läßt sich am besten graphisch belegen *(Abb. 13)*. Der Patient wird aufgefordert, durch Markieren der Zeiger auf einem leeren Zifferblatt eine bestimmte Zeit anzugeben.

Isolierte Agnosien sind selten; meist kommen sie in Kombination mit weiteren neuropsychologischen Syndromen vor, wie z.B. bei dem von J. Gerstmann (1924) beschriebenen Syndrom (s.u.): Fingeragnosie, Rechts-links-Störung, Agraphie und Akalkulie.

Ein Nichterkennen, Verleugnen oder Bagatellisieren der eigenen Erkrankung wird als **Anosognosie** bezeichnet.

Das Nichterkennen der eigenen Krankheit wird als **Anosognosie** bezeichnet. Der verbalen Anosognosie (»explicit denial«) entspricht das Verhalten (»implicit denial«). Die Patienten verleugnen oder bagatellisieren eine Erkrankung, z.B. eine Sehstörung oder Parese. Das Verhalten entspricht dem eines **Hemineglects**, d.h. der Nichtbeachtung einer Körper- oder Raumhälfte.

Ätiopathogenese
Bei Agnosien sind meist größere Anteile einer, gelegentlich auch beider Hemisphären betroffen.

Ätiopathogenese. Eine optische Agnosie wird vor allem durch okzipitale Durchblutungsstörungen verursacht. Bei einer Reihe agnostischer Syndrome, wie der Prosopagnosie, findet man eine Schädigung beider Hemisphären. Das **Gerstmann-Syndrom** wird auch als Angularissyndrom bezeichnet, da besonders der Gyrus angularis betroffen ist. Meist handelt es sich aber um ausgedehntere temporo-parietale Läsionen der linken Hemisphäre, so daß das Syndrom in seiner reinen Form kaum anzutreffen ist.

Eine **Anosognosie** tritt ebenso wie ein **Neglect** häufiger bei einer Läsion der rechten Hemisphäre auf und ist dann deutlicher ausgeprägt als bei linksseitiger Hirnschädigung.

2.7.2 Psychopathologischer Befund

Überblick. Zu den psychischen Begleitsymptomen neurologischer Erkrankungen gehören Störungen der Vigilanz und Orientierung, des Gedächtnisses, des Antriebs und der Affektivität. Die psychopathologische Untersuchung dient ferner der Beurteilung kognitiver (intellektueller, mnestischer) Störungen, und der Abgrenzung funktioneller (psychogener) Syndrome.

2.7.2.1 Vigilanzstörungen

> *Definition.* Zahlreiche neurologische Erkrankungen sind mit Störungen der Vigilanz (Wachheit) bzw. des Schlaf-Wach-Rhythmus verbunden. Nach dem Grad der Vigilanzminderung unterscheidet man Somnolenz, Sopor und Koma.

Untersuchung. Neben der **Spontaneität** und dem psychomotorischen Tempo prüft man die Wachheit und Aufmerksamkeit bzw. Erweckbarkeit auf optische, akustische und sensible Stimuli. Mit zunehmender Vigilanzstörung bleibt als erstes die Reaktion auf optische Reize, als zweites auf akustische und zuletzt auf Schmerzreize aus. Je stärker der Reiz ist, der eine Abwehrbewegung auslöst, je später und undifferenzierter die Schmerzreaktion erfolgt und je mehr sich diese auf den Reizort beschränkt, desto ausgeprägter ist die Vigilanzstörung:

- **Somnolenz** ist durch abnorme Schläfrigkeit bei erhaltener akustischer Weckreaktion (Augenöffnen und spontane Zuwendung) gekennzeichnet. Bei geöffneten Augen lösen optische Reize, wie z.B. helles Licht oder das rasche Heranführen der Hand des Untersuchers bis vor die Augen (»Drohbewegung«) den Lidschlußreflex aus.
- Im **Sopor** fehlen spontane Bewegungen. Auf Anruf erfolgt eine kurzzeitige Orientierungsreaktion. Der Patient wendet zunächst die Augen, dann den Kopf der Geräuschquelle zu. Schmerzreize werden mit adäquaten Abwehrbewegungen beantwortet.
- Während im beginnenden **Koma** keine Reaktion auf optische oder akustische Stimuli zu beobachten ist, kommt es zu undifferenzierten Abwehrbewegungen auf sensible Reize. Im tiefen Koma bleibt jegliche Reaktion auch auf wiederholte Schmerzreize aus.

Ätiopathogenese. Vigilanzstörungen entstehen vor allem bei traumatischen, tumorösen, vaskulären und entzündlichen Hirnprozessen, die mit intrakraniellem Druckanstieg und Hirnstammkompression verbunden *(S. 91)* sind oder als Folge von Intoxikationen (Kohlenmonoxid- bzw. Kohlendioxid-Vergiftung, Alkohol-, Arzneimittelintoxikation u.a.) oder Stoffwechselerkrankungen (diabetisches/ketoazidotisches, urämisches, hepatisches Koma u.a.). Zu den Schlaf- und Wachanfällen bei Narkolepsie siehe *S. 18 u. S. 400*.

2.7.2.2 Orientierungsstörungen

> *Definition.* Der Patient kann zeitlich, örtlich, situativ und zur eigenen Person desorientiert sein. Eine Orientierungsstörung ist das führende Symptom reversibler und irreversibler organischer Psychosyndrome.

Untersuchung. Mit gezielten Fragen nach Datum, Ort und näheren Umständen der Erkrankung sowie zur Untersuchungssituation läßt sich Art und Grad der Desorientierung feststellen.

Während die zeitliche und örtliche Orientierung im Delir oder Dämmerzustand gestört ist, findet sich eine Desorientiertheit zur eigenen Person erst bei hochgradiger, irreversibler zerebraler Dysfunktion: Desorientierung ist ein Kardinalsymptom der Demenz-Syndrome.

Während die zeitliche und örtliche Orientierung schon bei Fieber beeinträchtigt sein kann und regelmäßig im Delir oder Dämmerzustand jeweils als Ausdruck eines reversiblen organischen Psychosyndroms (»Durchgangssyndrom«) gestört ist, findet sich eine Desorientiertheit zur eigenen Person erst bei hochgradiger, meist irreversibler zerebraler Dysfunktion.
Neben Gedächtnisstörungen (s.u) ist die Desorientierung ein Kardinalsymptom der Demenz-Syndrome vom Alzheimer-Typ, der vaskulären *(S. 151)* und alkoholischen Demenz *(S. 196)*.

2.7.2.3 Gedächtnisstörungen

Definiton ▶

2.7.2.3 Gedächtnisstörungen

Definition. Störungen der mnestischen Funktionen (Merkleistung und Altgedächtnis). Von besonderer klinischer Bedeutung sind die retrograde und anterograde Amnesie, z.B. Erinnerungslücken für den Zeitraum vor oder nach einem Unfall mit Kopfverletzung. Transitorische Amnesien sind meist die Folge zerebraler Durchblutungsstörungen. Zum amnestischen Syndrom siehe *S. 198*.

Untersuchung
Schon bei der Anamnese fallen Störungen der Merkfähigkeit und des Altgedächtnisses auf.

Bei zeitlich begrenztem Gedächtnisverlust (Amnesie) unterscheidet man eine retrograde und anterograde Störung, d.h. die Erinnerungslücke vor dem Einsetzen bzw. nach dem Abklingen einer Vigilanzstörung.

Amnestische Episoden sind mit zeitlicher Desorientierung verbunden.

Untersuchung. Schon bei der Erhebung der Anamnese prüft man die Merkfähigkeit, die sich auf gegenwärtig verfügbare Informationen (»Kurzzeitgedächtnis«) erstreckt, und das Altgedächtnis (»Langzeitgedächtnis«), d.h. die Erinnerungsfähigkeit für früher erworbene Informationen. Die mnestischen Funktionen hängen von der Aufmerksamkeit und Stimmungslage ab.
Eine Amnesie ist eine zeitlich begrenzte Gedächtnislücke. Jedes Koma hinterläßt eine vollständige Amnesie, die bei Somnolenz partiell sein kann. Besteht eine Erinnerungslücke für die Zeit vor Eintreten der Vigilanzstörung, spricht man von **retrograder** Amnesie. Erinnert der Patient einen Zeitraum nach dem Abklingen der Vigilanzstörung nicht mehr (d.h. für die Zeit, in der er wieder ansprechbar war), spricht man von **anterograder** Amnesie.
Amnestische Episoden (sogenannte transitorisch globale Amnesien, TGA) sind immer mit zeitlicher, selten auch mit örtlicher Desorientierung verbunden. Die Patienten sind wach und kooperativ, wirken aber ratlos und bedienen sich stereotyper Redewendungen.

Ätiopathogenese
Eine Amnesie kommt bei Erkrankungen vor, die mit Vigilanzstörungen verbunden sind, z.B. nach Grandmal-Anfällen und Kopfverletzungen. Amnestische Episoden werden bei zerebralen Durchblutungsstörungen beobachtet. Panikartige Angst beeinträchtigt die Wahrnehmung und damit das Gedächtnis.

Ätiopathogenese. Eine Amnesie wird als Folge von Erkrankungen beobachtet, die mit Vigilanzstörungen einhergehen und gilt daher als wichtiger retrospektiver Hinweis auf einen großen epileptischen Anfall (Grand mal) oder eine Commotio bzw. Contusio cerebri *(S. 272)*. Eine Transitorisch globale Amnesie (TGA) beruht meist auf einer zerebralen Durchblutungsstörung *(S. 294)* und wird durch physische oder psychische Belastung ausgelöst. Ein psychogener Gedächtnisverlust erklärt sich aus panikartiger **Angst,** die die Wahrnehmung und damit das Gedächtnis beeinträchtigt, oder konfliktbedingter Abspaltung mnestischer Leistungen, z.B. Verdrängung wichtiger Lebensdaten (Tag der Scheidung, Todestag eines Angehörigen u.a.).

2.7.2.4 Sinnestäuschung und Wahn

Definition ▶

2.7.2.4 Sinnestäuschung und Wahn

Definition. Sinnestäuschungen sind entweder illusionäre Verkennungen (verfälschte Wahrnehmungen realer Objekte) oder Halluzinationen (Trugwahrnehmungen). Diese Phänomene kommen häufig gemeinsam mit einem Paranoid (Wahn) vor. Gegenüber der Trugwahrnehmung wird in der Wahnwahrnehmung ein Gegenstand zwar real wahrgenommen, jedoch subjektiv umgedeutet. Eine Wahnvorstellung (Wahnidee) entwickelt sich unabhängig vom Wirklichkeitscharakter einer Wahrnehmung. Halluzination und Wahn sind gleichermaßen unkorrigierbar.

Untersuchung. Die Patienten berichten über optische Halluzinationen, z.B. Lichtblitze, visuelle Muster und strukturierte Bilder von Gegenständen, von Tieren und Menschen oder über akustische, Geruchs- und Geschmackshalluzinationen, auch taktile Trugwahrnehmungen.

Der paranoide Patient leidet unter befremdlichen, ängstlich gefärbten, z.T. unheimlichen Anmutungen. Diese Wahnstimmung kann in eine Wahnvorstellung (z.B. Verfolgungswahn, Kleinheits- oder Größenwahn) übergehen und sich zu einem Wahnsystem ausgestalten.

Ätiopathogenese. Illusionäre Verkennungen der Umwelt entstehen bereits bei Übermüdung und Fieber. Visuelle Halluzinationen beweglicher Objekte kommen besonders im **Alkohol-** und **Arzneimitteldelir** vor. So werden Kleintiere (Mäuse, Ratten, Kaninchen, Eichhörnchen, Käfer, Spinnen) oder Zwerge am häufigsten im Delirium tremens nach Alkoholentzug halluziniert *(S. 196)*. Optische Sinnestäuschungen sind auch typisch für eine dopamininduzierte Psychose *(S. 160)*. Zu den Halluzinationen im hemianopen Gesichtsfeld siehe *S. 290*. Taktile (haptische) Halluzinationen werden gelegentlich bei **Intoxikationen** (»Kokain-Wanzen«) und bei Dermatozoenwahn beobachtet (taktile Halluzinose von Milben vor allem im Senium).

Eine Aura epileptica mit Geruchshalluzinationen kann Symptom eines frontobasalen **Hirntumors,** seltener einer endogenen (schizophrenen oder affektiven) Psychose sein.

> Akustische Halluzinationen (als Stimmenhören oder Gedankenlautwerden) kommen ebenso wie ein Verfolgungs-, Kleinheits-, Versündigungs- oder Verarmungswahn meist bei endogenen Psychosen vor.

Alkoholkranke leiden häufig unter Eifersuchtswahn. Megalomanie (Größenwahn) ist ein Symptom der **progressiven Paralyse** *(S. 213)* und endogener Psychosen. Eine paranoid-halluzinatorische Psychose, die mit einer ataktischen Gangstörung vergesellschaftet ist, muß an eine Vitamin-B$_{12}$-Avitaminose denken lassen (funikuläre Spinalerkrankung, *S. 190*).

2.7.2.5 Antriebs- und Affektstörungen

> ***Definition.*** Als Begleitsymptome neurologischer Krankheitsbilder kommen Antriebs- und Affektstörungen, die eine Persönlichkeitsveränderung (»Wesensänderung«) kennzeichnen, im Verlauf organischer Psychosyndrome vor. Antriebsstörungen äußern sich in der Psychomotorik. Affekte gehen mit vegetativen Symptomen einher.

Untersuchung. Der Antrieb kann vermehrt (Antriebssteigerung) oder vermindert sein (Antriebsmangel und -armut) bzw. völlig fehlen (Stupor). Entsprechend sind Psychomotorik und Affektivität verändert; entweder ist das Selbstwert- und Lebensgefühl gehoben oder herabgesetzt; es kommt zu unkontrollierbarem Affektausbruch (Affektinkontinenz) bei raschem Stimmungswechsel (Affektlabilität), oder es besteht eine Affektarmut. Die Stimmung als längerdauernder Affekt ist euphorisch oder dysphorisch, depressiv oder ängstlich gefärbt. Patienten mit organischer Wesensänderung sind z.B. apathisch-antriebsarm, ratlos, reizbar-unruhig oder umständlich und weitschweifig. Im weiteren Verlauf kommt es zur Entdifferenzierung der Persönlichkeit.

Ätiopathogenese. Antriebs- und Affektstörungen finden sich vor allem bei chronischen organischen Psychosyndromen, die z.B. im Verlauf degenerativer, vaskulärer und traumatischer Hirnschädigungen oder der Multiplen Sklerose auftreten. Chronischer Alkoholismus geht ebenfalls mit einer Persönlichkeitsveränderung einher. Beim M. Pick, einer präsenilen Demenz, entwickelt sich initial ein Frontalhirn-Syndrom. Während anfangs die intellektuellen Leistungen erhalten sind, stellt sich eine Wesensänderung mit Triebenthemmung ein.

Untersuchung

Man unterscheidet optische, akustische, taktile, Geruchs- und Geschmackshalluzinationen.

Ein Paranoid beginnt meist mit einer Wahnstimmung, die sich zu Wahnvorstellungen oder einem Wahnsystem verfestigt.

Ätiopathogenese

Optische und taktile Halluzinationen beweglicher Objekte sind typisch für ein Delir oder eine Intoxikation (»Mäuse«, »Kokain-Wanzen«).

Geruchshalluzinationen können Symptom eines Hirntumors sein.

Akustische Halluzinationen kommen meist bei endogenen Psychosen vor.

2.7.2.5 Antriebs- und Affektstörungen

◀ Definition

Untersuchung

Man beobachtet eine Antriebssteigerung mit gehobenem Selbstwertgefühl (Euphorie) oder Antriebsmangel und Affektarmut bei dysphorischer und ängstlicher Verstimmung, ferner Affektlabilität und Affektinkontinenz. Psychomotorische Unruhe begleitet meist auch die depressiven Verstimmungen.

Ätiopathogenese

Antriebs- und Affektstörungen bei organischen Psychosyndromen sind meist Folge degenerativer, vaskulärer traumatischer oder toxischer Hirnschädigungen. Ein Frontalhirn-Syndrom entwickelt sich beim M. Pick, einer präsenilen Demenz.

Pathologisches Weinen und Lachen wird bei Bulbärparalyse und Pseudobulbärparalyse beobachtet.

Morphologisch beobachtet man eine ausgeprägte frontotemporale Atrophie *(S. 153)*. Doppelseitige Läsionen des frontalen Marklagers, die z.B. bei »Schmetterlingsgliom« oder einer Aneurysma-Blutung vorkommen, führen zu ausgeprägtem Antriebsmangel und psychomotorischer Verlangsamung bis zur **frontalen Akinese**. Pathologisches Weinen und Lachen (früher als »Zwangsweinen und Zwangslachen« bezeichnet) beobachtet man bei Bulbärparalyse *(S. 173)* und Pseudobulbärparalyse *(S. 290)*. Im Gegensatz zur Affektinkontinenz, einer emotionalen Enthemmung, handelt es sich bei diesem Phänomen um eine Enthemmung motorischer (mimischer) Funktionen **ohne** Affekt.

2.7.2.6 Intelligenzstörungen

Definition ▶

> *Definition.* Man unterscheidet Störungen der intellektuellen Entwicklung, d.h. eine konnatale oder perinatal erworbene Intelligenzminderung (Oligophrenie) von dementativem Abbau, der nach Abschluß der Hirnreifung auftritt. Demenz-Syndrome sind durch den Verlust intellektueller und mnestischer Funktionen gekennzeichnet. Häufig sind zusätzlich neuropsychologische Symptome zu beobachten.

Untersuchung
Bei Oligophrenie besteht ein Mangel an Abstraktions- und Kommunikationsfähigkeit. Eine geistige Behinderung ist häufig mit neurologischen Ausfällen und Epilepsie verbunden.

Eine diskrete Intelligenzminderung bei hypermotorischen Kindern mit Koordinations- und Teilleistungsstörungen wird als **minimale zerebrale Dysfunktion** (MCD) bezeichnet.

Demenz-Syndrome sind durch einen Verlust der Urteilskraft, des Gedächtnisses und der Orientierung charakterisiert.

Die »depressive Pseudodemenz« kann einen Intelligenz- und Persönlichkeitsabbau vortäuschen.

Untersuchung. Bei Oligophrenien fällt oft im Säuglingsalter eine **Entwicklungsverzögerung** (mental retardation) auf. Im Schulalter zeigt sich eine Lernbehinderung durch Mangel an Abstraktionsfähigkeit, Begriffsbildung und meist auch der Merkfähigkeit. Eine geistige Behinderung ist durch ausgeprägte Störungen des Denkens sowie der verbalen und nonverbalen Kommunikation charakterisiert, häufig besteht zugleich eine körperliche Behinderung mit neurologischen Ausfällen und Residualepilepsie.

Unter dem Begriff der **minimalen zerebralen Dysfunktion** (MCD) werden leichte Beeinträchtigungen der intellektuellen Entwicklung bei meist hypermotorischen Kindern zusammengefaßt. Man beobachtet Koordinationsstörungen und Teilleistungsschwächen, wie z.B. eine Legasthenie (Lese/Rechtschreibschwäche).

Bei **dementativem Abbau** ist ein Verlust des Kritikvermögens und logischen Denkens, der kombinatorischen Fähigkeiten und des Gedächtnisses zu beobachten. Die Patienten sind anfangs zeitlich, später auch örtlich, situativ und zur eigenen Person desorientiert. Nicht selten wird das klinische Bild von neuropsychologischen Ausfällen wie Aphasie oder Apraxie bestimmt. Im weiteren Verlauf einer Demenz kommt es immer zu Persönlichkeitsveränderungen. Von den verschiedenen Demenz-Formen sind depressive Syndrome abzugrenzen, die aufgrund einer Denkhemmung und Antriebsminderung einen Intelligenz- und Persönlichkeitsabbau vortäuschen können (»depressive Pseudodemenz«), jedoch meist gut behandelbar und reversibel sind.

Ätiopathogenese
Während Oligophrenien auf anlagebedingte oder frühkindlich erworbene Hirnschädigungen zurückzuführen sind, werden Demenz-Syndrome meist durch degenerative oder vaskuläre Hirnprozesse verursacht.

Ätiopathogenese. Oligophrenien beruhen auf genetischen (z.B. Stoffwechselerkrankungen, *S. 182*), chromosomal bedingten (z.B. Trisomie 21) oder prä-, peri- und postnatal erworbenen Hirnschädigungen *(S. 127)*. Demenz-Syndrome sind meist auf degenerative Hirnprozesse, wie M. Alzheimer, M. Pick (präsenile und senile Demenz, *S. 151*) oder zerebrale Durchblutungsstörungen (vaskuläre Demenz) zurückzuführen. Zum Wernicke-Korsakow-Syndrom siehe *S. 198*.

2.7.3 Psychosomatische Aspekte

Definition ▶

> *Definition.* Psychosomatik bedeutet nicht nur, dem Psychischen in der Medizin gerecht zu werden, sondern auch, den Sinn eines körperlichen Symptoms wahrzunehmen: »Die Symptome gleichen der Sprache des Organs. Dieses kann sich nur in bestimmten Redewendungen äußern. Aber in diesen spricht es von dem, was ihm widerfahren ist. Und das ist eine Geschichte. So führt die Frage nach dem »Was« von den Krankheitsbildern, die das Kranksein beschreiben, zu den Krankengeschichten, die das Krankwerden darstellen« (P. Vogel, 1953).

Untersuchung. Als Untersuchungsmethode gilt die an der Lebensgeschichte orientierte Anamnese (Biographik, vgl. S. 19). Mit den Fragen »Warum gerade jetzt?« und »Warum gerade hier?« erschließt sich nach V. v. Weizsäcker der Sinn einer Krankheit in einer bestimmten biographischen Situation. Dies gilt nicht nur für funktionelle Syndrome, sondern auch für körperliche Krankheiten, wie z.B. die Epilepsien, Schlaganfälle, den M. Parkinson und weitere Stammganglienerkrankungen (s.u.).

Zu den funktionellen Syndromen werden psychogene Schmerzen, Schwindelattacken, Synkopen (Ohnmachten) und große nichtepileptische **Anfälle** mit »arc de cercle« (S. 403), ein psychogener Tremor, die hysterische Amnesie, Amaurose, Aphonie, Anästhesie und **Parese** sowie jede Aggravation (Ausgestaltung der Beschwerden) gerechnet.

Da sich viele Patienten, die von Arzt zu Arzt wandern, ständig neuen, eingreifenden diagnostischen und therapeutischen Maßnahmen unterziehen, darunter wiederholten Laparotomien, beobachtet man multiple Narben. Eine lichtstarre Pupille kann auf die Selbstapplikation eines Mydriatikums, eine eitrige Narbe auf artifiziell verzögerte Wundheilung, eine Schwellung und Rötung bei Parese einer Extremität auf eine Selbstverletzung (Abschnürung) und ein hypoglykämischer Schock auf gezielte Insulin-Überdosierung zurückgeführt werden (s.u., Münchhausen-Syndrom). Die Tendenz zur Selbstmedikation entspricht ebenso wie der häufige Drogen- bzw. **Tranquilizerabusus** dem süchtigen Verhalten »professioneller Patienten«.

Ätiopathogenese. Entscheidend ist nicht die »Psychogenie« oder ein anderer kausaler, sondern der **zeitliche** Zusammenhang des Symptoms einer neurologischen Erkrankung oder eines funktionellen Syndroms mit einem lebensgeschichtlich wichtigen Ereignis (biographische Krise), z.B. wenn sich der erste epileptische Anfall in der Hochzeitsnacht, der Schlaganfall am Tag der Pensionierung oder ein Blinzeltic bei der Beerdigung des Ehepartners manifestiert.

Bestimmte Konflikt- und Streß-**Situationen** begünstigen die Krankheitsentstehung, so führen psychophysische Belastungen zu Kopfschmerz vom Spannungstyp (»tension-type headache«). Eine Sonderform ist der Kopfschmerz bei sexueller Aktivität. (Heftiger Kopfschmerz kann aber auch als Folge einer Aneurysmaruptur mit Subarachnoidalblutung [SAB] beim Koitus auftreten, S. 312). Tortikollis und Caput obstipum gehen ebenso wie **Lumbo-Ischialgien** (»low back pain«) oft mit konfliktbedingten Muskelverspannungen einher. Auffallend häufig treten Bandscheibenvorfälle in einer Situation forcierter Selbstbehauptung (»Rückgrat-Beweisen«) auf (S. 343). Oft wirken persönlichkeitstypische und krankheitsspezifische Faktoren psychodynamischer Konflikte zusammen.

Die Muskelschwäche bei Myasthenia gravis pseudoparalytica verstärkt sich jeweils in Spannungssituationen und kann sich besonders bei Patienten mit exzessivem Bewegungsdrang als unmittelbare Folge psychophysischer und »neurohumoraler« Erschöpfung einerseits bis zur **myasthenischen Krise** (S. 367) steigern, andererseits in zwar anstrengenden, aber entspannten Situationen, z.B. beim Tanzen, völlig ausbleiben.

Therapieresistente funktionelle Beschwerden kommen bei **Konversionssyndromen** vor. Sie werden ebenso häufig fehlgedeutet wie psychische Phänomene körperlicher Krankheiten: Konversionssymptome wie z.B. eine hysterische Lähmung, Amaurosis und Aphonie werden nicht selten als Begleiterscheinungen oder Folgen neurologischer Erkrankungen gewertet (und berentet), umgekehrt können psychische Symptome bei Hirndrucksteigerung, Porphyrie oder funikulärer Myelose (S. 191) zur Fehldiagnose »Hysterie« verleiten.

Das **Münchhausen-Syndrom** ist bei Patienten mit Pseudologia phantastica zu beobachten, die mit vielfältigen Konversions-Symptomen und artefiziellen Krankheiten, darunter Selbstverletzungen oder »Hypoglycaemia factitia« Kliniken und Notfallambulanzen aufsuchen (»Krankenhauswanderer«). Die Pathogenese ist ungeklärt. Es werden erlebnisreaktive (neurotische) Entwicklungen bzw. eine Borderline-Struktur angenommen.

Untersuchung
Die psychosomatische Anamnese orientiert sich an den lebensgeschichtlichen Daten *(vgl. S. 19)*.

Zu den häufigsten funktionellen Syndromen gehören psychogene Anfälle *(S. 403)* und Paresen.

»Krankenhauswanderer« weisen multiple Narben nach chirurgischen Eingriffen auf und neigen zur Selbstmedikation mit Drogen- bzw. Tranquilizerabusus.

Ätiopathogenese
Wesentlich ist der zeitliche Zusammenhang körperlicher Symptome und funktioneller Beschwerden mit einer biographischen Krise.

Zahlreiche Schmerz-Syndrome, besonders Kopf- und Rückenschmerzen, treten unter psychophysischer Belastung in Konfliktsituationen auf.

Auch die Muskelschwäche bei Myasthenia gravis nimmt in Spannungssituationen zu.

Funktionelle Beschwerden als Ausdruck eines **Konversionssyndroms** werden häufig verkannt; umgekehrt verleiten auch die psychischen Begleitsymptome organischer Erkrankungen (z.B. bei Hirndruck) zur Fehldiagnose »Hysterie«.

Beim Münchhausen-Syndrom wird pathogenetisch eine neurotische Entwicklung oder Borderline-Struktur angenommen.

2.8 Hirndrucksyndrome

2.8.1 Hirndruckzeichen

> **Definition.** Jede intrakranielle Volumenzunahme hat einen Druckanstieg zur Folge, der zunächst Kopfschmerzen, Vomitus und eine Vigilanzstörung verursacht, um bei weiter zunehmendem Hirndruck ein lebensbedrohliches Einklemmungssyndrom hervorzurufen.

Untersuchung. Die **akute intrakranielle Drucksteigerung** innerhalb von Tagen oder Stunden ist durch dumpfe **Kopfschmerzen**, Nausea, Erbrechen, häufig auch Singultus und zunehmende **Vigilanzstörung** bis zum Koma gekennzeichnet *(S. 83)*. Die Kopfschmerzen werden meist nicht exakt lokalisiert. Die supra- und infraorbitalen Trigeminusaustrittspunkte sind druckdolent. Das meist schwallartige Erbrechen tritt anfangs nur morgens und bei Lagewechsel in Abhängigkeit von Schwankungen des intrakraniellen Drucks (z.B. beim Aufrichten, Bücken, Pressen) auf.

Bei **chronischem Hirndruck** stehen Antriebsstörungen im Vordergrund. Die Patienten sind **aspontan**, reagieren nur langsam und unwillig, wirken in ihrem Verhalten enthemmt, wenden sich während des Gesprächs vom Untersucher ab und befolgen Aufforderungen nicht oder nur unvollständig. Schon früh lassen sich Orientierungsstörungen nachweisen *(S. 83)*.

> Bei Verdacht auf Hirndruck ist der Augenhintergrund zu kontrollieren.

In zwei Dritteln der Fälle mit progredientem Hirndruck stellt sich nach mehreren Stunden oder Tagen eine **Stauungspapille** ein **(vgl. Farbtafel S. 405)**. Zur Visusminderung kommt es bei anhaltendem Hirndruck infolge Ischämie der Papille. Hat sich eine Optikusatrophie entwickelt, ist auch bei erneutem intrakraniellem Druckanstieg keine Stauungspapille mehr zu erwarten. Netzhautblutungen sprechen für eine rasche Zunahme des Hirndrucks (vgl. *S. 23*).

Bei perakutem intrakraniellem Druckanstieg findet man jedoch keine Stauungspapille. Wesentlich früher als bei chronischem Hirndruck kommt es zum **Syndrom der Einklemmung**, das sich durch Parästhesien des Gesichts und eine Miosis ankündigt, die unvermittelt in eine Mydriasis übergeht *(S. 91)*.

> Wegen der prognostischen Bedeutung der pupillomotorischen Störung ist die Anwendung eines Mydriatikums zur Beurteilung des Augenhintergrundes bei drohendem Hirndruck absolut kontraindiziert.

Ätiopathogenese. Der normale intrakranielle Druck liegt unter 12 mmHg. Da die Schädelkalotte des Erwachsenen starr ist, hat die Volumenzunahme jedes der Kompartimente Hirnparenchym, Liquor oder Blut einen Anstieg des intrakraniellen Drucks zur Folge. Über die häufigsten Ursachen informiert *Tabelle 26*.

Mit steigendem Hirndruck sinkt der zerebrale Perfusionsdruck. Die durch **Minderperfusion** und Anreicherung von Stoffwechselmetaboliten bedingte Vasodilatation wird zunächst durch die Autoregulation der Hirngefäße, den zentral ausgelösten Anstieg des peripheren Blutdrucks (Cushing-Reaktion) und eine reaktive Tachypnoe mit vermehrter CO_2-Abatmung (Hypokapnie) kompensiert. Bei anhaltender Minderperfusion und diffuser **zerebraler Hypoxie** wird die Autoregulation der Hirngefäße aufgehoben. Daraus resultiert neben der Erhöhung des intrazerebralen Blutvolumens ein Hirnödem, das seinerseits eine Zunahme des Hirnvolumens und damit des Hirndrucks bewirkt **(Abb. 21, Farbtafel S. 413)**. Übersteigt bei vollständiger Vasoparalyse der Hirndruck den systemischen Blutdruck, kommt die zerebrale Durchblutung zum Erliegen (Hirntod, *S. 93*).

Tabelle 26: Volumenzunahme der drei intrakraniellen Kompartimente als Ursache intrakranieller Drucksteigerung			
Volumenzunahme	Hirnparenchym	Liquormenge	intrazerebrales Blutvolumen
Ursachen	toxisches, entzündliches oder traumatisches Hirnödem, raumfordernder Prozeß	aresorptiver oder hypersekretorischer Hydrozephalus, Verschlußhydrozephalus	Hyperkapnie oder zerebrale Hypoxie, Sinusthrombose

2.8.2 Hirnödem

Definition. Extra- oder intrazelluläre Flüssigkeitsansammlung des Hirnparenchyms, die einen intrakraniellen Druckanstieg und eine Parenchymschädigung verursacht.

Untersuchung. Als Folge oder Begleiterscheinung zerebraler Prozesse hat das Hirnödem keine eigenständige Symptomatik. Da es aber zum intrakraniellen Druckanstieg führt, kommt es immer zu charakteristischen Hirndruckzeichen (s.o.).

Ätiopathogenese. Dem **vasogenen Hirnödem** liegt eine Störung der Blut-Hirn-Schranke zugrunde, in erster Linie durch Auflockerung der »tight junctions« der Gefäßendothelzellen, die die Diffusion vom Gefäßlumen in das Hirnparenchym erschweren. Es kommt zur extrazellulären Flüssigkeitsansammlung vorwiegend im Marklager. Die häufigsten Ursachen sind Hirntraumen, -tumoren, -abszesse und Enzephalitiden.

Das **zytotoxische Hirnödem** entsteht durch Störung des zellulären Stoffwechsels mit Verminderung der intrazellulären Kalium-Konzentration und nachfolgendem Flüssigkeitseinstrom in die Zelle. Das intrazelluläre Ödem findet sich vorwiegend in den Neuronen des Kortex bei generalisierter zerebraler Hypoxie, Intoxikationen und ischämischem Insult.

Das zytotoxische und vasogene Ödem können sich in ihrer Wirkung addieren. Zu den therapeutischen Konsequenzen, die sich aus der pathophysiologischen Differenzierung ergeben, siehe *S. 242 u S. 275.*

2.8.3 Hydrozephalus

Definition. Unter Hydrozephalus versteht man eine Erweiterung der inneren und/oder äußeren Liquorräume des Gehirns, die bei regelrechtem Hirnparenchymvolumen mit intrakraniellem Druckanstieg verbunden ist.

Untersuchung. Bei Säuglingen und Kleinkindern fällt ein ausgeprägter Hydrozephalus durch Zunahme des **Kopfumfanges,** Hervortreten der vergrößerten Fontanellen und vermehrte Füllung der oberflächlichen Venen auf. Die **Dehiszenz der Schädelnähte,** die während der ersten Lebensjahre bei akutem Druckanstieg schon innerhalb von zwei Wochen erfolgt und bis zum zehnten Lebensjahr durch Nahtsprengung noch möglich ist *(S. 114),* verursacht einen tympanitischen Klopfschall über der Kalotte (Symptom des »gesprungenen Topfes«).

Erst wenn der zunehmende Druck nicht mehr kompensiert werden kann, stellen sich Hirndruckzeichen ein. Anfangs ist das Neugeborene unruhig und geräuschempfindlich, es kommt zur **Vigilanzstörung,** zu Opisthotonus und spastischen Paresen. Charakteristisches Hirndruckzeichen, insbesondere bei Säuglingen, ist ein Parinaud-Syndrom *(S. 31).* Durch die vertikale Blickparese und kompensatorische Lidretraktion steht die Pupille auf Höhe des Unterlids (»Sonnenuntergang-Phänomen«). Beim Neugeborenen ist noch keine Stauungspa-

Nach frühzeitiger Behandlung des Hydrozephalus machen 60% der Kinder eine normale intellektuelle Entwicklung durch.

Bei intermittierender Blockade des Liquorflusses treten hydrozephale Krisen mit anfallsartigen Kopfschmerzen und Erbrechen auf *(S. 245)*.

Die rasche Entwicklung eines Hydrozephalus führt beim Erwachsenen akut zu Hirndruckzeichen. Ein **chronischer Hydrozephalus** manifestiert sich klinisch mit einer Gangstörung, Urininkontinenz und psychomotorischer Hemmung bis zu akinetischem Mutismus und Demenz. Dieser sogenannte Normaldruck-Hydrozephalus ist durch ungewöhnlich lange Verweildauer des Liquors in den Ventrikeln gekennzeichnet.

Ätiopathogenese
Der **Hydrocephalus occlusus** ist Folge einer Liquorblockade in den Ventrikeln (Erweiterung der inneren Liquorräume). Selten ist die Überproduktion von Liquor durch ein Plexuspapillom oder Ependymitis.

pille zu erwarten, sie findet sich beim Kleinkind ein- oder beidseitig. Nach frühzeitiger Entlastung des Hydrozephalus ist die Symptomatik reversibel. Mehr als 60% der behandelten Kinder machen eine normale intellektuelle Entwicklung durch; eine geistige Behinderung hängt nicht vom Grad des Hydrozephalus, sondern der zugrundeliegenden Hirnschädigung ab.

Ein **intermittierender Hydrozephalus** ist durch heftige paroxysmale Kopfschmerzen mit Übelkeit und Erbrechen charakterisiert; hinzu kommt eine kurzdauernde Vigilanzstörung, nicht selten auch unwillkürlicher Urinabgang. Bei intraventrikulärem Tumor kann jede heftige Kopfbewegung eine akute Liquorblockade und damit die **hydrozephale Krise** auslösen. Wird die Liquorpassage wieder frei, klingt die Symptomatik rasch ab *(vgl. S. 245)*.

Während ein sich rasch entwickelnder Hydrozephalus beim Erwachsenen akut Hirndruckzeichen hervorruft *(S. 88)*, geht ein **chronischer Hydrozephalus** mit Merkfähigkeits- und Konzentrationsstörungen, Antriebs- und Affektarmut einher. Der Gang ist kleinschrittig, die Füße werden kaum vom Boden abgehoben. Bei passivem Aufrichten kommt es zur Streckung des Körpers. Es stellt sich eine Incontinentia urinae ein. Die psychomotorische Hemmung kann über einen akinetischen **Mutismus** (Sistieren der motorischen Funktionen einschließlich Gestik, Mimik und Sprache bei erhaltener Vigilanz) bis zur Demenz fortschreiten. Bei diesem okkulten sogenannten Normaldruck-Hydrozephalus läßt sich eine ungewöhnlich lange Verweildauer des Liquors in den Ventrikeln nachweisen *(S. 91)*.

Ätiopathogenese. Eine Liquorblockade auf Ebene der Ventrikel, insbesondere der Engpässe (Foramen Monroi und Aquädukt), oder fehlender Abfluß aus dem vierten Ventrikel führt zum **Hydrocephalus occlusus (Abb. 20, Farbtafel S. 412)**. Bei Kindern sind Malformationen des Aquädukts oder des kraniozervikalen Übergangs *(S. 143)*, bei Erwachsenen raumfordernde Prozesse in Ventrikelnähe *(S. 239)* die häufigste Ursache. Ein genetischer Hydrozephalus mit

---

Synopsis 41: Physiologische Liquorzirkulation (a) und häufigste Ursachen von Liquorzirkulationsstörungen, die zum Hydrozephalus führen (b).

Die Liquorgesamtmenge beträgt 120–180 ml. Bei einer täglichen Produktion von 500 ml, überwiegend durch die Plexus chorioidei, werden vier Fünftel über die Arachnoidalzotten resorbiert, das restliche Fünftel zirkuliert.

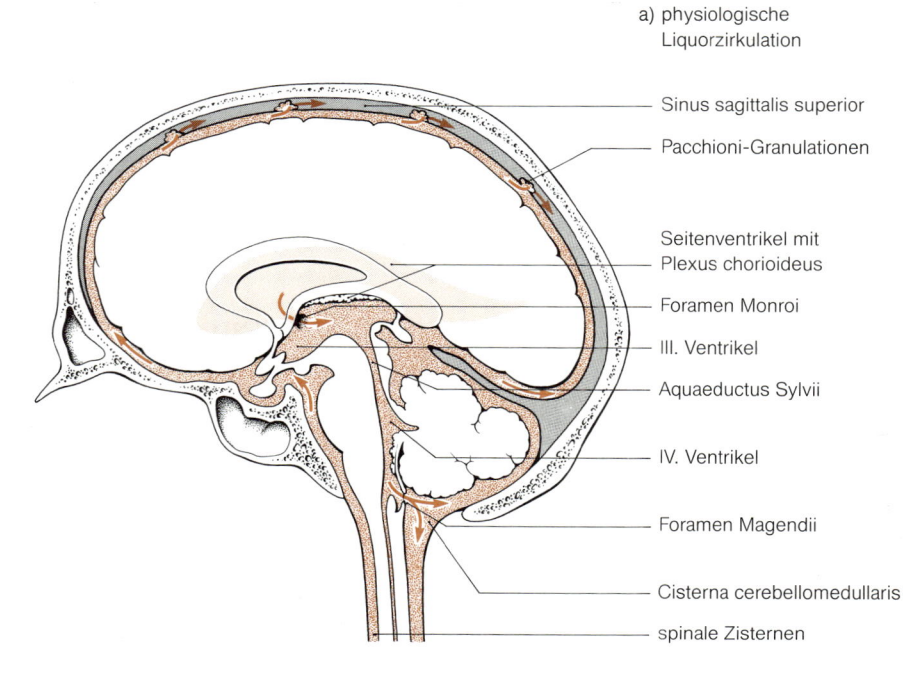

a) physiologische Liquorzirkulation	b) häufige Ursachen von Liquorzirkulationsstörungen
Sinus sagittalis superior	Sinusthrombose
Pacchioni-Granulationen	posthämorrhagische oder postmeningitische Arachnopathie
Seitenventrikel mit Plexus chorioideus	Plexuspapillom
Foramen Monroi	Foramen-Monroi-Zyste
III. Ventrikel	
Aquaeductus Sylvii	Aquäduktstenose bei Malformation
IV. Ventrikel	raumfordernder Kleinhirnprozeß
Foramen Magendii	Malformation des kraniozervikalen Übergangs
Cisterna cerebellomedullaris	
spinale Zisternen	

Aquäduktstenose bei X-chromosomal rezessivem Erbgang ist sehr selten und kommt nur bei Jungen vor. Eine Überproduktion von Liquor findet sich beim Plexuspapillom und der ebenfalls im Kindesalter auftretenden Ependymitis, die zugleich eine entzündliche Obstruktion des Aquädukts bewirken kann.

Ein **Hydrocephalus communicans** beruht auf einer Liquorzirkulationsstörung im Subarachnoidalraum oder verminderter Resorption an den Pacchioni-Granulationen durch posthämorrhagische oder postinfektiöse Verklebung der Meningen (Arachnopathie). Zum kommunizierenden Hydrozephalus gehört auch der sogenannte **Normaldruck-Hydrozephalus** (»low pressure hydrocephalus«) mit symmetrisch erweitertem Ventrikelsystem. Der intrakranielle Druck liegt zwar meist im Normbereich (< 15 mmHg), zeigt aber bei kontinuierlicher intrakranieller Druckmessung rhythmisch wiederkehrende, bis zu zwei Minuten andauernde Druckanstiege, die als pathognomonisch gelten. Die frühzeitige Liquorableitung über einen Shunt ist nur bei bekannter Ursache erfolgversprechend. Sonst kommt es wie bei anhaltendem Hydrocephalus zur Hirnatrophie.

Die chronische Ventrikelerweiterung mit intrakraniellem Druckanstieg bewirkt ein perivaskuläres Ödem mit gestörtem intrazellulärem Plasmatransport und Ischämie. Die Folge ist eine Markscheidenschädigung bis zu Demyelinisierung und Axonuntergang. Die graue Substanz ist von diesen Veränderungen weniger betroffen als die weiße. Deswegen kann die Dicke des verbleibenden Hirnmantels nicht als prognostisches Kriterium dienen.

Zu den häufigsten Ursachen des Hydrozephalus auf den verschiedenen Ebenen der Liquorzirkulation siehe *Synopsis 41*.

Die einzige Form des Hydrozephalus, die ohne Steigerung des Liquordrucks einhergeht, ist der **Hydrocephalus e vacuo**. Er stellt eine kompensatorische Liquorvermehrung bei Verlust von Hirnparenchym dar (z.B. diffuse Hirnatrophie oder Porenzephalie bei frühkindlicher Hirnschädigung, *S. 129*).

2.8.4 Einklemmungssyndrome

> **Definition.** Kann ein intrakranieller Druckanstieg nicht ausgeglichen werden, kommt es zur Verlagerung bzw. Einklemmung des Zwischen- und Mittelhirns im Tentoriumschlitz bzw. der Medulla oblongata im Foramen occipitale magnum. Die Folge ist eine partielle oder komplette Unterbrechung der afferenten und efferenten Bahnen (»Dezerebration«). Typische Zeichen der Einklemmung sind eine Vigilanzstörung bis zum Koma, Streckkrämpfe und schließlich weite, lichtstarre Pupillen. Der komplette irreversible Ausfall der Großhirn- und Hirnstammfunktionen bedeutet Hirntod.

Zwischenhirnsyndrom

Untersuchung. Die Patienten sind anfangs unruhig, werden dann **somnolent** bis soporös und liegen in Streckhaltung. Spontan kommt es zu Massen- und Wälzbewegungen. Mit zunehmender Vigilanzstörung lassen die Abwehrreaktionen auf Schmerzreize nach. Statt dessen lösen sensible Reize **Beuge-Streck-Synergien** aus (Beugung der Arme und Streckung der Beine).

Es findet sich eine Miosis mit unausgiebiger Lichtreaktion bei erhaltenem Korneafreflex und ziliospinalem Reflex. Das Puppenkopf-Phänomen ist positiv. Man beobachtet spontane konjugierte Pendelbewegungen oder eine Divergenzstellung der Bulbi.

Die **Pupillen sind eng** und reagieren nur unausgiebig auf Licht. Der Korneafreflex ist erhalten, der ziliospinale Reflex lebhaft. Die anfangs spontane konjugierte Pendelbewegung geht in eine Divergenzstellung der Bulbi über. Das Puppenkopf-Phänomen (okulozephaler Reflex) ist positiv (gegenläufige koordinierte Bulbusbewegung bei passiver Kopfbewegung, siehe S. 31), die Bulbusbewegungen werden jedoch im Verlauf dyskonjugiert. Der Orbicularis-oculi- und Würgreflex sind erhalten, ebenso der physiologische vestibuläre Nystagmus.

Passiven Bewegungen der Extremitäten und des Kopfes wird erheblicher Widerstand entgegengesetzt, der Muskeltonus ist erhöht, es besteht **Nackensteife**. Die Eigenreflexe sind meist lebhaft, gelegentlich seitenbetont, das Babinski-Zeichen kann positiv sein. Atmung (eventuell Cheyne-Stokes-Typ), Blutdruck und Herzfrequenz sind unregelmäßig *(Tab. 27)*.

Der Tonus der gestreckten Extremitäten ist erhöht, der Nackenbeugung wird Widerstand entgegengesetzt. Blutdruck, Herzfrequenz und Atmung sind unregelmäßig *(Tab. 27)*.

Tabelle 27: Wichtigste Untersuchungen bei drohendem Einklemmungssyndrom. Die Befunde sind engmaschig zu kontrollieren. Zur Diagnostik einer intrakraniellen Drucksteigerung sind sie wesentlich aufschlußreicher als die Kontrolle von Blutdruck und Puls.

1. Vigilanz
2. Pupillomotorik
3. Nackensteifigkeit
4. Hirnstammreflexe und Pyramidenbahnzeichen
5. Beuge-/Strecksynergien bzw. Streckkrämpfe
6. Atemfrequenz

Mittelhirnsyndrom

Untersuchung. Bei komatösen Patienten kommt es durch Schmerzreize, aber auch spontan intermittierend zu einer plötzlichen Streckung des Rumpfes (Opisthotonus) und der Extremitäten mit gleichzeitiger Adduktions- und Pronationsbewegung der Arme (Strecksynergien bzw. »Streckkrämpfe«).

Bei komatösen Patienten sind Strecksynergien der Extremitäten und Opisthotonus zu beobachten.

> »Streckkrämpfe« sind Ausdruck einer Mittelhirneinklemmung.

Strecckrämpfe sind Ausdruck einer Mittelhirneinklemmung.

Die Pupillen werden ein- oder beidseitig mittelweit, die Lichtreaktion fehlt oder ist unausgiebig, während der ziliospinale Reflex anfangs noch erhalten ist. Bei Divergenzstellung der Bulbi ist auch das Puppenkopf-Phänomen dyskonjugiert. Der Korneafreflex ist auszulösen; bei Berührung der Hornhaut ist das Vorschieben des Unterkiefers zu beobachten (Korneomandibular-Reflex positiv).

Bei mittelweiten Pupillen ist die Lichtreaktion unausgiebig oder fehlt; Ziliospinalreflex und Korneafreflex sind noch auslösbar.

Die Cheyne-Stokes-Atmung geht in eine Tachypnoe über, darüber hinaus findet sich ein Blutdruckanstieg, eine Tachykardie, Hyperthermie und Hyperhidrose. Als Folge eines Vagusreizes entsteht eine akute Gastritis, die innerhalb kurzer Zeit zu Ulzera führt (»Streß-Ulkus«) und Ursache einer Hämatemesis beim komatösen Patienten sein kann. Hyperperistaltik der glatten Muskulatur hat unwillkürlichen Stuhl- und Urinabgang zur Folge.

Neben einer Tachypnoe bestehen eine Hypertonie, Tachykardie, Hyperthermie und Hyperhidrosis. Es kommt zur akuten Gastritis mit der Gefahr des »Streß-Ulkus«.

Bulbärhirn-Syndrom

Untersuchung. Im tiefen Koma fehlt jede Reaktion auf Schmerzreize. Man beobachtet auch keine Strecksynergien mehr. Bei herabgesetztem Muskeltonus sind die Eigenreflexe erloschen, Pyramidenbahnzeichen sowie Halte- und Stellreflexe sind ebenfalls nicht mehr erhältlich. **Die Pupillen sind weit und lichtstarr**, die Bulbi in Divergenzstellung fixiert. Das Puppenkopfphänomen ist negativ. Schließlich sind auch der Korneafreflex, der Korneomandibular-Reflex, der Würgreflex und der ziliospinale Reflex bei Schmerzreizen im Gesicht nicht mehr auslösbar. Die Atmung wird flacher und geht terminal in eine Schnappatmung über.

Im tiefen Koma treten keine Streckkrämpfe auf, der Muskeltonus ist herabgesetzt, Eigenreflexe und Pyramidenbahnzeichen fehlen. Die Pupillen sind weit und lichtstarr, der Korneafreflex erlischt. Nach terminaler Schnappatmung kommt es zum Atemstillstand.

Hirntod

Untersuchung. Unter dissoziiertem Hirntod versteht man den vollständigen Ausfall der Hirnfunktionen bei erhaltener Herzleistung. Die klinischen Zeichen sind **Koma, Atemstillstand** und **Hirnstammareflexie**. Eine Hirnstammareflexie liegt vor, wenn die Pupillenreaktionen, der Korneal-, der okulozephale und der Würgreflex fehlen und keine Reaktion auf Schmerzreiz im Trigeminusbereich erfolgt. Der Ausfall der Hirnstammfunktionen muß von zwei Untersuchern übereinstimmend mehrmals festgestellt werden, bevor bei primärer Hirnschädigung nach mindestens 12 Stunden, bei sekundärer Hirnschädigung nach mindestens 3 Tagen die Diagnose Hirntod gestellt werden darf. Während bei primär infratentoriellen Prozessen die Registrierung eines Null-Linien-EEGs über 30 Minuten zwingend erforderlich ist, kann es ebenso wie der Ausfall der frühen akustisch evozierten Potentiale und der Nachweis eines zerebralen Zirkulationsstillstandes bei einer zur Klärung der Art der Hirnschädigung durchgeführten beidseitigen Angiographie den Beobachtungszeitraum verkürzen.

Ätiopathogenese der Einklemmungs-Syndrome. Kann der zunehmende intrakranielle Druck nicht mehr kompensiert werden *(S. 143)*, kommt es zur Verlagerung von Hirngewebe (»Massenverschiebung«). Das **Zwischenhirn** wird axial in Richtung auf den Tentoriumschlitz verdrängt. Die Beeinträchtigung des retikulären Systems führt zur Vigilanzstörung und der Enthemmung des Tractus rubrospinalis zu Beuge-Streck-Synergien (»Dekortikationsstarre«). Zusätzlich besteht die Gefahr einer Herniation von Teilen des Temporallappens in den Tentoriumschlitz und der **Mittelhirnkompression** mit Läsion der optomotorischen Kerne.

Bei einseitiger supratentorieller Raumforderung wird das Mittelhirn gegen die kontralaterale Kante des Tentoriums gepreßt. Es entstehen hämorrhagische Drucknekrosen am kontralateralen Hirnschenkel, so daß sich eine **homolaterale Hemiparese** ausprägt *(vgl. Syn. 42)*. Der N. oculomotorius wird durch die hernierten Temporallappenanteile und die benachbarte A. cerebri posterior komprimiert und über Tentoriumansatz und Felsenbeinkante gezerrt (sogenanntes Klivuskanten-Syndrom). Die Läsion der äußeren, parasympathischen Fasern

---

Synopsis 42: Homolaterale Hemiparese zu Beginn einer tumorbedingten Mittelhirneinklemmung. Da die Druckläsion des kontralateralen Hirnschenkels an der Kante des Tentorium cerebelli oberhalb der Pyramidenbahnkreuzung liegt, entsteht die druckbedingte Hemiparese homolateral zur Raumforderung.

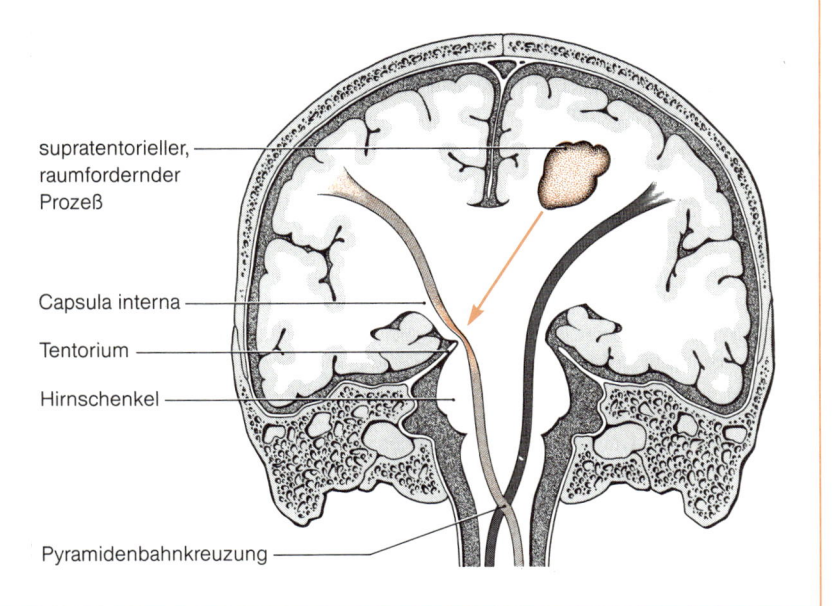

- supratentorieller, raumfordernder Prozeß
- Capsula interna
- Tentorium
- Hirnschenkel
- Pyramidenbahnkreuzung

Hirntod

Untersuchung
Der Hirntod wird festgestellt, wenn bei einem komatösen Patienten seit mindestens zwölf Stunden Atemstillstand und Hirnstammareflexie eingetreten sind. Apparative Zusatzuntersuchungen sind EEG, Angiographie und evozierte Potentiale.

Ätiopathogenese der Einklemmungssyndrome
Die Erschöpfung der Kompensationsmechanismen bei intrakraniellem Druckanstieg hat eine Verlagerung bzw. Einklemmung von Zwischen- und Mittelhirn im Tentoriumschlitz zur Folge.

Bei einseitiger supratentorieller Raumforderung entsteht durch hämorrhagische Drucknekrosen des kontralateralen Hirnschenkels eine homolaterale Hemiparese *(vgl. Syn. 42)*. Druck und Zug am N. oculomotorius bewirken zunächst eine enge, im weiteren Verlauf eine weite, lichtstarre Pupille. Dieses »Klivuskanten-Syndrom« entwickelt sich bei einseitigem Druck zunächst homolateral, bei zunehmender Einklemmung bilateral.

verursacht zunächst eine Miosis, dann den **Ausfall der Pupillomotorik** mit weiter lichtstarrer Pupille (Mydriasis). Bei einseitigem Druck findet sich die Okulomotoriusschädigung homolateral, bei zunehmender Einklemmung bilateral. Darüber hinaus kommt es zur ein- oder beidseitigen Druckschädigung des N. abducens *(vgl. S. 30)*. Durch Strangulation der A. cerebri posterior kann sich ein Okzipitallappeninfarkt mit nachfolgender kortikaler Blindheit entwickeln.

Ein Bulbärhirnsyndrom entsteht wesentlich rascher bei infratentoriellen als bei supratentoriellen Prozessen. Es kommt zur Kompression der unteren Pons und **Medulla oblongata.**

> Infratentorielle Prozesse führen rascher als supratentorielle zum Bulbärhirnsyndrom.
>
> Das Syndrom der Einklemmung kann in jedem der genannten Stadien zum Stillstand kommen, bzw. sich zurückbilden. Das Bulbärhirnsyndrom hat die schlechteste Prognose.

Bei intrakraniellem Druckanstieg werden nacheinander die Stadien des Zwischen-, Mittel- und Bulbärhirnsyndroms durchlaufen. Die Symptomatik kann auf jeder dieser Ebenen stehenbleiben und sich bei entsprechender intensivmedizinischer Therapie in umgekehrter Reihenfolge zurückbilden. Das Mittelhirnsyndrom ist oft noch nach monatelangem Koma reversibel, oder es entwickelt sich ein apallisches Syndrom *(s.u.)*, das ebenfalls remissionsfähig ist. Das Bulbärhirnsyndrom hat die schlechteste Prognose.

> Die häufigste Ursache eines akuten Mittelhirnsyndroms ist das traumatische Hirnödem. Ein Zwischenhirnsyndrom kann auch primär tumorös und ein Bulbärhirnsyndrom primär vaskulär bedingt sein.
> Bei isolierter ventraler Ponsläsion, entsteht ein **Locked-in-Syndrom.** Während die Vigilanz und das Sprachverständnis nicht beeinträchtigt sind, ist der fast vollständig gelähmte Patient unfähig, zu sprechen. Die Kommunikation ist nur durch vertikale Blick- und Lidbewegungen möglich.

Während eine Mittelhirnläsion überwiegend durch transtentorielle Herniation meist als Folge eines **traumatischen Hirnödems** verursacht wird, entwickelt sich ein Zwischenhirnsyndrom auch bei Tumoren in dieser Region. Eine Ponsblutung oder aszendierende Vertebralis-Basilaris-Thrombose führt primär zum Bulbärhirnsyndrom, das innerhalb kurzer Zeit letal endet.

Selten ist eine isolierte bilaterale Schädigung des Brückenfußes oder der Hirnschenkel mit Unterbrechung der Bahnen (Tractus corticonuclearis und corticospinalis), während die Formatio reticularis und die Fasern für vertikale Blick- und Lidbewegungen verschont bleiben. Dieses von F. Plum und J.B. Posner (1966) beschriebene **Locked-in-Syndrom** weist keine Vigilanzstörung auf. Das Sprachverständnis ist erhalten, das Sprechen jedoch nicht möglich. Bei hoher Tetraplegie mit Ausfall der Nacken-, Pharynx-, Kau- und Gesichtsmuskulatur ist die Willkürmotorik auf die vertikalen Augenbewegungen und den Lidschluß beschränkt.

2.8.5 Apallisches Syndrom

2.8.5 Apallisches Syndrom

Definition ▶

> ***Definition.*** Bei der von E. Kretschmer (1940) beschriebenen funktionellen Unterbrechung der zerebralen Efferenzen und Afferenzen mit Reduktion der Hirnfunktionen auf mesodienzephale Aktivität besteht ein Coma vigile (»waches Koma«). Ursachen sind ausgedehnte Schädigungen des Kortex, Marklagers oder Hirnstamms, meist als Folge eines traumatischen Mittelhirnsyndroms.

Untersuchung

> Der Patient öffnet die Augen, fixiert jedoch nicht und nimmt keinen Kontakt auf (Coma vigile).
>
> Die Pupillenreaktionen auf Licht sind unausgiebig. Man beobachtet Bulbuswandern, Amimie und nicht selten ein »Salbengesicht« sowie Hypersalivation. Neben oralen Automatismen sind pathologische Reflexe wie Saug- und Greifreflexe, der Palmomentalreflex, Haltungs- und Stellreflexe nachweisbar.
>
> Die Eigenreflexe sind gesteigert, das Babinski-Zeichen ist häufig positiv. Bei spastischer Tetraparese ist der Rumpf meist gestreckt, die Extremitäten werden adduziert und gebeugt. Schmerzreize lösen Massenbewegungen aus.

Untersuchung. Obwohl der apallische Patient die Augen öffnet, fixiert er nicht, erkennt nicht und nimmt weder durch Blicke noch Laute oder Gesten Kontakt auf (Coma vigile). Er ist zu reaktiven wie zu emotionalen Äußerungen gleichermaßen unfähig (akinetischer Mutismus).

Man beobachtet ein z.T. dyskonjugiertes **Bulbuswandern,** die Pupillenreaktionen auf Licht sind unausgiebig, der ziliospinale Reflex ist positiv, der Drohreflex nicht auslösbar. Nicht selten finden sich Hypersalivation, »Salbengesicht« und Amimie. Regelmäßig zeigen sich orale Automatismen mit Schluck- und Kaubewegungen, gelegentlich als »Zähneknirschen«. Meist sind **Saug- und Greifreflexe** sowie der Palmomentalreflex beiderseits deutlich positiv (S. 59). Darüber hinaus lassen sich Haltungs- und Stellreflexe, vor allem der asymmetrische und symmetrische tonische Halsstellreflex, auslösen (S. 130).

Der Masseterreflex ist ebenso gesteigert wie die übrigen Eigenreflexe (S. 53), das Babinski-Zeichen ist häufig positiv. Bei **spastischer Tetraparese** ist der Rumpf meist gestreckt, die Extremitäten sind adduziert und in Ellbogen- und Kniegelenken angewinkelt. Rasch bilden sich Gelenkkontrakturen. Schmerzreize werden mit einer **Massenbewegung,** an den Füßen meist mit einer Beugesynergie des Beins (Fluchtreflex) und generalisierter sympathischer Reaktion beantwortet.

2.8 Hirndrucksyndrome

Tabelle 28: Beeinträchtigung einzelner Funktionen im apallischen Syndrom	
Funktion	**Befund im apallischen Syndrom**
Vigilanz	Coma vigile
Reaktion auf externe Stimuli	akinetischer Mutismus
Augenbewegungen	Bulbuswandern, dyskonjugierte Augenbewegungen
Motorik	spastische Tetraparese
Reflexe	Saug- und Greifreflexe, orale Automatismen
vegetative Funktionen	Überwiegen des Sympathikotonus

Die vegetativen Funktionen sind enthemmt, Blutdruck, Puls und Temperaturregulierung meist unregelmäßig. Der Schlaf-Wach-Rhythmus ist nicht an Tag und Nacht gebunden. Der wache Patient befindet sich in einer permanenten **sympathikotonen Streßsituation** (»emergency reaction«), die auch als Ursache des Marasmus und seiner Folgen (Dekubitalulzera und Myositis ossificans) angesehen werden kann. Einen Überblick der Funktionsstörungen im apallischen Syndrom gibt *Tabelle 28*.

Beim wachen Patienten überwiegt der Sympathikotonus. Meist kommt es zu Marasmus, Dekubitalulzera und Myositis ossificans. Einen Überblick der Funktionsstörungen im apallischen Syndrom gibt *Tabelle 28*.

> Eine Remission des apallischen Syndroms als Folge einer akuten Hirnschädigung ist noch nach Monaten möglich.

Die Remission des apallischen Syndroms ist noch nach Monaten möglich.

Zunächst normalisiert sich der Schlaf-Wach-Rhythmus, und die oralen Automatismen klingen ab. Der Patient nimmt allmählich wieder **Blickkontakt** auf, wendet sich optischen Stimuli zu und zeigt konstante, auch emotionale Reaktionen, z.B. Anlächeln einer Kontaktperson. Wenn erste Willkürbewegungen wiederkehren und der Patient einfachen Aufforderungen, wie z.B. Öffnen des Mundes, nachkommt, treten Herdsymptome als Folge umschriebener Hirnschädigungen deutlicher hervor. Häufig wird die Symptomatik eines Klüver-Bucy-Syndroms *(S. 71)* durchlaufen. Affektive Äußerungen (der Freude und der Wut) kehren plötzlich zurück. In der Remission kann das Bild eines organischen Psychosyndroms oder auch einer paranoiden Psychose vorherrschen, die als Ausdruck der beginnenden, noch unsicheren Interaktion mit der Umgebung zu werten ist.

Zunächst nimmt der Patient Blickkontakt auf und wendet sich Kontaktpersonen zu. Während Willkürmotorik und Sprache wiederkehren, werden Herdsymptome der ursächlichen Hirnschädigung manifest. Die Remissionsphase ist häufig durch ein Klüver-Bucy-Syndrom und später ein organisches Psychosyndrom gekennzeichnet.

Die Reintegration der zerebralen Funktionen kann auf jeder der genannten Stufen monatelang verweilen oder zum Stillstand kommen. Eine vollständige Remission ist möglich, aber selten. Häufiger bleiben **Residualsymptome** zurück.

Die Rückbildung des apallischen Syndroms kann auf jeder Reintegrationsstufe zum Stillstand kommen.

Die Entwicklung eines chronisch-progredienten apallischen Syndroms stellt sich in umgekehrter Reihenfolge der Remissionsphasen dar. Die **zerebrale Desintegration** manifestiert sich anfangs mit einem depressiven oder paranoid-halluzinatorischen Syndrom und kann in ein Korsakow-Syndrom *(S. 198)* übergehen. Allmählich stellen sich extrapyramidale Symptome und spastische Paresen ein, bis sich terminal das Vollbild des apallischen Syndroms ausprägt.

Die chronisch-progrediente Verlaufsform des apallischen Syndroms beginnt mit psychopathologischen Symptomen, denen extrapyramidale Hyperkinesen und spastische Paresen folgen, bis sich ein akinetischer Mutismus einstellt.

Ätiopathogenese. Dem apallischen Syndrom liegt eine ausgedehnte kortikale Läsion oder Unterbrechung der afferenten und efferenten Bahnen oberhalb des Hirnstamms zugrunde. Es resultiert eine Funktionsstörung von Kortex und Formatio reticularis einerseits und eine hypothalamisch-hypophysäre Dysregulation andererseits, die für eine erhöhte sympathische Aktivität mit kataboler Stoffwechsellage verantwortlich ist.

Ätiopathogenese
Es liegt eine Funktionsstörung von Kortex und Formatio reticularis sowie eine hypothalamisch-hypophysäre Dysregulation mit erhöhter sympathischer Aktivität vor.

Häufigste Ursachen eines **akuten** apallischen Syndroms sind ein traumatisches Hirnödem mit Mittelhirnsyndrom; eine zerebrale Hypoxie, z.B. als Zustand nach Reanimation, die vor allem den Kortex betrifft, seltener eine Enzephalitis oder metabolische Hirnschädigung (hepatisches oder urämisches Koma). Ein apallisches Syndrom kann auch das **Terminalstadium** fortschreitender Hirnerkrankungen, wie z.B. der Creutzfeld-Jakob-Krankheit *(S. 171)* und subakuten sklerosierenden Panenzephalitis *(S. 226)*, sowie metabolischer und toxischer Hirnschädigungen *(S. 182)*, darunter auch der alkoholtoxischen Enzephalopathie sein.

Häufigste Ursachen des apallischen Syndroms sind ein traumatisches Hirnödem und eine zerebrale Hypoxie. Chronisch-progredient entwickelt sich ein apallisches Syndrom bei fortschreitenden Hirnerkrankungen, metabolischen und toxischen Enzephalopathien.

2.9 Querschnittssyndrome

2.9.1 Spinaler Schock

> **Definition.** Akutes passageres Querschnittssyndrom mit Ausfall sowohl der willkürlichen als auch der reflektorischen Motorik, der Sensibilität und autonomer Funktionen unterhalb der Läsion. Der Muskeltonus ist schlaff.

Untersuchung. Im spinalen Schock besteht eine **schlaffe Para- oder Tetraplegie** mit Areflexie. Bei hoher Querschnittsläsion ist auf die Beteiligung der Interkostalmuskulatur zu achten, die eine Beeinträchtigung der Atemfunktion zur Folge hat. Läsionen oberhalb von C4 stellen wegen einer Zwerchfellparese und damit kompletter Atemlähmung eine lebensbedrohliche Situation dar. Immer kommt es zur Retentio urinae mit Überlaufblase *(Tab. 19, S. 70)* und Gefahr der Blasenüberdehnung sowie Retentio alvi; bei hoher thorakaler Läsion muß mit einem paralytischen Ileus gerechnet werden. Hohe Querschnittslähmungen gehen darüber hinaus mit einer Anhidrose am ganzen Körper einher, die in den ersten Tagen der Erkrankung zur Hyperthermie führen kann. Vasoparalyse der Haut und Sensibilitätsausfall für alle Qualitäten begünstigen die oft rasche Ausbildung von Dekubitalulzera.

Ätiopathogenese. Der akute Verlust supraspinaler Einflüsse hat – unabhängig von Ausmaß und Höhe der Querschnittsläsion – den vollständigen Funktionsausfall aller Rückenmarksbahnen unterhalb der Läsion zur Folge *(vgl. Syn. 43)*. Ist die Plegie bereits innerhalb einer Woche rückläufig, kann auf eine inkomplette Läsion und damit Teilremission geschlossen werden; andernfalls geht das Syndrom in eine irreversible Querschnittslähmung über.

Ursache eines spinalen Schocks sind akute, meist **traumatisch** bedingte Rückenmarksschädigungen *(S. 284)*, aber auch **vaskuläre** Läsionen, wie z.B. ein ausgedehnter Rückenmarksinfarkt *(S. 317)* oder eine spinale Blutung *(S. 319)*, seltener eine Myelitis transversa.

Synopsis 43: Topische Anordnung der langen Bahnen im Rückenmarksquerschnitt (Zervikalbereich). Die aufsteigenden Bahnen sind links (rot), die absteigenden Bahnen rechts (dunkelgrau) dargestellt. Den medial im Hinterstrang aufsteigenden Fasern vom Bein (Fasciculus gracilis) legen sich die vom Arm (Fasciculus cuneatus) im Zervikalmark lateral an. Im Tractus spinothalamicus lateralis et anterior liegen die lumbalen und sakralen Afferenzen außen. Die gleiche topische Anordnung (medial zervikale, lateral sakrale Efferenzen) findet sich im Tractus corticospinalis lateralis.

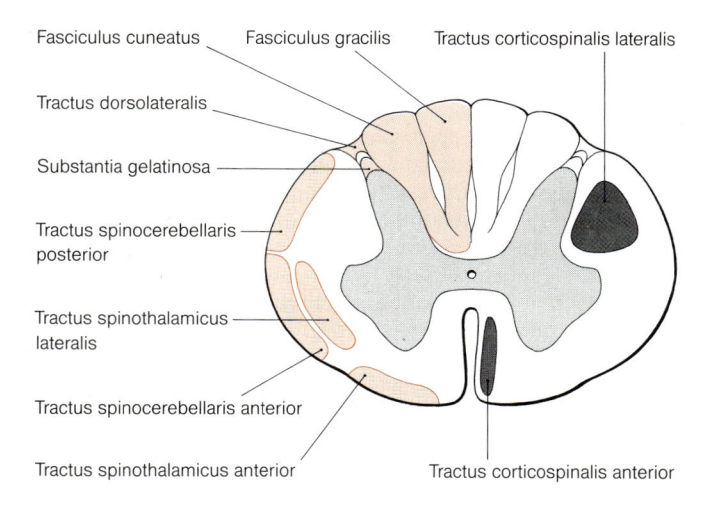

- Fasciculus cuneatus
- Fasciculus gracilis
- Tractus corticospinalis lateralis
- Tractus dorsolateralis
- Substantia gelatinosa
- Tractus spinocerebellaris posterior
- Tractus spinothalamicus lateralis
- Tractus spinocerebellaris anterior
- Tractus spinothalamicus anterior
- Tractus corticospinalis anterior

2.9.2 Komplettes Querschnittssyndrom

Definition. Läsion des gesamten Rückenmarksquerschnitts mit spastischer Plegie, Hyperreflexie, pathologischen Reflexen, Sensibilitätsverlust und autonomer Reflextätigkeit als Residuum eines spinalen Schocks oder primär chronischer Rückenmarksschädigung.

◂ Definition

Untersuchung. Die initial schlaffe Para- oder Tetraplegie des spinalen Schocks wird allmählich **spastisch**. Sensible Reize an den Fußsohlen lösen Fluchtreflexe (Beugereflexe) aus, bevor die Eigenreflexe wiederkehren. Bei chronischer Rückenmarksläsion ist der Tonus primär erhöht. Mit der Hyperreflexie kommt es zu unerschöpflichen Kloni (S. 59) und pathologischen Reflexen; der **Babinski-Reflex** wird oft schon bei leichter Berührung der Fußsohle positiv.

Charakteristisch für die spinale Spastik sind Reflexsynergien, die durch kutane bzw. viszerale Reize oder Muskeldehnung ausgelöst werden. Im Liegen kommt es zu meist symmetrischer ruckartiger Flexion in Hüft-, Knie- und Ellenbogengelenken (Beugereflexsynergien). Die betroffenen Extremitäten kehren allmählich spontan oder erst nach passiver Streckung in die Ausgangslage zurück. Diese **spinalen Automatismen** begünstigen die Ausbildung von Muskel- und Gelenkkontrakturen. Einer Dauerverkürzung mit Verlust der Dehnbarkeit des Muskels und Kalkeinlagerung (Myositis ossificans, S. 366) kann nur durch langsames passives Durchbewegen und Vermeiden schmerzhafter Reize entgegengewirkt werden. Beim Aufrichten des Patienten ist eine paroxysmale Innervation der Hüft-, Knie- und Fußstrecker (Streckreflexsynergien) zu beobachten, die im aufrechten Stand anhält und während der krankengymnastischen Behandlung für Gehübungen ausgenutzt werden kann.

Dem Beugereflex geht häufig eine unwillkürliche Blasenkontraktion voraus. Sofern die autonomen Zentren intakt sind und einer Schädigung der Blasenwand vorgebeugt wird, stellen sich reflektorische Blasen- und Darmentleerungen ein *(Tab. 29)*. Gleichzeitig sind die Sexualfunktion, Schweißsekretion, Piloarrektion und Vasomotorik der Haut gestört; bei zervikalen Läsionen findet sich zusätzlich ein Horner-Syndrom (S. 27).

Die **Höhendiagnostik** der Querschnittslähmung erfolgt in Kenntnis der segmentalen Innervation von Motorik und Sensibilität sowie der Segmenthöhe der Reflexe (S. 58). Dabei ist zu beachten, daß Analgesie und Anästhesie ein bis zwei Segmente unterhalb des geschädigten Rückenmarksegments beginnen. Auf Segmenthöhe findet sich meist eine Hyperalgesie. Nach dem Ausfall einzelner physiologischer Fremdreflexe (Bauchhautreflexe, Kremasterreflex) ist gezielt zu suchen.

Untersuchung

Der Tonus der gelähmten Extremitäten wird nach spinalem Schock oder bei chronischer Läsion primär spastisch. Neben gesteigerten Eigenreflexen und Kloni findet sich ein positiver Babinski-Reflex.

Charakteristisch sind Reflexsynergien, die durch kutane bzw. viszerale Reize oder Muskeldehnung ausgelöst werden (spinale Automatismen). Dadurch wird die Ausbildung von Muskel- und Gelenkkontrakturen sowie eine Myositis ossificans begünstigt.

Mit der Entwicklung der Spastik kommt es zur reflektorischen Blasen- und Darmentleerung *(vgl. Tab. 29)*.

Die proximale Begrenzung der sensomotorischen Querschnittslähmung und Ausfall bzw. Steigerung physiologischer Fremd- bzw. Eigenreflexe weisen auf die Höhe des Rückenmarksprozesses hin.

Tabelle 29: Neurogene Blasenstörungen bei Querschnittssyndrom			
Syndrom	**Art der Blasenfunktionsstörung**		
Spinaler Schock	atone Überlaufblase	fehlender Harndrang	Retention mit Blasenüberdehnung, Harnträufeln
komplette Querschnittslähmung	spinal ungehemmte Blase, Reflexblase	fehlender Harndrang, evtl. Schwitzen und Blutdruckanstieg	unwillkürliche reflektorische Miktion bei geringer Blasenfüllung
Konus-/Kauda-Syndrom	Denervierung der Blase, autonome Blase	fehlender Harndrang	spontane Entleerung kleiner Harnmengen, große Restharnmenge

Ätiopathogenese

Ätiopathogenese. Vier bis sechs Wochen nach akuter Querschnittslähmung kommt die Reflextätigkeit auf spinaler Ebene unterhalb der Läsion wieder in Gang. Eine mögliche Ursache für die Reflexsteigerung ist die Denervierungsüberempfindlichkeit postsynaptischer Neurone nach Wegfall zentral hemmender Einflüsse auf die γ-Motoneurone des Vorderhorns. Ferner wird ein Umbau der neuronalen Membranstruktur und die Aussprossung neuer Axonkollateralen (»sprouting theory«) diskutiert.

Vier bis sechs Wochen nach akuter Querschnittsläsion kommt die Reflextätigkeit auf spinaler Ebene wieder in Gang. Durch Wegfall der zerebralen Hemmung sind Reflexe und Tonus gesteigert.

Chronische Rückenmarksläsionen werden meist durch spinale Tumoren oder Metastasen verursacht, auch die Multiple Sklerose (MS) kann das Bild eines Querschnittssyndroms hervorrufen.

Ursache einer chronischen Rückenmarksläsion sind meist Tumoren, Metastasen und die MS.

2.9.3 Brown-Séquard-Syndrom

Definition ▶

> **Definition.** Von C.E. Brown-Séquard (1851) erstmals beschriebene halbseitige Rückenmarksläsion mit homolateraler Parese und Hypästhesie bei kontralateralem Ausfall der Schmerz- und Temperaturempfindung (dissoziierte Sensibilitätsstörung).

Untersuchung

Charakteristisch ist eine spastische Parese und Hypästhesie unterhalb der Rückenmarksläsion. Auf der nicht paretischen Seite ist die Schmerz- und Temperaturempfindung isoliert aufgehoben (dissoziierte Sensibilitätsstörung, vgl. Tab. 30). Das Halbseitensyndrom besteht selten in reiner Form, häufiger sind bilaterale asymmetrische Ausfälle.

Untersuchung. Das klassische Brown-Séquard-Syndrom ist durch eine einseitige spastische Parese mit gesteigerten Eigenreflexen und positivem Babinski-Zeichen sowie gleichseitiger Hypästhesie, Pallhypästhesie und gestörtem Lageempfinden charakterisiert. Dies gilt für den Bereich unterhalb der Rückenmarksläsion. Bei genauer Prüfung fällt an der proximalen Begrenzung neben der segmentalen Anästhesie eine ebenfalls segmentale schlaffe Lähmung auf. Kontralateral findet sich eine **dissoziierte Sensibilitätsstörung** mit Aufhebung der Schmerz- und Temperaturempfindung (Tab. 30). Häufiger beobachtet man bei nicht streng halbseitiger Läsion eine asymmetrische Paraparese, die Berührungsempfindung ist auf der plegischen Seite, die Schmerz- und Temperaturempfindung auf der leichter paretischen Seite stärker herabgesetzt.

Ätiopathogenese

Auf der Seite der Läsion sind Pyramidenbahn und der Hinterstrang sowie die auf Segmentebene kreuzende kontralaterale spinothalamische Bahn unterbrochen (Syn. 44). Das Syndrom ist meist traumatisch, seltener durch einen extramedullären Tumor bedingt.

Ätiopathogenese. Während die Fasern der Pyramidenbahn und des Hinterstrangs bis auf Höhe der Medulla oblongata homolateral verlaufen, kreuzt der Tractus spinothalamicus auf Segmentebene, so daß bei halbseitiger Rückenmarksschädigung die kontralateralen Afferenzen für Schmerz und Temperatur betroffen sind (vgl. Syn. 44).

Das Brown-Séquard-Syndrom beruht meist auf einer unfallbedingten Kompression oder penetrierenden Verletzung (Stichwaffe) des Rückenmarks, seltener auf einem extramedullären Tumor (S. 264).

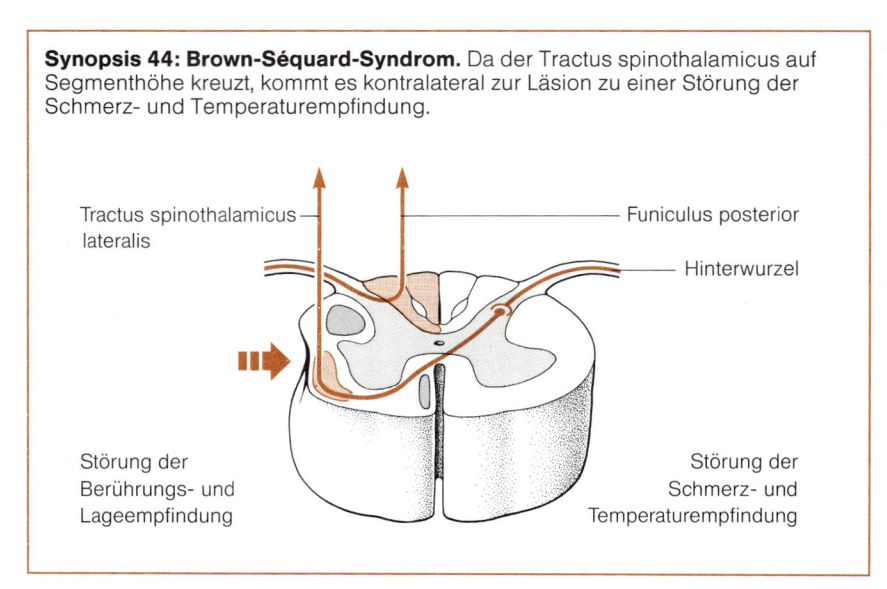

Synopsis 44: Brown-Séquard-Syndrom. Da der Tractus spinothalamicus auf Segmenthöhe kreuzt, kommt es kontralateral zur Läsion zu einer Störung der Schmerz- und Temperaturempfindung.

Tractus spinothalamicus lateralis — Funiculus posterior — Hinterwurzel

Störung der Berührungs- und Lageempfindung

Störung der Schmerz- und Temperaturempfindung

2.9.4 A. spinalis anterior-Syndrom

Definiton. Ventrales Rückenmarkssyndrom mit Paraparese und bilateraler dissoziierter Empfindungsstörung bei Läsion der Vorderhörner, Pyramidenbahnen und spinothalamischen Afferenzen, meist im Versorgungsgebiet der A. spinalis anterior.

Untersuchung. Unterhalb einer segmentalen schlaffen Lähmung beiderseits findet sich eine spastische Paraparese mit beiderseits positivem Babinski-Reflex. Die dissoziierte Empfindungsstörung mit bilateralem isolierten Ausfall der Schmerz- und Temperaturempfindung bei erhaltener Berührungsempfindung kann radikulär begrenzt sein, meist ist sie jedoch ab Läsionshöhe nachweisbar *(Tab. 30)*. Regelmäßig bestehen eine Retentio urinae et alvi und Sexualfunktionsstörungen.

Ätiopathogenese. Die Vorderhörner, Vorder- und Seitenstränge der Pyramidenbahn, spinothalamische Bahnen und die vordere Kommissur sind betroffen *(vgl. Syn. 43)*. Häufigste Ursache ist eine **Ischämie** im Versorgungsbereich der A. spinalis anterior *(vgl. S. 317)*. Das Syndrom entwickelt sich jedoch subakut oder chronisch auch bei epiduralem spinalen Abszeß und ventral lokalisierten extramedullären Tumoren, die sekundär durch arterielle Kompression einen Rückenmarksinfarkt verursachen können.

2.9.5 Zentromedulläres Syndrom

Definition. Zentrales Rückenmarkssyndrom mit segmentaler dissoziierter Sensibilitätsstörung infolge einer Läsion der auf Segmentebene kreuzenden Fasern für die Schmerz- und Temperaturempfindung.

Untersuchung. Typisch sind neben einer radikulär begrenzten beiderseitigen Aufhebung der Schmerz- und Temperaturempfindung *(Tab. 30)* segmentale schlaffe Paresen und trophische Störungen. Gelegentlich finden sich vegetative Funktionsstörungen und eine spastische Parese unterhalb der Läsion, die an den Armen meist ausgeprägter ist als an den Beinen.

Ätiopathogenese. Prozesse im Bereich des Zentralkanals beeinträchtigen die in der vorderen Kommissur auf Segmentebene kreuzenden Fasern für Schmerz und Temperatur *(vgl. Syn. 44)*. Sofern der Tractus spinothalamicus lateralis mit seinen aufsteigenden Fasern nicht beeinträchtigt ist, bleibt die dissoziierte Sensibilitätsstörung auf die unmittelbar geschädigten Segmente beschränkt. Mit zunehmender horizontaler symmetrischer Ausdehnung des Prozesses werden zunächst die Vorderhörner, später die sympathischen Seitenhörner und die Pyramidenseitenstränge entsprechend der topischen Anordnung der Bahnen von Arm (innen) und Bein (außen) betroffen.

Tabelle 30: Rückenmarkssyndrome mit dissoziierter Empfindungsstörung		
Querschnittssyndrom	dissoziierte Sensibilitätsstörung	Parese
Brown-Séquard-Syndrom	kontralateral unterhalb der Läsion	homolateral unterhalb der Läsion spastisch, schlaff auf Läsionshöhe
A. spinalis anterior-Syndrom	bilateral unterhalb der Läsion oder nur segmental	bilateral spastisch unterhalb der Läsion, schlaff auf Läsionshöhe
zentromedulläres Syndrom	bilateral segmental auf Läsionshöhe	bilateral segmental schlaff auf Läsionshöhe

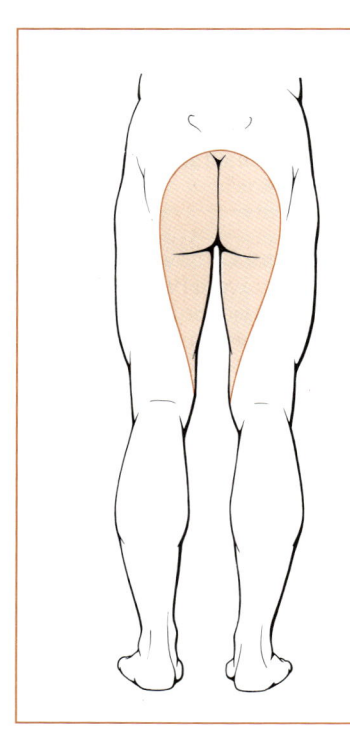

Synopsis 45: »Reithosenanästhesie«.
Sensibilitätsausfall in den Dermatomen S3–S5. Gleichzeitig sind immer Miktion, Defäkation und Sexualfunktion gestört.

Ursachen sind die Syringomyelie, intramedulläre Tumoren oder Blutungen.

Häufigste Ursache eines zentromedullären Syndroms ist die **Syringomyelie** mit zystischer Erweiterung des Zentralkanals *(S. 139)*, seltener sind intramedulläre Tumoren *(S. 264)* oder Blutungen *(S. 319)*.

2.9.6 Konus- und Kauda-Syndrom

Definition ▶

> ***Definition.*** Die isolierte Läsion des Conus medullaris (S3–S5) verursacht neben einer »Reithosenanästhesie« Miktions-, Defäkations- und Sexualfunktionsstörungen (Konus-Syndrom), eine Schädigung der Cauda equina darüber hinaus radikuläre motorische und sensible Ausfälle der unteren Extremitäten (Kauda-Syndrom).

Untersuchung
Beim **Konus-Syndrom** ergibt die Untersuchung eine »Reithosenanästhesie« (Dermatome S3–S5, *Syn. 45*), Anal- und Bulbokavernosusreflex sind erloschen. Paresen der Beine gehören nicht zum Konus-Syndrom. Beim **Kauda-Syndrom** finden sich eine atrophische Paraparese, Areflexie und radikuläre Sensibilitätsausfälle. Hinzu kommen Miktions-, Defäkations- und Sexualfunktionsstörungen *(Tab. 29)*.

Untersuchung. Das Konus-Syndrom ist durch einen Sensibilitätsausfall z.T. dissoziiert, perianal und an den Oberschenkelinnenseiten beiderseits charakterisiert (»Reithosenanästhesie«, *Syn. 45*). Die Reflexe der entsprechenden Segmente, Analreflex (S3–S5) und Bulbokavernosusreflex (S3–S4) sind erloschen, der Analsphinkter ist schlaff. **Paresen der Beine gehören nicht zum Konus-Syndrom.** Beim **Kauda-Syndrom** finden sich eine schlaff atrophische Paraparese mit Areflexie und radikuläre Sensibilitätsstörungen der Beine, die dem Verteilungsmuster der Paresen entsprechen. Die Schweißsekretion ist auch in den Hautarealen gestörter Sensibilität erhalten, seltener als beim Konus-Syndrom kommt es zu Retentio urinae et alvi und Sexualfunktionsstörungen *(Tab. 29)*. Je nach Läsionshöhe ist der Kremasterreflex (L2) erloschen.

Ätiopathogenese. Als Konus-Syndrom wird ausschließlich eine Läsion des **Conus medullaris (S3–S5)** in Höhe des ersten Lendenwirbelkörpers bezeichnet. Entsprechend finden sich beim Konus-Syndrom keine Paresen der unteren Extremitäten, jedoch aufgrund der Läsion des parasympathischen Zentrums im Sakralmark irreversible vegetative Funktionsstörungen. Bei zusätzlicher Schädigung der Nervenwurzeln spricht man von Kauda-Syndrom. Läsionen unterhalb des ersten Lendenwirbelkörpers, die allein die **Cauda equina** betreffen, verursachen rein periphere Ausfälle. Wenn nur die sakralen Kaudawurzeln betroffen sind, gleicht die Symptomatik dem Konus-Syndrom.

Ein isoliertes Konus-Syndrom ist selten, es wird meist durch einen intramedullären Tumor *(S. 264)* oder Überdehnung des Konus durch ein verkürztes Filum terminale bei Spina bifida *(S. 138)* verursacht. Spinale Tumoren können Konus und Kauda gleichermaßen komprimieren *(S. 263)*. Die häufigste Ursache eines Kauda-Syndroms ist ein medialer Bandscheibenvorfall *(S. 343)*.

Ätiopathogenese
Ein Konus-Syndrom entsteht bei isolierter Schädigung des Conus medullaris (S3–S5) in Höhe des ersten Lendenwirbelkörpers.

Das seltene Konus-Syndrom findet sich bei intramedullären Tumoren und Spina bifida. Die häufigste Ursache eines Kauda-Syndroms ist ein medialer Bandscheibenvorfall.

3 Technische Hilfsmethoden

3.1 Liquordiagnostik

> **Definition.** Die Untersuchung des Liquors dient der Diagnostik entzündlicher Erkrankungen des ZNS, einer Blut-Liquor-Schrankenstörung und autochtonen Antikörperproduktion, dem Nachweis einer Subarachnoidalblutung (SAB) und von Tumorzellen.

Technik der Lumbalpunktion (LP). Die Rückenmuskulatur soll entspannt, die Lendenlordose weitgehend ausgeglichen und der Kopf gebeugt sein *(Syn. 46)*. Unter aseptischen Bedingungen geht man oberhalb des Dornfortsatzes des vierten bzw. fünften Lendenwirbels streng median mit einer dünnen Einmalkanüle ein. Wenn das straffe Ligamentum interspinale durchstochen und der federnde Widerstand der Dura überwunden ist, wird der Mandrin der LP-Kanüle zurückgezogen, so daß der Liquor langsam abtropfen kann. Gibt der Patient einen blitzartig ins Bein einschießenden Schmerz an, hat die Nadel beim Vorschieben intradural eine Nervenwurzel berührt. Hält der Schmerz an, wird der Wurzelkontakt zunächst durch Drehen dann durch Zurückziehen der Nadel gelöst.

Am horizontal gelagerten Patienten kann die **Liquorpassage** und der Liquordruck bestimmt werden (Queckenstedt-Versuch). Bei freier Passage kommt es durch Kompression der Jugularvenen oder Betätigung der Bauchpresse zu vermehrtem Liquoraustritt. Diese einfache Methode wird zum orientierenden Nachweis eines intraspinalen raumfordernden Prozesses durchgeführt. Die Messung des Liquordrucks erfolgt über ein angelegtes steriles Steigröhrchen.

Man läßt den Liquor nacheinander in drei Reagenzgläser tropfen. Bei artefizieller Blutbeimengung (häufig schlierenartig) durch die Punktion verliert sich die hämolytische Verfärbung mit der Zahl der Einzelproben (3-Gläser-Probe). Zur Standarduntersuchung genügen drei Portionen zu je 1–2 ml Liquor.

Wenn keine atraumatischen Nadeln verwendet werden, soll eine 24stündige Bettruhe im Anschluß an die Punktion einer Liquordrainage durch den Stichkanal entgegenwirken. Dennoch kommt es häufig zu postpunktionellen Kopfschmerzen, die beim Aufrichten zunehmen, beim Hinlegen abklingen (Liquorunterdruck-Syndrom).

Liquoruntersuchung

● Normaler Liquor ist wasserklar. Bei akuter Blutung in die Liquorräume (Subarachnoidalblutung) ist er über drei Gläserproben blutig (sanguinolent). Liegt die Blutung nur wenige Stunden zurück, kann der Überstand nach Sedimentieren der Zellen, wie bei artefizieller Blutbeimengung, noch klar sein; spätestens nach einigen Tagen wird er gelb (xanthochrom, S. 313). Eine **Xanthochromie** des Überstandes spricht i.d.R. für eine essentielle Blutung. Allerdings kann der Liquor auch bei Ikterus und starker Eiweißerhöhung xanthochrom sein. Eitriger Liquor ist trüb-flockig. Die *Tabelle 31* gibt einen Überblick über die wichtigsten normalen und pathologischen Liquorbefunde.

● Die **Zellzahl** wird unmittelbar nach der Liquorentnahme in der Fuchs-Rosenthal-Kammer mit einem Rauminhalt von 3,2 µl (daher die konventionelle Angabe in Drittelzellen) bestimmt. Der normale Liquor enthält nicht mehr als 5 Zellen/µl, und zwar ca. zwei Drittel Lymphozyten und ein Drittel Monozyten. Erythrozyten werden bei der Zählung nicht berücksichtigt. Die zytologische Aufarbeitung des Liquors zur Beurteilung des **Differentialzellbildes** erfordert die Konzentration, Fixation und Färbung der empfindlichen Liquorzellen. Bewährt hat sich die Sedimentation nach Sayk und die anschließende Färbung nach Pappenheim **(Farbtafel S. 410, Abb. 12–15),** zur Differenzierung pigmentspeichernder Makrophagen und Siderophagen auch die Eisenfärbung (Berliner-Blau-Reaktion); gegebenenfalls sind immunzytologische Verfahren anzu-

---

3.1 Liquordiagnostik

Definition ▶

Technik der Lumbalpunktion (LP)
Die lumbale Liquorentnahme erfolgt unter aseptischen Bedingungen zwischen den Dornfortsätzen des 4. und 5. oder 3. und 4. Lendenwirbels *(Syn. 46)*.

Die Liquorpassage läßt sich durch Kompression der Jugularvenen bzw. Valsalva-Preßversuch orientierend prüfen (Queckenstedt-Versuch).

Der Liquor wird in drei Röhrchen aufgefangen. Eine artefizielle Blutbeimengung ist durch die 3-Gläser-Probe auszuschließen.

Aufgrund einer Liquordrainage durch den Stichkanal kann es zu postpunktionellen Kopfschmerzen kommen (Liquorunterdruck-Syndrom).

Liquoruntersuchung

Der Liquor ist normalerweise klar. Bei länger zurückliegender essentieller Blutung ist der Überstand xanthochrom, bei artefizieller Blutbeimischung jedoch nach Sedimentieren der Zellen infolge fehlender Hämolyse in vitro wasserklar. Eitriger Liquor ist trüb-flockig. Einen Überblick gibt *Tabelle 31*.

Die **Zellzahl** wird quantitativ in der Zählkammer bestimmt, nach Sedimentation und Färbung können die Liquorzellen differenziert werden. Der normale Liquor enthält < 5 Zellen/µl (Lymphozyten und Monozyten). Zu liquorzytologischen Präparaten siehe **Farbtafel S. 410, Abb. 12–15**.

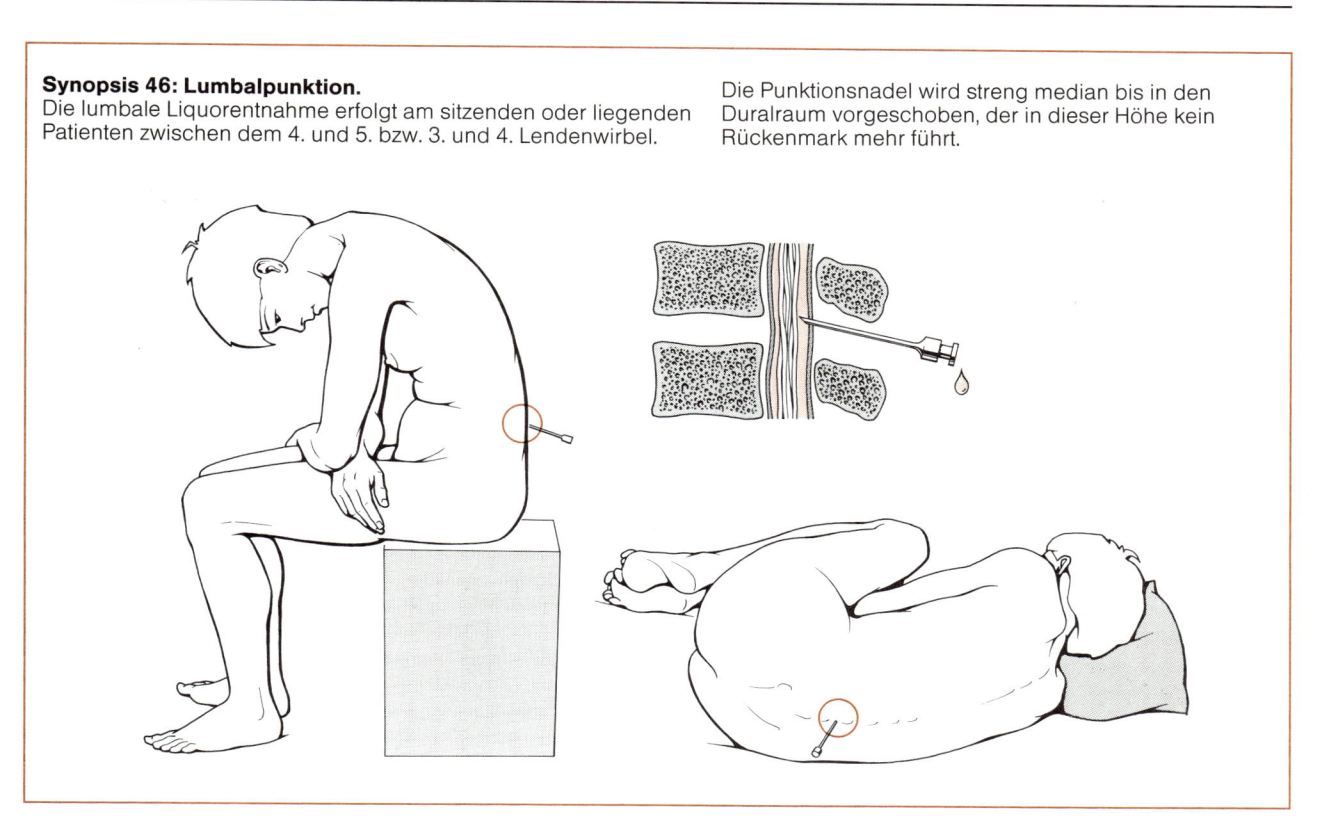

Synopsis 46: Lumbalpunktion.
Die lumbale Liquorentnahme erfolgt am sitzenden oder liegenden Patienten zwischen dem 4. und 5. bzw. 3. und 4. Lendenwirbel. Die Punktionsnadel wird streng median bis in den Duralraum vorgeschoben, der in dieser Höhe kein Rückenmark mehr führt.

wenden. Bei florider Infektion sollte der direkte Bakteriennachweis im Gram-Präparat versucht und in jedem Fall eine Liquorkultur angelegt werden.

● Eine semiquantitative Bestimmung des **Eiweißgehalts** erfolgt schon bei der Liquorentnahme mit Hilfe der Pandy-Reaktion. Ein bis zwei Liquortropfen werden in einer schwarzen Schale mit Pandy-Reagenz aufgefangen. Eine positive Reaktion zeigt sich als weißer Schleier ab einem Eiweißgehalt von 500–1000 mg/l.

Während eine Vermehrung des Gesamtproteins im Liquor krankheitsunspezifisch ist, gibt das Verhältnis von Albumin im Liquor zu Albumin im Serum Aufschluß über eine Blut-Liquor-Schrankenstörung. Darüber hinaus gestattet die Aufschlüsselung der **Immunglobulinfraktion im Liquor**, insbesondere die quantitative Bestimmung von IgG, Hinweise auf eine subakute oder chronische Entzündung auch bei normalem Gesamtproteingehalt. Eine autochthone Immunglobulinbildung wird von einer Produktion außerhalb des ZNS (Angleichung im Liquor an primär erhöhte Immunglobuline im Serum) mittels des **Delpech-Lichtblau-Quotienten** unterschieden:

$$Q = \frac{\text{IgG (Liquor)} \times \text{Albumin (Serum)}}{\text{IgG (Serum)} \times \text{Albumin (Liquor)}}$$

Werte > 0,7 zeigen eine intrathekale IgG-Produktion an. Eine höhere Sensitivität als der quantitativen IgG-Bestimmung kommt der qualitativen Untersuchung der lokal im ZNS gebildeten Immunglobuline zu. In der Technik der isoelektrischen Fokussierung (IEF), bei der sich jedes Protein an seinem isoelektrischen Punkt konzentriert, erscheinen einige IgG-Subfraktionen als **oligoklonale Banden** *(Abb. 48, S. 235)*. Ihr Auftreten geht auf eine vermehrte Sekretion einiger weniger B-Zell-Klone zurück und ist bei isoliertem Vorkommen im Liquor ein zwar unspezifischer aber empfindlicher Parameter für eine Immunreaktion im Zentralnervensystem.

Die semiquantitative Bestimmung des **Eiweißgehaltes** im Liquor erfolgt mit der Pandy-Reaktion.

Albumin und IgG im Liquor ergeben im Vergleich zu den entsprechenden Serumwerten Hinweise auf eine Blut-Liquor-Schrankenstörung. Die intrathekale IgG-Produktion wird mit Hilfe des **Delpech-Lichtblau-Quotienten** errechnet.

Die Darstellung **oligoklonaler Banden** in der isoelektrischen Fokussierung ist ein sensitiver Nachweis einer IgG-Synthese im ZNS.

Tabelle 31: Beurteilung des lumbal entnommenen Liquors		
	Normalbefunde	**pathologische Befunde**
Farbe	wasserklar	sanguinolent, xanthochrom, trüb
Zellzahl	< 5 Zellen/µl	Pleozytose > 5 Zellen/µl
Differentialzellbild	ca. ⅔ Lymphozyten ca. ⅓ Monozyten	Verschiebung der Zellverhältnisse, Auftreten von transformierten Lymphozyten, Plasmazellen, Granulozyten, Makrophagen, Tumorzellen
Eiweiß	Pandy negativ, 200–400 mg/l	Pandy positiv, Vermehrung des Gesamtproteins, autochthone Antikörperproduktion
Glukose	45–75 mg/dl (2,5–4,2 mmol/l)	Erhöhte oder verminderte Glukosekonzentration
Laktat	10–20 mg/dl (1,2–2,1 mmol/l)	Erhöhte oder verminderte Laktatkonzentration

Im Gegensatz zur **Glukosekonzentration** ist die Laktatkonzentration im Liquor nicht vom Serumwert abhängig.

● Die **Glukosekonzentration** im nativen Liquor ist um 20 bis 30% geringer als im Serum, jedoch von der Serumkonzentration abhängig. Demgegenüber wird **Laktat** im Gehirn selbst produziert und ist aussagekräftiger zur Abgrenzung von Enzephalitiden.

● Eine weitere Analyse des Liquors ist bei spezieller Fragestellung erforderlich, so z.B. die Untersuchung der Luesreaktionen *(S. 214)*, des Borrelien-Antikörper-Titers *(S. 217)* oder die Bestimmung von Tumormarkern.

Indikation
Sanguinolenter Liquor erlaubt unmittelbar die Diagnose einer Subarachnoidalblutung.

Indikation. Bei akuter klinischer Symptomatik mit Kopfschmerz und Meningismus führt die Punktion **blutigen Liquors** unmittelbar zur Diagnose einer frischen Subarachnoidalblutung (SAB); eine ältere oder zweizeitige Blutung läßt sich erst nach zusätzlicher zytologischer Aufarbeitung erkennen (**Farbtafel S. 410, Abb. 15**).

Eitriger Liquor spricht für eine akute bakterielle Meningitis. Die Differenzierung der Meningitiden erfordert neben der zytologischen Untersuchung *(S. 204)* die Bestimmung der Glukose- und Laktatkonzentration.

Ist der Liquor **eitrig**, liegt eine akute bakterielle Meningitis vor. Bei geringer Zellzahl müssen zur Differenzierung entzündlicher Erkrankungen des Gehirns der **zytologische Befund** *(S. 204)* und die **Glukose-** bzw. **Laktatkonzentrationen** im Liquor herangezogen werden. Bei bakteriellen Meningitiden mit ausgeprägter granulozytärer Pleozytose ist der Glukosegehalt meist vermindert und der Laktatgehalt regelmäßig deutlich erhöht, während er bei überwiegend lympho- bzw. monozytärer Pleozytose, wie sie z.B. bei viraler Meningitis vorkommt, kaum verändert ist.

Eine **Eiweißerhöhung im Liquor** ohne entsprechende Zellzahlerhöhung (zytoalbuminäre Dissoziation) findet sich bei Polyradikulitis Guillain-Barré und spinal raumfordernden Prozessen (Sperrliquor). Ursache eines erhöhten Eiweißgehaltes des Liquors ist entweder eine Störung der Blut-Liquor-Schranke (z.B. bei Hirntumoren) oder eine intrathekale Immunglobulinsynthese (z.B. bei chronischen Enzephalitiden, Multiple Sklerose).

Als **zytoalbuminäre Dissoziation** wird eine starke Eiweißerhöhung ohne Zellzahlerhöhung bezeichnet, wie sie z.B. bei der Polyradikulitis Guillain-Barré und auch als sogenannter **Sperrliquor** unterhalb eines spinalen raumfordernden Prozesses (Nonne-Froin-Syndrom) vorkommt. Ein erhöhter Eiweißgehalt des Liquors durch vermehrten Übertritt von Serumprotein (reine Schrankenstörung) findet sich im Initialstadium akuter Meningitiden und bei Hirntumoren. Chronische Enzephalitiden sowie eine Reihe von Virus-Meningoenzephalitiden gehen im Verlauf mit einer deutlichen **autochthonen Immunglobulinerhöhung** einher. Auch bei quantitativ im Normbereich liegenden Immunglobulin-Werten läßt sich mit Hilfe der isoelektrischen Fokussierung z.B. bei der Multiplen Sklerose und AIDS des ZNS eine lokale Antikörpersynthese nachweisen.

Kontraindikation. Absolute Kontraindikation für die Lumbalpunktion ist eine **Hirndrucksteigerung** *(S. 94),* die ophthalmoskopisch (Stauungspapille), im Zweifelsfall computertomographisch vor jeder lumbalen Liquorentnahme ausgeschlossen werden muß. Zur Diagnostik einer Meningitis oder Subarachnoidalblutung (SAB), die ebenfalls eine intrakranielle Drucksteigerung verursachen können, ist jedoch die Entnahme einer geringen Liquormenge am liegenden Patienten indiziert. Eine weitere Kontraindikation stellen **Blutgerinnungsstörungen** und Antikoagulanzientherapie dar.

3.2 Neurophysiologische Verfahren

3.2.1 Elektroenzephalographie (EEG)

> ***Definition.*** Das Elektroenzephalogramm (Hirnstrombild) ist das wichtigste Hilfsmittel der Epilepsie-Diagnostik und dient dem Nachweis umschriebener (herdförmiger) oder diffuser Störungen (Allgemeinveränderungen), die durch tumoröse, traumatische und entzündliche Hirnprozesse, Ischämien, Intoxikationen u.a verursacht werden. Gebräuchliche Aktivierungs- bzw. Provokationsmethoden sind die Hyperventilation (Mehratmung) und die Photostimulation (Flickerlichtreizung).

Technik. Die bioelektrische Aktivität des Gehirns wird mittels Skalp-Elektroden in standardisierter Anordnung vom frontalen bis okzipitalen Kortex abgeleitet, verstärkt und registriert. Man verwendet ein 8-, 12- oder 16-Kanal-System mit unipolarem und bipolarem Schaltschema.

- Das **unipolare** Programm vermittelt Spannungsdifferenzen zwischen hirnelektrisch aktiven Punkten der Schädelkonvexität und einem weitgehend inaktiven Areal. Als inaktiver Bezugspunkt gilt die Elektrode am gleichseitigen Ohr.
- Bei **bipolarer** Ableitung (Serienschaltung von Quer- und Längsreihen) werden die Potentialschwankungen zwischen je zwei aktiven Konvexitätselektroden abgegriffen. In der Regel ist eine Elektrode mit zwei Verstärkerkanälen verbunden. Bei einem umschriebenen Hirnprozeß im Bereich einer Elektrode werden somit die entsprechenden pathologischen Potentiale durch zwei benachbarte Kanäle wiedergegeben. Da die Elektrode mit dem Eingang des einen und dem Ausgang des anderen Kanals verbunden ist, stellen sich die Kurven spiegelbildlich, d. h. in umgekehrter Phasenrichtung dar. Diese Phasenumkehr weist prägnant auf einen herdförmigen Prozeß hin *(Syn. 48).*

Die Impulse der **Hirnströme** (EEG-Potentiale) werden bei einer Papiergeschwindigkeit von 30 mm/s graphisch registriert. Der physiologische **Grundrhythmus** ist von pathologischen EEG-Veränderungen und Artefakten (z.B. Muskelaktionspotentiale durch Augen- oder Schluckbewegungen) zu differenzieren.

> Beim wachen und entspannten Gesunden besteht das Kurvenbild vorwiegend aus regelmäßigen 8–12/s-Potentialen (α-Wellen) um 40–100 Mikrovolt. Diese Grundaktivität ist okzipital am besten ausgeprägt und fällt nach frontal hin ab. Sie zeigt sich bei geschlossenen Augen und verschwindet beim Augenöffnen (Blockierungseffekt).

Vom Neugeborenen- bis zum Erwachsenenalter kommt es bei normaler Hirnentwicklung zu einer altersentsprechenden Beschleunigung der Aktivität. Zu den unterschiedlichen EEG-Frequenzbereichen siehe *Synopsis 47.* Ein Teil der Bevölkerung (etwa 10% der Kinder und 20% der Erwachsenen) weist als genetische Variante einen rascheren physiologischen Grundrhythmus, die β-**Aktivität (13–30/s)** auf. Auch im physiologischen α-EEG finden sich über den vorderen Hirnabschnitten eingestreute β-Wellen neben langsameren Potentialen. Eine deutlich vermehrte β-Aktivität oder ein extrem verlangsamter Rhythmus, der im wesentlichen aus δ-Wellen **(0,5–3/s)** und ϑ- oder **Zwischen-Wellen (4–7/s)** besteht, ist pathologisch. Zu den unterschiedlichen Frequenzbereichen des Elektroenzephalogramms siehe *Synopsis 47.*

Synopsis 47: EEG-Frequenzbereiche. Physiologisch ist ein gut ausgeprägter, regelmäßiger, spindelförmiger Alpha-Rhythmus. Eine raschere Aktivität (Beta-Wellen) ist häufig Ausdruck eines Medikamenteneffekts. Langsame (Delta- und Theta-)Wellen finden sich im kindlichen (»unreifen«) EEG und bei zerebralen Prozessen (aus: Christian, W.: Klinische Elektroenzephalographie. 3. Aufl. Thieme, Stuttgart New York, 1982).

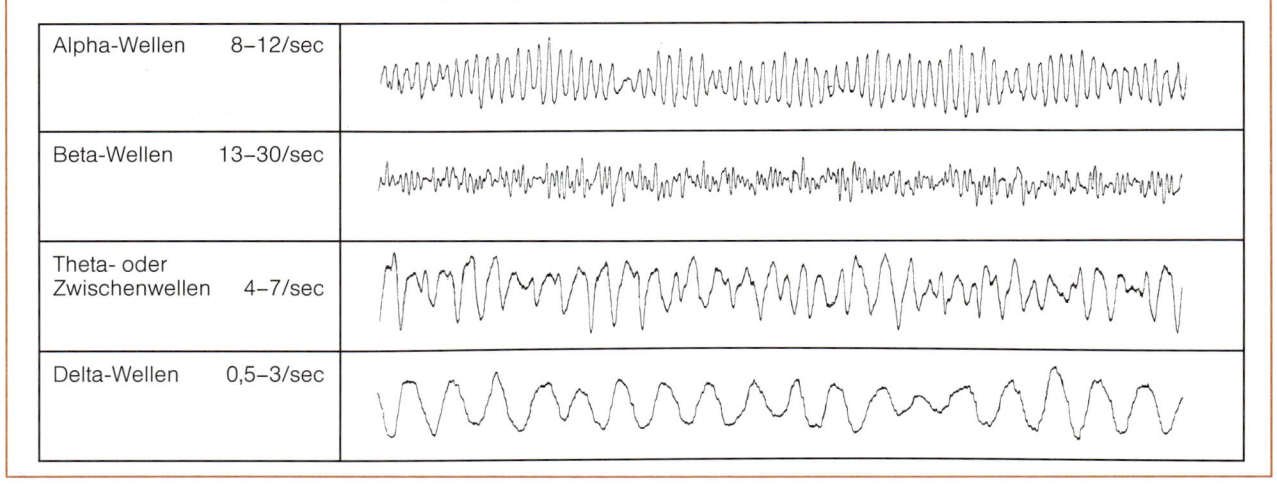

Alpha-Wellen 8–12/sec	
Beta-Wellen 13–30/sec	
Theta- oder Zwischenwellen 4–7/sec	
Delta-Wellen 0,5–3/sec	

Pathologische EEG-Befunde

Allgemeinveränderung

Eine Verlangsamung der Grundaktivität findet sich bei Vigilanzstörungen und diffusen Hirnschädigungen. Man unterscheidet eine leichte, mäßige und schwere Allgemeinveränderung.

Allgemeinveränderung. Sowohl die physiologischen Schlafphasen als auch die Störungen der Vigilanz (Somnolenz, Sopor, Koma, S. 83) sind mit charakteristischen EEG-Veränderungen, meist einer **diffusen Verlangsamung** der Grundaktivität verbunden. Man unterscheidet eine leichte, mäßige und schwere Allgemeinveränderung. Das Koma geht mit schwerer Allgemeinveränderung einher. Unterschiedliche Grade der Allgemeinveränderung kommen bei Hirndruck, Intoxikation, Enzephalitis, zerebralen Durchblutungsstörungen und Demenz vor. Als Medikamenteneffekt findet sich eine frequente β-Aktivität, die durch Augenöffnen nicht blockiert wird.

Herdbefund

Eine umschriebene Verlangsamung des Kurvenbildes wird als EEG-Fokus (Herdbefund) bezeichnet. Zu den häufigsten Ursachen gehören Hirntumoren *(vgl. Syn. 48)*. Die Herdaktivität hängt vom Ausmaß des perifokalen Ödems ab.

Herdbefund. Während das EEG bei den meisten Kopfschmerzformen unauffällig ist, gibt es wertvolle Hinweise auf intrakraniell raumfordernde Prozesse, wie Hirntumoren, die herdförmige Veränderungen des Kurvenbildes herrvorrufen *(S. 107)*. In den unipolaren Ableitungen beobachtet man eine konstante oder inkonstante einseitige Verlangsamung des Grundrhythmus. Die lokale Abflachung oder eine fokale Dysrhythmie sind erste Seitenhinweise. Langsame Potentiale, **Theta-** und **Delta-Wellen,** zeigen in der bipolaren Ableitung zwar eine herdförmige Störung mit Phasenumkehr an *(vgl. Syn. 48);* aber nicht in jedem Fall ist ein raumfordernder Prozeß elektroenzephalographisch exakt zu lokalisieren, da die Herdaktivität von dem Ausmaß des perifokalen Ödems abhängt.

Epileptische Potentiale

Das EEG hat große Bedeutung in der Epilepsie-Diagnostik. Während eines epileptischen Anfalls ist eine generalisierte oder fokale Aktivität zu beobachten. Zum Video-EEG siehe *Abbildung 14*.

Epileptische Potentiale. Eine wesentliche EEG-Indikation ist die Primär- und Verlaufsdiagnostik der Epilepsien. Während eines epileptischen Anfalls beobachtet man generalisierte oder fokale spezifische Potentiale. Das Intervall-EEG kann vollkommen unauffällig sein. Mit Hilfe der simultanen Doppelbildaufzeichnung des Anfallsbildes und der epileptischen Potentiale lassen sich sonst nicht beobachtbare paroxysmale Phänomene exakt differenzieren **(Video-Elektroenzephalographie,** *Abb. 14).* Zur Epilepsie-Diagnostik siehe auch *B 4.6.*

Hyperventilationsveränderung

Durch Mehratmung können zusätzlich EEG-Veränderungen (herdförmige Störungen, epileptische Potentiale u.a.) provoziert werden.

Hyperventilationsveränderung (HV-Veränderung). Durch forcierte Mehratmung über drei (bis fünf) Minuten kommt es bei Kindern und Jugendlichen zu einer physiologischen Grundrhythmus-Verlangsamung, Amplitudenzunahme und Dysrhythmie. Wenn sich diese Symptome bei Erwachsenen nicht innerhalb von 30 Sekunden zurückbilden, sind sie als Hinweis auf eine Labilität der Hirndurchblutung aufzufassen. Pathologisch sind alle unter HV auftretenden Seitendifferenzen (Herdaktivierung) und paroxysmale Abläufe (epileptische Potentiale). Eine paroxysmale Dysrhythmie ist jedoch unspezifisch.

Synopsis 48: EEG-Herd. Über der linken Hemisphäre (untere Bildhälfte, rot) stellt sich ein Verlangsamungsherd mit Phasenumkehr der Delta-Wellen zwischen 6. und 7. Kanal dar. Vergleiche auch *Abbildung 27*. (kraniales Computerprogramm desselben Patienten).

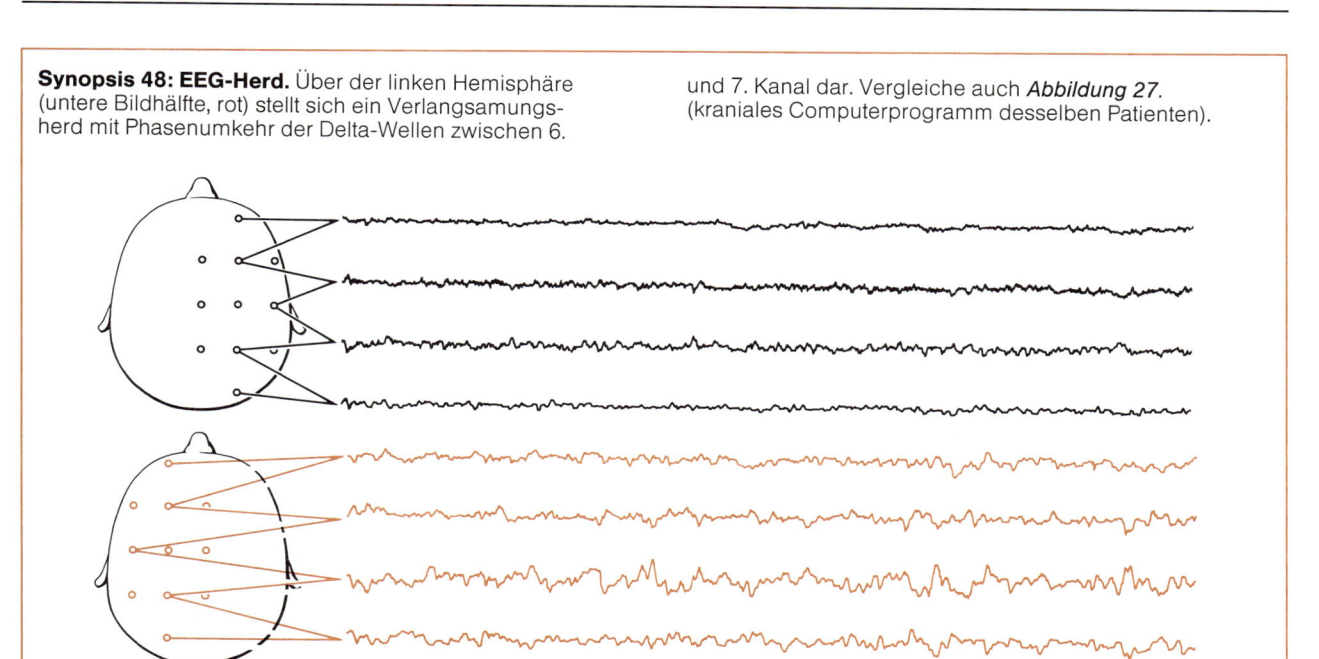

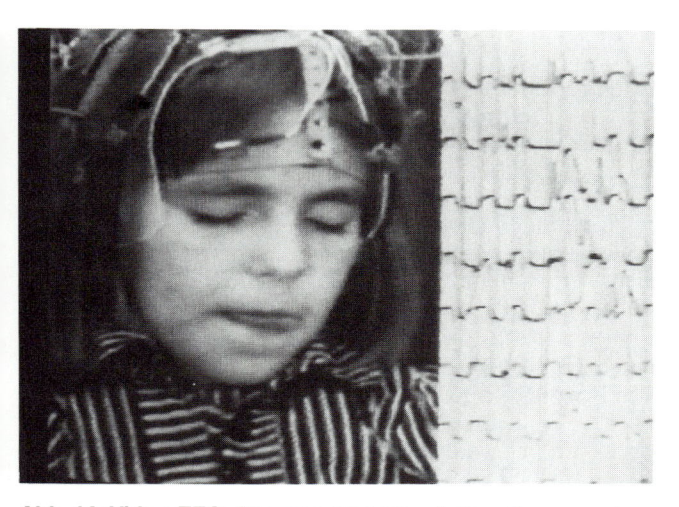

Abb. 14: Video-EEG. Absence mit oralen Automatismen und simultan aufgezeichneten spezifisch epileptischen Potentialen (generalisierte Spike-and-wave-[Spitze-Welle-]Komplexe als Hinweis auf eine Petit mal-Epilepsie), *siehe auch B 4.6*

Photogene Reaktionen. Routinemäßig wird die Photostimulation mit intermittierenden Flickerreizen angewandt. Lichtblitze von allmählich ansteigender Frequenz (3–25/s), die mit Hilfe einer Photozelle auf dem Kurvenbild registriert werden, evozieren i.d.R. eine synchrone okzipitale rhythmische Aktivität (»photic driving«). Diesem physiologischen Befund stehen photomyoklone und photokonvulsive Reaktionen als pathologische Phänomene gegenüber.
- Zeigen sich für die Dauer der Flickerreizung Muskelpotentiale fronto-präzentral, so liegt ein **Photomyoklonus** vor. Im Video-EEG fällt eine synchrone Lidschlußreaktion auf. Sie ist unspezifisch, wird aber häufig bei Alkohol- und Medikamentenentzug beobachtet.
- Unter der Photostimulation auftretende generalisierte langsame Wellen mit eingestreuten spikes oder spike waves finden sich bei der meist genetisch bedingten **Photosensibilität**. Dieses Phänomen ist wie der Photomyoklonus nicht beweisend für eine Epilepsie.

Photogene Reaktionen
Durch Photostimulation (intermittierende Flickerlichtreizung) werden synchrone physiologische Potentiale evoziert (»photic driving«).

Als pathologisches Phänomen tritt der sogenannte **Photomyoklonus** vor allem bei Alkohol- und Medikamentenentzug auf.

Die familiär disponierte **Photosensibilität** ist durch generalisierte langsame Wellen und paroxysmale Potentiale charakterisiert.

3.2.2 Evozierte Potentiale

> **Definition.** Die Ableitung visuell, akustisch und somatosensibel evozierter Potentiale dient der Lokalisation umschriebener und disseminierter Prozesse des zentralen und peripheren Nervensystems, besonders der Diagnostik der Multiplen Sklerose und der Koma-Überwachung.

Visuell evozierte Potentiale (VEP)

Technik. Visuell evozierte Potentiale (VEP) werden durch kontinuierliche Kontrastumkehr, z.B. bei Fixation eines Schachbrettmusters auf einem Fernsehmonitor oder auch durch intermittierende Flickerlichtreizung erzeugt. Zur Ableitung werden Oberflächenelektroden fünf Zentimeter oberhalb des Inions (Protuberantia occipitalis externa) angebracht. Die Auswertung erfolgt (für beide Augen getrennt) mit Hilfe eines Averagers (elektronischer Mittelwertrechner) nach 64 bis 128 Reizdurchgängen. Das Potential soll mindestens einmal reproduziert werden. Normalerweise finden sich seitengleiche VEP-Latenzen von 100 ms.

Indikation. Die Bestimmung der **VEP** bewährt sich besonders in der Diagnostik der Optikusneuritis bei **Multipler Sklerose (MS),** siehe *S. 231,* und der Chiasma-Kompression durch Tumoren *(S. 26),* da sich bei Läsionen der vorderen Sehbahn frühzeitig klinisch »stumme« pathologische VEP-Befunde erheben lassen. Je nach Prozeß finden sich zuerst verzögerte Latenzen (Demyelinisierung) oder reduzierte Amplituden (axonale Schädigung).

Toxische Optikusschädigungen (Alkoholismus) verursachen Amplitudenreduktionen ohne nennenswerte Latenzverzögerungen, während Lipoidspeicherkrankheiten *(S. 182)* überwiegend Latenzverzögerungen hervorrufen.

Akustisch evozierte Potentiale (AEP)

Technik. Über einen Kopfhörer werden einseitig akustische Reize mit einer Lautstärke um 80 dB vermittelt. Die Ableite-Elektroden werden am Mastoid und Vertex angebracht. Der Averager mittelt die Potentiale von 1024–2048 Reizantworten. Physiologisch sind fünf kurze positive Wellen 6–7 ms nach Beginn der Reizung. Man spricht auch von frühen akustischen evozierten Potentialen (FAEP). Eine Verzögerung bzw. Amplitudenreduktion dieser Wellen weist auf einen Prozeß im Bereich der Hörbahn hin.

Indikation. Die Bestimmung der akustisch evozierten Potentiale ist wesentlich für die Diagnostik der **Kleinhirnbrückenwinkeltumoren,** vor allem des Akustikusneurinoms, aber auch für den Nachweis von Fehlbildungen der hinteren Schädelgrube.

Bei Kleinkindern, komatösen Patienten und zur Abgrenzung einer psychogenen Hörstörung ist das AEP als objektives **audiometrisches Hilfsmittel** geeignet. Unter wechselnder Schallintensität wird die Welle V gemessen. Hörstörungen führen zu einer Verkürzung der Wellen I bis V, Schalleitungsstörungen hingegen zur Latenzverzögerung.

Mit sukzessiver Abnahme zunächst erhaltener FAEP bei supra- und auch primär infratentoriellen Prozessen bestätigen sich bei gleichzeitigem Ausfall der elektroenzephalographischen Aktivität (Nullinien-EEG) die klinischen Zeichen des **Hirntods** *(S. 93).*

Somatosensibel evozierte Potentiale (SEP)

Technik. Die somatosensibel evozierten Potentiale (SEP) werden durch Elektrostimulation der Haut oder eines gemischten peripheren Nervenstamms, z.B. der Nn. medianus, tibialis, peroneus bzw. des zweiten und dritten Trigeminusastes ausgelöst. Die Ableitung erfolgt über der kontralateralen Postzentralregion und dem Rückenmark (meist in Höhe C2 und C7).

Indikation. Die Untersuchung dient vor allem der Diagnostik von **Rückenmarksprozessen** wie der funikulären Myelose und der Höhenlokalisation spinaler **Tumoren** bzw. Angiome, Querschnittssyndrome, Wurzelausrisse bei Armplexusläsionen, darüber hinaus der Komaüberwachung. Bei dissoziierter Sensibilitätsstörung sind die SEP intakt, da die dünnen, langsam leitenden Fasern für die Schmerz- und Temperaturempfindung nicht erfaßt werden.

3.2.3 Elektronystagmographie

Definition. Mit Hilfe der Elektronystagmographie werden Potentialschwankungen zwischen Kornea und Retina mittels Oberflächenelektroden zur Analyse nystagtischer Augenbewegungen registriert.

Technik. Wie die *Abbildung 15* zeigt, werden zur binokulären Ableitung beiderseits am äußeren Augenwinkel Elektroden angebracht. Die vertikale Anordnung der Elektroden bietet die Möglichkeit zur monokulären Ableitung. Mit Hilfe von EEG-Schreibern können nun die horizontalen und vertikalen Augenbewegungen registriert werden, die neurophysiologisch als Potentialschwankungen zwischen der positiv geladenen Kornea und der negativen Retina aufzufassen sind.

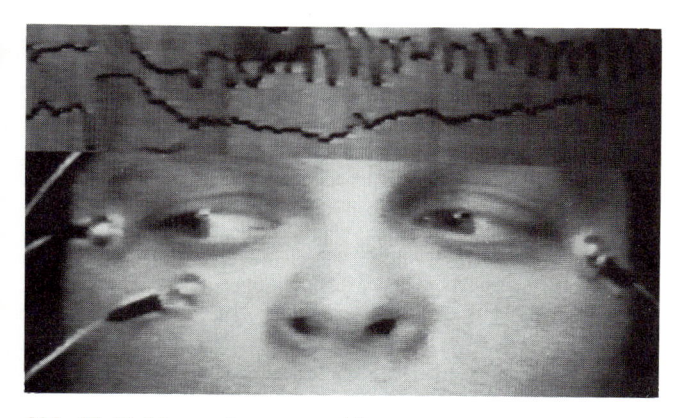

Abb. 15: Elektronystagmographie.
Synchrone Video-Doppelbildaufzeichnung. Beim Blick nach rechts zeigt sich ein Horizontalnystagmus im oberen Kanal.

Indikation. Untersuchung der physiologischen Nystagmusformen, wie des optokinetischen Nystagmus und des Provokationsnystagmus im Seitenvergleich (kalorische Prüfung u.a.) durch Bestimmung der Amplitudengröße, der langsamen und raschen Oszillationen und Analyse der pathologischen Nystagmusformen *(S. 39)*.

3.2.4 Elektromyographie (EMG)

Definition. Ableitung von Muskelaktionspotentialen (MAP) mittels konzentrischer Nadelelektroden zur Beurteilung und Differenzierung neurogener bzw. myogener Schädigungen.

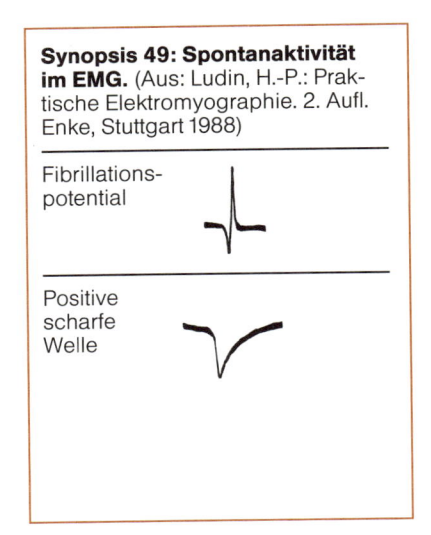

Synopsis 49: Spontanaktivität im EMG. (Aus: Ludin, H.-P.: Praktische Elektromyographie. 2. Aufl. Enke, Stuttgart 1988)

Fibrillationspotential

Positive scharfe Welle

5 ms | 100 µV

Synopsis 50: EMG-Befund bei neurogener und myogener Schädigung (Aus: Ludin, H.-P.: Praktische Elektromyographie. 2. Aufl. Enke, Stuttgart 1988)

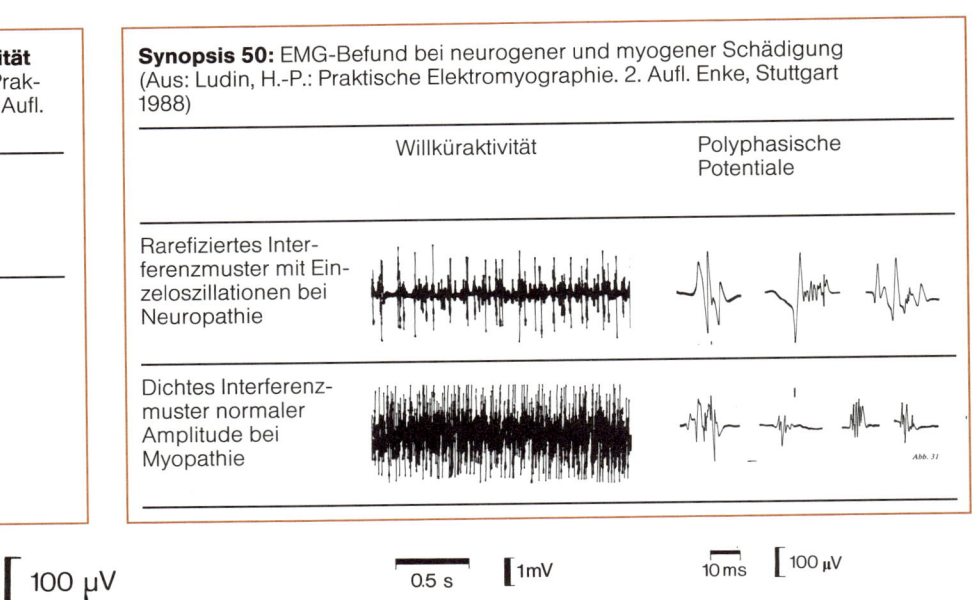

	Willküraktivität	Polyphasische Potentiale
Rarefiziertes Interferenzmuster mit Einzeloszillationen bei Neuropathie		
Dichtes Interferenzmuster normaler Amplitude bei Myopathie		

0.5 s | 1mV   10ms | 100 µV

Technik
Mittels Nadelelektroden werden die Muskelaktionspotentiale (MAP) abgeleitet.

Da der ruhende Muskel normalerweise elektrisch stumm ist, ist jede Spontanaktivität pathologisch.

Indikation
Neurogene Prozesse
Neurogen geschädigte Muskeln weisen elektromyographisch Zeichen der Denervation auf. Dabei findet sich eine pathologische **Spontanaktivität** mit Fibrillationspotentialen und positiven scharfen Wellen. Das Interferenzmuster ist gelichtet. Es besteht vermehrte Polyphasie (vgl. Syn. 49 u. 50).

Myopathie
Myopathien gehen meist mit einem abnorm dichten Aktivitätsmuster, normalen oder niedrigen Amplituden und verkürzter Potentialdauer einher. Hinzu kommen polyphasische Potentiale.

Technik. Bei der Untersuchung mit einer Nadelelektrode, die einen Platindraht und eine indifferente Elektrode als stählerne Umhüllung enthält, wird eine kurze Einstichaktivität erzeugt. In den entspannten Muskel wird die Nadel an mindestens drei Stellen eingestochen und die Einstichtiefe mehrfach verändert.

> Da der ruhende Muskel normalerweise elektrisch stumm ist, ist jede Spontanaktivität pathologisch.

Durch willkürliche Kontraktion eines Muskels entsteht ein Interferenzmuster der Muskelaktionspotentiale (MAP) als Folge einer Aktivierung zahlreicher motorischer Einheiten.

Indikation. **Neurogene Prozesse.** Eine neurogene Muskelatrophie als Folge einer Läsion des peripheren Nervensystems (Verletzungen des Nerven, des Arm- oder Beinplexus und radikuläre Syndrome) ist elektromyographisch zu differenzieren und im Verlauf zu beurteilen. Bei diesen Prozessen finden sich Zeichen der Denervation als pathologische Spontanaktivität. Man beobachtet hauptsächlich **Fibrillationspotentiale** und **positive scharfe Wellen** *(Syn. 49).*
Faszikulationspotentiale finden sich bei Vorderhorn- und Vorderwurzelprozessen, sind aber benigne, wenn keine weiteren Denervierungszeichen bestehen (S. 47). Das **Interferenzmuster** ist bei maximaler Willküraktivität rarefiziert (gelichtet). Zahlreiche motorische Einheiten sind ausgefallen. Die Potentiale sind verlängert. Es besteht vermehrte Polyphasie. Reinnervationsvorgänge mit Aussprossung neuer Neuriten sind immer durch **polyphasisch aufgesplitterte Potentiale** gekennzeichnet *(Syn. 50).*

Myopathie. Da bei Muskelerkrankungen, die mit einem Faserverlust einhergehen, anfangs die Gesamtzahl motorischer Einheiten erhalten bleibt, findet sich infolge relativ vermehrter Anspannung eine vorzeitige Rekrutierung (frühe Aktivierung) motorischer Einheiten mit **abnorm dichtem Aktivitätsmuster** bei **normalen** oder **niedrigen Amplituden,** verkürzter mittlerer Potentialdauer und polyphasischen Potentialen. Auch Fibrillationen können auftreten *(S. 366).*

3.2.5 Elektroneurographie

> **Definition.** Ableitung der motorischen und sensiblen Nervenleitgeschwindigkeit (NLG), meist mittels Oberflächenelektroden zur elektrophysiologischen Diagnostik peripherer Nervenläsionen. Siehe *Synopsis 51*.

Technik. Bei der neurographischen Untersuchung zur Bestimmung der **motorischen Nervenleitgeschwindigkeit (NLG)** wird ein peripherer Nerv elektrisch supramaximal an mindestens zwei Punkten im proximalen und distalen Verlauf gereizt (Reizimpuls) und das Antwortpotential von einem distalen Muskel abgeleitet (Reizantwort). Das Potential ist auf dem Monitor eines Kathodenstrahloszillographen und auf einem Papierstreifen darzustellen. Die Zeit zwischen Reizimpuls und Reizantwort wird als **Latenz** bezeichnet.

Mit Hilfe der proximalen und distalen Latenzzeit sowie der Distanz zwischen beiden Reizpunkten läßt sich die motorische Nervenleitgeschwindigkeit (NLG) nach folgender Formel errechnen:

$$\frac{\text{Distanz zwischen proximalem und distalem Reizpunkt (mm)}}{\text{Differenz der proximalen und distalen Latenzzeiten (ms)}} = \text{NLG (m/s)}$$

Synopsis 51: Elektroneurographie. Messung der motorischen Nervenleitgeschwindigkeit (NLG) des N. medianus nach Reizung in der Ellenbeuge (a) und dem Handgelenk (b) bei Ableitung der Muskelaktionspotentiale (MAP) über dem Thenar (Normalwert).
a) Proximale Latenz (L1): 7,2 ms
b) distale Latenz (L2): 3,2 ms
Distanz zwischen beiden Reizorten 23 cm

$$\text{NLG} = \frac{\text{Distanz}}{L1-L2} = \frac{230 \text{ (mm)}}{7,2-3,2 \text{ ms}} = 57,5 \text{ m/s (normal)}$$

Ergänzend kann die sogenannte **F-Welle** mittels supramaximaler Reizung distaler Nerven repetitiv erzeugt werden. Sie weist eine niedrigere Amplitude auf und kommt etwas später als das Potential der motorischen NLG zur Darstellung. Die Messung erfolgt im Seitenvergleich. Das Potential kommt durch rückläufige Erregung der α-Motoneurone über die Vorderwurzeln und konsekutiver Impulsaussendung zum Muskel zustande.

Die **sensible Nervenleitgeschwindigkeit (NLG)** wird mit Hilfe eines Averagers zur elektronischen Mittelwertbestimmung von 16–64 Reizen ermittelt, da die Amplituden der sensiblen Potentiale sehr niedrig sind. Die sensible NLG errechnet sich direkt aus der Distanz der Reiz- und Ableitepunkte und der Latenzzeit. Man verwendet die orthodrome und antidrome NLG-Bestimmung.

Tabelle 32: Elektrodiagnostische Reflexuntersuchung			
	Reizung	Ableitung	Indikation
Blinkreflex	NAP des N. supraorbitalis (N. V, 1)	An Unterlid und Nasenrücken	Periphere VII-Parese/Hirnstammläsion
Massetterreflex	Elektron. Auslösung mittels Reflexhammerschlag	M. masseter	Periphere Läsion des N. V/Hirnstammläsion
H-Reflex	N. tibialis/Kniekehle	M. soleus und Achillessehne	S1-Syndrom, Guillain-Barré-Syndrom, Konus/Kauda-Syndrom

Durch distale Reizung und proximale Ableitung erhält man die **orthodrome** sensible NLG.

Umgekehrt wird die **antidrome** sensible NLG durch proximale Reizung und distale Ableitung bestimmt.

- Die **orthodrome** sensible NLG wird durch distale Reizung über Ringelektroden an Fingern oder Zehen und proximaler Ableitung vom Nervenstamm mittels Oberflächenelektroden an Hand- bzw. Fußgelenk gemessen.
- Die **antidrome** sensible NLG wird entgegen der normalen Richtung durch proximale Reizung des Nervenstamms und distale Ableitung über Ringelektroden bestimmt.

Bei Läsionen gemischter peripherer Nerven kann die sensible im Gegensatz zur motorischen NLG derart reduziert sein, daß kein sensibles Nervenaktionspotential erhältlich ist.

Indikation
Wichtige Indikationen sind Schädigungen einzelner peripherer Nerven und die Differenzierung der Polyneuropathien.

Indikation. Neurographische Untersuchungen dienen der Früh- und Verlaufsdiagnostik peripherer Nervenläsionen. Radikuläre Syndrome *(S. 342)* zeigen eine ungestörte sensible NLG, da die Afferenzen präganglionär unterbrochen sind. Bei ebenfalls normaler motorischer Leitgeschwindigkeit ist die Bestimmung der F-Welle zur Unterscheidung proximaler (radikulärer) und distaler (peripherer) Nervenläsionen indiziert. Die NLG-Bestimmung spielt eine wesentliche Rolle in der Differenzierung der **Polyneuropathien** *(S. 363)*.

Ergänzend zur klinischen Reflexprüfung ist die Elektrodiagnostik des Blink- und Massetterreflexes angezeigt. Der H-Reflex ist ein monosynaptischer Eigenreflex, der dem Achillessehnenreflex entspricht.

Eine Ergänzung der klinischen Reflexprüfung *(S. 53)* ist die Elektrodiagnostik des **Blinkreflexes** (Blinzelreflex, Lidschlußreflex, Orbicularis-oculi-Reflex) und des **Massetterreflexes**. Der **H-Reflex**, benannt nach P. Hoffmann (1910), ist ein monosynaptischer Eigenreflex, der bei leichter elektrischer Reizung des N. tibialis in der Kniekehle auszulösen ist, auch wenn der Achillessehnenreflex erloschen ist *(Tab. 32)*.

3.3 Biopsien

Definition ▶

> **Definition.** Histochemische und enzymhistochemische, licht- und elektronenmikroskopische sowie immunologische Untersuchung von Muskel- und Nervengewebe.

3.3.1 Muskelbiopsie

Technik
Die Biopsie wird an einem mittelgradig befallenen Muskel vorgenommen, der vorher nicht nadelmyographisch untersucht wurde (Cave Artefakte).
Man exzidiert ein 3 cm langes Muskelfaserbündel. Die histologisch-histochemische Untersuchung erfolgt an tiefgefrorenem Muskelgewebe.

Technik. Die Muskelbiopsie wird immer an einem mittelgradig befallenen Muskel vorgenommen, da sich bei hochgradigen ebenso wie bei leichteren Paresen und Atrophien oft nur uncharakteristische Befunde ergeben. Man biopsiert aus einem vorher nicht nadelmyographisch untersuchten Muskel, da sonst noch bis zu sechs Wochen danach mit Artefakten zu rechnen ist.

In Lokalanästhesie, bei Kleinkindern in Vollnarkose, wird ein 3 cm langes Muskelfaserbündel, z.B. aus dem M. quadriceps femoris oder M. gastrocnemius, exzidiert und auf einem Holzstab fixiert. Die histologischen Färbungen und histochemischen Untersuchungen werden an tiefgefrorenem Muskelgewebe durchgeführt. Die Fixation für den Versand eines Präparats an ein Muskellabor erfolgt in 5%igem Glutaraldehyd.

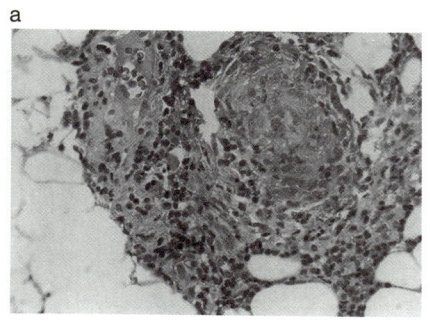

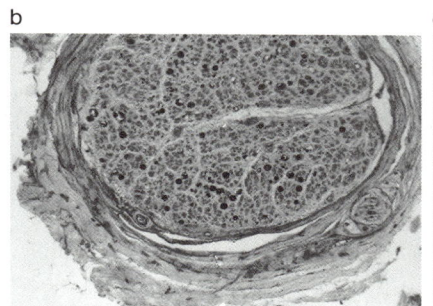

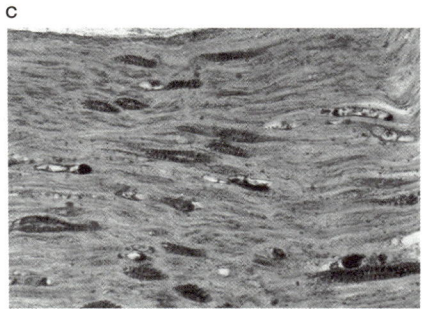

Abbildung 16 a–c. Muskel- und Nervenbiopsie.
Muskelbiopsie (a): Fibrinoide Nekrose einer Arterie und vakuolige Degeneration des umgebenden Muskelgewebes.
Nervenbiopsie (b und c): Das Präparat des N. suralis im Querschnitt (b) und Längsschnitt (c) zeigt eine deutliche Reduktion der Myelinscheiden und Abbauprodukte (schwarz). Die Befunde sprechen für eine Panarteriitis nodosa.

Tabelle 33: Myopathisches, myositisches und neurogenes Gewebesyndrom		
Myopathisches Syndrom	**Myositisches Syndrom**	**Neurogenes Syndrom**
disseminierte Degenerationen einzelner Muskelfasern	entzündliche, perivaskuläre, interstitielle Infiltrate	feldförmig gruppierte Muskelfaseratrophie

Indikation. Die *Tabelle 33* gibt einen Überblick über die wichtigsten Indikationen und Befunde der Muskelbiopsie. Eine Muskelfaserdegeneration kann lichtmikroskopisch nachgewiesen werden. Die Differenzierung neurogener und myogener Atrophien erfordert gelegentlich auch elektronenoptische und enzymhistochemische Untersuchungen.

3.3.2 Nervenbiopsie

Technik. Die mikrochirurgische Exstirpation eines Nervenstücks oder -faszikels in Lokalanästhesie erfolgt meist aus dem rein sensiblen **N. suralis**. Anschließend wird das Präparat zur licht-, phasen- oder elektronenmikroskopischen Untersuchung fixiert.

Indikation. Diagnostik und Differentialdiagnostik einer Reihe von Polyneuropathien, insbesondere bei Verdacht auf Amyloidose oder eine vaskuläre Genese der Läsion peripherer Nerven, z.B. bei Panarteriitis nodosa, *vgl. Abb. 16 a–c.*

3.4 Bildgebende Verfahren

3.4.1 Röntgennativdiagnostik

Definition. Die konventionelle Röntgendiagnostik des Schädels und der Wirbelsäule gibt nur indirekte Hinweise auf krankhafte Veränderungen des Gehirns und Rückenmarks, so daß häufig zusätzliche bildgebende Verfahren erforderlich sind.

Technik. Röntgenaufnahmen des Schädels und der Wirbelsäule werden grundsätzlich in zwei Ebenen, **sagittal** und **seitlich** angefertigt. Zur Beurteilung der Sella turcica, Nasennebenhöhlen, Orbita und des Felsen- und Schläfenbeins sind zusätzlich Spezialaufnahmen erforderlich. Schrägaufnahmen der Wirbelsäule sind zur Diagnostik einer Einengung oder Erweiterung der Foramina intervertebralia und des Wirbelgleitens (Spondylolisthesis, *S. 343)* notwendig.

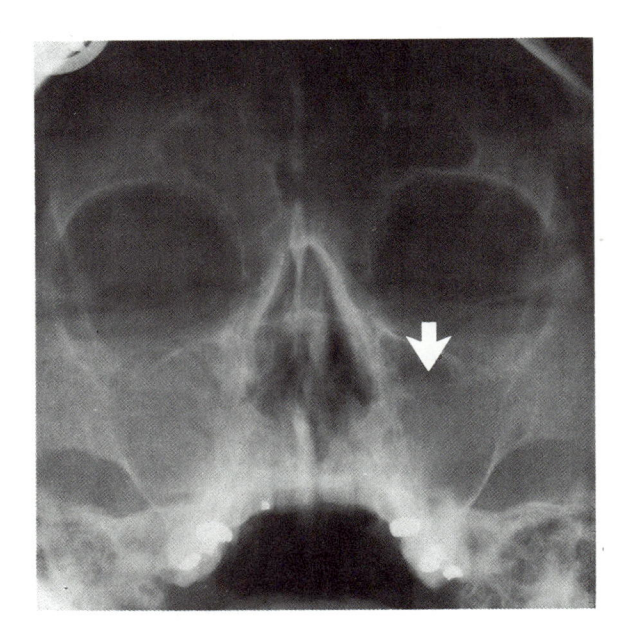

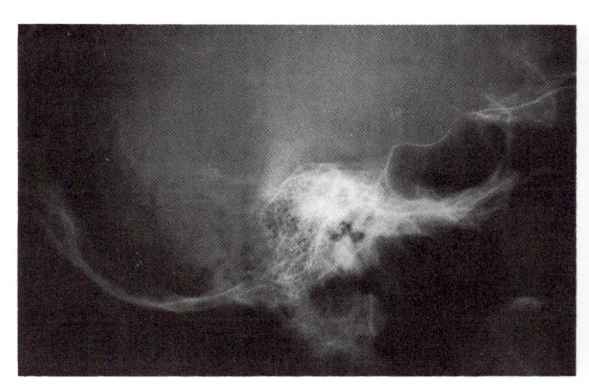

Abb. 18: Rö-Spezialaufnahme der Sella turcica mit vermehrter Strahlentransparenz der vorderen Klinoidfortsätze und des Dorsum sellae (Drucksella) bei chronischer Hirndruck infolge eines Meningeoms *(s.a. Abb. 26).*

◀ **Abb. 17: Sinusitis.** Rö-Spezialaufnahme der Nasennebenhöhlen (NNH). Rechtsseitig sind die NNH verschattet, links erkennt man einen Sekretspiegel im Sinus maxillaris. (Pfeil)

Indikation
Die *Abbildung 17* zeigt den typischen Befund einer Sinusitis.

Ein Tumor ist meist nur indirekt an Hirndruckzeichen zu erkennen.

- Veränderungen der Sella turcica sind oft auf gesteigerten Hirndruck zurückzuführen, *(Abb. 18).*
- Die Zirbel-Verlagerung weist auf eine Massenverschiebung hin.
- Bei Kindern führt Hirndruck zur Größenzunahme des Schädels und Vertiefung der Impressiones digitatae (»Wolkenschädel«).
- Pathologische Verkalkungen gelten als Hinweis auf Tumoren, Fehlbildungen oder Hirnarteriosklerose.

Spezialaufnahmen (Schüller/Stenvers) werden bei Verdacht auf Akustikusneurinom, Felsenbeinfraktur oder Mastoiditis angefertigt.

Die Röntgendiagnostik der Wirbelsäule weist degenerative Veränderungen, Anomalien (Spina bifida, Skoliose, Blockwirbel) und ossäre Destruktionen nach.

Indikation. Eine **Sinusitis** als Ursache chronischer Kopfschmerzen läßt sich durch eine Spezialaufnahme der Nasennebenhöhlen (NNH) nachweisen *(Abb. 17).*
Ein **Hirntumor** stellt sich meist indirekt dar, wenn er zu chronischem intrakraniellen Druckanstieg geführt hat (Hirndruckzeichen, S. 88 u. S. 239)
- In zwei Dritteln aller Fälle findet man sekundäre **Sella-Veränderungen** entweder als Entkalkung des Dorsum sellae (»Drucksella«, Abb. 18), oder Erweiterung des Sellalumens.
- Eine Verlagerung des verkalkten Corpus pineale (Zirbeldrüse) ist Hinweis auf eine intrakranielle **Massenverschiebung.**
- Im Gegensatz zum Schädel des Erwachsenen gibt der kindliche Schädel dem erhöhten intrakraniellen Druck durch Größenzunahme und Nahtdehiszenz nach. Infolge des Drucks entsteht eine Vertiefung der Impressiones digitatae durch Knochenatrophie und das Bild des »Wolkenschädels«.
- Ferner ist auf pathologische **Verkalkungen** (Meningeom, Gefäßmißbildungen, tuberöse Sklerose u.a.) zu achten. Bei Hirnarteriosklerose findet man nicht selten Wandverkalkungen, besonders der A. carotis im Siphonbereich, die sich auf das Sellalumen projizieren.

Spezialaufnahmen des Schläfenbeins werden zusätzlich zur Schädel-Übersichtsaufnahme angefertigt, wenn der Verdacht auf ein Akustikusneurinom mit Erweiterung des Porus acusticus internus (Aufnahme nach Stenvers), Felsenbeinfraktur oder Mastoiditis (Aufnahme nach Schüller) besteht.

Die Röntgenaufnahmen der **Halswirbelsäule** und der oberen Thoraxapertur weisen neben knöchernen Anomalien (Spina bifida, Blockwirbel, Skoliose, Halsrippen, spondylotische Randzacken, Spondylarthrose), Verschmälerungen der Zwischenwirbelräume, Frakturen, ossäre Destruktionen nach. Zum Sanduhr-Neurinom siehe S. 265.
Auch die Röntgenaufnahmem der **Brust-** und **Lendenwirbelsäule** sind vor allem bei Verdacht auf dysrhaphische bzw. degenerative Veränderungen, Wirbelfrakturen und -metastasen indiziert.

3.4.2 Kontrastmittelverfahren

3.4.2.1 Zerebrale Angiographie

> **Definition.** Kontrastmitteldarstellung extra- und intrakranieller Hirngefäße zum Nachweis von Angiomen, Aneurysmen, Stenosen und Verschlüssen sowie raumfordernder Prozesse mit Hilfe der Kathetertechnik.

3.4.2 Kontrastmittelverfahren

3.4.2.1 Zerebrale Angiographie

◀ Definition

Technik. Man punktiert die A. femoralis, seltener auch die A. brachialis/axillaris, schiebt einen Katheter bis an die Gefäße des Aortenbogens vor und injiziert ein jodhaltiges, wasserlösliches Kontrastmittel zur Darstellung der Hirngefäße, während eine Serie von Röntgenaufnahmen angefertigt wird. Bei der Beurteilung der Kontrastaufnahmen der arteriellen, kapillären und venösen Phase der Angiographie achtet man besonders auf Füllung, Anfärbung, Anomalien, Verlagerungen, Kaliberschwankungen, Lumeneinengungen bzw. Abbrüche oder einen Spasmus der Gefäße. Die *Abbildung 19* zeigt den physiologischen Verlauf der Hirnarterien.

Technik
Nach Punktion der A. femoralis oder A. brachialis/axillaris und Kontrastmittelinjektion über einen bis zum Aortenbogen vorgeschobenen Katheter werden die Hirngefäße dargestellt *(vgl. Abb. 19)*.

Indikation. Die wichtigste Indikation zur zerebralen Katheterangiographie ist der Nachweis intrakranieller Gefäßmißbildungen (Angiom, Aneurysma). Die *Abbildung 20a* zeigt ein großes **Angiom** parieto-okzipital rechts nach selektiver Darstellung der A. vertebralis. In der **Aneurysma**-Diagnostik ist nicht nur die Darstellung der betroffenen Arterie, sondern auch der übrigen hirnversorgenden Gefäße zur Erfassung multipler Aneurysmen erforderlich *(S. 314)*. Die operative Behandlung von **Gefäßobstruktionen** (Karotisdesobliteration) erfordert neben der Aortenbogendarstellung ebenfalls eine Angiographie des intrakraniellen Gefäßverlaufs zum Ausschluß weiterer Stenosen und Verschlüsse (Panangiographie, *S. 297*).

Indikation
Zu den wichtigsten Indikationen gehört die präoperative Diagnostik von Gefäßmißbildungen (Angiom, Aneurysma), Stenosen und Verschlüssen. Vergleiche auch *Abbildung 20a*.

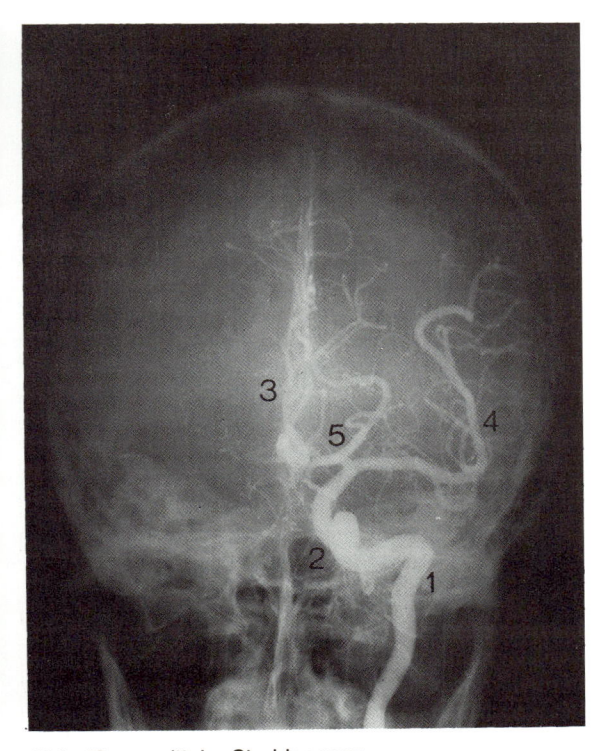

Abb. 19a: sagittaler Strahlengang

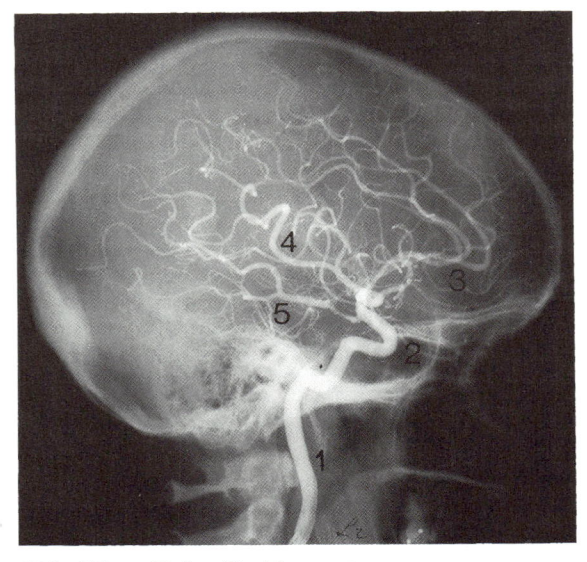

Abb. 19b: seitlicher Strahlengang

1 A. carotis interna
2 Karotis-Siphon
3 A. cerebri anterior
4 A. cerebri media
5 A. cerebri posterior

Abb. 19a und b: Selektive Karotisarteriographie links (Normalbefund). Die transfemorale Katheterangiographie mit Injektion eines jodhaltigen, wasserlöslichen Kontrastmittels führt zur Darstellung der A. carotis links und ihrer intrakraniellen Äste

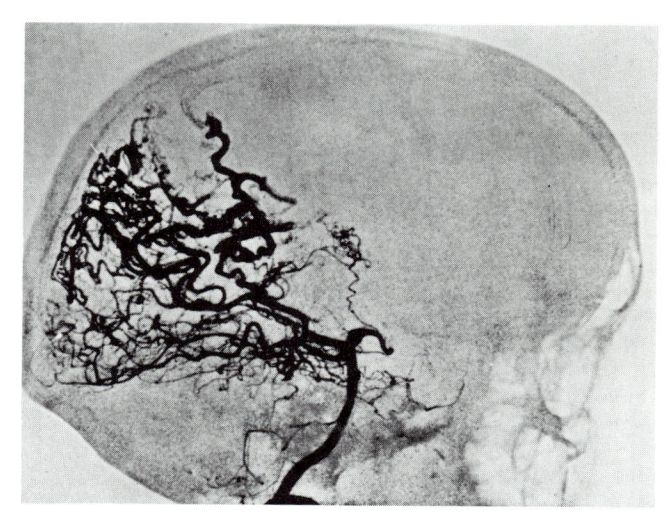

Abb. 20a: Konventionelle Subtraktionsangiographie mit Darstellung des arteriovenösen Angioms. Zur Technik siehe digitale Subtraktionsangiographie.

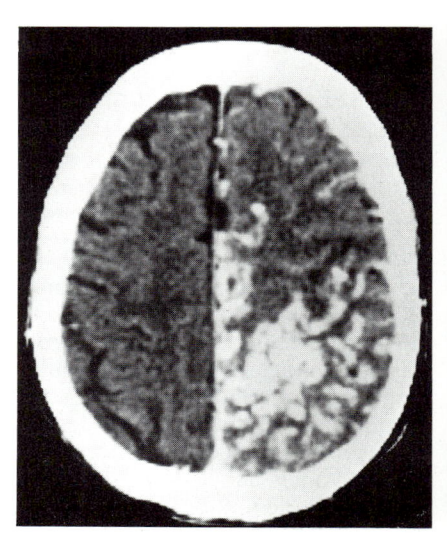

Abb. 20b: Computertomographischer Befund nach Kontrastmittelanreicherung

Abb. 20a und b: Arteriovenöses Angiom (s.a. Farbtafel S. 411, Abb. 17).

Im übrigen sind die computergestützten bildgebenden Verfahren aussagekräftiger und schonender als die konventionelle Arteriographie. Gravierende Angiographie-**Komplikationen** sind ein Verschluß oder Spasmus der Gefäße.

In der Akutdiagnostik traumatischer oder vaskulärer Blutungen und ischämischer Insulte ist diese Methode von den nicht invasiven Verfahren, vor allem der Computertomographie und Kernspintomographie, abgelöst worden, die auch in der Tumordiagnostik aussagekräftiger sind.

Als gefürchtete **Komplikationen** der zerebralen Arteriographie gelten ein technisch bedingter Verschluß oder Spasmus der Gefäße mit nachfolgendem Hirninfarkt.

3.4.2.2 Digitale Subtraktionsangiographie (DSA)

Definition ▶

> ***Definition.*** Intravenöse oder intraarterielle Kontrastmitteldarstellung der Gefäße mit Hilfe der Subtraktions- und Computertechnik. Der Vorteil gegenüber der konventionellen zerebralen Angiographie ist das verminderte Komplikationsrisiko bei kürzerer Untersuchungszeit.

Technik
Mit Hilfe der **venösen digitalen Subtraktionsangiographie** lassen sich die extrakraniellen Hirngefäße komplikationslos darstellen.

Nach Anfertigung einer »Maske« (Leeraufnahme) wird ein **Subtraktionsbild** erstellt, das keine störenden Bildanteile enthält. Der Kontrast läßt sich durch **digitale Bildverarbeitung** anheben, so daß eine detailgenaue Aufnahme des Aortenbogens und der supraortalen Gefäße entsteht, siehe *Abbildung 29*.

Die **arterielle DSA** ergibt kontrastreiche Bilder auch der intrakraniellen Hirngefäße.

Indikation
Hauptanwendungsgebiet der digitalen Subtraktionsangiographie ist die Schlaganfalldiagnostik. Die *Abbildung 22* zeigt eine Gefäßanomalie.

Technik. Die digitale Subtraktionsangiographie gestattet eine Darstellung der Arterien über einen **venösen** Zugang (venöse DSA). Nach Einführung eines Venenkatheters und Gabe eines jodhaltigen, wasserlöslichen Kontrastmittels (12 ml/s) erfolgt die Darstellung des Aortenbogens und der abgehenden Hirngefäße im Halsabschnitt.

Bevor ein kontrastreiches Bild entsteht, wird eine Leeraufnahme als »Maske« angefertigt und gespeichert, um von den nachfolgenden Füllungsaufnahmen kontinuierlich subtrahiert zu werden. Als Bildinformation verbleiben nur die kontrastgefüllten Gefäße, während alle störenden Bildanteile, wie knöcherne Strukturen und Weichteile, verschwinden. Durch **digitale Bildverarbeitung** wird die **Subtraktionsaufnahme** verstärkt und damit kontrastreicher *(Abb. 21)*. Die Bildqualität kann allerdings durch Bewegungsartefakte und Gefäßüberlagerungen eingeschränkt sein. Für die Beurteilung des intrakraniellen Gefäßverlaufs reicht die venöse DSA in der Regel nicht aus.

Die **arterielle** DSA liefert kontrastreiche Subtraktionsbilder extra- und intrakranieller Hirngefäße, ist aber infolge größerer Invasivität mit den Risiken der Arterienpunktion verbunden.

Indikation. Die **venöse DSA** empfiehlt sich als eine Screening-Methode in der **Schlaganfalldiagnostik** zur Abklärung dopplersonographisch auffälliger Befunde, insbesondere bei Verdacht auf Stenosen, Verschlüsse und Anomalien im Halsabschnitt der Hirnarterien *(Abb. 22)*. Die **arterielle DSA** dient der Beurteilung der intrakraniellen Gefäße.

3.4 Bildgebende Verfahren 117

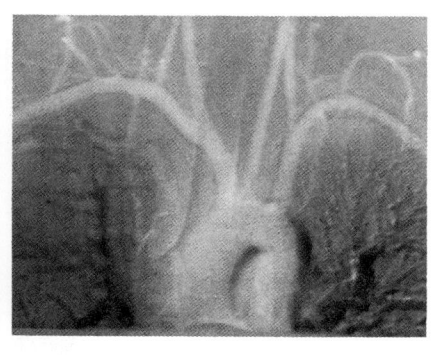

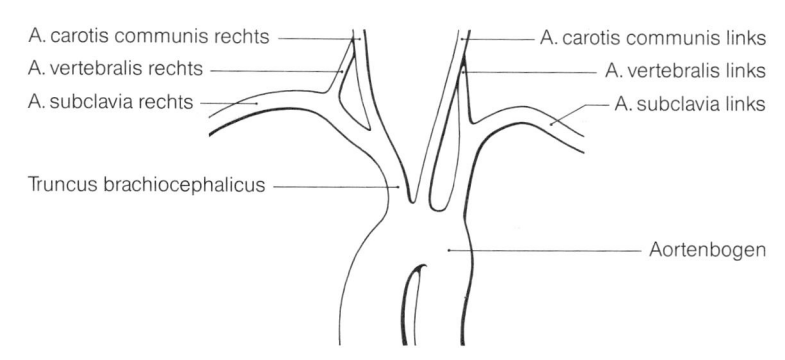

Abb. 21: Digitale Subtraktionsangiographie (DSA) mit Darstellung des Aortenbogens (Normalbefund)

- A. carotis communis rechts
- A. vertebralis rechts
- A. subclavia rechts
- Truncus brachiocephalicus
- A. carotis communis links
- A. vertebralis links
- A. subclavia links
- Aortenbogen

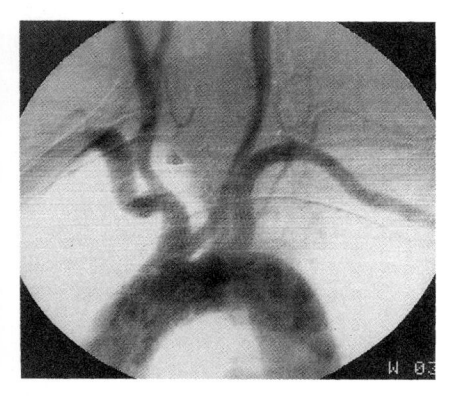

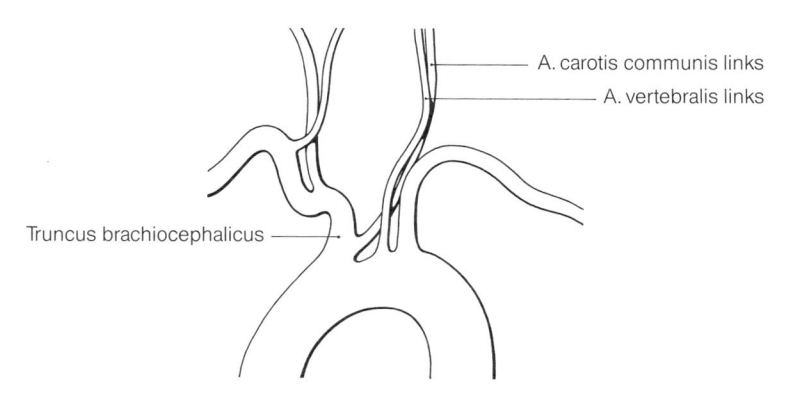

Abb. 22: DSA bei Gefäßanomalie. Abgang der A. carotis communis links aus dem Truncus brachiocephalicus und der A. vertebralis links aus dem Aortenbogen

- A. carotis communis links
- A. vertebralis links
- Truncus brachiocephalicus

3.4.2.3 Myelographie

Definition. Röntgenaufnahmen der Wirbelsäule nach Injektion eines Kontrastmittels in den Duralraum zum Nachweis intraspinal raumfordernder Prozesse.

Technik. Nach Lumbal- oder Subokzipitalpunktion injiziert man 10–15 ccm eines jodhaltigen, wasserlöslichen Kontrastmittels und fertigt Röntgenaufnahmen der Wirbelsäule in mehreren Ebenen (sagittal, seitlich, schräg) an. Dabei lassen sich gegebenenfalls Konturunterbrechungen bis zum Kontrastmittelstopp im Bereich des Spinalkanals und eine mangelnde oder fehlende Füllung der **Wurzeltaschen** nachweisen *(Abb. 23)*.

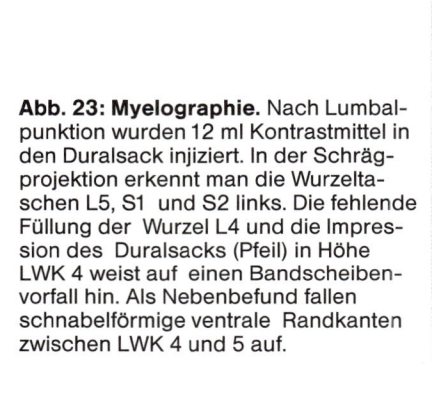

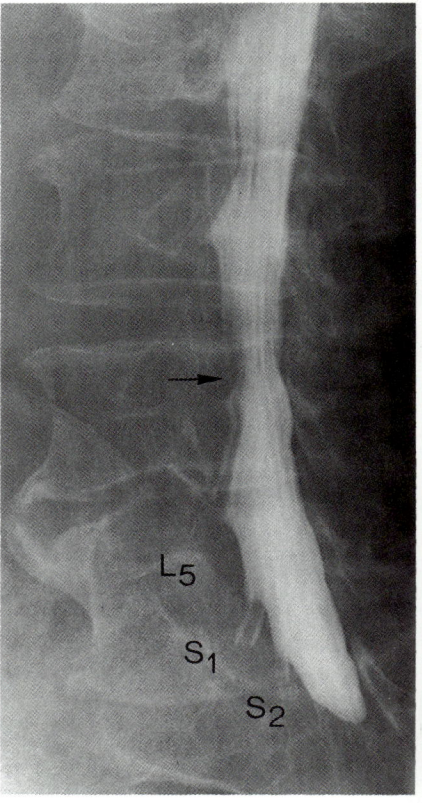

Abb. 23: Myelographie. Nach Lumbalpunktion wurden 12 ml Kontrastmittel in den Duralsack injiziert. In der Schrägprojektion erkennt man die Wurzeltaschen L5, S1 und S2 links. Die fehlende Füllung der Wurzel L4 und die Impression des Duralsacks (Pfeil) in Höhe LWK 4 weist auf einen Bandscheibenvorfall hin. Als Nebenbefund fallen schnabelförmige ventrale Randkanten zwischen LWK 4 und 5 auf.

Indikation. Myelographische Untersuchungen dienen vor allem der Lokalisation raumfordernder intraspinaler Prozesse (Tumoren, S. 265, Fehlbildungen, S. 319). Trotz der Treffsicherheit nichtinvasiver Verfahren, wie der Computer- und Kernspintomographie, spielt die Myelographie immer noch eine wichtige Rolle in der präoperativen Diagnostik der **Bandscheibenvorfälle** *(S. 347)*.

3.4.3 Computertomographie (CT)

Definition. Die kraniale und spinale Computertomographie ist neben der Kernspintomographie die wichtigste Methode zum direkten Nachweis umschriebener oder diffuser Prozesse des Gehirns und Rückenmarks (Tumor, Blutung, Infarkt, Abszeß, Fehlbildung, Atrophie und Ödem). Das Röntgen-Schichtverfahren beruht auf einer computerisierten Messung von Dichteunterschieden der Gewebsstrukturen.

Technik. Das Dichteauflösungsvermögen ist abhängig von der Anzahl der emittierten Photonen, die das Gewebe durchdringen. Die **Röntgenabsorptionswerte** werden mit Hilfe von Detektoren gemessen und die Photonen in elektrische Impulse umgewandelt, um digital gespeichert, analysiert und in analoger Form auf einem Fernsehmonitor abgebildet zu werden. Dichteunterschiede stellen sich als abgestufte Grauwerte in mehreren dünnen Schichtebenen dar. Die Hirn- und Rückenmarkssubstanz erscheint grau, der Liquor schwarz und der Knochen weiß. Die Daten der computerisierten Untersuchung können nachträglich durch multiplanare **Rekonstruktionen** erstellt werden. Für die Standarduntersuchung genügen transversale Aufnahmen mit einer Schichtdicke von 8 mm parallel zur Orbito-Meatal-(Augen-Ohr-)Linie, die von der Schädelbasis bis zum Scheitel reichen. Die Gewebsdichte wird in Relation zur Hirn- und Rückenmarkssubstanz als isodens, hyperdens oder hypodens bezeichnet.

Durch **Kontrastmittelanreicherung** (Enhancement) können pathologische Veränderungen, vor allem Tumoren und Abszesse, deutlicher sichtbar gemacht werden.

Durch **Kontrastmittelanreicherung** (Enhancement) werden pathologische Prozesse hervorgehoben.

Indikation. Die *Abbildungen 24 bis 29* geben Beispiele der wichtigsten computertomographischen Befunde. Das kraniale Computertomogramm (CT) dient der Differentialdiagnostik der **Schlaganfälle,** vor allem der Abgrenzung von Hirnblutungen und -infarkten *(Tab. 78, S. 299)*. Eine frische intrakranielle bzw. intrazerebrale Blutung stellt sich unmittelbar hyperdens dar *(Abb. 24)*, während sich ein ischämischer Insult meist innerhalb von 24 Stunden als hypodenses Areal markiert *(Abb. 25)*.

Indikation
Zu den wichtigsten computertomographischen Befunden siehe *Abbildungen 24 bis 29*. Das CT dient besonders der Differentialdiagnostik der Schlaganfälle (Hirnblutungen und -infarkte, *Abb. 24 bzw. 25).)*

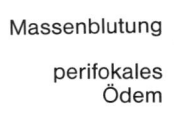

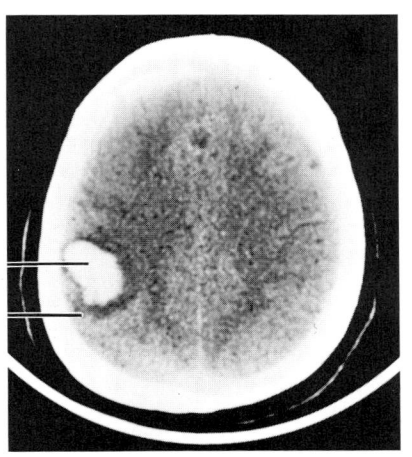

Abb. 24a und b: Intrazerebrales Hämatom
Computertomographischer Befund:
a: Das CT stellt eine 2 cm große kortiko-subkortikale hyperdense Zone links temporo-parietal mit perifokalem Ödem dar.

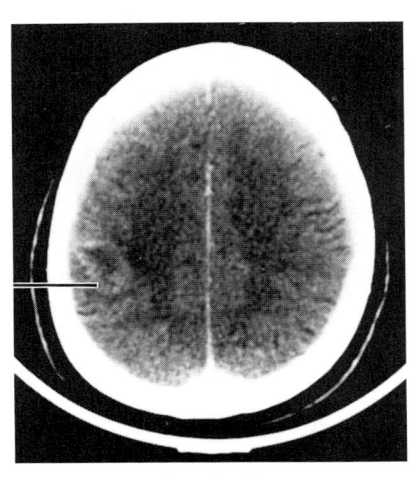

Abb. 24b: Bei der Kontrolluntersuchung fünf Wochen später hat das Hämatom an Dichte und Volumen abgenommen. Durch Kontrastmittelgabe ringförmige Dichteanhebung (Enhancement).

Mehr als 90% der Hirntumoren (ab 1–2 cm Ø) sind computertomographisch nachweisbar *(Abb. 26 u. 27).* Ein Angiom stellt sich i. d. R. nach KM-Gabe dar *(vgl. Abb. 20).* Die *Abb. 28* zeigt den CT-Befund einer Hirnatrophie.

Auch **entzündliche Prozesse** lassen sich computertomographisch nachweisen. Demgegenüber ist die Sensitivität des CT in der Diagnostik der Multiplen Sklerose (MS) gering.
Zur **Abklärung der Epilepsie-Ursachen** hat sich das CT als Screening-Verfahren bewährt.
Bei Verdacht auf eine Diskushernie bzw. Rückenmarksverletzung ist ein **spinales** CT indiziert *(Abb. 29).*

Hirntumoren ab 1–2 cm Durchmesser werden in mehr als 90% der Fälle nachgewiesen. Sie sind entweder hyperdens *(Abb. 26)* oder hypodens *(Abb. 27),* treten aber insbesondere im Frühstadium erst nach Enhancement deutlicher hervor *(Abb. 27).* Während sich ein **Angiom** fast immer im CT darstellt *(Abb. 20),* entgehen die nicht rupturierten Aneurysmen auch nach Kontrastmittelgabe häufig dem computertomographischen Nachweis *(vgl. S. 261).* Eine weitere wichtige CT-Indikation ist die Diagnostik atrophischer Prozesse des Gehirns *(Abb. 28).*

Entzündliche Prozesse des Gehirns und Rückenmarks (Abszesse, Enzephalitis, Enzephalomyelitis) lassen sich meist computertomographisch nachweisen, demgegenüber ist die Sensitivität des CT in der Diagnostik disseminierter Prozesse wie der Multiplen Sklerose (MS) gering.

In der **Abklärung epileptischer Syndrome** hat das CT neben der Elektroenzephalographie (EEG) die größte Bedeutung, da es häufig fokale oder diffuse Veränderungen als Ursache epileptogener Hirnprozesse ergibt.

Auch die Treffsicherheit des **spinalen** CT wird durch intravenöse und darüber hinaus intrathekale (Myelo-CT) Kontrastmittelgabe erhöht. Eine der häufigsten Indikationen des spinalen CT ist der Verdacht auf eine **Diskushernie** *(Abb. 29).*

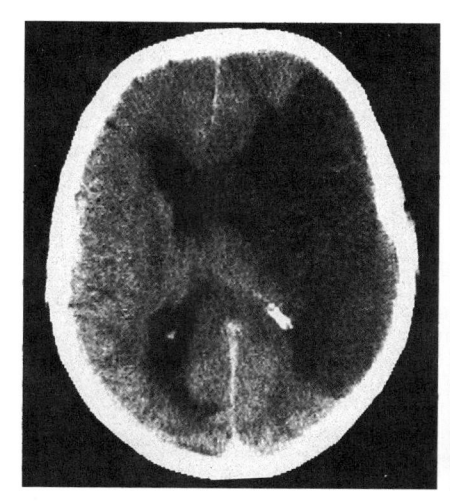

Abb. 25: Hirninfarkt. CT-Nachweis eines ausgedehnten hypodensen Areals im gesamten Versorgungsgebiet der A. cerebri media rechts. Verlagerung der Mittellinienstrukturen nach links infolge des lokalen Hirnödems.

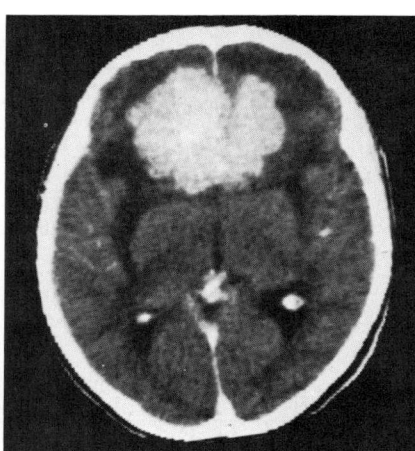

Abb. 26: Olfaktoriusmeningeom. Computertomographisch stellt sich ein großer hyperdenser bifrontaler Tumor mit perifokalem Ödem dar. Meningeom der Olfaktoriusrinne, operativ verifiziert.

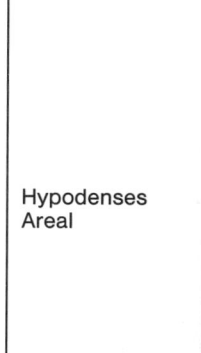

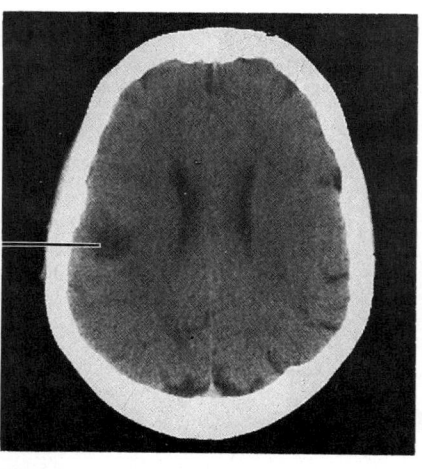

Abb. 27a und b: Glioblastom (siehe auch computer- und kernspintomographische Verlaufsbeobachtung und Kasuistik, S. 246

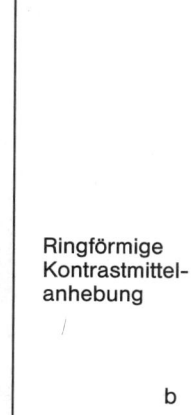

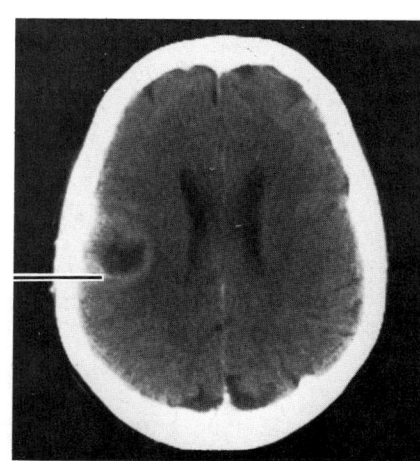

a: Hypodense Zone links parietal kalottennah
b: Ringförmige Kontrastmittelanhebung (Enhancement).

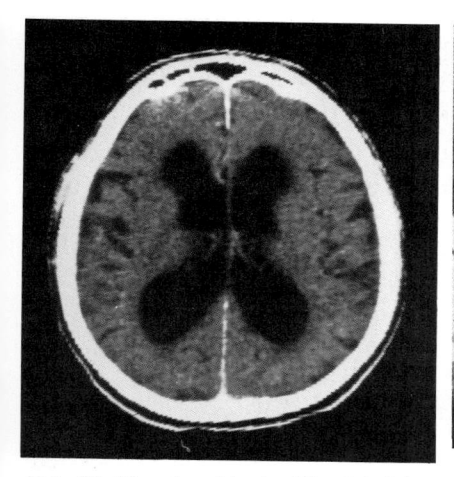

Abb. 28: Hirnatrophie. Im CT zeigt sich eine ausgeprägte Erweiterung des Ventrikelsystems bei subkortikal betonter Atrophie.

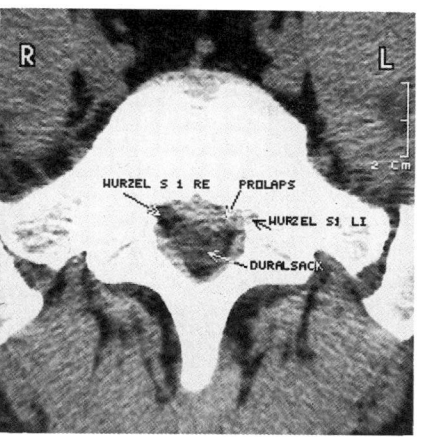

Abb. 29: Bandscheibenvorfall. Im spinalen Computertomogramm stellt sich ein mediolateraler Diskusprolaps L5/S1 mit Wurzelkontakt S1 links dar.

Die Computertomographie ist zwar auch das wichtigste Verfahren in der Diagnostik von **Hirn- und Rückenmarksverletzungen,** wird aber hinsichtlich der Sensitivität kontusioneller Schädigungen von der Kernspintomographie übertroffen.

3.4.4 Kernspintomographie

> **Definition.** Die Magnetresonanz-Tomographie Nuclear magnetic resonance (MRT) beruht auf einer Protonenauslenkung im Magnetfeld (Kernspin-Verfahren). Physiologische anatomische Strukturen sind ebenso wie pathologische Prozesse des Gehirns und Rückenmarks unter Verzicht auf ionisierende Strahlen genau abzugrenzen. Dabei ist die Sensitivität größer als die Spezifität der Methode.

Technik. Durch Einwirkung eines starken Magnetfeldes werden die Wasserstoffatome (Protonen) des Gewebes auf der Grundlage ihres kreiselartigen Drehmoments (Spin) ausgelenkt. Nach Abschalten des Magnetfeldes kehren die Atomkerne in die Ausgangslage zurück. Die dabei freiwerdenden elektromagnetischen Wellen werden aufgezeichnet. Die **Signalintensität** (Helligkeit) eines Bildes wird sowohl von der Protonendichte als auch von den longitudinalen (T1) und transversalen (T2) Relaxationszeiten bestimmt. Die Relaxation ist abhängig von der Interaktion der ausgelenkten Protonen mit den umgebenden Atomkernen und Molekülen (T1) und von der Wechselwirkung der Protonen untereinander (T2).

Mit Hilfe der **Spin-Echo-Technik** können T1- und T2-Bilder besonders betont (»gewichtet«) werden, so daß Feingewebsstrukturen im T1-Bild und eine Zunahme des Gewebswassers im T2-Bild signalintensiver (heller) erscheinen.

Eine knöcherne Struktur oder pathologische Verkalkung stellt sich signalarm dar. Das fettreiche Knochenmark des Wirbelkörpers ist im T1-gewichteten Bild signalintensiv *(vgl. Abb. 30 u. 31).*

Neben dem Vorteil der Variationsmöglichkeiten der Untersuchungsparameter zugunsten des Kontrastauflösungsvermögens bietet das NMR den weiteren Vorzug der **Schichtaufnahmetechnik in transversaler, koronarer und sagittaler Ebene.** Als Nachteil muß die relativ lange Untersuchungsdauer von ein bis zwei Stunden angesehen werden.

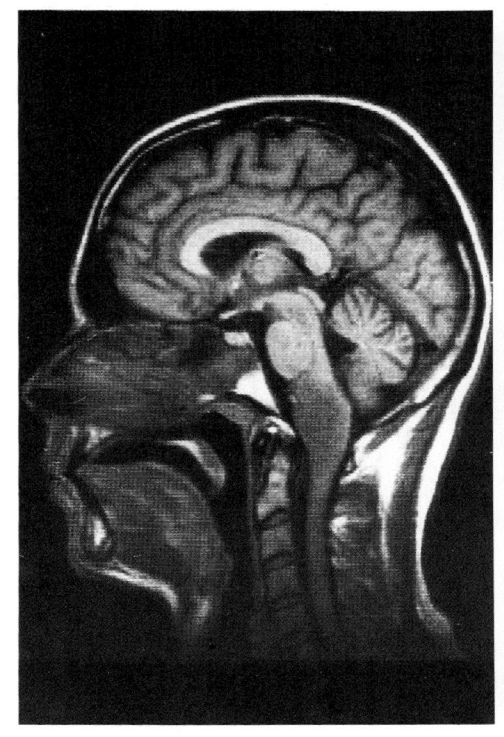

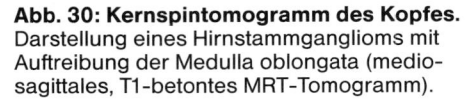

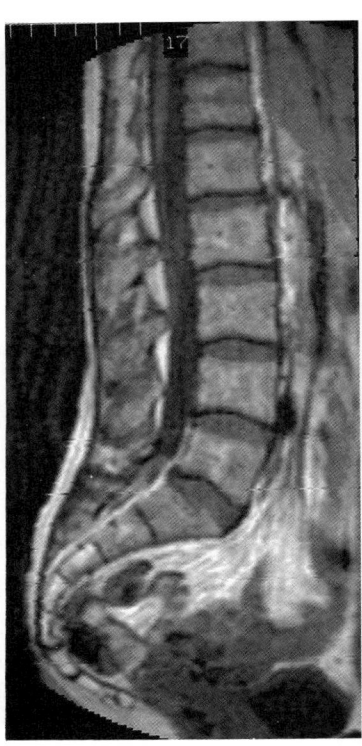

Abb. 30: Kernspintomogramm des Kopfes. Darstellung eines Hirnstammglioms mit Auftreibung der Medulla oblongata (mediosagittales, T1-betontes MRT-Tomogramm).

Abb. 31: Medianes Kernspintomogramm der Lendenwirbelsäule und des Kreuzbeins in T1-Gewichtung (Normalbefund)

Indikation
Die Empfindlichkeit der MRT ist sehr hoch gegenüber Kontusionen, Hämatomen, Tumoren, Fehlbildungen und disseminierten Prozessen. Die Artdiagnose ist jedoch nicht immer sicher zu stellen.

Da das Kernspintomogramm frei von Knochenartefakten ist, eignet es sich besser als jede andere Methode zum Nachweis von Tumoren der mittleren und hinteren Schädelgrube. Durch Kontrastmittelanwendung kann ein Tumor vom Hirnödem besser abgegrenzt werden.

Es besteht immer eine Indikation zur MRT-Untersuchung, wenn bei unauffälligem CT-Befund klinisch ein Tumorverdacht besteht.

Kontraindikationen sind Schrittmacher, magnetische Operations-Clips u.a..

Indikation. Das MRT weist eine hohe Empfindlichkeit (Sensitivität) gegenüber Kontusionen, subduralen und epiduralen Hämatomen, kleinen Tumoren und Fehlbildungen des Gehirns und Rückenmarks auf. Thrombosierte Aneurysmen und Kavernome, die dem angiographischen oder computertomographischen Nachweis entgehen *(S. 261)* werden ebenso dargestellt wie **disseminierte Prozesse** (Borreliose, Multiple Sklerose, *S. 217 u. S. 236*). Ischämische Läsionen stellen sich im Kernspintomogramm ebenfalls früher dar als im Computertomogramm. Die Spezifität der MRT-Befunde (Artdiagnose) ist, verglichen mit der Computertomographie, insgesamt geringer.

Da das Kernspintomogramm frei von Knochenartefakten ist, eignet es sich besser als jede andere Methode zum Nachweis von **Tumoren** der mittleren und hinteren Schädelgrube. Einige benigne Tumoren wie die Meningeome können jedoch im MRT isodens erscheinen und sind damit von normalem Hirngewebe nicht abzugrenzen. Die ungenügende Differenzierung von Tumor und perifokalem Ödem kann durch die Anwendung eines paramagnetischen Kontrastmittels (Gadolinium), das bei gestörter Blut-Hirn-Schranke ins Parenchym übertritt, verbessert werden.

Es besteht immer eine Indikation zur MRT-Untersuchung, wenn bei unauffälligem CT-Befund klinisch ein Tumorverdacht besteht.

Kontraindikationen für die MRT-Untersuchung sind implantierte Schrittmacher und jegliches magnetisches Metall im Körper (z.B. Operations-Clips).

3.4.5 Isotopendiagnostik

> **Definition.** Die Hirnszintigraphie ist eine nuklearmedizinische Screening-Methode in der Diagnostik raumfordernder Prozesse. Die Liquorszintigraphie dient dem Nachweis einer Liquorzirkulationsstörung. Eine Weiterentwicklung sind Isotopen-Verfahren mit computerisierter Auswertung zur Messung der Hirndurchblutung, wie z.B. die **Emissionscomputertomographie,** die sich zur Darstellung lokaler hämodynamischer und metabolischer Funktionsstörungen, vor allem bei zerebrovaskulären Erkrankungen und fokaler Epilepsie eignet.

Hirnszintigraphie

Technik. Das Radioisotopenenzephalogramm wird meist nach intravenöser Injektion von Technetium-99m-Pertechnetat am liegenden Patienten mit Hilfe der Gamma-Kamera oder eines Szintillationszählers aufgezeichnet. Bei einer **Störung der Blut-Hirn-Schranke** reichert sich die Isotopenverbindung im pathologisch veränderten Gewebe (Tumor, Abszeß, Infarkt) an. Zur Sequenzszintigraphie wird nach rascher intravenöser Injektion eine Bildserie angefertigt.

Indikation. Im statischen Hirnszintigramm lassen sich vor allem Meningeome und Glioblastome **(vgl. Abb. 16, Farbtafel S. 411)** nachweisen, während Astrozytome und Oligodendrogliome sich häufig nicht darstellen. Das Sequenzszintigramm ist zur Darstellung zerebraler Durchblutungsstörungen nützlich, insgesamt sind aber die modernen bildgebenden Methoden diesem szintigraphischen Verfahren überlegen.

Liquorszintigraphie

Technik. Nach lumbaler (oder subokzipitaler) Injektion verteilt sich radioaktiv markiertes Serumalbumin im Subarachnoidalraum entsprechend der Liquorresorption in den Pacchioni-Granulationen.

Indikation. Das Verfahren wird vor allem bei Verdacht auf eine Störung der Liquorresorption und -zirkulation im Rahmen eines sogenannten **Normaldruck-Hydrozephalus** (»low pressure hydrocephalus«, *S. 91)* und in der Diagnostik offener Hirnverletzungen bei Verdacht auf Liquorrhö *(S. 281)* angewandt. Bei Normaldruck-Hydrozephalus kommt es zu einem pathologischen zisterno-ventrikulären Reflux. Der Liquor strömt zusammen mit der radioaktiv markierten Substanz ins Ventrikelsystem und ist dort noch nach 24 Stunden szintigraphisch nachweisbar. Eine **Liquorfistel** läßt sich am extrakraniellen Abfluß des radioaktiv markierten Liquors erkennen.

Emissionscomputertomographie

Technik. Derzeit werden zwei Verfahren angewandt, die Positronen-Emissions-Computertomographie (PET) und die Single-Photon-ECT (SPECT).
- Für die **PET** wird ein Zyklotron benötigt, das radioaktive Substanzen mit kurzer Halbwertszeit wie ^{15}O-Kohlendioxid produziert. Das Verfahren weist Funktionsstörungen des Sauerstoff- und Glukosestoffwechsels nach.
- Bei der **SPECT**-Untersuchung wird die Radioaktivität unter Verwendung von Nukliden wie ^{99m}Tc und ^{123}J mit der Gamma-Kamera gemessen. Eine Verbesserung ist die Xenon-Inhalationsmethode zur Messung der regionalen Hirndurchblutung.

Indikation
Das Emissions-CT eignet sich zur genauen Lokalisation epileptogener Foci und zerebrovaskulärer Funktionsstörungen.

Indikation. Wichtigste Indikation ist die exakte Lokalisation fokaler epileptischer und zerebrovaskulärer Funktionsstörungen. So ergibt z.B. das PET bei der Untersuchung **epileptogener Foci** (Narben, kleine Tumoren) eine bessere Korrelation mit dem EEG-Herd als das Computer- oder Kernspintomogramm. Zur Diagnostik präseniler Hirnatrophien und des M. Parkinson siehe *S. 153 u. S. 157*.

Im SPECT ist die **zerebrovaskuläre Funktionsstörung** meist ausgeprägter als die morphologische Veränderung.

3.4.6 Ultraschalldiagnostik

3.4.6.1 Echoenzephalographie

Dieses Verfahren hat, verglichen mit den modernen bildgebenden Verfahren, geringe Aussagekraft.

Die eindimensionale Echoenzephalographie (A-Scan) ist ein heute nur noch selten angewandtes Ultraschallverfahren, das dem Nachweis raumfordernder Prozesse und Ventrikelerweiterungen (Hydrozephalus) dient. Durch bitemporale Beschallung läßt sich eine Mittellinienverlagerung (»Mittelecho«) und die Weite der Hirnventrikel bestimmen. Verglichen mit den modernen bildgebenden Verfahren ist diese Methode weit weniger aussagekräftig.

3.4.6.2 Dopplersonographie

Definition ▶

> ***Definition.*** C. Doppler (1847) beschrieb den nach ihm benannten Effekt, der bei einer relativen Bewegung zwischen Sender und Empfänger als Frequenzverschiebung von Schallwellen auftritt (Geräusch eines vorbeifahrenden Wagens). Auf diesem Prinzip beruht die Ultraschalluntersuchung der Gefäße, die ein wichtiges Screening-Verfahren zur Diagnostik extra- und intrakranieller Hirnarterienstenosen und -anomalien darstellt.

Dopplersonographie der extrakraniellen Hirngefäße

Technik
Die Strömungsgeschwindigkeit wird mit Hilfe bleistiftartiger Sonden (4 und 8 MHz) transkutan gemessen.

Technik. Zur transkutanen Messung der Strömungsgeschwindigkeit innerhalb der Gefäße werden bleistiftartige Sonden von 4 und 8 MHz benutzt, die einen Ultraschallsender und -empfänger enthalten. Der von den Erythrozyten reflektierte Schall besitzt eine andere Frequenz als das unbewegte Gewebe. Das Frequenzspektrum liegt im akustisch hörbaren Bereich, wird zusätzlich auf einem Bildschirm dargestellt und fortlaufend graphisch registriert.

Durch Anwendung des **B-Scan** ist die Gefäßläsion unmittelbar sichtbar zu machen.

Durch die Kombination einer zweidimensionalen hochauflösenden Ultraschalldarstellung der Gefäßwände (B-Bild) mit der gepulsten Dopplersonographie wird das Ausmaß der Lumeneinengung unmittelbar sichtbar gemacht, so daß sich auch kleinere Plaques darstellen.

Direkte Dopplersonographie
Die Sonde wird beiderseits in einem Winkel von 45° über die Aa. subclavia, vertebralis und carotis geführt.

Direkte Dopplersonographie. Man führt die in einem Winkel von 45° geneigte Sonde über die A. subclavia, den Vertebralisabgang und über die A. carotis communis, die Karotisgabel und den extrakraniellen Verlauf der A. carotis interna bis dicht unterhalb der Mandibula. Die A. carotis externa liegt medial, nur in 10% der Fälle lateral der A. carotis interna. Hinter dem Warzenfortsatz ist das Strömungssignal der Atlasschlinge der A. vertebralis abzuleiten.

Ein gepreßtes Geräusch weist auf eine Stenose, ein fehlendes Strömungssignal auf einen kompletten Verschluß hin.

Die direkte Beschallung der Gefäße beider Seiten ergibt Strömungssignale, die im Fall einer deutlichen Lumeneinengung akustisch als ein gepreßtes Geräusch mit Turbulenzen (»wie der Gang über einen Kiesweg«) imponieren. Eine geringgradige Stenose verursacht eine graphisch darstellbare Strömungsbeschleunigung. Läßt sich bei exakt angewandter Methode kein Strömungssignal ableiten, so ist ein kompletter Verschluß anzunehmen. Die direkte Methode ist immer gemeinsam mit dem indirekten Dopplerverfahren auszuwerten.

Indirekte Dopplersonographie. Durch Beschallung der A. supratrochlearis am medialen Augenwinkel beiderseits erhält man ein kräftiges Signal, das bei einer hämodynamisch wirksamen Lumeneinengung der A. carotis absinkt und sich bei hochgradiger Stenosierung umkehrt. Infolge der Unterbrechung des orthograden Blutflusses aus der A. carotis interna wird die intrakranielle Blutversorgung über den Kollateralkreislauf der intakten Aa. carotis externa, facialis, supratrochlearis und ophthalmica gewährleistet (Strömungsumkehr). Dieser indirekte Hinweis auf eine extrakranielle Karotisstenose findet sich jedoch nur bei Lumeneinengungen von mehr als 50%.

Indikation. Die Dopplersonographie ist ein zuverlässiges Verfahren zur Früherkennung und präoperativen Diagnostik extrakranieller Gefäßstenosen und -verschlüsse.

> Eine hämodynamisch relevante Stenose der A. carotis läßt sich in 90–95% der Fälle durch die Dopplersonographie nachweisen.

Transkranielle Dopplersonographie

Technik. Die Strömungssignale der großen Hirnbasisarterien können mit Hilfe der transkraniellen Dopplersonographie geortet werden. Dabei dienen die relativ dünne Temporalschuppe, die Orbita und das Foramen occipitale magnum als »**akustische Fenster**«. Durch Kompression der (plaquefreien!) A. carotis läßt sich die intrakranielle kollaterale Gefäßversorgung beurteilen.

Die Auswertung der Doppler-Signale erfolgt mittels Frequenzanalyse. Wesentlich ist der Seitenvergleich der Signale. Eine Weiterentwicklung der Methode ist das dreidimensionale Doppler-Flow-Imaging der intrakraniellen Arterien (3-D-Scan, **Farbtafel S. 411, Abb. 17**).

Indikation. Hoch- und mittelgradige intrakranielle **Gefäßstenosen** und **-verschlüsse** einschließlich der Kollateralen können sicher diagnostiziert werden. Die Interpretation transkranieller Befunde setzt eine exakte extrakranielle dopplersonographische Untersuchung voraus.

Für **Angiome** sind hohe Flußgeschwindigkeiten in den zuführenden Gefäßen typisch und die diastolischen Geschwindigkeiten proportional höher als die systolischen.

Spasmen der Hirnarterien kommen besonders bei der Aneurysmaruptur (Subarachnoidalblutung) vor *(vgl. S. 312).* Die Blutflußgeschwindigkeit im Spasmus ist ähnlich wie bei Stenosen erhöht. Abfallende Blutflußgeschwindigkeiten zeigen eine Aufhebung des Vasospasmus an.

Teil B Neurologische Krankheiten

1 Hirn- und Rückenmarkserkrankungen

1.1 Fehlbildungen und Entwicklungsstörungen des Gehirns und Rückenmarks

Überblick. 10 bis 15% aller Fehlbildungen entfallen auf das Zentralnervensystem, davon wird die Hälfte bereits bei der Geburt diagnostiziert. Man unterscheidet Anlagestörungen des Zentralnervensystems (ZNS) von Differenzierungs- und Reifungsanomalien. Zahlreiche Entwicklungsstörungen, darunter der Großteil der
- **infantilen Zerebralparesen,** sind auf eine perinatale Hypoxie zurückzuführen. Demgegenüber bleibt die Ursache der
- **Dysrhaphien** und anderer **Dysplasien** weitgehend ungeklärt; bei einigen Dysplasien, insbesondere den
- **Phakomatosen,** ist ein genetischer Faktor bekannt.

1.1.1 Infantile Zerebralparesen

Synonyme. Zerebrale Kinderlähmung, zerebrale Diplegie, Little-Krankheit, cerebral palsy.

> ***Definition.*** Als infantile Zerebralparesen werden prä-, peri- oder postnatal erworbene Hirnschädigungen bezeichnet, bei denen Störungen der Motorik mit Tonusanomalien, pyramidalen und extrapyramidalen Symptomen im Vordergrund stehen. Ein Teil der Kinder ist geistig behindert oder leidet an einer Epilepsie. W. J. Little (1862) beschrieb spastische Paresen bei Frühgeborenen und als Folge von Geburtskomplikationen. S. Freud (1897) subsumierte unter dem Begriff »infantile Zerebrallähmung« Störungen der motorischen, psychischen und intellektuellen Entwicklung sowie eine frühkindliche Epilepsie.

Epidemiologie. Die Inzidenz der Zerebralparesen (Little-Krankheit), die in Abhängigkeit von der Schwangeren- und Neugeborenenbetreuung regional unterschiedlich ist, liegt bei 9/100 000 Einwohner *(Syn. 52).* Während 40% der schwer retardierten Kinder innerhalb der ersten fünf Lebensjahre sterben, ist die Lebenserwartung bei leichter bis mäßiger psychomotorischer Entwicklungsstörung nicht herabgesetzt.

Symptomatologie. Beim Neugeborenen können fehlende Spontanbewegungen und ein Opisthotonus mit Überstreckung des Rückens und Reklination des Kopfes erste Hinweise auf eine Hirnschädigung sein. Pathologische Bewegungsmuster werden erst im Laufe der **verzögerten motorischen Entwicklung** manifest. Eine pränatal erworbene **infantile Hemiparese** ist schon bei der Geburt am einseitigen Wachstumsrückstand

Synopsis 52: Jährliche Neuerkrankungsrate häufiger Entwicklungsstörungen und Fehlbildungen des ZNS, jeweils bezogen auf 100 000 Einwohner.

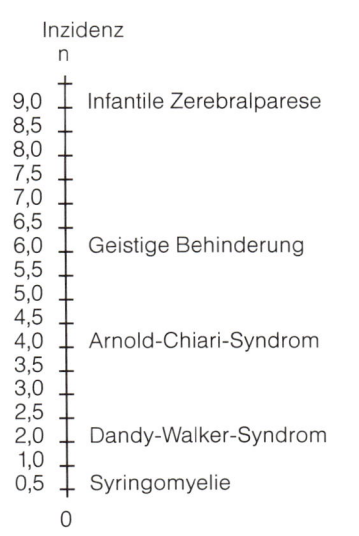

Inzidenz n

9,0	Infantile Zerebralparese
8,5	
8,0	
7,5	
7,0	
6,5	
6,0	Geistige Behinderung
5,5	
5,0	
4,5	
4,0	Arnold-Chiari-Syndrom
3,5	
3,0	
2,5	
2,0	Dandy-Walker-Syndrom
1,0	
0,5	Syringomyelie
0	

---

1 Hirn- und Rückenmarkserkrankungen

1.1 Fehlbildungen und Entwicklungsstörungen des Gehirns und Rückenmarks

◀ Überblick

1.1.1 Infantile Zerebralparesen

◀ Definition

Epidemiologie
Die Inzidenz der Zerebralparesen (Little-Kranheit) liegt bei 9/100 000 Einwohner *(Syn. 52).* 40% der schwer retardierten Kinder sterben innerhalb der ersten fünf Lebensjahre.

Symptomatologie
Erste Hinweise sind asymmetrische Spontanbewegungen und ein Opisthotonus. Regelmäßig ist die frühkindliche Entwicklung verzögert.

Eine **infantile Hemiparese** fällt gelegentlich schon bei der Geburt durch einen Wachstumsrückstand der betroffenen Gliedmaßen auf.

der Gliedmaßen zu erkennen. Demgegenüber bleiben die nach Geburtstrauma zentral gelähmten Extremitäten erst später im Wachstum zurück. Die spastische Hemiparese ist armbetont und häufiger als eine Tetra- oder Paraparese mit Sensibilitätsstörungen verbunden.

Sowohl bei der armbetonten Tetraparese als auch bei der viel häufigeren beinbetonten zerebralen **Diplegie** überwiegt die Spastik gegenüber der Parese. Die Adduktoren und Fußsenker sind besonders betroffen. Die Kinder sitzen mit überkreuzten Beinen und lernen mühsam gehen. Wegen des Adduktorenspasmus können die Beine nur bei gleichzeitiger Körperdrehung aneinander vorbeigeschoben und infolge der Spitzfußstellung auf den Ballen und Außenkanten aufgesetzt werden. Diese auffällige Gangstörung ist charakteristisch für die **Little-Krankheit.**

Zu den spastischen Paresen können im Lauf der ersten Lebensjahre **extrapyramidale Hyperkinesen** hinzukommen, die die Motorik zusätzlich behindern, da intendierte (willkürliche) von unwillkürlichen Bewegungen der Extremitäten begleitet sind. Auch die Ausdrucksfähigkeit (Gestik und Mimik) ist dadurch beeinträchtigt. Rein hyperkinetische Syndrome kommen als Athétose double oder als Choreoathetose, z.B. bei Kernikterus vor *(S. 51 u. S. 169)* Während das spastische Syndrom durch ein Defizit an Bewegung charakterisiert ist, leiden Kinder mit Athetose unter einem Überschuß an Bewegung, den sie nicht kontrollieren können. Beide Motilitätsstörungen gehen mit einer Störung der kinästhetischen Wahrnehmung (Lage und Position der Glieder) einher, die bei der spastischen stärker ausgeprägt ist als bei der athetotischen.

Zu Tonusanomalien, Paresen und extrapyramidalen Hyperkinesen können **zerebellare Symptome,** ein Intentionstremor, Ataxie, Dysarthrophonie und Nystagmus hinzutreten. Der Muskeltonus ist bei kongenitaler Ataxie von Geburt an hypoton; seltener ist ein isolierter **Hypotonus** der Muskulatur.

Erst mit zunehmender motorischer Reife fallen **Augenmotilitätsstörungen** auf (meist als Strabismus divergens). Bei etwa einem Drittel der Patienten entwickeln sich Hörstörungen. Eine **Epilepsie** manifestiert sich bei 30% aller Patienten mit infantiler Zerebralparese, in 20% der Fälle jedoch erst in der Adoleszenz.

Während vor allem das tetraspastische Syndrom mit **geistiger Behinderung** verbunden ist, ist nur bei etwa einem Viertel der Kinder mit spastischer Diplegie und kaum jemals bei Kindern mit rein hyperkinetischem Syndrom die intellektuelle Entwicklung deutlich gestört. Unabhängig davon bestehen fast immer **neuropsychologische Symptome** wie Apraxie, Agnosie und vor allem Sprachentwicklungsverzögerungen. Von häufigen psychopathologischen Begleitsymptomen wie Hyperaktivität und Empathiestörungen sind depressive Verstimmung und aggressives Verhalten zu unterscheiden, die eher als Reaktion auf die Behinderung zu verstehen sind.

Ätiopathogenese. Die häufigsten Ursachen einer frühkindlichen Hirnschädigung sind **Anoxie** und **Asphyxie** bedingt durch eine Perfusionsstörung der Plazenta, Geburtsasphyxie, Respirations- und Stoffwechselstörungen des Neu-, insbesondere Frühgeborenen. Demgegenüber sind infektiös und toxisch bedingte Embryofetopathien, direkte Geburtstraumen und Infektionskrankheiten des Säuglings selten.

Die ätiologische Differenzierung der intrauterin, perinatal oder in den ersten Lebensjahren bis zum Abschluß der Hirnreifung einwirkenden Noxen gelingt später morphologisch nicht eindeutig, da das unreife Gehirn auf Schädigungen unterschiedlicher Art relativ gleichförmig reagiert. Weniger als die Art der Noxe ist der **Reifegrad des Gehirns** zum Zeitpunkt der Schädigung von Bedeutung. Einen Überblick über die morphologischen Veränderungen gibt *Syn. 53.*

Pathologisch-anatomisch findet man überwiegend diffuse, von der Gefäßversorgung unabhängige Malazien. **Elektive Parenchymschäden** des Feten betreffen insbesondere Teile des Ammonshorns und des Pons, bei schwerer Anoxie auch diffus die Groß- und Kleinhirnrinde. Ulegyrien entstehen durch Vernarbung der grauen und angrenzenden weißen Substanz in den Sulci nach sulkalen Infarkten. Demgegenüber ist eine Mikropolygyrie **(Farbtafel S. 412, Abb. 19)** mit abnorm kleinen und vermehrten Windungen Folge einer gestörten Rindendifferenzierung in der Fetalzeit.

Die **zerebrale Diplegie** mit Adduktorenspasmus und Spitzfußstellung ist die häufigste Form der infantilen Zerebralparese (Little-Krankheit).

Extrapyramidale Hyperkinesen treten kombiniert oder isoliert auf (Athétose double *S. 51 u. S. 169).* Durch Überschußbewegungen und Störungen der kinästhetischen Wahrnehmung sind die Patienten in ihren motorischen Funktionen und ihrer Ausdrucksfähigkeit (Gestik, Mimik) beeinträchtigt.

Zerebellare Symptome können hinzukommen. Bei konnataler Ataxie ist die Muskulatur hypoton.
Häufig sind Augenmotilitäts- und Hörstörungen. 30% der Patienten mit infantiler Zerebralparese entwickeln eine **Epilepsie.**

Das Ausmaß der **geistigen Behinderung** korreliert mit dem Schweregrad der Zerebralparese. Abhängig von der motorischen, jedoch nicht der intellektuellen Entwicklungsstörung finden sich regelmäßig neuropsychologische und psychopathologische Symptome.

Ätiopathogenese
Ätiologisch überwiegen **Anoxie** und **Asphyxie** des Fetus bzw. Neugeborenen gegenüber infektiös-toxischen Embryofetopathien, direkten Geburtstraumen und Infektionen.

Für die Morphologie perinataler Hirnschäden ist weniger die Art der Noxe als der Zeitpunkt der Schädigung von Bedeutung *(Syn. 53).*

Ischämien bei Hypoxie des Feten betreffen bevorzugt die graue Substanz. Es finden sich **elektive Parenchymnekrosen** in Pons und Kortex, dort besonders in den Sulci (Ulegyrien). Eine Mikropolygyrie ist Folge einer fehlenden Rindendifferenzierung.

1.1 Fehlbildungen und Entwicklungsstörungen des Gehirns und Rückenmarks

Synopsis 53 a–d: Morphologisches Substrat frühkindlicher Hirnschädigungen. Durch Anoxie kommt es a) zu Höhlenbildung bzw. Infarktbildung als Porenzephalie (Höhle mit Anschluß an die Liquorräume) oder b) Ulegyrie (sulkale Infarkte); besonders bei Frühgeborenen entwickeln sich c) peri- bzw. intraventrikuläre Blutungen. Der Kernikterus stellt sich als d) Status marmoratus der Stammganglien (gliöse Narben) dar (nach Friede, 1983).

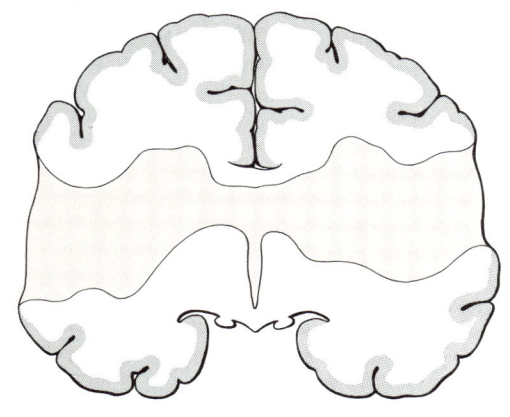

a) Porenzephalie

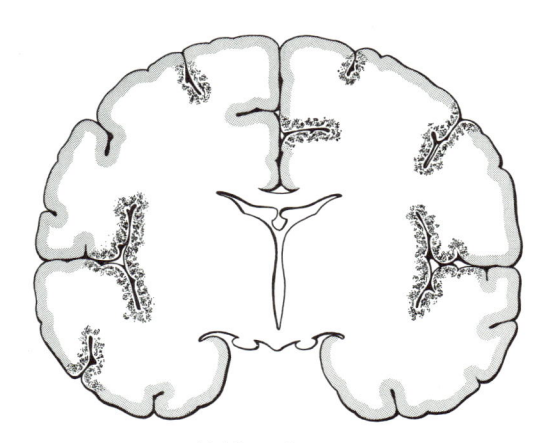

b) Ulegyrie

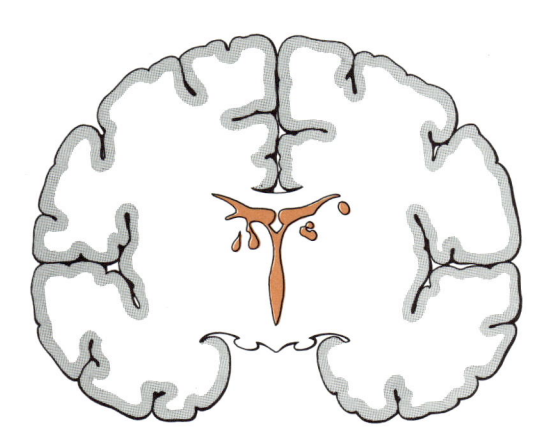

c) peri- und intraventrikuläre Blutungen

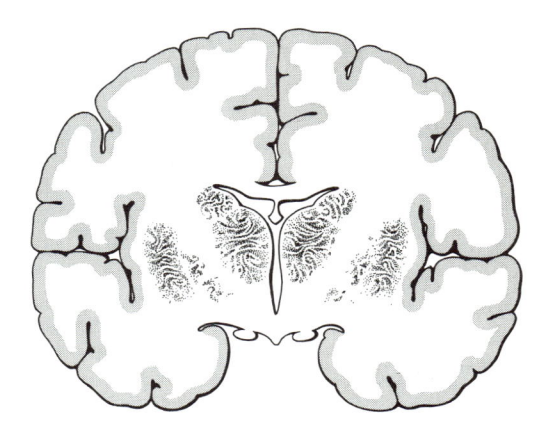

d) Status marmoratus

Multiple **periventrikuläre Infarkte** durch peri- oder postnatale Hypoxie, besonders bei Frühgeborenen, sind die häufigste Ursache spastischer Paresen. Größere, durch schwere pränatale Minderdurchblutung oder Gefäßverschluß entstandene zerebrale Substanzdefekte, die noch nicht durch Glia ersetzt werden, hinterlassen Höhlen, die durch die graue und weiße Substanz einer oder beider Hemisphären verlaufen und sowohl mit den inneren als auch den äußeren Liquorräumen in Verbindung stehen. Sie werden als **Porenzephalie** bezeichnet.

Abgesehen von den meist geburtstraumatisch bedingten subduralen Hämatomen kommen **intrazerebrale Blutungen** überwiegend bei Frühgeborenen mit perinataler Asphyxie vor. Es sind peri- und intraventrikuläre Hämatome, die, sofern sie überlebt werden, einen **Hydrocephalus aresorptivus** infolge posthämorrhagischer Verklebung der Meningen hinterlassen. Durch lokale meningeale Verklebung nach Subarachnoidalblutung oder Meningitis, seltener bei Fehlbildung der Hirnhäute, bilden sich **Arachnoidalzysten,** d.h. umschriebene Liquoransammlungen, die einerseits eine Wachstumshemmung des anliegenden Hirngewebes, andererseits eine Vorwölbung der Schädelkalotte verursachen. Sie sind am häufigsten am Temporalpol lokalisiert.

Periventrikuläre Infarkte bei Frühgeborenen sind die häufigste Ursache spastischer Paresen. Große Substanzdefekte, die noch nicht durch Glia ersetzt werden, hinterlassen Höhlen, die die graue und weiße Substanz durchziehen (Porenzephalie).

Intrakranielle, meist **periventrikuläre Blutungen** sind eine häufige Komplikation bei Frühgeborenen. Zu den Residuen gehört vor allem ein Hydrocephalus aresorptivus.

Eine Schädelasymmetrie und ein Hydrocephalus e vacuo sind die Folge **konnataler Hirnsubstanzdefekte** (vgl. Farbtafel S. 412, Abb. 18).

Große **konnatale Substanzdefekte** betreffen diffus das Marklager, einen Hirnlappen oder eine ganze Hemisphäre. Mit dem eingeschränkten Hirnwachstum bleibt auch das Wachstum des Hirnschädels sowie ein Hydrocephalus e vacuo mit Betonung der inneren Liquorräume zurück (vgl. **Farbtafel S. 412, Abb. 18**).

Häufigste Ursache frühkindlicher Stammganglienläsionen (Status marmoratus) ist der **Kernikterus**. Er beruht auf intrazerebraler Bilirubinablagerung bei Blutgruppen-Inkompatibilität des Rhesus-Systems zwischen Mutter und Kind.

Läsionen der Stammganglien werden durch Glia ersetzt (Status marmoratus). Die häufigste Ursache ist ein **Kernikterus**. Er beruht auf einer Blutgruppen-Inkompatibilität zwischen Mutter und Kind, meist bei der Konstellation einer rhesus-negativen Mutter mit Rhesus-positivem Fetus. Beim Übertritt von fetalem Blut in den mütterlichen Kreislauf kommt es zur Antikörperbildung der Mutter gegen die kindlichen Rhesus-positiven Erythrozyten. Nach Sensibilisierung der Mutter führen die plazentagängigen Antikörper in der folgenden Schwangerschaft zur Hämolyse der fetalen Erythrozyten. Während das vermehrt freiwerdende Bilirubin des Feten noch durch die Mutter glukuronidiert und ausgeschieden wird, kumuliert es nach der Geburt aufgrund der noch nicht voll funktionstüchtigen kindlichen Leber. Ab einer Konzentration von 20 mg% lagert sich das neurotoxische, unkonjugierte Bilirubin nicht nur in Haut und sämtlichen Organen, sondern auch im Gehirn und dort überwiegend in den Stammganglien ab.

Diagnostik

Erst mit zunehmender Reife des kindlichen Gehirns können motorische, intellektuelle und psychische Entwicklungsstörungen diagnostiziert werden.
Die Untersuchung deckt eine Verzögerung der motorischen Entwicklung, pathologisches Reflexverhalten und eine Tonusanomalie auf (vgl. Tab. 34).

Diagnostik. Erst mit zunehmender Reife des kindlichen Gehirns werden Störungen der motorischen, intellektuellen und psychischen Entwicklung deutlich. Die Anamnese hinsichtlich Schwangerschaft, Geburt und frühkindlicher Entwicklung gibt auch bei diskreten Symptomen, die erst im Kindes- oder sogar Jugendalter manifest werden, Hinweise auf prä-, peri- oder postnatale Ursachen.

Die neurologische Untersuchung berücksichtigt die zeitgerechte **motorische Entwicklung**. Ihre Verzögerung, Fehlen bzw. Verstärkung der tonischen Haltungsreflexe oder verspätetes Einsetzen der Stellreflexe und persistierende Reflexe des Säuglingsalters sprechen für eine mangelnde Hirnreife *(vgl. Tab. 34)*. Kennzeichnend für Muskelhypotonus sind schlaffes Herabhängen von Kopf und Extremitäten beim Hochheben des Kindes und eine Überstreckbarkeit der Gelenke (Syndrom des »floppy infant«). Verstärkte tonische Haltungsreflexe sind Zeichen für eine beginnende Spastik.

Tab. 34: Veränderung wichtiger physiologischer Reflexe im ersten Lebensjahr bei frühkindlicher Hirnschädigung

Lebensmonat	Reflex	bei frühkindlicher Hirnschädigung
Geburt bis ca. 6. Monat	Saugreflex	persistierend
Geburt bis 6. Monat	Haltungsreflexe (z.B. Greifreflex, asym. und sym. tonischer Nackenreflex)	überschießend, anhaltend
Geburt bis 4. Monat	Moro-Reflex (Überstreckung des Rumpfes, Extension und Abduktion der Arme, Spreizen der Finger bei plötzlichem Fallenlassen des Kopfes oder Erschütterung der Unterlage)	persistierend oder asymmetrisch
ab 2. Monat	Labyrinth-Stellreflex (vermehrter Beugetonus in Bauch- und vermehrter Strecktonus in Rückenlage)	verstärkt
ca. 2. bis 12. Monat	Stellreflexe (Kopf-Körper-, später Körper-Körper-Stellreflex)	fehlend, bzw. verspätet einsetzend
6. bis 18. Monat	Landau-Reflex (Hebung des Kopfes, Streckung der Wirbelsäule und der Beine in schwebender Bauchlage)	zunächst fehlend, später evtl. verlängert nachweisbar
ab 6. bis 9. Monat	Sprungbereitschaft	fehlend oder verspätet

Diskrete neurologische Symptome einer frühkindlichen Hirnschädigung als sogenannte **minimale zerebrale Dysfunktion (MCD)** betreffen überwiegend die kognitiven Funktionen und das Verhalten und werden oft erst bemerkt, wenn die Kinder im Schulalter unter zunehmenden Anforderungen durch motorische Unruhe und Aufmerksamkeitsstörungen auffallen. Eine motorische Ungeschicklichkeit läßt sich auf Koordinations-, Haltungs- und Tonusschwäche sowie verstärkte, eventuell athetotische Mitbewegungen zurückführen.

Entsprechend dem Alter des Kindes sind neuropsychologische Untersuchungen zur Erfassung von »**Teilleistungsschwächen**« (Apraxie, Alexie, Akalkulie u.a.) erforderlich. Was primär als Unaufmerksamkeit auffällt, stellt sich im Perzeptionstest als Störung der Raumwahrnehmung oder des Körperschemas heraus. Die phoniatrisch-pädaudiologische Untersuchung deckt eine Unfähigkeit zur phonematischen Diskrimination, d.h. der für die Sprachentwicklung wichtigen Differenzierung von Lauten und Lautkombinationen auf.

Apparative Untersuchungen im Neugeborenenalter sollen nur bei begründetem Verdacht gezielt vorgenommen werden. Eine schonende Methode zum Nachweis sowohl subduraler, subependymaler und intraventrikulärer Blutungen als auch periventrikulärer Malazien ist die **Sonographie**.

Ältere intrazerebrale Blutungen und Infarkte bei reifen Neugeborenen ebenso wie eine verzögerte Myelinisation lassen sich am besten **kernspintomographisch,** Heterotopien der grauen Substanz als Folge von Migrationsstörungen auch **computertomographisch** als kleine periventrikuläre Hyperdensien nachweisen. Typische morphologische Befunde bei infantiler Zerebralparese stellen sich im CT frühestens im sechsten Lebensmonat als ein- oder beidseitige Ventrikelerweiterung, Marklageratrophie, tiefe, eventuell mit den Ventrikeln kommunizierende Sulci (Porenzephalie) und Zysten dar.

Da das Schädelwachstum eng mit der Hirnentwicklung korreliert, finden sich in den **Röntgenaufnahmen des Schädels** häufig Größen- und Formänderungen, besonders Asymmetrien, daneben auch eine Dichte- und Dickeänderung der Kalotte und Nahtschlußanomalien.

Im **Elektroenzephalogramm (EEG)** finden sich neben einem amplitudenlabilen Grundrhythmus herdförmige Veränderungen und häufig fokale sowie multifokale spikes als frühe Hinweise auf eine Epilepsie. Zum EEG bei Epilepsien im Säuglings- und Kindesalter siehe *S. 393*.

Differentialdiagnose. Die prä-, peri- und postnatal erworbenen Hirnschädigungen sind von morphologischen Fehlbildungen des Gehirns zu differenzieren *(S. 132 bis S. 149)*. Während sie häufig mit einer normalen intellektuellen Entwicklung einhergehen, weisen demgegenüber genetische Defekte, darunter Chromosomenaberrationen wie die Trisomie 21, Embryofetopathien und konnatale Stoffwechselstörungen neben Dysmorphie-Zeichen eine geistige Behinderung auf. Bei einem hypotonen Syndrom mit dem Bild des »**floppy infant**« kommen insbesondere die progressive spinale Muskelatrophie sowie zahlreiche Muskeldystrophien *(S. 374)* differentialdiagnostisch in Betracht. Bei einem Vorherrschen der extrapyramidalen Symptomatik ist an eine juvenile Manifestation der Chorea Huntington oder an die Chorea minor Sydenham zu denken.

Therapie. Eine gezielte **Krankengymnastik** sollte in den ersten drei Lebensmonaten beginnen, bevor sich pathologische Bewegungsmuster eingestellt oder Kontrakturen ausgebildet haben. Mit der Bobath-Methode wird der bei der Kraftprüfung auffallende Widerstand nicht gewaltsam durchbrochen, sondern allmählich wahrnehmbar überwunden. Der Therapeut lagert und dreht den Patienten, unterstützt physiologische Bewegungen der gesunden und kranken Körperregion und entwickelt neue Bewegungsmuster. Die psychomotorische Übungsbehandlung nach Kiphard, die sich auf die Wechselwirkung zwischen gestörter motorischer Entwicklung und Selbstwahrnehmung bezieht, bedient sich rhythmischer und kreativer Mittel zur Übung der Sinnes- und Körperwahrnehmung. Auch die sensorisch-integrative Therapie nach Ayres schult die sinnliche Wahrnehmung bei physiotherapeutischem Training der Körperfunktionen. Das **Perzeptionstraining** nach Frostig behandelt Störungen speziell der visuomotorischen Koordination wie z.B. die Wahrnehmungskonstanz von

---

Zeichen einer **minimalen zerebralen Dysfunktion (MCD)** mit Koordinations-, Haltungs- und Tonusschwäche fallen oft erst im Schulalter unter zunehmenden Anforderungen auf.

»**Teilleistungsschwächen**« und Perzeptionsstörungen werden mit Hilfe neuropsychologischer Untersuchungen erfaßt.

Methode der Wahl zum Nachweis intrakranieller Blutungen und periventrikulärer Malazien bei Neugeborenen ist die **Sonographie.**

Die **Kernspintomographie** stellt auch noch ältere Blutungen, Infarkte und Myelinisationsstörungen dar. Die **Computertomographie** dient vor allem beim älteren Kind dem Nachweis von Ventrikelerweiterungen, Zysten und Atrophien.

In der **Röntgenaufnahme des Schädels** sind Asymmetrien und Nahtschlußanomalien nachweisbar.

Das **EEG** zeigt häufig herdförmige Veränderungen und epileptische Potentiale, siehe *S. 393*.

Differentialdiagnose
Neben kongenitalen Dysplasien des Gehirns kommen genetische Defekte, Embryofetopathien und konnatale Stoffwechselstörungen differentialdiagnostisch in Betracht. Ein Muskelhypotonus muß an die progressive spinale Muskelatrophie, das Vorherrschen extrapyramidaler Symptome an die juvenile Chorea Huntington oder Chorea minor Sydenham denken lassen.

Therapie
An erster Stelle der therapeutischen Maßnahmen steht die Krankengymnastik auf neurophysiologischer Grundlage (Bobath-Methode). Ferner sind Übungsbehandlungen indiziert, die über die Bewegungstherapie hinaus auf die gestörte Wahrnehmung eingehen.

Form, Größe, Farbe, Helligkeit und die Wahrnehmung der Raumlage, die eng mit der Entwicklung eines intakten Körperbewußtseins verbunden ist.

Bei der Beschäftigungs- und Werktherapie (Ergotherapie) lernen Patient und Therapeut, ihre Bewegungen aufeinander abzustimmen. Sie verständigen sich über die Beschaffenheit und die Bedeutung des Übungsmaterials, das in der Wahrnehmung des Kranken anders erscheint, als es ist. Wesentlich ist die Unterrichtung der Eltern, damit eine gezielte Therapie kontinuierlich auch zu Hause durchgeführt wird.

Die **logopädische Behandlung** zur Förderung der Sprachentwicklung beginnt mit der Schulung der motorischen Sprechfunktionen sowie der sprach-auditiven Selbst- und Fremdwahrnehmung. Nach Verbesserung der Kraft, Beweglichkeit und Geschicklichkeit der Sprechmuskulatur folgt die Korrektur fehlgebildeter oder falsch eingesetzter Laute. Wahrnehmungshilfen (Spiegel, Tonband- und Video-Aufzeichnungen) machen die Artikulationsvorgänge bewußter, die Verwendung spezieller Bildkarten erleichtert die Verbindung zwischen visuellen und verbalen Begriffsinhalten und die Vorgabe eines Anlautes die Nennung des geforderten Objekts (»tip-of-tongue-Phänomen«).

Schon früh müssen Seh- und Hörstörungen durch entsprechende Hilfsmittel korrigiert werden. Frühestens nach dem dritten Lebensjahr sind orthopädische Operationen bei spastischen Kontrakturen indiziert.

Verlauf. Verlauf und Prognose der motorischen und besonders der intellektuellen und psychischen Entwicklung sowie sekundärer Verhaltensstörungen hängt wesentlich von der Akzeptanz der Behinderung durch die Eltern ab.

Der klinische Fall. Die 18jährige Patientin ist wegen einer symptomatischen Epilepsie in Behandlung. Nach normaler Schwangerschaft und Geburt traten im Anschluß an eine Enzephalitis im Alter von zwei bis drei Monaten myoklonisch-astatische Petit mal auf *(S. 395)*. Die psychomotorische Entwicklung war erheblich verzögert, es besteht eine spastische Tetraparese mit Beugekontrakturen der oberen Extremitäten bei Kyphoskoliose und Hüftgelenksluxation links. Die Kommunikation ist, abgesehen von einer geistigen Behinderung, durch Sprachentwicklungsverzögerung und schwere Dysarthrophonie, die Motorik durch unförmige Hyperkinesen der Arme erschwert. Das EEG zeigt sharp-and-slow-wave-Komplexe, das CT symmetrisch erweiterte Seitenventrikel und eine kortikal betonte Atrophie.

1.1.2 Fehlbildungen des kraniozervikalen Übergangs und der Wirbelsäule

> ***Definition.*** Fehlbildungen des kraniozervikalen Übergangs und der Wirbelsäule rufen sekundäre zerebrale oder medulläre Symptome hervor. Am häufigsten sind die basiläre Impression und das Klippel-Feil-Syndrom. Davon zu unterscheiden sind primäre Fehlbildungen des Nervensystems, die, wie die Dysraphie-Syndrome durch mangelnde Induktion auch zu Skelettanomalien führen.

Epidemiologie. Die Fehlbildungen werden meist erst in der zweiten bis dritten Lebensdekade klinisch manifest, so daß die Diagnose selten bei der Geburt gestellt wird. Die Prävalenz liegt bei 30/100 000 Einwohner. Beim Klippel-Feil-Syndrom überwiegt das weibliche Geschlecht.

1.1.2.1 Basiläre Impression

Synonym. Basiläre Invagination.

> **Definition.** Fehlbildung des Os occipitale mit Kranialverlagerung des Dens epistrophei. Häufig ist die Kombination mit weiteren knöchernen, aber auch dysrhaphischen Fehlbildungen.

Symptomatologie. Die Patienten klagen über ein- oder beidseitige okzipitale und zervikale Schmerzen, die gelegentlich durch Kopfwendung und Husten provoziert und aggraviert werden. Langsam progredient, meist in der 4.-5. Lebensdekade, entwickeln sich eine Gangstörung, nicht selten auch eine Blasenentleerungsstörung und Kribbelparaesthesien. Anfallsartig kommt es zu Schwindel, Nausea und Vomitus, seltener zu Diplopie oder Synkopen. Der relativ kurze Hals wird etwas schief gehalten, z.T. auch in kontrakter Stellung als Tortikollis, der schon angeboren sein kann. Bei mehr als der Hälfte der Betroffenen bleibt die Fehlbildung jedoch asymptomatisch.

Ätiopathogenese. Man unterscheidet eine kongenitale Form der basilären Impression bei primärer **okzipitaler Dysplasie,** die auch bei Achondroplasie und Trisomie 21 vorkommt, von einer erworbenen Form, die sich durch Erkrankungen des Knochens sekundär ausbildet (z.B. bei M. Paget, Osteomalazie und Rachitis). Der Boden der hinteren Schädelgrube ist zum Foramen magnum hin angehoben, wodurch es in seinem Durchmesser verkleinert und der Dens in das Hinterhauptloch hinein verlagert wird. Dadurch kommt es zur mechanischen Irritation der Medulla oblongata, oft ist die gesamte Schädelbasis abgeflacht (Platybasie).

Diagnostik. Die Beweglichkeit des Kopfes ist eingeschränkt, gelegentlich besteht eine Hypalgesie oder Hyperalgesie am Hinterkopf. **Hirnstamm-Symptome** sind wechselnd nachweisbar, so z.B. Nystagmus, Diplopie, Gaumensegel- und Zungenparese. Eine sensomotorische, spastische Tetraparese mit Pyramidenbahnzeichen und eine spinale Ataxie finden sich bei Schädigung der langen Bahnen. Eine fortschreitende Kompression des Hirnstamms im Foramen magnum führt zu Hirndrucksymptomen *(S. 88)*.

Im sagittalen Strahlengang der Röntgenaufnahme des Schädels stellen sich die Pyramiden nach medial ansteigend dar. Zusätzliche Schichtaufnahmen erleichtern die Beurteilung der Lage des Dens zum Foramen magnum sowie einer Abflachung der Schädelbasis *(Syn. 54a-c)*. Das Kernspintomogramm ermöglicht die differentialdiagnostische Abgrenzung.

Differentialdiagnose. Bulbäre Symptome sind häufiger bei der Multiplen Sklerose, Syringobulbie und Amyotrophen Lateralsklerose. Herrschen Kopfschmerzen vor, muß ein **hoher Halsmarktumor,** bei überwiegend zerebellaren Symptomen ein Kleinhirntumor ausgeschlossen werden, vor allem, wenn sich langsam progredient Hirndruckzeichen einstellen.

Therapie. Meist bringen physikalische Maßnahmen und eine Halsmanschette Erleichterung. Nur selten ist ein operativer Eingriff erforderlich. Zur Dekompression der Medulla oblongata und Wiederherstellung der Liquorpassage wird das Foramen magnum durch Resektion von Teilen des Os occipitale erweitert, eventuell ist zusätzlich ein Shunt anzulegen.

Verlauf. Verlauf und Prognose sind wesentlich von assoziierten Fehlbildungen abhängig. Drei Viertel der Patienten mit reiner basilärer Impression zeigen einen günstigen Spontanverlauf.

Synopsis 54: Röntgenometrische Methoden zum Nachweis von Fehlbildungen am kraniozervikalen Übergang (nach Schinz, 1986).

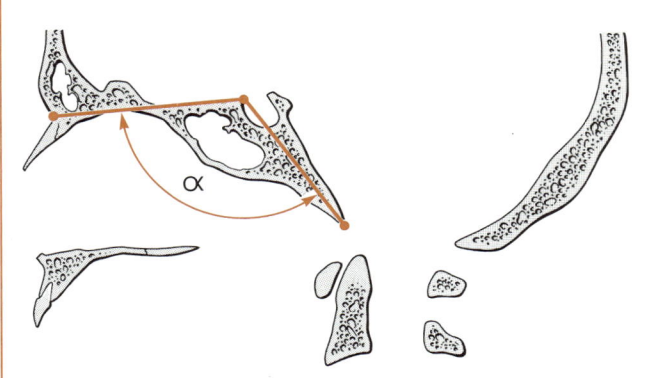

54a: Der Winkel zwischen Nasenwurzel und Vorderrand des Foramen occipitale magnum mit Scheitel am Tuberculum sellae beträgt 120–145°. Er ist bei Platybasie abgeflacht.

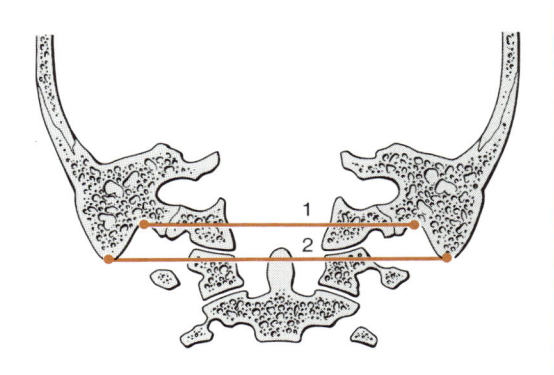

54b: Der Dens überragt normalerweise nicht die Verbindungslinie zwischen den Incisurae mastoideae (Biventer-Linie), die Verbindungslinie zwischen den Mastoid-Spitzen (Bimastoid-Linie) nur um maximal 10 mm. Bei basilärer Impression besteht ein Denshochstand von 2–3 cm.

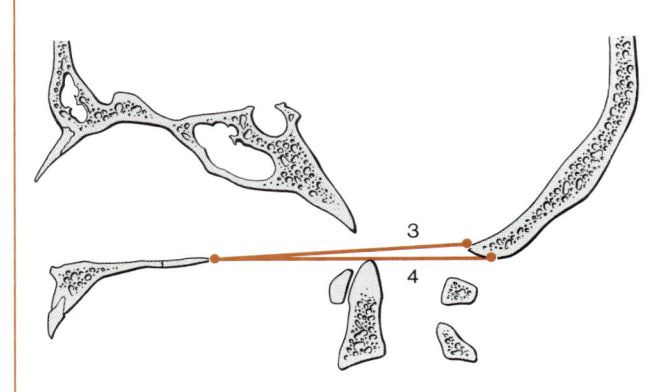

54c: Der Dens überragt die Verbindungslinie zwischen dem harten Gaumen und der hinteren Begrenzung des Foramen occipitale magnum (Chamberlain-Linie) um nicht mehr als 5 mm und die Linie zum tiefsten Punkt der Okzipitalschuppe (McGregor-Linie) um nicht mehr als 7 mm. Bei basilärer Impression steht der Dens höher.

1 Biventerlinie
2 Bimastoidlinie
3 Chamberlain-Linie (Palatooccipital-Linie)
4 McGregor-Linie (Basal-Linie)
α Basiswinkel

1.1.2.2 Klippel-Feil-Syndrom

Definition. M. Klippel und A. Feil (1912) vervollständigten die Beschreibung des Syndroms, die erstmals durch J. Hutchinson (1893) erfolgte. Es handelt sich um eine familiär gehäuft vorkommende zervikale Blockwirbelbildung.

Symptomatologie. Der Hals ist deutlich verkürzt, so daß der Kopf zwischen den Schultern zu sitzen scheint. Oft bestehen **Tortikollis,** eine tiefe Nackenhaargrenze und **Schulterhochstand.** Die Kranken leiden unter Kopfschmerzen, gelegentlich radikulären Parästhesien und Schmerzen der oberen Extremität.

Ätiopathogenese. Die segmentale Differenzierung von meist 2 bis 3 Wirbeln während der Embryogenese bleibt aus. Ob primär eine neuronale Entwicklungsstörung mit fehlender Induktion für die Differenzierung der Wirbelsäule vorliegt, ist nicht eindeutig geklärt. Gelegentlich liegt jedoch gleichzeitig eine Spina bifida aperta oder occulta vor. Zusätzlich können weitere Fehlbildungen bestehen: Atlasassimilation, Gaumenspalte, Aplasie des M. sternocleidomastoideus, Syndaktylie, Kyphoskoliose oder Agenesie des äußeren Gehörgangs mit Taubheit.

1.1.2.2 Klippel-Feil-Syndrom

Definition ▶

Symptomatologie
Der Hals ist verkürzt, gleichzeitig bestehen oft **Tortikollis** und **Schulterhochstand.**

Ätiopathogenese
Die segmentale Differenzierung zervikaler Wirbelkörper während der Embryogenese bleibt aus.

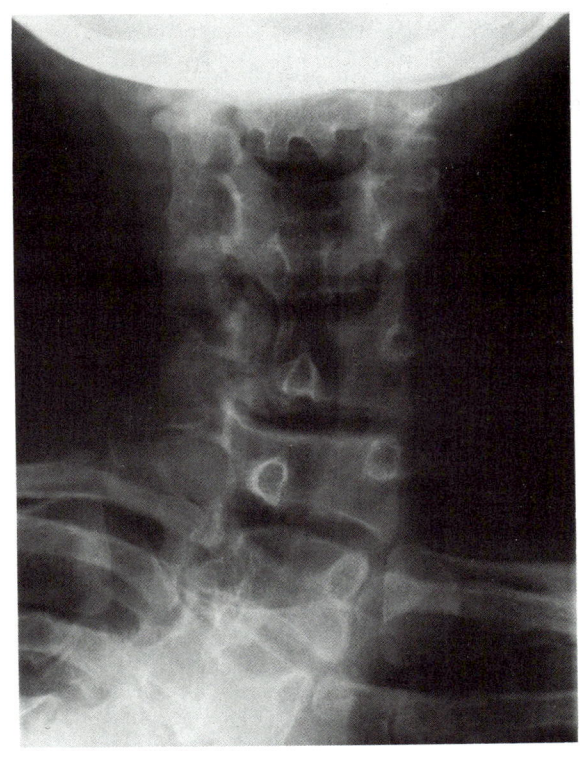

Abb. 32b: Im seitlichen Strahlengang sieht man eine kongenitale Blockwirbelbildung der HW/BWS

Abb. 32a und b: Röntgenaufnahme der HWS einer 32jährigen Patientin mit Klippel-Feil-Syndrom.

Abb. 32a: In der a.p.-Aufnahme fällt eine Skoliose der HWS und ein fehlender Wirbelbogenschluß in den oberen Zervikalsegmenten auf.

Diagnostik. Die Beweglichkeit der Halswirbelsäule ist eingeschränkt. Oft lassen sich radikuläre Sensibilitätsstörungen nachweisen. Medulläre Symptome, die auch die unteren Extremitäten betreffen, weisen auf eine Rückenmarkskompression hin. In der Röntgenaufnahme der HWS werden die Wirbelfehlbildungen als **Halb-**, **Block-** oder **Keilwirbel** nachgewiesen *(Abb. 32a u. b)*. Nicht selten finden sich zusätzlich Anomalien des kraniozervikalen Übergangs und Halsrippen.

Differentialdiagnose. Bei radikulären und medullären Symptomen muß ein spinaler Tumor, vor allem ein Neurinom, radiologisch ausgeschlossen werden.

Therapie. Durch Resektion der oberen Rippen kann die Beweglichkeit des Halses verbessert werden. Meist reichen jedoch physikalische Maßnahmen.

Verlauf. Aufgrund degenerativer Veränderungen nehmen die Symptome in höherem Lebensalter zu.

1.1.3 Dysrhaphische Syndrome

Synonyme. Status dysrhaphicus, Neuralrohr-Defekte.

Definition. Dysrhaphische Störungen (Rhaphe=Naht) sind Fehlbildungen durch mangelhafte Gehirn- bzw. Rückenmarkanlage oder Hemmung der Schließungsprozesse der Neuralplatte. Der Ausprägungsgrad reicht vom Anenzephalus, der nicht mit dem Leben vereinbar ist, bis zur Septumpellucidum-Zyste als Normvariante ohne klinische Relevanz. Häufig treten mehrere dysrhaphische Symptome kombiniert auf.

Diagnostik
Bei der Untersuchung ist die Beweglichkeit der HWS eingeschränkt. Es finden sich radikuläre, seltener medulläre Symptome. Röntgenologisch stellen sich Halb-, Block- oder Keilwirbel dar *(Abb. 32a u. b)*.

Differentialdiagnose
Ein spinaler Tumor muß ausgeschlossen werden.

Therapie
Meist reichen physikalische Maßnahmen.

Verlauf
Der Verlauf ist langsam progedient.

1.1.3 Dysrhaphische Syndrome

◀ Definition

Synopsis 55: Spinale Neuralrohr-Defekte. Die Hemmung des Neuralrohrschlusses betrifft die gesamte Länge der Neuralplatte oder beschränkt sich auf einige Segmente. Das neurale Gewebe bleibt frei an der Oberfläche liegen. Trifft der hemmende Einfluß nach Schluß des Neuralrohrs (fünfte Woche) ein, so beschränkt sich der Schließungsdefekt auf das Mesenchym (Meningen und Knochen).

Spina bifida	Schließungsdefekt
Rachischisis	Fehlender Neuralrohrschluß mit unbedeckter Neuralplatte.
Meningomyelozele	Prolaps des Rückenmarks einschließlich Arachnoidea, entweder von Haut bedeckt (Spina bifida cystica) oder offen (Spina bifida aperta) im duralen und knöchernen Defekt.
Meningozele	Prolaps der Arachnoidea bei normaler Rückenmarkslage im knöchernen Defekt, von Haut bedeckt.
Spina bifida occulta	Knöcherner Schließungsdefekt bei normaler Lage von Rückenmark und Meningen.

1.1.3.1 Spina bifida dorsalis

> **Definition.** Man unterscheidet eine Spina bifida aperta (Myelozele), bei der das prolabierte Nervengewebe frei liegt, von einer Spina bifida cystica (Meningomyelozele oder Meningozele), die mit Haut bedeckt ist. Bei der Spina bifida occulta mit fehlender Verschmelzung der Wirbelbögen ist das Neuralrohr regelrecht angelegt und verschlossen.

Epidemiologie. Die Inzidenz der spinalen Neuralrohrdefekte liegt bei 1:1000 Geburten. Während die Spina bifida aperta eine hohe Mortalität und die Spina bifida cystica eine hohe Morbidität aufweist, bleibt die Spina bifida occulta häufig asymptomatisch. Ihr Vorkommen wird auf 1% der Bevölkerung geschätzt; ein mit ihr assoziierter Dermalsinus kommt mit einer Inzidenz von 220:100 000 Einwohner vor. Das weibliche Geschlecht überwiegt. In einer Familie, in der bereits ein Kind mit Spina bifida geboren wurde, beträgt das Wiederholungsrisiko 5%.

Symptomatologie. Eine **Spina bifida aperta** oder **cystica** fällt bereits bei der Geburt auf. Bei Beteiligung des Rückenmarks liegt regelmäßig eine sensomotorische Querschnittslähmung mit ausgeprägten Blasen- und Mastdarmstörungen sowie Fußdeformitäten vor. 80% der Kinder haben bereits bei der Geburt oder entwickeln zusätzlich in den ersten Lebenswochen einen **Hydrozephalus.**

Hinweise auf eine **Spina bifida occulta** sind Hypertrichose, Pigmentstörung, Nävus oder eine Fistel am lumbosakralen Übergang. Erst während des Wachstumsalters stellen sich Schmerzen in den Beinen und **Fußdeformitäten** mit mehr oder weniger ausgeprägten Gangstörungen ein. Ein- oder beidseitig finden sich ein Pes valgus oder varus, Atrophien und Paresen der unteren Extremitäten und eine Skoliose. Im Kindesalter als **Enuresis nocturna** imponierende Blasenstörungen nehmen zu.

Ätiopathogenese. Experimentell wurden **Dysrhaphien** bei Tieren durch Röntgenbestrahlung, Protein- und Vitaminmangel, Alkohol- und Tabakabusus sowie verschiedene Medikamente wie z.B. den Ovulationsauslöser Clomifen und das Antiepileptikum Valproinsäure induziert. Pathogenetisch wird ein primärer neuroepithelialer Defekt, eine Störung der neuralen Induktion oder eine sekundäre Öffnung des bereits geschlossenen Neuralrohres angenommen. Je nach Größe des Defektes und Mitbeteiligung der Dura prolabieren Arachnoidea und eventuell zusätzlich das Nervengewebe *(vgl. Syn. 55)*. Die häufigste Lokalisation ist lumbosakral. Wenn das Rückenmark in zwei Hälften gespalten ist, die separat von Arachnoidea und Dura umgeben und durch ein fibröses oder knorpeliges Septum getrennt sind, spricht man von **Diastematomyelie.**

Beim Längenwachstum der Wirbelsäule werden Nervenwurzeln und Rückenmark durch **Adhäsion** und **Extension** überdehnt. Gelegentlich entwickeln sich im Bereich der Adhäsion ein Lipom oder andere Mißbildungstumoren (Dermoid, Teratom), die sich bis in den Spinalkanal fortsetzen und mit dem Conus medullaris oder Wurzeln der Cauda equina in Verbindung stehen und zu einem raumfordernden Prozeß anwachsen. Durch unvollständige oder fehlende Ablösung des Neuralrohrs vom Ektoderm, auch bei regelrecht geschlossenen Wirbelbögen, entstehen **Dermalsinus** und **-fistel** (Pilonidalsinus). Der mit Dermis ausgekleidete Gang in der Mittellinie der Wirbelsäule erstreckt sich bis zur Dura und kann mit dem Rückenmark in Verbindung stehen. Oft ist die Spina bifida mit anderen Fehlbildungen, wie z.B. Aquäduktstenose und Hydrozephalus **(Farbtafel S. 412, Abbildung 20)** oder Arnold-Chiari-Syndrom kombiniert.

Diagnostik. Offene Neuralrohrdefekte lassen sich bereits in der 14. bis 16. Schwangerschaftswoche durch Amniozentese (Fruchtwasseruntersuchung) diagnostizieren, da das Neuralgewebe α-Fetoprotein sezerniert (AFP). Während sich ein AFP-Anstieg auch bei anderen Organfehlbildung findet, ist die gleichzeitige Erhöhung von Azetylcholinesterase (ACHE) in der Amnionflüssigkeit pathognomonisch für einen Neuralrohrdefekt.

Hohe Läsionen mit vollständiger Querschnittslähmung führen zugleich zu Wirbelsäulendeformierungen. Die häufigste klinische Manifestation ist ein unvollständiges Konus- bzw. Kauda-Syndrom *(S. 100).*

Die neurologische Untersuchung des Neugeborenen deckt die betroffenen Rückenmarkssegmente auf. Thorakolumbale Defekte gehen mit einer spastischen Paraplegie einschließlich Bauch- und Rückenmuskulatur einher, so daß sich allmählich Wirbelsäulendeformierungen entwickeln. Bei lumbaler Lokalisation sind besonders die Hüftextensoren betroffen, deren Lähmung eine Hüftgelenksluxation begünstigt. Bei verkürztem Filum terminale ist der Conus medullaris mit nachfolgender **Incontinentia urinae et alvi** und Reithosenanästhesie isoliert betroffen. Wesentlich häufiger, auch als langsam progrediente Symptomatik bei Spina bifida occulta, liegt zugleich ein unvollständiges **Kauda-Syndrom** mit schlaffen sensomotorischen Paresen und trophischen Störungen am Unterschenkel vor *(S. 100).*

Ein Dermalsinus kann Ursache einer bakteriellen Meningitis sein.

Eine **bakterielle Meningitis** bei Kindern *(S. 204)* muß auch an einen Dermalsinus bei Spina bifida occulta denken lassen. Der Fistelgang und seine Verbindung mit der Dura lassen sich durch Kontrastmittel-Injektion darstellen.

Ein fehlender Bogenschluß läßt sich in der Röntgenaufnahme nachweisen. Eine Beteiligung des Rückenmarks oder der Nervenwurzeln bei entsprechender klinischer Symptomatik kann jedoch nur myelographisch, kernspin- oder computertomographisch verifiziert werden *(vgl. Abb. 33a u. b).*

In der **Röntgenaufnahme** bei sagittalem Strahlengang sind dorsale Bogendefekte nachzuweisen. Ein fehlender Bogenschluß allein, der häufig Zufallsbefund bei Röntgenaufnahmen der lumbalen Wirbelsäule ist, läßt jedoch noch keinen Rückschluß auf eine Beteiligung des Rückenmarks oder der Nervenwurzeln zu. Entwickelt sich im Lauf des Lebens die Symptomatik eines raumfordernden spinalen Prozesses, spricht eine Fistel oder der fehlende Bogenschluß im Röntgenbild für eine konnatale Ursache. Ausmaß und Höhe des Tumors sowie ein zu tief stehendes Rückenmark lassen sich myelographisch nachweisen. Das extraspinale Ausmaß und die Art des Prozesses, z.B. einer Dermoidzyste, sind nur **computer- und kernspintomographisch** zu beurteilen *(vgl. Abb. 33a u. b).*

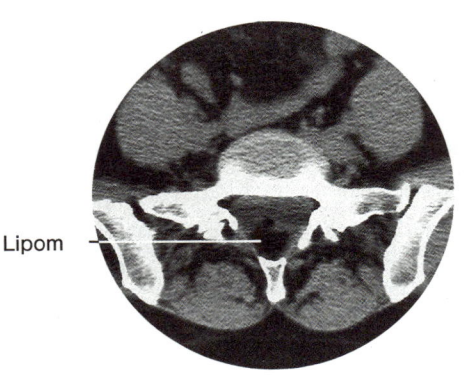

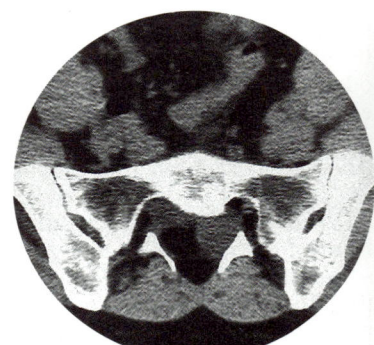

Abb. 33a u. b: Lumbales Computertomogramm bei Spina bifida occulta und spinalem Lipom *(vgl. klinischen Fall).*

Abb. 33a: In Höhe des 5. LWK stellt sich im hinteren Abschnitt des Spinalkanals eine hypodense, fettgewebsäquivalente Struktur dar.

Abb. 33b: In Höhe des 1. SWK zeigt sich ein offener Spinalkanal; das sich jetzt gelappt und mediolateral darstellende Lipom ist nur von Muskulatur bedeckt.

Differentialdiagnose
Ein Querschnittssyndrom des Neugeborenen kann auch durch geburtstraumatische Rückenmarksschädigungen bedingt sein. Radikuläre oder medulläre Symptome im Erwachsenenalter kommen häufiger bei Bandscheibenvorfällen und spinalen Tumoren vor.

Differentialdiagnose. Geburtstraumatische Rückenmarksschädigungen (Zerreißung, Hämatom oder Malazie) besonders nach Beckenendlage verursachen ebenfalls Querschnittssyndrome bei Neugeborenen. Differentialdiagnostische Schwierigkeiten ergeben sich bei der Spina bifida occulta, wenn sich im Wachstums- oder erst im Erwachsenenalter Wurzel- und Rückenmarkssyndrome einstellen. Dann sind **Meningeome, Neurinome** und Bandscheibenschäden abzugrenzen. Trophische Störungen an den Füßen und leichtere Deformierungen, die sich erst im Erwachsenenalter entwickeln, werden häufig allein auf einen Diabetes mellitus zurückgeführt. Eine Enuresis nocturna sollte immer auch an eine neurogene Ursache denken lassen.

Therapie
Neben dem operativen Verschluß eines Neuralrohrdefektes ist meist auch eine Shunt-Behandlung des assoziierten Hydrozephalus erforderlich.

Therapie. Ein offener Neuralrohrdefekt wird noch am ersten Lebenstag operativ verschlossen, um einer Ulzeration des freiliegenden Rückenmarks und einer Meningitis vorzubeugen. Oft muß gleichzeitig oder in den ersten Wochen der begleitende Hydrozephalus durch einen **Shunt** entlastet werden. Der ventrikulo-peritoneale Shunt ist leicht zu implantieren. Er wird mit dem Wachstum des Kindes verlängert. Die häufigsten Komplikationen sind Verwachsungen in der Nähe der Katheterspitze und Infektion, darüber hinaus beim ventrikuloartrialen Shunt auch eine Septikämie und Thromboembolie.

Eine erhebliche Komplikation stellt die neurogene Blasenlähmung dar, die die Gefahr der aufsteigenden Infektion mit Pyelonephritis und Hydronephrose durch vesikoureteralen Reflux birgt. Eine intermittierende Katheterisierung ist oft zeitlebens notwendig, da medikamentöse Maßnahmen (Phenoxybenzamin) und urologische Operationen zur Urinableitung häufig nicht ausreichen. Sekundäre Deformitäten von Wirbelsäule und Gelenken erfordern orthopädische Maßnahmen wie Sehnen- und Muskeltransplantationen sowie ein Korsett und Gehhilfen. In jedem Fall ist intensive **Krankengymnastik** und fachgerechte Lagerung zur Vermeidung von Dekubitalgeschwüren erforderlich.

Daneben ist eine urologische und orthopädische sowie intensive krankengymnastische Behandlung erforderlich.

Verlauf. Unbehandelt sterben 70–80% der Kinder mit Meningomyelozele. Die 5-Jahres-Überlebensrate nach operativer Behandlung beträgt bei lumbosakraler Lokalisation ca. 95%, jedoch nur ca. 12% der Kinder lernen normal laufen. Aufgrund sekundärer Komplikationen wie Hüftgelenksarthrosen und Skoliose kann die Gehfähigkeit in späteren Jahren wieder abnehmen. Die intellektuelle Entwicklung hängt von assoziierten zerebralen Fehlbildungen ab. Spätkomplikationen sind Hydrozephalus, Hydromyelie und vegetativ-trophische Störungen mit Ulzera.

Verlauf
Unbehandelt sterben die meisten Kinder mit Meningomyelozele. Die Prognose bei operativ versorgter sakraler Spina bifida ist günstig. Spätkomplikationen sind Hydrozephalus, Hydromyelie und vegetativ-trophische Ulzera.

Der klinische Fall. Die 51jährige Küchenhilfe wurde vom Urologen, bei dem sie wegen einer Incontinentia urinae mit rezidivierenden Harnwegsinfekten in Behandlung ist, zur neurologischen Untersuchung überwiesen. Als Kind sei sie Bettnässer gewesen und seit dem 15. Lebensjahr auch tagsüber inkontinent. Damals habe sich eine Schwäche des rechten Beines eingestellt, eine Fistel über dem Kreuzbein sei spontan verheilt. Bei der neurologischen Untersuchung fanden sich neben einer Hohlfußdeformität beiderseits atrophische Paresen der rechten Unterschenkelmuskulatur bei fehlendem ASR. Ästhesie und Pallästhesie waren rechtsbetont herabgesetzt. Die Röntgenaufnahme der LWS zeigte einen offenen Sakralkanal; das lumbale CT darüber hinaus ein Lipom *(Abb. 33a u. b)*.

◄ Der klinische Fall

1.1.3.2 Syringomyelie

Synonym. Höhlenbildung im Rückenmark.

1.1.3.2 Syringomyelie

> ***Definition.*** Zentrale Höhlenbildung im Rückenmark, die sich meist über mehrere Segmente, auch bis in die Medulla oblongata (Syringobulbie) erstreckt. Man unterscheidet eine primäre Erweiterung des Zentralkanals (Hydromyelie), die auf eine embryonale Fehlbildung zurückgeht, von einer Höhlenbildung, die sich auch nach spinaler Arachnoiditis, Trauma und Tumoren entwickelt.

◄ Definition

Epidemiologie. Die Inzidenz liegt bei 0,5/100 000 *(Syn. 52)*, die Prävalenz bei 6 bis 9/100 000 Einwohner; sie ist jedoch regional unterschiedlich. Familiäres Vorkommen wird beobachtet. Das Verhältnis von Männern zu Frauen beträgt 2:1.

Epidemiologie
Die Prävalenz der Syringomyelie liegt bei 6–9/100 000 Einwohner.

Symptomatologie. Die Symptome entwickeln sich langsam progredient im 20. bis 40. Lebensjahr oft zunächst mit fluktuierenden radikulären **Schmerzen** der Schulter-Arm-Region. Später oder auch gleichzeitig kommt es zu einer **Schmerzunempfindlichkeit,** so daß die Patienten sich unbemerkt verletzen und verbrennen. Besonders bei Syringobulbie treten die Symptome auch akut, entweder spontan oder nach Husten oder Niesen auf. Seltener sind drop attacks (Sturzanfälle) die ersten Symptome.

Symptomatologie
Die charakteristischen Symptome wie **Schmerzen** im Schulter-Arm-Bereich oder Verletzungen bei Schmerzunempfindlichkeit beginnen im 20.–40. Lebensjahr.

Ätiopathogenese. Die häufigste Form ist die **Hydromyelie**, d.h. eine Erweiterung des Zentralkanals, der normalerweise obliteriert. Als Ursache wird ein fehlender Liquorabfluß entweder aufgrund einer Atresie der Foramina des IV. Ventrikels oder Verlegung des Subarachnoidalraums im Bereich des Foramen occipitale magnum (z.B. Chiari-Malformation, *S. 142*) angenommen. Diese kommunizierende Höhlenbildung ist häufig mit einem Hydrozephalus und

Ätiopathogenese
Die häufigste Form der Syringomyelie ist die Erweiterung des Zentralkanals (Hydromyelie), die mit dem IV. Ventrikel kommuniziert und meist auf eine Liquorabflußbehinderung aus dem IV. Ventrikel zurückgeht.

anderen Fehlbildungen, z.B. einer basilären Impression kombiniert. Wenn die Höhle mit dem IV. Ventrikel kommuniziert, findet sich Liquor als Zysteninhalt; andernfalls ist die Syrinx mit einer xanthochromen, eiweißreichen Flüssigkeit ausgefüllt.

Die häufigste Höhenlokalisation ist das **Zervikal- und obere Thorakalmark.** Die Syrinx erstreckt sich über 5 bis 10 Segmente gelegentlich bis in die Medulla oblongata (Syringobulbie) oder sogar bis in das Mittelhirn. Längen- und Breitenausdehnung der Syrinx korrelieren miteinander und nehmen kontinuierlich zu. Druckschwankungen im venösen System (Bauchpresse) pflanzen sich auf den Liquor und damit den Zysteninhalt fort. Durch die zentrale Druckerhöhung werden zunächst die um den Zentralkanal gelegenen Fasern, insbesondere die zum Tractus spinothalamicus lateralis verlaufenden, betroffen *(S. 98)*. Die Ausdehnung der Syrinx läßt jedoch nicht auf Art und Schwere der neurologischen Ausfälle schließen. Durch Aufbrechen des Ependyms dringt die Flüssigkeit in das Parenchym ein und bildet eine exzentrische Höhle in der **grauen Substanz,** (Hinterstränge und Hinterhörner, auch Vorderhörner). Häufig ist sie von einem Ödem, gelegentlich auch von kleinen Blutungen umgeben; im Verlauf wird das Rückenmark durch zusätzliche ischämische Schädigung atrophisch. Nicht selten findet sich eine **Gliawucherung,** die zur Septierung der Höhle führt oder sie weitgehend ausfüllt (Gliastift).

Neben der primären Syringo(hydro)myelie als dysrhaphische Störung des Rückenmarks unterscheidet man eine **sekundäre Höhlenbildung** als Folge von traumatischen oder vaskulären Rückenmarkserkrankungen. Wie auch nach spinaler Arachnoiditis mit Liquorzirkulationsstörung besteht dann i.d.R. keine Verbindung zum vierten Ventrikel oder Zentralkanal. Intramedulläre Tumoren, am häufigsten Ependymome und Astrozytome, bilden gelegentlich eine degenerative zystische Höhle.

Diagnostik. Ein- oder beidseitig, zunächst meist an der Ulnarseite von Hand und Unterarm, läßt sich eine **dissoziierte Empfindungsstörung** nachweisen. In fortgeschrittenen Fällen breitet sie sich bis in die oberen Zervikalsegmente und von proximal nach distal auf den ganzen Körper bzw. eine Körperhälfte aus. Ist das Hinterhorn in die Höhlenbildung einbezogen, betrifft die Sensibilitätsstörung alle Qualitäten. Fast ebenso häufig finden sich durch Mitbeteiligung der Vorderhörner schlaff **atrophische Paresen** mit Faszikulationen und Areflexie, ebenfalls zunächst an Hand und Unterarm. Seltener ist eine spastische Paraparese der Beine mit Fußdeformität durch Läsion der Pyramidenbahn. Eine **Kyphoskoliose,** die sich bei zwei Drittel der Patienten entwickelt, kann den neurologischen Symptomen vorangehen.

In der Hälfte der Fälle finden sich gleichzeitig, seltener isoliert, Symptome einer **Syringobulbie.** Meist ist ein **Nystagmus** nachweisbar, fast ebenso häufig eine Sensibilitätsstörung im Trigeminusbereich (Zwiebelschalenmuster), gelegentlich mit Tic douloureux *(S. 385).* Auffällig sind eine Dysphagie und Dysarthrophonie bei fehlendem Würgreflex. Neben der motorischen Atemstörung durch Lähmung der Kehlkopf- und Atemhilfsmuskulatur kann es auch zu einer zentralen Respirationsstörung kommen. Häufig findet sich eine ein- oder beidseitige Zungenatrophie.

Typisch sind **trophische Ulzera,** schlecht heilende Wunden und schwere Arthropathien besonders an den oberen Extremitäten, die zu spontanen Mutilationen führen. Autonome Regulationsstörungen infolge Schädigung des Nucleus intermedius am zerviko-thorakalen Übergang finden sich als akrodistale Zyanose, Hypothermie, Hypo- und Anhidrose. Ein häufig nachweisbares **Horner-Syndrom** kann innerhalb von Tagen oder Wochen aufgrund der Flüssigkeitsbewegung innerhalb der Syrinx die Seite wechseln. Zur Häufigkeitsverteilung der Symptome siehe *Synopsis 56.*

Röntgenaufnahmen der Wirbelsäule ergeben neben einer Kyphoskoliose in der Hälfte der Fälle einen erweiterten Spinalkanal. Myelographie und Computertomographie sind zum Nachweis einer Syrinx oder eines Gliastifts meist nicht aussagekräftig genug. **Methode der Wahl in der Diagnostik der Syringomyelie ist die Kernspintomographie.** Längen- und Breitenausdehnung der Höhlenbildung werden exakt wiedergegeben *(Abb. 34).* Eine wechselnde Abnahme der Signalintensität der Syrinx wird als Ausdruck der Liquorpulsation verstan-

---

Die häufigste Lokalisation ist das Zervikal- und obere Thorakalmark, gelegentlich erstreckt sich die Syrinx bis in die Medulla oblongata (Syringobulbie). Häufig findet sich die Syrinx auch exzentrisch in der grauen Substanz, besonders der hinteren Kommissur und den Hinterhörnern. Sie kann mit gliösem Gewebe ausgekleidet sein (Gliastift).

Als Ursache einer sekundären Syringomyelie kommen traumatische und vaskuläre Rückenmarkserkrankungen, eine spinale Arachnoiditis und intramedulläre Tumoren in Frage.

Diagnostik
Charakteristisch ist eine dissoziierte Empfindungsstörung in einem oberen Quadranten. Hinzu kommen häufig schlaff atrophische Paresen an den oberen Extremitäten. Auffällig ist eine Kyphoskoliose.

Bei **Syringobulbie** sind die kaudalen Hirnnerven beteiligt.

Neben trophischen Störungen, die zu Ulzerationen, Mutilationen und Arthropathien führen, kommt es auch zu autonomen Regulationsstörungen, wie z.B. einem **Horner-Syndrom.** Zur Häufigkeitsverteilung der Symptome siehe *Synopsis 56.*

Myelographie und Computertomographie weisen die Syrinx oft nicht eindeutig nach. Methode der Wahl in der Diagnostik der Syringomyelie ist die Kernspintomographie. Sie gibt die Ausdehnung und Lage der Höhlenbildung exakt wieder *(Abb. 34).*

den, die vorwiegend bei kommunizierender Syringomyelie vorkommt. Die Differenzierung von Arealen erhöhter Signalintensität gelingt jedoch nicht immer, da sowohl Tumoren als auch die begleitende Gliose, z.T. auch ein Ödem, derartige Veränderungen hervorrufen.

Synopsis 56: Häufigkeitsverteilung der Symptome bei 31 Patienten mit computer- oder kernspintomographisch nachgewiesener Syringomyelie (nach Tashiro u. Mitarb. 1987).

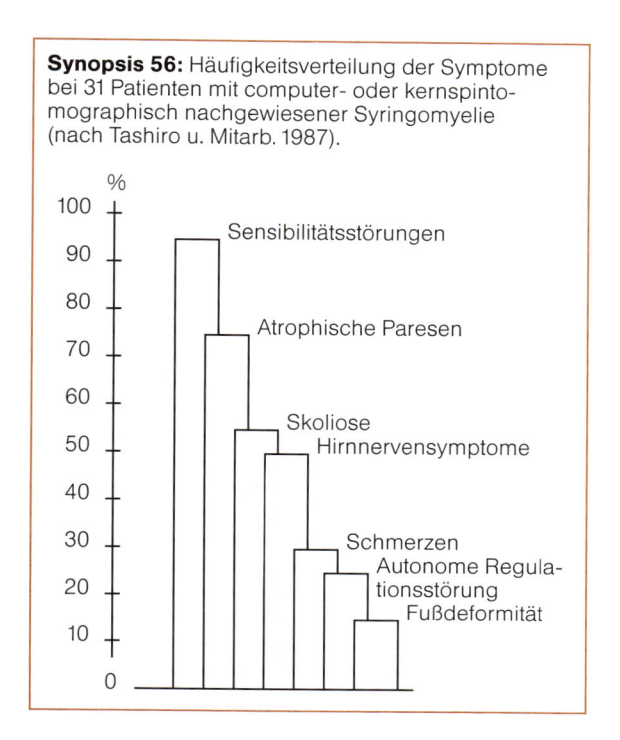

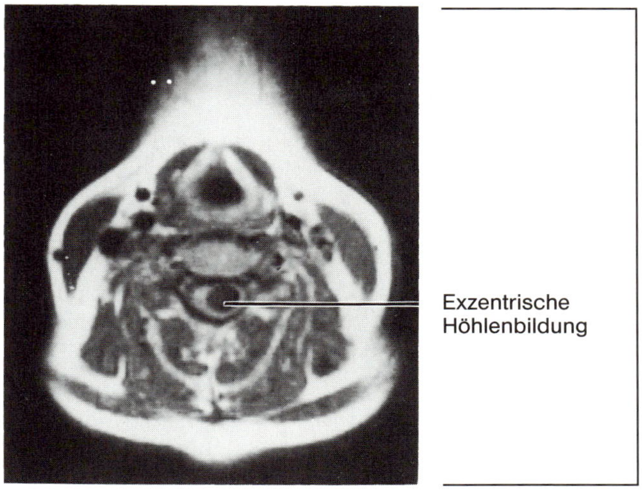

- Sensibilitätsstörungen
- Atrophische Paresen
- Skoliose
- Hirnnervensymptome
- Schmerzen
- Autonome Regulationsstörung
- Fußdeformität

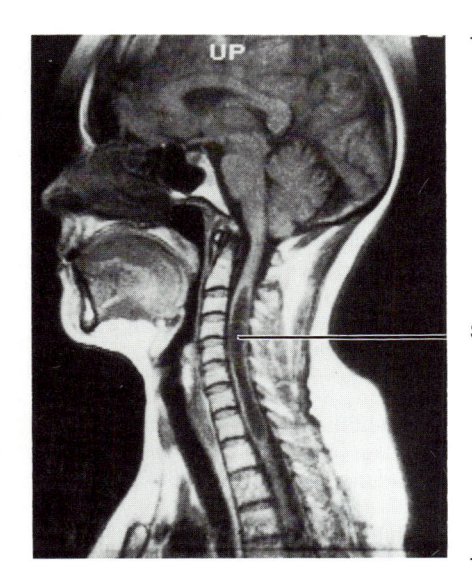

Abb. 34a und b: Kernspintomogramm bei Syringomyelie

Abb. 34a: In der sagittalen medianen Schicht stellt sich eine ausgeprägte Höhlenbildung des Halsmarks dar.

Abb. 34b: In der transversalen Schicht zeigt sich die Höhlenbildung leicht exzentrisch im Halsmark.

Differentialdiagnose. Die Differentialdiagnose umfaßt die **radikulären Syndrome**, vor allem den zervikalen Bandscheibenprolaps und die zervikale Myelopathie. Die amyotrophische Lateralsklerose (ALS), die ebenfalls häufig bulbäre Symptome aufweist, zeigt keine Sensibilitätsstörungen. Die Multiple Sklerose geht sowohl mit sensiblen als auch motorischen Symptomen, Nystagmus und bulbären Symptomen einher, zeigt aber selten eine dissoziierte Empfindungsstörung oder trophische Veränderungen. Ein intramedullärer **Tumor** und ein A. spinalis anterior-Syndrom setzen demgegenüber mit einer dissoziierten Empfindungsstörung ein.

Differentialdiagnose
Differentialdiagnostisch kommen degenerative Wirbelsäulenveränderungen und neben der amyotrophischen Lateralsklerose (ALS) mit rein motorischen Ausfällen insbesondere bei jüngeren Patienten die Multiple Sklerose in Betracht. In jedem Fall muß ein spinaler Tumor ausgeschlossen werden.

Therapie. Eine transiente Dekompression kann durch Nadelaspiration erzielt werden. Auch die Myelotomie mit Inzision der dorsalen Mittellinie hat meist keinen bleibenden Erfolg. Besonders bei großen Zysten, sofern keine Arachnoiditis vorliegt, kann ein **syringo-subarachnoidaler Shunt** zu bleibendem Erfolg führen. Der syringo-peritoneale Shunt birgt ein höheres Infektionsrisiko, den Shuntverschluß oder eine vorübergehende Zunahme der neurologischen Symptome durch zu rasche Syrinx-Entleerung. Bei einer kommunizierenden Syringomyelie bringt die Foramen magnum-Dekompression in 75% der Fälle Erfolg.

In jedem Fall ist eine krankengymnastische Behandlung erforderlich. Der Patient muß lernen, Verletzungen zu vermeiden.

Therapie
Während die Nadelaspiration der Zyste und die dorsale Myelotomie nur eine vorübergehende Besserung der Symptome bringen, ist ein subarachnoidaler Shunt oder die Foramen magnum-Dekompression erfolgversprechend.

Verlauf. Die unbehandelte Syringomyelie verläuft in 35 bis 50% der Fälle langsam progredient oder kommt zum Stillstand. Auch schubförmige Verläufe werden beobachtet. Daher sollte eine Operation nur bei rascher Progredienz der Symptome vorgenommen werden. Unabhängig von der Art der operativen Therapie verschlechtert sich ein Viertel der Patienten, wahrscheinlich wegen postoperativer Verwachsungen und erneuter Liquorabflußstörung.

Verlauf
Meist liegt ein langsam progredienter Verlauf vor.

Der klinische Fall. Der 63jährige ehemalige Bäckermeister wird nach einer Synkope stationär eingewiesen. Schon als junger Mann habe er sich Brandverletzungen zugezogen, als er Kuchenbleche aus dem Ofen zog. In letzter Zeit sei er heiser geworden. Auffällig war eine Kyphoskoliose der HW/BWS. Die Untersuchung ergab einen abgeschwächten Würgreflex und eine atrophische Parese der rechten Zungenhälfte. Neben einem Horner-Syndrom fiel eine dissoziierte Empfindungsstörung in den Segmenten C 3 bis Th 1 rechts auf. Die Eigenreflexe waren an den unteren Extremitäten gesteigert. Die Röntgenaufnahmen zeigten eine Hyperlordosierung der HWS und S-förmige Drehskoliose der BWS mit deutlicher Kyphosierung. Nachdem bereits aufgrund früherer myelographischer Untersuchungen der Verdacht auf eine Syringomyelie mit Syringobulbie geäußert worden war, konnte die Diagnose kernspintomographisch durch den Nachweis einer bis auf Höhe von BWK 5 reichenden Syrinx bestätigt werden.

Der klinische Fall ▶

1.1.3.3 Arnold-Chiari-Syndrom

1.1.3.3 Arnold-Chiari-Syndrom

Definition ▶

> **Definition.** Von J. Arnold (1894) und H. Chiari (1895) beschriebenes Dysrhaphie-Syndrom mit Hemmungsmißbildung und Kaudalverlagerung des Kleinhirns und Hirnstamms. Die klassische Form geht häufig mit einem Hydrocephalus occlusus und einer Meningomyelozele einher.

Epidemiologie. Als häufigste Kleinhirnfehlbildung kommt das Arnold-Chiari-Syndrom mit einer Inzidenz von 1/25 000 Geburten vor (Syn. 52). Kombiniert mit Spina bifida und Hydrozephalus ist es doppelt so häufig.

Epidemiologie
Das Arnold-Chiari-Syndrom ist die häufigste Kleinhirnfehlbildung.

Symptomatologie. Beim Neugeborenen fallen Schluckstörungen, apnoische Episoden, Stridor durch Lähmung der Kehlkopfmuskulatur, gelegentlich auch ein Opisthotonus auf. Ein **Hydrozephalus** ist meist bei der Geburt noch nicht nachweisbar, sondern entwickelt sich frühestens in den ersten drei Lebensmonaten. Bei geringerer Ausprägung kommt es im Kindes- und Jugendalter, gelegentlich auch erst im Erwachsenenalter zur Bewegungseinschränkung mit Fehlhaltung des Kopfes und Vertigo. Dann stehen **zerebellare Symptome** wie Ataxie, Nystagmus, kaudale Hirnnervenlähmungen, gelegentlich auch eine Abduzens- oder Okulomotoriusparese sowie Paresen und Sensibilitätsstörun-

Symptomatologie
Bei früher Manifestation kommt es zu Schluck- und Atemstörungen, Opisthotonus und Hydrozephalus in den ersten drei Lebensmonaten. Später entwickeln sich Kleinhirn- und Hirnstammsymptome, insbesondere Paresen der kaudalen Hirnnerven. Noch im Erwachsenenalter können Symptome einer Syringo-

gen der Schulter-Arm-Region im Vordergrund. Im späteren Lebensalter können noch Symptome einer Syringomyelie bzw. -bulbie hinzutreten *(S. 139)*.

Ätiopathogenese. Das komplexe Hemmungsmißbildungssyndrom geht auf eine Störung der frühen Organogenese (fünfte bis sechste Embryonalwoche) zurück, so daß eine Vielzahl neuromesodermaler Fehlbildungen am kraniozervikalen Übergang und eine Verschlußstörung des hinteren Neuroporus entstehen. Neben der **Verlagerung von Kleinhirntonsillen** in den oberen Zervikalkanal kommt es durch eine Tentoriumhypoplasie auch zur Herniation des oberen Kleinhirnwurms nach kranial. Der Liquorabfluß ist durch **Aquäduktstenose** und Herniation von Kleinhirnanteilen mit Kompression der Medulla oblongata und des vierten Ventrikels sowie deren Elongation und Abknickung behindert *(vgl. Syn. 57)*. Dadurch entwickelt sich in mehr als zwei Dritteln der Fälle ein Hydrozephalus und in der Hälfte der Fälle auch eine **Hydromyelie**. Die prolabierten Kleinhirntonsillen liegen den kaudalen Hirnnerven und oberen Zervikalnerven fest an, so daß diese überdehnt werden.

Synopsis 57: Veränderungen am kraniozervikalen Übergang bei klassischem Arnold-Chiari-Syndrom (nach Tomita und McLone, 1983). Die Kleinhirntonsillen sind nach kaudal verlagert, der vierte Ventrikel und die Medulla oblongata ausgezogen mit Kinking am Übergang zum Zervikalmark.

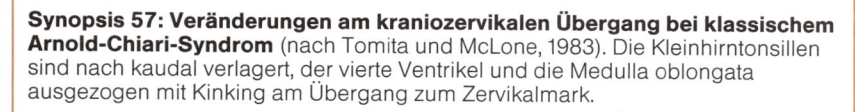

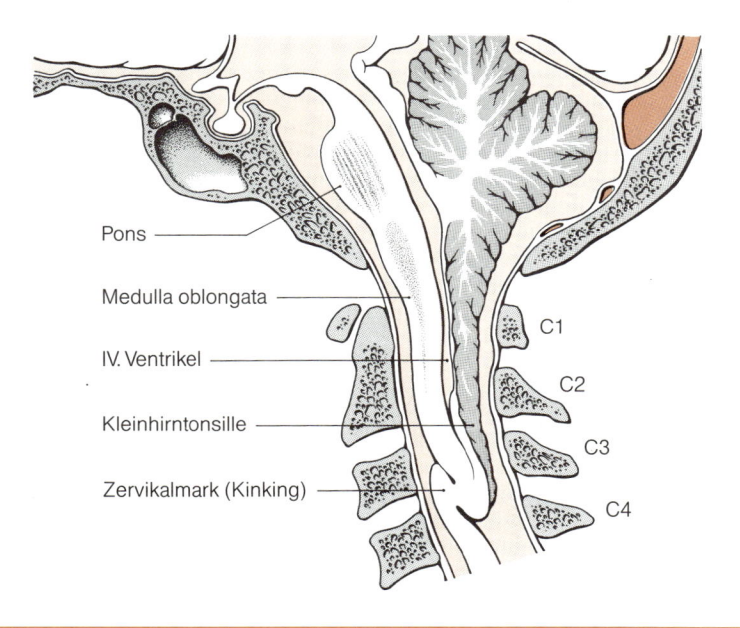

Diagnostik. Die Röntgenaufnahmen des Schädels zeigen bei der klassischen Arnold-Chiari-Malformation eine Abflachung der hinteren Schädelgrube, ein erweitertes Foramen magnum und eine konkave Verformung der Pyramiden. Computertomographisch stellen sich die Hypoplasie von Falx und Tentorium und das vergrößerte Foramen magnum dar. Methode der Wahl zum Nachweis der Kleinhirntonsillenherniation in den Zervikalkanal sowie weiterer assoziierter Fehlbildungen, insbesondere einer Hydromyelie, ist die **Kernspintomographie**.

Differentialdiagnose. Bei der Kombination von spinalen Symptomen mit einem Hirnstamm- und Kleinhirnsyndrom im Jugendlichen- und frühen Erwachsenenalter ist auch an eine Multiple Sklerose zu denken. Ferner ist ein hoher Halsmarktumor oder raumfordernder Prozeß der hinteren Schädelgrube neuroradiologisch auszuschließen.

Ätiopathogenese
Das komplexe Hemmungsmißbildungssyndrom beruht auf einer Störung der frühen Organogenese. Charakteristisch ist die Verlagerung von Kleinhirnanteilen in den oberen Zervikalkanal, Tentoriumhypoplasie, Hydrocephalus occlusus und Hydromyelie *(Syn. 57)*. Es kommt zur Überdehnung der kaudalen Hirnnerven und oberen Zervikalnerven.

Diagnostik
Röntgenologisch zeigt sich eine Abflachung der hinteren Schädelgrube. Im Kernspintomogramm kann die Kleinhirntonsillenherniation direkt dargestellt werden.

Differentialdiagnose
Differentialdiagnostisch kommen neben einer Multiplen Sklerose ein hoher Halsmarktumor oder ein raumfordernder Prozeß der hinteren Schädelgrube in Betracht.

1.1.3.4 Dandy-Walker-Syndrom

> **Definition.** Das nach W.E. Dandy (1914) und A. E. Walker (1942) benannte Syndrom ist durch eine zystische Erweiterung des vierten Ventrikels, Dysgenesie des Kleinhirnwurms und Atresie der Foramina Luschkae und Magendii charakterisiert.

Epidemiologie. Die Inzidenz wird auf ca. 2/100 000 Geburten geschätzt *(Syn. 52)*. Die Erkrankung wird meist im Lauf des ersten Lebensjahres, selten erst im Erwachsenenalter diagnostiziert.

Symptomatologie. Auffälligstes Symptom in 90% der Fälle ist ein vergrößerter Kopfumfang aufgrund eines Hydrozephalus, der in den ersten drei Lebensmonaten zunimmt. Nicht immer bestehen gleichzeitig Hirndruckzeichen *(S. 88)*. Nur etwa 15% der Patienten haben zerebellare Symptome wie Ataxie und Nystagmus. Gelegentlich treten epileptische Anfälle auf. Zusätzlich werden faziale Anomalien, insbesondere Hautangiome und kardiovaskuläre Fehlbildungen beobachtet.

Ätiopathogenese. Die **Dysgenesie des Kleinhirnwurms** und in fast der Hälfte der Fälle auch des Balkens fällt ebenso wie assoziierte faziale und kardiovaskuläre Fehlbildungen in die frühe Embryonalentwicklung. Fast immer kommt es zum Hydrozephalus, die hintere Schädelgrube ist vergrößert, das Tentorium kranial verlagert. Das Foramen Magendii, nicht immer auch die Foramina Luschkae, bleiben verschlossen.

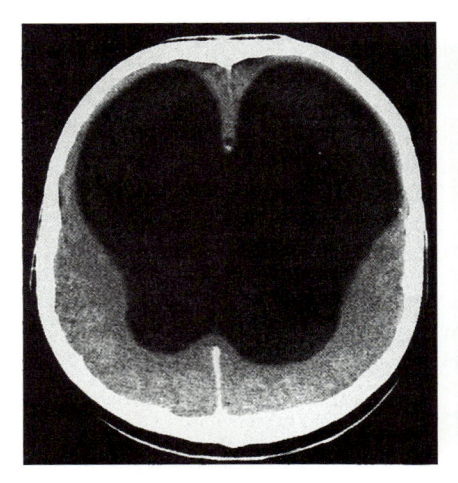

Abb. 35: Computertomogramm einer 45jährigen Patientin mit Dandy-Walker-Syndrom (vergleiche klinischen Fall). Supratentoriell zeigt sich eine extreme hydrozephale Erweiterung der Seitenventrikel. Die Hirnsubstanz ist weitgehend aufgebraucht.

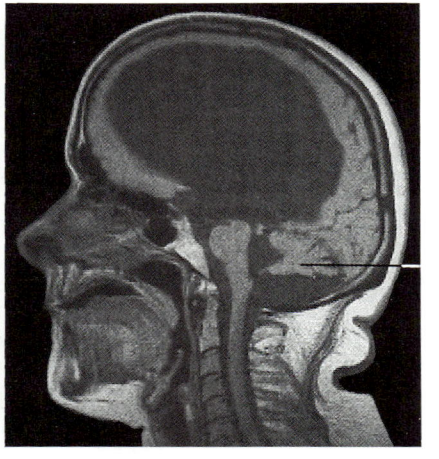

Abb. 36: Kernspintomogramm derselben Patientin. In der sagittalen medianen Schicht sind die Ventrikel massiv erweitert dargestellt. Das Kleinhirn ist dysplastisch, die Vermis fehlt.

dysplastisches Kleinhirn

1.1 Fehlbildungen und Entwicklungsstörungen des Gehirns und Rückenmarks

Diagnostik. Die Ultraschalluntersuchung des Neugeborenen läßt die für das Dandy-Walker-Syndrom charakteristische **Erweiterung des vierten Ventrikels** erkennen. Röntgenologisch stellt sich die hintere Schädelgrube vergrößert, eventuell mit einer Ausdünnung der Okzipitalschuppe dar. Im Computertomogramm zeigt sich anstelle des vierten Ventrikels eine große Zyste. Die übrigen Ventrikel sind hydrozephal erweitert *(Abb. 35)*. In der sagittalen Ebene des **Kernspintomogramms** lassen sich die Aplasie des Kleinhirnwurms, Kranialverlagerung des Tentoriums und die die hintere Schädelgrube zum Teil ausfüllende Zyste am besten darstellen *(Abb. 36)*.

Differentialdiagnose. Differentialdiagnostisch kommen eine Arachnoidalzyste mit Verlagerung des normalen vierten Ventrikels und eine Erweiterung der Cisterna magna in Frage, die jedoch selten die gesamte hintere Schädelgrube ausfüllt. Bei diesen Anomalien ist der Kleinhirnwurm regelrecht angelegt.

Therapie. Therapie der Wahl ist die Liquorableitung über einen **Shunt**. Eine Exzision der Membran, die die Foramina verschließt, ist nur in einem Viertel der Fälle von bleibendem Erfolg.

Verlauf. Mehr als die Hälfte der Patienten mit einem Dandy-Walker-Syndrom entwickeln eine normale Intelligenz. Durch Versorgung mit einem Shunt wird die Letalität von ca. 50% auf unter 25% gesenkt.

Der klinische Fall. Die 45jährige Hausfrau, die elf Jahre zuvor einen Grand mal-Anfall erlitt, berichtete, daß sie wegen ihres zu großen Kopfes durch Zangengeburt zur Welt gekommen sei. Die frühkindliche und schulische Entwicklung sei regelrecht gewesen. Bei der neurologischen Untersuchung fielen ein großer Hirnschädel und pathologische Mitbewegungen beiderseits auf. Das EEG zeigte eine mäßige Allgemeinveränderung, das CT einen extremen Hydrocephalus internus mit Reduktion des Hirnparenchyms *(Abb. 35)*. Das Kernspintomogramm bestätigte den Verdacht auf ein Dandy-Walker-Syndrom *(Abb. 36)*.

1.1.4 Phakomatosen

Synonym. Neurokutane oder neuroektodermale Syndrome.

> ***Definition.*** Es handelt sich um kombinierte neuroektodermale und mesenchymale Entwicklungsstörungen während der Embryogenese. An der Haut, im neuralen Gewebe und an den Blutgefäßen entstehen Fehlbildungstumoren (Hamartome) mit benignem, seltener malignem Wachstum (Hamartoblastome). Zu den charakteristischen ZNS-Tumoren der klassischen Phakomatosen siehe *Tabelle 35*.

Diagnostik
Beim Neugeborenen ist die Ultraschalluntersuchung richtungweisend. Die Diagnose läßt sich computertomographisch und kernspintomographisch durch Darstellung des vergrößerten IV. Ventrikels und der Kleinhirndysplasie erhärten *(Abb. 35 u. 36)*.

Differentialdiagnose
Differentialdiagnostisch kommen eine Arachnoidalzyste und eine Erweiterung der Cisterna magna bei normalem Kleinhirn in Frage.

Therapie
Therapie der Wahl ist die Entlastung des Hydrozephalus. Shunt.

Verlauf
Die Letalität liegt unbehandelt bei 50%.

◄ Der klinische Fall

1.1.4 Phakomatosen

◄ Definition

Tabelle 35: Die klassischen Phakomatosen und ihre ZNS-Tumoren		
	Phakomatosen	**Histologische Zuordnung der ZNS-Tumoren**
von Recklinghausen	Neurofibromatose	Neurofibrome
Bourneville-Pringle	tuberöse Sklerose	Subependymale Riesenzell-Astrozytome
Sturge-Weber	enzephalofaziale Angiomatose	Angioma capillare et venosum
von Hippel-Lindau	Hämangioblastose	Hämangioblastom

1.1.4.1 Neurofibromatose

Synonyme. Von Recklinghausen-Krankheit, Neurofibromatosis universalis.

> **Definition.** F. von Recklinghausen (1882) beschrieb Fibrome der Haut in Beziehung zu multiplen Neurinomen. Bei dieser erblichen Hamartoblastomatose unterscheidet man den von Recklinghausen beschriebenen peripheren Typ (Neurofibromatose 1) von der zentralen Form (Neurofibromatose 2) mit bilateralen Akustikusneurinomen.

Epidemiologie. Die Prävalenz der Neurofibromatose 1 beträgt 1/3000 Einwohner. Bei autosomal dominanter Vererbung besteht eine Penetranz der Erkrankung von 100%, die Expressivität ist jedoch variabel. Während Symptome der peripheren Form schon in der 1. Lebensdekade auftreten, manifestiert sich die sehr viel seltenere zentrale Form erst in der 2. bis 3. Dekade.

Symptomatologie. Schon im ersten Lebensjahr fallen charakteristische **Café-au-lait-Flecken** auf, die bei 80 % der Patienten mit peripherer und 40 % der Patienten mit zentraler Verlaufsform vorkommen. Später ist der Körper mit **knötchenartigen Verdickungen** entlang dem Verlauf peripherer Nerven übersät. Manchmal hängt die Haut an hyperpigmentierten Stellen in großen Falten herab (»Lappenelefantiasis«). Visusstörungen treten frühzeitig auf, zerebrale Herdsymptome und Hirndruckzeichen aufgrund intrakraniellen Tumorwachstums manifestieren sich jedoch meist nicht vor der dritten Dekade. Nur ein kleiner Teil der Patienten ist in seiner intellektuellen Entwicklung gestört.

Ätiopathogenese. Die **Neurofibrome** der Kauda, Nervenwurzeln und peripheren Nerven zeigen ein infiltrierendes Wachstum; in 4% der Fälle entarten sie zu malignen Neurofibrosarkomen. Auch andere maligne Tumoren, wie das Neuroblastom und der Wilms-Tumor (Nierentumor bei Kindern), daneben auch ein Phäochromozytom, kommen häufiger als in der Vergleichspopulation vor. 15% der Patienten entwickeln schon in der ersten Lebensdekade ein Optikusgliom, nicht selten auch Astrozytome des Kleinhirns oder Temporallappens, erst später Meningeome. Die Manifestation mit bilateralem Akustikusneurinom und wenig auffälligen Hauterscheinungen stellt eine geno- und phänotypisch eigenständige Form der Neurofibromatose dar. Für die Neurofibromatose 1 wird das Chromosom 17, für die Neurofibromatose 2 das Chromosom 22 verantwortlich gemacht.

Diagnostik. Sechs oder mehr Café-au-lait-Flecken gelten als pathognomonisch. Schmerzen, Sensibilitätsstörungen und periphere Paresen sind nur bei einem Teil der Patienten nachweisbar. Dann zeigen Röntgenaufnahmen des Skeletts tumornahe Knochenarrosionen; spinale Manifestationen lassen sich mit Hilfe der Myelographie, Computer- und Kernspintomographie nachweisen. Visusstörungen und Gesichtsfeldausfälle sind durch ein Optikusgliom, selten durch choroidale Hamartome oder ein kongenitales Glaukom bedingt. Charakteristische Iris-Hamartome (Lisch-Knötchen). Einziges Symptom einer Neurofibromatose 2 kann die beiderseitige Schallempfindungsschwerhörigkeit sein. Zur Diagnostik sind die akustisch evozierten Potentiale spezifischer als das Audiogramm und sollten zur gezielten computer- und kernspintomographischen Untersuchung veranlassen. Im Liquor findet sich of eine Einweißerhöhung.

Differentialdiagnose. Sporadisch vorkommende Neurinome peripherer und autonomer Nerven, andere Rückenmarks- und Hirntumoren sind durch die leere Familienanamnese auszuschließen.

Therapie. Obwohl die Neurofibrome gutartig sind, ist die operative Behandlung wegen ihrer Vielzahl und tiefen Lokalisation schwierig, da der Nerv dabei in der Regel geschädigt wird. Hirntumoren werden in Abhängigkeit von ihrer Lokalisation ebenso wie viszerale Tumoren, insbesondere ein Phäochromozytom, vollständig operativ entfernt.

Verlauf. Das Wachstum der Neurofibrome ist progredient. Morbidität und Mortalität variieren jedoch aufgrund der Variabilität des Phänotyps stark. Insgesamt ist die Lebenserwartung gegenüber der Vergleichspopulation herabgesetzt, insbesondere Frauen haben ein signifikant höheres Risiko, an einem malignen Tumor zu erkranken.

Verlauf
Die Erkrankung ist progedient, die Lebenserwartung insgesamt herabgesetzt.

1.1.4.2 Tuberöse Sklerose

Synonym. Tuberöse Hirnsklerose, Morbus Bourneville, Bourneville-Pringle-Syndrom.

> **Definition.** D.M. Bourneville (1880) entdeckte den Zusammenhang charakteristischer zerebraler Tumoren mit kardialen Veränderungen und nannte die Krankheit »Tuberöse Sklerose«. Das heute zusammen mit Epilepsie und geistiger Behinderung zur klinischen Trias zählende hereditäre Adenoma sebaceum wurde als eigenständiges Syndrom zehn Jahre später von J. Pringle beschrieben.

◀ **Definition**

Epidemiologie. Die Krankheit wird autosomal dominant vererbt, zeigt hohe Penetranz, jedoch erhebliche Variabilität in der Ausprägung. Die Spontanmutationsrate ist hoch. Die Inzidenz wird auf 3 bis 4/100 000 Geburten geschätzt.

Epidemiologie
Die autosomal dominant vererbte Erkrankung kommt mit einer Inzidenz von 3–4/100 000 Geburten vor.

Symptomatologie. Die Symptome treten meist in früher Kindheit auf, bleiben aber bei isoliertem Vorkommen häufig unentdeckt. An der Haut finden sich umschriebene depigmentierte Areale; überwiegend im Bereich der Nasolabialfalten entwickeln sich ab dem zweiten Lebensjahr schmetterlingsförmig multiple gelblich-braune, gut verschiebliche, derbe Knötchen als sogenanntes **Adenoma sebaceum**. Im Lumbosakralbereich kommen Bindegewebsnävi (Chagrinlederfleck) und an den Fingern peri- und subunguale Fibrome (Koenen-Tumoren) vor. **Epileptische Anfälle** manifestieren sich gelegentlich schon im Säuglingsalter. Über die Hälfte der Kinder fällt durch eine Entwicklungsverzögerung auf, die bis zur **geistigen Behinderung** gehen kann.

Symptomatologie
Charakteristisch ist die Trias
- Adenoma sebaceum,
- epileptische Anfälle und
- Entwicklungsverzögerung

Ätiopathogenese. Die Hautsymptome sind durch das Fehlen von Melanozyten und umschriebene fibromatöse Veränderungen bedingt. Zerebrale Veränderungen kommen als Tubera, das sind noduläre Hamartome des Kortex, Heterotypien, Makro- oder Mikrogyrie vor. Entlang der Ventrikelwände finden sich eine Vielzahl **ependymaler Riesenzellastrozytome** *(S. 243)*. Auch bei isoliertem Vorkommen, d.h. ohne weitere zerebrale oder viszerale Veränderungen, sind sie pathognomonisch für die tuberöse Sklerose. Als benigne Tumoren neigen sie zur Verkalkung, wegen ihrer Nähe zum Foramen Monroi verursachen sie jedoch nicht selten einen Hydrocephalus occlusus mit intrakraniellem Druckanstieg. Am Herz treten Rhabdomyome, an den Nieren Angiomyolipome und an der Lunge eine interstitielle Fibrose auf.

Ätiopathogenese
Neben kortikalen **Tubera** kommen eine Vielzahl zerebraler Entwicklungs- und Differenzierungsstörungen vor. Pathognomonisch sind die benignen, zur Verkalkung neigenden **ependymalen Riesenzellastrozytome**.

Diagnostik. Nur selten fallen zentrale Paresen oder extrapyramidale Bewegungsstörungen auf. Am Auge finden sich neben umschriebenen Depigmentierungen der Iris **Hamartome der Chorioidea**. In jedem Fall ist eine internistische Untersuchung einschließlich Sonographie zum Ausschluß kardialer und renaler Tumoren erforderlich.
Das **Elektroenzephalogramm (EEG)** weist im Säuglingsalter häufig eine Hypsarrhythmie, später typische spikes and waves und herdförmige Veränderungen mit langsamen Wellen auf. Intrazerebrale Verkalkungen im Bereich der Hirnrinde und periventrikulär stellen sich in 50% schon in der Röntgenaufnahme und regelmäßig **computertomographisch** dar *(Abb. 37)*. Während nur größere Verkalkungsherde in der **Kernspintomographie** sichtbar werden, lassen sich mit dieser Methode die computertomographisch nur selten als hypodense Areale erscheinenden kortikalen Läsionen wegen ihrer erhöhten Signalintensität nachweisen. Sie korrelieren mit dem Schweregrad der Entwicklungsstörung und der Anfallsfrequenz bei oft therapieresistenter Epilepsie.

Diagnostik
Die opthalmologische Untersuchung deckt Hamartome der Chorioidea, die internistische Untersuchung kardiale und renale Tumoren auf.

Das **EEG** weist epileptische Potentiale auf. Ein Teil der tumorösen Veränderungen fällt in der Röntgen-Nativaufnahme des Schädels und eindeutig im **CT** als überwiegend periventrikuläre Verkalkungen auf *(Abb. 37)*. Die **Kernspintomographie** weist darüber hinaus kortikale Läsionen nach.

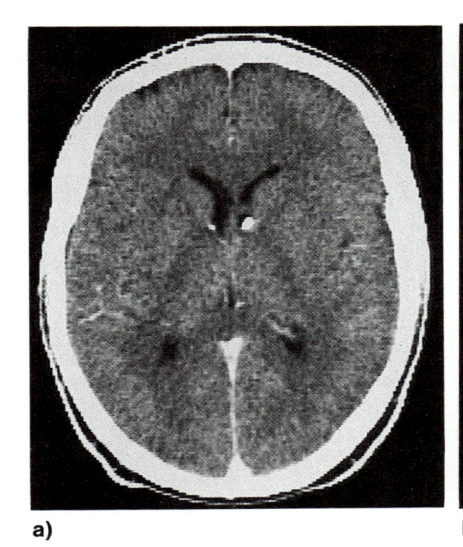

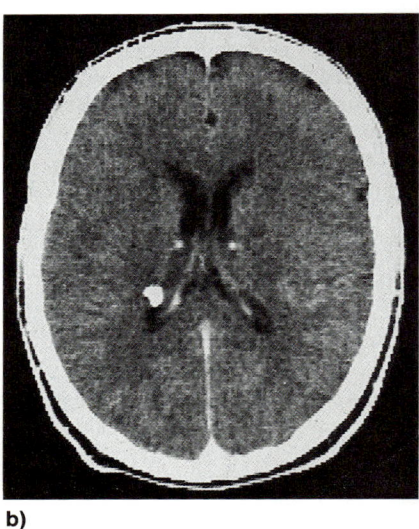

Abb. 37a u. b: Kraniales Computertomogramm eines 19jährigen Patienten mit tuberöser Sklerose (vgl. klin. Fall). Periventrikulär stellen sich multiple kleine Verkalkungen dar.

Differentialdiagnose. Sporadisch auftretende ventrikuläre Ependymome kommen meist einzeln vor und weisen keine Riesenzellen auf. Die konnatale **Toxoplasmose**, die ebenfalls mit intrazerebralen Verkalkungen einhergeht, verursacht schon früh einen Hydrozephalus und eine Chorioretinitis.

Therapie. Nur bei Verschlußhydrozephalus ist ein neurochirurgischer Eingriff indiziert. Die Epilepsie wird medikamentös eingestellt.

Verlauf. Jeder zweite Patient mit voller Ausprägung des Syndroms stirbt vor dem 20. Lebensjahr. Häufig sind jedoch inkomplette Manifestationen, die asymptomatisch bleiben.

Der klinische Fall. Der 19jährige Handwerker erlitt erstmalig einen Grand mal-Anfall. Die Anamnese zur Geburt und frühkindlichen Entwicklung war regelrecht, familienanamnestisch war zu erfahren, daß die Großmutter und eine Tante früh in einer Nervenheilanstalt gestorben seien. Auffällig war ein Adenoma sebaceum, die Eigenreflexe waren diskret linksbetont; das EEG, die ophthalmologische und internistische Untersuchung waren unauffällig. Im kranialen Computertomogramm stellten sich mehrere kleine paraventrikuläre Verkalkungen dar *(Abb. 37a u. b).*

1.1.4.3 Sturge-Weber-Krankheit

Synonyme. Enzephalotrigeminale oder enzephalofaziale Angiomatose, Angioma capillare et venosum calcificans.

> **Definition.** W. A. Sturge (1879) erkannte den Zusammenhang zwischen Gesichtsnävus und zerebraler Symptomatik. F. P. Weber (1922) wies pathognomonische girlandenförmige Verkalkungen im Röntgenbild des Schädels nach. Die angiomatöse Phakomatose betrifft Haut, Meningen und Chorioidea.

Epidemiologie. Im Gegensatz zu den übrigen Phakomatosen tritt die Sturge-Weber-Krankheit nur selten familiär gehäuft auf.

Symptomatologie. Auffällig ist der schon bei der Geburt bestehende blaurote **Naevus flammeus** der Gesichtshaut, der sich exakt an die Trigeminusversorgungsbereiche hält. Daneben fallen eine Gesichtsasymmetrie und in den ersten Lebensjahren eine gleichseitige Visusminderung und ein Buphthalmus (Bulbusvergrößerung) auf. In 70 bis 80% der Fälle, meist schon im frühen Kindesalter, setzt eine **Epilepsie** mit fokalen Anfällen ein. In der Hälfte der Fälle ist die intellektuelle Entwicklung beeinträchtigt.

Ätiopathogenese. Durch mangelnde Differenzierung des embryonalen Gefäßplexus bleiben **Gefäßkonvolute** aus dünnwandigen erweiterten Kapillaren und Venen bestehen. Sie sind in der Regel einseitig, meist links, an der Leptomeninx, der Gesichtshaut im Versorgungsbereich der ersten beiden Trigeminusäste und an der Choroidea des Auges lokalisiert. Durch Minderdurchblutung im Bereich des Angioms entwickelt sich sowohl eine umschriebene Atrophie der Retina als auch eine **Hemiatrophie** des Gehirns mit Gliose und Verkalkungen. Meist liegen weitere zerebrale Entwicklungsstörungen wie Mikro- oder Agyrie vor.

Diagnostik. Bei einem Drittel der Patienten bestehen schon bei der Geburt oder im Wachstumsalter eine **Hemiparese** mit Hypotrophie der betroffenen Gliedmaßen und eine **homonyme Hemianopsie**. Regelmäßig sind augenärztliche Kontrolluntersuchungen zur frühzeitigen Erfassung einer Netzhautablösung bei Chorioidea-Angiom und eines gelegentlich hinzukommenden Glaukoms notwendig.

Im EEG finden sich herdförmige Veränderungen oder eine fokale Dysrhythmie. In der Röntgenaufnahme zeigen sich neben einer Hemiatrophie des Schädels ab dem zweiten Lebensjahr überwiegend okzipital kortikale und subkortikale **Verkalkungen** als girlandenförmige, die Gyri und Sulci nachzeichnende Verschattungen. Eine im Röntgen-Nativbild nicht darstellbare Verkalkung ist ebenso wie das flächenhafte **leptomeningeale Angiom** nach Kontrastmittelgabe computertomographisch erfaßbar. Demgegenüber zeigt das Angiogramm eine nur wenig charakteristische diffuse Kontrastmittelanreicherung.

Differentialdiagnose. Bei bi- und monosymptomatischen Formen ohne auffällige kutane Erscheinungen kommen differentialdiagnostisch angiomatöse Veränderungen der Chorioidea bei der tuberösen Sklerose, v. Hippel-Lindau-Krankheit und Neurofibromatose in Frage. Isolierte **arteriovenöse Angiome,** die meist von der A. cerebri media ausgehen und ebenfalls epileptische Anfälle verursachen, sind angiographisch abzugrenzen *(S. 263).*

Therapie und Verlauf. Der Versuch, die meningeale Angiomatose operativ abzutragen, bleibt zumindest hinsichtlich der Epilepsie meist ohne Erfolg. Auch die medikamentöse Einstellung der Epilepsie ist oft schwierig.

1.1.4.4 Von Hippel-Lindau-Krankheit

Synonym. Hämangioblastose v. Hippel-Lindau.

> **Definition.** Die durch E. von Hippel (1911) beschriebene Angiomatosis retinae wurde von A. Lindau (1926) gemeinsam mit dem Hämangioblastom des Kleinhirns und viszeralen zystischen Veränderungen zu einem hereditären Syndrom zusammengefaßt.

Epidemiologie. Die Krankheit wird autosomal dominant vererbt und manifestiert sich mit hoher Penetranz bei erheblicher Variabilität der Ausprägung meist in der dritten Lebensdekade. Die Inzidenz wird auf ca. 1/10 000 Geburten geschätzt.

Symptomatologie. Initialsymptome sind Kopfschmerzen, Ataxie und Hirndruckzeichen *(S. 88).* Hinzu kommen einseitige Visusstörungen. Seltener sind Makrohämaturie, renale Hypertonie und Infertilität.

Tabelle 36: Übersicht der Phakomatosen mit Hämangioblastom des Kleinhirns bzw. der Retina und viszeralen Zysten. Familiäres Vorkommen einzelner Manifestationsformen wird auch als »forme fruste« der von Hippel-Lindau-Krankheit angesehen.

Bezeichnung	Heredität	Hämangioblastom des Kleinhirns	Angiomatose der Retina	Pankreas- und Nierenzysten
Lindau-Tumor		+		
Lindau-Syndrom		+		+
Lindau-Krankheit	+	+		
von Hippel-Krankheit	+		+	
von Hippel-Lindau-Krankheit	+	+	+	+

Ätiopathogenese
Charakteristisch sind Hämangioblastome des Kleinhirns und der Retina. Darüber hinaus kommen Nierenzysten und -karzinome vor.

Diagnostik
Am Augenhintergrund sind oft multiple Angiome nachweisbar, häufig entwickelt sich ein Glaukom. Das zerebellare Hämangioblastom läßt sich computertomographisch und angiographisch nachweisen.

Differentialdiagnose
Sporadische bzw. isolierte Kleinhirn- und Retinaangiome sind ebenso wie verwandte Syndrome zu differenzieren *(Tab. 36)*.

Therapie
Die Retinaangiome werden koaguliert, das Hämangioblastom des Kleinhirns und das Nierenkarzinom operativ entfernt.

Verlauf
Die Prognose ist ungünstig.

1.2 Degenerative (atrophische) Prozesse des Gehirns und Rückenmarks

Ätiopathogenese. Es finden sich retinale und zerebellare, seltener spinale **Hämangioblastome**. Ihr histologischer Aufbau entspricht den sporadisch vorkommenden malignen Gefäßtumoren *(vgl. S. 260)*. Die Hälfte der Patienten entwickelt im Verlauf der Krankheit ein oft bilaterales und multifokales **Nierenzellkarzinom**. Wie in Pankreas und in den Nebenhoden bestehen auch in der Niere diffuse zystische Veränderungen.

Diagnostik. Die oft multipel, aber nur selten bilateral vorkommenden Hämangioblastome der Retina stellen sich ophthalmoskopisch dar. Wegen einer Prädisposition zum Glaukom sind regelmäßige Augeninnendruckmessungen erforderlich. Ein zerebellares, seltener zerebrales Hämangioblastom läßt sich im **Computertomogramm** und Angiogramm nachweisen. Ein Nierenkarzinom, Nieren- und Pankreaszysten sind ebenfalls computertomographisch darzustellen.

Differentialdiagnose. Differentialdiagnostisch kommen sporadische bzw. isolierte Fälle von Kleinhirnhämangioblastomen und einer Angiomatose der Retina in Frage *(vgl. Tab. 36 u. S. 261)*. Zur Differenzierung ist der genetische Faktor, der Nachweis assoziierter maligner Tumoren und das Erkrankungsalter von Bedeutung.

Therapie. Die Photokoagulation der retinalen Angiome kann eine progrediente Erblindung verhindern. Kleinhirnhämangioblastome werden vollständig operativ entfernt. Nierenzellkarzinome sollten unter Erhalt des normalen Gewebes lokal exzidiert werden.

Verlauf. Der Verlauf wird, wenn nicht durch den Kleinhirntumor selbst, durch das metastasierende Nierenkarzinom bestimmt, das für die hohe Letalität der Krankheit verantwortlich ist.

1.2 Degenerative (atrophische) Prozesse des Gehirns und Rückenmarks

Überblick. Zu den degenerativen Erkrankungen des Zentralnervensystems gehören sowohl Prozesse mit generalisierter als auch umschriebener Atrophie des Gehirns und Rückenmarks. Am häufigsten sind
a) diffuse hirnatrophische Prozesse
   – Alzheimer-Krankheit und
   – vaskuläre Demenz (Binswanger-Krankheit u.a.)
b) Systematrophien
   – der Großhirnrinde (Pick-Krankheit)
   – der Stammganglien (Parkinson-Krankheit)
   – der Pyramidenbahn und Vorderhornzellen
     (amyotrophische Lateralsklerose)
   – des Kleinhirns und spinozerebellarer Bahnen (Heredotaxien).

Die Mehrzahl dieser Erkrankungen ist ätiologisch ungeklärt, ein Teil hereditär (z.B. die Chorea Huntington und die Friedreich-Krankheit). Bei der seltenen Creutzfeld-Jakob-Krankheit ist eine Slow-Virus-Genese nachgewiesen.

1.2.1 Senile und präsenile Hirnatrophien

Synonyme. Senile und präsenile Demenz.

> **Definition.** Unter seniler und präseniler Demenz versteht man eine fortschreitende Atrophie des Hirnparenchyms mit mnestischen Funktionsstörungen und intellektuellem Abbau, Einschränkung des Kritikvermögens, des logischen und kombinatorischen Denkens, der Auffassung und Reflexionsfähigkeit. Hinzu kommt eine Wesensveränderung.

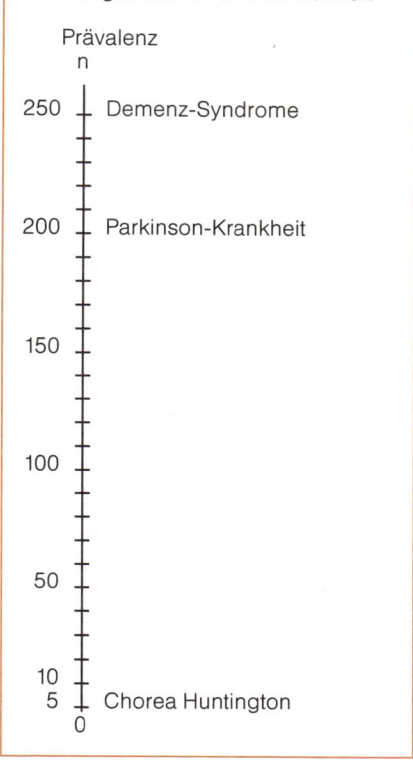

Epidemiologie. Die Prävalenz der Demenzen liegt bei 250/100 000, die Inzidenz bei 50/100 000 Einwohner *(vgl. Syn. 58)*. 5% der Bevölkerung über 65 Jahre leiden an einer Demenz, mehr als die Hälfte aller Demenzen sind vom Alzheimer-Typ. In der Bundesrepublik beträgt die Zahl der Alzheimerfälle 600 000, jährlich kommen 50 000 Patienten hinzu. Das Erkrankungsrisiko für die präsenile Manifestation der Alzheimer-Krankheit beträgt <0,1%. Das weibliche Geschlecht überwiegt. Die Pick-Krankheit manifestiert sich zwischen dem 40. und 50. Lebensjahr mit einer Häufigkeit von 1:50 im Verhältnis zur Alzheimer-Demenz. Etwa 20% der Demenzen sind vaskulär bedingt und haben einen Erkrankungsgipfel in der siebten Lebensdekade *(Tab. 37)*.

Synopsis 58: Prävalenz verschiedener Demenz-Syndrome im Vergleich mit M. Parkinson und Chorea Huntington bezogen auf 100 000 Einwohner.

- Demenz-Syndrome: 250
- Parkinson-Krankheit: 200
- Chorea Huntington: 5–10

Tabelle 37: Präsenile und senile Demenz. Neben einer allgemeinen Hirnatrophie finden sich je nach Demenzform zusätzlich charakteristische morphologische Befunde.

Morbus	Erkrankungsalter	Leitsymptom	Spezielle morphologische Befunde des Gehirns
Pick	40–50 J. und jünger	Persönlichkeitsveränderung	frontal betonte Rindenatrophie
Alzheimer	50–60 J. und älter	Merkfähigkeitsstörung	senile Plaques Neurofibrillenbündel
Binswanger	60–70 J. und älter	partielle Leistungsdefekte neurologische Herdsymptome	multiple Infarkte bei Demyelinisierung des Marklagers

1.2.1.1 Alzheimer-Krankheit

Synonyme. Morbus Alzheimer, präsenile Demenz und senile Demenz vom Alzheimer-Typ (SDAT).

> **Definition.** Von A. Alzheimer (1907) erstmals beschriebene **präsenile Demenz** mit fortschreitender Hirnatrophie, pathologischen Fibrillenveränderungen und senilen Plaques. Darüber hinaus wird eine **senile Demenz** vom Alzheimer-Typ beobachtet (SDAT), die sich von der klassischen Form pathophysiologisch und morphologisch nicht unterscheidet.

Symptomatologie. Die Patienten leiden unter psychomotorischer Unruhe, **Gedächtnis- und Wortfindungsstörungen.** Früher als den Betroffenen selbst fällt den Angehörigen eine zeitliche und örtliche **Desorientierung** sowie die Unfähigkeit auf, sich richtig zu bekleiden. Mit zunehmendem Krankheitsbewußtsein entwickelt sich eine reaktive Depression. Im Gegensatz zu den intellektuellen Fähigkeiten bleibt die Persönlichkeit lange unversehrt. Die Patienten halten an konventionellen Umgangsformen fest.

Ätiopathogenese. Die Ursache der Alzheimer-Krankheit konnte bisher nicht geklärt werden. Die Heredität liegt bei 10%. Makroskopisch zeigt sich eine diffuse Hirnatrophie, histologisch finden sich **Alzheimer-Fibrillen** und senile Plaques, die jedoch auch bei anderen Demenzformen nachweisbar sind. Den Kern der Plaques bildet ein **Amyloid-Protein, das auch bei Trisomie vorkommt.** Beide Erkrankungen gehen mit einem genetischen Defekt des Chromosoms 21 einher. Bei Alzheimer-Demenz ist ein Defizit cholinerger Strukturen nachgewiesen, vor allem ein Mangel an Cholinacetyltransferase (CAT), das für die Synthese des Acetylcholins verantwortlich ist. Dieses **cholinerge Defizit (CAT-Mangel)** korreliert mit der Zahl der Plaques und dem Grad mnestischer Funktionsstörungen.

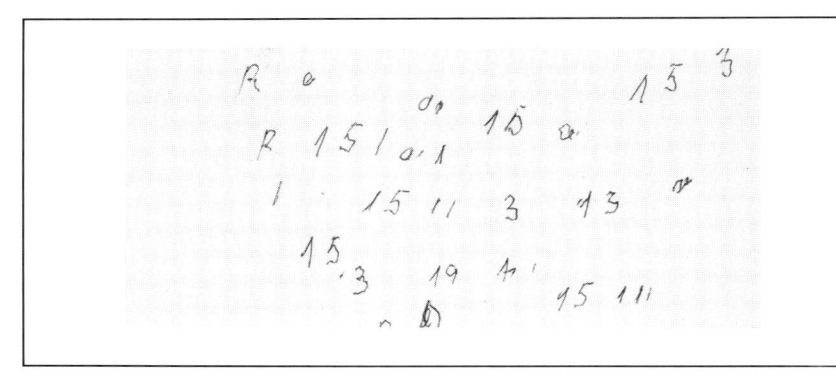

Abb. 38: Versuch eines Patienten mit Alzheimer-Krankheit, sein Geburtsdatum zu schreiben *(vergleiche klinischen Fallbericht).*

Diagnostik. Bei der neurologischen Untersuchung finden sich oft nur Reflexdifferenzen und ein diskretes Parkinson-Syndrom *(S. 155).* Wesentlich sind neuropsychologische Tests, um eine **Aphasie, Apraxie, Alexie oder Agnosie** aufzudecken *(Abb. 38* und klinischer Fall). Der M. Alzheimer als präsenile Manifestation und die senile Demenz vom Alzheimer-Typ unterscheiden sich nur im Manifestationsalter, nicht jedoch im klinischen und morphologischen Bild.

Das Elektroenzephalogramm (EEG) zeigt einen verlangsamten Grundrhythmus (Allgemeinveränderung). Die Latenz der visuell evozierten Potentiale (VEP) ist verlängert. Computertomogramm (CT) und Kernspintomogramm (MRT) ergeben eine ausgeprägte diffuse Hirnatrophie. Die Positronen-Emissions-Tomographie (PET) kann zur Früherkennung und Abgrenzung der Alzheimer-Krankheit gegenüber anderen Demenzformen beitragen (siehe M. Pick).

Differentialdiagnose. Während für die Alzheimer-Demenz der frühe Ausfall von Gedächtnisleistungen bei erhaltener Persönlichkeit typisch ist, beginnt die Pick-Krankheit mit einer Wesensveränderung. Die vaskuläre Demenz bei der Binswanger-Krankheit geht immer mit neurologischen Herdsymptomen einher (Schlaganfallanamnese). Bei Patienten mit ausgeprägten extrapyramidalen Symptomen wie Rigor, Tremor und Akinese ist auch an eine Demenz bei M. Parkinson zu denken *(S. 161)*. Eine **progressive Paralyse** *(S. 213)* ist durch positive Lues-Serologie auszuschließen. Langjähriger Alkoholabusus kann ebenfalls zu Demenz mit Gedächtnis- und Orientierungsstörungen führen. Beim alkoholisch oder traumatisch bedingten Korsakow-Syndrom kommen darüber hinaus Konfabulationen vor (durch Erinnerungstäuschung bedingte Darstellungen vermeintlich erlebter Vorgänge), *siehe auch Seite 198*.

Therapie. Eine kausale Therapie der Alzheimer-Demenz gibt es nicht. Cholinergische Pharmaka wirken sich nur im Frühstadium bei einem kleinen Teil der Patienten positiv auf die mnestischen Leistungen aus. Psychomotorische Unruhe macht die Gabe von Sedativa erforderlich.

Verlauf. Mit fortschreitender Hirnatrophie reduziert sich die Kommunikation auf stereotype verbale und gestische Äußerungen. Nicht selten treten epileptische Anfälle auf. Frühzeitig kommt es zur Pflegebedürftigkeit. Die meisten Patienten sterben nach einer Krankheitsdauer von 5 bis 8 Jahren an infektiösen Komplikationen der Bettlägerigkeit (z.B. Pneumonie).

Der klinische Fall. Der 61jährige Patient wurde wegen einer ausgeprägten Merkstörung, die ihn in seinem handwerklichen Beruf seit etwa fünf Jahren zunehmend behinderte, vorzeitig berentet. Bei der neurologischen Untersuchung, die einen diskreten Tremor manus und Extremitätenrigor ergab, wirkte er unruhig, ängstlich und ratlos. Er konnte weder sein Geburtsdatum angeben *(Abb. 38)* noch die Uhrzeit ablesen. Im EEG fand sich eine Allgemeinveränderung, im CT eine ausgeprägte kombinierte Hirnatrophie.

1.2.1.2 Pick-Krankheit.

Synonyme. Pick-Atrophie. Pick's disease. Maladie de Pick.

> **Definition.** Erstmals von A. Pick (1892) beschriebene, fortschreitende, frontotemporal betonte Hirnatrophie, die klinisch durch Persönlichkeitsveränderungen und nachfolgenden dementativen Abbau charakterisiert ist.

Symptomatologie. Die Patienten werden aspontan, indifferent und in der Arbeit unregelmäßig. Hinzu kommt ein Verlust ethischer Hemmungen mit Distanzlosigkeit und übersteigerter Eßlust. Intelligenz und Gedächtnis bleiben anfangs erhalten, gelegentlich tritt ein Parkinson-Syndrom mit Amimie und Rigor hinzu. Aphasische Störungen kommen ebenfalls vor. Selten ist eine Atrophie kleiner Handmuskeln zu beobachten.

Ätiopathogenese. Die Krankheit ist durch eine kortikale Hirnatrophie gekennzeichnet, die auf frontale und gelegentlich temporale Gebiete begrenzt ist. Mikroskopisch sieht man angeschwollene kortikale Neurone (Pick-Zellen). Histochemische Analysen der betroffenen Regionen ergeben ein intra- und extrazelluläres Gangliosiddepot **(Farbtafel S. 413, Abb 22)**.

Diagnostik. Richtungweisend sind das frühe Manifestationsalter zwischen dem 40. und 50. Lebensjahr, unproduktives Denken bei eingeschränktem Urteilsvermögen, Mangel an Initiative und Spontaneität im beruflichen und sozialen Bereich, ein Fehlverhalten bei einfachsten Tätigkeiten und sexuelle Enthemmung, schließlich Merkfähigkeits- und Gedächtnisstörungen.

Computer- und kernspintomographisch stellt sich eine symmetrische frontotemporale Atrophie dar. In der Frühphase der Erkrankung sind die Befunde häufig noch normal. Die Positronen-Emissions-Tomographie (PET) ergibt eine ausgeprägte Glukose-Stoffwechselstörung vor allem des frontalen und temporalen Kortex, der Hippokampusstrukturen und des Nucleus caudatus. Zur Differentialdiagnose siehe Alzheimer-Krankheit *(S. 152)*.

Therapie und Verlauf
Es gibt keine Therapie des M. Pick. Nach weniger als 10 Jahren sterben die Patienten infolge fortschreitender Demenz.

1.2.1.3 Binswanger-Krankheit

Definition ▶

Symptomatologie
Man beobachtet dementativen Abbau, Affektlabilität, depressive Symptome und neurologische Ausfälle *(S. 292)*.

Ätiopathogenese
Als Folge chronischer arterieller Hypertonie kommt es zur Demyelinisierung des Marklagers: subkortikale arteriosklerotische Enzephalopathie (SAE), M. Binswanger. Thromboembolische Mikroinfarkte führen zum Status lacunaris.

Diagnostik
Die Diagnose stützt sich auf Zeichen eines intellektuellen Abbaus und neurologische Herdsymptome nach apoplektischen Insulten.
Bei der SAE zeigen sich im CT kleine hypodense Defekte der Stammganglien und eine Marklagerhypodensität.

Therapie und Verlauf
Die Therapie entspricht der der ischämischen Insulte *(S. 298)*. Der Verlauf ist chronisch progedient.

Der klinische Fall ▶

Therapie und Verlauf. Eine Therapie des M. Pick ist nicht bekannt. Die initialen Persönlichkeitsveränderungen schreiten innerhalb weniger Jahre bis zur Demenz fort. Die Patienten sterben durchschnittlich nach knapp 10jähriger Krankheitsdauer.

1.2.1.3 Binswanger-Krankheit

Synonyme. Subkortikale arteriosklerotische Enzephalopathie (SAE), Multi-Infarkt-Demenz.

> *Definition.* Nach O. Binswanger (1894) benannte vaskuläre Demenz, die auf eine arteriosklerotische Enzephalopathie zurückzuführen ist. Der Begriff »zerebralsklerotische Hirnleistungsschwäche« ist obsolet.

Symptomatologie. Das klinische Bild ist durch einen progredienten intellektuellen Abbau, mnestische Funktionsstörungen, Schlafumkehr, Affektlabilität bei depressiver Verstimmung und neurologische Ausfälle nach ischämischen Insulten charakterisiert. Zum psychopathologischen Befund bei Hirnarteriosklerose und ischämischen Insulten siehe S. 292.

Ätiopathogenese. Bei den vaskulär bedingten Demenzen unterscheidet man eine Mikro- und Makroangiopathie. Durch chronischen Bluthochdruck entsteht eine Lipohyalinose und fibrinoide Nekrose der Arteriolen mit spongiöser Demyelinisierung des Marklagers. Man spricht von **subkortikaler arteriosklerotischer Enzephalopathie (SAE)**, der Binswanger-Krankheit. Zusätzlich findet man Lakunen in den Stammganglien, im Marklager und im ventralen Hirnstamm als Folge von thromboembolischen Mikroinfarkten (Status lacunaris). Pathogenetisch kommen neben der Hypertonie hämorheologische Faktoren, insbesondere eine Plasmaviskositätserhöhung in Frage. Demenz-Syndrome entwickeln sich häufig auch bei arteriosklerotischer Makroangiopathie mit ausgedehnten Hirninfarkten.

Diagnostik. Die Diagnose ergibt sich aus dem Zusammentreffen von dementativem Abbau mit neurologischen Ausfällen, vor allem Paresen und Sprachstörungen, nach rezidivierenden ischämischen Insulten. Nicht selten findet man zusätzlich ein Parkinson-Syndrom.
Eine subkortikale arteriosklerotische Enzephalopathie (SAE) stellt sich im Computertomogramm in Form kleiner lakunärer Defekte der Stammganglien und einer **Marklagerhypodensität** dar. Kernspintomographisch sind frühzeitig lakunäre Infarkte auch im Hirnstamm nachweisbar. Zur Differentialdiagnose siehe oben.

Therapie und Verlauf. Wesentlich ist eine Herz-Kreislauf-Behandlung mit antihypertensiver Therapie *(S. 298)*. Die Demenz bei M. Binswanger schreitet mit der Grundkrankheit fort.

Der klinische Fall. Der 83jährige Winzer, bei dem eine arterielle Hypertonie bekannt war, hatte drei Jahre zuvor einen ischämischen Insult mit transistorischer Aphasie erlitten. Seither war er häufig desorientiert, rasch erschöpft, depressiv verstimmt und nachts schlaflos. Er vergaß, daß er seinen Winzerbetrieb vor zehn Jahren verkauft hatte und wollte wieder täglich in seinen Weinbergen arbeiten. Schließlich pflanzte er in seinen Garten neue Reben zwischen die Rosen. Psychopathologisch auffällig waren eine Merkfähigkeitsstörung bei zeitlicher Desorientierung und eine Affektinkontinenz. Es fand sich ein Nacken- und Extremitätenrigor, die Eigenreflexe waren rechtsbetont. Der Hautturgor war herabgesetzt. Das Röntgenbild des Thorax ergab eine Stauungspneumonie, das EEG eine mäßige Allgemeinveränderung und einen Herdbefund links temporo-parietal. Computertomographisch zeigte sich eine kombinierte, subkortikal betonte Hirnatrophie mit mehreren kleinen diffusen hypodensen Lakunen im Marklager beiderseits. Unter Digitalisierung, ausreichender Flüssigkeitszufuhr und Gabe von kleinen Dosen Haloperidol besserte sich die psychopathologische Symptomatik.

1.2.2 Stammganglienerkrankungen

1.2.2.1 Parkinson-Krankheit

Synonyme. Morbus Parkinson, Parkinson's disease, Parkinson-Syndrom, Parkinsonismus und kaum mehr gebräuchlich »Paralysis agitans« oder »Schüttellähmung«.

> **Definition.** J. Parkinson beschrieb die Krankheit im Jahre 1817 als »shaking palsy«. Es handelt sich um ein hypokinetisch-hypertones Syndrom mit der Trias: Tremor, Rigor, Akinese. Pathogenetisch liegt eine progrediente Degeneration nigrostriataler dopaminerger Neurone (Systematrophie) vor. Ätiologisch werden der familiär prädisponierte Morbus Parkinson (»Paralysis agitans«) und das idiopathische Parkinson-Syndrom von selteneren symptomatischen Formen unterschieden.

Epidemiologie. Die Parkinson-Krankheit manifestiert sich meist im höheren Lebensalter. In der Bundesrepublik leiden ca. 250 000 Menschen an der Parkinson-Krankheit. Die Prävalenz wird auf 200/100 000, die Rate der jährlichen Neuerkrankungen auf 20/100 000 Einwohner geschätzt. Männer sind häufiger betroffen. Unbehandelt ist die Mortalität dreimal höher als in der Durchschnittsbevölkerung.

Symptomatologie. Das Parkinson-Syndrom ist durch die Kardinalsymptome **Tremor, Rigor** und **Akinese** gekennzeichnet *(vgl. Syn. 59 u. S. 47)*. Tremor ist das auffälligste Symptom, aber nicht obligat. Bei anhaltendem Kiefertremor spricht man auch von »Rabbit-Phänomen«, bei ausgeprägtem Fingertremor von »Pillendreher-Phänomen«. Infolge einer zunehmenden Bradydiadochokinese werden die Patienten bei einfachen Hantierungen, z.B. beim Knöpfen, ungeschickt *(Abb. 39)*. Die Artikulation wird zunehmend monoton, die Phonation schwach (Dysarthrophonie, Mikrophonie).

Synopsis 59: Symptomatologie des Parkinson-Syndroms.

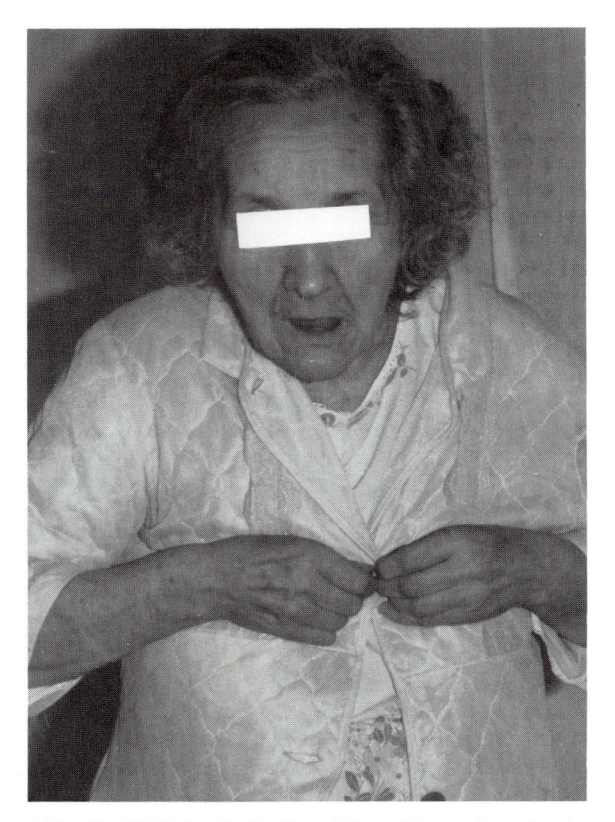

Abb. 39: 78jährige Patientin mit Hypokinese, Dysphagie und Hypersalivation, Kiefertremor (»Rabbit-Phänomen«) und ausgeprägter Bradydiadochokinese. Das Knöpfen ist erschwert bis unmöglich.

Zu den häufigsten vegetativen Symptomen gehören Seborrhö, Retentio urinae und Obstipation.

Mit zunehmender **Beugehaltung** und Schwerpunktverlagerung tritt eine Fallneigung auf (Pro-, Retro- und Lateropulsionstendenz).

Durch Bewegungsblockade entsteht der »freezing-effect«. **Akinetische Krisen** (langdauernde Bewegungsblockaden) können zum Tod führen.

Ein häufiges psychopathologisches Symptom ist die **depressive Verstimmung** des Parkinson-Kranken.

Die Symptomatik kann halbseitig ausgeprägt sein (»Hemi-Parkinson-Syndrom«). Häufig finden sich Begleitsymptome wie Seborrhö, Retentio urinae, Obstipation oder psychomotorische Verlangsamung (Bradyphrenie), seltener auch Störungen der Blickmotorik (»Schaukrämpfe«). Die Hypersalivation ist im wesentlichen Folge der parkinsonistischen Schluckstörung.

Die typische **Beugehaltung** des Parkinson-Patienten führt zur Fallneigung. Der Schwerpunkt wird nach vorn verlagert (Propulsionstendenz), wodurch der Patient das Gleichgewicht verliert. Bei weiterer Vorlage des Körpers läuft er in rascher, ungehemmter Bewegung seinem Schwerpunkt hinterher (Festination). Schließlich kann er den Sturz nach vorn nicht mehr abfangen. Fixierte Fehlhaltungen stören schließlich jeden Richtungswechsel und verursachen bei Schwerpunktverlagerung eine Retro- oder Lateropulsionstendenz.

Die Angst vor dem Fallen kann zu hilfloser Immobilität führen. Auf der Straße oder im Haus werden kleinste Hindernisse unüberwindlich. Parkinson-Patienten bleiben an Bordsteinkanten und Türschwellen (selbst bei weit geöffneter Tür) reglos stehen. Die parkinsonistische Hypokinese wird affektiv zur Akinese verstärkt, vor allem, wenn eine phobische Komponente die Symptomatik bestimmt. Bei plötzlicher **Bewegungsblockade** und Starthemmung scheinen die Füße wie am Boden festzukleben, die Motilität ist »eingefroren« (»freezing-effect«). Unter **akinetischen Krisen** versteht man langanhaltende Bewegungsblockaden, die zu Bettlägerigkeit und im Spätstadium der Erkrankung zum Tod führen.

Mangel an Spontaneität, **depressive Hemmung**, Grübelzwang, Inappetenz und Schlaflosigkeit sind häufige Begleitsymptome der Parkinson-Krankheit. Einerseits ist diese Symptomatik als Reaktion auf die Krankheit zu verstehen, andererseits finden sich bei Parkinson-Patienten schon prämorbid Wesenszüge, die auf überkontrolliertes Verhalten bei unterdrückter Aggressivität schließen lassen, d.h. eine Prädisposition zur Depression.

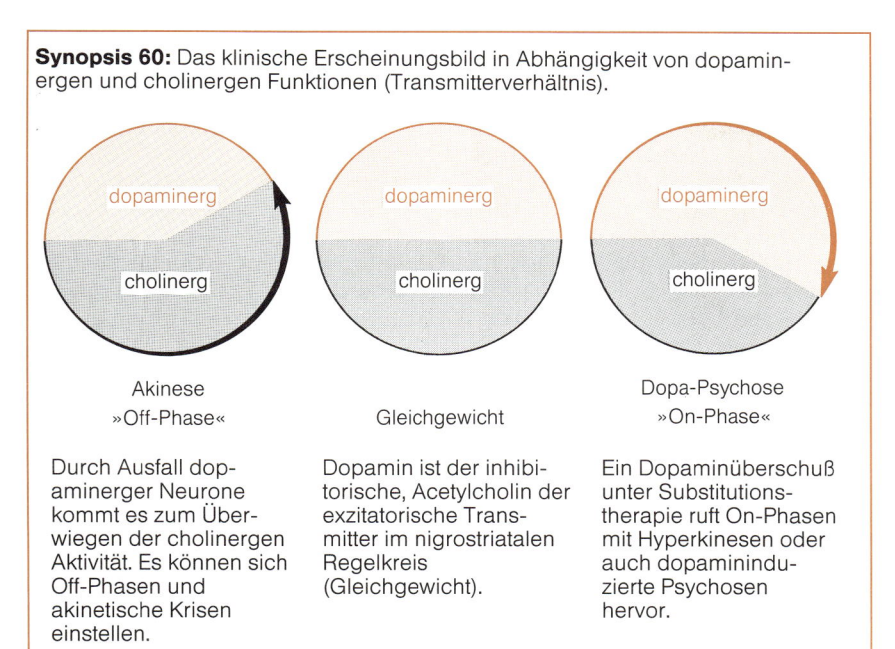

1.2 Degenerative Prozesse des Gehirns und Rückenmarks

Synopsis 60: Das klinische Erscheinungsbild in Abhängigkeit von dopaminergen und cholinergen Funktionen (Transmitterverhältnis).

Akinese »Off-Phase«	Gleichgewicht	Dopa-Psychose »On-Phase«
Durch Ausfall dopaminerger Neurone kommt es zum Überwiegen der cholinergen Aktivität. Es können sich Off-Phasen und akinetische Krisen einstellen.	Dopamin ist der inhibitorische, Acetylcholin der exzitatorische Transmitter im nigrostriatalen Regelkreis (Gleichgewicht).	Ein Dopaminüberschuß unter Substitutionstherapie ruft On-Phasen mit Hyperkinesen oder auch dopamininduzierte Psychosen hervor.

Ätiopathogenese. In 5–10% der Fälle liegt ein **autosomal dominanter Erbgang** vor. Auffällig ist die Korrelation der familiären Prädisposition mit frühem Krankheitsbeginn, Tremor als erstem Symptom und Fehlen der Bradyphrenie.

80–90% der Fälle sind **idiopathisch**. Die Symptomatik – Rigor, Akinese, Bradyphrenie – manifestiert sich meist nach dem 65. Lebensjahr und ist rasch progredient. Bei den in 5–10% vorkommenden **symptomatischen Formen** des Parkinsonismus überwiegen ebenfalls Rigor, Akinese und Bradyphrenie. Für das nach Enzephalitis lethargica (von Economo 1929) heute nur noch selten beobachtete Parkinson-Syndrom sind sogenannte okulogyrische Blickkrämpfe (»Schauanfälle«), ausgeprägte vegetative Begleitsymptome und eine Erstmanifestation vor dem 50. Lebensjahr charakteristisch.

Das **pharmakogene Parkinson-Syndrom,** auch mit Blickkrämpfen, tritt besonders nach Gabe von Neuroleptika, z.B. Butyrophenonderivaten oder Phenothiazinen auf. Ein meist reversibles Parkinson-Syndrom wird nach Anwendung von Flunarizin und Nifedipin beobachtet. Weitere Auslöser sind reserpinhaltige Medikamente.

Als seltene Ursachen werden Kohlenmonoxyd- oder Mangan-Intoxikationen, **hypoxische** und **traumatische Hirnschädigungen** (besonders bei apallischem Syndrom, S. 94), Hirntumoren und psychische Traumen beschrieben. Zerebrale Durchblutungsstörungen (Stammganglien-Infarkte und -Blutungen) können neben anderen zentralen Symptomen auch ein Parkinson-Syndrom verursachen. Dies trifft besonders für den Status lacunaris zu (vgl. S. 294). Im höheren Lebensalter ist aber eine Koinzidenz des Gefäßfaktors mit einem idiopathischen Parkinsonismus nicht auszuschließen.

Pathophysiologie. Der Parkinson-Krankheit liegt ein **ausgeprägter Dopaminmangel in den Stammganglien,** vor allem im Bereich von Corpus striatum und Nucleus niger, zugrunde. Das Dopamin-Defizit ist auf den Untergang melaninhaltiger Neurone in der Substantia nigra zurückzuführen. Die **Systematrophie** der Stammganglien ist post mortem durch zytochemische Untersuchungen (Neurotransmitter-Analytik) nachweisbar. Mit Hilfe der Positronen-Emissions-Tomographie (PET) kann auch in vivo der Verlust dopaminerger Neurone sichtbar gemacht werden *(s. A 3):* Kontrollierte Studien haben ergeben, daß nach Gabe von Fluor-Dopa die Anreicherung im dopaminergen System bei Parkinsonkranken vermindert ist. Der Dopaminmangel hat ein Ungleichgewicht im **Regelkreis der Neurotransmitter** zur Folge. Dadurch überwiegen cholinerge Impulse *(Syn. 60 u. S. 160).*

Ätiopathogenese
Bei familiärer Disposition manifestiert sich die Parkinson-Krankheit relativ früh mit Tremor als erstem Symptom.
In der Mehrzahl der Fälle bleibt die Ätiologie ungeklärt. Neben dem häufigen idiopathischen Parkinson-Syndrom kommen noch einige symptomatische Formen vor. Das postenzephalitische Parkinson-Syndrom ist heute selten zu beobachten.

Neuroleptika (besonders Butyrophenonderivate und Phenothiazine), einige Kalziumantagonisten und reserpinhaltige Medikamente rufen pharmakogene Parkinson-Syndrome hervor.
Seltene ätiologische Faktoren der Parkinson-Krankheit sind Intoxikationen (CO- oder Mangan-Intoxikation) und traumatische Hirnschädigungen, Infarkte und Blutungen im Bereich der Stammganglien.

Pathophysiologie
Die neurometabolische Störung bei der Parkinson-Krankheit ist ein Dopaminmangel durch Ausfall melaninhaltiger Neurone in den Stammganglien. Zum Regelkreis der Neurotransmitter siehe *Synopsis 60* und *Seite 160*.

Diagnostik

Diagnostik. Parkinson-Kranke suchen den Arzt häufig wegen Allgemeinbeschwerden auf, wie z.B. Muskelschmerzen, Schwitzen, Schlaflosigkeit, Obstipation. Sie klagen über Ungeschicklichkeit (Bradydiadochokinese) und situativ verstärktes Händezittern (Tremor manus), während sie ein gleichzeitig bestehendes Zittern des Kopfes selbst nicht bemerken.

In jedem dritten Fall wird die Frühdiagnose der Parkinson-Krankheit verfehlt, zumal sie sich nicht immer mit dem auffälligsten Symptom manifestiert. Der **Ruhetremor** kann so diskret sein, daß er erst im Vorhalte-Versuch erkennbar wird (Haltetremor). Bei genauerer Beobachtung fällt eine **Gebundenheit der Haltung** auf (Akinese). Es fehlen die Mitbewegungen. Die Patienten gehen vornübergebeugt mit angewinkelten Armen, kleinschrittig; sie trippeln auf der Stelle. Der **erhöhte Muskeltonus** (Nacken- und Extremitätenrigor) läßt sich durch passive Bewegung der Gelenke prüfen. Spastische oder schlaffe Paresen gehören nicht zum M. Parkinson.

Mehr als die Hälfte der Parkinson-Patienten weist ein pathologisches **Elektroenzephalogramm** (EEG) auf; die Grundaktivität ist verlangsamt, es finden sich Allgemeinveränderungen und selten Herdbefunde. Das Kurvenbild korreliert nicht mit dem Schweregrad und der Dauer der Erkrankung.

Computertomographische Untersuchungen ergeben ebenfalls in mehr als der Hälfte der Fälle pathologische Befunde. Es handelt sich um Zeichen einer Hirnatrophie. Dabei besteht eine Beziehung zwischen Lebensalter und Ventrikelweite, während die kortikale Atrophie mit der Erkrankungsdauer korreliert ist. Der Tremor läßt sich elektromyographisch in Ruhe, der Rigor sowohl in Ruhe als auch bei Bewegungen nachweisen.

Differentialdiagnose. Die seltene **progressive supranukleäre Blickparese** (progressive supranuclear palsy) kann differentialdiagnostische Schwierigkeiten bereiten, da die anfangs vertikale, später auch horizontale Blicklähmung von Dysarthrie, Bradyphrenie und Nackenrigor (jedoch nicht von Tremor) begleitet ist und vorübergehend auf Levodopa gut anspricht.

Die **olivo-ponto-zerebellare Atrophie**, eine Form der Heredoataxie, die auch sporadisch auftritt und zusätzlich durch Hypokinese, Rigor, Ruhetremor, Dysarthrie, Augenmuskelparesen und Miktionsstörungen charakterisiert ist, läßt sich computertomographisch durch eine ausgeprägte Pons- und Kleinhirnatrophie abgrenzen (S. 180).

Ähnliche neuropathologische Befunde sind bei der primären orthostatischen Hypotension (**Shy-Drager-Syndrom**) zu beobachten. Die Patienten leiden unter Schwindel, Synkopen, Miktionsstörungen, oft auch spastisch-ataktischer Gangstörung, Dysarthrie und Intentionstremor, Rigor und Akinese. Leitsymptom ist die orthostatische Hypotonie, die schon beim Aufrichten im Bett schlagartig Synkopen provoziert.

Die **Alzheimer-Krankheit** kann bei fortschreitender Demenz, die ihr führendes Symptom ist, mit extrapyramidalen Symptomen vergesellschaftet sein. Der von Beginn an auffällige dementative Abbau mit Gedächtnisstörung und Desorientierung ist aber in der Regel nicht mit der Bradyphrenie Parkinson-Kranker zu verwechseln (vgl. S. 151, M. Pick und M. Binswanger).

Schließlich kann auch der **Hydrocephalus communicans** mit kleinschrittigem Gang, Urininkontinenz und Bradyphrenie einhergehen. Differentialdiagnostisch entscheidend ist die kraniale Computertomographie, die selbst bei großer Ventrikelweite keine wesentliche kortikale Atrophie aufweist (S. 91).

Therapie. Die Therapie umfaßt ein breites Spektrum krankengymnastischer, medikamentöser und operativer Maßnahmen, über deren Wirkungen und Nebenwirkungen die *Tabelle 38* informiert.

Durch **Bewegungsübungen** auf neurophysiologischer Grundlage läßt sich die parkinsonistisch fixierte Fehlhaltung (Rigor, Akinese) gezielt korrigieren. Tremor spricht weniger gut auf Krankengymnastik an. Die allgemeine motorische Starre soll gelockert und die Bewegungsarmut allmählich überwunden werden. Wenn der Patient auf früher erlernte Kompensationsmuster zurückgreift und z.B. versucht, Störungen der Feinmotorik durch vermehrten Krafteinsatz auszugleichen, verstärken sich Rigor und Hypokinese ebenso wie der Tremor-Auto-

---

Marginalien:

Diagnostik
Häufige Beschwerdeangaben Parkinsonkranker sind Muskelschmerzen, Schlaflosigkeit, Ungeschicklichkeit und Zittern.

Der Tremor manus ist ein Ruhe- und Haltetremor. Die Patienten gehen vornübergebeugt kleinschrittig ohne ausgeprägte Mitbewegungen.

Eine Allgemeinveränderung im EEG korreliert nicht mit dem Schweregrad der Parkinson-Krankheit.

In mehr als 50% der Fälle weist das Computertomogramm Zeichen einer Hirnatrophie auf.

Differentialdiagnose
Differentialdiagnostisch kommen folgende Krankheiten in Betracht:
1. **Die progressive supranukleäre Blickparese**, die mit Rigor, Dysarthrie und Bradyphrenie einhergeht.

2. **Die olivo-ponto-zerebellare Atrophie**, eine Heredoataxie mit Rigor, Tremor, Hypokinese, Dysarthrie, Augenmuskellähmung und Miktionsstörungen (S. 180).

3. **Das Shy-Drager-Syndrom** mit Rigor, Tremor, Akinese, Synkopen bei orthostatischer Hypotonie und Miktionsstörungen.

4. **Die Alzheimer-Krankheit** (präsenile und senile Demenz) weist ebenfalls extrapyramidale Symptome auf (vgl. S. 151).

5. **Der Hydrocephalus communicans**, der kleinschrittigen Gang, Urininkontinenz und Bradyphrenie hervorruft (S. 91)

Therapie
Zu den Therapie-Möglichkeiten siehe *Tabelle 38*.

Wesentlich ist der frühe Einsatz der **Bewegungstherapie** auf neurophysiologischer Grundlage. Ein Ziel der Krankengymnastik ist der Abbau falscher Kompensationsmuster, ein weiteres die Bahnung physiologischer Bewegungsabläufe.

Tabelle 38: Therapeutische Möglichkeiten bei der Parkinson-Krankheit

Therapie	Indikation	Nebenwirkung	Kontraindikation
Krankengymnastik	Rigor, Akinese	erhöhter Dopaminverbrauch	–
Medikamente			
β-Rezeptoren-Blocker	Tremor	Parästhesien, Bradykardie	Asthma bronchiale, AV-Block
Anticholinergika	Rigor, Tremor	Akkommodationsstörungen, Mundtrockenheit, Miktionsstörung, Psychose	Glaukom, Prostatahypertrophie mit Restharnbildung, schweres organisches Psychosyndrom
Amantadin	Rigor und vor allem bei akinetischer Krise	Schlaflosigkeit, Hypotension, Ödeme, psychotische Symptome	Leber- u. Nierenfunktionsstörungen, Epilepsie, schweres organisches Psychosyndrom
Levodopa mit Dekarboxylasehemmer	Akinese, Rigor, Tremor	Nausea, Vomitus, Vertigo, Extrasystolien, Hypotension, Pollakisurie, On-Off-Phänomen, Hyperkinesen, Psychose	Glaukom, schwere kardiale, endokrine, renale Insuffizienz, Hepatopathie, schweres organisches Psychosyndrom
Dopamin-Agonisten und MAO-Hemmer	Akinese, Rigor, Tremor	Nausea, Vomitus, Vertigo, Hypotension, Psychose	arterielle Durchblutungsstörungen, kardiale und renale Insuffizienz
Stereotaktische Operationen	Tremor, Rigor	Verstärkung der Akinese, Paresen	Akinetische Krise

matismus. Deshalb gehört die krankengymnastische Bewegungstherapie zu den ersten Behandlungsmaßnahmen. Falsche Kompensationen sollen abgebaut, die physiologische Autonomie nachgebahnt oder, wenn verlorengegangen, durch bewußte Willkürmotorik ersetzt werden. Akustische Stimuli, wie z.B. Musik mit akzentuiertem Rhythmus, taktile und optische Reize sind Hilfen zur Überwindung der parkinsonistischen Hemmung.

Wesentlich ist, daß das krankengymnastische Training sich nicht auf das Bahnen stereotyper Bewegungsmuster beschränkt. Zwar sind erste Therapieerfolge durch Anleiten zum »Marschieren« zu erzielen, aber vor Monotonie und Überanstrengung ist zu warnen, da sich der Dopaminvorrat erschöpfen kann, bevor eine sinnvolle Funktion eingeübt worden ist.

Vor allzu gleichförmigen Übungen und Überanstrengungen ist wegen des erhöhten Dopaminverbrauchs zu warnen.

In der Frühphase der Erkrankung ist dem Parkinson-Patienten die Teilnahme an kleinen Therapie-Gruppen zu empfehlen, in denen spielerische und pantomimische Übungen durchgeführt werden. Musikbegleitung der Gruppengymnastik und Tanzen fördern die Beweglichkeit. Eine **logopädische Behandlung** ist bei Dysarthrophonie angezeigt. Massagen und Bewegungsbäder vervollständigen das Übungsprogramm, das auch ambulant durchgeführt werden kann. Von großer Bedeutung sind **Selbsthilfegruppen** für Parkinsonkranke. Sie dienen der gegenseitigen Information über das Wesen der Erkrankung, Möglichkeiten der Therapie, Abbau von Vorurteilen und der Förderung von Kontakten.

*Zu empfehlen ist die Teilnahme an Therapie- und **Selbsthilfegruppen** für Parkinson-Kranke.*

Pharmakotherapie. Die medikamentöse Behandlung, die sich nach der qualitativen Vielfalt und dem Schweregrad der klinischen Symptomatik richtet, ist eine Mono- oder Kombinationstherapie von Anticholinergika, Amantadinsalzen, Levodopa, Dopamin-Agonisten und MAO-B-Hemmern.

Zunächst wird eine symptomspezifische Monotherapie in niedriger und nur allmählich steigender Dosierung angestrebt. Dies bedeutet für die Behandlung des Tremors z.B., daß man entweder einen **Beta-Rezeptoren-Blocker** oder ein Anticholinergikum verordnet: Beta-Rezeptoren-Blocker wie z.B. Beta-Propranolol (Dociton) können bei leichten bis mittelschweren Parkinson-Syndromen den Tremor rasch reduzieren oder vollkommen beheben. Dabei ist auf Nebenwirkungen wie Parästhesien der Hände und Kontraindikationen (Asthma bronchiale, Bradykardien, AV-Block) zu achten.

Pharmakotherapie
Wenn eine symptomspezifische Monotherapie nicht ausreicht, ist frühzeitig eine Kombinationstherapie angezeigt. Gegen Tremor gibt man Betablocker oder Anticholinergika (Monotherapie).

Anticholinergika wie Metixen (Tremarit) gibt man wegen ihrer Nebenwirkungen, wie Mundtrockenheit, Akkommodationsstörungen, Miktionsstörungen und psychotischer Symptome, in langsam steigender Dosierung. Steht in leichteren Fällen nicht der Tremor, sondern der **Rigor** im Vordergrund, so gibt man kleine Dosen des Anticholinergikums Biperiden (Akineton). Ein **pharmakogenes Parkinson-Syndrom** bildet sich nach i.v.Injektion von Biperiden zurück. Bei ausgeprägter Hyperhidrose empfiehlt sich Bornaprin (Sormodren).

Als orales Monotherapeutikum reicht Amantadin in der Regel nicht aus. **Bei akinetischen Krisen**, in denen der Parkinson-Kranke psychomotorisch erstarrt, ist aber die Amantadin-Infusion (PK-Merz) das Mittel der Wahl. Zeigt die Monotherapie jeweils keinen befriedigenden Behandlungserfolg, so empfiehlt sich die Kombination der Anticholinergika mit Amantadinsulfat oder Levodopa. Da das Überwiegen der cholinergischen Aktivität durch die Behandlung mit Anticholinergika ausgeglichen werden kann und Amantadinsalze dopaminerge Neuronen stimulieren, beeinflussen beiden Substanzen isoliert oder kombiniert leichtere bis mittelschwere Parkinson-Syndrome initial günstig.

Bei stärker ausgeprägter Symptomatik ist jedoch die **Substitutionstherapie** mit Levodopa erforderlich. Da Dopamin die Blut-Hirn-Schranke nicht passiert, wird **Levodopa** gegeben. Durch Dekarboxylierung im Gehirn entsteht das therapeutisch wirksame Dopamin; allerdings gelangen nur weniger als 5% der eingenommenen Levodopa-Dosis in das ZNS, da es schon peripher durch die ubiquitär vorkommende Dopa-Dekarboxylase abgebaut wird. Durch zusätzliche Gabe eines peripheren Dekarboxylase-Hemmers wie Benserazid in Madopar oder L-Carbidopa in Nacom können bei erhöhter intrazerebraler Konzentration die peripheren Dopamin-**Nebenwirkungen** reduziert werden. Nausea, Vomitus, Vertigo, Extrasystolen, orthostatische Hypotension, Schleimhautblutungen und Pollakisurie gehören zu den Nebeneffekten dieser Therapie ebenso wie psychotische Symptome.

Dopamin-Agonisten wie Bromocriptin (Pravidel) oder Lisurid (Dopergin) und der MAO-Hemmer Deprenyl (Movergan) empfehlen sich frühzeitig in Kombination mit Levodopa. Bromocriptin und Lisurid stimulieren die post- bzw. präsynaptischen Rezeptoren, Deprenyl vermindert die Abbaurate von Dopamin.

> Anticholinergika und Levodopa sind bei Glaukom kontraindiziert. Daher ist eine augenärztliche Kontrolle notwendig.

Stereotaktische Hirnoperationen zielten früher besonders auf den Parkinson-Tremor. In der subthalamischen Zona incerta und in der Basis der extrapyramidal-motorischen thalamischen oralen Ventralkerne wurde und wird in geringerem Umfang auch heute noch durch Hochfrequenz-Koagulation der afferente Schenkel des Tremor-Mechanismus gezielt ausgeschaltet. Mit den Fortschritten der medikamentösen Therapie der Parkinson-Krankheit ist die Zahl stereotaktischer Eingriffe zurückgegangen.

Verlauf. Seit Einführung der Dopamin-Substitutionstherapie steigt die Lebenserwartung Parkinson-Kranker auf das Niveau gleichaltriger Bevölkerungsgruppen.

In jedem Fall ist damit zu rechnen, daß die antiparkinsonistische Wirkung des Levodopa innerhalb von sechs Jahren nachläßt. Bei jedem fünften Patienten kommt es innerhalb von drei Jahren zur sogenannten **end-of-dose-Akinese**, d.h. zu einem Wirkungsverlust etwa drei Stunden nach der letzten Levodopa-Einnahme. Diese Akinese läßt sich durch entsprechende Dosiserhöhung beheben. Bei der Mehrzahl der Patienten stellen sich unter der Levodopa-Therapie zusätzlich **On-Off-Phasen** ein. Das On-Off-Phänomen ist durch den raschen Wechsel von guter Beweglichkeit (begleitet von Hyperkinesen) zur Akinese gekennzeichnet. On-Off-Phasen werden auf Konzentrationsschwankungen des Dopamins an Rezeptoren im Striatum zurückgeführt. Die Levodopa-induzierten choreatischen, athetotischen oder dystonischen **Hyperkinesen** sind durch eine Überempfindlichkeit der postsynaptischen Dopamin-Rezeptoren bedingt.

Levodopa-induzierte Psychosen (»Dopa-Psychosen«), die bei jedem fünften Patienten unter der Langzeittherapie auftreten, manifestieren sich erstmals nach durchschnittlich dreijähriger Therapie *(Syn. 60)*. Die delirante und paranoidhalluzinatorische Symptomatik wird oft von Schlafstörungen eingeleitet. Wie beim Delirium tremens stehen optische Halluzinationen ganz im Vordergrund. Die Levodopa-Dosis sollte reduziert werden, zusätzlich gibt man L-Tryptophan und kleine Dosen Haloperidol *(vgl. Fallbericht)*. Eine hohe Neuroleptika-Dosierung würde den Parkinsonismus verstärken.

Die zusätzliche Einnahme von Dopamin-Agonisten und MAO-B-Hemmern übt nicht nur einen günstigen Einfluß auf die progrediente Parkinson-Symptomatik aus, sondern ermöglicht auch eine Reduktion der Levodopa-Therapie und deren Spätfolgen.

> Durch die Aufteilung der Tagesdosis in zahlreiche kleine Gaben können die Nebenwirkungen der Therapie behoben oder reduziert werden.

In späteren Stadien sind bei etwa einem Drittel der behandelten und unbehandelten Patienten, abhängig von der Krankheitsdauer und dem Untersuchungsalter, vermehrt Symptome einer **Demenz** zu beobachten.

Der klinische Fall. Die 72jährige Patientin litt seit zehn Jahren unter einer Steifigkeit der Muskulatur und leichtem Ruhetremor. Die Symptome waren nach Einnahme des Anticholinergikums Biperiden fast vollständig abgeklungen. Als die Stimme leiser und die Schritte kleiner wurden, wurde sie auf L-Carbidopa eingestellt. Nach dreijährigem Wohlbefinden mit guter Beweglichkeit traten orofaziale Dyskinesien auf. Die Patientin klagte zusätzlich über Störungen der Merkleistung, Durchschlafstörungen und Obstipation. Vormittags habe sie sich »lebendig wie ein Hase« gefühlt, abends nicht allein zur Toilette gehen können. Einerseits hätten sich immer häufiger »Touren« mit innerer Unruhe und Zuckungen eingestellt, so daß sie hin- und herlaufen müsse, andererseits erstarre sie nachmittags mehrmals im Sessel. Die Patientin wurde zunehmend depressiv und wähnte, ihre kürzlich verstorbene jüngere Schwester sei von einem Nachbarn vergiftet worden. Diese paranoide Episode klang unter Einnahme von kleinen Haloperidol-Dosen ab. Nun klagte die Patientin aber über stark vermehrten Speichelfluß. Nach Verordnung von Amitriptylin bildete sich nicht nur schlagartig die depressive Symptomatik, sondern auch der Speichelfluß zurück. Die On-Off-Phasen und Dyskinesien traten nur noch selten auf, seit die Patientin L-Carbidopa in Kombination mit Bromocriptin in mehreren kleinen Dosen über den Tag verteilt einnahm.

1.2.2.2 Chorea major Huntington

Synonyme. Morbus Huntington, Huntington's disease, Chorea chronica progressiva, Chorea hereditaria.

> ***Definition.*** Die Chorea major wurde erstmals 1841 von C.O. Waters beschrieben, jedoch nach G. Huntington benannt, der das Krankheitsbild 1872 von der Chorea minor abgrenzte. Es handelt sich um eine autosomal dominant vererbte degenerative Veränderung der Stammganglien mit Zelluntergang überwiegend im Corpus striatum. Die Erkrankung geht mit arrhythmischen Kontraktionen der quergestreiften Muskulatur, ausfahrenden Hyperkinesen und dementativem Abbau einher.

Epidemiologie. Die Chorea Huntington tritt regional unbegrenzt mit einer Prävalenz von 5/100 000 Einwohner auf. Der Erkrankungsgipfel liegt zwischen 35 und 45 Jahren. Der Anteil der juvenilen Chorea major mit Manifestation vor dem 10. Lebensjahr wird mit etwa 1% angegeben, der Anteil der Spätmanifestationen nach dem 60. Lebensjahr mit 3%. Männer und Frauen sind gleich häufig betroffen.

Symptomatologie. Bei der Chorea major mit Manifestation im mittleren Lebensalter überwiegen rasche, ineinander übergehende **arrhythmische Bewegungen** mehrerer Muskelgruppen der Extremitäten, des Rumpfs und des Gesichts (Grimassieren). Die Beteiligung der Mund-, Schlund- und Kehlkopfmuskulatur führt zu Atem-, Schluck- und Phonationsstörungen mit unmelodischer Dysarthrophonie *(vgl. S. 75)*.

Tabelle 39: Diagnostische Verlaufskriterien bei Chorea major		
Befunde	**Frühstadium**	**Spätstadium**
neurologisch	choreatische Hyperkinesen, auch Grimassieren, Dysarthrophonie, Hypotonie der Muskulatur	choreatische, athetoide und dystone Symptome, Dysarthrophonie, Rigor
psychopathologisch	mnestische und visuomotorische Funktionsstörungen, Persönlichkeitsveränderung	Demenz
elektroenzephalographisch	leichte Allgemeinveränderung, epileptische Potentiale bei der juvenilen Form	mäßige bis schwere Allgemeinveränderungen
computertomographisch	Normalbefund	kortikale Atrophie und Atrophie des Nucleus caudatus.

Die Hyperkinesen greifen von distal nach proximal über und werden dyston oder athetotisch. Es tritt Rigor auf *(Tab. 39)*.

Begleitsymptome der Chorea major sind Hyperhidrose, Hypersalivation, Incontinentia urinae et alvi.

Psychische Veränderungen nehmen in der Regel das Bild organischer Psychosen an. Psychoreaktive Symptome sind von einer beginnenden Demenz zu differenzieren.

Als Varianten kommen die hypokinetisch-rigide Form nach Westphal, die juvenile Form und der Status subchoreaticus vor.

Ätiopathogenese
Die Chorea major ist eine autosomal dominant vererbte Systematrophie.

Neuropathologisch findet sich vor allem eine Striatumdegeneration.

Die Hyperkinesen greifen von distal auf die proximale Muskulatur über und werden im Krankheitsverlauf dyston oder athetotisch, d.h. eher »drehend« bzw. »wurmförmig«. Die zunächst schlaffe Muskulatur wird rigide, so daß es zur Ausbildung von Muskelkontrakturen und Arthrosen kommt *(Tab. 39)*.

Die häufigsten vegetativen Begleitsymptome sind **Hyperhidrose** und **Hypersalivation.** Miktions- und Defäkationsstörungen gehen auf unwillkürliche Kontraktionen der Sphinkteren zurück.

Psychopathologische Symptome gehen den choreatischen Bewegungsstörungen häufig voran. Leichtere Beeinträchtigungen der intellektuellen Fähigkeiten, Gedächtnis- und Affektstörungen werden anfangs meist übersehen. Umgekehrt kann wegen mangelnder Kontrolle der Motorik bei noch erhaltener Urteilskraft der falsche Eindruck eines fortgeschrittenen dementiellen Syndroms entstehen, zumal wenn resignative Tendenzen als depressive Reaktion aufkommen. In diesem Zusammenhang ist auch die relativ hohe Suizidrate unter Chorea-Huntington-Patienten zu verstehen. Im weiteren Verlauf entwickelt sich eine **Demenz.** Es kommt zu schweren Persönlichkeitsveränderungen. Dabei werden Verwahrlosungstendenzen und Aggressivität oder Indifferenz sowohl der Umwelt als auch der eigenen Person gegenüber beobachtet. Gelegentlich stehen paranoide Symptome im Vordergrund.

Neben der Hauptmanifestationsform der Chorea major werden drei Varianten unterschieden.
- Die nach C. W. Westphal benannte **hypokinetisch-rigide Form** tritt meist bei Kindern und Jugendlichen auf, kann aber auch noch im Erwachsenenalter das Spätstadium der Chorea major beherrschen. Im Vordergrund stehen Hypomimie, ein von proximal nach distal fortschreitender Rigor und feinschlägiger Tremor. Das Bewegungsdefizit geht gelegentlich bis zu akinetischem Mutismus. Es können sich Blickparesen und eine Pseudobulbärparalyse entwickeln.
- Eine zweite **juvenile Form** des choreatischen Syndroms ist durch früh einsetzende Demenz und Epilepsie gekennzeichnet.
- Die sich nach dem 60. Lebensjahr mit nur leichten Hyperkinesen oder Persönlichkeitsveränderungen manifestierende Form wird als Chorea Huntington sine chorea bzw. **Status subchoreaticus** bezeichnet.

Ätiopathogenese. Der Erbgang ist **autosomal dominant** und zeigt hohe Penetranz. Die phänotypische Ausprägung variiert stark. Als direkte Auswirkung der genetischen Fehlinformation wird ein generalisierter Membrandefekt mit Störung des Zellstoffwechsels angenommen.

Pathologisch-anatomisch finden sich Atrophien des **Nucleus caudatus** und **Putamen** (Striatum) mit Untergang besonders der kleinen Interneurone und des Globus pallidus einschließlich der internukleären Fasern sowie kortikaler Neurone. Neuere Untersuchungen sprechen für frühzeitige metabolische Störungen dieser Region, noch bevor atrophische Veränderungen in den Stammganglien computertomographisch faßbar werden.

Von pathophysiologischer Bedeutung ist die histochemisch nachweisbare Abnahme der Konzentration von **GABA** in den genannten Hirnregionen und die Reduktion der GABA-Rezeptoren. Aus dem Fortfall von GABA als Transmitter strio-nigraler und strio-pallidärer Efferenzen und als Dopamin-Antagonist resultiert ein relatives Dopamin-Übergewicht mit Überempfindlichkeit der Rezeptoren. Die choreatischen Hyperkinesen entstehen durch ungehemmte Kortexaktivität bei Funktionsausfall des Nucleus caudatus *(vgl. S. 50)*. Der im Verlauf auftretende Rigor erklärt sich aus der fortschreitenden Atrophie des Nucleus caudatus, d.h. des wesentlichen Zielorgans dopaminerger Aktivität der Substantia nigra.

Die in Teilen des limbischen Systems erhöhte dopaminerge Aktivität weist auf den neurometabolischen Zusammenhang mit psychopathologischen Symptomen bei der Chorea major hin. Die Demenz bei Chorea major ist Ausdruck der kortikalen Atrophie.

> Bei Chorea Huntington liegt ein GABA-Mangel mit relativem Dopamin-Überschuß vor. Durch Funktionsausfall des Nucleus caudatus und ungehemmte Kortexaktivität kommt es zu Hyperkinesen *(vgl. S. 50)*.

Diagnostik. Bei der neurologischen Untersuchung sind je nach Krankheitsstadium und Ausprägungstyp der Chorea major rein choreatische oder athethotische bzw. dystone Bewegungsstörungen, eventuell auch Tics, zu beobachten. Der Muskelwiderstand ist herabgesetzt, jedoch im Spätstadium erhöht, auch wechselnder Tonus kommt vor. Obwohl Gang und Stand ataktisch wirken, ist das Gleichgewicht nicht gestört. Die ausgeprägte **Dysdiachokinese** erklärt sich aus dem mangelhaften Zusammenspiel von Agonisten und Antagonisten.

> **Diagnostik**
> Charakteristisch sind ein herabgesetzter, später erhöhter Muskeltonus, eine Dysdiadochokinese und entwder rein choreatische oder zusätzlich dystone und athetotische Hyperkinesen.

Im fortgeschrittenen Krankheitsstadium zeigt das Elektroenzephalogramm (EEG) eine unspezifische Allgemeinveränderung mit Frequenzverlangsamung und Niedervoltage. Epileptische Potentiale kommen fast ausschließlich bei der juvenilen Form der Chorea major vor. Computertomographisch findet sich erst spät eine diffuse kombinierte **Hirnatrophie**. Charakteristisch ist die Atrophie des Nucleus caudatus mit entsprechender Erweiterung der Vorderhörner der Seitenventrikel.

Die Hirndurchblutungsmessung mit der Xenon-Inhalationsmethode zeigt eine Verminderung fronto-temporal. Die Abnahme der Hirndurchblutung korreliert mit dem Grad der Demenz.

> Das EEG zeigt eine Allgemeinveränderung und bei juvenilen Formen auch epileptische Potentiale. Im CT stellt sich eine Erweiterung der inneren und äußeren Liquorräume dar.

> Die Reduktion der regionalen Hirndurchblutung korreliert mit dem Grad der Demenz.

Differentialdiagnose. Die erbliche Chorea major ist von der **Chorea minor rheumatica** *(S. 164)*, Lues cerebri und anderen Enzephalitiden *(S. 212)*, in deren Verlauf choreatische Hyperkinesen vorkommen, serologisch bzw. liquordiagnostisch abzugrenzen. Schwierig kann die Unterscheidung von der **vaskulären Chorea** sein, die sich im höheren Lebensalter manifestiert und nur selten in ein hypertones Syndrom übergeht. Zur Wilson- und Creutzfeld-Jakob-Krankheit, die choreatische Hyperkinesen aufweisen, siehe *S. 186 u. S. 171*, zur paroxysmalen familiären Choreoathetose *S. 402*.

> **Differentialdiagnose**
> Laborchemisch lassen sich die Chorea minor rheumatica, die Lues cerebri und andere Enzephalitiden abgrenzen *(S. 164 u. S. 212)*, bei denen ebenfalls choreatische Hyperkinesen vorkommen können.

Therapie. Eine Kausalbehandlung der Chorea Huntington gibt es nicht. Zur symptomatischen Therapie der choreatischen Hyperkinesen wird die den Dopamin-Abbau fördernde Wirkung der **Neuroleptika** genutzt. Bewährt haben sich Haloperidol und Chlorpromazin. Bei längerer Behandlungsdauer sind aber pharmakogene Dyskinesien zu beachten. Tiaprid hemmt die Dopaminrezeptoren und damit die choreatische Bewegungsstörung. Die hypokinetisch-rigide Symptomatik spricht auf Anticholinergika und Dopamin-Agonisten an. L-Dopa, das Hyperkinesen provoziert, kann gegen den später auftretenden Rigor wirksam sein (vergleiche Parkinson-Therapie *S. 159*).

Eine therapeutische GABA-Substitution ist wegen der Reduktion der GABA-Rezeptoren nicht erfolgversprechend. Stereotaktische Eingriffe zur Ausschaltung der Hyperkinesen sind ebenfalls nicht sinnvoll, da der Muskeltonus dadurch nicht zu beeinflussen und die Progredienz des Leidens nicht aufzuhalten ist.

Angehörige von Chorea major-Familien sollten in jedem Fall genetisch beraten werden, da das Erkrankungsrisiko für die Kinder 50% beträgt, wenn ein Elternteil Merkmalsträger ist.

> **Therapie**
> Choreatische Hyperkinesen werden symptomatisch mit Neuroleptika oder Tiaprid und der im Spätstadium auftretende Rigor mit Anticholinergika behandelt.

> Wichtig ist die genetische Beratung der Angehörigen, da das Erkrankungsrisiko für Kinder 50% beträgt.

Verlauf
Im Spätstadium tritt Marasmus auf. Nach durchschnittlich 15jähriger Krankheitsdauer sterben zwei Drittel der Choreatiker an Pneumonie.

Verlauf. Die Patienten wirken vorzeitig gealtert. Im Spätstadium kommt es zu Marasmus. Die medikamentöse Behandlung verlängert nicht die Lebenserwartung. 15 Jahre nach Krankheitsbeginn lebt nur noch etwa ein Drittel der Patienten. Die häufigsten direkten Todesursachen sind Ateminsuffizienz und Aspirationspneumonie.

Der klinische Fall ▶

Der klinische Fall. C. O. Waters (1841) beschrieb das Vorkommen einer mit Hyperkinesen einhergehenden Erbkrankheit, die im südöstlichen Teil des Staates New York verbreitet war: Es handelte sich um eine Familie mit zahlreichen Erkrankungsfällen in der dritten Generation. Er hob den Beginn der Hyperkinesen im Erwachsenenalter, das Nachlassen der Bewegungsstörungen während des Schlafs, eine im rasch progredienten Verlauf hinzukommende Dysarthrie und die Beobachtung hervor, daß sich in allen Fällen eine »dementia« entwickelte. G. Huntington (1872) hielt eine Vorlesung über eine chronisch progressive erbliche Chorea, die sich im Erwachsenenalter manifestierte. Er betonte vor allem die Persönlichkeitsveränderung des Choreatikers.

1.2.2.3 Chorea minor Sydenham

Synonyme. Chorea rheumatica und Chorea infectiosa.

Definition ▶

> **Definition.** Die Chorea minor wurde erstmals 1686 von T. Sydenham beschrieben. Es handelt sich um ein hyperkinetisch-hypotones Syndrom mit blitzartigen unwillkürlichen Bewegungen der Gesichtsmuskulatur und der distalen Extremitätenabschnitte. Ätiologisch liegt eine pathologische Immunreaktion nach Streptokokkeninfektion mit Beteiligung der Stammganglien, insbesondere des Globus pallidus, vor.

Epidemiologie
An Chorea minor erkranken überwiegend Kinder und Jugendliche (vorwiegend Mädchen) im Alter von 5–15 Jahren.

Epidemiologie. Noch vor 40 Jahren erkrankte fast die Hälfte der Patienten mit akutem rhreumatischen Fieber auch an einer Chorea minor, heute nur noch 5–20 %. Ebenso wie das rheumatische Fieber tritt die Chorea minor familiär gehäuft auf. Es besteht ein Erkrankungsgipfel in den Wintermonaten. Das Manifestationsalter liegt zwischen dem 5. und 15. Lebensjahr. Mädchen sind mehr als doppelt so häufig betroffen wie Jungen. Selten setzt die Erkrankung noch im mittleren Lebensalter ein.

Symptomatologie
Die Chorea minor befällt bevorzugt die Gesichts- und Schlundmuskulatur sowie die Handmuskeln. Die **Hyperkinesen** sind kurzdauernd, arrhythmisch-zuckend und willkürlich nicht beeinflußbar.

Symptomatologie. Bei Chorea minor sind besonders Mimik, Pharynx- und Zungenmuskulatur sowie die **distalen** Abschnitte der oberen Extremitäten betroffen. Die **Hyperkinesen** sind kurzdauernd, **arrhythmisch-zuckend,** von wechselnder Intensität und willkürlich nicht zu beeinflussen. Sie treten oft einseitig auf (Hemichorea). Da die Kontraktionen einzelne Muskeln betreffen, gelingt es den Kranken anfangs, sie in Willkürbewegungen einzubauen, so daß Grimassen durch ein Lächeln und Hyperkinesen der Glieder durch tänzelnde Bewegungen kaschiert werden können.

Häufig sind **psychopathologische Begleitsymptome** wie ängstlich-depressive Verstimmung.

Unter den **psychopathologischen Begleitsymptomen** überwiegen affektive Labilität, Ängstlichkeit und Antriebsarmut. Die Kinder fallen in der Schule durch Unruhe und mangelnde Aufmerksamkeit auf. Selten ist eine psychotische Symptomatik zu eruieren.

Ätiopathogenese
Der Chorea minor geht meist ein Streptokokkeninfekt um einige Wochen voraus. Anamnestisch ist bei 50 % der Patienten ein rheumatisches Fieber bekannt.

Ätiopathogenese. Die Chorea minor tritt nach Infektion mit β-**hämolysierenden Streptokokken** der Gruppe A auf. Die Hyperkinesen stellen sich gewöhnlich innerhalb eines Monats nach einer akuten fieberhaften Erkrankung ein. In der Hälfte der Fälle geht der Chorea minor mit einer Latenz von Monaten oder Jahren ein rheumatisches Fieber, eine rheumatische Endokarditis oder eine Polyarthritis voraus.

Neuropathologisch finden sich Entzündungsherde im Corpus striatum und Nucleus subthalamicus.

Als morphologisches Korrelat der Chorea minor im akuten Stadium werden Mikroembolien, perivaskuläre Infiltrate und Arteriitiden vorwiegend im Bereich des Corpus striatum und Nucleus subthalamicus gefunden. Diese **entzündlichen Veränderungen** lassen sich auch in anderen Hirnregionen nachweisen. Daneben wurden diffuse Striatum-Degenerationen beschrieben.

Durch eine pathologische Immunreaktion kommt es zur Bildung von Auto-Antikörpern gegen Zellen des Corpus striatum.

Der Chorea minor liegt eine **pathologische Immunantwort** zugrunde. Durch Bildung von Auto-Antikörpern kommt es zur Kreuzreaktion zwischen Antigenen der Streptokokken-Membran und neuronalen Zellen insbesondere des Nucleus caudatus und des Nucleus subthalamicus, wahrscheinlich mit Beeinflussung des Dopamin-Metabolismus der Striatumzellen.

Pathologische Immunreaktionen werden auch für das Auftreten einer Chorea minor bei Lupus erythematodes verantwortlich gemacht. Der bei jungen Frauen in den ersten drei bis fünf Schwangerschaftsmonaten oder unter Einnahme von Ovulationshemmern auftretenden **Chorea minor gravidarum** geht in der Regel eine rheumatische Erkrankung in der Kindheit voraus. Für die Reaktivierung der extrapyramidalen Symptomatik wird eine Sensitivitätserhöhung der striatalen Dopaminrezeptoren durch weibliche Sexualhormone verantwortlich gemacht.

Diagnostik. Die choreatischen Bewegungsstörungen können anfangs diskret sein und im wesentlichen als Ungeschicklichkeit oder psychomotorische Unruhe imponieren. Bei der neurologischen Untersuchung fällt neben den choreatischen Hyperkinesen eine **Hypotonie der Muskulatur** mit Überstreckbarkeit der Gelenke auf. Im Extremfall kann der zum Sitzen und Stehen notwendige Haltetonus fehlen, so daß beides unmöglich wird. Wenn die Erschlaffung der Muskulatur gegenüber der Bewegungsunruhe deutlich in den Vordergrund tritt, spricht man von Chorea mollis.

Bei der Untersuchung ist auf Herzgeräusche als Zeichen einer abgelaufenen Endokarditis zu achten. Bei geringer zeitlicher Latenz zum Streptokokkeninfekt lassen sich Entzündungszeichen (BSG-Beschleunigung, Dysproteinämie) sowie eine Erhöhung des **Antistreptolysin-O-Titers,** der mit der Schwere der Symptomatik korreliert, nachweisen.

Das Elektroenzephalogramm (EEG) zeigt eine Allgemeinveränderung und gelegentlich bilateral synchrone 4–6/sec-Wellen. Elektromyographisch erscheinen die choreatischen Hyperkinesen als unregelmäßige Erregungen verschiedener motorischer Einheiten, in der Regel ausschließlich der Agonisten. Auch in Ruhe sind ohne sichtbare Muskelkontraktionen pathologische Entladungen nachweisbar.

Differentialdiagnose. Wenn bei Kindern und Jugendlichen ein diskretes neurologisches Defizit mit psychomotorischer Bewegungsunruhe auffällt, ist in erster Linie an eine **frühkindliche Hirnschädigung** zu denken. Wesentlich seltener kommt der juvenile Typ der Chorea Huntington *(S. 162)* in Frage, zu dessen Erscheinungsbild intellektueller Abbau gehört. **Psychogene Hyperkinesen** sind komplexer als die organisch bedingten und wiederholen sich in ihrem Muster.

Therapie. Manifestiert sich die Chorea minor nach einem rheumatischen Fieber bzw. Streptokokkeninfekt, ist eine Reaktivierung der Antigen-Antikörper-Reaktion anzunehmen. Über zehn Tage wird wie bei rheumatischem Fieber hochdosiert mit Penicillin G (5 Mill.IE/die) und antiphlogistisch mit Salizylaten behandelt. Von großer Bedeutung ist die **Rezidivprophylaxe** mit Penicillin über Jahre.

Ausgeprägte choreatische Hyperkinesen mit Gefahr der Selbstverletzung und Erschöpfungsreaktion müssen zusätzlich symptomatisch behandelt werden. Neben Haloperidol hat sich vor allem Valproinsäure bewährt.

Verlauf. Der Krankheitsverlauf erstreckt sich auf Wochen bis Monate. Als Verlaufsparameter dienen Schriftproben. Es können Restsymptome in Form von Bewegungsunruhe mit Tic und Schulschwierigkeiten bestehen bleiben. Unbehandelt kommt es häufig zum **Rezidiv**, das durch Penicillin-Prophylaxe in 90% der Fälle verhindert werden kann.

Während der Gravidität bzw. einige Monate nach Einnahme von Ovulationshemmern auftretende choreatische Hyperkinesen (oft als Hemichorea) bilden sich spätestens kurze Zeit post partum bzw. wenige Wochen bis Monate nach Absetzen der Pille zurück.

Der klinische Fall. Eine 16jährige Türkin, die von ihrem Ehemann wegen ständiger psychomotorischer Unruhe in der neurologischen Ambulanz angemeldet wird, kommt mit tänzelnden Schritten und zuckenden Bewegungen der Arme in die Sprechstunde. Sie lächelt und grimassiert, streckt häufig die Zunge wie in einer Schnalzbewegung heraus, spitzt die Lippen und versucht, die Hyperkinesen durch Verlegenheitsbewegungen zu kaschieren. Die Muskulatur ist hypoton. Im Kontrast dazu stehen blitzartige, z.T. schleudernde Bewegungen der Hände, besonders der Zeige- und Mittelfinger. Die Anamnese ist abgesehen von einer intakten Gravidität, Mens IV, unauffällig. Diagnose: Chorea gravidarum *(vgl. Abb. 40)*

Die Chorea minor kommt auch bei Lupus erythematodes vor. Durch den Einfluß der Sexualhormone kann es während der Gravidität oder unter der Einnahme von Ovulationshemmern zur Chorea minor gravidarum kommen.

Diagnostik
Anfangs können die Symptome noch diskret sein, im weiteren Verlauf fällt neben den arrhythmischen Hyperkinesen eine **Hypotonie der Muskulatur** mit Überstreckbarkeit der Gelenke auf.

Ein positiver **Antistreptolysin-O-Titer** ist richtungweisend.

Im EEG fällt eine Allgemeinveränderung mit bilateral synchronen 4–6/sec-Wellen, im EMG eine unregelmäßige Erregung der Agonisten auf.

Differentialdiagnose
Differentialdiagnostisch kommen Hyperkinesen als Folge einer perinatalen Hirnschädigung oder eine Frühmanifestation der Chorea major Huntington in Betracht. Psychogene Hyperkinesen sind eher komplexer und stereotyp.

Therapie
Die Chorea minor wird antibiotisch mit hohen Dosen von Penicillin behandelt. Wichtig ist eine ausreichende Rezidivprophylaxe über Jahre.

Die Hyperkinesen können mit Neuroleptika oder Valproinsäure beherrscht werden.

Verlauf
In 10 % der Fälle kommen trotz Penicilin-Prophylaxe Rezidive vor.

Die Chorea gravidarum klingt post partum ab.

◀ **Der klinische Fall**

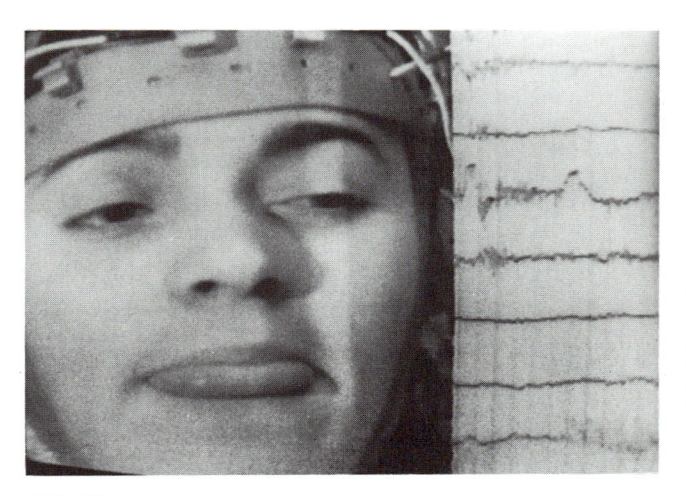

Abb. 40a

Abb. 40a und b: Video-EEG einer 16jährigen Patientin mit Chorea gravidarum (vgl. Fallbeispiel). Die Patientin grimassiert und kneift die Lider zusammen (Blepharospasmus). Simultan-

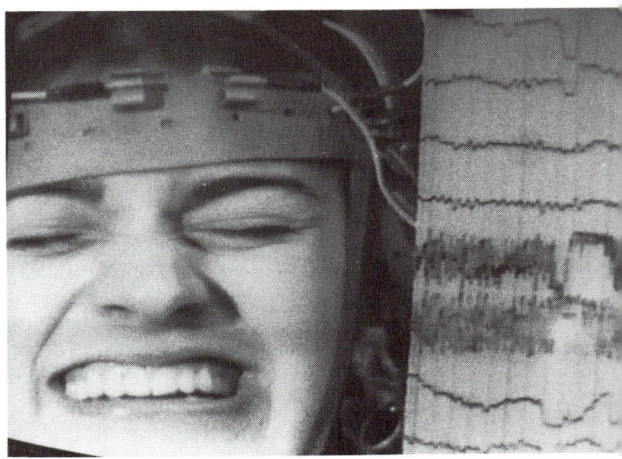

Abb. 40b

Aufzeichnung von extrapyramidalen Hyperkinesen, Dysrhythmie und synchronen Muskelartefakten.

1.2.2.4 Dystonie

Synonym. Torsionsdystonie.

Definition ▶

> **Definition.** Die idiopathische Dystonie (Dystonia musculorum deformans) wurde von H. Oppenheim (1911) als Zusammenspiel von Hypotonie und Hypertonie der Muskulatur definiert. Sie ist durch Muskelkontraktionen mit bizarrer Verdrehung des Körpers, einzelner Glieder oder des Nackens (Tortikollis), charakterisiert. Daneben gibt es zahlreiche symptomatische Formen.

Epidemiologie

Die Dystonie wird überwiegend in Amerika und Europa beobachtet. Sie tritt meist im Kindesalter auf.

Epidemiologie. Die Inzidenz der Dystonie beträgt in Amerika und Teilen Europas 0,1–0,5/100 000 Einwohner. Es gibt keine signifikanten Geschlechtsunterschiede. Die Erkrankung beginnt meist im Schulalter.

Symptomatologie

Dystone Hyperkinesen sind unwillkürliche bizarre, stereotype Drehbewegungen, die den gesamten Körper erfassen können (Torsionsdystonie). Oft sind zunächst nur einzelne Muskelgruppen der Extremitäten, des Rumpfs, Nackens (Tortikollis) oder Gesichts (Blepharospasmus) betroffen.

Symptomatologie. Die idiopathische Dystonie ist durch unwillkürliche, bizarre, stereotype Drehbewegungen unterschiedlich großer Muskelgruppen der Glieder, des Rumpfes oder des Nackens (Tortikollis) bei Fehlen sonstiger neurologischer Symptome gekennzeichnet. Eine ausgeprägte Torsionsdystonie ruft schmerzhafte Verkrampfungen des gesamten Körpers hervor. Die Bewegungen sind gewöhnlich langsam, können aber auch schnell ablaufen (dystonische Spasmen). Sonderformen sind der **Blepharospasmus** und die Meige-Krankheit, auch Breughel-Syndrom genannt, eine mit Blepharospasmus verbundene oromandibulare Dystonie.

Ätiopathogenese

Abgesehen von der familiären Form treten dystone Syndrome auch nach perinataler Hirnschädigung und zerebrovaskulären Erkrankungen, vorzugsweise als Hemidystonie auf, ferner nach Enzephalitiden und Intoxikationen.

Ätiopathogenese. Neben der idiopathischen Form, der Dystonia musculorum deformans Oppenheim mit dominantem Erbgang, gibt es symptomatische Formen, so zum Beispiel nach
- perinataler Hirnschädigung,
- zerebrovaskulären Erkrankungen,
- Masernenzephalitis,
- Encephalitis lethargica,
- CO- oder Phenothiazin-Intoxikation,
- im Verlauf der Wilson-Krankheit und
- der Chorea Huntington

Bei perinataler Hirnschädigung und zerebrovaskulären Erkrankungen mit herdförmigen Narben entwickelt sich gelegentlich eine **Hemidystonie**. Pathophysiologisch ist die Dystonie auf ein Ungleichgewicht des Amin-Metabolismus in den Stammganglien zurückzuführen. Histologisch findet man vor allem eine Zelldegeneration im Putamen und Pallidum.

Pathophysiologisch besteht ein Ungleichgewicht des Amin-Metabolismus.
Histologisch findet man Zelldegenerationen im Putamen und Pallidum.

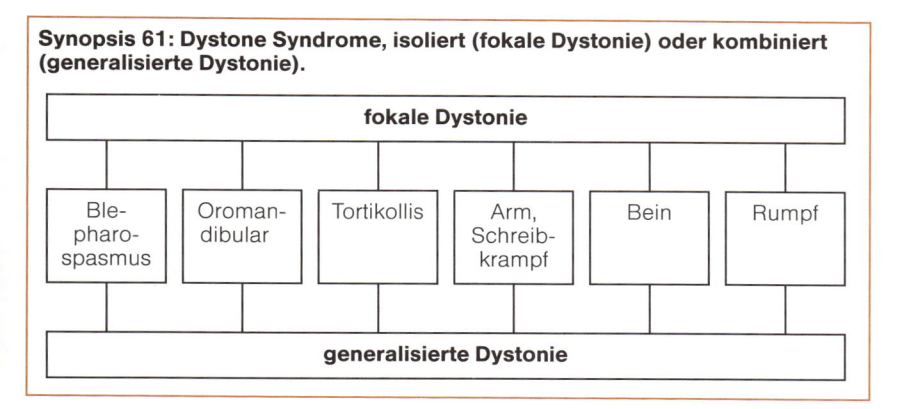

Synopsis 61: Dystone Syndrome, isoliert (fokale Dystonie) oder kombiniert (generalisierte Dystonie).

```
                        fokale Dystonie
    ┌──────────┬──────────┬──────────┬──────────┬──────────┬──────────┐
  Ble-       Oroman-   Tortikollis   Arm,        Bein       Rumpf
  pharo-     dibular                 Schreib-
  spasmus                            krampf
    └──────────┴──────────┴──────────┴──────────┴──────────┴──────────┘
                    generalisierte Dystonie
```

Diagnostik. Die Dystonie tritt vorwiegend fokal, z.B. als **Schreibkrampf** in Erscheinung. Typisch ist auch eine dystone Plantarflexion des Fußes und eine Extension der Großzehe. Die Torsionsdystonie breitet sich langsam von proximal über den gesamten Körper aus (generalisierte Dystonie, *vgl. Syn. 61*). Auffällig ist die affektive Verstärkung und Provokation der Hyperkinesen durch intendierte Bewegungen.

Differentialdiagnose. Bei der ständig anhaltenden athetotischen Bewegungsunruhe sind die Hyperkinesen eher wurmförmig, bei choreatischen Syndromen zuckend und willkürlichen Bewegungen vergleichbar. Ein großer Teil der Erkrankungsfälle wird primär als Konversionssyndrom (Hysterie) verkannt.

Therapie und Verlauf. Es gibt vielfältige Behandlungsmaßnahmen, u.a. Biofeedback-Therapie, Lithiumbehandlung, Gabe von Levodopa, Antikonvulsiva, Haloperidol, Tiaprid und Botulinustoxin. Bei einem großen Teil der Patienten bessert sich die Symptomatik unter hochdosierter Gabe von Trihexyphenidyl (Artane). Demgegenüber ist die stereotaktische Thalamotomie nur selten anhaltend erfolgreich und zudem in 15% der Fälle mit Komplikationen behaftet (Hemiparese, Dysarthrie). Die Dystonie führt im allmählich progredienten Verlauf zu schweren Skelettdeformitäten (Skoliose) mit Gelenkkontrakturen.

Der klinische Fall. Die 60jährige Patientin, die wegen eines Schiefhalses 15 Jahre zuvor stereotaktisch operiert und wegen eines Rezidivs mit Anticholinergika, Levodopa und Haloperidol behandelt worden war, berichtete, daß die Erkrankung nach dem Tod der Mutter mit unwillkürlichem Blinzeln eingesetzt habe. Die Familienanamnese war unauffällig. Die Untersuchung ergab einen Blepharospasmus, ausgeprägtes Grimassieren, Dysarthrophonie und dystone Drehbewegungen des Rumpfes bei Kyphoskoliose. Unter der Behandlung mit Tiaprid besserte sich die Symptomatik vorübergehend.

1.2.2.5 Tortikollis

Synonyme. Torticollis spasticus (spasmodicus), Torticollis dystonicus, spastischer Schiefhals.

> **Definition.** Der idiopathische Tortikollis ist durch langsame tonische Hyperkinesen der Hals- und Nackenmuskulatur mit Seitwärtsdrehung und Neigung des Kopfes gekennzeichnet. Die symptomatischen Formen sind von weiteren extrapyramidalen Symptomen begleitet.

Epidemiologie. Ohne Geschlechtsunterschiede manifestiert sich der idiopathische Tortikollis im mittleren Lebensalter isoliert oder im Verlauf einer Dystonia musculorum deformans *(s.o.)*. Daneben gibt es einige symptomatische Formen.

Diagnostik
Nach primär segmentalem bzw. fokalem Beginn, z.B. als dystoner Schreibkrampf, beobachtet man im Verlauf generalisierte dystone Syndrome *(vgl. Syn. 61)*.

Differentialdiagnose
Athetosen sind eher wurmförmig. Choreatische Zuckungen ähneln mehr willkürlichen Bewegungen.

Therapie und Verlauf
Neben einer Biofeedback-Therapie gibt es zahlreiche Behandlungsversuche (Lithium, Levodopa, Antikonvulsiva, Botulinustoxin, und vor allem Trihexyphenidyl). Der Verlauf ist langsam progredient.

◀ Der klinische Fall

1.2.2.5 Tortikollis

◀ Definition

Epidemiologie
Der idiopathische Tortikollis tritt im Erwachsenenalter häufig bei Dystonie auf *(s.o.)*.

Symptomatologie
Unwillkürliche, krampfartige Dreh-Neige-Bewegungen des Kopfes charakterisieren den Torticollis spasticus.

Ätiopathogense
Abgesehen vom familiären (idiopathischen) Tortikollis gibt es symptomatische Formen, z.B. nach Enzephalitis und Contusio cerebri.

Diagnostik
Bei der Untersuchung fallen eine Hypertrophie des M. sternocleidomastoideus und ein Schulterhochstand auf.

Differentialdiagnose
Zur Differentialdiagnose des Tortikollis siehe Tabelle 40.

Therapie
Durch Anlegen des Zeigefingers an das Kinn kann der Patient die Drehbewegung des Kopfes unterdrücken. Frühzeitig empfehlen sich krankengymnastische Übungen.

Verlauf
Abgesehen von seltenen Spontanremissionen ist der Verlauf meist progredient.

Symptomatologie. Charakteristisch sind tonische Hyperkinesen infolge unwillkürlicher Kontraktion des M. sternocleidomastoideus und des oberen Trapeziusanteils mit krampfartigen Dreh-Neige-Bewegungen des Kopfes zu einer Seite, nach vorn oder rückwärts. Abgesehen von diesen dystonen Hyperkinesen kommen auch athetotische, choreatische und seltener myoklonische Bewegungsmuster vor. Im Schlaf sistiert die Symptomatik, durch psychische Faktoren wird sie verstärkt.

Ätiopathogenese. Neben familiären Vorkommen (idiopathischer Tortikollis) entwickelt sich ein »spastischer Schiefhals« gelegentlich nach Enzephalitis, Hirntrauma, bei Chorea major Huntington *(S. 161)* und Wilson-Krankheit *(S. 186)*. Pathologisch-anatomisch findet man Läsionen des Striatums, vor allem wenn weitere extrapyramidale Hyperkinesen hinzukommen.

Diagnostik. Auffällig ist eine Hypertrophie des M. sternocleidomastoideus und ein homo- oder kontralateraler **Schulterhochstand** bei Kontaktur des M. trapezius und weiterer Nackenmuskeln. Bei beidseitiger Kontraktion der Mm. sternocleidomastoidei kommt es zum Vorwärts- oder Rückwärtsneigen des Kopfes (Ante- bzw. Retrokollis). **Elektromyographisch** findet sich eine tremorartige Daueraktivität in dem zur Kopfdrehung kontralateralen M. sternocleidomastoideus und oft auch in der beidseitigen Nackenmuskulatur.

Differentialdiagnose. Vom Torticollis spasticus ist der meist fixierte **muskuläre Schiefhals** (Caput obstipum) und der **pharmakogene Tortikollis** abzugrenzen. Bei Caput obstipum finden sich keine dystonen Hyperkinesen, bei pharmakogenem Schiefhals werden häufig zusätzlich Zungen-Schlund-Krämpfe beobachtet (Neuroleptika-Dyskinesie). Die *Tabelle 40* enthält eine Aufstellung der differentialdiagnostisch wichtigsten Formen des Tortikollis.

Therapie. Durch einen Kunstgriff, z.B. Anlegen des Zeigefingers an das Kinn, kann der Patient die Hyperkinesen unterdrücken. Krankengymnastische Übungen auf neurophysiologischer Grundlage, frühzeitig eingesetzt, wirken dem pathologischen Bewegungsablauf entgegen. Zur medikamentösen und stereotaktischen Behandlung siehe *S. 159*.

Verlauf. In etwa 10% der Fälle werden Spontanremissionen des Torticollis spasticus beobachtet. Im übrigen ist der Verlauf progredient, nicht selten mit Übergang in eine Torsionsdystonie.

Tabelle 40: Differentialdiagnose des Tortikollis

Tortikollis	Ätiologie
Torticollis spasticus (dyston)	Stammganglienerkrankung idiopathisch (familiär) oder symptomatisch, z.B. postenzephalitisch, pharmakogen
Caput obstipum (muskulär)	intrauterine Druckläsion, Malformation
traumatisch	HWS-Trauma, Diskushernie, iatrogene Läsion
entzündlich	unspezifische Lymphadenitis, Tuberkulose, M. Bechterew
tumorös	hoher Halsmarktumor

1.2.2.6 Athetose

Synonyme. Athetosis (duplex), Athétose double.

> **Definition.** Häufig nach perinataler Hirnschädigung auftretendes, extrapyramidales Syndrom mit unaufhörlichen, langsam drehenden Hyperkinesen. Morphologisch finden sich vor allem degenerative strio-pallidäre Veränderungen (Status marmoratus).

Epidemiologie. Beginn im ersten Lebensjahr, häufig nach frühkindlicher Hirnschädigung, die eine Inzidenz von 9/100 000 Einwohner aufweist. Knaben sind doppelt so häufig von athetotischen Bewegungsstörungen betroffen wie Mädchen. Gelegentlich manifestiert sich eine Athetose auch im Erwachsenenalter.

Symptomatologie. Auffällig ist eine ständige, affektiv verstärkte Bewegungsunruhe der **distalen** Gliedmaßenabschnitte, mit **langsamen, »wurmförmig«** gedrehten Hyperkinesen. Darüber hinaus beobachtet man ein Grimassieren und eine extrapyramidale Dysarthrie.

Ätiopathogenese. Bilaterales Auftreten (Athétose double) wird vor allem bei der **Little-Krankheit** in Verbindung mit spastischen Paresen und Epilepsie beobachtet. Das morphologische Substrat sind hypermyelinisierte, »marmorierte« Narben der Stammganglienregion (Status marmoratus). Hemiathetosen sind zwar ebenfalls meist Folge einer frühkindlichen Hirnschädigung, können aber auch im Erwachsenenalter nach ischämischem Insult (Hirninfarkt) auftreten.

Diagnostik. Anamnestisch läßt sich eine Geburtsasphyxie oder ein Kernikterus eruieren. Die Untersuchung ergibt neben einer unablässigen **Bewegungsunruhe** einzelner oder mehrerer Gliedmaßen häufig eine Hemi- oder Tetraparese. Charakteristisch ist eine Hyperextension der Fingergrund- und -mittelgelenke bei gebeugtem Endgelenk oder eine Extension der Großzehe, die nicht mit dem Babinski-Zeichen zu verwechseln ist und ein sich ständig ändernder, meist hypotoner Spannungszustand der Muskulatur.

Differentialdiagnose. Die Hyperkinesen des Ballismus und der Chorea sind rasch und ausfahrend. Epileptische Anfälle *(S. 393)* und Myoklonien bei der subakuten sklerosierenden Panenzephalitis (SSPE) weisen demgegenüber charakteristische EEG-Merkmale auf.

Therapie. Neben logopädischen und krankengymnastischen Übungen auf neurophysiologischer Grundlage werden wie bei dystonen Syndromen auch Therapieversuche mit der Biofeedback-Methode vorgenommen, während stereotaktische Eingriffe nicht erfolgversprechend sind.

Verlauf. Der Krankheitsverlauf ist langsam progredient. In der Regel kommt es zu Skelettdeformitäten.

Der klinische Fall. Der 6jährige Junge wird im Rollstuhl von seiner Mutter zur neurologischen Untersuchung gebracht. Er kann weder frei sitzen noch sprechen. Im Kontrast zu der muskulären Hypotonie fällt eine permanente Bewegungsunruhe der Hände auf *(vgl. Abb. 41)*. Aus der Anamnese geht ein Kernikterus hervor.

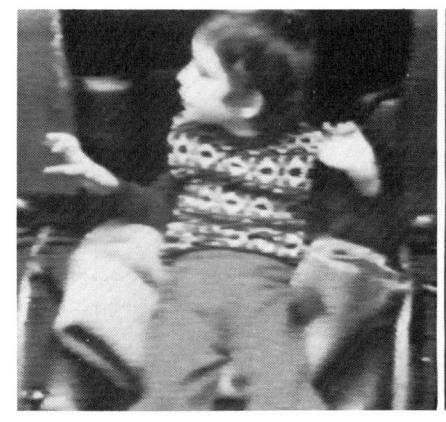

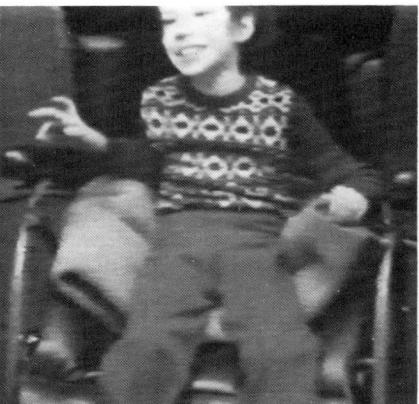

Abb. 41: Athetose nach Kernikterus bei einem 6jährigen Patienten (aus einem Videofilm, *s. a. klin. Fallbericht*).

1.2.2.7 Ballismus

> ***Definition.*** Nach vaskulärer, tumoröser oder entzündlicher Schädigung des Nucleus subthalamicus Luysi oder seiner Verbindungen zum Pallidum auftretende, heftigste, unwillkürliche Hyperkinesen mehrerer Gliedmaßenabschnitte.

Epidemiologie
Ballismus ist selten.

Epidemiologie. Insgesamt seltenes, vorwiegend bei vaskulären Hirnprozessen vorkommendes Krankheitsbild, das beide Geschlechter gleichmäßig betrifft.

Symptomatologie
Heftig ausfahrende Hyperkinesen kennzeichnen das klinische Bild.

Symptomatologie. Akut einsetzende Jaktationen einzelner Gliedmaßen (Hemi-Ballismus), die derart heftig sind, daß gezielte Bewegungen unmöglich werden.

Ätiopathogenese
Durch Ausfall hemmender Einflüsse des Corpus Luysi überwiegen thalamische Impulse. Ursachen sind vaskuläre, neoplastische oder entzündliche Prozesse im Bereich der Stammganglien.

Ätiopathogenese. Die Hyperkinesen entstehen durch den Ausfall des hemmenden Einflusses des kontralateralen **Corpus Luysi** (Nucleus subthalamicus) auf Pallidum und Nucleus ruber mit einem Übergewicht thalamischer Impulse auf den prämotorischen Kortex (Area 4 und 6) und die Vorderhornganglienzellen. Dabei braucht das Corpus Luysi selbst nicht geschädigt zu sein. Ursächlich kommen neben Thromboembolien arteriovenöse Angiome, intrazerebrale Hämatome, Hirntumoren und Metastasen, seltener Virus-Enzephalitiden und granulomatös-entzündliche Hirnprozesse wie Tuberkulose und Lues in Betracht. Gelegentlich sind Hirntraumen, auch iatrogen nach Stereotaxie, Ursache eines Hemi-Ballismus.

Diagnostik
Auf der Seite der Hyperkinesen besteht eine Hemiparese.

Diagnostik. Auf der Seite der Hyperkinesen findet man eine leichte Hemiparese. Computer- und kernspintomographisch lassen sich kontralateral herdförmige Veränderungen in den Stammganglien nachweisen.

Differentialdiagnose
Gegenüber der Chorea major treten die ballistischen Hyperkinesen stets akut und häufiger einseitig auf *(vgl. S. 161)*.

Differentialdiagnose. Während sich die übrigen extrapyramidalen Hyperkinesen subakut und in aller Regel bilateral manifestieren (siehe aber auch Hemi-Chorea, Hemi-Dystonie und Hemi-Athetose), setzt der Ballismus immer plötzlich, explosiv und fast ausschließlich halbseitig ein. Differentialdiagnostische Probleme entstehen gegenüber der ebenfalls im Erwachsenenalter einsetzenden erblichen **Chorea major** (Huntington), die aber regelmäßig mit dementativem Abbau verbunden ist *(vgl. S. 161)*.

Therapie
Wenn die Behandlung mit Reserpin versagt, ist bei schwerem Ballismus ein stereotaktischer Eingriff indiziert.

Therapie. Gelegentlich kann Reserpin die Hyperkinesen mildern. Wenn die konservative Behandlung versagt, kommt bei schwerem Ballismus ein stereotaktischer Eingriff im Thalamus oder Subthalamus zur Unterbrechung der internukleären Überschuß-Impulse in Frage.

Der klinische Fall. Ein 26jähriger Patient wurde mit Schleuderbewegungen der linken Körperhälfte, durch die er sich selbst verletzte, stationär aufgenommen. Der Liquor ergab eine lymphozytäre Pleozytose als Hinweis auf eine Enzephalitis. Nach Fieberabfall sistierte der Hemi-Ballismus.

1.2.3 Creutzfeld-Jakob-Krankheit

Synonym. Jakob-Creutzfeld-Pseudosklerose, subakute präsenile spongiöse Enzephalomyelopathie.

> **Definition.** Nach H. G. Creutzfeld (1920) und A. Jakob (1921) benannte, progrediente Enzephalomyelopathie (Slow-virus-Infektion) mit pyramidaler, extrapyramidaler, zerebellarer Symptomatik und Demenz.

Epidemiologie. Die Rate der jährlichen Neuerkrankungen liegt bei 1 pro 1 Million Einwohner. Diese bei Erwachsenen um das 60. Lebensjahr ohne signifikante Geschlechtsunterschiede auftretende Erkrankung ist übertragbar. Man nimmt eine **Slow-Virus**-Infektion mit langer Inkubationszeit an, ähnlich der Kuru-Krankheit bei Eingeborenen Neuguineas, die früher durch Kannibalismus übertragen worden sein soll.

Symptomatologie. Nach uncharakteristischen Prodromi, z.B. Schlafstörungen, kommt es zu psychischen, u.a. paranoid-halluzinatorischen Symptomen und Ausfällen mnestischer Funktionen bis zum **dementativen Abbau** sowie neuropsychologischen Symptomen, wie Aphasie und Alexie. Im rasch progredienten Verlauf sind Visusverlust, Diplopie, Dysarthrie, Dysphagie, zentrale Paresen mit Pyramidenbahnzeichen, **extrapyramidale Symptome** wie Tremor, Rigor, Chorea, Athetose, ferner zerebellare **Ataxie**, häufig Myoklonien oder auch epileptische Anfälle zu beobachten.

Ätiopathogenese. Experimentell konnte die Erkrankung durch Überimpfung von Hirngewebe auf Primaten erzeugt werden. Wiederholt wurde ein iatrogener Infektionsmodus beschrieben, z.B. durch kontaminierte Injektionsnadeln, implantierte EEG-Elektroden, nach Organtransplantation und Therapie mit Wachstumshormon, das aus menschlichen Hypophysen gewonnen wird (vergleiche klinischen Fall). Daneben ist in etwa 10% der Fälle eine familiäre Häufung zu beobachten. Histologisch läßt sich eine spongiöse Degeneration der grauen Substanz in allen motorischen Systemen nachweisen.

Diagnostik. Im **EEG** finden sich periodische Entladungen von triphasischen 1/sec-Wellen. Das kraniale Computertomogramm ist meist nicht oder nur uncharakteristisch verändert. Daher sollte eine periodische EEG-Aktivität bei einem dementen Patienten mit normalem CT an die Creutzfeld-Jakob-Krankheit denken lassen.

Differentialdiagnose. Die Alzheimer-Krankheit geht ebenfalls mit neuropsychologischen und extrapyramidalen Symptomen sowie dementativem Abbau einher, weist aber keine Myoklonien auf und schreitet wesentlich langsamer fort als die Creutzfeld-Jakob-Krankheit.

Therapie und Verlauf. Eine wirksame Therapie ist bisher nicht bekannt. Wegen der Gefahr einer Übertragung der Erkrankung sind besondere hygienische Maßnahmen, wie Desinfektion der bei den Patienten verwendeten Geräte, erforderlich. Die Krankheit endet letal innerhalb von sieben bis acht Monaten. Die Patienten sterben im Zustand der Dezerebration.

Der klinische Fall. Eine 22jährige Patientin, die seit der Entfernung eines Kraniopharyngeoms im 3. Lebensjahr Wachstumshormon erhalten hatte, erkrankte mit Verhaltensstörungen, Dysarthrie, Paraparese und zerebellarer Ataxie, gefolgt von einer rasch fortschreitenden Demenz. Sie starb wenig später. Die Autopsie ergab einen Status spongiosus als Hinweis auf eine Creutzfeld-Jakob-Krankheit (nach Powell-Jackson u. Mitarbeitern, 1985).

1.2.4 Pyramidenbahn- und Vorderhorndegeneration

Überblick. Zu den Erkrankungen mit Pyramidenbahn- und Vorderhorndegeneration (erstes und zweites Motoneuron) gehören folgende Systematrophien, die isoliert oder kombiniert auftreten *(Syn. 63)*:
- Spastische Spinalparalyse
- Progressive Bulbärparalyse
- Spinale Muskelatrophie
- Amyotrophische Lateralsklerose (ALS).

1.2.4.1 Spastische Spinalparalyse

Synonyme. Erb-Charcot-Krankheit, von Strümpell-Krankheit.

> **Definition.** Die von W. H. Erb (1875) und J. M. Charcot (1876) beschriebene, genetisch bedingte degenerative Rückenmarkserkrankung ist durch eine spastische Para- oder Tetraparese ohne Sensibilitätsstörung charakterisiert. Pathologisch-anatomisch findet man eine »Seitenstrangsklerose« (A. Strümpell 1868).

Symptomatologie. Die Krankheit beginnt schon im Kindesalter mit langsam progredienter spastischer Gangstörung und Hohlfußbildung. Hinzu kommen kognitive Störungen und eine Dysarthrie. Im übrigen kann eine hereditäre Polyneuropathie *(HSMN S. 360)* mit spastischer Spinalparalyse kombiniert sein.

Epidemiologie. Die Prävalenz beträgt 3/100 000 Einwohner *(s. a. Syn. 62)*.

Ätiopathogenese. Es handelt sich um eine überwiegend autosomal dominante Erbkrankheit. Die rezessive Form setzt schon im frühen Kindesalter ein. Histologisch sieht man eine Degeneration der Pyramidenbahn und des Gyrus praecentralis *(Syn. 63)*.

Differentialdiagnose. Abgesehen von der Little-Krankheit mit spastischer »Zerebralparese«, die auf eine frühkindliche Hirnschädigung zurückzuführen ist (S. 127), kommen differentialdiagnostisch bei jüngeren Patienten die Multiple Sklerose (MS), bei älteren Patienten eher die Amyotrophische Lateralsklerose (ALS) in Frage. Die MS ist wegen praktisch nie fehlender Sensibilitätsstörungen *(vgl. S. 230)*, die ALS aufgrund ihrer raschen Progredienz und zusätzlicher bulbärer Symptome abzugrenzen.

Therapie und Verlauf. Eine kausale Therapie gibt es nicht. Hilfreich sind krankengymnastische Bewegungsübungen. Abgesehen von der rezessiv erblichen Form, die eine schlechte Prognose hat, nimmt die Erkrankung einen chronischen Verlauf mit geringer Progredienz.

Synopsis 62: Prävalenz der Pyramidenbahn- und Vorderhornerkrankungen bezogen auf 100 000 Einwohner

Prävalenz n
- 6
- 5 — amyotrophische Lateralsklerose
- 4
- 3 — spastische Spinalparalyse
- 2 — spinale Muskelatrophie
- 1 — progressive Bulbärparalyse
- 0

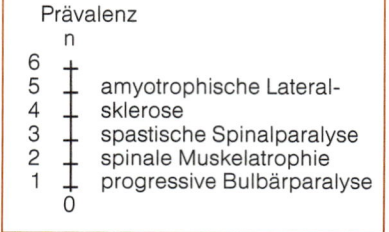

Synopsis 63: Pyramidenbahn- und Vorderhorndegeneration, die isoliert oder kombiniert als amyotrophische Lateralsklerose auftreten können.

spastische Spinalparalyse	progressive Bulbärparalyse	spinale Muskelatrophie
Degeneration der Pyramidenbahn und des Gyrus praecentralis	Degeneration motorischer Hirnnervenkerne	Degeneration der Vorderhornzellen des Rückenmarks

1.2.4.2 Progressive Bulbärparalyse

> **Definition.** Atrophie motorischer Hirnnervenkerne in der Medulla oblongata (Bulbus medullae spinalis) mit Paresen der Zungen-, Kehlkopf-, Schluck- und Kaumuskulatur.

Epidemiologie. Die jährliche Neuerkrankungsrate liegt unter 1/100 000. Bei dem seltenen isolierten Vorkommen überwiegt das weibliche Geschlecht. Häufiger wird die Bulbärparalyse im Verlauf einer amyotrophischen Lateralsklerose (ALS, *s.u.*) diagnostiziert.

Symptomatologie. Klinisch auffällig sind Dysarthrie, Dysphonie, Dysphagie, Amimie, pathologisches Weinen und Lachen, letzteres als motorisches Enthemmungsphänomen. Frühzeitig beobachtet man eine **atrophische Zungenparese mit Faszikulieren**. Kauen und Schlucken sind anfangs erschwert, später unmöglich. Im Spätstadium kommt es zur Anarthrie und zur Aspiration von Speisen und Speichel, da die Patienten wegen der gelähmten Kehlkopfmuskulatur nicht husten können.

Ätiopathogenese. Es handelt sich um eine Degeneration der Kerne kaudaler Hirnnerven, vor allem der Nn. vagus und hypoglossus, mit Paresen der Kehlkopf-, Zungen- und Schluckmuskulatur sowie des N. trigeminus (Kaumuskeln) und N. facialis (M. orbicularis oris). Das Syndrom kann nicht nur kombiniert mit spinaler Muskelatrophie und Amyotrophischer Lateralsklerose (ALS), sondern auch bei Poliomyelitis auftreten.

Differentialdiagnose. Im Gegensatz zur echten Bulbärparalyse handelt es sich bei der **Pseudobulbärparalyse** um eine supranukleäre Läsion von Hirnnervenbahnen (Tractus corticonuclearis beiderseits). Meist kommt es apoplektisch zu einer Artikulations- und Schluckstörung. Der Masseterreflex ist gesteigert. Man findet bilaterale zerebrale Herdsymptome mit spastischen Zeichen, die in der Regel durch ischämische Läsionen bei Hirnarteriosklerose (S. 290) verursacht sind *(vgl. Syn. 64)*. Zur Therapie siehe unten.

Synopsis 64: Bulbärparalyse und Pseudobulbärparalyse

amyotrophische Lateralsklerose, Poliomyelitis	Hirnarteriosklerose (Ischämien), Lues, Multiple Sklerose (MS) u.a.
motorische Hirnnervenkerne (nukleäre Läsion)	Tractus corticonuclearis (supranukleäre Läsion)
Bulbärparalyse	**Pseudobulbärparalyse**
allmählich beginnend atrophische Zungenparese Faszikulationen	apoplektisch einsetzend Zungenparese ohne Atrophie Keine Faszikulationen

Dysarthrie
Dysphonie
Dysphagie
pathologisches Weinen und Lachen

1.2.4.3 Spinale Muskelatrophie

> **Definition.** Die spinale Muskelatrophie ist auf eine Vorderhornzelldegeneration zurückzuführen. Neben hereditären Verlaufsformen des Kindes- und Jugendalters (Beckengürtelform, Typ Werdnig-Hoffmann bzw. Kugelberg-Welander) gibt es sporadische Formen im Erwachsenenalter mit atrophischen Paresen der Hände (Typ Duchenne-Aran), des Schultergürtels oder der Unterschenkel.

Epidemiologie. Die Prävalenz beträgt 2/100 000, die Inzidenz 0,2/100 000 Einwohner.

Symptomatologie. Als Frühsymptom wird Muskelfaszikulieren beobachtet. Je nach Verlaufsform manifestieren sich **atrophische Paresen** entweder primär proximal (Schulter- bzw. Beckengürteltyp) oder an den kleinen Handmuskeln bzw. Unterschenkeln (Peronäaltyp) und breiten sich aus. Die Eigenreflexe sind anfangs abgeschwächt, im weiteren Verlauf erloschen. Das Babinski-Zeichen ist negativ. Sensibilitätsstörungen fehlen.

Ätiopathogenese. Der spinalen Muskelatrophie liegt eine Degeneration des zweiten motorischen Neurons mit **Reduktion der Vorderhornganglienzellen** des Rückenmarks und Atrophie der Vorderwurzeln zugrunde. Außer den hereditären Verlaufsformen des Kindes- und Jugendalters sowie häufigem sporadischen Auftreten bei Erwachsenen *(Tab. 41)* werden symptomatische Formen der spinalen Muskelatrophie, zum Beispiel bei Malignomen (als paraneoplastisches Syndrom), Lues und Poliomyelitis, beobachtet. Häufig kommt die spinale Muskelatrophie im Verlauf der amyotrophischen Lateralsklerose (ALS) vor, die neben nukleären Atrophien spastische Symptome aufweist *(s.u.)*.

Differentialdiagnose. Differentialdiagnostisch ist schon im Säuglingsalter an die **Muskeldystrophie** *(S. 375)* zu denken, die mit Skelettveränderungen einhergeht und im Serum eine Erhöhung der Kreatin-Phosphokinase (CPK) aufweist.

Therapie und Verlauf. Neben physiotherapeutischen Maßnahmen ist vor allem eine Pneumonie-Prophylaxe durchzuführen. Die infantile Form, die im ersten Lebensjahr mit allgemeiner Hypotonie der Muskulatur einsetzt (»floppy infant«) und durch eine rasche **Progredienz** atrophischer Paresen und hinzukommende Deformitäten charakterisiert ist, führt innerhalb von ein bis eineinhalb Jahren zum Tod. Demgegenüber sind die juvenile und adulte Form meist langsam progredient.

Tabelle 41: Klassifikation der spinalen Muskelatrophien (infantile, juvenile und adulte Form).

Manifestationstyp	Heredität	Prädilektion	Verlauf
infantile Form (Werdnig-Hoffmann)	autosomal rezessiv	Beckengürtel	rasch
juvenile Form (Kugelberg-Welander), seltener adulte Form	meist autosomal rezessiv	Beckengürtel	allmählich progredient
adulte Form (Duchenne-Aran)	sporadisch	Handmuskeln	allmählich progredient

1.2.4.4 Amyotrophische Lateralsklerose (ALS)

Synonyme. Myatrophische Lateralsklerose, Motor neuron disease, Maladie de Charcot.

> **Definition.** Die Amyotrophische Lateralsklerose (ALS) ist eine rasch progrediente degenerative Erkrankung unbekannter Ätiologie. Als Kombination von atrophischen Paresen mit Faszikulationen und spastischen Symptomen wurde sie erstmals von J.M Charcot (1869) beschrieben. Pathologisch-anatomisch liegt der ALS eine Degeneration des 1. und 2. motorischen Neurons zugrunde. Sind die bulbären Hirnnervenkerne betroffen, entspricht das klinische Bild dem der progressiven Bulbärparalyse, bei Befall der Vorderhornzellen, dem der spinalen Muskelatrophie. Der Begriff »Lateralsklerose« bedeutet Degeneration der Rückenmarkseitenstränge.

Epidemiologie. Die Inzidenz der Amyotrophischen Lateralsklerose beträgt 1–2/100 000, die Prävalenz 5/100 000 Einwohner. Die ALS manifestiert sich selten vor dem 50. Lebensjahr mit einem Gipfel in der siebten Dekade. Das männliche Geschlecht überwiegt. Man unterscheidet die sporadische von einer familiären und endemischen Form. Am häufigsten sind sporadische Verläufe. In 5% der ALS-Fälle ist eine familiäre Disposition zu eruieren. **In endemischen Gebieten** wie auf den Guam-Inseln im Westpazifik tritt die ALS mit einer Inzidenz von 50/100 000 bei Männern und 20/100 000 bei Frauen auf. Sie entwickelt sich dort häufig im Verlauf einer Erkrankung, die durch Parkinsonismus und dementativen Abbau charakterisiert ist (Parkinson-Demenz-Syndrom).

Symptomatologie. Initialsymptome sind neben Schmerzen vor allem **Faszikulationen** der Muskulatur und **atrophische Lähmungen**, die sich häufig zunächst auf die kleinen Handmuskeln beschränken. Die früher als Typ Vulpian-Bernhardt bezeichnete Schultergürtelform der spinalen Muskelatrophie ist als typisches ALS-Syndrom und nicht als eigenständiges Krankheitsbild aufzufassen *(Abb. 42)*. Die Symptomatik kann einseitig, mit Hemiparese oder Unterschenkelatrophie (Peronäaltyp) beginnen, zeigt aber immer eine Tendenz zur Generalisierung mit auf- oder absteigenden Paresen. Drei Viertel aller Patienten entwickeln, nicht selten schon im Frühstadium der ALS, bulbäre Symptome mit Dysarthrophonie und Dysphagie sowie pathologischem Weinen und Lachen (progressive Bulbärparalyse). Hinzu kommen **spastische Paresen,** vor allem der unteren Extremitäten, die mit atrophischen Lähmungen konkurrieren und zum Beispiel eine primär peronäale oder hemiplegische Verlaufsform überlagern können. **Sensibilitätsstörungen gehören nicht zum Bild der ALS.**

◄ Definition

Epidemiologie
Die Inzidenz der ALS liegt bei 1–2/100 000, die Prävalenz bei 5/100 000 Einwohner. Die Erkrankung manifestiert sich meist sporadisch im höheren Lebensalter. Das männliche Geschlecht überwiegt. Auf den Guam-Inseln wird ein mit ALS einhergehendes Parkinson-Demenz-Syndrom beobachtet.

Symptomatologie
Charakteristisch sind atrophische Paresen *(Abb. 42)* mit Faszikulationen, bulbäre Symptome (Dysarthrie, Dysphagie) und spastische Zeichen. **Die Sensibilität ist ungestört.**

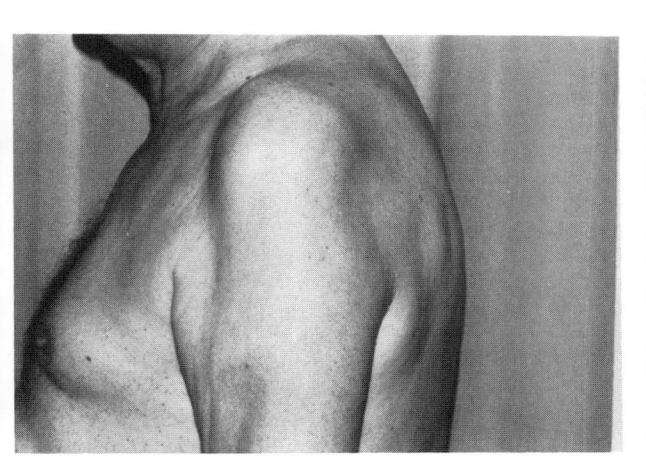

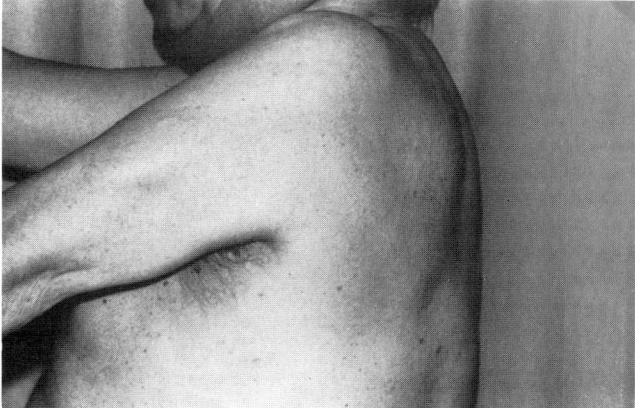

Abb. 42a und b: Amyotrophische Lateralsklerose (ALS). *Siehe klin. Fall.*

Abb. 42a: Atrophie der Schultergürtel-Oberarmmuskulatur links

Abb. 42b: Der linke Arm kann nicht bis zur Horizontalen angehoben werden

Synopsis 65: Degenerative Veränderungen im Vorderhornbereich des Rückenmarks bei Amyotrophischer Lateralsklerose (ALS)

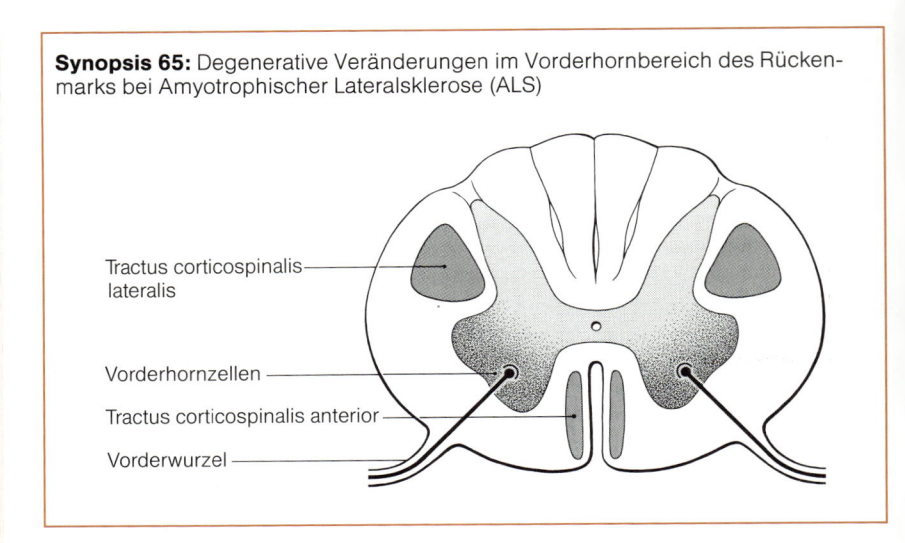

- Tractus corticospinalis lateralis
- Vorderhornzellen
- Tractus corticospinalis anterior
- Vorderwurzel

Ätiopathogenese

Die Ursache ist ungeklärt. Pathologisch-anatomisch handelt es sich um eine Degeneration der Vorderhornzellen und motorischer Hirnnervenkerne sowie einzelner Abschnitte der Pyramidenbahn *(Syn. 65)*.

Diagnostik

Die Patienten klagen über Muskelschwäche, Krampi und Schluckstörungen. Bei der Untersuchung fallen Faszikulationen der atrophischen Zungenmuskulatur und Atrophien vor allem der kleinen Handmuskeln neben Zeichen einer Spastik und positivem Babinski-Reflex auf *(Syn. 66)*.

Das EMG und die Muskelbiopsie ergeben Zeichen einer neurogenen Muskelatrophie. Der Liquor ist normal.

Differentialdiagnose

Abgesehen von der MS, die sich vor allem durch Sensibilitäts- und Blasenstörungen sowie einen pathologischen Liquorbefund von der ALS unterscheidet, sind zervikale Diskushernien *(S. 285)* und Tumoren *(S. 168)* auszuschließen (Computertomographie!). Die Differentialdiagnose gegenüber rein motorischen Polyneuropathien *(S. 354)* und der Poliomyelitis *(S. 224)* ist gelegentlich schwierig; sie erfordert eine Liquor- und EMG-Untersuchung, im Zweifelsfall eine Muskelbiopsie.
Zur Creutzfeld-Jakob-Krankheit siehe *S. 171*.

Ätiopathogenese. Die Ursache der ALS ist ungeklärt. Man diskutiert u.a. virale Infektionen oder eine immunologische Störung. In einzelnen Fällen wird ein Entstehungszusammenhang mit malignen Tumoren (paraneoplastisches Syndrom) und schweren Unfallverletzungen (z.B. Elektrotrauma, *S. 288*) beobachtet. Bei der familiären Form ist der Erbgang autosomal dominant.

Pathologisch-anatomisch findet man eine **Degeneration** der **Vorderhornzellen** des Rückenmarks *(Syn. 65)* und motorischer Hirnnervenkerne (Nn. V, VII, X, XII) sowie einzelner Abschnitte der Pyramidenbahn und des Gyrus praecentralis.

Diagnostik. Die Anamnese ergibt Klagen über **Muskelschwäche**, Krampi, Schmerzen und Schluckstörungen. Durch Parese der mimischen Muskulatur wird das Gesicht ausdruckslos. Ein Faszikulieren, das durch Kälteexposition bzw. Beklopfen der Muskulatur provoziert werden kann, und eine Atrophie der Zunge oder der kleinen Handmuskeln muß den Verdacht auf ALS erwecken, besonders wenn keine Sensibilitätsstörung vorliegt und zu den atrophischen Lähmungen spastische Symptome mit erhöhtem Muskeltonus, gesteigerten Eigenreflexen und pathologischen Fremdreflexen (ein- oder beidseitiges Babinski-Zeichen) hinzukommen *(Syn. 66)*.

Im **Elektromyogramm (EMG)** finden sich neben pathologischer Spontanaktivität mit Faszikulieren »Riesenpotentiale«, und eine Reduktion der Zahl motorischer Einheiten. Die motorische Nervenleitgeschwindigkeit (NLG) ist allenfalls gering reduziert, die sensible NLG normal. Die **Muskelbiopsie** ergibt eine neurogene Atrophie der Muskelfasern. Der Liquor-Befund ist unauffällig. Im Computertomogramm kann eine kortikale Atrophie nachweisbar sein.

Differentialdiagnose. Im Gegensatz zur Multiplen Sklerose (MS) kommen bei der ALS weder Sensibilitäts- noch Blasenstörungen vor, und der Liquorbefund ist unauffällig. Ein Diskusprolaps, eine zervikale Myelopathie *(S. 285)* und ein Neoplasma *(S. 168)* des kraniozervikalen Übergangs sind computertomographisch auszuschließen.

Die Differentialdiagnose gegenüber einer motorischen **Polyneuropathie** *(S. 354)* und der ebenfalls ohne Sensibilitätsstörungen einhergehenden **Poliomyelitis** *(S. 224)* gelingt bei dem peronäalen (»pseudoneuritischen«) Typ oder der ALS oft erst nach Liquor-, EMG-Untersuchung und Muskelbiopsie. Bei primär bulbärer Symptomatik kann der Verdacht auf eine vaskuläre **Pseudobulbärparalyse** entstehen *(S. 173 u. S. 290)*, die jedoch meist apoplektisch einsetzt und weder eine Atrophie, noch Faszikulieren der Zunge aufweist. Differentialdiagnostisch ist auch an die **Creutzfeld-Jakob-Krankheit** *(S. 171)* zu denken, wenn neben Muskelatrophien und spastischen Symptomen extrapyramidale Hyperkinesen und Myoklonien vorkommen.

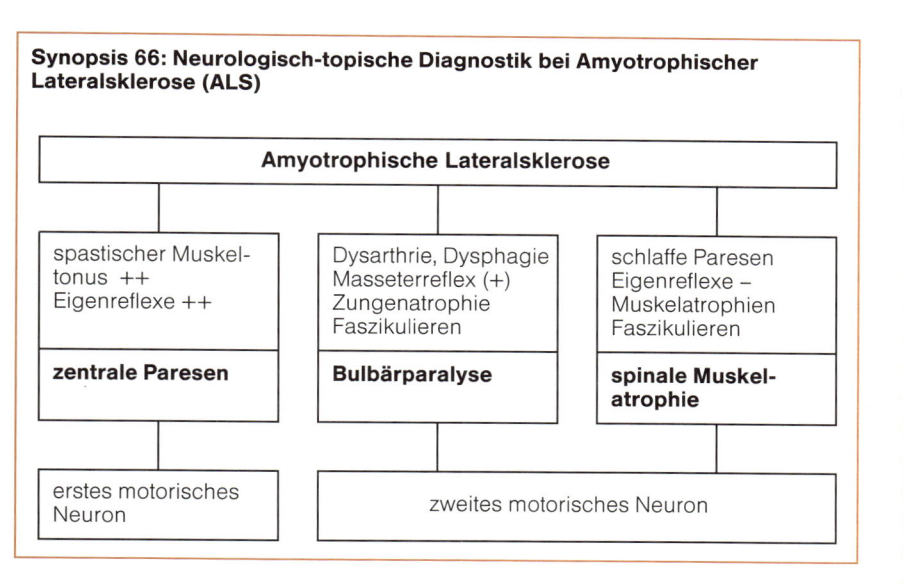

Synopsis 66: Neurologisch-topische Diagnostik bei Amyotrophischer Lateralsklerose (ALS)

```
                    Amyotrophische Lateralsklerose
        ┌───────────────────────┼───────────────────────┐
spastischer Muskel-      Dysarthrie, Dysphagie      schlaffe Paresen
tonus ++                 Masseterreflex (+)         Eigenreflexe –
Eigenreflexe ++          Zungenatrophie             Muskelatrophien
                         Faszikulieren              Faszikulieren

zentrale Paresen         Bulbärparalyse             spinale Muskel-
                                                    atrophie

erstes motorisches              zweites motorisches Neuron
Neuron
```

Therapie. Eine kausale Therapie der ALS gibt es nicht. Nach Gabe von Thyreotropin-Releasing-Hormon (TRH) oder Pyridostigminbromid (Mestinon) wird vorübergehend eine Besserung der Symptome beobachtet. Bei fortschreitender bulbärer Symptomatik ist wegen Aspirationsgefahr **Sondenernährung** erforderlich. Wesentlich ist die psychologische Betreuung der Patienten, die den bei ungestörter Vigilanz fortschreitenden Krankheitsprozeß genau beobachten.

Verlauf. Artikulation, Nahrungsaufnahme und Schlucken werden zunehmend erschwert bis unmöglich. Durch Aspiration bei gelähmter Atemmuskulatur kommt es zur Pneumonie. Die mittlere Verlaufsdauer beträgt drei, nur in Ausnahmefällen, wenn bulbäre Symptome nicht im Vordergrund stehen, 10–15 Jahre.

Der klinische Fall. Der 76jährige Patient, früher Leistungssportler, bemerkte eine Schwäche des linken Armes. Bei der ersten neurologischen Untersuchung ein Jahr später fielen neben ausgeprägten atrophischen Paresen und Faszikulationen der Schulter-Arm-Muskulatur links *(Abb. 42)* eine Zungenatrophie mit Faszikulationen und eine bulbäre Dysarthrie auf. Die Eigenreflexe waren am linken Arm erloschen. Sensibilitätsstörungen fanden sich nicht. Das EMG ergab Zeichen eines generalisierten Denervationsprozesses bei erheblicher neurogener Muskelatrophie am linken Arm und in den Zungenmuskeln. Der Patient starb 18 Monate später an Aspirationspneumonie.

1.2.5 Zerebellare und spinozerebellare Ataxien

Definition. Meist genetisch bedingte Systematrophie des Kleinhirns und spinozerebellarer Bahnen. Vorherrschendes Symptom ist eine zerebellare bzw. spinale Ataxie. Die häufigsten Heredoataxien sind in Tabelle 42 aufgeführt.

1.2.5.1 Friedreich-Krankheit

Synonyme. M. Friedreich, Friedreich-Ataxie, spinale Heredoataxie, familiäre spinale Ataxie.

Definition. Von N. Friedreich (1863) beschriebene spinale Heredoataxie mit Degeneration vorwiegend der Hinterstränge, Hinterwurzeln und des Tractus spinocerebellaris. Charakteristisch sind Gangataxie und Hohlfußdeformität.

Tabelle 42: Die häufigsten Heredoataxien

Name	Erbgang	Erkrankungsalter	vorherrschende Symptomatik
Louis-Bar (Ataxia teleangiectatica)	autosomal rezessiv	1. Lebensjahr	zerebellare Ataxie, extrapyramidale Symptome, Teleangiektasien
Friedreich (spinale Heredoataxie)	autosomal rezessiv	Pubertät	spinale Ataxie, Hohlfuß
Ramsay Hunt (Dyssynergia cerebellaris myoclonica)	autosomal unregelmäßig dominant	Pubertät	zerebellare Ataxie, Myoklonien, Epilepsie
Nonne-Pierre-Marie (zerebellare Heredoataxie)	dominant	20.–45. Jahr	zerebellare Ataxie, Dysphonie (»Löwenstimme«)
Déjerine-Thomas-Menzel (Olivo-ponto-zerebellare Atrophie)	sporadisch autosomal dominant	20.–50. Jahr	zerebellare Ataxie, extrapyramidale Symptome, Miktionsstörungen

Epidemiologie
Mit einer Prävalenz von 2/100 000 Einwohner manifestiert sich der M. Friedreich schon im Kindes- oder Jugendalter.

Symptomatologie
Im Vordergrund stehen eine Ataxie, Hohlfußbildung (Abb. 43) und Dysarthrie.

Ätiopathogenese
Der Erbgang ist rezessiv. Neuroanatomisch handelt es sich um eine Degeneration der Hinterstränge und -wurzeln sowie der spinozerebellaren Bahnen (Syn. 67).

Epidemiologie. Die Erkrankung setzt schon im Kindes- oder Jugendalter ohne signifikante Geschlechtsunterschiede ein. Mit einer Prävalenz von 2/100 000 Einwohner ist der M. Friedreich die häufigste Erkrankung aus dem großen Formenkreis der Heredoataxien, deren Prävalenz 8/100 000 Einwohner beträgt.

Symptomatologie. Anamnestisch ist zu erfahren, daß die Kinder häufig fallen. Der Gang ist ataktisch. Auffällig ist eine Hohlfußbildung mit Krallenstellung der Zehen (vgl. Abb. 43). Die Schrift ist unleserlich, die Artikulation gestört (anfangs schwerfälliges), später explosives, skandierendes Sprechen, es kommt auch zu Persönlichkeitsveränderungen.

Ätiopathogenese. Bei der autosomal rezessiv vererbten Krankheit kommt es zu einer fortschreitenden Degeneration der Hinterstränge und -wurzeln, der spinozerebellaren Bahnen, in geringerem Umfang auch der Pyramidenbahn und der Vorderhornzellen (Syn. 67). Die degenerativen Veränderungen betreffen vorwiegend das Lumbosakralmark. Das Kleinhirn ist erst im weiteren Verlauf beteiligt.

Synopsis 67: Degenerative Veränderungen am Rückenmark bei spinozerebellarer Ataxie (Friedreich-Krankheit).

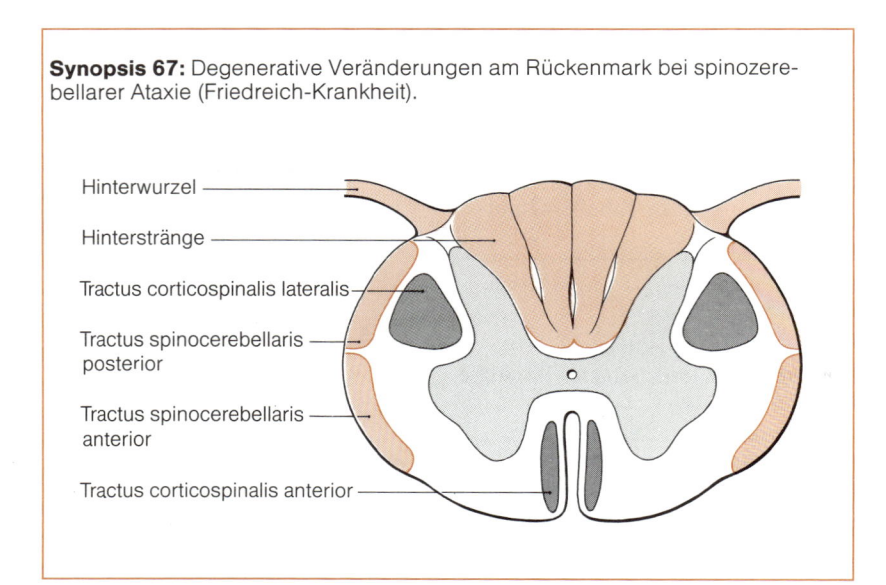

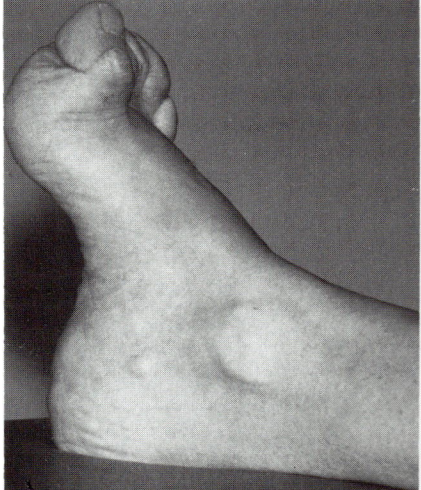

- Hinterwurzel
- Hinterstränge
- Tractus corticospinalis lateralis
- Tractus spinocerebellaris posterior
- Tractus spinocerebellaris anterior
- Tractus corticospinalis anterior

Abb. 43: »Friedreich-Fuß«. Hohlfußbildung mit Krallenzehen.

Diagnostik. Das Gangbild ist anfangs spinalataktisch, das **Romberg-Zeichen** früh positiv *(S. 73)*. Vibrations- und Lageempfinden sind deutlich herabgesetzt und die Eigenreflexe an den Beinen meist erloschen. Als Zeichen einer Spastik finden sich gelegentlich aber auch gesteigerte Eigenreflexe. Abgesehen von einer akrodistalen Hypästhesie und distalen atrophischen Paresen, fällt eine Kyphoskoliose und der »Friedreich-Fuß« auf. Als zerebellare Symptome sind dysmetrische Zeigeversuche, Intentionstremor, Dysdiadochokinese, Dysarthrie, Nystagmus und eine ausgeprägte Rumpfataxie zu beobachten. Selten kommt eine Optikusatrophie vor.

Die visuell und akustisch **evozierten Potentiale** sind häufig pathologisch verändert, die Amplitude der sensiblen Nervenleitgeschwindigkeit (NLG) ist deutlich vermindert. Der Liquor ist normal. Das CT ist meist nicht oder nur geringgradig verändert und trägt nicht zur Frühdiagnostik bei, da die Erkrankung erst sekundär das Kleinhirn betrifft. Wichtig ist die EKG-Untersuchung, da die neurologische Symptomatik meist von einer **Kardiomyopathie** begleitet ist.

Differentialdiagnose. Eine Hohlfußbildung findet man auch bei der **neuralen Muskelatrophie** (HMSN Typ I, *S. 360)*, die im Gegensatz zur Friedreich-Ataxie mit ausgeprägter Unterschenkelatrophie (»Storchenbeine«) und verlangsamter motorischer NLG einhergeht.

Eine **Tabes dorsalis** ist durch die Lues-Serologie auszuschließen *(S. 213)*. Von den zahlreichen Heredoataxien, deren häufigste Formen in der *Tabelle 42* aufgeführt sind, kommen differentialdiagnostisch in erster Linie die **zerebellare Heredoataxie** Nonne-Pierre-Marie (s.u.) und die **olivo-ponto-zerebellare Atrophie** *(S. 180)* in Frage, die nachfolgend dargestellt sind. Das Ramsay-Hunt-Syndrom beginnt im Gegensatz zum M. Friedreich mit einer zerebellaren Ataxie, einem Aktionsmyoklonus und epileptischen Anfällen. Das Louis-Bar-Syndrom manifestiert sich oft schon vor dem 2. Lebensjahr mit zerebellarer Ataxie und ist darüber hinaus durch Teleangiektasien charakterisiert.

Therapie. Die Gabe von 5-Hydroxy-Tryptophan in Verbindung mit Benserazid bessert vorübergehend die Ataxie. Darüber hinaus empfehlen sich krankengymnastische Übungen, um Kontrakturen vorzubeugen.

Verlauf. Bei allmählicher Progredienz und einer Krankheitsdauer von 15–30 Jahren ist aufgrund zunehmender Ataxie mit schwerer Behinderung zu rechnen.

Der klinische Fall. Der 18jährige Zimmermannslehrling leidet wie sein jüngerer Bruder seit der Pubertät unter zunehmender Gangunsicherheit mit Fallneigung und Hände-Tremor. Auffällig ist neben einer Trichterbrust eine ausgeprägte Hohlfußbildung beiderseits. Die Koordinationsprüfung ergibt ataktische Zeigeversuche, ein positives Romberg-Zeichen, einen pathologischen Unterberger-Tretversuch und gesteigerte Eigenreflexe der unteren Extremitäten. Eine Speicherkrankheit ist nicht nachweisbar. Diagnose: Spinozerebellare Heredoataxie.

1.2.5.2 Nonne-Pierre-Marie-Krankheit

Synonyme. Zerebellare Heredoataxie, Pierre-Marie-Krankheit.

> *Definition.* Von M. Nonne (1890) und P. Marie (1893) beschriebene erhebliche degenerative Erkrankung des mittleren Lebensalters mit Kleinhirnrinden-Atrophie, die durch Koordinationsstörungen, Dysarthrophonie, Optikusatrophie, Paraspastik und Demenz charakterisiert ist.

Epidemiologie. Die zerebellare Heredoataxie folgt einem autosomal dominanten Erbgang und beginnt zwischen dem 20. und 45., seltener auch noch nach dem 60. Lebensjahr.

Symptomatologie. Zu den Kardinalsymptomen gehört eine zerebellare Ataxie mit Stand- und Gangunsicherheit und Dysarthrophonie. Das Sprechen ist mühsam, undeutlich, die Stimme rauh (»Löwenstimme«). Hinzu kommen gelegentlich eine Paraspastik, Diplopie und Visusminderung.

Ätiopathogenese
Morphologisch fällt vor allem eine Kleinhirnrindenatrophie mit Reduktion der Purkinje-Zellen auf.

Ätiopathogenese. Pathologisch-anatomisch findet man einen Ausfall insbesondere der Purkinje-Zellen bei Rindenatrophie des Kleinhirns, in geringem Umfang auch degenerative Veränderungen der Großhirnrinde, Hinterstränge und Pyramidenbahn.

Diagnostik
Die Ataxie mit Dysmetrie der Zeigeversuche und Intentionstremor prägt das klinische Bild. Das CT zeigt eine Kleinhirnatrophie.

Diagnostik. Die Untersuchung ergibt neben einer ausgeprägten Stand- und Gangataxie dysmetrische Zeigeversuche mit Intentionstremor und Nystagmus. Gelegentlich entwickelt sich eine Optikusatrophie und Okulomotoriusparese. Die Eigenreflexe und der Tonus der unteren Extremitäten sind manchmal gesteigert. Das kraniale Computertomogramm (CT) zeigt eine ausgeprägte Kleinhirnatrophie.

Differentialdiagnose
Von den übrigen Heredoataxien kommen differentialdiagnostisch vor allem der M. Friedreich *(s.o.)* mit allerdings wesentlich früherer und spinal-ataktischer Manifestation sowie die olivo-ponto-zerebellare Atrophie *(s.u.)*, in Frage, die jedoch zusätzlich extrapyramidale Symptome aufweist.

Differentialdiagnose. Der **M. Friedreich** *(s. o.)*, der durch Skelettdeformitäten charakterisiert ist, manifestiert sich im Kindesalter mit einer spinalen Ataxie. Zerebellar-ataktische Symptome kommen erst im weiteren Verlauf hinzu. Die ebenfalls im Erwachsenenalter auftretende **olivo-ponto-zerebellare Atrophie** weist zusätzlich extrapyramidale Symptome auf *(s. u.)*. Ein **Kleinhirn-Tumor** muß ausgeschlossen werden. Schließlich ist differentialdiagnostisch auch eine alkoholtoxische Kleinhirnatrophie (Atrophie cérébelleuse tardive) zu denken.

Therapie und Verlauf
Neben Koordinationsübungen ist eine logopädische Behandlung angezeigt. Der Verlauf ist durch zunehmende Gehbehinderung und dementativen Abbau gekennzeichnet.

Therapie und Verlauf. Da eine kausale Therapie nicht möglich ist, kommen nur physiotherapeutische Maßnahmen zur Verbesserung der Koordination und zusätzlich logopädische Sprechübungen in Betracht. Die Prognose ist ungünstig. Allmählich progedient entwickelt sich eine schwere lokomotorische Ataxie bis zur Gehunfähigkeit und ein organisches Psychosyndrom mit dementativem Abbau.

1.2.5.3 Olivo-ponto-zerebellare Atrophie

1.2.5.3 Olivo-ponto-zerebellare Atrophie

Synonyme. Atrophie olivopontocérébelleuse, spino-ponto-zerebellare Atrophie.

Definition ▶

Definition. Fortschreitende, familiär gehäuft oder sporadisch auftretende Erkrankung mit Ataxie und extrapyramidalen Symptomen bei Atrophie des Kleinhirns, des Brückenfußes, der Oliven und einzelner Stammganglien.

Epidemiologie
Die seltene Krankheit manifestiert sich im mittleren Lebensalter.

Epidemiologie. Die seltene Erkrankung beginnt ohne Geschlechtsunterschied im mittleren Lebensalter, meist zwischen dem 20. und 50. Lebensjahr.

Symptomatologie
Zerebellare und extrapyramidale Symptome, vor allem eine Ataxie, Dysarthrie und Miktionsstörung kennzeichnen das klinische Bild.

Symptomatologie. Im Vordergrund steht eine zerebellare **Ataxie.** Die Artikulation ist verwaschen, die Feinmotorik gestört, die Schrift unleserlich *(Abb. 44)*. Die Arme werden nach vorn geworfen, während der Gang grob ataktisch ist. Früh treten **Miktionsstörungen** auf. Hinzu kommen extrapyramidale Symptome mit Rigor, Ruhetremor und Hypokinese.

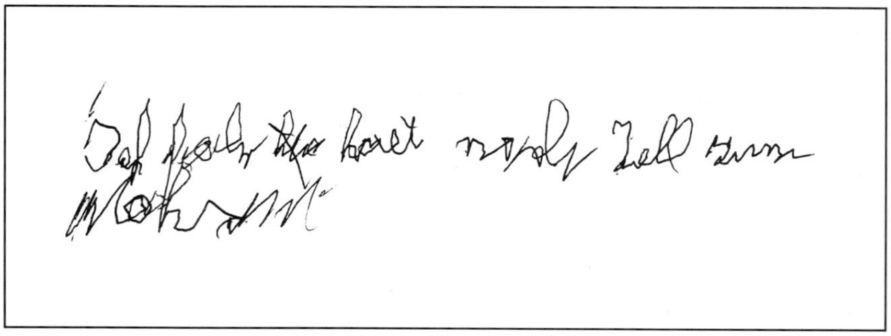

Abb. 44: Schriftprobe eines Patienten mit Ataxie bei olivo-ponto-zerebellarer Atrophie: Unkoordinierte, hypermetrische, große Schriftzüge *(vgl. klin. Fall)*.

1.2 Degenerative Prozesse des Gehirns und Rückenmarks

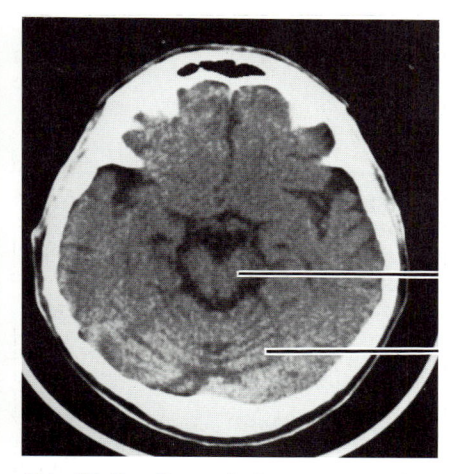

Mesenzephalon

Kleinhirn

Abb. 45: Das Computertomogramm zeigt eine Betonung der Kleinhirnwindungen und Erweiterung der perimesenzephalen Zisternen (Kleinhirn- und Ponsatrophie).

Ätiopathogenese. Die Erkrankung wird autosomal dominant vererbt (Typ Menzel). Es kommen aber auch sporadische Verläufe vor (Typ Déjerine-Thomas). Pathologisch-anatomisch findet man eine makroskopisch sichtbare kombinierte Kleinhirn-Pons-Atrophie, histologisch zusätzlich eine Atrophie der unteren Oliven und einzelner Stammganglien, vor allem der Substantia nigra und des Putamen. Bei einer Reihe von Fällen ist die Glutamat-Dehydrogenase im Serum erniedrigt.

Diagnostik. Die Untersuchung ergibt eine Kleinhirnataxie. Das Rebound-Phänomen ist positiv, die Zeigeversuche sind dysmetrisch. Es findet sich eine **Dysdiadochokinese**. Gelegentlich ist ein Gaumensegelnystagmus zu beobachten. Paresen äußerer Augenmuskeln und eine Optikusatrophie kommen vor. Unter den extrapyramidalen Symptomen fallen neben einem Parkinson-Syndrom nicht selten auch choreatische **Hyperkinesen** auf. Die hereditäre Form (Typ Menzel) weist häufiger eine spinale Beteiligung auf. Das EEG zeigt meist eine verlangsamte Grundaktivität beiderseits temporo-okzipital und episodische rhythmische Entladungen, das kraniale Computertomogramm (CT) eine Atrophie der Kleinhirnwindungen und der Pons *(Abb. 45)*.

Differentialdiagnose. Bei langjährigem Alkoholabusus ist an die Atrophie cérébelleuse tardive mit beinbetonter Ataxie zu denken. Daneben kommen auch toxische (Phenytoin), stoffwechselbedingte (Hypothyreose) und paraneoplastische Kleinhirnatrophien in Betracht. Zur Nonne-Pierre-Marie-Krankheit siehe *oben*.

Therapie und Verlauf. Physiotherapeutische Maßnahmen sind die einzigen Behandlungsmöglichkeiten, zumal eine kausale Therapie fehlt. Der Verlauf ist meist rasch progredient. Es entwickelt sich eine Demenz.

Der klinische Fall. Innerhalb von drei Jahren entwickelte sich bei dem 48jährigen Bauarbeiter eine ataktische Gangstörung bis zur Gehunfähigkeit und eine Artikulationsstörung bis zur Anarthrie. Die Zeigeversuche waren dysmetrisch, die Schrift unleserlich *(vgl. Abb. 44)*. Hinzu kamen neben einer Hypomimie und Hypersalivation choreatische Überschußbewegungen und eine Urininkontinenz. Die Sehnervenpapillen waren abgeblaßt. Das CT zeigte eine Atrophie von Pons und Kleinhirn *(Abb. 45)*.

Ätiopathogenese
Neben der hereditären gibt es eine sporadische Form. Man findet eine Atrophie des Kleinhirns, der Pons, der Oliven, der Substantia nigra und des Putamen.

Diagnostik
Auffällig ist die zerebellare Ataxie mit Dysmetrie der Zeigeversuche und Dysdiadochokinese. Neben Augenmuskelparesen und einer Optikusatrophie finden sich ein Parkinson-Syndrom, außerdem choreatische Hyperkinesen. Im CT ist eine Kleinhirn- und Ponsatrophie nachweisbar *(Abb. 45)*

Differentialdiagnose
Neben einer alkohol- und medikamentös-toxischen Kleinhirnatrophie gibt es auch ein vergleichbares paraneoplastisches Syndrom.

Therapie und Verlauf
Eine kausale Therapie gibt es nicht. Der Verlauf ist progredient mit dementativem Abbau.

◀ **Der klinische Fall**

1.3 Metabolische und toxische Prozesse des Gehirns und Rückenmarks

1.3.1 Hereditäre Stoffwechselstörungen

> **Definition.** Genetisch bedingte Erkrankungen des Zentralnervensystems, die auf Enzymdefekten des Lipoid-, Aminosäuren-, Kohlenhydrat- oder Kupferstoffwechsels beruhen und sich meist schon im Kindesalter als Störung der psychomotorischen Entwicklung manifestieren.

1.3.1.1 Störungen des Lipoidstoffwechsels

Synonyme. Sphingolipidosen, Lipidspeicherkrankheiten.

> **Definition.** Die häufigsten Störungen des Lipoidstoffwechsels, die einem autosomal rezessiven Erbgang folgen, sind der M. Niemann-Pick, M. Gaucher, M. Tay-Sachs *(Tab. 43)*, seltener sind die metachromatische Leukodystrophie und der M. Krabbe *(s. Tab. 44)*.

Symptomatologie und Diagnostik. Fast alle Lipoidstoffwechselstörungen beginnen im ersten bis dritten Lebensjahr nach zunächst normaler frühkindlicher Entwicklung entweder mit Apathie oder vermehrter Reizbarkeit.

Regelmäßig entwickeln sich schlaffe oder spastische Paresen und oft eine zerebellare Ataxie, so daß die Kinder nicht oder nur mühsam laufen und sprechen lernen. Bei einer Reihe von Lipoidspeicherkrankheiten, am häufigsten bei M. Tay-Sachs, fällt neben einer Optikusatrophie eine Rotfärbung der Fovea centralis auf. Leukodystrophien zeigen darüber hinaus eine Liquoreiweißerhöhung; im kranialen Computertomogramm stellen sich frühzeitig symmetrische hyperdense Areale überwiegend in der weißen Substanz dar, die kernspintomographisch signalintensiv sind. Im fortgeschrittenen Stadium findet man eine diffuse periventrikuläre Dichteminderung. Bei Demyelinisierung auch des peripheren Nervensystems, das beim Refsum-Syndrom *(S. 360)* überwiegend betroffen ist, ist die sensible und motorische Nervenleitgeschwindigkeit stark herabgesetzt, somatosensorisch und visuell evozierte Potentiale sind verzögert.

Tabelle 43: **Die häufigsten Lipoidspeicherkrankheiten.** Bei diesen Sphingolipidosen, die zur geistigen Behinderung führen, liegt ein autosomal rezessiver Erbgang vor. Die Niemann-Pick-Krankheit macht 80% aller Lipoidstoffwechselstörungen aus.

Krankheit	Symptomatologie und Diagnostik	Pathogenese
M. Niemann-Pick (Sphingomyelinose)	Im ersten Lebensjahr schlaffe Paresen, zerebellare Ataxie, Erblindung. Vorgewölbtes Abdomen (Hepatomegalie), Hyperpigmentierung.	Abbaustörung und Speicherung von Sphingomyelin, daneben Demyelinisierung der weißen Substanz.
M. Gaucher (Zerebrosidose)	Akuter Verlauf im Säuglingsalter mit spastischen Paresen, Opisthotonus, Strabismus. Bei subakuter juveniler Manifestation extrapyramidale Symptome, progrediente Demenz, schmerzhafte Knochenveränderungen.	Abbaustörung und Speicherung von Glukozerebrosid. Bei der akuten infantilen Form auch Nervenzelluntergang und Demyelinisierung.
M. Tay-Sachs (Gangliosidose)	Ab drittem Lebensmonat schlaffe, später spastische Paresen, Erblindung, oft auch Pendelnystagmus, Kachexie.	Abbaustörung und Speicherung des Gangliosids GM 1, daneben Demyelinisierung.

1.3 Metabolische und toxische Prozesse des Gehirns und Rückenmarks

Tabelle 44: Die häufigsten Leukodystrophien. Auch diese Lipoidstoffwechselstörungen folgen einem autosomal rezessiven Erbgang und gehen mit geistiger Behinderung einher. Sie sind durch überwiegende Demyelinisierung charakterisiert.

Krankheit	Symptomatologie und Diagnostik	Pathogenese
Metachromatische Leukodystrophie (Sulfatidose)	Ataxie um das dritte Lebensjahr, zunächst schlaffe, später spastische Para- oder Tetraparese, Erblindung, epileptische Anfälle, Cholezystitis und Cholelithiasis (erhöhte Sulfatidausscheidung über die Galle).	Fehlender Umbau von Sulfatid zu Zerebrosid mit Speicherung überwiegend in der Oligodendroglia und den Schwann-Zellen. Demyelinisierung des zentralen und peripheren Nervensystems.
M. Krabbe (Globoidzellenleukodystrophie)	Spastik ab drittem Lebensmonat mit Opisthotonus, episodisches Fieber, Erblindung.	Störung der Sulfatidbildung aus Galaktozerebrosid. Zentrale und periphere Demyelinisierung.

Ätiopathogenese. Den Sphingolipidosen liegen hereditäre enzymatische Defekte zugrunde, die den Metabolismus der Sphingolipide (Sphingomyelin, Zerebroside, Sulfatide, Ganglioside) stören. Intermediärprodukte werden in Gehirn, Retina, Leber, Milz und Knochenmark gespeichert. Der Mangel an Sphingomyelin und Zerebrosid führt zur Störung der Myelinisierung bzw. zur Entmarkung der weißen Substanz. Bei den **Leukodystrophien** überwiegt die Demyelinisierung gegenüber der Speicherung partiell abgebauter Lipoide.

Therapie und Verlauf. Eine kausale Therapie ist nicht möglich. Von Bedeutung ist die genetische Beratung der Angehörigen. Die enzymatische Identifikation heterozygoter Übertrager gelingt bei M. Tay-Sachs. Die meisten Erkrankungen führen noch im Kleinkindalter innerhalb weniger Jahre nach schwerer Kachexie im Stadium der Dezerebration zum Tod.

1.3.1.2 Störungen des Aminosäurenstoffwechsels

Definition. Die meisten Aminosäurenstoffwechselstörungen werden autosomal rezessiv vererbt. Dazu gehören die Phenylketonurie, die Histidinämie, die Homozystinurie, die Ahornsirup-Krankheit und die Hartnup-Krankheit (Tab. 45).

Symptomatologie und Diagnostik. Bei Vigilanzstörung und Neugeborenenkrämpfen bzw. psychomotorischer Retardierung und epileptischen Anfällen im Kindesalter muß gezielt nach einer Aminosäurenstoffwechselstörung gesucht werden, zumal gute Behandlungserfolge zu erzielen sind. Ein charakteristischer Uringeruch oder eine Rotfärbung des Urins durch Uratgries bei **Lesch-Nyhan-Syndrom** mit Hyperurikämie weisen auf die Ursache der Entwicklungsstörung hin. Regelmäßig kommt es zu metabolischer Azidose und Aminoazidurie, häufig werden auch vermehrt Ketosäuren ausgeschieden. Der Nachweis gelingt in der Regel mit einfachen Suchtests in Urin und Serum. Bei Neugeborenen wird der mikrobiologische Agardiffusionstest nach Guthrie als Screening-Untersuchung auf **Phenylketonurie** eingesetzt. Meist liegt ein pathologisches Elektroenzephalogramm (EEG), oft mit epileptischen Potentialen vor (bei Phenylketonurie meist Hypsarrhythmie).

Ätiopathogenese. Durch Ausfall einzelner Enzymaktivitäten reichern sich Produkte an, die auf Stoffwechsel-Nebenwegen entstehen, oder es fehlen wichtige Metaboliten als **Transmittervorstufen** und im Myelin-Metabolismus. So sind z.B. durch unzureichende Bildung von Tyrosin aus Phenylalanin bei der Phenylketonurie die Adrenalin/Noradrenalin-Synthese und der Tryptophan/Serotonin-Stoffwechsel, darüber hinaus auch die Melanin-Synthese gestört. Bei der Ahornsirup-Krankheit findet sich eine ausgeprägte spongiöse Degeneration der Myelinscheiden.

> **Tabelle 45: Häufigste Aminosäurenstoffwechselstörungen mit neurologischer Symptomatik.** Die Phenylketonurie mit einer Inzidenz von 10/100 000 Geburten überwiegt. Abgesehen vom Lesch-Nyhan-Syndrom, das x-chromosomal rezessiv vererbt wird, ist der Erbgang dieser Stoffwechselstörungen autosomal rezessiv.

Krankheit	Symptomatologie und Diagnostik	Pathogenese
Phenylketonurie (Fölling-Krankheit)	Vermehrte Reizbarkeit, Hautekzem, BNS-Krämpfe. Ab sechstem Lebensmonat Retardierung, motorische Stereotypien, Spastik, choreatische Hyperkinesen, »Mäusegeruch« des Urins, Pigmentarmut.	Fehlender Abbau von Phenylalanin zu Tyrosin, Anhäufung in Plasma und Liquor, vermehrte Ausscheidung im Urin.
Homozystinurie	Linsenektopie, Knochendeformitäten, Arachnodaktylie, Pigmentarmut. In 50% geistige Behinderung, Epilepsie, extrapyramidale Hyperkinesen. Tod durch thromboembolische Gefäßverschlüsse (Hirninfarkte) in der zweiten oder dritten Dekade.	Mangelnder Abbau von Homozystin mit Anreicherung in Blut und Liquor und vermehrter Ausscheidung im Urin. Methioninspiegel im Blut erhöht.
Ahornsirup-Krankheit	Manifestation in den ersten Lebenstagen mit Vigilanzstörung, Hypertonie der Muskulatur, Opisthotonus, Neugeborenenkrämpfe, Enthirnungsstarre. Uringeruch nach Maggi.	Enzymdefekt mit vermehrter Anhäufung von Leucin, Isoleucin, Valin und den entsprechenden α-Keto-Säuren in Blut und Urin.
Hartnup-Krankheit	Manifestation im Kindesalter mit Pellagra-ähnlichen Hautveränderungen meist im Sommer. Akute intermittierende zerebellare Ataxie mit Nystagmus. Psychotische Episoden, intellektuelle Entwicklung nicht immer gestört.	Tubuläre und enterale Transportstörung für Tryptophan mit vermehrter Ausscheidung von Serin, Histidin, Indol-Essigsäure u.a. im Urin.
Lesch-Nyhan-Syndrom	Retardierung ab drittem Lebensmonat, choreoathetotische Hyperkinesen, Spastik, Opisthotonus. Selbstverstümmelung durch autoaggressives Verhalten.	Purin-Stoffwechselstörungen mit Erhöhung der Harnsäurekonzentration im Blut und vermehrter Ausscheidung im Urin.

Therapie und Verlauf
Die frühzeitige und konsequente Diät mit selektiver Aminosäurenreduktion verspricht bei einigen Stoffwechselstörungen, vor allem der Phenylketonurie, eine normale Entwicklung. Unbehandelt führen die meisten Aminosäurenstoffwechselstörungen zu schwerer geistiger Behinderung.

Therapie und Verlauf. Mit Ausnahme des Lesch-Nyhan-Syndroms lassen sich die genannten Stoffwechselstörungen durch selektive Reduktion der im Blut pathologisch angereicherten Aminosäure in der Nahrung behandeln. So ist bei der Phenylketonurie eine weitgehend normale intellektuelle Entwicklung zu erwarten, wenn die Therapie schon im ersten Lebensmonat beginnt und die **phenylalaninarme Diät** konsequent eingehalten wird; unbehandelt ist jedoch regelmäßig Imbezillität zu erwarten. Wesentlich ist die genetische Beratung und Chromosomenanalyse der Angehörigen sowie die pränatale Diagnostik, die biochemisch mittels Amniozentese möglich ist. Die klassische Form der Ahornsirup-Krankheit führt innerhalb weniger Wochen zum Tod.

1.3.1.3 Störungen des Kohlenhydratstoffwechsels

Definition ▶

> *Definition.* Die Störungen des Kohlenhydratstoffwechsels weisen häufig einen autosomal rezessiven Erbgang auf. Man unterscheidet Monosaccharidosen, Mukopolysaccharidosen und Glykogenosen.

Symptomatologie und Diagnostik
Zur Symptomatologie der häufigsten Kohlenhydratstoffwechselstörungen siehe Tabelle 46. Galaktosämie und einige Glykogenosen verursachen eine Hypoglykämie. Der Enzymdefekt ist bei den meisten Kohlenhydratstoffwechselstörungen nachweisbar. Bei der Myoklonus-Epilepsie finden sich im EEG atypische polyspike-and-wave-Komplexe.

Symptomatologie und Diagnostik. Störungen des Monosaccharid-Metabolismus und einige Glykogenosen führen im Säuglingsalter aufgrund schwerer Hypoglykämie zu epileptischen Anfällen. Die häufigsten Formen sind in *Tabelle 46* dargestellt. Zur Symptomatik der Glykogenosen mit vorwiegendem Befall der Muskulatur siehe S. 379

Abgelagertes Glykogen wird im Leber- und Nierenpunktat, Intermediärprodukte des Polysaccharidabbaus werden im Urin nachgewiesen. Darüber hinaus gibt die Analyse des **Enzymdefekts** in Blutzellen oder gezüchteten Hautfibroblasten Aufschluß über die Erkrankung. Das Elektroenzephalogramm (EEG) bei der progressiven Myoklonus-Epilepsie weist schon früh neben einer Allgemeinveränderung atypische bilateral synchrone spikes bzw. polyspike-and-wave-Komplexe auf, die frontal betont sind.

Ätiopathogenese. Unter den Kohlenhydratstoffwechselstörungen mit vererbtem Enzymdefekt unterscheidet man
- Störungen des Monosaccharidstoffwechsels wie z.B. die Galaktosämie, bei der einerseits durch fehlenden Galaktoseumbau nicht genügend Glukose zur Verfügung steht, andererseits ein toxischer Metabolit angereichert wird, von
- Glykogenosen, bei denen Glykogen in Leber, Niere, Zentralnervensystem und z.T. in der Muskulatur abgelagert wird (Pompe- und McArdle-Krankheit, siehe *S. 379*) sowie
- Mukopolysaccharidosen. Die vermehrt abgelagerten Glykosaminoglykane sind Bestandteile des Bindegewebes und kommen in geringer Menge auch im Gehirn vor.

Therapie und Verlauf. Bei Galaktosämie läßt sich die psychomotorische Entwicklungsstörung durch **milchzuckerfreie Diät** verhindern. Unter konsequenter Behandlung ist die Prognose günstig. Bei den Glykogenosen und Mukopolysaccharidosen ist keine kausale Therapie bekannt und der Verlauf chronisch progredient. Die progressive Myoklonus-Epilepsie führt innerhalb weniger Jahre zum Tod.

Ätiopathogenese
Bei den Störungen des Kohlenhydratstoffwechsels besteht einerseits ein Glukose-Mangel, andererseits werden Intermediärprodukte des Kohlenhydratstoffwechsels abgelagert. Man unterscheidet
- Störungen des Monosaccarid-Stoffwechsels von
- Glykogenosen und
- Mukopolysaccharidosen.

Therapie und Verlauf
Die Galaktosämie wird mit milchzuckerfreier Diät behandelt. Der Verlauf der übrigen Kohlenhydratstoffwechselstörungen ist meist chronisch progredient.

Tabelle 46: Häufige Störungen des Kohlenhydratstoffwechsels mit autosomal rezessivem Erbgang. Inzidenz insgesamt ca. 4/100 000 Einwohner, wobei die Galaktosämie überwiegt.

Krankheit	Symptomatologie und Diagnostik	Pathogenese
Galaktosämie (Galaktose-Intoleranz)	Erbrechen nach der ersten Milchmahlzeit, Gedeihstörung, Icterus prolongatus. Schwere psychomotorische Enwicklungsstörung, Katarakt.	Fehlender Abbau von Milchzucker zu Glukose mit Anreicherung von Galaktose-1-Phosphat in Leber, Niere, Gehirn und Augenlinse
Von Gierke-Krankheit (Glykogenose)	Schwere Hypoglykämie im Säuglingsalter, epileptische Anfälle, mentale Retardierung, Hypotonie der Muskulatur, Minderwuchs, Adipositas, Hepatomegalie, Hyperlipidämie und Hyperurikämie.	Enzymatische Abbaustörung und Speicherung von Glykogen in Leber, Nieren und Gehirn.
Pfaundler-Hurler-Krankheit (Mukopolysaccharidose)	Manifestation meist im ersten Lebensjahr. Minderwuchs, Bradyzephalie, Hornhauttrübung, Hypakusis, mentale Retardierung, gelegentlich Tetraparese oder Hydrozephalus, Hepatosplenomegalie.	Speicherung von Mukopolysacchariden und Gangliosiden in Leber, Milz, Herz, Gehirn und Knochenmark.
Progressive Myoklonus-Epilepsie Typ Lafora	Beginn in der zweiten Dekade zunächst mit Grand-mal-Anfällen, gefolgt von asymmetrischen, arrhythmischen Myoklonien. Psychose, dementativer Abbau.	Speicherung von Mukopolysacchariden als »Lafora«-Einschlußkörperchen in Kortex, Substantia nigra, Leber, Muskeln u.a.

1.3.1.4 Morbus Wilson (Kupferstoffwechselstörung)

Synonyme. Morbus Wilson, Wilson's disease, Degeneratio hepatolenticularis, Dystonia lenticularis, hepatozerebrale Degeneration, Westphal-Strümpell-Pseudosklerose.

> **Definition.** Die von S.A.K. Wilson (1912) erstmals beschriebene Erkrankung ist eine genetisch bedingte Störung des Kupferstoffwechsels. Pathognomonisch ist der Kayser-Fleischer-Kornealring. Frühsymptome sind Verhaltensstörungen. Man unterscheidet eine abdominelle von einer parkinsonistischen und einer pseudosklerotischen Verlaufsform.

Epidemiologie. Der M. Wilson manifestiert sich zwischen dem 5. und 40., in der Hälfte der Fälle vor dem 15. Lebensjahr. Es gibt keine signifikanten Geschlechtsunterschiede. Die Prävalenz beträgt 0,3/100 000 Einwohner, dies entspricht 174 homozygoten Erbmalsträgern in der Bundesrepublik. Die Zahl der jährlichen Neuerkrankungen liegt bei 1/100 000 Lebendgeborene.

Symptomatologie. Bei 80% der Patienten findet sich der **Kayser-Fleischer-Kornealring**, ein gelber oder grünlich-brauner Ring in der oberflächlichen Schicht der Kornea, der im Frühstadium der Erkrankung jedoch noch vermißt wird. Die kindliche (abdominelle) Verlaufsform ist durch **Ikterus** charakterisiert und früh mit Verhaltensstörungen kombiniert. Bei der juvenilen (parkinsonistischen) und adulten (pseudosklerotischen) Form herrschen Artikulationsstörungen und **Tremor** vor. Die Stimmungslage ist anfangs eher euphorisch, später stellt sich mit zerebellarer **Dysarthrie** und Intentionstremor eine dysphorische Stimmung und bei Bulbärparalyse pathologisches Weinen und Lachen ein. Im Spätstadium tritt ein »flapping tremor« (Wackeltremor) auf. Die einzelnen Erkrankungsstadien zeigen fließende Übergänge. So können abdominelle Beschwerden neben extrapyramidalen, vor allem choreatischen oder dystonen Hyperkinesen, und einer Kleinhirn-Symptomatik bestehen. Gelegentlich findet sich auch ein Polyneuropathie-Syndrom.

Ätiopathogenese. Die Wilson-Krankheit ist eine autosomal rezessiv vererbte (Chromosom 13) Kupferstoffwechselstörung mit enzymatisch bedingtem Mangel an **Caeruloplasmin,** das normalerweise 95% des resorbierten Kupfers bindet. Die abnorme **Kupferspeicherung** bewirkt eine Hepatose (Zirrhose). Ist die Speicherkapazität der Leber erschöpft, wird Kupfer in andere Organe wie z.B. die Niere, besonders aber in Gehirn (Stammganglien, Zerebellum) und Kornea abgelagert. Makroskopisch fallen Zysten im Bereich der Stammganglien auf, mikroskopisch findet sich eine charakteristische Gewebsauflockerung, der sogenannte Status spongiosus. In geringerem Umfang sind Kleinhirnkerne, Marklager und Kortex befallen.

Diagnostik. Der **Serumkupferspiegel** und das **Caeruloplasmin** sind erniedrigt, die Kupfer-Ausscheidung im Harn ist erhöht. Mit fortschreitender Symptomatik, jedoch nicht immer abhängig vom neurologischen Befund, zeigen sich computer- und kernspintomographisch symmetrische **Läsionszonen im Stammganglienbereich,** kombiniert mit Erweiterungen der Vorderhörner (Atrophie des Caput nuclei caudati). Im Zweifelsfall wird die Diagnose durch Leberbiopsie gesichert.

Differentialdiagnose. Die pseudosklerotische Form der Wilson-Krankheit kann mit der Symptomatik der **Multiplen Sklerose** *(S. 230)* verwechselt werden, wenn anfangs ein Intentionstremor überwiegt und noch keine extrapyramidalen Hyperkinesen auffallen. Im Hinblick auf das frühe Manifestationsalter ist die Abgrenzung der juvenilen Verlaufsform gegenüber der Parkinson-Krankheit *(S. 155)* leicht, wenn man von den seltenen juvenilen Parkinson-Syndromen absieht.

Therapie. Durch Gabe von **D-Penicillamin** wird Kupfer gebunden und die Kuprurie (Kupferausscheidung im Urin) forciert. Zusätzlich empfiehlt sich eine kupferarme Diät.

Verlauf. Die früher vertretene Auffassung, daß die Wilson-Krankheit unaufhaltsam zur Demenz und zum Tod an akuter gelber Leberatrophie führe, wird heute durch Erfolge der o.g. Therapie widerlegt. Voraussetzung ist die **Frühdiagnostik** durch Ermittlung einer positiven Kupferbilanz schon bei der asymptomatischen Form, vor allem bei Angehörigen manifest Kranker.

Der klinische Fall. Seit einem Jahr war die 26jährige Patientin psychomotorisch unruhig und dysphorisch. Auffällig waren ein Kayser-Fleischer-Kornealring, eine Artikulationsstörung, ein Intentions- und ein Haltetremor, der in ausgeprägte Hyperkinesen mit Kopfwackeln überging. Die Leberbiopsie und die biochemischen Untersuchungen sicherten die Diagnose einer hepatozerebralen Degeneration. Unter D-Penicillamin-Behandlung bildeten sich die klinischen Störungen einschließlich des psychopathologischen Befundes zurück (nach Hach und Hartung, 1979).

1.3.2 Erworbene Stoffwechselstörungen

1.3.2.1 Hypokalzämie

> ***Definition.*** Hypokalzämien unterschiedlicher Ätiologie verursachen eine Steigerung der neuromuskulären Erregbarkeit. Neurologische Manifestationen sind die Tetanie und das Fahr-Syndrom.

Symptomatologie. Häufigste neurologische Symptome sind **tetanische Anfälle,** die mit perioralen und akrodistalen **Parästhesien** beginnen. Ohne Vigilanzstörung setzen schmerzhafte **Muskelkrämpfe** an Händen und Füßen (Karpopedalspasmen) ein. Die Finger sind im Grundgelenk gebeugt, in den Interphalangealgelenken gestreckt, der Daumen ist eingeschlagen. Eine Beugung im Hand- und Ellenbogengelenk bei Adduktion des Oberarms wird als »Pfötchenstellung« bezeichnet. Die Füße sind plantarflektiert und leicht supiniert mit eingekrallten Zehen. Zuletzt ist die mimische Muskulatur betroffen, die Lippen werden wie zum Pfeifen gespitzt (»Karpfenmund«). Auch die Kehlkopf- und Atemmuskulatur kann beteiligt sein (Laryngospasmus).

Häufige Begleitsymptome einer chronischen Hypokalzämie sind Photophobie und Blepharospasmus, darüber hinaus auch extrapyramidale Hyperkinesen. Epileptische Anfälle kommen vor allem bei Hypoparathyreoidismus vor. Die Patienten sind vermehrt reizbar und in der Leistungsfähigkeit beeinträchtigt. Gelegentlich kommt es auch zu einer akuten Psychose.

Ätiopathogenese. Eine Abnahme des extrazellulären ionisierten Kalziums unter 2 mmol/l hat eine erhöhte Zellmembranpermeabilität für Natrium und Kalium und damit eine Steigerung der neuromuskulären Erregbarkeit zur Folge.

Häufigste Ursache ist eine **Vitamin D-Stoffwechselstörung**, die nephrogen (chronische Niereninsuffizienz), hepatisch oder medikamentös (vor allem Diphenylhydantoin und Phenobarbital, aber auch Kortison) bedingt ist. Ein Vitamin-D-Mangel findet sich bei verminderter UV-Licht-Bestrahlung (Rachitis) und Mangelernährung. Vermehrter Kalziumbedarf, z.B. während Schwangerschaft und Laktation kann bei sonst normalem Kalziumhaushalt einen tetanischen Anfall auslösen. Ein Mangel an Parathormon bei idiopathischem oder sekundärem Hypoparathyreoidismus verursacht eine chronische Hypokalzämie oder eine akute reversible hypokalzämische Krise, meist nach Schilddrüsenoperation.

Eine Verschiebung des Anteils von freiem zu proteingebundenem Kalzium mit physiologischer Serumkonzentration (normokalzämische Tetanie) entsteht bei Alkalose, z.B. nach anhaltendem Erbrechen oder durch Hyperventilation. Auslösend für eine psychogene Hyperventilation sind vor allem angstgefärbte Konfliktsituationen. Im Anfall verstärken schmerzhafte Muskelkontraktionen die Angst; die Furcht vor einem erneuten tetanischen Anfall (Tetanophobie), mit Luftnot führt wiederum zur Hyperventilation.

Diagnostik. Eine latente Tetanie bei Hypokalzämie läßt sich durch das **Chvostek**-Zeichen (Kontraktion der mimischen Muskulatur nach Beklopfen des Fazialisstammes) und das **Trousseau**-Zeichen (Provokation eines Karpalspasmus durch Stauung am Oberarm) nachweisen.

Im **hypokalzämischen Anfall** weist das Elektroenzephalogramm (EEG) eine Allgemeinveränderung und paroxysmale Gruppen hochgespannter Delta-Wellen, gelegentlich auch spikes and waves auf. Elektrokardiographisch sind Arrhythmien und eine Verlängerung der QT-Zeit nachweisbar.

Hypokalzämie, Hyperphosphatämie und Hypokalzurie sind charakteristisch für den chronischen **Hypoparathyreoidismus.** Der Parathormonspiegel im Serum ist erniedrigt. Gelegentlich kann es zum Bild des Pseudotumor cerebri mit Stauungspapille kommen. Das gemeinsame Vorkommen von tetanischen und epileptischen Anfällen ist auf eine hypoparathyreote Stoffwechsellage verdächtig. Bei der Hälfte der Patienten mit Hypoparathyreoidismus finden sich computertomographisch bilateral symmetrische Verkalkungen der Stammganglien. Das Zusammentreffen psychischer und extrapyramidaler Störungen mit dieser Form der Verkalkungen wird als **Fahr-Syndrom** bezeichnet.

Differentialdiagnose. Synkopale und epileptische Anfälle sind im Gegensatz zu den tetanischen durch Vigilanzstörungen gekennzeichnet. Eine Ausnahme stellt der Jackson-Anfall dar, der jedoch einseitig abläuft. Ein **Fahr-Syndrom** ohne Hypokalzämie tritt gelegentlich **familiär** auf und ist dann durch ein Parkinson-Syndrom und eine Demenz schon im frühen Erwachsenenalter charakterisiert. Bilateral symmetrische Stammganglienverkalkungen werden auch als Folge von Pallidumnekrosen bei hypoxischen Schädigungen, z.B. nach CO-Vergiftungen beobachtet. Isolierte Verkalkungen des inneren Pallidumglieds, die nach dem 40. Lebensjahr auftreten, gelten als physiologisch.

Therapie. Der hypokalzämische tetanische Anfall wird durch langsame intravenöse Injektion von 10 bis 20 ml 10%igem **Kalziumglukonat** unterbrochen. Der Effekt ist durch die parenterale Gabe von Vitamin D zu ergänzen, das sich auch als Langzeittherapeutikum eignet. Gelegentlich kommt es bei sehr niedrigem Kalziumspiegel nach intravenöser Kalzium-Injektion zur paradoxen Symptomverschlechterung.

Die Hyperventilation läßt sich durch Rückatmung von Kohlendioxid (z.B. Atmen in eine Plastiktüte) oder Gabe eines Sedativums beenden. Bei den häufig rezidivierenden psychogenen Hyperventilationsanfällen hilft **autogenes Training,** zur Behandlung der pathologischen Konfliktverarbeitung sind psychotherapeutische Gespräche notwendig.

Verlauf. Die Tetanie ist nach Korrektur des Kalzium-Haushaltes reversibel. Nur wenn eine ausgeprägte psychotische Symptomatik bei chronischer Hypokalzämie auftritt, ist mit einer bleibenden Persönlichkeitsveränderung zu rechnen.

Hyperventilation führt über eine respiratorische Alkalose zur Abnahme des frei verfügbaren Kalziumanteils und damit zur normokalzämischen Tetanie.

Diagnostik
Hinweis auf eine neuromuskuläre Übererregbarkeit sind das **Chvostek**- und das **Trousseau-Zeichen.**

Bei **hypokalzämischer Tetanie** zeigt das EEG eine Allgemeinveränderung und hochgespannte Deltawellen.

Beim **Hypoparathyreoidismus** bestehen eine Hypokalzämie, Hyperphosphatämie und Hypokalzurie. Die Hälfte der Fälle mit Hypoparathyreoidismus weist computertomographisch bilateral symmetrische Stammganglienverkalkungen auf. Bestehen zusätzlich psychische und extrapyramidale Störungen, so spricht man vom **Fahr-Syndrom.**

Differentialdiagnose
Gegenüber den tetanischen sind synkopale und epileptische Anfälle durch Vigilanzstörungen gekennzeichnet. Ein **Fahr-Syndrom** mit Parkinson-Symptomatik und Demenz tritt **familiär** auch ohne Hypokalzämie auf.

Therapie
Ein hypokalzämischer tetanischer Anfall läßt sich durch intravenöse Kalzium-Injektion unterbrechen. Als Langzeittherapeutikum wird Vitamin D parenteral substituiert.

Der Hyperventilationsanfall wird durch Rückatmung von Kohlendioxid oder Gabe eines Sedativums unterbrochen. Langfristig ist häufig Psychotherapie erforderlich.

Verlauf
Bei frühzeitiger Behandlung ist die Prognose günstig.

1.3.2.2 Hypoglykämie

> **Definition.** Absinken des Blutzuckerspiegels mit neuronaler Funktionsstörung, die zu psychotischen und fokalen neurologischen Symptomen sowie zum Koma führt.

Symptomatologie. Anfangs klagen die Patienten über Schwitzen, Zittern, Parästhesien, Schwächegefühl und Doppeltsehen. Meist fällt eine psychomotorische Unruhe auf. Im **hypoglykämischen Schock** ist die Vigilanz herabgesetzt. Man beobachtet delirante und paranoid-halluzinatorische Bilder. Nicht selten sind transitorische Paresen, eine Aphasie oder Dysarthrophonie, orale Automatismen, choreoathetotische Hyperkinesen und **epileptische Anfälle.** Infolge einer zentral bedingten Hyperventilation können tetanische Symptome hinzukommen. Später besteht Amnesie. Wird die Hypoglykämie nicht behoben, entwickelt sich ein Koma mit Streckkrämpfen und Pyramidenbahnzeichen.

Ätiopathogenese. Ein hypoglykämischer Schock entsteht bei Blutzuckerwerten < 30 mg/100 ml. Am häufigsten treten Hypoglykämien bei der Therapie des **Diabetes mellitus** auf. Das Inselzelladenom und schwere **Lebererkrankungen,** wie Leberzirrhose, Leberzellkarzinom aber auch eine Virus-Hepatitis, verursachen ebenfalls Hypoglykämien. Bei chronischem **Alkoholismus** kann die Alkoholzufuhr schwere Hypoglykämien verursachen, da Alkohol über die Leberschädigung hinaus die Gluconeogenese in der Leber hemmt. Alkoholinduzierte Hypoglykämien finden sich auch nach längerem Fasten, d.h. wenn die Glykogenspeicher leer sind. Darüber hinaus wird das Auftreten spontaner Hypoglykämien durch einseitige kohlenhydratreiche Ernährung, Schwangerschaft und Laktation gefördert. Im Kindesalter ist die Hypoglykämie die häufigste Stoffwechselstörung (z.B. bei Neugeborenen diabetischer Mütter, bei Hyperinsulinismus oder hereditären Glykogenosen, siehe *S. 184*).

Pathologisch-anatomisch finden sich nach tiefem hypoglykämischem Koma ein **Hirnödem** und elektive Parenchymnekrosen besonders im Kortex und Striatum.

Diagnostik. Schon ein relativer Blutzuckerabfall, vor allem bei älteren Menschen mit vorbestehender vaskulärer Hirnschädigung, löst hypoglykämische Symptome aus. Bei chronischem Diabetes kommen hypoglykämische Anfälle mit intermittierenden fokalen Ausfällen ohne vegetative Symptome vor. Das Elektroenzephalogramm (EEG) zeigt Allgemein- und Hyperventilationsveränderungen mit paroxysmalen Theta- und Delta-Wellen-Gruppen, gelegentlich auch epileptische Potentiale.

Differentialdiagnose. Psychopathologische Symptome, die auch dem hyperglykämischen Koma vorausgehen, werden nicht selten als psychogen, bei älteren Menschen als »Verwirrtheitszustand« fehlgedeutet. Der hypoglykämische Zustand kann mit einer **transitorisch-ischämischen Attacke** (TIA) und mit einer transitorischen globalen Amnesie (TGA) verwechselt werden *(S. 294).* Die häufigste Fehldiagnose bei rezidivierenden Hypoglykämien ist eine **Epilepsie.** Da aber die Hypoglykämie selbst epileptische Anfälle auslösen kann, ist im Zweifelsfall unmittelbar nach einem Anfall der Blutzucker zu bestimmen.

Therapie. Eine leichte Hypoglykämie kann rasch durch orale Glucosezufuhr, eine schwere erst durch intravenöse Glucose-Injektion bzw. -Infusion (40 bis 60 ml 40%ige Glucose) behoben werden. Ist das Koma nach einer Glucose-Injektion nicht sofort reversibel, sind intensivmedizinische Maßnahmen (Beatmung u.a.) erforderlich. Nach Abklingen der Hypoglykämie sollte eine stationäre Beobachtung erfolgen, da mit Rezidiven zu rechnen ist.

Verlauf. Hypoglykämische Zustände sind in der Regel auch dann reversibel, wenn ausgeprägte neurologische Herdsymptome auftreten. Bei einem prolongierten hypoglykämischen Koma besteht die Gefahr einer irreversiblen zerebralen Schädigung insbesondere des Hirnstamms mit Atemlähmung.

1.3.2.3 Funikuläre Myelose

Synonyme. Funikuläre Spinalerkrankung, funikuläres Syndrom, subacute combined degeneration of the spinal cord.

> **Definition.** Durch chronischen Vitamin-B_{12}-Mangel bedingte degenerative Schädigung vorwiegend der Hinterstränge sowie der Pyramidenseitenstränge des Hals- und Brustmarks. Funikuläre Syndrome sind durch sensomotorische Paresen mit ataktischer Gangstörung und Retentio urinae charakterisiert. In fast der Hälfte der Fälle besteht gleichzeitig eine hyperchrome megalozytäre Anämie.

Epidemiologie. Die funikuläre Myelose manifestiert sich jenseits des 45. Lebensjahrs ohne signifikante Geschlechtsunterschiede vor allem bei perniziöser Anämie, Alkoholismus, nach Magenkarzinom, Gastrektomie und Parasitenbefall z.B. durch Diphyllobothrium latum (Fischbandwurm). Exakte epidemiologische Daten liegen nicht vor.

Symptomatologie. Die Patienten klagen regelmäßig über **Parästhesien** und Schmerzen besonders an den unteren Extremitäten, rasche Ermüdbarkeit beim Gehen, öfter auch Zungenbrennen oder Impotenz und Retentio urinae *(Syn. 68)*. Durch Schädigung des Nervus oder Tractus opticus kann es zu einer **Visusminderung** kommen (früher Tabak-Alkohol-Amblyopie genannt). Anamnestisch ist nach Alkoholabusus, Fehlernährung (streng vegetarische Kost), Magenoperationen und gastroenteritischen Beschwerden zu fragen.

Ätiopathogenese. Der Entmarkungsprozeß ist Folge einer B_{12}-**Avitaminose**. Die im Ileum erfolgende Vitamin-Resorption hängt von einer ausreichenden Zufuhr tierischen Eiweißes und von einem intakten Resorptionsmechanismus ab *(Tab. 47)*. Das Vitamin B_{12} als Extrinsic-Faktor kann nur im Komplex mit dem von der Magenschleimhaut gebildeten Intrinsic-Faktor resorbiert werden. Der Speichervorrat in der Leber ist so groß, daß sich erst ca. drei Jahre nach vollkommenem Resorptionsstop funikuläre oder andere Vitamin-B_{12}-Mangelsymptome einstellen.

Pathologisch-anatomisch handelt es sich um einen **Markscheidenzerfall** im Bereich der Hinter- und Seitenstränge von der Pyramidenbahnkreuzung bis zum Thorakalmark reichend *(Syn. 69)*. Im weiteren Verlauf werden die Achsenzylinder geschädigt. In Rückenmark und Marklager des Gehirns finden sich spongiöse Lückenfelder.

Diagnostik. Neben blaßgelbem Hautkolorit und gelben Skleren (leicht gesteigerte Hämolyse) fällt gelegentlich eine **Atrophie der Zungenschleimhaut** (Hunter-Glossitis) auf **(Farbtafel S. 407, Abb. 8)**. Neurologisch finden sich eine distal symmetrische, **sensomotorische Paraparese** und eine **spinale Ataxie** mit positivem Romberg-Zeichen. Die Ausfälle können querschnittartig angeordnet sein oder ein Polyneuropathie-Muster annehmen. Charakteristisch ist das gleichzeitige Vorkommen von Pyramidenbahnzeichen und Abschwächung bzw. Fehlen der Eigenreflexe an den unteren Extremitäten. Die Vibration und Lageempfindung ist stark beeinträchtigt *(Syn. 68)*. Nicht selten ist die neurologische Symptomatik von depressiven, paranoiden oder **paranoid-halluzinatorischen Symptomen** begleitet und von dementativem Abbau gefolgt.

Im Liquor zeigt sich in zwei Drittel der Fälle eine leichte Eiweißerhöhung. Elektroneurographisch läßt sich bei drei Viertel der Patienten eine Reduktion der Nervenleitgeschwindigkeit (NLG) registrieren, die zum Teil auf eine gleichzeitige alkoholische Polyneuropathie zurückzuführen ist.

Hämatologische Symptome, die sowohl der Manifestation funikulärer Symptome vorausgehen als auch folgen können, sind meist eine megalozytäre hyperchrome Anämie, leichte Hämolyse, Leukopenie und Thrombopenie. Von perniziöser Anämie (M. Biermer), die familiär gehäuft auftritt, spricht man bei Magenschleimhautatrophie mit histaminrefraktärer Achylie (Anazidität) und Antikörpernachweis gegen die Parietalzellen der Magenschleimhaut und z.T. den Intrinsic-Faktor bzw. Intrinsic-Faktor-Vitamin-B_{12}-Komplex.

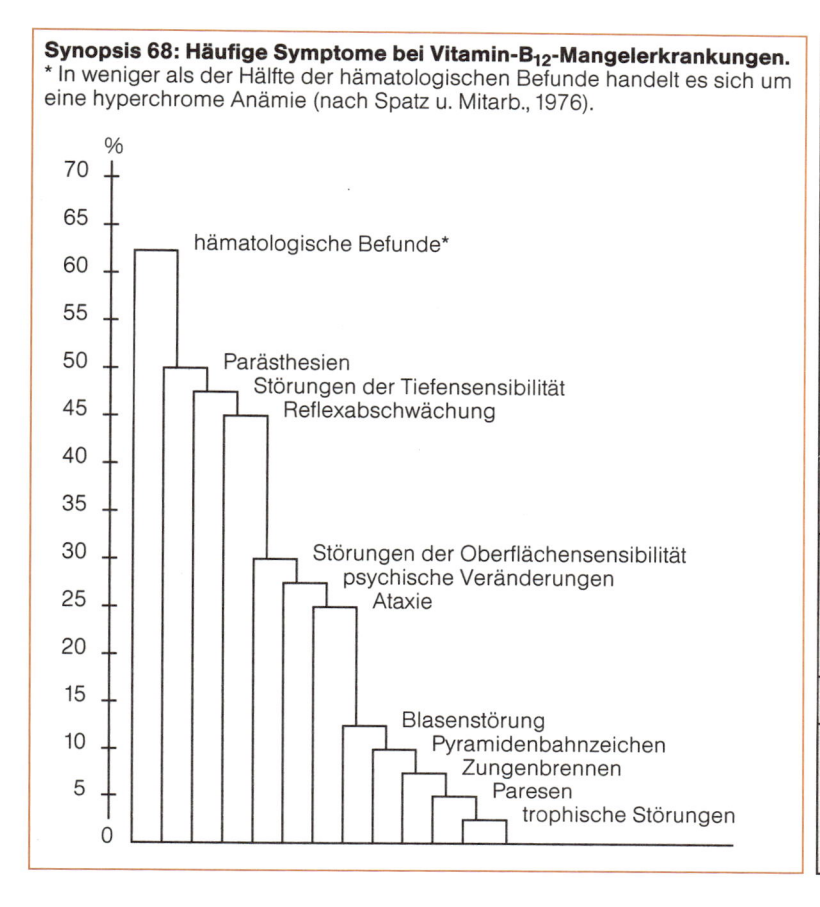

Synopsis 68: Häufige Symptome bei Vitamin-B$_{12}$-Mangelerkrankungen.
* In weniger als der Hälfte der hämatologischen Befunde handelt es sich um eine hyperchrome Anämie (nach Spatz u. Mitarb., 1976).

Häufigkeiten (%):
- hämatologische Befunde* ~62
- Parästhesien ~50
- Störungen der Tiefensensibilität ~47
- Reflexabschwächung ~45
- Störungen der Oberflächensensibilität ~30
- psychische Veränderungen ~27
- Ataxie ~25
- Blasenstörung ~12
- Pyramidenbahnzeichen ~10
- Zungenbrennen ~7
- Paresen ~5
- trophische Störungen ~2

Tabelle 47: Ursachen der B$_{12}$-Avitaminose

- **Vitamin-B$_{12}$-Angebot eingeschränkt**

  Mangel an Extrinsic-Faktor durch
  – Diätfehler, Fehlernährung
  – Hungern

- **Vitamin-B$_{12}$-Resorptionsstörung**

  Mangel an Intrinsic-Faktor bei
  – chronisch atrophischer Gastritis
  – Alkoholismus
  – Magenkarzinom, Magenresektion

  Malabsorption
  – Ileitis terminalis
  – Ileumresektion
  – Sprue, Zöliakie
  – chronische Pankreasinsuffizienz

  Sogenannte Antivitamine
  – Antiepileptika
  – Zytostatika
  – Furantoine
  – PAS, Kolchizin

- **erhöhter Vitamin$_{12}$-Bedarf**

  – Schwangerschaft
  – Leukämie, Myelom
  – Darmparasiten (Fischbandwurm)
  – pathologische Bakterienbesiedlung im Darm

Der Vitamin-B$_{12}$-Mangel wird durch zwei Labormethoden nachgewiesen:
1. **Bestimmung des Vitamin B$_{12}$-Serumspiegels** (normal 150 bis 1000 pg/ml).
2. **Schilling-Test.** Oral verabreichtes, mit ^{57}Co radioaktiv markiertes Vitamin B$_{12}$ wird durch anschließende i.m.-Injektion von 1000 µg Vitamin B$_{12}$ verdrängt und über den Urin ausgeschieden. Liegt eine Resorptionsstörung vor, so ist das radioaktiv markierte Cobalamin im 24-Stunden-Urin auf <10% reduziert. Bei pathologischem Ausfall wird die Untersuchung frühestens nach einer Woche mit gleichzeitiger oraler Gabe von Intrinsic-Faktor wiederholt. Ist die Ausscheidung nun regelrecht, besteht ein Intrinsic-Faktor-Mangel, bei weiterhin pathologischem Ausfall liegt die Störung im Darm selbst.

Um die Ursache einer B$_{12}$-Resorptionsstörung eindeutig festzustellen, können weitere Untersuchungen erforderlich werden: Gastroskopie mit Magensaftanalyse und Biopsie sowie Xylose-Test und Bestimmung der Fettsäureausscheidung im Stuhl zum Nachweis einer Malabsorption.

Ein Vitamin-B$_{12}$-Mangel wird durch Bestimmung des **Serumspiegels** und eine Resorptionsstörung im **Schilling-Test** nachgewiesen.

Es können weitere Untersuchungen wie z.B. Gastroskopie und Xylose-Test erforderlich werden.

Differentialdiagnose. Gelbe Skleren, Hinterstrang-Symptome und sehr selten Polyneuropathien werden auch bei **Folsäuremangel** beobachtet. Rückenmarkstumoren und -metastasen (S. 263) sind immer differentialdiagnostisch in Betracht zu ziehen, selbst wenn ein Folsäuremangel oder eine Vitamin-B$_{12}$-Stoffwechselstörung bekannt ist. Bei der **Multiplen Sklerose** (MS) sind Optikusschädigungen und ein Fehlen der Bauchhautreflexe (BHR) wesentlich häufiger anzutreffen als bei funikulärer Myelose.

Differentialdiagnose
Ein Neoplasma des Rückenmarks (S. 263) ist auszuschließen, selbst wenn ein Folsäure- oder Vitamin-B$_{12}$-Mangel besteht. Bei Visusminderung und fehlenden BHR ist auch an eine Multiple Sklerose (S. 230) zu denken.

Therapie. Schon bei Verdacht auf funikuläre Myelose ist (nach Blutentnahme zur Bestimmung der Vitamin-B$_{12}$-Serumkonzentration) die parenterale Behandlung mit täglich 1000 µg Vitamin B$_{12}$ zu beginnen und über zwei Wochen fortzusetzen. Anschließend injiziert man die gleiche Dosis, zunächst über ein Jahr zweimal wöchentlich, dann monatlich einmal intramuskulär.

Therapie
Nach parenteraler Gabe von täglich 1000 µg Vitamin B$_{12}$ über zwei Wochen muß eine Langzeittherapie mit zweimal wöchentlichen intramuskulären Injektionen erfolgen.

Synopsis 69: Symptomatologie und Topik der funikulären Myelose.
Hinterstrangsymptome (rosa) mit Sensibilitätsstörungen und spinaler Ataxie, im weiteren Verlauf auch Pyramidenbahn-Symptome (grau), kennzeichnen das Rückenmarkssyndrom.

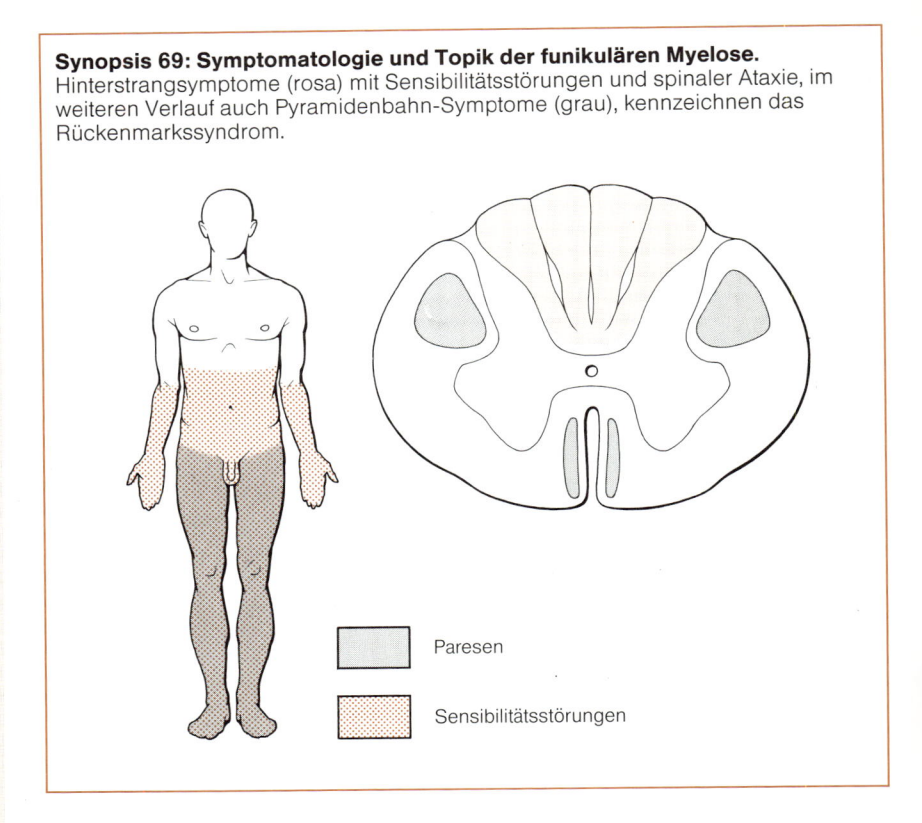

☐ Paresen

☐ Sensibilitätsstörungen

Verlauf. Unbehandelt kommt es zu einer partiellen **Querschnittslähmung** und zur Demenz. Nur bei frühzeitiger Vitamin B_{12}-Substitutionstherapie ist die Prognose günstig, da sich leichtere neurologische und psychopathologische Symptome wieder zurückbilden.

Der klinische Fall. Eine 77jährige Witwe, die sich seit Jahren unzureichend ernährt hatte, wurde wegen auffälliger psychomotorischer Unruhe und Gangunsicherheit bei Verdacht auf Alkohol- und Medikamentenabusus stationär aufgenommen. Neurologisch fanden sich eine gerötete Zunge, eine Dysdiadochokinese beiderseits, eine spastisch-ataktische Gangstörung, eine taktile Hypästhesie und Pallhypästhesie beider Unterschenkel. Der Vitamin B_{12}-Spiegel war auf 116 pg/ml herabgesetzt, auch der Schilling-Test war pathologisch (4,6% ^{57}Kobalt). Eine megalozytäre Anämie bestand nicht. Gastroskopisch fand sich ein bereits ausgedehntes Magenkarzinom. Unter der Behandlung mit intramuskulären Vitamin B_{12}-Injektionen war eine Rückbildung der psychopathologischen, jedoch nicht mehr der neurologischen Symptome zu beobachten.

1.3.2.4 Hepatische Enzephalopathie

Synonyme. Hepato-portale Enzephalopathie, Coma hepaticum, Leberzerfallskoma bzw. Leberausfallskoma.

> ***Definition.*** Zerebrale Funktionsstörung, vor allem durch vermehrten Anfall toxischen Ammoniaks im Gehirn als Folge einer akuten oder chronischen Leberinsuffizienz. Im Vordergrund stehen psychopathologische und extrapyramidale Symptome.

Epidemiologie. 60% der Patienten mit klinischen Zeichen der portalen Hypertension bei Leberzirrhose weisen psychopathologische Symptome auf, 25% der Patienten eine hepatische Enzephalopathie.

Tabelle 48: Gradeinteilung der hepatischen Enzephalopathie. Ab Grad II besteht eine Amnesie für die Zeit der akuten Symptomatik.

Grad	psychopathologische Symptome	neurologische Symptome
I	Schlaf- und Gedächtnisstörung, depressive Verstimmung	Beeinträchtigung der Feinmotorik und des Schriftbildes
II	vermehrte Reizbarkeit, psychomotorische Unruhe, nächtliche Desorientierung	flapping tremor, Dysarthrophonie, konstruktive Apraxie
III	Apathie, zerfahrenes Denken, delirantes Syndrom mit Halluzinationen, Somnolenz	zunehmender flapping tremor, Ataxie, gesteigerte Eigenreflexe, positiver Palmomentalreflex
IV	Sopor bis Koma	Spastik, Babinski-Zeichen positiv, Massenbewegungen

Symptomatologie. Frühsymptome sind **depressive Verstimmung**, Affektlabilität und mnestische Störungen, Schlafumkehr mit nächtlicher Desorientierung und gelegentlich Kopfschmerzen. Intermittierend tritt ein grobschlägiger **Tremor** der Hände (»flapping tremor«) auf, der bei Willkürbewegungen nachläßt. Die Patienten sind anfangs unruhig, dann zunehmend apathisch. Es kommt zu einem deliranten Syndrom mit optischen Halluzinationen. Bei chronischer Leberinsuffizienz sind die Symptome anfangs fluktuierend. Allmählich entwickelt sich eine Vigilanzstörung bis zum **Koma** *(Tab. 48).* Bei foudroyantem Verlauf stellt sich rasch ein Koma ein.

Ätiopathogenese. Die Ursache ist eine chronische, seltener akute **Leberinsuffizienz.** Als auslösende Faktoren einer hepatischen Enzephalopathie wirken eine forcierte Diurese oder Aszitespunktion, gastrointestinale Blutungen, besonders eine Ösophagusvarizenblutung, Alkoholabusus, eiweißreiche Mahlzeit, Obstipation, Infektionen und Medikamente, vor allem Analgetika und Sedativa.

Durch Leberzerfall (Leberzellnekrose) oder Leberausfall (zirrhotischer Umbau) gelangen endogene und exogene toxische Substanzen in den großen Kreislauf. Von besonderer Bedeutung ist Ammoniak, das die Blut-Hirn-Schranke passiert und in die Membranfunktion und den Zellstoffwechsel eingreift.

Hypokaliämie und Alkalose begünstigen den Übertritt von Ammoniak in das Gehirn *(vgl. Syn. 70).* Die toxische Ammoniakwirkung wird durch Sedativa wie z.B. Opiate, Barbiturate, Diazepam und durch Sauerstoffmangel verstärkt. Ammoniak erhöht außerdem den intrazerebralen Glutaminspiegel und fördert damit den Konzentrationsanstieg aromatischer Aminosäuren im Gehirn. Es kommt zur vermehrten Produktion falscher Transmitter, die in das dopaminerge System eingreifen.

Pathologisch-anatomisch findet man nach chronischem Verlauf eine Hirnatrophie, Astrozytenproliferation, spongiöse Degeneration in den Stammganglien und im Kortex, darüber hinaus auch eine Demyelinisierung in Gehirn, Rückenmark und peripheren Nerven. Beim Leberzerfallskoma entwickelt sich innerhalb von Stunden bis Tagen ein Hirnödem.

Beim **Reye-Syndrom,** einer toxischen Enzephalopathie des Kindes-, seltener auch des Erwachsenenalters, besteht die Gefahr des akuten Hirnödems mit letalem Ausgang. Das wahrscheinlich infektiös bedingte Syndrom ist durch eine akute Leber-, Nieren- und Herzverfettung mit Ammoniak-Enzephalopathie gekennzeichnet.

Diagnostik. Bei der Untersuchung fällt ein **flapping tremor** zunächst als Haltetremor auf. Er entsteht durch plötzlichen Verlust des Haltetonus und einer reflektorischen Korrekturbewegung (Asterixis). Hinzu kommen Intentionstremor, zerebellare Ataxie und Dysarthrophonie. Das **Schriftbild** ist durch eine inadäquate Ausnutzung des Blattes und irreguläre Wort- und Zeilenabstände charakteristisch verändert. **Extrapyramidale** Symptome kommen entweder als

Symptomatologie
Frühsymptome sind **depressive Verstimmung,** mnestische Störungen und Schlafumkehr mit nächtlicher Desorientierung. Intermittierend tritt **Tremor** manus (»flapping tremor«) auf. Langsam entwickelt sich ein delirantes Bild. Im weiteren Verlauf kommt es zum **Koma** *(Tab. 48).*

Ätiopathogenese
Die Ursache ist eine chronische, seltener akute Leberinsuffizienz.

Pathogenetisch bedeutsam ist der vermehrte Anfall von **Ammoniak,** das in den systemischen Kreislauf und damit in das Gehirn gelangt *(vgl. Syn. 70).* Ammoniak greift in den neuronalen Stoffwechsel und indirekt über die Produktion falscher Transmitter in das dopaminerge System ein.

Pathologisch-anatomisch findet man bei chronischem Verlauf eine Hirnatrophie, Astrozytenproliferation, spongiöse Degeneration und Demyelinisierung.
Das **Reye-Syndrom** des Kindesalters mit Ammoniak-Enzephalopathie führt über ein akutes Hirnödem rasch zum Tod.

Diagnostik
Der »flapping temor« zeigt sich zunächst als Haltetremor. Das **Schriftbild** ist charakteristisch verändert. Darüber hinaus finden sich eine **zerebellare Gangstörung** und Dysarthrophonie sowie extrapyramidale Symptome.

Synopsis 70: Pathophysiologie der hepatischen Enzephalopathie.
Durch bakteriellen Abbau stickstoffhaltiger Substanzen im Darm entsteht Ammoniak. Infolge einer verminderten Aktivität des Harnstoffzyklus in der Leber und aufgrund portokavaler Anastomosen gelangt Ammoniak direkt in den systemischen Kreislauf und in das Gehirn.

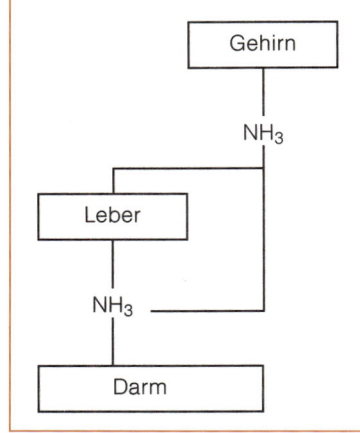

```
        Gehirn          Alkalose und Hypokaliämie
          |             erleichtern die Passage von Ammoniak
         NH3            durch die Blut-Hirn-Schranke
          |
        Leber           Leberinsuffizienz und portosystemische
          |             Anastomosen verhindern die
         NH3            Metabolisierung von Ammoniak
          |
         Darm           Abbau stickstoffhaltiger Substanzen durch
                        Darmbakterien zu Ammoniak
```

Parkinson-Syndrom mit Hypomimie, Speichelfluß und Rigor oder als choreatische Hyperkinesen mit Grimassieren vor. Frühzeitig sind die Eigenreflexe gesteigert.

Eine Spastik der unteren Extremitäten und ein positives Babinski-Phänomen weisen auf eine begleitende Myelopathie hin. Gelegentlich wird aber auch eine distal symmetrische sensible Polyneuropathie beobachtet. Selten vorkommende epileptische Anfälle sind entweder auf eine Hypoglykämie oder Alkoholentzug zurückzuführen.

Von den **laborchemischen Parametern** besitzt der Ammoniak-Spiegel die größte Aussagekraft. Als pathologisch gelten Werte >100 µg/100 ml (arteriell höhere Werte). GLDH, Cholinesterase und der Quick-Wert geben Aufschluß über das Ausmaß der Leberschädigung. Im fortgeschrittenen Stadium weist der **Liquor** eine Erhöhung von Ammoniak, Glutamin und α-Keto-Glutarat auf.

Anfangs zeigt das **Elektroenzephalogramm** (EEG) eine diffuse Dysrhythmie, später vermehrt Zwischenwellen und überwiegend frontal monomorphe Delta-Wellen sowie generalisierte steile, z.T. triphasische Abläufe. Der EEG-Befund, der sich bei fluktuierendem Verlauf vorübergehend normalisiert, korreliert weniger exakt mit dem Schweregrad der Enzephalopathie als die Verzögerung der somatosensibel (SSEP) und visuell **evozierten Potentiale** (VEP).

Differentialdiagnose. Aufgrund der erhöhten Blutungsneigung bei bekannter Leberzirrhose muß differentialdiagnostisch an ein **chronisches subdurales Hämatom** gedacht werden, das sich häufig mit psychischen Symptomen manifestiert *(S. 278)*. Darüber hinaus kommen zahlreiche exogen-toxische, insbesondere alkoholisch bedingte Enzephalopathien differentialdiagnostisch in Frage *(S. 195)*.

Eine **urämische Enzephalopathie** bei dekompensierter Niereninsuffizienz oder akutem Nierenversagen geht mit einem deliranten Syndrom, zerebellarer Symptomatik, Myoklonien und Grand mal-Anfällen einher.

Eine Vigilanzstörung und Desorientierung zusammen mit spastischen Paresen und Dysarthrophonie sind Symptome der **progressiven multifokalen Leukenzephalopathie,** die als paraneoplastisches Syndrom vorwiegend bei proliferativen Prozessen des lymphatischen Systems auftritt. Im Gegensatz zu der akuten paraneoplastischen Kleinhirnrindendegeneration (vor allem bei Bronchialkarzinom) entwickelt sie sich erst nach längerem Verlauf der malignen Erkrankung.

Die autosomal dominant vererbte akute hepatische **Porphyrie** ist durch psychotische Symptomatik, Vigilanzstörung und eine symmetrische, vorwiegend motorische Polyneuropathie gekennzeichnet; in der Vorgeschichte finden sich kolikartige abdominelle Krisen *(S. 359)*. Bei der **Hyperthyreose** kommen ein hochfrequenter, feinschlägiger Fingertremor, vereinzelt auch choreoathetotische Hyperkinesen zusammen mit Affektlabilität und Schlafstörungen vor.

Gelegentlich wird eine Myelopathie mit Paraspastik oder eine distal symmetrische sensible Polyneuropathie beobachtet.

Der Ammoniakspiegel im Blut ist erhöht. In fortgeschrittenen Fällen steigen Ammoniak, Glutamin und α-Keto-Glutarat im Liquor an.

Die **EEG-Veränderungen** können sich bei fluktuierendem Verlauf vorübergehend normalisieren. Verzögerungen der SSEP und VEP korrelieren demgegenüber besser mit dem Schweregrad der Enzephalopathie.

Differentialdiagnose
Bei Leberzirrhose ist das erhöhte Risiko eines **chronischen subduralen Hämatoms** zu beachten *(S. 278)*. Darüber hinaus ist an andere toxische Enzephalopathien zu denken.

Die **urämische Enzephalopathie** zeigt neben einem deliranten Syndrom epileptische Anfälle.

Differentialdiagnostisch kommen auch paraneoplastisch bedingte Enzephalopathien, die **progressive multifokale Leukenzephalopathie** und die Kleinhirnrindendegeneration in Frage.

Die **akute hepatische Porphyrie** ist mit psychotischen Symptomen und einer Polyneuropathie, die **Hyperthyreose** mit Tremor, Affektlabilität und Schlafstörungen verbunden.

Tabelle 49: Therapie der hepatischen Enzephalopathie	
Behandlungsziel	**spezielle Maßnahmen**
Reduktion stickstoffhaltiger Metaboliten	1. Reduktion der Eiweißzufuhr (<20 g/die) 2. Darmentleerung (Einläufe, Laktulose) 3. Reduktion der Darmflora (Neomycin)
Ausgleich von Stoffwechselstörungen und Vermeidung weiterer Risiken	1. Vermeidung von Hypokaliämie und Alkalose 2. ausreichende Kalorienzufuhr 3. ausgewählte Aminosäurenzufuhr mit Überwiegen aliphatischer Aminosäuren 4. Ersatz von Gerinnungsfaktoren 5. Streßulkus-Prophylaxe

Therapie. Die Therapie zielt auf eine Verminderung der toxischen Substanzen in Blut und Gehirn ab. Sie wird durch **Proteinrestriktion,** Darmentleerung und Beeinflussung der Darmflora erreicht. Erforderlich ist eine Substitution fehlender Gerinnungsfaktoren und die Streßulkus-Prophylaxe *(vgl. Tab. 49).* Durch gezielte Aminosäurenzufuhr und Gabe von L-Dopa bzw. Dopamin-Agonisten soll der gestörte Neurotransmitter-Haushalt ausgeglichen werden.

Ein Hirnödem wird unter Kontrolle der Plasmaosmolalität mit Mannit-20%-Infusionen behandelt. Wenn eine Sedierung erforderlich ist, sind Pharmaka mit geringer Lebertoxizität wie Clomethiazol (Distraneurin®) zu bevorzugen.

Prophylaxe. Prophylaktische Maßnahmen sind die Ausschaltung möglicher Lebernoxen (Alkohol, Medikamente), eiweißarme Diät mit Bevorzugung vegetarischer Proteine und regelmäßige Darmentleerung.

Verlauf. Bei der akuten Leberinsuffizienz ist der Verlauf foudrouyant. Innerhalb von Stunden bis Tagen sterben 80% der Patienten im Coma hepaticum. Bei chronischer Leberinsuffizienz ist der Verlauf mit Exazerbationen und leichten Remissionen progredient. Meist entwickelt sich eine irreversible Persönlichkeitsveränderung und Demenz. 50% der Patienten, die ein Coma hepaticum durchgemacht haben, sterben innerhalb eines Jahres.

Der klinische Fall. Während des Kuraufenthaltes wegen einer chronischen aktiven Hepatitis klagte die 61jährige Hausfrau über Schlaf- und Gedächtnisstörungen. Sie konnte Zahl und Namen ihrer Kinder nicht richtig wiedergeben, war zeitlich desorientiert und im Gedankengang sprunghaft. Auffällig waren eine Dysarthrophonie, ein ataktischer Gang und im Arm-Halte-Versuch ein grobschlägiger Tremor manus (flapping tremor). Der Palmomentalreflex (PMR) war beidseits positiv. Das EEG zeigte eine mäßige Allgemeinveränderung und unter der Hyperventilation generalisierte triphasische steile Wellen. Die Laboruntersuchung ergab: Bilirubin 1,43 mg%, GLDH 5,5 U/l, CHE 2 U/l, Quick 76%, Ammoniak 182µg/100 ml, Hypokaliämie und Hypalbuminämie. Sonographisch und bioptisch bestätigte sich der Verdacht auf eine Leberzirrhose. Unter eiweißarmer Diät, hohen Einläufen und regelmäßiger Darmentleerung mit Laktulose besserte sich die Symptomatik.

1.3.3 Alkoholtoxische Enzephalopathie

Überblick. Die Enzephalopathie entsteht durch direkt toxische Wirkung des Alkohols und seiner Metaboliten oder Mangelernährung bei chronischem Alkoholismus. Man beobachtet meist kortikal betonte atrophische Veränderungen des Hirnparenchyms bei folgenden Krankheitsbildern:
- **Alkoholdelir** und Alkoholhalluzinose
- **Wernicke-Korsakow-Syndrom**
- **alkoholische Hirnatrophie** (Groß- und/oder Kleinhirnatrophie)

Seltener kommt es zu einer Demyelinisierung der zentralen Ponsregion bei
- **zentraler pontiner Myelinose.**

Zu den akuten Symptomen zählen Gedächtnis-, Orientierungs-, Vigilanz- und zerebellare Koordinationsstörungen, aber auch Grand mal-Anfälle im Verlauf eines Delirs bzw. Prädelirs oder Augenmuskelparesen bei der Wernicke-Enzephalopathie. Bei chronischer Progredienz der alkoholtoxischen Enzephalopathie entwickelt sich häufig eine Korsakow-Psychose (amnestisches Syndrom) mit irreversiblem dementativem Abbau (Alkohol-Demenz).

Epidemiologie

Die Prävalenz der Alkoholkrankheit mit neurologischen Komplikationen liegt bei etwa 500/100 000 Einwohner. Ein Delir tritt bei 15%, ein Wernicke-Korsakow-Syndrom bei 5% der Alkoholkranken auf.

Epidemiologie. Die Prävalenz der Alkoholkrankheit mit neurologischen Komplikationen liegt bei 500/100 000 Einwohner. Ein Delir tritt bei etwa 15%, ein Wernicke-Korsakow-Syndrom bei 5% aller Alkoholkranken auf. Männer sind zehn- bis zwanzigmal häufiger betroffen als Frauen. Der Altersgipfel liegt in der fünften Dekade, Frauen erkranken etwas früher. Die alkoholtoxische Kleinhirnatrophie (Atrophie cérébelleuse tardive) manifestiert sich in der sechsten Dekade.

1.3.3.1 Alkoholdelir

Synonyme. Delirium tremens, Alkoholentzugsdelir.

Definition ▶

> *Definition.* Unter akutem Alkoholentzug auftretende akute exogene Psychose mit ausgeprägten vegetativen Funktionsstörungen.

Symptomatologie

Frühsymptome sind Tremor, Hyperhidrosis und Schlafstörungen. Im prädeliranten Stadium treten häufig Grand mal-Anfälle auf. Das Delir ist durch Somnolenz, Desorientierung, Unruhe, Angst und optische Halluzinationen gekennzeichnet. Im fortgeschrittenen Stadium kommt es zum Koma *(vgl. Tab. 50)*.

Symptomatologie. Frühsymptome sind neben Schlaflosigkeit morgens oder nachts auftretende vegetative Störungen wie Hyperhidrosis, Tremor, Erbrechen, und Diarrhöen. Nicht selten kommen als Prodromi auch **Grand mal-Anfälle** vor; bei einem Drittel der Patienten treten sie im Prädelir auf. Das Delir beginnt mit einer leichten fluktuierenden Vigilanzstörung. Die Patienten sind zu Ort, Zeit und Situation desorientiert, unruhig und ängstlich. Charakteristisch sind illusionäre Verkennungen und optische **Halluzinationen,** die meist kleine bzw. verkleinerte bewegte Objekte beinhalten (Käfer, Mäuse, Zwerge). Die Patienten sind suggestibel, sie lesen einen »Text« vom leeren Blatt ab oder erfassen einen vorgehaltenen, nicht existenten Faden. Ein grobschlägiger **Tremor** ergreift Extremitäten, Rumpf und mimische Muskulatur (»Beben«). Die anfängliche Somnolenz geht im fortgeschrittenen Stadium in Sopor und Koma über *(vgl. Tab. 50)*.

Tabelle 50: Stadieneinteilung des Alkoholdelirs	
Stadien	**Symptomatologie**
I (Prädelir)	Nausea und Vomitus, Hyperhidrosis, Tremor manus, flüchtige illusionäre Verkennungen, Schlafstörungen, Grand mal-Anfälle
II	Somnolenz, psychomotorische Unruhe, Nesteln, Angst, zeitliche, örtliche und situative Desorientierung, optische Halluzinationen, Suggestibilität
III	Sopor oder Koma, extreme Blutdruckschwankungen, Tachykardie, Zyanose, Hyperthermie

Ätiopathogenese

Ein Delir tritt bei langjährigem Alkoholabusus nach akutem Entzug auf. Pathophysiologisch ist eine Hypersensibilität der Noradrenalin-Rezeptoren anzunehmen. Spezifische morphologische Veränderungen des Gehirns im Delir sind nicht nachweisbar.

Ätiopathogenese. Das Delir entwickelt sich nach fünf- bis zehnjährigem Alkoholabusus meist am zweiten oder dritten Tag einer Alkoholkarenz. Ein Prädelir wird auch durch relativen **Alkoholentzug**, z.B. während einer Infektionskrankheit, ausgelöst. Bei chronischer Alkoholexposition kommt es zur Toleranzentwicklung der Zellmembran gegenüber Alkohol. Man nimmt an, daß dem Alkoholentzugssyndrom eine Hypersensibilität der Noradrenalin-Rezeptoren zugrunde liegt. Dafür spricht auch, daß das Ausmaß des Alkoholentzugssyndroms zunimmt, je länger der Alkoholabusus besteht. Spezifische morphologische Veränderungen des Gehirns im Delir sind jedoch nicht nachweisbar.

Diagnostik. Ein seltenes, aber prognostisch ungünstiges Zeichen sind Grand mal-Anfälle im Spätstadium des Delirs. Die Eigenreflexe sind gesteigert. Eine Areflexie der unteren Extremitäten und Wadendruckschmerz sprechen für eine gleichzeitig bestehende alkoholtoxische Polyneuropathie *(S. 357)*. Ein positiver Palmomentalreflex (PMR) kann auf eine diffuse Hirnatrophie hinweisen.

Im Elektroenzephalogramm (EEG) findet sich meist vermehrte β-Aktivität, gelegentlich sind epileptische Potentiale zu registrieren. Neben Tachykardie und hypertonen Blutdruckwerten kommt es im ausgeprägten Delir zur Hyperthermie. Die **Überwachung** der vegetativen Funktionen schließt wiederholte EKG-Ableitungen, Kontrolle der Atmung und Bestimmung der Kreatinkinase zur frühzeitigen Diagnostik der prognostisch ungünstigen Rhabdomyolyse ein.

Differentialdiagnose. Das Alkoholdelir muß von anderen Delirien anhand der Medikamentenanamnese (Tranquilizer) und Drogen abgegrenzt werden. Die häufige Kombination mehrerer Noxen erschwert die Diagnose und kompliziert den Verlauf. Die **hepatische Enzephalopathie** ist durch den sogenannten flapping tremor und einen Anstieg des Ammoniakserumspiegels gekennzeichnet *(S. 193)*. Eine Enzephalitis weist eine Liquorpleozytose auf *(S. 203)*; aber auch eine Reihe anderer fieberhafter Erkrankungen kann delirante Symptome hervorrufen, die der internistischen Abklärung bedürfen. Eine Wernicke-Enzephalopathie und eine Korsakow-Psychose können sich aus einem Delirium tremens entwickeln. Die **Alkohol-Halluzinose** steht nicht im Zusammenhang mit einem Entzugssyndrom; sie äußert sich mit depressiver Verstimmung, überwiegend akustischen Halluzinationen und Wahnideen, dauert im Gegensatz zum Delir mehrere Wochen an und neigt zur Chronifizierung.

Therapie. Mittel der Wahl ist **Clomethiazol** (Distraneurin); wegen des eigenen Suchtpotentials darf es jedoch nur stationär über begrenzte Zeit verabreicht werden. Schwere Verläufe mit starker Unruhe und bedrohlichen vegetativen Komplikationen erfordern die parenterale Clomethiazol-Gabe auf einer Intensivstation. Clomethiazol verstärkt die Bronchialsekretion und führt zur Atemdepression, so daß zur Vermeidung einer akuten respiratorischen Insuffizienz frühzeitig intubiert und beatmet werden soll. Darüber hinaus ist der Ausgleich des Elektrolyt- und Säure-Basen-Haushalts, reichliche Flüssigkeitszufuhr (4000 ml/die), Embolie- und Streßulkus-Prophylaxe erforderlich. Sinustachykardien werden mit Beta-Blockern behandelt. Um einer Wernicke-Enzephalopathie *(s.u.)* vorzubeugen, ist Thiamin (Vitamin B₁) zu geben.

Zur gezielten antipsychotischen Behandlung kann **Haloperidol** (bis zu 60 mg/die i.v.), gegeben werden, da beängstigende Halluzinationen erneute vegetative Krisen begünstigen. Die Kombination mit Clomethiazol erhöht jedoch die Komplikationsrate und eine Monotherapie mit Haloperidol kann die Dauer des Delirs verlängern und darüber hinaus das Auftreten epileptischer Anfälle begünstigen. Zur Therapie einer Anfallsserie ist Carbamazepin indiziert.

Eine Behandlung des Alkoholdelirs mit Alkohol ist einerseits wegen der Toxizität, andererseits wegen der Rezidiv-Gefahr nicht zu vertreten.

Prophylaxe. Nur strikte Alkoholkarenz ist eine wirksame Prophylaxe. Während der stationären Entzugsbehandlung ist die Teilnahme an einer **Selbsthilfegruppe** und eine psychotherapeutisch orientierte Langzeitbehandlung einzuleiten.

Verlauf. Das Delir klingt innerhalb von drei bis zehn Tagen ab, vegetative und affektive Störungen werden aber noch Wochen danach beobachtet. Für die Dauer des Delirs besteht Amnesie. Abgesehen von den Anfällen im Prädelir, die als Gelegenheitsanfälle aufzufassen sind, entwickeln 2 bis 3% der Alkoholkranken eine **chronische Epilepsie** *(S. 390)*. Das Risiko eines Hirninfarkts (hämorrhagischer Insult) und einer Subarachnoidalblutung (SAB) unter Alkoholkranken ist dreimal höher als in der Gesamtbevölkerung. Darüber hinaus besteht die Gefahr eines **chronischen subduralen Hämatoms** *(S. 278)* und Wernicke-Korsakow-Syndroms *(s.u.)* Die Letalität des unbehandelten Delirs beträgt 15 bis 30%, behandelt <8%.

Diagnostik
Im Delir sind die Eigenreflexe gesteigert, wenn nicht zugleich eine alkoholtoxische Polyneuropathie besteht *(vgl. S. 357)*.

Das EEG zeigt vermehrte β-Aktivität. Im fortgeschrittenen Stadium bestehen Blutdruckschwankungen, Tachykardie und Hyperthermie.

Differentialdiagnose
Differentialdiagnostisch kommt ein Delir nach Tranquilizer-Entzug, bei hepatischer Enzephalopathie oder Enzephalitiden in Frage. Im Gegensatz zur chronischen **Alkohol-Halluzinose** kann sich ein Wernicke-Korsakow-Syndrom aus einem Alkoholdelir entwickeln.

Therapie
Mittel der Wahl ist **Clomethiazol** (Distraneurin), das wegen des eigenen Suchtpotentials nur stationär über begrenzte Zeit gegeben werden darf. Schwere Delirien erfordern eine Clomethiazol-Infusion. Dabei besteht die Gefahr einer Atemdepression. Zur Prophylaxe einer Wernicke-Enzephalopathie wird zusätzlich Thiamin (Vitamin B₁) gegeben.

Zur gezielten antipsychotischen Behandlung kann Haloperidol infundiert werden.

Eine Behandlung des Alkoholdelirs mit Alkohol ist kontraindiziert.

Prophylaxe
Neben Alkoholkarenz ist die Teilnahme an einer Selbsthilfegruppe unverzichtbar.

Verlauf
Das Delir dauert 3–10 Tage. Danach bleiben häufig noch vegetative und affektive Symptome bestehen. Der Alkoholismus erhöht das Risiko einer chronischen Epilepsie, eines Wernicke-Korsakow-Syndroms, eines subduralen Hämatoms und Schlaganfalls. Die Letalität des unbehandelten Delirs beträgt 15–30%.

Der klinische Fall. Der 43jährige Klempner und Installateur, der während der Arbeit regelmäßig große Alkoholmengen trank, aber am Wochenende wegen Übelkeit und Erbrechens den Abusus einschränkte, sprang morgens aus dem Fenster des zweiten Stocks, als er sich nach schlafloser Nacht von einer Gruppe kleiner Gestalten (»Zwerge und Elfen«) bedrängt wähnte. Abgesehen von einigen Schürfwunden fielen bei der neurologischen Untersuchung ein grobschlägiger Tremor manus, eine Hyperhidrosis, eine Areflexie der unteren Extremitäten und ein Wadendruckschmerz auf. Der Patient war zeitlich, örtlich und situativ desorientiert. Unter der Behandlung mit Clomethiazol klang das Delirium innerhalb einer Woche ab.

1.3.3.2 Wernicke-Korsakow-Syndrom

Synonyme. Wernicke-Enzephalopathie, Pseudoenzephalitis haemorrhagica superior.

> **Definition.** Die nach C. Wernicke (1881) benannte Enzephalopathie wird heute zusammen mit dem von S.S. Korsakow (1887) beschriebenen amnestischen Syndrom als klinische Variation derselben Erkrankung (Wernicke-Korsakow-Syndrom) angesehen *(Syn. 71)*. Pathogenetisch liegt ein Thiamin-Mangel zugrunde, der meist durch chronischen Alkoholismus verursacht ist.

Symptomatologie. Die Symptomatik der **Wernicke-Enzephalopathie** entwickelt sich akut oder subakut innerhalb weniger Tage mit **Diplopie** und ataktischer **Gangstörung**. Prodromi sind gastrointestinale Beschwerden und Schlafumkehr. Desorientierung, **Gedächtnisstörungen** und Antriebsminderung können ganz im Vordergrund stehen. Meist sind visuelle und verbale Abstraktion beeinträchtigt. Im weiteren Verlauf werden die Patienten somnolent, die Vigilanzstörung kann bis zum Koma fortschreiten. In 80% der Fälle geht die akute Symptomatik in eine **Korsakow-Psychose** (amnestisches Syndrom) über, die neben Gedächtnis- und Orientierungsstörungen durch Konfabulationen charakterisiert ist: Der Patient füllt seine Erinnerungslücken mit phantasierten Erlebnissen, in die er u.U. den Untersucher miteinbezieht.

Ätiopathogenese. Gelegentlich entwickelt sich das Wernicke-Korsakow-Syndrom aus einem Alkoholdelir heraus, in der überwiegenden Zahl der Fälle stellt es jedoch ein eigenständiges Krankheitsbild dar. Ätiologisch liegt dem Syndrom ein **Thiamin(Vitamin-B$_1$)-Mangel** zugrunde, der als Folge einer Fehlernährung oder Resorptionsstörung (chronische Gastritis, Diarrhöen), meist im Verlauf des chronischen Alkoholismus, aber auch im Hungerzustand wie bei Anorexia nervosa, auftritt. Da eine erhöhte Kohlenhydratzufuhr den Thiaminumsatz steigert, wird die Wernicke-Enzephalopathie z. B. nach reiner Glukose-Infusion oder auch bei Hyperglykämie (Coma diabeticum) beobachtet. Einige Medikamente, insbesondere Nitroimidazol-Abkömmlinge (Metronidazol, Mikonazol), wirken als Thiamin-Antimetaboliten.

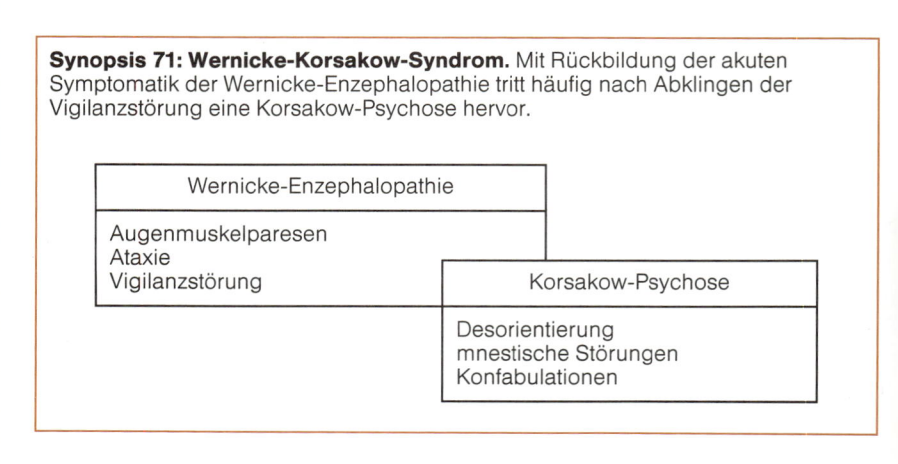

Der klinische Fall ▶

1.3.3.2 Wernicke-Korsakow-Syndrom

Definition ▶

Symptomatologie
Die **Wernicke-Enzephalopathie** beginnt mit Diplopie und Gangataxie. Gedächtnis-, Orientierungs- und Antriebsstörungen können im Vordergrund stehen. Die Vigilanz ist häufig beeinträchtigt. In 80% der Fälle ist eine **Korsakow-Psychose** mit Konfabulationen (amnestisches Syndrom) zu beobachten.

Ätiopathogenese
Der Wernicke-Enzephalopathie liegt ein **Thiamin(Vitamin B$_1$)-Mangel** bei Malnutrition oder einseitiger Kohlenhydraternährung, meist auf dem Boden eines chronischen Alkoholismus, zugrunde.

> **Synopsis 71: Wernicke-Korsakow-Syndrom.** Mit Rückbildung der akuten Symptomatik der Wernicke-Enzephalopathie tritt häufig nach Abklingen der Vigilanzstörung eine Korsakow-Psychose hervor.
>
> | Wernicke-Enzephalopathie | |
> |---|---|
> | Augenmuskelparesen
Ataxie
Vigilanzstörung | Korsakow-Psychose |
> | | Desorientierung
mnestische Störungen
Konfabulationen |

Das seltene **Leigh-Syndrom,** die subakute nekrotisierende Enzephalomyelopathie, beruht auf einem autosomal rezessiv vererbten Enzymdefekt des Thiamin-Stoffwechsels. Die Erkrankung verläuft unter dem Bild der Wernicke-Enzephalopathie und führt noch im Kindesalter zum Tod.

Der Ausfall von Thiamin als Koenzym im Kohlenhydratstoffwechsel der Ganglienzellen verursacht neuronale und vaskuläre Schädigungen, die pathophysiologisch im einzelnen noch ungeklärt sind. Im akuten Stadium überwiegen punktförmige **Hämorrhagien** (Pseudoenzephalitis haemorrhagica superior), bei chronischem Verlauf atrophische Veränderungen. Vor allem die Corpora mamillaria, (Abb. 23, Farbtafel 413), Teile des Hypothalamus und Thalamus, subependymale Strukturen des dritten und vierten Ventrikels und des Aquädukts, sowie die Vierhügelplatte und Brückenhaube sind betroffen. Die Läsionsverteilung beim Korsakow-Syndrom entspricht weitgehend der der Wernicke-Enzephalopathie, so daß diese als akute, jene als chronische Verlaufsform mit einheitlichen morphologischen Veränderungen zu betrachten ist.

Diagnostik. Häufigste Augensymptome sind ein unerschöpflicher horizontaler, seltener vertikaler **Nystagmus, Augenmuskel- oder Blickparesen,** meist als bilaterale Abduzenslähmung bzw. internukleäre Ophthalmoplegie, seltener eine Anisokorie mit verzögerter Pupillenreaktion auf Licht. Darüber hinaus findet sich eine meist beinbetonte **Ataxie,** in ausgeprägten Fällen auch eine Rumpf- oder Standataxie. Eine alkoholtoxische Polyneuropathie *(vgl. S. 357)* wird selten vermißt.

Die klassische klinische Trias *(vgl. Syn. 71)* der Wernicke-Enzephalopathie oder der Korsakow-Psychose ist jedoch keineswegs regelmäßig zu beobachten, so daß die Diagnose oft erst autoptisch gestellt wird.

Im EEG zeigen sich, abgesehen von einer Grundrhythmusverlangsamung, frontal betonte δ-Wellen, die den Vigilanzschwankungen entsprechend mit schnellen Abläufen alternieren. Computertomographisch lassen sich allenfalls kortikal betonte atrophische Veränderungen nachweisen *(S. 200)*.

Differentialdiagnose. Anfangs kann die Symptomatik von einem Delirium tremens überlagert sein, das mit ausgeprägten vegetativen Symptomen einhergeht. In jedem Fall ist besonders auf **neuro-ophthalmologische Symptome** zu achten, die für die Wernicke-Enzephalopathie richtungweisend sind. Allerdings sind Augenmuskellähmungen bei zunehmender Vigilanzstörung auch charakteristisch für ein Einklemmungssyndrom *(S. 91)*. Zur Differentialdiagnose der äthyltoxischen zerebellaren Funktionsstörungen s. *S. 201*. Ein Korsakow-Syndrom entsteht isoliert nicht nur im Verlauf einer Alkoholkrankheit, sondern auch, wenngleich wesentlich seltener, als Folge einer Kohlenmonoxid-Vergiftung, Hirnverletzung oder Infektionskrankheit (z.B. nach Typhus).

Therapie. Über vier bis sechs Wochen wird Vitamin B_1 zunächst intravenös hochdosiert (300 mg Thiamin in 500 ml Lävulose 5%), dann i.m. oder oral gegeben, anschließend für weitere sechs Monate in niedrigerer Dosierung (50–100 mg/die oral) sowie ein Vit. B-Komplex-Präparat.

> Glukose und Lävulose erhöhen den Umsatz an B-Vitaminen und sollten deshalb insbesondere bei Alkoholkranken nicht ohne Vitamin-B_1-Zusatz infundiert werden.

Verlauf. Die neuro-ophthalmologischen Symptome bilden sich unter der Behandlung meist rasch zurück. Jedoch kommt es nur in 20% der Fälle zur vollständigen Remission. Residualsymptome sind Nystagmus und Ataxie. Eine Korsakow-Psychose ist häufig irreversibel.

Der klinische Fall. Die 48jährige Hausfrau, die über Doppelbilder klagte, hatte seit einigen Tagen nicht mehr das Bett verlassen, weil sie zu fallen fürchtete. Der Ehemann berichtete, daß das Sprechen undeutlich geworden sei. Zuletzt habe sie ohne Sinnzusammenhang geredet. Seit Jahren trinke sie täglich etwa 15 Flaschen Bier; in den letzten Monaten habe sie sich überwiegend davon ernährt. Die neurologische Untersuchung der zeitlich desorientierten Patientin ergab eine Mydriasis links, ein Abduktionsdefizit rechts,

---

Das **Leigh-Syndrom,** eine seltene hereditäre Thiamin-Stoffwechselstörung, ist die Wernicke-Enzephalopathie des Kindesalters.

Pathologisch-anatomisch findet man punktförmige Hämorrhagien oder atrophische Veränderungen in den Corpora mamillaria, im Thalamus und der Mittelhirnformation **(Abb. 23, Farbtafel S. 413).**

Diagnostik
Charakteristisch sind eine Augenmuskel- oder Blickparese, zerebellare Ataxie und Polyneuropathie.

Die Diagnose wird häufig erst autoptisch gestellt, zumal nicht immer die klassische Trias vorliegt *(Syn. 71)*.

Elektroenzephalographisch finden sich frontal betonte δ-Wellen bei verlangsamtem Grundrhythmus.

Differentialdiagnose
Gelegentlich ist die Symptomatik anfangs von einem Delirium tremens überdeckt. Dann ist besonders auf Augenmuskelparesen zu achten. Eine posttraumatische oder infektiöse Enzephalopathie kann ebenso wie die äthyltoxische in ein Korsakow-Syndrom übergehen.

Therapie
Initial wird Vitamin B_1 hochdosiert parenteral gegeben.

Glukose sollte wegen des erhöhten Umsatzes an B-Vitaminen nicht ohne Thiamin-Zusatz infundiert werden.

Verlauf
Nur in 20% der Fälle kommt es zur vollständigen Restitution. Die Korsakow-Psychose ist häufig irreversibel.

◄ **Der klinische Fall**

einen unerschöpflichen horizontalen Blickrichtungsnystagmus, skandierendes Sprechen, grob dysmetrische Zeigeversuche und eine ausgeprägte Rumpfataxie. Darüber hinaus fand sich eine distal betonte sensomotorische Polyneuropathie. Das Computertomogramm zeigte eine mäßige diffuse kortikal betonte Hirnatrophie. Unter der Behandlung mit 500 mg Thiamin/die bildete sich die Diplopie innerhalb von zwei Tagen und der Nystagmus innerhalb einer Woche, die Koordinations- und Artikulationsstörung jedoch nicht vollständig zurück.

1.3.3.3 Alkoholtoxische Hirnatrophie

> **Definition.** Äthyltoxisch bedingter Parenchymverlust des Groß- und Kleinhirns mit dementativem Abbau und Ataxie. Die Kleinhirndegeneration entspricht der von P. Marie, C. Foix und T. Alajouanine (1922) beschriebenen »Atrophie cérébelleuse tardive à prédominance corticale«.

Symptomatologie. Charakteristisch sind Gedächtnis- und Orientierungsstörungen, die unter Anforderungen zunehmen. Stehen zerebellare Symptome wie Gangunsicherheit und Dysarthrophonie im Vordergrund, so ist eine isolierte oder begleitende Kleinhirnfunktionsstörung anzunehmen.

Ätiopathogenese. Folge des chronischen Alkoholismus ist eine extern betonte Hirnatrophie. Neben der toxischen Alkoholwirkung ist eine Mangelernährung pathogenetisch bedeutsam. Pathologisch-anatomisch beobachtet man vorwiegend degenerative Veränderungen kortikaler Strukturen, u.a. im Hippokampus, und im Kleinhirn einen Verlust der Purkinje-Zellen bei Atrophie des Vorderwurms und Vorderlappens.

Diagnostik. Der Palmomentalreflex ist positiv, häufig sieht man Pupillenanomalien, jedoch keine Augenmuskelparesen. Die **Feinmotorik** ist beeinträchtigt. Hinzu kommen zerebellare Symptome, besonders eine Gangataxie, Dysarthrophonie und ein Intentionstremor. Sie treten auch isoliert auf (Atrophie cérébelleuse tardive). Computertomographisch zeigt sich eine kortikal betonte Hirnatrophie *(vgl. Abb. 46)* vor allem des Frontal- und Parietalhirns, im Bereich der Inselzisterne, der Kleinhirnrinde und des Vorderwurms.

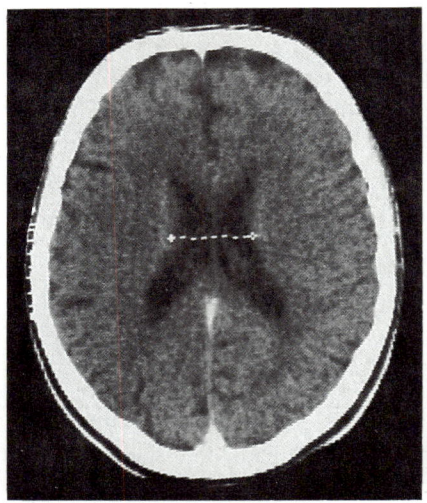

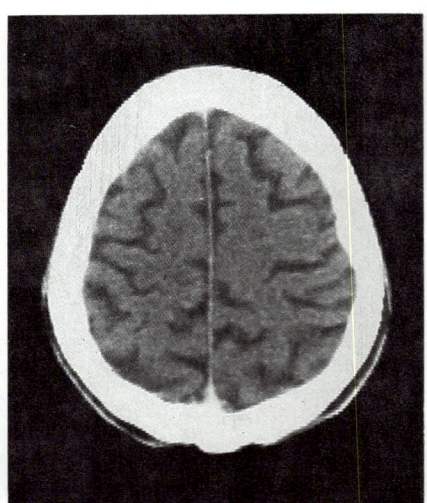

Abb. 46a und b: Alkoholtoxische Hirnatrophie. Computertomographischer Befund eines 38jährigen Brauereiarbeiters mit regelmäßigem Alkoholabusus, Störungen der Merkleistung und morgendlichem Tremor manus.
46a: Die Messung der inneren Liquorräume ergibt eine Erweiterung der Seitenventrikel.
46b: Über beiden Großhirnhemisphären sind rindenatrophische Veränderungen nachweisbar.

1.3.3.3 Alkoholtoxische Hirnatrophie

Definition ▶

Symptomatologie
Das klinische Bild ist durch Gedächtnis- und Orientierungsstörungen gekennzeichnet. Häufig finden sich zerebellare Symptome.

Ätiopathogenese
Chronischer Alkoholismus führt infolge toxisch-nutritiver Schädigungen zu einer kortikal betonten Groß- und Kleinhirnatrophie.

Diagnostik
Der Palmomentalreflex ist positiv, Koordination und Artikulation sind gestört. Im CT findet sich eine diffuse Atrophie *(vgl. Abb. 46)* vor allem des Frontal- und Parietallappens sowie des Kleinhirns (Atrophie cérébelleuse tardive).

Differentialdiagnose. Die der alkoholtoxischen Hirnatrophie entsprechenden morphologischen Veränderungen werden auch durch **Malnutrition** bei Hungerzuständen, Anorexia nervosa (Magersucht) u.a. verursacht. Bei überwiegend zerebellärer Symptomatik ist differentialdiagnostisch an die Nonne-Pierre-Marie-Krankheit *(S. 179)* und die olivo-ponto-zerebellare Atrophie *(S. 180)* sowie die **paraneoplastische subakute Kleinhirndegeneration**, aber auch an Kleinhirntumoren und -metastasen, ferner an **toxische** und **metabolische** Kleinhirnschädigungen (Phenytoin, Zytostatika, Hypothyreose u.a.) zu denken, die sich nicht selten schon vor dem 40. Lebensjahr manifestieren. Eine Atrophie cérébelleuse tardive á prédominance corticale kommt auch als dominant vererbte Systemerkrankung vor, die wie die äthyltoxische Kleinhirnatrophie einen Altersgipfel in der sechsten Dekade aufweist.

Therapie und Verlauf. Sowohl die psychischen Störungen als auch die röntgenologisch nachweisbaren morphologischen Veränderungen können sich bei völliger Alkoholabstinenz innerhalb eines Jahres zurückbilden, andernfalls ist mit fortschreitender **Demenz** zu rechnen.

1.3.3.4 Zentrale pontine Myelinolyse

Definition. Demyelinisierung der zentralen Ponsregion mit Bulbärhirnsyndrom, vor allem als Folge von chronischem Alkoholismus.

Symptomatologie. Nach einer Phase der Desorientierung treten subakut bis akut eine Schwäche der Extremitäten, Diplopie, Dysarthrophonie und Dysphagie auf. Eine Vigilanzstörung kann zu Beginn fehlen, häufig besteht Mutismus.

Ätiopathogenese. Disponierende Vorerkrankungen sind Alkoholismus, Hepatopathie und Mangelernährung. Pathogenetisch relevant ist **Hyponatriämie** bzw. deren zu rasche Korrektur. Pathologisch-anatomisch findet sich im Zentrum des Pons eine Demyelinisierung mit Verlust der Oligodendrogliazellen. Die an Aquädukt und Subarachnoidalraum angrenzenden Zonen bleiben verschont. Gelegentlich wird gleichzeitig eine Degeneration des Corpus callosum (Marchiafava-Bignami-Syndrom) oder eine Kleinhirndemyelinisierung beobachtet.

Diagnostik. Neben Paresen kaudaler Hirnnerven entwickelt sich eine horizontale Blicklähmung und regelmäßig eine spastische Para- oder **Tetraparese** mit positivem Babinski-Zeichen. Die Symptomatik kann von einem milden pontinen Syndrom bis zum **Locked-in-Syndrom** *(S. 94)* reichen. Richtungweisend ist die der neurologischen Symptomatik vorausgehende Hyponatriämie. Der computertomographische Befund wird erst ab zweiter Krankheitswoche positiv, es stellt sich eine ausgedehnte **hypodense Läsion der Pons** dar. Kernspintomographisch zeigt sich die zentrale Demyelinisierung unter Aussparung einer schmalen Randzone.

Differentialdiagnose. Differentialdiagnostisch kommt neben der Multiplen Sklerose eine Thrombose der A. basilaris in Frage, die angiographisch ausgeschlossen werden kann. Entwickelt sich die zentrale pontine Myelinolyse aus einem Alkoholdelir oder einer Wernicke-Enzephalopathie, so wird die Diagnose erst durch die im weiteren Verlauf auftretenden Lähmungen und das Persistieren der Symptome trotz Thiamin-Substitution evident.

Therapie und Prophylaxe. In jedem Fall ist eine intensivmedizinische Behandlung (Intubationsbereitschaft) erforderlich. Elektrolytstörungen sind vorsichtig auszugleichen.

Verlauf. Bei großen pontinen Läsionen, wenn sie überlebt werden, ist die Remission unvollständig. Die mit den modernen bildgebenden Verfahren (MRT) darstellbaren kleinen Läsionen zeigen häufig einen günstigen Verlauf.

1.4 Entzündliche Prozesse des Gehirns und Rückenmarks

Definition. Entzündliche Veränderungen des Zentralnervensystems (Enzephalitis, Myelitis) und seiner Häute (Meningitis), die häufig kombiniert als Meningoenzephalitis, Meningomyelitis und Enzephalomyelitis bzw. Abszeßbildungen auftreten und meist durch bakterielle oder virale Infektionen verursacht werden. Darüber hinaus kommt ein Befall durch bakterienähnliche Erreger (z.B. Spirochäten), Parasiten und Pilze vor.

Epidemiologie. Die Inzidenz der Meningitiden und Enzephalitiden beträgt 15/100 000, die der Hirnabszesse 1/100 000 und die der Myelitis transversa 0,3/100 000 Einwohner *(Syn. 72)*. Zur Durchseuchung der Bevölkerung mit den häufigsten Erregern siehe *Tabelle 51*.

Während die Verbreitung vieler Infektionskrankheiten durch verbesserte Hygiene, Impfprophylaxe und Therapie wesentlich eingedämmt werden konnte, vor allem die der Pockenenzephalitis, Poliomyelitis, Keuchhustenenzephalitis, Encephalitis epidemica, Meningitis tuberculosa und Lues des ZNS, wurden in den letzten Jahren **neue Erreger** entdeckt, zum Beispiel
- Legionella pneumophila, Erreger einer epidemischen Enzephalopathie (»Legionärskrankheit«)
- HIV als Ursache von AIDS und eine Spirochäte als Erreger der
- Borreliose nach Zeckenbiß.

Tabelle 51: Häufige Infektionskrankheiten und Durchseuchung der Bevölkerung. In den Ländern der Dritten Welt liegt die Infektionsrate der Zytomegalie bei 100%

Infektionskrankheit der ZNS	Durchseuchung Bevölkerung %
Zytomegalie	50–100
Varicella-Zoster	90
Masern	90
Mumps	90
Herpes simplex	80–90
Röteln	75–90
Toxoplasmose	60–80
Borreliose	10
Frühsommer-ME	1–2

Synopsis 72: Jährliche Neuerkrankungsrate der Meningitiden und Enzephalitiden im Vergleich mit Hirnabszeß und Myelitis, bezogen auf 100 000 Einwohner.

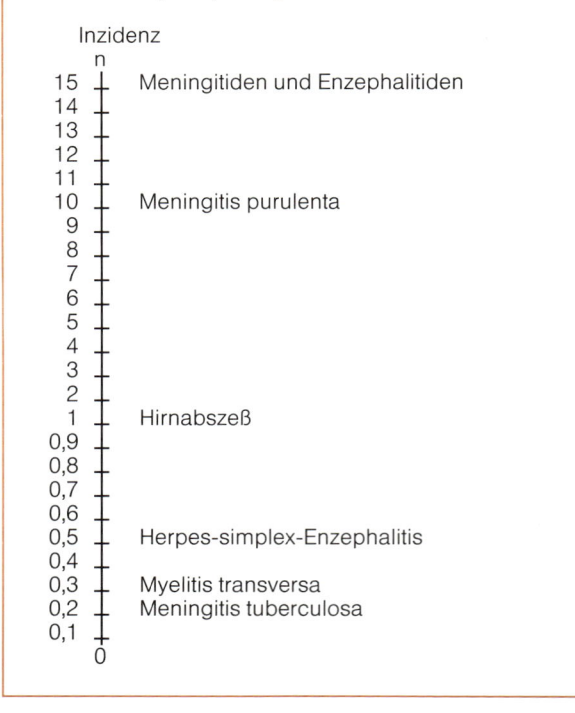

Inzidenz
- 15 — Meningitiden und Enzephalitiden
- 10 — Meningitis purulenta
- 1 — Hirnabszeß
- 0,5 — Herpes-simplex-Enzephalitis
- 0,3 — Myelitis transversa
- 0,2 — Meningitis tuberculosa

1.4 Entzündliche Prozesse des Gehirns und Rückenmarks

In **Europa** nimmt die – sporadische – Meningokokken-Meningitis mit einem Drittel der Fälle vor der Pneumokokken-Meningitis den ersten Rang ein. In **Nordamerika** ist die Haemophilus-influencae-Meningitis mit bis zu 60% der Fälle überrepräsentiert. An erster Stelle der akuten viralen Meningitiden stehen weltweit die Enterovirus- Infektionen mit einem Drittel der Fälle, gefolgt von der Mumps-Virus- und Herpes-simplex-(HSV II)-Infektion (je 10%).

Das Krankheitsspektrum in den Ländern der **Dritten Welt** unterscheidet sich von dem der Industrienationen besonders durch das Überwiegen parasitärer Infektionen des ZNS, wie der Bilharziose und Echinokokkose (Afrika, Lateinamerika); aber auch Lues und AIDS sind auf der südlichen Halbkugel weit verbreitet und die Meningokokken-Meningitis kommt dort ebenso wie die Poliomyelitis epidemisch vor.

Die **Letalität** ist vom Erkrankungsalter und Erregertyp abhängig und liegt durchschnittlich bei 10 bis 20%, für Neugeborene bei 50% und ist am höchsten bei Koli-Meningitis, Meningitis tuberculosa, Herpes-simplex-Enzephalitis (HSV I).

In **Europa** überwiegen sporadische Meningitiden. Die häufigsten Erreger sind Meningokokken und Pneumokokken, in **Nordamerika** Haemophilus influencae.

In der Dritten Welt kommen die Meningokokken-Meningitis und Poliomyelitis epidemisch vor. Parasitäre Infektionen des ZNS sind weit verbreitet.

Die Letalität ist vom Erregertyp abhängig und beträgt 10–20%, bei Neugeborenen bis zu 50%.

1.4.1 Bakterielle Meningitis und Enzephalitis

Symptomatologie. Die bakteriellen Meningitiden beginnen akut mit Kopf-, Nacken- und Rückenschmerzen, vegetativen Begleitsymptomen wie Nausea, Erbrechen, meist hohem Fieber, Photophobie und Somnolenz. Eine ausgeprägte Vigilanzstörung spricht für eine zerebrale Beteiligung (Meningo-**Enzephalitis**). In 10 bis 30% der Fälle kommen partielle oder fokal eingeleitete generalisierte epileptische Anfälle hinzu, seltener auch Halbseitensymptome mit Aphasie und delirante Syndrome. Die Meningitis tuberculosa verläuft eher subakut oder chronisch *(S. 208)*.

Ätiopathogenese. Die Erreger gelangen hauptsächlich auf drei Wegen in das Gehirn und seine Häute:
- **Hämatogene Ausbreitung** eines Nasen-Rachen-Infektes, z.B. bei der Meningokokken-Meningitis
- **fortgeleitete Infektion** von Lunge, Ohr und Nasennebenhöhlen (Pneumokokken und Staphylokokken-Meningitis) oder
- **direkte Infektion** von außen bei Schädel- und Wirbelsäulentraumen mit Duraverletzung, so z.B. über eine Liquorfistel oder einen operativ angelegten Shunt (zusätzlich Anaerobier).

Bei der bakteriellen Meningitis handelt es sich um eine Entzündung der weichen Hirnhäute (Leptomeningitis); bei der Meningitis purulenta kommt es zu subarachnoidaler Eiteransammlung in den tiefen Sulci entlang der Gefäße. Die entzündlichen Veränderungen betreffen überwiegend die Hirnhäute der Konvexität (»**Haubenmeningitis**«), gelegentlich auch, wie für die tuberkulöse Meningitis typisch, die basalen Zisternen (»**Basalmeningitis**«). Siehe auch **Farbtafel S. 414.**

Oft ist auch das Hirnparenchym, insbesondere die Hirnoberfläche von der Entzündung betroffen. Man spricht dann von einer Meningo-Enzephalitis, bei ausschließlichem oder vorwiegendem Befall des Hirnparenchyms von Enzephalitis.

Diagnostik. Auffällig sind ein **Meningismus** und ein positives (meningitisches) Zeichen nach **Brudzinski**, d.h. eine reflektorische Beugung der Kniegelenke bei passiver Kopfbeugung nach vorn; das Kernig-Zeichen ist positiv, wenn das Kniegelenk bei gebeugtem Hüftgelenk nicht gestreckt und – entsprechend dem Lasègue-Zeichen – das Hüftgelenk bei gestrecktem Kniegelenk nicht gebeugt werden kann *(Tab. 52a u. b)*.

Ätiopathogenese
Man unterscheidet eine hämatogene Ausbreitung von fortgeleiteter oder direkter (meist posttraumatischer) Infektion.

Die subarachnoidale Eiteransammlung betrifft meist die Konvexität (»**Haubenmeningitis**«). Für die Meningitis tuberculosa ist eher ein Befall der basalen Zisternen typisch (»**Basalmeningitis**«). Siehe auch **Farbtafel S. 414.**

Diagnostik
Der Patient ist nackensteif. Brudzinski-, Kernig- und Lasègue-Zeichen sind positiv *(Tab. 52a u. b)*.

1.4.1. Bakterielle Meningitis und Enzephalitis
Symptomatologie
Die bakterielle Meningitis setzt akut mit Kopfschmerzen, Erbrechen, Fieber, Photophobie und Somnolenz ein. Hinzu kommen zerebrale Herdsymptome. Zum Verlauf der Meningitis tuberculosa *S. 208.*

Tabelle 52: Untersuchung bei Meningitis

Tabelle 52a: Die wichtigsten Zeichen eines meningealen Reizsyndroms

Meningismus	Bei passiver Kopfbeugung nach vorn fällt wegen schmerzhaften Muskelwiderstands Nackensteifigkeit auf.
Brudzinski-Zeichen	Bei passiver Kopfbeugung werden die Hüft- und Kniegelenke zur Entlastung gebeugt.
Kernig-Zeichen	Die passive Streckung des Kniegelenks bei gebeugtem Hüftgelenk löst heftige Schmerzen aus.
Lasègue-Zeichen	Das passive Anheben des gestreckten Beins wird schmerzreflektorisch gehemmt.

Tabelle 52b: Zusätzliche Meningismus-Zeichen bei Kindern

»Dreifuß«-Zeichen	Das Kind stützt beide Hände hinter seinem Rücken auf, während es Hüfte und Knie gebeugt hält.
»Kniekuß«-Zeichen	Das Kind kann nach Aufforderung den Kopf nicht bis zu den Knien beugen.

In schweren Fällen beobachtet man eine Reklination des Kopfes und Überstreckung des Rumpfes (**Opisthotonus**) bei angezogenen Beinen. Im Koma kann der Meningismus fehlen. Die Temperaturen sind erhöht, gelegentlich steigen sie bis 41 °C an.

Die wichtigste diagnostische Methode ist die **Liquoruntersuchung,** dabei soll neben Bestimmung der Zellzahl, des Eiweiß- und Zuckergehalts, einschließlich der Laktatkonzentration, auch ein Gram-Präparat bzw. eine Ziehl-Neelsen-Färbung angefertigt werden *(Tab. 53).* Voraussetzung auch für eine mikrobiologische Kultur ist die sofortige Bearbeitung des Liquors. Bei antibiotisch anbehandelten Fällen können immunologische Tests wie der Latex- Agglutinationstest weiterhelfen. Vor der Behandlung ist auch eine Blutkultur abzunehmen.

Therapie. Bakterielle Meningitiden und Meningo-Enzephalitiden müssen sofort nach Liquorentnahme behandelt werden. Eine empirisch gewählte **Antibiotika-Therapie** ist bei der Meningitis purulenta solange indiziert, bis mit dem bakteriologischen Nachweis und Antibiogramm eine gezielte Therapie erfolgen kann. Dabei ist auf die **Liquorgängigkeit** *(Tab. 54 u. 56)* der Antibiotika bzw. Chemotherapeutika und deren Toxizität zu achten. Wenn der Verdacht auf eine Meningitis mit übertragbaren Erregern aufkommt, wird der Patient vorübergehend isoliert. Wegen häufiger Komplikationen wie Ateminsuffizienz und Hirndrucksteigerung ist eine intensivmedizinische Behandlung mit der Möglichkeit zu assistierter Beatmung und Hirnödemtherapie vorzusehen *(S. 274).* Zur tuberkulostatischen Therapie siehe *Tabelle 56.*

1.4.1.1 Eitrige Meningitis

Synonyme. Meningitis purulenta, eitrige Hirnhautentzündung.

Epidemiologie. Die Inzidenz der Meningitis purulenta beträgt 10/100 000 Einwohner. Das männliche Geschlecht ist häufiger betroffen. Bei Säuglingen überwiegt die Koli-Meningitis, im Kleinkindesalter die Haemophilus-influencae-Meningitis. Im Schulalter, bei Jugendlichen und Erwachsenen sind es fast ausschließlich die Meningokokken-Meningitis, die auch epidemisch, und die Pneumokokken- Meningitis, die bevorzugt im hohen Lebensalter, im Verlauf chronischer Erkrankungen und bei Alkoholismus auftreten. Eine Infektion des ZNS mit Listeria monocytogenes ist selten, jedoch gelegentlich Ursache von Epidemien. 70% der Listeriose-Patienten leiden an einer malignen Grundkrankheit oder stehen unter immunsuppressiver Therapie. Bakterielle Meningitiden werden durch **Tröpfcheninfektion** oder direkten Kontakt übertragen. Solange Keime im Nasen-Rachen-Raum nachgewiesen werden, besteht Ansteckungsgefahr.

Symptomatologie. Akute Kopfschmerzen bei Meningismus, Fieber, Erbrechen und eine rasch zunehmende Vigilanzstörung kennzeichnen das klinische Bild. Öfter beobachtet man einen Herpes labialis und eine Konjunktivitis mit Photophobie.

Bei der **Meningokokken-Meningitis** (Meningitis cerebrospinalis epidemica, »übertragbare Genickstarre«) ist häufig ein Exanthem mit petechialen Hautblutungen zu beobachten. Bei der **Pneumokokken-Meningitis** kommt es gelegentlich subakut zum Fieberanstieg mit Somnolenz und Nacken-Kopfschmerzen, meist setzt das meningeale Syndrom jedoch akut ein und kann wie alle eitrigen Meningitiden zerebrale Herdsymptome und psychotische Phänomene hervorrufen. Die **Haemophilus-influencae-Meningitis** ist meist mit einer rasch progredienten Vigilanzstörung verbunden.

Ätiopathogenese. Die meist sporadisch auftretende Meningokokken-Meningitis beruht auf einer Tröpfcheninfektion mit dem gramnegativen Erreger **Neisseria meningitidis**. Histologisch findet man eine leukozytäre Infiltration der Meningen und des Ventrikel-Ependyms. Aufgrund eines Endotoxinschocks bei Meningokokken-Sepsis kann es zu einer Blutgerinnungsstörung mit hämorrhagischer Infarzierung der Nebennieren **(Waterhouse-Friderichsen-Syndrom)** kommen.

Im **Neugeborenenalter** wird eine bakterielle Meningitis vor allem durch Escherichia coli, hämolysierende Streptokokken der Gruppe B und Listeria monocytogenes verursacht, Erreger, die vom weiblichen Genitale auf den Säugling übertragen werden.

Nach dem zweiten Lebensmonat werden über 80% aller bakteriellen Meningitiden durch drei Erreger hervorgerufen:
- Hämophilus influencae
- Neisseria meningitidis (Meningokokken)
- Streptococcus pneumoniae (Pneumokokken).

In einem Drittel der Fälle lassen sich keine Erreger nachweisen.

Diagnostik. Die Untersuchung ergibt Meningismus, manchmal ein Papillenödem und unausgiebige Pupillenreaktionen. Darüber hinaus wird häufig eine Abduzenslähmung oder Hypakusis beobachtet. Ausgeprägte Halbseitensymptome sind eher selten. Eitrige Infektionen des Kopfes und der Atemwege sowie petechiale Blutungen sind wichtige ätiologische Hinweise (s.o.).

Bei Säuglingen fällt oft nur eine motorische Unruhe auf, während Fieber, Übelkeit und Erbrechen bei Kindern zu den unspezifischen Symptomen gehören. Häufiger bestehen eine Hyperpathie und ein Dermographismus. Eine **gespannte Fontanelle** ist ein Zeichen für eine fortgeschrittene Meningitis.

Die **Lumbalpunktion** ergibt neben einer Eiweißerhöhung eine Pleozytose von 1000 bis > 40000/3 Granulozyten (eitriger Liquor), während der Zuckergehalt im Vergleich zum Blutzucker oft erheblich erniedrigt (<30 mg%, oft <10 mg%) und das Laktat erhöht ist *(Tab. 53)*. Das **Gram-Präparat** des Liquorsediments gestattet in bis zu 80% der Fälle den Nachweis eines Erregers. Die Erhöhung des C-reaktiven Proteins in Serum und Liquor gilt als Hinweis auf eine bakterielle Genese.

Differentialdiagnose. Hirnabszesse weisen häufiger einen intrakraniellen Druckanstieg (Stauungspapille) und seltener Meningismus auf; der Liquor kann bei einem abgekapselten Abszeß unauffällig sein, das kraniale Computertomogramm (CT) zeigt einen raumfordernden Prozeß, oft mit Ringstruktur *(S. 211)*. Bei älteren Patienten wird gelegentlich zunächst an einen Schlaganfall (Infarkt, Hämatom) gedacht. Eine **Subarachnoidalblutung**, die mit heftigsten Kopfschmerzen, Nackensteifigkeit und Vigilanzstörung einhergeht, kann durch die Lumbalpunktion (blutiger oder xanthochromer Liquor) abgegrenzt werden *(S. 313)*.

Therapie. Zur Meningitisbehandlung siehe *Tabellen 54 und 55*. Die sofort einsetzende hochdosierte Antibiotikatherapie wird über zehn Tage fortgesetzt, nach entsprechendem Antibiogramm kann die Folgetherapie mit einem anderen Antibiotikum notwendig werden.

Tabelle 53: Diagnostik bakterieller Meningitiden. Neben Kopfschmerzen, Erbrechen und deliranten Symptomen bestehen je nach Erregerart charakteristische Befunde, die vor allem die Differenzierung einer eitrigen »Haubenmeningitis« von einer tuberkulösen »Basalmeningitis« erlauben. So treten z.B. bei der Meningitis purulenta häufiger kortikale Anfälle, bei der Meningitis tuberculosa häufiger Hirnnervenausfälle auf.

Diagnostik	Meningitis purulenta »Haubenmeningitis«	Meningitis tuberculosa »Basalmeningitis«
meningeales Syndrom	perakut Meningismus, Opisthotonus hohes Fieber	subakut Meningismus langsamer Fieberanstieg
Vigilanzstörung	hochgradig	mäßig, oft fluktuierend
fakultativ: Hirnnervenausfälle	häufiger Abduzensparese, Hypakusis, Ertaubung	häufiger Papillenödem, Optikusatrophie, Okulomotoriusparese, periphere Fazialisparese und kaudale Hirnnervenausfälle
epileptische Anfälle	20–30%	5–10%
Liquorbefund	1000–40 000/3 Zellen, Granulozyten Eiweiß 150–200 mg/dl Zucker < 30 mg% Laktaterhöhung trüber bis eitriger Liquor Gramfärbung	100/3–1000/3 Zellen, anfangs Granulozyten, später lymphozytäre Pleozytose Eiweiß 100–500 mg/dl Zucker < 45 mg% Laktaterhöhung »Spinngewebsgerinnsel« enthält säurefeste Stäbchen Ziehl-Neelsen-Färbung
Erreger	pyogene Kokken u.a.	Mycobacterium tuberculosis

Tabelle 54: Diagnostisches und therapeutisches Vorgehen bei Meningitis purulenta: Soforttherapie mit liquorgängigen, wenig toxischen und synergistisch wirksamen Antibiotika, deren Anwendung sich nach dem Erkrankungsalter richtet. Die Untersuchungsergebnisse dürfen nicht abgewartet werden. Die Folgetherapie richtet sich nach dem Ergebnis der bakteriologischen Untersuchung und Resistenzbestimmung.

● Sofortmaßnahmen bei eitriger Meningitis	Fragen
1. Blutabnahme (auch Blutkultur!) 2. Liquorentnahme (LP) 3. Liquoruntersuchung 4. empirisch gewählte Antibiotika-Therapie 5. mikroskopische Schnelldiagnostik, Gramfärbung	Leukozytose? Blutzucker? eitrig? trüb? Pandy positiv? Zellzahl? Eiweiß? Zucker? Liquorgängigkeit? Toxizität? Erreger?
● Zusatzuntersuchung zur gezielten Therapie	Fragen
1. bakteriolog. Untersuchung zur Blut-/Liquorkultur 2. Antibiogramm 3. Reduktion auf gezielte Antibiotika-Therapie	Erreger? Resistenz? Mittel der Wahl?

Verlauf
Nur bei frühzeitiger Diagnose ist die Prognose günstig. Die Meningokokken-Meningitis ist prognostisch günstiger als die Pneumokokken-Meningitis.

Die schlechteste Prognose hat die Koli-Meningitis der Neugeborenen.

Verlauf. Nur wenn die Diagnose frühzeitig gestellt wird, ist die Prognose günstig. Oto- und rhinogene Meningitiden zeigen einen schlechteren Verlauf als die hämatogenen oder traumatisch bedingten Meningitiden. Pneumokokken-Meningitiden haben bei Erwachsenen die schlechteste, Meningokokken-Meningitiden die beste Aussicht auf Heilung. Ungünstige Faktoren sind rasch zunehmende Störungen der Vigilanz (Koma), Atem- und Herzinsuffizienz, epileptische Anfälle und Pupillenstörungen.

Bei Neugeborenen ist die Letalität hoch, insbesondere bei Koli-Meningitis. Bei den übrigen bakteriellen Meningitiden, vor allem der Pneumokokken-Meningitis, steigt die Letalität von durchschnittlich 20 bis 25% mit zunehmendem Alter an und beträgt bei den über 50jährigen 50%.

Tabelle 55: Antibiotika bei eitriger Meningitis. Wegen zunehmender Resistenz von E. coli gegenüber Ampicillin ist bei Neugeborenen nicht auf die modernen Cephalosporine zu verzichten, die auch Therapeutikum der ersten Wahl bei Haemophilus-influencae-Meningitis sind.

Alter	häufigste Erreger	Antibiotikatherapie der Wahl
Neugeborene	Escherichia coli Streptokokken der Gruppe B Listeria monocytogenes	Ampicillin und Aminoglykosid und Cephalosporin (Cefotaxim)
Kinder und Jugendliche	Haemophilus influencae Neisseria meningitis Streptococcus pneumoniae	Cephalosporin
Erwachsene	Neisseria meningitidis Streptococcus pneumoniae Staphylococcus aureus	Penicillin G Cephalosporin, Vancomycin

Wird die Meningitis überlebt, so ist in der Hälfte der Fälle mit bleibenden Ausfällen zu rechnen. Folgeerscheinungen, besonders Augenmuskelparesen, ein Hydrocephalus occlusus und **epileptische Anfälle** kommen bei 30 bis 50% der Patienten, Taubheit hauptsächlich nach Pneumokokken-Meningitis vor (> 50%).

Der klinische Fall. Der 15jährige Schüler hatte aus dem Schlaf heraus erbrochen und klagte über starke Kopfschmerzen. Die Mutter brachte ihn zur stationären Aufnahme, nachdem er zunehmend unruhig geworden und gegen Abend nicht mehr ansprechbar war. Bei der Untersuchung des hochgradig nackensteifen Jungen bestand Opisthotonus. Kernig- und Brudzinski-Zeichen waren positiv. Jede Berührung wurde mit einer schmerzhaften Abwehrreaktion beantwortet. Es bestand 40 °C Fieber. Das EEG war mäßig allgemeinverändert. Bei der Lumbalpunktion entleerte sich eitrig-flockiger Liquor, der 41000/3 Zellen enthielt. Mikroskopisch fanden sich grampositive Diplokokken. Das Eiweiß betrug 404 mg%, der Liquorzucker 28 mg% bei einem Blutzucker von 99 mg%. Unter dem Verdacht auf eine Pneumokokken-Meningitis wurde hochdosiert parenteral Penicillin (15 Millionen I.E./die) gegeben. Am zweiten Behandlungstag war der Junge wieder wach, die LP ergab noch 3300/3 Zellen und am 15. Tag 4/3 Zellen. Bei der Nachuntersuchung vier Wochen später waren der neurologische Befund und das EEG unauffällig.

1.4.1.2 Tuberkulöse Meningitis

Epidemiologie. Seit Einführung der Chemotherapie und Impfprophylaxe wird die Meningitis tuberculosa, die früher als Kinderkrankheit aufgefaßt wurde, eher im Erwachsenenalter, meist in der dritten bis fünften Dekade, und nur noch mit einer Inzidenz von 0,2/100 000 Einwohner beobachtet. Allerdings ist wegen des häufig atypischen, subakuten bis chronischen Verlaufs immer mit einer Reihe unerkannter Fälle zu rechnen.

Symptomatologie. Prodromi sind Kopfschmerzen, Inappetenz, subfebrile Temperaturen und vor allem bei Kindern psychomotorische Unruhe. Bei der **akuten tuberkulösen Meningitis** kommt es innerhalb einer Woche zu Fieberanstieg, heftigen frontalen Kopfschmerzen und Erbrechen, im meningitischen Stadium der zweiten Woche zu Somnolenz und Nackensteifigkeit. In der dritten Woche treten Hirndruckzeichen (Stauungspapille) und psychotische Symptome hinzu. Bei Hirnnervenbeteiligung finden sich vor allem eine Okulomotorius- und Fazialis- seltener eine Abduzensparese *(Tab. 53)*.

Ätiopathogenese. Die Tbc-Meningitis entsteht im Sekundärstadium der Tuberkulose durch hämatogene Streuung eines Primärkomplexes (**Frühgeneralisation**) oder einer Organtuberkulose (Lunge, Lymphknoten u.a.) als **Spätmanifestation**. Morphologisch sieht man vor allem an der Hirnbasis im Bereich der Zisternen ein von Tuberkelknötchen durchsetztes grün-graues, z.T. fibrös organisiertes Exsudat, das sich der Leptomeninx und den Hirnnerven anlagert (»**Basalmeningitis**«) und auf das Hirnparenchym übergreift (**Farbtafel S. 414,**

Abb. 25). Auch die spinalen Meningen sind betroffen. Seltener sind Tuberkulome, d.h. umschriebene, verkapselte und verkalkende Rundherde mit zentraler Nekrose.

Diagnostik. Häufig ist eine Tuberkulose-Infektion als Vorerkrankung nicht bekannt. Die BSG ist zunächst unspezifisch beschleunigt. Um so mehr ist nach Zeichen einer Lungentuberkulose oder weiterem Organbefall zu suchen. Anfangs ist in 50% der Fälle die **Tuberkulin-Probe** negativ. Der kulturelle **Erregernachweis** aus dem Liquor gelingt nur in jedem dritten Fall. Auffällig ist eine Liquoreiweißerhöhung bei mäßiger Pleozytose bis 1000/3 Zellen (»buntes Zellbild«, anfangs mit Granulozyten und lympho-plasmozytären Zellformen, im fortgeschrittenen Stadium vorwiegend Lymphozyten und Lymphoidzellen) sowie ein Liquorzuckerabfall unter 45 mg% und Laktatanstieg. Im »Spinnwebengerinnsel«, das allerdings für die Tbc-Meningitis nicht pathognomonisch ist, sind säurefeste Stäbchen mit Hilfe der Ziehl-Neelsen-Färbung nachzuweisen.

Im **Computertomogramm** (CT) finden sich hydrozephale Erweiterungen der inneren Liquorräume und Zeichen einer Obliteration der basalen Zisternen mit KM-Anreicherung, darüber hinaus hypodense Areale, vorwiegend temporoparietal, seltener Tuberkulome.

Differentialdiagnose. Gelegentlich können eine **Aktinomykose** oder **Nokardiose** (bakterielle Infektionen mit Actinomyces israeli bzw. Nocardia astiroides), die bevorzugt Hirnnervenausfälle an der Schädelbasis hervorrufen, differentialdiagnostisch in Frage kommen und durch Erregernachweis (Liquorkultur) abgeklärt werden. Im übrigen sind die in den *Tabellen 53 und 58 bis 62* aufgeführten bakteriellen bzw. abakteriellen (lymphozytären) Meningitiden abzugrenzen.

Therapie. Initial ist eine Kombinationstherapie mit drei Tuberkulostatika angezeigt, um einer Resistenzentwicklung vorzubeugen *(Tab. 56)*. Nach drei Monaten genügt die Gabe von zwei Medikamenten. Die Nachbehandlung erstreckt sich über ein bis zwei Jahre.

Verlauf. Der Liquorbefund bleibt über Wochen und Monate pathologisch. Eine unbehandelte Meningitis tuberculosa führt innerhalb von drei bis sechs Wochen zum Tod. Vor der Einführung des Streptomycins lag die Letalität bei 100%. Unter der Kombinationsbehandlung von PAS mit INH und Streptomycin, die jedoch mit gravierenden Nebenwirkungen verbunden ist, wurde sie deutlich gesenkt und liegt heute bei einer kombinierten Gabe von INH, Protionamid und Ethionamid bei 20%. Die Hälfte der Überlebenden leidet unter einer zentralen Hemi- oder Tetraparese mit Hirnnervenausfällen, darunter häufig Fazialisparesen. 60% der Patienten weisen einen **Hydrocephalus** internus auf, der jedoch oft eine gute Remissionstendenz zeigt.

Der klinische Fall. Bei einer 52jährigen Patientin mit chronischen Kopfschmerzen, Inappetenz, Affektlabilität und Desorientierung erhob sich der Verdacht auf eine tuberkulöse Meningitis, nachdem die Liquoruntersuchung eine mäßige Pleozytose, Vermehrung des Gesamteiweißes und einen Liquorzuckerabfall auf 8 mg% ergeben hatte. Sie wurde tuberkulostatisch behandelt. Vier Monate später fielen fluktuierende Vigilanzstörungen, ein Meningismus, ein positives Babinski-Zeichen beiderseits und eine ausgeprägte Hyperpathie auf. Im Liquor fanden sich neben einer Pleozytose von 392/3 Zellen (buntes Zellbild) ein erhöhtes Gesamt-Eiweiß (691 mg%) und ein erniedrigter Liquorzucker. Die BSG betrug 77/124 mm n.W. Das EEG zeigte eine schwere Allgemeinveränderung, das CT eine mäßige Obliteration der basalen Zisternen, eine paraventrikuläre Hypodensität des Marklagers und Erweiterung des linken Seitenventrikels. Trotz kombinierter tuberkulostatischer Therapie (mit einem differenten Schema, wegen des Verdachtes der Erregerresistenz) starb die Patientin innerhalb von vier Wochen an einer Miliartuberkulose und Herzinsuffizienz. Bei der Autopsie fanden sich neben einer käsigen Tuberkulose der Hiluslymphknoten eine Trübung der Leptomeninx, zahlreiche Epitheloidzell-Tuberkel, Langhans-Riesenzellen im Marklager und spezifische Wandinfiltrate, vor allem der Arteriolen (nach R. Kleinert und Mitarb. 1986).

Diagnostik
Der **Tuberkulin-Test** ist anfangs in 50% der Fälle negativ, der bakterielle **Erregernachweis** aus dem Liquor gelingt nur in jedem dritten Fall.

Das CT zeigt eine Ventrikelerweiterung und Obliteration basaler Zisternen.

Differentialdiagnose
Bei ausgeprägten Hirnnerven-Syndromen sind eine Aktinomykose oder Nokardiose differentialdiagnostisch in Betracht zu ziehen. Zu den übrigen bakteriellen und abakteriellen Meningitiden siehe *Tabellen 53 und 58–62*.

Therapie
Initial ist eine Kombinationsbehandlung mit drei Tuberkulostatika indiziert. Für die Langzeittherapie genügen zwei Medikamente *(vgl. Tab. 56)*.

Verlauf
Unbehandelt führt die Tbc-Meningitis zum Tod. Die Letalität der behandelten Patienten liegt bei 20%. Bei fast jedem zweiten Überlebenden ist ein Residualschaden (z.B. zentrale Paresen, Hirnnervenausfälle, Hydrocephalus internus) zu erwarten.

Der klinische Fall ▶

Tabelle 56: Therapie der tuberkulösen Meningitis. Die wirksamste Behandlung besteht aus einer Kombination von Isoniazid, Protionamid und Ethionamid.

Akutbehandlung	Liquorgängigkeit	Nebenwirkungen
Isoniazid (INH) + Vitamin B_6	sehr gut	Polyneuropathie
Protionamid	sehr gut	Gastropathie
Ethionamid	gut	Optikusneuritis
Rifampicin	gut	Heptatotoxizität
Pyrazinamid	gut	Hepatotoxizität
Paraaminosalizylsäure (PAS)	gut	Hepatotoxizität
Streptomycin	gering	Ototoxizität

1.4.1.3 Herdenzephalitis

Definition. Fokale Entzündung des Hirnparenchyms. Im Verlauf einer Sepsis entweder akut durch Absiedlung von Bakterien (metastatisch) oder subakut durch Einschwemmung von Mikrothromben (embolisch) enstanden.

Symptomatologie. Nach Schüttelfrost und Temperaturanstieg treten Kopfschmerzen, Vigilanzstörungen und psychotische Symptome auf, denen zerebrale Herdsymptome folgen, darunter nicht selten epileptische Anfälle.

Ätiopathogenese. In jedem Fall besteht eine Sepsis. Man unterscheidet Herde, die aufgrund einer Absiedlung von Erregern im ZNS entstehen (**metastatische Herdenzephalitis**), von Herden, die durch Verschleppung thrombotischen Materials in das ZNS verursacht werden (**embolische Herdenzephalitis**). Nur im letzteren Fall findet sich immer eine **Endocarditis lenta,** bei der metastatischen Form kann der Sepsisherd an jeder beliebigen Körperstelle liegen. Streptokokken (vor allem S. viridans), Staphylokokken und Enterobakterien disponieren zur Herdenzephalitis. Thromboembolien führen schubförmig zu kleinen oder größeren ischämischen Infarkten.

Diagnostik. Ein anfangs unklares und zunehmend psychotisches, meist paranoid-halluzinatorisches Bild, das von zerebralen Herdsymptomen begleitet wird, sollte an die Möglichkeit einer Herdenzephalitis denken lassen. Verdächtig ist ein Herzgeräusch. Der **Liquorbefund** zeigt eine leichte Pleozytose, die anfangs völlig fehlen kann, mit lymphozytärer, später vorwiegend granulozytärer Pleozytose. Fast immer gelingt bei den septischen Patienten der Nachweis des Erregers, wenn wiederholt **Blutkulturen** angelegt werden.

Differentialdiagnose. Die embolische Herdenzephalitis wird wegen ihres fluktuierenden Verlaufs nicht selten zunächst als **Multiple Sklerose** (Encephalomyelitis disseminata) oder wegen auffälliger psychopathologischer Symptome als akute **endogene Psychose** fehlinterpretiert (vgl. klinischen Fall). Andererseits liegt der Verdacht auf eine vaskuläre Hirnschädigung nahe, sobald sich eine Hemiparese einstellt. Der Liquorbefund trägt wenig zur Abklärung bei. Differentialdiagnostisch entscheidend sind die internistisch-bakteriologischen Befunde.

Therapie. Bei intensivmedizinischer Behandlung richtet sich die Antibiotika-Therapie nach dem isolierten Erreger; vor einer Resistenzbestimmung ist Penicillin mit Aminoglykosiden zu geben. Wegen der Sepsis sind intensivtherapeutische Maßnahmen erforderlich.

Verlauf. 50% der behandelten Fälle enden letal. Bleibende neurologische Ausfälle und eine chronische postenzephalitische Epilepsie sind häufig. Die embolische Form hat wegen der damit einhergehenden Hirninfarkte eine schlechtere Prognose als metastatische Herdbildungen, die unter der Therapie eine relativ gute Remissionstendenz zeigen.

Der klinische Fall. Eine junge Krankenschwester entwickelte nach einem Schüttelfrost innerhalb weniger Stunden eine agitierte Psychose. Sie biß den untersuchenden Arzt in den Finger und wurde deshalb auf amtsärztlichen Beschluß in eine psychiatrische Klinik zwangseingewiesen. Die erst 24 Stunden später gemessene Körpertemperatur veranlaßte die Verlegung auf eine innere Intensivstation. Dort wurde eine Staphylokokken-Sepsis nach Schweißdrüsenabszeß mit Endocarditis ulcerosa und multiplen intrazerebralen Mikroabszessen diagnostiziert und behandelt (nach H.D. Pohle, 1982).

1.4.2 Hirnabszeß

> **Definition.** Eitrige intrazerebrale Prozesse mit Gewebseinschmelzung, die im fortgeschrittenen Stadium von einer Kapsel aus entzündlichem Granulationsgewebe umgeben sind. Man unterscheidet fortgeleitete, traumatische und hämatogen-metastatische Abszesse **(Farbtafel S. 414, Abb. 26).**

Epidemiologie. Mit einer Inzidenz von 1/100 000 Einwohner liegt der Erkrankungsgipfel der Hirnabszesse bei Kindern zwischen dem vierten und siebten, bei Erwachsenen zwischen dem 20. und 30. Lebensjahr.

Symptomatologie. Innerhalb von ein bis zwei Wochen nach einer Lokal- oder Allgemeininfektion, z.B. einer Entzündung der Nasennebenhöhlen oder Endokarditis, manchmal jedoch noch mit einer Latenz von Monaten und Jahren nach einem Hirntrauma, manifestieren sich die Abszesse mit Kopfschmerzen, Erbrechen, Fieber, Vigilanzstörung, zerebralen Herdsymptomen und Hirndruckzeichen, gelegentlich auch mit epileptischen Anfällen.

Ätiopathogenese. Nach einer Sinusitis, Otitis oder Mastoiditis kann sich ein **fortgeleiteter** Abszeß, vor allem frontal oder temporal entwickeln *(Syn. 73)*. Zu den **traumatischen** Abszessen, die nach Hirnverletzungen oder -operationen an der Hirnoberfläche entstehen, siehe auch *S. 283.* **Hämatogen-metastatische** Abszeßbildungen, besonders nach Pneumonie und Endokarditis, sind häufig an der Mark-Rinden-Grenze lokalisiert und in mehr als 10% der Fälle multipel. Kinder mit Vitium cordis congenitum sind besonders gefährdet, darüber hinaus Patienten mit angeborenem oder erworbenem Immunmangel. In 10 bis 20% der Fälle läßt sich eine Ursache der Hirnabszesse nicht aufdecken (kryptogene Hirnabszesse). Zur Ätiologie und Lokalisation der intrazerebralen Abszesse siehe *Tabelle 57.*

Solitäre oto- und rhinogene Abszesse beruhen häufig auf Strepto- und Staphylokokken-Infektionen. Nicht selten sind Anaerobier beteiligt. Multiple Abszesse werden unter anderem auch durch die **Aktinomykose, Nokardiose** und **Toxoplasmose** verursacht, dabei ist ein wichtiger Faktor die Immunsuppression. Siehe auch AIDS, *S. 222.*

Durch eine bakterielle Infektion kommt es zur lokalen Entzündung mit zentraler Gewebseinschmelzung. Die Abszeßhöhle ist umgeben von einer Kapsel aus entzündlichem Granulationsgewebe. Das perifokale Ödem ist öfter von größerem Volumen als das des Abszesses und verursacht damit einen großen Teil des raumfordernden Effekts.

Tabelle 57: Ätiologie und Lokalisation von Hirnabszessen. 10–20% der Fälle bleiben ätiologisch ungeklärt.

Hirnabszesse		Ätiologie	Lokalisation
fortgeleitet	30–60%	Sinusitis, Otitis, Mastoiditis	frontal, temporal
traumatisch	20–30%	Hirnverletzungen und -operationen	Hirnoberfläche
hämatogen-metastatisch	10–20%	Pneumonie, Endokarditis, Vitium cordis	Mark-Rinden-Grenze, oft multipel

Diagnostik. Eine rasch progrediente Symptomatik mit Hemiparese, Stauungspapille und Vigilanzstörung bei anamnestischem Hinweis auf eine Lokalinfektion (Gesichtsfurunkel, Sinusitis, Otitis media) oder vorausgegangene Unfälle und entzündliche Krankheiten (offenes Hirntrauma, Endokarditis, Pneumonie, Bronchiektasen) sind auf einen Hirnabszeß suspekt (s.a. **Farbtafel 5, S. 414**). Gelegentlich beobachtet man einen Meningismus, häufiger bei multiplen als bei isolierten Abszessen. Neben erhöhten Temperaturen und Leukozytose findet man einen entzündlichen Liquor mit mäßiger lymphozytärer Pleozytose, Makrophagen und Eiweißerhöhung. In einem Drittel der Fälle sind jedoch sowohl Blut als auch Liquor unauffällig.

Das **Elektroenzephalogramm (EEG)** ergibt einen ausgeprägten Verlangsamungsherd, eine Allgemeinveränderung, öfter auch epileptische Potentiale. Die Abszeßkapsel stellt sich im kranialen **Computertomogramm (CT)** nach Kontrastmittelgabe als **Ringstruktur** dar. Die Arteriographie spart in der Regel einen gefäßarmen Bezirk aus, weist aber nur in 20% der Fälle eine Abszeßkapsel nach. Die **Kernspintomographie (MRT)** ist im Frühstadium der Abszeßbildung hinsichtlich ihrer Sensitivität den übrigen bildgebenden Verfahren überlegen.

Differentialdiagnose. Im Gegensatz zur eitrigen **Meningitis** ist bei Hirnabszessen selten mit einer ausgeprägten Nackensteifigkeit zu rechnen, und nur ein in die Ventrikel durchgebrochener Abszeß verursacht eine erhebliche Pleozytose mit >50 000/3 Zellen. Computertomographisch dargestellte ringförmige Kontrastmittelanhebungen können auch durch
- Gliome, Metastasen oder
- ischämische Insulte,
- Störung der Blut-Hirn-Schranke und
- in Resorption befindliche Blutungen

bedingt sein. Eine septische **Sinusthrombose,** die ebenfalls nach Sinusitis oder Otitis mit Fieber und zerebralen Herdsymptomen auftritt, verursacht Hirninfarkte, die sich im CT häufiger hypo- als hyperdens darstellen *(S. 297).*

Wesentlich seltener als der Hirnabszeß ist das **subdurale Empyem,** das meist nach Sinusitis oder Otitis auftritt und sich rasch von frontal oder temporal über die gesamte Konvexität ausbreitet.

Therapie. In der Regel ist eine Operation anzustreben, entweder die **Totalexstirpation** oder vor allem bei ungünstiger Lokalisation die **Punktion** und **Drainage** des Abszesses. Im Falle eines Durchbruchs in die Liquorräume und bei multiplen Abszessen kommt neben therapeutisch wirksamen Liquorentnahmen nur die Behandlung mit **Antibiotika** in Frage:
- Metronidazol (Clont), das besonders gegen Anaerobier wirksam ist und ebenso wie
- Penicillin und
- Chloramphenicol
 bis in die Abszeßhöhle eindringen kann. Wegen des erhöhten intrakraniellen Drucks ist zusätzlich eine Osmotherapie erforderlich. Die Behandlung erfolgt unter computertomographischer Verlaufsbeobachtung.

Verlauf. Der Verlauf ist günstig, wenn der Abszeß nach Abkapselung total exstirpiert wird. Die Letalität der behandelten solitären Hirnabszesse liegt bei 20%, die der multiplen Abszesse bei 80% (Nokardiose 90%). Jeder zweite Patient, der überlebt, zeigt eine vollständige Remissionstendenz, jeder vierte bekommt eine Epilepsie. In 5% der Fälle ist mit einem Rezidiv zu rechnen.

Der klinische Fall. Ein 54jähriger Handlungsreisender, bei dem wegen einer Halswirbelfraktur eine Extensionsbehandlung mit der Crutchfield-Klammer vorgenommen worden war *(S. 286),* erkrankte fünf Jahre später mit heftigen Kopfschmerzen und zunehmender Somnolenz. Die Untersuchung ergab eine Deviation conjugée nach rechts und eine brachiofazial betonte Hemiparese links, einen EEG-Herdbefund rechts temporal und im rechtsseitigen Karotisangiogramm eine Verlagerung der A. cerebri anterior zur Gegenseite. Bei der Operation wurde ein hühnereigroßer Abszeß exstirpiert, von dessen Kapsel ein bleistiftdicker Bindegewebsstrang bis zu einer alten gleichseitigen Hautnarbe zurückzuverfolgen war, die durch das Anlegen der Crutchfield-Klammer fünf Jahre zuvor verursacht worden war *(Syn. 73).* Postoperativ war der Patient rasch beschwerdefrei. Die Hemiparese bildete sich allmählich vollständig zurück.

Diagnostik
Bei anamnestischem Hinweis auf eine Lokal- oder Allgemeininfektion sind akute Entzündungszeichen in Blut und Liquor, Herd- und Hirndrucksymptome verdächtig auf einen Hirnabszeß.

Das **EEG** zeigt neben einer Allgemeinveränderung einen Herdbefund und gelegentlich epileptische Potentiale. Bei der neuroradiologischen Untersuchung (im CT, MRT, seltener auch im Angiogramm) stellt sich die Abszeßkapsel als Ringstruktur dar.

Differentialdiagnose
Abgesehen von **Meningitiden,** die wesentlich häufiger eine Nackensteifigkeit aufweisen, kommen differentialdiagnostisch andere **raumfordernde Prozesse** in Frage, die mit einer ringförmigen CT-Kontrastmittelanhebung einhergehen, vor allem Gliome und Hirnmetastasen.

Zur Diagnostik der Sinusthrombosen *siehe B 1.8.1.*

Das seltenere **subdurale Empyem** kann eine ähnliche Symptomatik verursachen.

Therapie
Methode der Wahl ist die **Totalexstirpation,** bei ungünstiger Lokalisation evtl. nur Punktion und Drainage des Abszesses.

Unter den **Antibiotika** sind vor allem Metronidazol (Clont) und Penicillin wirksam, die bis in die Abszeßhöhle vordringen.

Verlauf
Die Letalität der behandelten Hirnabszesse liegt im Durchschnitt bei 20%. Jeder zweite Patient wird symptomfrei, jeder vierte leidet an einer chronischen Epilepsie.

◀ **Der klinische Fall**

Synopsis 73: Hirnabszeß rechts temporal mit einem bis zur Hautnarbe reichenden Bindegewebsstrang. Links ist die korrespondierende Hautnarbe dargestellt. Es handelt sich um einen traumatischen Spätabszeß als Komplikation einer Extensionsbehandlung mit der Crutchfield-Zange (vergleiche den klinischen Fallbericht).

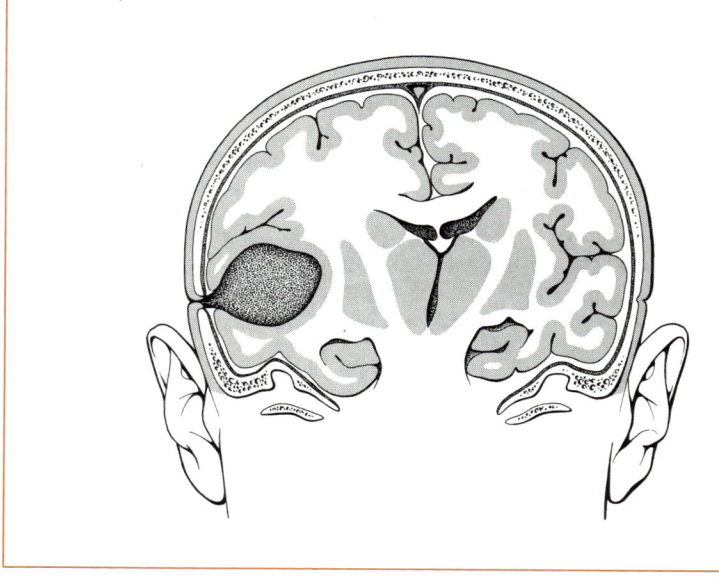

1.4.3 Spirochäteninfektionen des ZNS

1.4.3.1 Neurolues

Synonym. Neurosyphilis.

Definition. Durch Treponema pallidum hervorgerufene Meningitis, Meningoenzephalitis oder Myelitis (Lues cerebrospinalis), die in ein Spätstadium mit chronischer Enzephalopathie (progressive Paralyse) und Hinterstrangdegeneration (Tabes dorsalis) übergehen kann.

Epidemiologie. Die Prävalenz der Neurolues (als Zeichen einer fortbestehenden Lues im Sekundär-Tertiärstadium) beträgt 15/100 000 Einwohner. Der Krankheitsgipfel liegt in der fünften Dekade. Alle sozialen Schichten, Männer und Frauen sind gleich häufig betroffen, nur bei der progressiven Paralyse überwiegt das männliche Geschlecht. Eine Frühmeningitis tritt bei jedem dritten Infizierten auf. Eine progressive Paralyse entwickelt sich bei 10%, eine Tabes dorsalis bei 3% der Lues-Kranken *(Syn. 74)*.

a) Lues cerebrospinalis

Symptomatologie. Im Sekundärstadium der Syphilis (von der sechsten Woche an) kommt es fast immer zu einer meningealen Reaktion, die jedoch nur selten in eine Meningoenzephalitis mit Hirnnervenbeteiligung, vor allem des N. oculomotorius, übergeht. In bis zu 40% der Fälle entwickelt sich im Tertiärstadium (nach 2 bis 15 Jahren) eine chronische **Meningoenzephalitis** und **-myelitis**. Auffällig sind Hirnnervensymptome, vor allem ein Visusverfall durch Optikusneuritis, Augenmuskelparesen und Hirndruckzeichen, nicht selten auch Persönlichkeitsveränderungen. Daneben werden Querschnittssyndrome beobachtet.

Eine Keratitis parenchymatosa, Innenohrschwerhörigkeit und Tonnenzähne **(Hutchinson-Trias)** sind die Symptome der seltenen **Lues connata tarda.**

1.4 Entzündliche Prozesse des Gehirns und Rückenmarks

Synopsis 74: Verlaufsformen der Neurolues. Das Primärstadium verläuft neurologisch asymptomatisch. Die überwiegende Anzahl der an Lues Erkrankten wird in dieser Zeit durch suffizierte Antibiotika-Therapie geheilt. Nur bei einem kleinen Teil wird Progredienz beobachtet. Im Sekundärstadium kommt es gelegentlich zur Meningitis, im Tertiärstadium zur Lues cerebri und Lues spinalis mit progressiver Paralyse, Tabes dorsalis bzw. Taboparalyse.

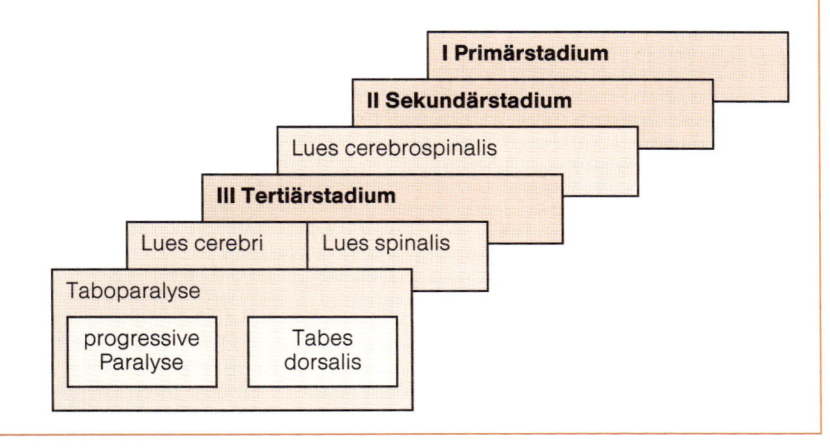

- **I Primärstadium**
- **II Sekundärstadium**
  - Lues cerebrospinalis
- **III Tertiärstadium**
  - Lues cerebri
  - Lues spinalis
  - Taboparalyse
    - progressive Paralyse
    - Tabes dorsalis

Ätiopathogenese. Die Lues ist eine venerische Infektion durch Treponema pallidum. Im Sekundärstadium finden sich entzündliche Veränderungen der Meningen und des Hirnparenchyms. Die Lues cerebri des Tertiärstadiums ist eine vorwiegend basale Meningoenzephalitis. Man unterscheidet eine meningitische, vaskulitische und seltenere gummöse Form (intrazerebrale Granulome). Bei spinaler Beteiligung sind die entzündlichen Veränderungen thorako-lumbal, seltener zervikal ausgeprägt.

Ätiopathogenese
Erreger der Lues ist Treponema pallidum. Neben entzündlichen Veränderungen der Meningen findet man eine vaskulitische und gummöse Form.

b) Progressive Paralyse

Symptomatologie. Die progressive Paralyse beginnt 8–15 Jahre nach dem Primärinfekt mit **Leistungsabfall** und endet mit **dementativem Abbau**. Frühzeitig fallen **Artikulationsstörungen** mit »Silbenstolpern« auf, und im Schriftbild fehlende Silben. Man beobachtet zusätzlich oft eine Bewegungsunruhe des Gesichts, ein »mimisches Beben«. Gelegentlich entwickeln die Patienten eine **Psychose** mit Megalomanie (Größenideen) oder epileptische Anfälle. Zur reflektorischen Pupillenstarre s.u.

b) Progressive Paralyse

Symptomatologie
Die progressive Paralyse beginnt mit Leistungsabfall und Sprechstörung, kann psychotische Größenideen aufweisen und führt zur **Demenz**. Zur Pupillenstarre s.u.

Ätiopathogenese. Der progressiven Paralyse liegt eine chronische Enzephalopathie mit Nervenzelldegeneration und Markscheidenzerfall zugrunde. Man findet eine fronto-temporal betonte **Hirnatrophie**, öfter auch mit Kleinhirnveränderungen. Eine morphologisch gleiche Sonderform ist die juvenile Paralyse nach Lues connata.

Ätiopathogenese
Morphologisches Substrat ist eine fronto-temporal betonte Hirnatrophie.

c) Tabes dorsalis

Symptomatologie. Die Symptomatik setzt mit **lanzinierenden Schmerzen**, häufig im Ausbreitungsgebiet des N. ischiadicus, und einer **ataktischen Gangstörung** ein. Hinzu kommen Sehstörungen mit Gesichtsfelddefekten und **Visusabfall** bis zur Amaurose (Optikusatrophie) sowie Miktionsstörungen. Starke abdominelle Schmerzen werden als **tabische Krisen** bezeichnet. Manchmal empfinden die Kranken jeden kalten Wassertropfen auf dem Körper als schmerzhaft. Andererseits entstehen ausgeprägte schmerzlose Gelenkdeformitäten besonders der Knie- und Sprunggelenke (tabische Arthropathie), weil neben vegetativ-trophischen Störungen die Lageempfindung aufgehoben ist.

c) Tabes dorsalis

Symptomatologie
Eine Tabes kündigt sich durch lanzinierende Schmerzen, Ataxie und Visusverfall (Optikusatrophie) an. Hinzu kommen Blasenstörungen. In schweren Fällen sind Gelenkdeformitäten (schmerzlose Arthropathie) zu beobachten.

Ätiopathogenese

Die Tabes dorsalis beruht auf einem aufsteigenden **Entmarkungsprozeß**, der an den Hinterwurzeln und Spinalganglien beginnt und bis zur **Hinterstrang-Degeneration** fortschreitet. Tabische Krisen sind auf die Beteiligung des autonomen Nervensystems zurückzuführen. Wenn die Tabes mit der progressiven Paralyse kombiniert ist, spricht man auch von »Taboparalyse«.

Diagnostik der Neurolues

Bei ein- oder beidseitigen Pupillenstörungen ist immer an eine Neurolues cerebrospinalis zu denken. Das **Argyll-Robertson-Phänomen** *(S. 27)*, oder die reflektorische Pupillenstarre, ist bei Tabes dorsalis fast immer, bei der progressiven Paralyse in der Hälfte der Fälle positiv. Am Augenhintergrund des Tabikers findet sich gelegentlich eine weiße Sehnervenpapille als Hinweis auf eine Optikusatrophie. Die Tiefensensibilität ist herabgesetzt, das **Romberg-Zeichen** positiv. In drei Viertel der Fälle besteht eine **Areflexie**.

Vier bis sechs Wochen nach der Luesinfektion werden zwei **Tests** positiv:
- Treponema-pallidum-Hämagglutinationstest **(TPHA)**
- Fluoreszenz-Treponema-Antikörper-Absorptions-Test **(FTA-ABS-Test)**.

Die Treffsicherheit beider Verfahren zusammen liegt bei 100%. Eine positive **Kardiolipin-Komplementbindungsreaktion** spricht für eine Aktivität des Krankheitsprozesses im Spätstadium.

Die **Liquoruntersuchung** ergibt im Frühstadium eine mäßige **lymphozytäre Pleozytose** als Hinweis auf eine luische Aktivität, später eine intrathekale IgM- und IgG-Synthese und oligoklonale Banden. Die Neurolues ist durch das Verhältnis von unspezifischem IgG und spezifischem IgG (TPHA) in Serum und Liquor nachzuweisen:

$$\frac{\text{IgG im Serum}}{\text{IgG im Liquor}} : \frac{\text{TPHA im Serum}}{\text{TPHA im Liquor}} > 2$$

Die höchsten Werte erreicht die progressive Paralyse.

Im kranialen **Computertomogramm** (CT) stellen sich bei der progressiven Paralyse umschriebene und generalisierte hirnatrophische Veränderungen, aber nur selten Gummen dar. Das Elektroenzephalogramm ist unspezifisch allgemeinverändert, kann aber Zeichen einer fokalen Epilepsie ergeben. Die **visuell evozierten Potentiale** (VEP) dienen dem Nachweis einer Optikus-Schädigung, die akustisch evozierten Hirnstammpotentiale (AEHP) dem Nachweis einer Läsion des VIII. Hirnnerven und die somatosensorisch evozierten Potentiale (SSEP) dem Nachweis des Hinterstrangbefalls bei Tabes dorsalis.

Differentialdiagnose

Mit Hilfe der Lues-Serologie lassen sich andere entzündliche zerebrale (dementative) und spinale Prozesse sicher abgrenzen. Das **Adie-Syndrom** (Pupillotonie, Areflexie) kann zwar mit dem Bild der Tabes dorsalis verwechselt werden, die tonische Pupille reagiert aber im Gegensatz zur reflektorischen Pupillenstarre (Argyll-Robertson-Phänomen) auch bei Naheinstellung unausgiebig.

Therapie und Verlauf

Bei frühzeitiger hochdosierter Gabe von Antibiotika ist eine Restitutio ad integrum zu erzielen. Notwendig ist eine Infusionstherapie mit täglich 3x10 Mill. I.E. Penicillin G für zehn Tage, bei Penicillin-Allergie sind Tetracycline oder Erythromycin über drei bis vier Wochen zu geben. Vor allem in der Frühphase besteht die Gefahr der Jarisch-Herxheimer-Reaktion infolge eines Endotoxin-Schocks bei plötzlichem Erregerzerfall. Sowohl bei der in 20% der Fälle vorkommenden Epilepsie als auch bei tabischen Krisen ist Carbamazepin Mittel der Wahl. In 15% der Fälle kommt es zu neurologischen Spätkomplikationen. Unbehandelte Patienten mit Neurolues sterben im Marasmus.

Der klinische Fall

Der 80jährige ehemalige Pädagoge war seit der Pensionierung bettlägerig und stand nur zum Essen auf. Bei der neurologischen Untersuchung war er zeitlich, örtlich und situativ desorientiert, initiativelos und indifferent. Auffällig waren neben einer reflektorischen Pupillenstarre bei stecknadelkopfgroßer Pupille links (Argyll-Robertson-Phänomen) ein »mimisches Beben« und »Silbenstolpern«, eine Areflexie und spinale Ataxie (positives Romberg-Zeichen). Das EEG ergab eine mäßige Allgemeinveränderung, das CT eine ausgeprägte frontal betonte Atrophie und die Lues-Serologie einen positiven TPHA- und FTA-ABS-Test in Blut und Liquor. Der Patient erhielt Infusionen mit 3 x 10 Mill. E. Penicillin G über zehn Tage und wurde unter krankengymnastischen Bewegungsübungen mobilisiert, war aber weiterhin nur vorübergehend situativ richtig orientiert.

1.4.3.2 Leptospirosen

> **Definition.** Leptospirosen sind Spirochäten-Infektionen, die eine Meningitis, Enzephalitis oder einer Poliomyelitis ähnliche Bilder verursachen. Unter diesen ist der M. Weil, die Leptospirosis icterohaemorrhagiae, am häufigsten.

Epidemiologie. Leptospiren sind bei Haus- und Wildtieren weit verbreitet und werden mit dem Urin ausgeschieden. Die Infektion erfolgt insbesondere unter unhygienischen Arbeitsbedingungen oder beim Baden, vorwiegend im Herbst (neben der Weil-Krankheit kommt eine Reihe ähnlich verlaufender Leptospirosen mit ZNS-Befall vor, wie z.B. die Schweinehüter- oder Erbsenpflükkerkrankheit, das Feld-, Schlamm- und Erntefieber).

Symptomatologie. Nach einer Inkubation von ein bis zwei Wochen treten bei der Leptospirosis icterohaemorrhagiae hohes **Fieber**, Schüttelfrost, Kopfschmerzen, Nackensteife, konjunktivale Injektion, häufig ein Exanthem und **Ikterus**, gelegentlich auch epileptische Anfälle und ein delirantes Bild auf. Oft kommt es nach einem freien Intervall zum erneuten Fieberanstieg mit Zunahme des Ikterus, **hämorrhagischer Diathese** und Myokarditis.

Ätiopathogenese. Erreger des M. Weil ist L. icterohaemorrhagiae. Die Infektion erfolgt über Haut und Schleimhäute und erreicht die Meningen im ersten Fieberstadium (Bakteriämie). In der Mehrzahl der Fälle handelt es sich um eine nichteitrige, bakterielle Meningitis. Seltener kommt es zur Enzephalomyelitis.

Diagnostik. Häufig bestehen **Myalgien**, vor allem Wadenschmerzen. Die Blutsenkung ist stark beschleunigt. Frühzeitig entwickelt sich ein hepatorenales Syndrom mit Ikterus und interstitieller Nephritis. Die Erreger sind sowohl im Blut als auch im Liquor nachzuweisen. Der Liquor weist eine geringe granulozytäre Pleozytose, im weiteren Verlauf Lymphozyten (100 bis 3000/3 Zellen) auf. Das Protein ist nur leicht erhöht. Während des zweiten Fieberschubs finden sich Serum-Antikörper.

Differentialdiagnose. Vorwiegend in Afrika und Südamerika wird das mit Gelbsucht und Muskelschmerzen einhergehende, von Läusen übertragene **Rückfallfieber**, eine Infektion durch Borrelia recurrentis, beobachtet. Die **Fleckfieber-Enzephalitis** ist ebenfalls mit Kopf- und Gliederschmerzen, einem Exanthem und delirantem Syndrom verbunden; sie trat, von Kleiderläusen übertragen, häufig im Zweiten Weltkrieg auf. Erreger ist Rickettsia prowazeki. Ein selten durch Leptospiren verursachtes Myelitis-Syndrom kann bei biphasischem Verlauf den Verdacht auf eine **Poliomyelitis** nahelegen *(S. 224)*. Differentialdiagnostisch entscheidend ist die Antikörper-Bestimmung im Serum.

Therapie und Verlauf. Wesentlich ist die frühzeitige Antibiotika-Therapie (Penicillin G), alternativ kommen Tetracycline zum Einsatz. Nicht immer werden biphasische bzw. ikterische Verläufe beobachtet. Rezidive sind selten. Die Letalität ist <10%, im höheren Alter <40%.

1.4.3.3 Erythema-migrans-Borreliose

1.4.3.3 Erythema-migrans-Borreliose

Synonyme. Garin-Bujadoux-Bannwarth-Syndrom, Lyme disease.

> **Definition.** Durch Zecken übertragene Spirochäteninfektion (Borrelia burgdorferi), die mit Hautveränderungen einhergeht und zu einer Enzephalomyelitis oder Meningopolyneuritis führen kann.

Definition ▶

Epidemiologie

Erreger ist eine von Zecken übertragenen Spirochäte (Borrelia burgdorferi), vgl. Synopsis 75.

Epidemiologie. Erreger ist die Borrelia burgdorferi, die in Europa durch Zecken übertragen wird. W. Burgdorfer isolierte 1982 eine Spirochäte aus einer in der Stadt Lyme (USA) heimischen Zecke, die endemisch auftretende Fälle mit rezidivierenden Arthritiden verursacht (Lyme disease). Der in Europa weit verbreitete gemeine Holzbock, Ixodes ricinus *(Syn. 75),* läßt sich von Zweigen und Blättern eines Biotops auf seine Wirte (Wirbeltiere und Menschen) herunterfallen. Zum Übertragungsmodus der Zeckenbiß-Infektionen siehe auch *S. 220*.

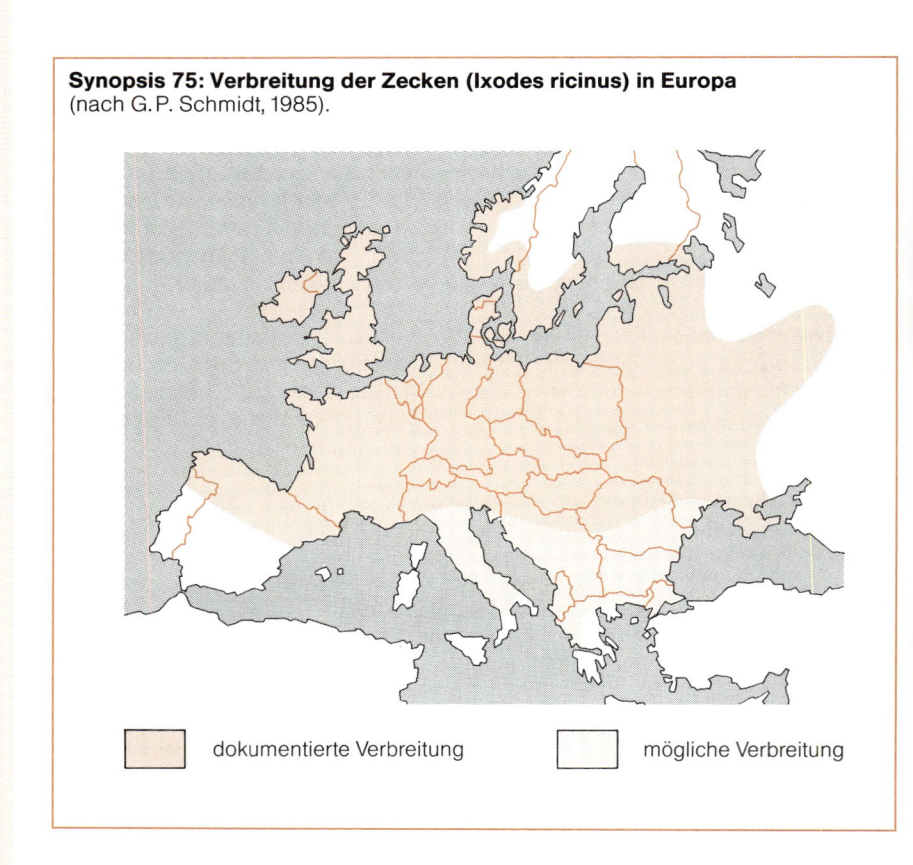

Synopsis 75: Verbreitung der Zecken (Ixodes ricinus) in Europa (nach G.P. Schmidt, 1985).

dokumentierte Verbreitung   mögliche Verbreitung

Symptomatologie

Drei Krankheitsstadien werden unterschieden:
Im **1. Stadium** entwickelt sich das **Erythema chronicum migrans.**

Das **2. Stadium** ist durch ein meningeales Syndrom mit Hirnnervenausfällen (Diplegia facialis) charakterisiert (s.a. Meningopolyneuritis, S. 356). Radikuläre Schmerzen und Sensibilitätsausfälle weisen auf den Befall der Spinalnerven und ihrer Wurzeln hin.

Symptomatologie. Man unterscheidet drei Krankheitsstadien:

1. Stadium. Innerhalb von drei Tagen bis drei Wochen entwickelt sich in der Region des Zeckenbisses eine Hautrötung, die sich allmählich weiter ausbreitet, das **Erythema chronicum migrans.**

2. Stadium. Ein bis vier Monate später klagen die Patienten über Kopf-Nackenschmerzen als Ausdruck einer meningealen Reizung. Häufig sind die Hirnnerven betroffen, vor allem der N. facialis. Typisch ist eine **Diplegia facialis,** die sich innerhalb weniger Tage nach einer zunächst einseitigen Gesichtslähmung einstellt. Gleichzeitig auftretende, heftige radikuläre Schmerzen und Sensibilitätsstörungen weisen auf einen Befall der Spinalnerven und ihrer Wurzeln bei **Meningopolyneuritis** bzw. Polyradikulitis hin *(S. 356)*. In 20% der Fälle finden sich Symptome einer **Myelitis** mit Paraparese, Areflexie, abgrenzbarem sensiblen Niveau und Blasenstörungen. In ca. 10% der Fälle kommt es zu einer **Karditis.**

3. Stadium. Fünf bis sechs Monate später sind bei unbehandelten Patienten neben rotbläulich verfärbten Hautarealen (Akrodermatitis chronica atrophicans) und Gelenkbeschwerden (Lyme-Arthritis) die neurologischen Symptome einer chronisch progressiven **Enzephalomyelitis** zu beobachten. Zur ebenfalls durch Zecken übertragenen viralen Frühsommer-Meningo-Enzephalitis (FSME) s.u.

Ätiopathogenese. Morphologisch finden sich bei einem Drittel der Patienten parenchymatös-perivaskuläre Zeichen einer **Enzephalomyelitis,** gelegentlich sind besonders die Stammganglien betroffen.

Diagnostik. Die Anamnese ergibt nur dann einen Hinweis auf die zeckenübertragene Infektion, wenn der – schmerzlose – Zeckenbiß und das flüchtige Erythem bemerkt bzw. erinnert werden. Dies ist nur bei jedem zweiten Patienten der Fall. Dennoch sollten die »wandernden« Symptome bei häufig asymmetrischem Verteilungsmuster der Paresen an das Garin-Bujadoux-Bannwarth-Syndrom denken lassen.

Diagnostisch entscheidend ist die Bestimmung der **Antikörper-Titer** im Serum mit Hilfe des ELISA-Tests und im Liquor mit Hilfe eines Immunfluoreszenz-Tests. Der Liquor ergibt eine mäßige Pleozytose mit Lymphozyten, Monozyten und Plasmazellen. Das IgG ist oft erhöht und die oligoklonalen Banden in der isoelektrischen Fokussierung sind fast immer positiv. Häufig ist ein passagerer Anstieg der Leberenzyme, die BSG ist beschleunigt.

Im Computertomogramm (CT) findet man nach KM-Gabe multiple Herde mit ringförmiger Anreicherung, kernspintomographisch ebenfalls eine ringförmig erhöhte Signalintensität vorwiegend in der weißen Substanz.

Differentialdiagnose. Die Borreliose kommt im Gegensatz zur **FSME** *(S. 220),* die vorwiegend in Süddeutschland beobachtet wird, in der gesamten Bundesrepublik vor. Sie ähnelt dem Erscheinungsbild und Verlauf der Neurolues *(S. 214),* kann von dieser jedoch serologisch abgegrenzt werden.

Therapie. Man behandelt mit 20 Mill. I.E. Penicillin G, bei Penicillin-Allergie mit Tetracyclin 1000 mg/die oder mit Cephalosporinen über 10 Tage.

Verlauf. Die Symptome bilden sich meist vollständig zurück. Rezidive sind möglich, ein letaler Ausgang durch kardiale Komplikation (Karditis) ist sehr selten.

Der klinische Fall. Die 20jährige Patientin klagte drei Monate nach einem Zeckenbiß am Hals über heftige Nacken-Kopfschmerzen und quälende Mißempfindungen im Bereich der rechten Ohrmuschel. Hinzu kamen radikuläre Schmerzen und ein Taubheitsgefühl im sechsten Zervikalsegment, die, gefolgt von einer leichten Parese mit dystonen Hyperkinesen des rechten Arms, im Verlauf einer Woche zunahmen. Anschließend traten akrodistale Parästhesien kontralateral auf. Der Liquor war auch nach Kontrolle unauffällig. Der Serum-Antikörper gegen Borrelia burgdorferi betrug 590 E (> 200 = positiv). Kernspintomographisch fanden sich multifokale Herde in der weißen Substanz. Unter der Behandlung mit täglich 20 Mill. I.E. Penicillin G bildete sich die Symptomatik rasch zurück.

1.4.4 Tetanus

Synonym. Wundstarrkrampf.

> **Definition.** Erreger ist Clostridium tetani, dessen Toxin Muskelkrämpfe mit der Gefahr der Atemlähmung hervorruft.

Epidemiologie. Nach WHO-Angaben sterben in der Welt jährlich ca. 50 000, in der Bundesrepublik ca. 50 Menschen an Tetanus.

Symptomatologie. Nach einer Inkubationszeit von wenigen Stunden bis mehreren Wochen beginnt die Erkrankung mit Erbrechen, Schwitzen, Kopfschmerzen und Hirnnervenlähmungen. Typisch ist der **Trismus,** d.h. ein Kaumuskelkrampf, der Risus sardonicus (krampfartiges Zähneblecken), eine mimische Starre mit vermehrtem Speichelfluß, Dysphagie und ein **Opisthotonus.**

Beschränkt sich die Infektion auf das Gesicht, so findet man neben dem Trismus eine Fazialislähmung und Augenmuskelparesen (Kopftetanus, Rose-Syndrom).

Ätiopathogenese. Nach Bagatell-Traumen, z.B. Holzsplitter- oder Nadelstichverletzungen, Verbrennungen, Bissen und nach Nabelschnurinfektion (Tetanus neonatorum) oder im Wochenbett (Tetanus puerpealis) kommt es unter anaeroben Bedingungen zur Vermehrung der Bakterien und hämatogener bzw. transneuronaler Ausbreitung des Endotoxins. Das Tetanustoxin enthemmt die α-Motoneurone in den Vorderhörnern des Rückenmarks und in den motorischen Hirnnervenkernen.

Diagnostik. Der Liquor ist normal, das Elektromyogramm (EMG) zeigt bei Ableitung aus der Kaumuskulatur eine Verkürzung der postreflektorischen Innervationsstille (»silent period«). Die Aktivität wird schon durch Berührungsreize oder akustische Stimuli bis zur Interferenz verstärkt.

Differentialdiagnose. Bei Meningitiden, zumal den schweren Verläufen mit Opisthotonus, ist ein pathologischer Liquorbefund zu erwarten. Pharmakogene extrapyramidale Hyperkinesen, wie das zerviko-linguomastikatorische Syndrom, sind dem Bild des Tetanus vergleichbar, klingen aber nach Injektion einer Ampulle Biperiden (Akineton) rasch ab.

Prophylaxe und Therapie. Die aktive Immunisierung erfolgt mit Tetanus-Adsorbat-Impfstoff im Abstand von vier bis acht Wochen und einer dritten Injektion nach sechs bis zwölf Monaten. Auffrisch-Impfungen sind alle zehn Jahre erforderlich. Die passive Immunisierung erfolgt durch Immunglobulin. Bei Infektionsgefahr ohne ausreichenden Impfschutz wird die Simultan-Impfung mit Tetanus-Immunglobulin und Adsorbat-Impfstoff vorgenommen. Bei frischer Infektion werden Tetanus-Immunglobulin vom Menschen und Antibiotika gegeben. Eine sorgfältige Wundversorgung, intensiv-medizinische Maßnahmen, Abdunklung des Raums und Sedierung, eventuell Beatmung sind erforderlich.

Verlauf. Je kürzer die Inkubationszeit, desto schwerer ist der Verlauf. Die Letalität liegt bei 25%. Rezidive und Residuen (Paresen) sind selten.

1.4.5 Virus-Meningitis und -Enzephalitis

Überblick

Epidemiologie. Virale Meningitiden, die hauptsächlich von Entero-, Arbo-, Herpes- und Adenoviren hervorgerufen werden und in den warmen Jahreszeiten gehäuft vorkommen, stehen zahlenmäßig im Vordergrund. Die ebenfalls weit verbreitete Mumps-Meningitis tritt meist im Winter und Frühjahr auf. Seltener sind Arena-Virus-Infektionen (Rötelnmeningitis und lymphozytäre Choriomeningitis). Zur HIV-Infektion siehe unten.

Symptomatologie. In der Regel bestehen Kopfschmerzen, erhöhte Temperaturen, Nackensteifigkeit, seltener Erbrechen, Lichtempfindlichkeit und Vigilanzstörungen.

Ätiopathogenese. Man beobachtet akute und chronische entzündliche Veränderungen der Meningen (**lymphozytäre Meningitiden**, *Tab. 58*). Nicht selten ist auch das Hirnparenchym beteiligt (Meningoenzephalitis). Ein infektiöses Virus erreicht das ZNS entweder während der virämischen Phase hämatogen oder neuronal. Pathophysiologisch bedeutsam ist
- die Interaktion von Makrophagen und Lymphozyten,
- die oligoklonale IgG-Reaktion des ZNS, d.h. eine spezifische Immunantwort auf die Infektion und
- der Einfluß physischer und psychischer Faktoren mit gestörter Interaktion von vegetativ-endokriner Funktion und Immunprozeß.

Die häufigsten Erreger viraler Meningitiden und Enzephalitiden sind in der *Tabelle 59* aufgeführt.

Ätiopathogenese
Vor allem nach Bagatellverletzungen kommt es unter anaeroben Bedingungen zur Ausbreitung des Tetanustoxins, das die α-Motoneurone in den Vorderhörnern und motorischen Hirnnervenkernen enthemmt.

Diagnostik
Das EMG weist eine Daueraktivität auf, der Liquor ist normal.

Differentialdiagnose
Demgegenüber weist eine Meningitis einen pathologischen Liquorbefund auf.

Prophylaxe und Therapie
Die aktive **Immunisierung** erfolgt mit Tetanus-Adsorbat-Impfstoff. Die Behandlung bei Infektion besteht aus Gaben von Tetanus-Immunglobulin und intensiv-medizinischen Maßnahmen (Sedierung, Beatmung).

Verlauf
Jeder vierte Patient stirbt.

1.4.5 Virus-Meningitis und -Enzephalitis
Überblick

Epidemiologie
Virale Meningitiden kommen meist in den warmen Jahreszeiten vor, nur die Mumps-Meningitis im Winter.

Symptomatologie
Kopfschmerzen, Fieber und Meningismus bestimmen das klin. Bild.

Ätiopathogenese
Man unterscheidet die akute von einer chronischen **lymphozytären Meningitis** *(Tab. 58)*. Zu den häufigsten Erregern siehe *Tabelle 59*. Das Virus erreicht das ZNS entweder hämatogen oder neuronal.

Tabelle 58: Diagnostik und Therapie der viralen lymphozytären Meningitis. Zur Klinik weiterer lymphozytärer Meningitiden (bei Tuberkulose, Protozoeninfektion, Helminthen- und Pilzbefall des ZNS), siehe Tabellen 53, 56, und 60–62.

	akute Form	chronische Form	Therapie
meningeales Syndrom	Kopfschmerzen, Meningismus, leichte Somnolenz, Fieber	Kopfschmerzen, leichter Meningismus, Leistungsabfall	analgetisch antipyretisch
Liquor	klar, 100–1000 (maximal 3000)/3 Lymphozyten, Eiweiß normal oder leicht erhöht, Zucker normal	klar, 100 (maximal 1000)/3 Lymphozyten, Eiweiß oft erhöht	
Erreger	Entero-, Arbo-, Herpes-simplex- und Varizella-zoster-Viren, Adeno-, Myxo-, Arena-, Rhabdoviren (Lyssa) Retroviren	HIV (AIDS)	symptomatisch virostatisch mit Aciclovir symptomatisch Tollwutserum symptomatisch

Diagnostik. Bei Meningitis nach **Coxsackie-A-Infektion** beobachtet man eine Herpangina, d.h. Bläschen auf den Tonsillen; die Coxsackie-B-Infektion ist durch Pleurodynie, d.h. stechende Muskelschmerzen beim Atmen, und ein meningeales Syndrom (Bornholmer-Krankheit) charakterisiert. Eine Parotitis, Pankreatitis oder Orchitis kommen gemeinsam mit einer **Mumps-Meningitis** vor. Okzipitale und zervikale Lymphknotenschwellungen, Meningismus und Fieber sind Symptome der infektiösen Mononukleose, die durch das Epstein-Barr-Virus (EBV) hervorgerufen wird.

In jedem Fall sollte eine Untersuchung von Rachenabstrich und Stuhl erfolgen. Drei Viertel aller Patienten zeigen neben einer Eiweißerhöhung eine lymphozytäre Pleozytose von < 1000/3 Zellen. Der Liquorzucker ist meist ebenso wie das Laktat normal *(Tab. 58,* **und** *Farbtafel S. 410).*

Differentialdiagnose. Zur bakteriellen (eitrigen bzw. tuberkulösen Meningitis) siehe auch *Tabelle 53.* Die **Meningeosis carcinomatosa** oder leucaemica kann liquorzytologisch abgegrenzt werden, siehe *S. 268.* Bei zunehmender Vigilanzstörung ist an eine Meningoenzephalitis, bei Auftreten von sogenannten Schauanfällen auch an die seltene **Encephalitis epidemica** (lethargica) zu denken, die einen Nackenrigor und weitere Symptome eines Parkinson-Syndroms verursacht *(S. 157).*

Therapie. Die Behandlung ist fast immer symptomatisch, bei Herpes-Infektionen virostatisch, z.B. mit Aciclovir.

Verlauf. Die Prognose ist in der Regel günstig.

Der klinische Fall. Das neunjährige Mädchen erkrankte mit Kopfschmerzen, Erbrechen und Temperaturen bis 38,2 °C. Auffällig waren Meningismus und Drei-Punkt-Sitz, das Kernig-Zeichen war positiv, der »Kniekuß« nicht möglich. Es fanden sich 4400 µl Leukozyten, ein negativer Tuberkulin-Tine-Test, der Liquor war klar, enthielt 360/3 Zellen, vorwiegend Lymphozyten, das Gesamt-Eiweiß betrug 54 mg%, der Zucker 85 mg% bei einem Blutzucker von 91 mg%. Der Coxsackie-A-AK-Titer war erhöht (1:265). Nach zehntägiger Bettruhe war das Kind beschwerdefrei und die Pleozytose deutlich rückläufig.

Diagnostik
Bei Coxsackie-A-Meningitis fällt eine Herpangina auf, bei Coxsackie-B-Meningitis eine Pleurodynie.
Die **Mumps-Meningitis** geht oft mit Pankreatitis und Orchitis einher, die infektiöse **Mononukleose** mit Lymphknotenschwellungen.

In jedem Fall sind ein Rachenabstrich und eine Stuhluntersuchung erforderlich. Zum Liquorbefund siehe *Tabelle 58,* **Abb. 12,** Farbtafel S. 410.

Differentialdiagnose
Zur bakteriellen Meningitis siehe *Tabelle 53,* zur Meningeosis carcinomatosa siehe *S. 268.* Zur Encephalitis epidemica als Ursache eines Parkinson-Syndroms siehe *S. 157.*

Therapie
Die Therapie ist meist symptomatisch.

Verlauf
Die Prognose ist meist günstig.

◀ **Der klinische Fall**

Tabelle 59: Die häufigsten Erreger viraler Meningitiden und Enzephalitiden	
Klassifikation der viralen Infektionen des ZNS		**Manifestation**
Enteroviren	die im Verdauungstrakt des Menschen vorkommenden Enteroviren – ECHO-Viren (»Enteric cytopathogenic human orphans«) – Polioviren – Coxsackie-Virus A – Coxsackie-Virus B	Meningitis Meningomyelitis Poliomyelitis Meningitis Meningitis
Arboviren	die Arboviren (Arthropod-borne viruses) werden von Arthropoden übertragen. – Flavo-Virus FSME u.a. (Familie Togaviren)	Frühsommer-Meningoenzephalitis
Herpesviren	zu den Herpesviren gehören folgenden Spezies: – Herpex-simplex-Virus I – Herpex-simplex-Virus II – Varicella-zoster-Virus – Zytomegalie-Virus – Epstein-Barr-Virus	Enzephalitis Meningitis Enzephalitis Enzephalitis Meningitis Enzephalomyelitis
Retroviren	HIV I und II	AIDS-Enzephalitis Meningitis, Myelitis
Adenoviren	unter den 30 Typen der Adenoviren sind Erreger von ZNS-Infektionen – Typ 3 – Typ 7	Meningoenzephalitis
Myxoviren	unter den Myxoviren sind häufig – Mumps-Virus – Masern-Virus – Influenza-Virus – Parainfluenza-Virus	Meningitis Enzephalomyelitis Enzephalomyelitis Meningoenzephalitis
Arenaviren	zu den Arenaviren gehören – Röteln-Virus – LCM-Virus	Enzephalitis Choriomeningitis
Rhabdoviren	Erreger der Lyssa (Tollwutvirus)	Enzephalomyelitis

1.4.5.1 Frühsommer-Meningo-Enzephalitis (FSME)

Synonyme. Central European Encephalitis (CEE), Tick Borne Encephalitis (TBE), Russian Spring Summer Encephalitis (RSSE).

Epidemiologie. Ca. 1–2% der mitteleuropäischen Bevölkerung ist mit dem FSME-Virus durchseucht *(Tab. 51)*. Ein endemisches Gebiet ist **Süddeutschland**. Die Übertragung auf den Menschen erfolgt durch **Zeckenbiß**. Das männliche Geschlecht überwiegt mit einem Erkrankungsgipfel in der 4. Lebensdekade (Forstarbeiter, Landwirte). Jahreszeitliche Gipfel bestehen in den Monaten Juni–Juli und September–Oktober.

Symptomatologie. Nach einer Inkubation von zwei Tagen bis drei Wochen kommt es zu einem katarrhalischen Stadium mit Kopf- und Gliederschmerzen, dem nach weiteren 20 Tagen ein Temperaturanstieg bis 40 °C und die Symptome einer Meningitis, Meningoenzephalitis oder Meningoenzephalomyelitis folgen.

Ätiopathogenese. Der Erreger der FSME ist ein **Flavovirus** aus der Familie der Togaviren. Morphologisch handelt es sich um eine knötchenförmige Enzephalitis und Myelitis mit Befall des Hirnstamms, der motorischen Hirnnervenkerne und der Vorderhornzellen des Rückenmarks.

Diagnostik. Die meisten Infizierten leiden lediglich unter katarrhalischen Beschwerden. In 25% der Fälle finden sich meningeale Symptome. Besonders im höheren Lebensalter kommt eine Poliomyelitis-ähnliche Symptomatik vor. Zum Liquorbefund siehe *Tabelle 58*. Mit Hilfe des ELISA- oder Immunfluoreszenztests sind IgM-Serum-Antikörper nachzuweisen.

Differentialdiagnose. Wesentlich häufiger als die FSME ist die durch Borrelien verursachte Meningopolyneuritis nach Zeckenbiß (Erythema-migrans-Borreliose S. 216). Bei jeder Myelitis muß auch an eine Poliomyelitis (B 1.4.5) gedacht werden. Entscheidend sind die virologischen und serologischen Untersuchungen mit Antikörper-Bestimmung.

Therapie und Prophylaxe. Die Zecke wird mit Klebstoff oder Öl bedeckt (erstickt) und mit einer Pinzette aus der Epidermis herausgedreht, darüber hinaus ist eine massive Immunisierung mit humanem Immunglobulin möglich. Vor einer möglichen Exposition ist die aktive Immunisierung durch formolinaktivierte Vakzine zu empfehlen.

Verlauf. Die Prognose ist meist günstig. Die Infektion hinterläßt eine lebenslange Immunität. Die Letalität liegt bei 1 bis 2% der Verläufe.

1.4.5.2 Herpes-simplex-Enzephalitis

Epidemiologie. Das **Herpes-simplex-Virus** (HSV) ist weltweit verbreitet. 80 bis 90% der Bevölkerung weisen Serum-Antikörper gegen den Erreger auf *(Tab. 51)*. Die Infektionen bleiben meist asymptomatisch oder äußern sich als Herpes labialis (Typ I) bzw. Herpes genitalis (Typ II), letzterer als venerische Infektion. Die zerebrale HSV-I ist häufiger als eine HSV-II-Infektion. Die Inzidenz der HSV-I-Enzephalitis beträgt ca. 0,5/100 000 Einwohner und entspricht damit einem Anteil von 10 bis 20% aller Enzephalitiden *(Syn. 72)*. Für 50% aller Enzephalitis-Todesfälle ist HSV I verantwortlich. Der HSV II verursacht eine lymphozytäre Meningitis und nur bei Neugeborenen eine hämorrhagisch-nekrotisierende Enzephalitis.

Symptomatologie. Nach einem Prodromalstadium von wenigen Tagen mit Nausea, Kopfschmerzen und Abgeschlagenheit kommt es zu zerebralen Herdsymptomen, darunter vor allem aphasischen Störungen, Geruchsmißempfindungen, psychomotorischen und fokal eingeleiteten großen **epileptischen Anfällen,** einer zunehmenden Wesensveränderung und Vigilanzstörung bis zum Koma. Gelegentlich ist der Verlauf durch Retinitis mit Netzhautablösung und Amaurose kompliziert.

Ätiopathogenese. Eintrittspforte des HSV I ist die Nase. Die primäre Infektion erfolgt als transaxonale Penetration des Virus von der Riechschleimhaut der Area cribriformis über den N. olfactorius in das Frontalhirn, um sich später weiter, vor allem in den Temporallappen auszubreiten. Ein zweiter Modus scheint die Aktivierung von latent im Ganglion Gasseri persistierenden Herpes-Viren zu sein (vergleiche Pathogenese des Herpes zoster, S. 350). Morphologisch findet man meist einseitig betonte hämorrhagisch-nekrotisierende Herde vor allem im basalen Frontal- und Temporallappen, in der Inselrinde oder auch in den Stammganglien. Typisch sind eosinophile intranukleäre Einschlußkörper in den Nervenzellen. Die zerebrale Manifestation wird durch Immunschwäche, physischen und psychischen Streß begünstigt.

Diagnostik. Die Diagnose muß **klinisch** gestellt werden, da der Anstieg des Virus-Antikörpertiters nicht abgewartet werden kann. Frühzeitig entwickelt sich eine Stauungspapille bei zunehmender Somnolenz und Fieberanstieg. Trotz erhöhten intrakraniellen Drucks ist eine Lumbalpunktion unerläßlich. Man findet eine anfangs granulozytäre Pleozytose < 500/3 Zellen; später überwiegend Lymphozyten mit Plasmazellen und Erythrozyten. Das Liquorprotein ist erhöht, in der zweiten Behandlungswoche sind oligoklonale IgG-Banden nachweisbar.

Mit Hilfe der **Kernspintomographie** (MRT) sind die enzephalitischen Herde frühzeitig nachzuweisen.

Das kraniale **Computertomogramm** (CT) ist in den ersten drei Erkrankungstagen typischerweise nicht verändert. Zwischen dem vierten und sechsten Tag finden sich meist einseitige hypodense Zonen in der Inselrinde, zwischen dem sechsten und zehnten Tag auch des kontralateralen Schläfenlappens. Man beobachtet ausgeprägte bitemporale und bifrontobasale hypodense Areale und zugleich verstrichene Sulci als Ausdruck der intrakraniellen Drucksteigerung (Hirnödem). Von der zweiten Behandlungswoche an ist eine Rückbildung der CT-Befunde zu beobachten.

Das **Elektroenzephalogramm** (EEG) ist allgemeinverändert und zeigt frühzeitig herdförmige Veränderungen und epileptische Potentiale. Wegen des rasch progredienten Verlaufs sind tägliche EEG-Kontrollen, wenn möglich mit simultaner Videoaufzeichnung, notwendig, da die häufig diskreten Anfallsphänomene sonst leicht übersehen werden. Die **Sicherung der Diagnose** durch vierfachen Antikörper-Titer-Anstieg, elektronenoptischen Erregernachweis und Kultur bzw. Tierversuch kommt für die Akuttherapie zu spät. Die u.a. in den USA zur Diagnostik eingesetzte Hirnbiopsie hat sich in Europa nicht durchgesetzt.

Differentialdiagnose. Im Gegensatz zur Herpes-simplex-Enzephalitis ergeben fast alle Hirnprozesse, die sich klinisch mit zerebralen Herdsymptomen manifestieren, schon frühzeitig einen pathologischen CT-Befund. Eine Ausnahme bildet der **apoplektisch-ischämische Insult,** der in den ersten Stunden ebenfalls einen CT-Normalbefund aufweist *(S. 297).* Eine Stauungspapille bei fokaler Epilepsie und einseitig ausgeprägtem CT-Befund mit begleitendem Hirnödem führt manchmal zur Fehldiagnose Hirntumor oder Hirnabszeß. Im übrigen sind die bakteriellen Meningo- Enzephalitiden durch die Liquoruntersuchungen auszuschließen.

Therapie und Prophylaxe. In jedem Fall ist eine Intensivbehandlung mit rechtzeitiger Intubation und **Hirnödemtherapie** erforderlich, da von Anfang an mit intrakraniellem Druckanstieg zu rechnen ist. Kortikosteroide sind wegen der Gefahr einer Suppression der körpereigenen Abwehr kontraindiziert. Daher sind hyperosmolare Substanzen unter kontrollierter Beatmung zu infundieren. Zur Therapie des Hirnödems siehe auch *S. 308.* Als **Virostatikum** ist Aciclovir in einer Dosis von 3 x 10 mg/kg/die über zwei Wochen Mittel der Wahl. Abgesehen von einer möglichen passageren Niereninsuffizienz ist es ebenso gut verträglich wie das weniger wirksame Arabinosin-Monophosphat und die Kombination mit Interferon. Ärzte und Krankenschwestern mit Herpeseruptionen sollen nicht auf einer Säuglingsstation arbeiten.

Verlauf. Unbehandelt liegt die Letalität bei 70%. Todesursachen sind ein unkontrollierbares Hirnödem und sekundäre Pneumonien. Unter der Behandlung mit Arabinosin-Monophosphat wird die Letalität um mehr als die Hälfte, bei Anwendung von Aciclovir bis auf ein Fünftel gesenkt. 25% der Überlebenden weisen gravierende Residualschäden mit Paresen auf. Prognostisch ungünstig ist höheres Alter und ein früh einsetzendes Koma.

1.4.5.3 AIDS

Synonym. Acquired immunodeficiency syndrome, erworbenes Immundefektsyndrom.

> *Definition.* Eine durch das Retrovirus HIV (human immunodeficiency virus) verursachte Immunschwäche, die in 30% der Fälle mit einer ZNS-Infektion einhergeht und infolge einer progressiven Enzephalopathie und »opportunistischer« Erkrankungen wie Toxoplasmose, Pneumocystis-carinii-Pneumonie oder begleitender Malignome tödlich verläuft.

Epidemiologie. Nach Angaben der WHO beträgt die Zahl der bis Ende 1988 gemeldeten AIDS-Kranken weltweit fast 600 000. **Auf jeden Kranken entfallen 100 HIV-Infizierte.** Die Prävalenz der HIV-Infektionen in der Bundesrepublik wird auf 100 000 geschätzt. AIDS manifestiert sich im Erwachsenenalter mit einem Gipfel in der vierten Dekade. Männer und Frauen erkranken im Verhältnis von 10:1.

Symptomatologie. Gelegentlich stellt sich schon kurz nach der Infektion eine akute **Meningoenzephalitis** mit Grand-mal-Anfällen und Vigilanzstörungen ein, von der sich die Patienten zunächst erholen. Die häufigste neurologische Komplikation ist eine **subakute** (HIV-induzierte) **Leukenzephalopathie** mit Störungen des Gedächtnisses, der Konzentration, des Antriebs und der Feinmotorik, gefolgt von einer Paraparese und Inkontinenz (AIDS-dementia-complex). Hinzu kommen sensomotorische Paresen und eine spinale Ataxie als Zeichen einer Myelitis. Eine chronische HIV-induzierte **Meningitis** verläuft häufig mit Hirnnerven-Beteiligung (V, VII, VIII).

Ätiopathogenese. Das Retrovirus HIV wird durch Sexualkontakt, intrauterin ab 15. Schwangerschaftswoche von der Mutter auf den Fetus bzw. das Neugeborene oder auch parenteral durch **Bluttransfusion** bzw. unsterile Kanülen (needle sharing bei Drogenabhängigen) übertragen. Die Manifestationsrate, d.h. der Anteil der HIV-Infizierten, die an AIDS erkranken, beträgt mehr als 70%. Die Inkubationszeit liegt durchschnittlich bei 8–10 Jahren.

Das Virus ist sowohl lymphotrop als auch neurotrop. Daher beobachtet man einerseits eine HIV-induzierte lymphozytäre Meningitis und eine diffuse Leukenzephalopathie und im weiteren Verlauf Zeichen einer Hirnatrophie und vakuolären Myelopathie. Andererseits treten infolge der Abwehrschwäche **»opportunistische«** bakterielle und virale **Infektionen,** vor allem mit Toxoplasmen und Mycobacterium tuberculosae, Herpes-simplex-Virus-I-, Zytomegalie-, Varizellazoster- und Papova-Viren, auch Pilzbefall mit Abszeßbildung auf. Zur Polyradikulitis und Polyneuropathie s. *S. 352 u. S. 354.* Selten finden sich zerebrale Metastasen des Kaposi-Sarkoms.

Diagnostik. Frühsymptome sind katarrhalische Beschwerden, Lymphknotenschwellungen, im späteren Stadium **Hautveränderungen** wie Herpes simplex, Herpes zoster *(S. 350)* das Kaposi-Sarkom und Leukoplakien der Zunge. In einem Drittel der AIDS-Fälle finden sich anfangs enzephalitische und meningeale Symptome. Zerebrale **Herd**symptome sind aber seltener HIV-induziert, sondern eher auf eine Sekundärinfektion, ein begleitendes Malignom oder eine vaskuläre Komplikation zurückzuführen. Häufig zeigen sich röntgenologische Symptome einer Pneumocystis-carinii-Pneumonie.

Als Screening-Test werden Enzym-Immuno-Assays mit gentechnologisch hergestellten HIV-Antigenen verwendet, die bei jedem positiven Resultat (ab der sechsten bis achten Woche post infectionem) durch monospezifische **Enzym-Immuno-Assays** bestätigt werden müssen. Im Liquor läßt sich eine intrathekale IgG-Produktion nachweisen. Das Virus kann aus Blut, Liquor und Hirngewebe isoliert werden.

In jedem Fall sind weitere serologische Untersuchungen, vor allem auf Toxoplasmose, erforderlich. Im fortgeschrittenen Stadium einer HIV-induzierten Enzephalopathie ist regelmäßig **computertomographisch** eine Hirnatrophie nachweisbar. Darüber hinaus lassen sich Sekundärinfektionen, insbesondere herdförmige CT-Veränderungen, Abszesse und Malignome *(S. 246)* nachweisen. Im **Kernspintomogramm** (MRT) sind neben einer Marklageratrophie bei der zerebralen Toxoplasmose frühzeitig multiple Abszesse nachzuweisen.

Differentialdiagnose. Bei der akut mit Vigilanzstörungen verlaufenden Meningoenzephalitis muß in erster Linie eine **Herpes-simplex-Enzephalitis** durch CT-Kontrollen ausgeschlossen werden. Darüber hinaus ist auch hinsichtlich der Manifestation bei relativ jungen Patienten an eine **Multiple Sklerose** zu denken.

Epidemiologie
Die Zahl der AIDS-Kranken wird weltweit auf ca. 600 000 geschätzt, **auf jeden Kranken entfallen 100 HIV-Infizierte.** Das männliche Geschlecht überwiegt.

Symptomatologie
Frühzeitig kann sich eine **Meningoenzephalitis** manifestieren, häufiger ist jedoch die subakute **Enzephalitis,** die zu dementativem Abbau führt. Bei der chronischen **Meningitis** sind vor allem der V., VII. und VIII. Hirnnerv beteiligt.

Ätiopathogenese
Das Virus wird durch **Sexualkontakt** oder von der Mutter auf das Kind übertragen. Nicht selten ist auch die Infektion durch **Bluttransfusion** oder unsterile Kanülen.

Neben einer HIV-induzierten Meningitis, Enzephalitis und Myelitis kommt es infolge der Immunschwäche zu »opportunistischen« **Infektionen,** Malignomen und vaskulären Hirnschädigungen.

Diagnostik
Initialsymptome sind Lymphknotenschwellungen, enzephalitische oder meningitische Zeichen. Hinzu kommen Hautveränderungen bei Herpesinfektion und Kaposi-Sarkom.
Zerebrale **Herd**symptome sind meist keine direkte Viruswirkung sondern Zeichen weiterer Komplikationen. Die HIV-Infektion läßt sich ab der sechsten Woche mit der **Enzym-Immuno-Assay-Methode** nachweisen. Das Retrovirus ist aus Blut, Liquor und Hirngewebe zu isolieren.

Computer- und **kernspintomographisch** stellen sich hirnatrophische Veränderungen, Abszesse und Malignome dar.

Differentialdiagnose
Eine Herpex-simplex-Enzephalitis und MS sind auszuschließen.

Therapie und Prophylaxe
Es gibt keine kausale Therapie oder Impfprophylaxe. Nur Sekundärinfektionen können behandelt werden. Wesentlich sind psychosoziale Hilfen.

Verlauf
95% der AIDS-Kranken weisen im Spätstadium neurologische Symptome auf.

Therapie und Prophylaxe. Die Sekundärinfektionen werden je nach Erreger behandelt, eine kausale AIDS-Therapie oder Impfprophylaxe sind noch nicht verfügbar. Um so wichtiger sind die sexualhygienische Prävention und sterile Kanülen im medizinischen Bereich. AIDS-Kranke bedürfen regelmäßiger Beratung, Betreuung und psychotherapeutischer Hilfe.

Verlauf. 95% der AIDS-Kranken weisen im Spätstadium neurologische und psychopathologische Symptome auf. Die Erkrankung führt innerhalb von fünf Jahren nach ihrer Manifestation zum Tod.

1.4.5.4 Poliomyelitis anterior acuta

Synonyme. Heine-Medin-Krankheit, spinale Kinderlähmung.

Definition ▶

> *Definition.* Von J. Heine (1840) und O. Medin (1890) erstmals beschriebene, von Mensch zu Mensch übertragene Virusinfektion mit rein motorischen Ausfällen (atrophische Paresen) durch Befall vorwiegend der Vorderhornzellen des Rückenmarks.

Epidemiologie
Seit Einführung der Polio-Schluckimpfung vor 25 Jahren ist die Inzidenz in westlichen Industrieländern gering geworden. Epidemien kommen jedoch in der Dritten Welt, z.B. unter der schwarzen Bevölkerung Südafrikas vor. Die Poliomyelitis-Erreger (Typ I-III) gehören zu den **Enteroviren** und werden durch Tröpfchen- und Schmierinfektion übertragen.

Epidemiologie. Seit Beginn der Polio-Schluckimpfung vor 25 Jahren ist in den USA die Zahl der Erkrankungsfälle von mehr als 10 000/Jahr auf 10/Jahr gefallen. Gefährdet sind vor allem Kinder, die keinen oder nur einen unzureichenden Impfschutz besitzen, darunter auch Kontaktpersonen, während eine Poliomyelitis bei dem Impfling selbst eine Rarität darstellt (1/3 Millionen Impfungen). Die Poliomyelitis-Erreger gehören zu den **Enteroviren.** Typ I verursacht große Epidemien, Typ II sporadische Fälle, Typ III gelegentlich kleine Epidemien oder sporadische Fälle. Die Kontagiosität der Poliomyelitis ist hoch. Die Ansteckung erfolgt durch Schmutz- und Schmierinfektion. Nur in 1% der Infektionsfälle treten neurologische Symptome auf. Gelegentlich werden Polioviren aus Ländern eingeschleppt, in denen keine Massen-Impfungen stattfinden. 1983 kam es unter der schwarzen Bevölkerung der Republik Südafrika zu einer Poliomyelitis-Epidemie.

Symptomatologie
Nach einem katarrhalischen Stadium und einwöchigem Intervall manifestiert sich die Poliomyelitis mit Fieberanstieg und **schlaffen Paresen** der Extremitäten, Rumpfmuskulatur und kaudaler Hirnnerven **(Bulbärparalyse).**

Symptomatologie. Nach einem katarrhalischen Initialstadium mit Erbrechen und Diarrhöen von ein bis zwei Tagen und symptomfreiem Intervall von ca. einer Woche kommt es zu akutem Fieberanstieg, gefolgt von Adynamie und Areflexie. Daran schließt sich das paralytische Stadium mit spinalen **schlaffen Paresen** der Extremitäten, auch des Zwerchfells und der Interkostalmuskulatur an (aszendierender Verlauf). Häufig sind Paresen des X., XI. und XII. Hirnnerven und Störungen der Atem- und Kreislauffunktion **(Bulbärparalyse).**

Ätiopathogenese
Pathognomonisch ist ein entzündlicher Befall der Vorderhornzellen.

Ätiopathogenese. Es handelt sich um eine Entzündung der grauen Rückenmarkssubstanz, vor allem der motorischen Vorderhornzellen. Dabei beobachtet man eine mesenchymale Gewebsreaktion mit Gliazell-Proliferation.

Diagnostik
Bulbäre Symptome, Areflexie und Fieberanstieg sind Hinweise auf eine akute Poliomyelitis. Im weiteren Verlauf findet man asymmetrische atrophische Paresen der Extremitäten.

Diagnostik. Eine Schwäche der Zungenmuskulatur und Dysarthrophonie, Atemstörung, Areflexie und ein Fieberanstieg weisen auf eine akute Poliomyelitis hin. Die Lähmungen finden sich häufig im Bereich der proximalen Schulter- und Beckengürtelmuskulatur. Chronische Verläufe sind durch asymmetrische atrophische Paresen der Extremitäten charakterisiert. Die Diagnose läßt sich durch Virus-Nachweis im Stuhl oder Liquor stellen. Frühzeitig steigen die Serum-Antikörper-Titer an, die KBR wird später positiv. Der Liquor ergibt eine lymphozytäre Pleozytose von 100– >1000/3 Zellen bei anfangs oft normalem Eiweiß, das innerhalb der ersten Wochen zunimmt.

Differentialdiagnose
Neben den zeckenübertragenen Infektionskrankheiten ist an das **Guillain-Barré-Syndrom** zu denken.

Differentialdiagnose. Die häufigeren **zeckenübertragenen Meningoenzephalitiden** (Borreliose und FSME) können im Frühstadium der Erkrankung ebenso wie die **Polyradikulitis Guillain-Barré** differentialdiagnostische Schwierigkeiten bereiten.

Therapie. Eine kausale Therapie ist nicht möglich. Es werden Gamma-Globuline gegeben. Eine **Isolierung** ist für mindestens eine Woche erforderlich. Neben krankengymnastischen Bewegungsübungen ist frühzeitig eine logopädische Behandlung zur Verbesserung der Respiration, Phonation und Artikulation (mit mundmotorischen Kräftigungsübungen) erforderlich.

Prophylaxe. Durch Impfungen von Polio-Lebend-Impfstoff in Einzeldosis können alle Säuglinge einen sicheren Impfschutz erhalten. Durch trivalenten Lebend-Impfstoff nach Sabin, der abgeschwächte Polio-Viren der drei Sero-Typen enthält, wird die bessere Grundimmunisierung erreicht. Auffrisch-Impfungen im Abstand von maximal zehn Jahren sind bis zum 30. Lebensjahr notwendig. Da die Poliomyelitis in jedem Lebensalter auftritt, müssen Kinder, Jugendliche und Erwachsene lückenlos »durchgeimpft« werden. Es besteht Meldepflicht schon im Verdachtsfall.

Verlauf. Die Poliomyelitis hinterläßt eine lebenslängliche Immunität. Die bulbäre Form endet häufig letal, die atrophischen Paresen bilden sich nicht oder nur unvollständig zurück. Nach jahrelangem Intervall kann sich schubförmig oder chronisch progredient eine Postpoliomyelitis-Atrophie entwickeln, die durch Degeneration einzelner Nervenendfasern bedingt ist.

1.4.5.5 Parainfektiöse Enzephalitis

Bei **Masern** manifestiert sich eine parainfektiöse Enzephalomyelitis mit einer Inzidenz von 1/1000 Erkrankungsfälle. Die Mortalität liegt bei 20 bis 30%. Morphologisch findet man lympho- und plasmazelluläre Infiltrate mit perivenösen Gliawucherungen in der weißen Substanz von Gehirn und Rückenmark. **Röteln-** und **Varizellen**-Enzephalitiden sind sehr selten. Differentialdiagnostisch kommen auch postvakzinale Enzephalitiden bzw. Enzephalomyelitiden in Frage, z.B. nach Pocken- oder Tollwutimpfung.

1.4.5.6 Lyssa

Synonyme. Rabies, Tollwut.

> ***Definition.*** Durch Wild- und Haustiere übertragene Infektionskrankheit des ZNS (Rhabdovirus) mit ungünstiger Prognose.

Epidemiologie. Nach Angaben der WHO erkranken jährlich ca. 1000 Menschen an Tollwut, Kinder sind besonders gefährdet.

Symptomatologie. Die Inkubationszeit (10 bis 90 Tage) ist um so kürzer, je näher die Infektion im Bereich des Kopfes erfolgt. Nach Prodromalerscheinungen mit Kopfschmerzen, Nausea, vermehrter Reizbarkeit und Parästhesien im Bereich der Bißstelle kommt es bei ungestörter Vigilanz zu Dysphagie, Photo- und Hydrophobie, epileptischen Anfällen und **agitiert-aggressivem Verhalten** (»Tollwut«), dem innerhalb von Tagen weitere bulbäre Symptome und Paresen der Atemmuskulatur mit häufig letaler respiratorischer Insuffizienz folgen.

Ätiopathogenese. Am häufigsten von Fuchs (80%) und Reh (10%), gelegentlich auch von Katze, Hund und Rind übertragene Infektionskrankheit. Tierische Kadaver können noch nach Wochen infektiös sein. Die Infektion erfolgt über Speichelkontakt, vor allem bei Biß- oder Kratzverletzung. In Südamerika können Menschen gelegentlich auch durch blutsaugende Fledermäuse infiziert werden. Die entzündlichen Veränderungen (Rundzellinfiltrate) befallen besonders das Mittel- und Zwischenhirn, aber auch die Vorderhörner des Rückenmarks im Sinne einer Enzephalomyelitis.

Diagnostik. Entscheidend ist der anamnestische Hinweis auf die Bißverletzung in einem Tollwutgebiet. Beim erkrankten Tier findet man das Rhabdovirus im ZNS und Speichel. Die Viren sind beim Menschen aus Speichel, Kornealabstrich, Urin und Liquor zu isolieren und durch indirekte Immunfluoreszenz-Methode nachzuweisen.

Differentialdiagnose. Abgesehen von agitiertem Verhalten nach banalen Bißverletzungen (»Pseudolyssa hysterica«) sind ein Tetanus *(S. 217)* und eine Poliomyelitis *(S. 224)* abzugrenzen.

> Differentialdiagnose
> Tetanus *(S. 217)* und Poliomyelitis *(S. 224)* sind auszuschließen.

Therapie und Prophylaxe. Nach einer Bißverletzung durch ein tollwutverdächtiges Tier ist sofort die aktive und passive Immunisierung erforderlich. Vor der Exposition empfiehlt sich bei Risiko-Personen wie Forst- und Landwirten die Impfprophylaxe.

> Therapie und Prophylaxe
> Bei Biß durch ein tollwutverdächtiges Tier gibt man sofort Tollwut-Immunglobulin oder Immunserum.

Verlauf. Die meisten unbehandelten Patienten sterben nach der Exzitationsphase am dritten oder vierten Tag oder im paralytischen Stadium. Die Letalität liegt bei 100%.

> Verlauf
> Die Prognose ist schlecht. Die Letalität liegt bei 100%.

1.4.5.7 Subakute sklerosierende Panenzephalitis (SSPE)

> **Definition.** Bei der subakuten sklerosierenden Panenzephalitis (SSPE) handelt es sich um eine Slow-virus-Infektion mit progredienter Wesensänderung, Demenz, Myoklonien und extrapyramidalen Symptomen. J.R. Dawson (1933) beschrieb eine Einschlußkörperchen-Enzephalitis und L. van Bogaert (1939) eine subakute sklerosierende Leukenzephalitis. Beide Formen werden heute zur SSPE zusammengefaßt.

Epidemiologie. Die Inzidenz beträgt 0,1/100 000 Kinder. Das männliche Geschlecht überwiegt. Der Altersgipfel liegt bei acht bis elf Jahren. Vorwiegend ist die Landbevölkerung betroffen.

> Epidemiologie
> Die SSPE ist selten. Sie tritt vorwiegend bei Knaben im Schulalter auf.

Symptomatologie. Im ersten Stadium der Erkrankung fallen bei den Kindern neben einem Nachlassen der Schulleistung **psychische,** darunter auch **neuropsychologische Störungen** *(S. 76)* auf, im zweiten Stadium werden periodische **Myoklonien,** epileptische Anfälle und meist unilaterale extrapyramidale Hyperkinesen beobachtet, im dritten Stadium kommt es zu **Opisthotonus** und Koma **(Dezerebration).**

> Symptomatologie
> Die SSPE manifestiert sich mit **psychischen Störungen,** Myoklonien, epileptischen Anfällen und extrapyramidalen Hyperkinesen. Das Endstadium ist die **Dezerebration.**

Ätiopathogenese. Morphologisch findet man Entzündungsherde mit diffusen und perivaskulären Infiltraten, vorwiegend subkortikalem Markscheidenzerfall und Gliawucherungen mit Einschlußkörperchen, aus denen sich gelegentlich eine **Masern-Virus-**Mutante isolieren läßt. Wegen der großen Latenz nach Maserninfektion meist vor dem zweiten Lebensjahr wird die SSPE den **Slow-virus-**Infektionen zugerechnet; siehe auch progressive Leukenzephalopathie bei AIDS *(S. 223)* und paraneoplastischen Syndromen *(S. 194)* sowie die Creutzfeld-Jakob-Krankheit, *S. 171.*

> Ätiopathogenese
> Aus den pathognomischen Einschlußkörperchen lassen sich Masern-ähnliche Viren isolieren. Es handelt sich um eine Slow-virus-Krankheit *(s.a. AIDS, S. 223).*

Diagnostik. Die Vorgeschichte ergibt eine Masernerkrankung vor dem zweiten Lebensjahr. Im **Video-EEG** finden sich synchron mit Myoklonien einhergehende periodisch paroxysmale Delta-Wellen (Rademecker-Komplexe) Im **Liquor** fällt eine IgG-Erhöhung ohne Pleozytose auf. Die Masern-Virus-Antikörper sind höher als bei Masern selbst.

> Diagnostik
> Das **EEG** zeigt paroxysmale Perioden von hohen Delta-Wellen, die synchron mit Myoklonien einhergehen.

Differentialdiagnose. Differentialdiagnostisch sind andere mit Myoklonien und Demenz verbundene Erkrankungen abzugrenzen, wie die erbliche progressive Myoklonus-Epilepsie und die Dyssynergia cerebellaris myoclonica *(S. 52),* ferner Epilepsie-Syndrome ohne dementativen Abbau wie die myoklonischen Absencen und das Impulsiv-Petit-mal *(S. 395)* mit jeweils typischen EEG-Mustern.

> Differentialdiagnose
> Zur Differentialdiagnose siehe *S. 52,* Myoklonische Syndrome.

Therapie und Verlauf. Es gibt keine kausale Therapie. Behandlungsversuche mit Amantadin oder Arbenosin sind nur vorübergehend wirksam. Die Wesensänderung und der dementative Abbau sind rasch progredient. Die Kinder sterben innerhalb von sechs bis 18 Monaten.

> Therapie und Verlauf
> Eine kausale Therapie gibt es nicht. Die Kinder sterben innerhalb von sechs bis 18 Monaten.

1.4.6 Protozoen-, Helminthen- und Pilzbefall des ZNS

> **Definition.** Parasiten wie Protozoen, vor allem Toxoplasma gondii, Helminthen (Würmer) und Pilze verursachen seltener als Viren und Bakterien eine chronische lymphozytäre Meningitis, eine Enzephalitis oder Myelitis. Toxoplasmen und Pilze finden sich besonders im Rahmen sogenannter opportunistischer Infektionen, z.B. in der Intensivpflege oder bei Immunschwäche.

a) Toxoplasmose

Man unterscheidet eine konnatale von einer erworbenen Toxoplasmose *(Tab. 60)*. Etwa 60 bis 80% der Bevölkerung machen eine zumeist inapparente Toxoplasmose-Infektion durch, siehe *Tabelle 51*. Die bildgebenden Verfahren weisen multiple, z.T. ringförmige Strukturen nach, der Liquor ist unspezifisch verändert, Toxoplasmen lassen sich nach Giemsa-Färbung gelegentlich darstellen. Der Sabin-Feldmann-, ELISA-, Immunfluoreszenz- u.a. Tests im Serum sind wenig zuverlässig.

Zur Klinik der parasitären Erkrankungen (Toxoplasmose, Helminthen u.a.) sowie des Pilzbefalls des ZNS siehe Tabelle 51 u. 60–62.

b) Helminthen

Bei Wurmbefall des ZNS findet sich eine Eosinophilie in Serum und Liquor *(Tab. 61)*. Im Computer- und Kernspintomogramm stellen sich die Zystizerkose und Echinokokkose als zystische Strukturen dar.

c) Pilze

Pilzbefall des ZNS kommt bei Tuberkulose, Diabetes mellitus, M. Hodgkin oder chronischem Alkoholismus, unter längerer Antibiotika-, Kortikosteroid-, immunsuppressiver oder zytostatischer Therapie vor. Im Liquor kann der Zucker deutlich erniedrigt sein, das IgG ist erhöht, es finden sich oligoklonale Banden. Wesentlich sind der Pilznachweis im Liquor und die Pilzkultur mit Resistenzbestimmung *(Tab. 62)*.

Tabelle 60: Protozoen-Infektionen des ZNS.			
Erkrankung/Erreger	**Manifestation und Symptomatologie**	**Liquor**	**Therapie**
Toxoplasmose • Toxoplasma gondii • konnatal	Mikrozephalie, Hydrozephalus, Epilepsie, intrakranielle Verkalkungen, Choreoretinitis	leichte lymphozytäre Pleozytose und Eiweißvermehrung	Daraprim, Sulfonamid
• erworben akut subakut chronisch	Enzephalitis, Exanthem, Pneumonie, Meningoenzephalitis, Meningoenzephalitis und -myelitis, Epilepsie, extrapyramidale Hyperkinesen		
zerebrale Malaria • Plasmodien	vaskuläre Enzephalopathie, Vigilanzstörung, Neuritis optica	normal	Chloroquin, Chinin
Amöbiasis • Entamoeba histolytica	Meningoenzephalitis, Hirnabszeß, zerebrale Herdsymptome	Eiweißerhöhung, buntes Zellbild	Amphotericin B
Trypanosomiasis • Trypanosoma gambiense und T. rhodiense (afrikanische Schlafkrankheit)	Enzephalitis, Vigilanzstörungen, delirante Symptome, Dysarthrophonie	einige Lymphozyten, Liquoreiweiß bis 100 mg%	Suramin, Melarsoprol

Tabelle 61: Helminthen-Befall des ZNS. Die häufigste Wurmerkrankung des ZNS ist die Neurozystizerkose. In der Dritten Welt (z.B. Mexiko) ist jeder vierte raumfordernde intrakranielle Prozeß auf Zystizerkose zurückzuführen. In Südeuropa kömmen häufig Echinokokken vor. Die Bilharziose ist weltweit, vor allem in Afrika, Südamerika und Asien, verbreitet.

Erkrankung/Erreger	Manifestation/Symptomatologie	Liquor	Therapie
Zystizerkose – C. cellulosae (Larven des Schweinebandwurms)	basale Meningitis, raumfordernder Prozeß, epileptische Anfälle, Hydrozephalus (30%), verkalkte Zysten in Gehirn und Muskulatur	mäßige lymphozytäre Pleozytose, Eosinophilie, gelegentlich Zucker erniedrigt	Praziquantel
Echinokokkose – E. granulosus (Hundebandwurm) – E. multilocularis (Fuchsbandwurm)	raumfordernder intrakranieller Prozeß, verkalkte Zyste, Querschnittssyndrom, infiltrierendes Wachstum	leichte lymphozytäre Pleozytose, Eosinophilie	Mebendazol
Bilharziose – Schistosomen	Enzephalitis, Psychose, raumfordernder Prozeß, Epilepsie, Querschnittssyndrom (Granulom, Myelitis)	mäßige lymphozytäre Pleozytose, Eosinophilie	Praziquantel

Tabelle 62: Pilzbefall des ZNS. Kandidose und Aspergillose sind vor allem bei neurochirurgischen Patienten (»opportunistische« Infektion) und insgesamt wesentlich häufiger als die Kryptokokkose anzutreffen.

Erkrankung/Erreger	Manifestation/Symptomatologie	Liquor	Therapie
Kandidose – Candida albicans	Meningitis, Granulome und Mikroabszesse	<1000/3 Zellen, Eiweiß bis 3000 mg%, Zuckerabfall	Amphotericin B Flucytosin
Aspergillose – Aspergillus fumigatus	Hirnabszesse, Meningitis, Herdenzephalitis, SAB	<600/3 Zellen, Eiweiß >100 mg% Zuckerabfall	
Kryptokokkose – Cryptococcus neoformans (Hefe)	Meningoenzephalitis, basale Meningitis, raumfordernder Prozeß	normal oder leichte lymphozytäre Pleozytose, Eiweiß bis 600 mg% Alkohol im Liquor	

1.4.7 Myelitis transversa

Definition. Durch bakterielle oder virale Infektion hervorgerufene Entzündung des Rückenmarks mit Querschnittssyndrom, häufig ohne Erregernachweis.

Epidemiologie. Die Inzidenz beträgt 0,3/100 000 Einwohner. Ein Erkrankungsgipfel liegt in der dritten, ein weiterer in der fünften Lebensdekade.

Symptomatologie. Die Symptomatik setzt mit Lumbago, Parästhesien und Temperaturanstieg ein. Innerhalb von 24 Stunden bis mehreren Wochen entwickelt sich ein Querschnittssyndrom. Zur Untersuchung siehe S. 96. Im Liquor findet sich eine meist lymphozytäre Pleozytose mit Eiweiß- und IgG-Erhöhung. Die spinale Form der Multiplen Sklerose (S. 230) und arteriovenöse Fehlbildungen des Rückenmarks (S. 269) sind abzugrenzen.

Ätiopathogenese. In jedem dritten Fall ist ein vorausgehender katarrhalischer Infekt zu eruieren. Gelegentlich manifestiert sich das Syndrom auch postvakzinal. Bakterielle Infektionen sind selten. In einem großen Teil der Fälle bleibt die Ursache ungeklärt. Die entzündlichen Veränderungen betreffen entweder einzelne Stränge oder den gesamten Querschnitt des Rückenmarks.

Therapie und Verlauf. Die Therapie ist in der Regel symptomatisch (antiphlogistisch, analgetisch), bei bakterieller Infektion antibiotisch. Bei hoher akuter Querschnittsmyelitis endet die Erkrankung häufig letal. Wenn eine Myelitis sich innerhalb von drei Monaten nicht zurückbildet, ist ein Residualzustand anzunehmen.

1.4.8 Spinaler Epiduralabszeß

> **Definition.** Fortgeleitete, posttraumatische oder hämatogen-metastatische Infektion mit eitrigem Exsudat und Abszedierung im Epiduralraum.

Epidemiologie. Spinale epidurale Abszesse, die ohne Geschlechtsunterschied in jedem Lebensalter vorkommen, sind zehnmal seltener als Hirnabszesse *(vgl. S. 210).* Daneben spielen intramedulläre und subdurale Abszesse bzw. Empyeme zahlenmäßig keine Rolle.

Symptomatologie. Die Symptomatik beginnt entweder akut mit Fieber, vertebragen-radikulären Schmerzen und Miktionsstörung oder chronisch (dann oft ohne Entzündungszeichen) und kann zu einem kompletten **Querschnittssyndrom** mit sensomotorischer Para- oder Tetraparese führen.

Ätiopathogenese. Der größte Anteil spinaler epiduraler Abszesse entfällt auf eine unspezifische, durch **Staphylokokken** verursachte Wirbelosteomyelitis meist im Thorakal- oder Lumbalbereich, bei akuten Verläufen nicht selten auch zervikal. Neben der **direkten und fortgeleiteten Infektion** infolge Dekubitalulzera, Rückenmarkstrauma *(S. 287)* oder Laminektomie *(Abb. 47),* gibt es **hämatogen-metastatische Abszesse** nach Hautinfektion, Pneumonie, Pyelonephritis und Endokarditis. Drogenabusus *(klin. Fall)* und eine diabetische Stoffwechsellage scheinen die Entstehung des Abszesses zu begünstigen *(vgl. Tab. 63).*

Die Symptomatik ist einmal auf direkte Rückenmarkskompression, zum anderen auf **septische** venöse **Thrombosen** zurückzuführen. Im Gegensatz zu den akuten Abszessen, die meist im dorsalen Epiduralraum entstehen, sind chronische Abszesse häufiger als Folge einer tuberkulösen oder unspezifischen Spondylitis ventral lokalisiert.

Tabelle 63: Ursachen spinaler epiduraler Abszesse (nach Danner und Hartmann, 1987).	
spinaler epiduraler Prozeß	
Ätiologie	Verteilung
lokalisierbare Ursachen – Osteomyelitis – Trauma – Neoplasma	78% 54% 12% 12%
nicht lokalisierbar (Diabetes mellitus u.a.)	22%
total	100%

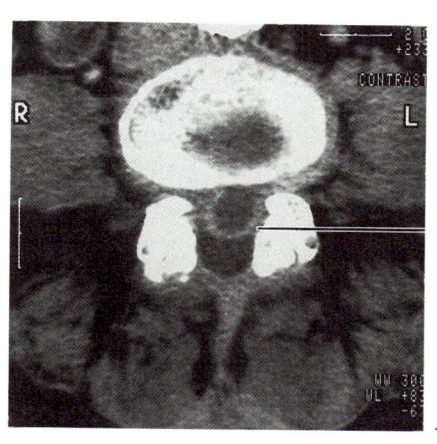

Abb. 47: Computertomographischer Nachweis eines spinalen Epiduralabszesses. Vier Wochen nach Laminektomie wegen eines Bandscheibenvorfalls in Höhe L 3/L 4 stellt sich eine hyperdense Ringstruktur (Enhancement) dar. Der Duralsack ist nach dorsal verlagert.

Diagnostik

Diagnostik. Starke Rückenschmerzen, die in die Extremitäten ausstrahlen, ein rasch progredientes Querschnittssyndrom, Temperaturen über 38 °C und eine Leukozytose sind Hinweise auf einen akuten spinalen Epiduralabszeß. Im **Liquor** findet sich eine mäßige Pleozytose und Eiweißerhöhung, selten ein Sperrliquor. In der Blut- oder Liquorkultur gelingt der Erregernachweis nicht immer. Im Abszeßmaterial selbst läßt sich meist Staphylococcus aureus nachweisen. Konventionelle Röntgenaufnahmen tragen nicht zur Diagnose des akuten Epiduralabszesses bei, weisen jedoch bei chronischen Verläufen in der Mehrzahl der Fälle eine Spondylitis mit Verschmälerung des Zwischenwirbelraums und Destruktion der angrenzenden Wirbelkörper nach. In jedem Fall ist eine **Myelographie** erforderlich, die den Prozeß frühzeitig sicher lokalisiert. Das **Computertomogramm** ergibt gelegentlich erst nach einigen Wochen ein ringförmiges Enhancement *(vgl. Abb. 47)*.

> Wenn febrile Patienten mit heftigen Rückenschmerzen und progredienter Querschnittssymptomatik eine Zellzahl- und Eiweißerhöhung im **Liquor** aufweisen, ist an einen spinalen Epiduralabszeß zu denken, der **myelographisch** zuverlässig lokalisiert werden kann. Zum **computertomographischen** Befund siehe *Abbildung 47*.

Differentialdiagnose

Differentialdiagnose. Differentialdiagnostisch ist bei Fieber und Pleozytose an eine Meningitis *(S. 203)* zu denken, die jedoch zusätzlich durch Kopfschmerzen, Erbrechen und Nackensteifigkeit charakterisiert ist. Der chronische Epiduralabszeß ist von spinalen Tumoren, Gefäßmißbildungen, Metastasen und Infarkten abzugrenzen *(S. 263 u. S. 317)*.

> Abgesehen von einer Meningitis *(S. 203)* ist differentialdiagnostisch an spinale Tumoren und Gefäßprozesse zu denken *(S. 263 u. S. 317)*.

Therapie und Verlauf

Therapie und Verlauf. Die Behandlung besteht aus der Kombination von **Antibiotika-Therapie** und operativer Dekompression des Rückenmarks mit **Abszeß-Drainage**. Die Prognose hängt vom Zeitpunkt der Diagnose und damit vom Schweregrad der neurologischen Ausfälle ab und ist grundsätzlich nach operativer Behandlung günstiger. Die Letalität liegt bei 15%, die Invalidität (meist inkomplettes Querschnittssyndrom) bei 25%.

> Grundsätzlich ist die Kombination von **Antibiotika mit Abszeß-Drainage** erforderlich. In jedem vierten Fall kommt es zu einem irreversiblen Querschnittssyndrom.

Der klinische Fall. ▶ Ein 29jähriger heroinabhängiger Mann wurde zwei Wochen nach antibiotischer Therapie einer Endokarditis erneut wegen hohen Fiebers und heftiger Nackenschmerzen, die in die linke Schulter ausstrahlen, stationär aufgenommen. Die Röntgenaufnahme der HWS ergab eine Destruktion des 6. HWK, das Myelogramm einen spinalen Epiduralabszeß mit Kontrastmittel-Stopp in Höhe C 7. Unter hochdosierter AntibiotikaTherapie und myelographischer Kontrolle war eine Rückbildung des Abszesses zu beobachten (nach Danner und Hartmann, 1987).

1.5 Multiple Sklerose (MS)

Synonyme. Encephalomyelitis disseminata, disseminierte Sklerose, sclérose en plaques, Polysklerose.

> **Definition.** ▶ Schubförmig oder chronisch progredient verlaufende Entmarkungskrankheit von Gehirn und Rückenmark unbekannter Ätiologie. J. M. Charcot (1868) beschrieb erstmals die Trias: Nystagmus, skandierendes Sprechen und Intentionstremor. Neben diesen zerebellaren Symptomen verursachen die disseminierten Entmarkungsherde vor allem spastische Paresen, Sensibilitäts- und Blasenstörungen. In einem Drittel der Fälle manifestiert sich die Multiple Sklerose mit einer Optikusneuritis.

Epidemiologie

Epidemiologie. Die Prävalenz der Multiplen Sklerose (MS) liegt zwischen 50 und 100/100 000, in der Bundesrepublik bei 70/100 000 Einwohner. Die jährliche Neuerkrankungsrate beträgt 3/100 000 Einwohner. In zwei Drittel der Fälle manifestiert sich die Erkrankung zwischen dem 20. und 40. Lebensjahr. Das weibliche Geschlecht überwiegt.

Die MS-Prävalenz zeigt ein **Nord-Süd-Gefälle** mit hohem Erkrankungsrisiko im Norden Europas und Amerikas oberhalb des 37. Breitengrades *(Syn. 76)*. Die schwarze Bevölkerung der USA, Indianer und Eskimos sind ebenso wie die Japaner und Inder auffallend selten von der MS betroffen. Afrika (mit Ausnahme der englisch sprechenden weißen Bevölkerung) und Asien gehören zu den Gebieten mit niedriger Frequenz; um den Äquator ist die Prävalenzrate am geringsten. Die Mittelmeerländer, Südamerika und große Teile Australiens weisen eine mittlere Prävalenz auf. Auf der südlichen Halbkugel steigt das Risiko jenseits des 40. Breitengrades wieder an, um in Südaustralien und Neuseeland hohe Prävalenzraten zu erreichen. Auch für die jährliche **Mortalitätsrate** wurde

> Die MS-Prävalenz liegt bei 70/100 000 Einwohner. Mit einer Inzidenz von 3/100 000 Einwoner setzt die Erkrankung meist zwischen dem 20. und 40. Lebensjahr ein. Auf der nördlichen Halbkugel, vor allem im Norden Europas und Amerikas ist das Erkrankungsrisiko signifikant erhöht. Zum Äquator hin fällt die Prävalenz ab, steigt aber wieder in südlicher Richtung an und erreicht in Australien und Neuseeland mittlere bis hohe Prävalenzraten (vgl. die geographische Verteilung mit **Nord-Süd-Gefälle** der MS in *Syn. 76*).

ein Nord-Süd-Gradient ermittelt; sie liegt in den USA bei durchschnittlich 0,8, im Norden bei 1,5 und im Süden bei 0,2 auf 100 000 Einwohner.

Die Ergebnisse von **Migrationsstudien** zeigen, daß die Exposition gegenüber einem pathogenen **Umweltfaktor** (z.B. Viren) vor dem 15. Lebensjahr für die spätere Manifestation der MS entscheidend ist. Zum Beispiel haben europäische Auswanderer ein hohes Krankheitsrisiko, das sie auch in Ländern mit geringer MS-Prävalenz, wie z.B. in Afrika, behalten, es sei denn, sie wanderten schon vor der Pubertät aus. Umgekehrt scheinen Einwanderer aus risikoarmen Zonen einen anhaltenden Schutz gegenüber der Erkrankung in Risikogebieten zu besitzen. Dabei dürfte es sich eher um eine nicht genetisch bedingte Immunität handeln. Für die Dominanz des Umweltfaktors spricht die Beobachtung, daß Kinder dem MS-Risiko des jeweiligen Einwanderungslandes ausgesetzt sind. So erkranken zum Beispiel die Nachkommen von Einwanderern aus Jamaika, wo die MS ungewöhnlich ist, in Großbritannien, einem Land mit höchster MS-Prävalenz, gleich häufig wie die Briten. Gelegentlich wird endemisches Auftreten der MS beobachtet, so auf den Färöer Inseln, in Florida und in der Schweiz.

Symptomatologie. Die Multiple Sklerose manifestiert sich mit zentralen **Paresen** und **Sensibilitätsstörungen,** die sich entweder auf distale Extremitätenabschnitte, eine Körper- oder Gesichtshälfte beschränken oder weiter ausbreiten, sogar querschnittsartig angeordnet sein können und meist von **Ataxie** begleitet sind.

Die **Charcot-Trias**
- Nystagmus
- skandierendes Sprechen und
- Intentionstremor

wird selten isoliert beobachtet.

Häufig sind **Hirnnerven** beteiligt. In fast jedem dritten Fall beginnt die Erkrankung mit einer Optikusneuritis, gelegentlich auch mit Diplopie als Hinweis auf eine Augenmotilitätsstörung. 1 bis 2% der MS-Kranken leiden unter einer Trigeminusneuralgie, die anders als die idiopathische Form (»Tic douloureux«) häufiger jüngere Patienten und gelegentlich beide Gesichtshälften betrifft *(S. 385)*. Im weiteren Verlauf treten neben psychopathologischen auch vegetative Symptome hinzu: Blasen- und Sexualfunktionsstörungen *(vgl. Syn. 77a und b).* Die Patienten klagen vor allem über imperativen Harndrang oder Harnverhaltung.

Migrationsstudien belegen beispielhaft die »Umweltfaktor«-Hypothese: Einwanderer erkranken in einem Land mit geringem Risiko häufiger als die Einheimischen, wenn sie aus einer Region hoher MS-Prävalenz stammen. Man nimmt an, daß sie in ihrer Heimat vor dem 15. Lebensjahr ein pathogenes Agens erworben haben. Umgekehrt bleiben Einwanderer aus Ländern geringen Risikos in Zonen höchster MS-Prävalenz von der Erkrankung verschont, da sie wahrscheinlich eine anhaltende Immunität besitzen. Dies gilt nicht mehr für ihre Nachkommen.

Symptomatologie
Die MS manifestiert sich mit zentralen **Paresen, Sensibilitäts- und Koordinationsstörungen.** Vielfältige, auch psychopathologische Symptome prägen das klinische Bild.

Die **Charcot-Trias**
- Nystagmus
- skandierendes Sprechen
- Intentionstremor,

wird selten isoliert beobachtet.

Frühzeitig sind die Hirnnerven, besonders der N. opticus, betroffen, im weiteren Verlauf auch Blasen- und Sexualfunktion. *(Syn. 77a u. b).*

Synopsis 76: Weltweite Verbreitung der Multiplen Sklerose (nach epidemiologischen Untersuchungen von Kurtzke, 1980).

Prävalenz	Region	Nord-Süd-Gradient
gering	Alaska, Grönland	
hoch	Südkanada, Norden der USA, Nord- und Zentraleuropa	
gering	Mexiko, Karibik, Norden Südamerikas, Afrika, Asien	
hoch	Südaustralien, Neuseeland	

Synopsis 77a: Symptome zu Beginn (schwarz) und im Verlauf (Raster) der Multiplen Sklerose, modifiziert nach Untersuchungen von Poser, 1984.

Symptomatik der MS

- psychische Symptome
- Miktionsstörungen
- Optikusneuritis
- Augenmotilitätsstörungen
- zerebellare Symptome
- Spastik
- Paresen
- Sensibilitätsstörungen

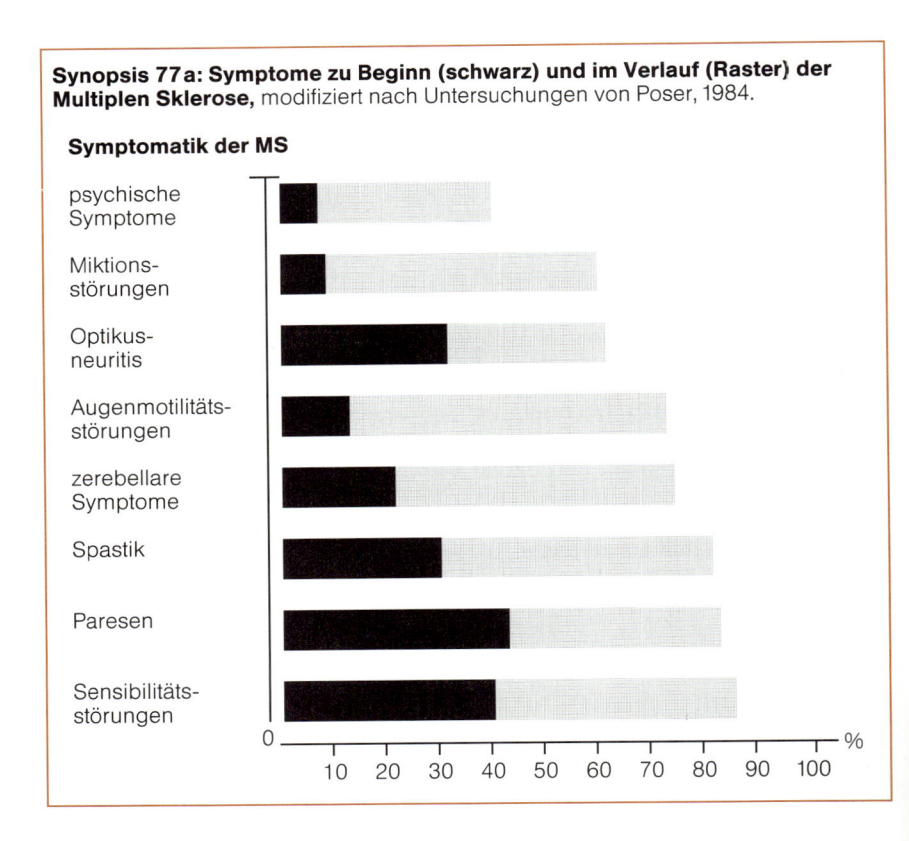

Synopsis 77b: Zur Anamnese der Multiplen Sklerose (MS)
Die häufigsten Beschwerdeangaben von Patienten mit Multipler Sklerose

Stichworte zur Anamnese	zu Beginn	im Verlauf
Mißempfindungen **schubförmig oder allmählich progrediente Schwäche der Gliedmaßen**	fast die Hälfte der Patienten klagt von Beginn an über transitorische oder anhaltende – Mißempfindungen der Hände und Füße (Parästhesien, z.T. auch Schmerzen bei Berührung [Allodynie] und – Schwäche aller oder einzelner Gliedmaßen.	nahezu alle Patienten leiden im weiteren Verlauf unter Mißempfindungen und drei Viertel der Kranken geben Schmerzen an, die mit schubförmig oder allmählich progredienter Schwäche der Gliedmaßen verbunden sind.
Sehstörung	von einem Drittel der Patienten werden Sehstörungen als Frühsymptom berichtet, Verschwommensehen oder vorübergehende Blindheit, manchmal von retrobulbärem Schmerz begleitet.	zwei Drittel der Patienten leiden unter vorübergehender oder bleibender Sehverschlechterung.
Doppeltsehen	Doppeltsehen (Diplopie) wird vor allem von jüngeren Kranken gelegentlich als Erstsymptom angegeben.	ein Drittel aller MS-Kranken klagt im weiteren Verlauf über Doppelbilder.
Artikulations- und Koordinationsstörungen	Störungen des Sprechens und des Gleichgewichts werden von einem Viertel der Kranken berichtet.	hinzu kommen Sprech- und Koordinationsstörungen, intermittierend oder fortschreitend, in drei Viertel der Fälle.
Miktionsstörungen **Sexualstörungen**	Miktionsstörungen sind anfangs noch selten (imperativer Harndrang bei hyperaktiver Blase)	anamnestisch finden sich eine – Incontinentia urinae bei fast jedem Kranken – Incontinentia alvi nur sehr selten (5%) und – Sexualstörungen in mehr als 75% der Fälle.
depressive Verstimmungen oder Euphorie	anfangs klagen die Patienten trotz gravierender neurologischer Ausfälle selten über eine depressive Verstimmung. Ein Teil der Patienten ist eher euphorisch.	angesichts zunehmender Behinderung werden viele Patienten depressiv. In 25% der Fälle kommt es zu dementativem Abbau.

Synopsis 77c: Zur Diagnostik der Multiplen Sklerose (MS), Hirnnervenstatus

Neurologische Untersuchungsbefunde bei Multipler Sklerose

Hirnnervenstatus	zu Beginn	im Verlauf
Retrobulbärneuritis temporale Abblassung Gesichtsfelddefekte **Blickrichtungs-Nystagmus Augenmotilitätsstörungen**	setzt die MS mit einer Retrobulbärneuritis ein, so sind die Sehnervenpapillen meist unauffällig. Gelegentlich zeigt sich aber ein Papillenödem und ein Zentralskotom. Zu den Frühsymptomen gehört ein Blickrichtungsnystagmus. die MS kann sich mit Augenmuskelparesen (N. III, IV, VI) oder einer internukleären Ophthalmoplegie manifestieren.	temporale Abblassung und Gesichtsfelddefekte, darunter Farbskotome, sind im weiteren Verlauf häufig nachzuweisen. Darüber hinaus findet sich fast immer ein horizontaler oder vertikaler Blickrichtungsnystagmus, nicht selten dissoziiert. 75% aller MS-Patienten zeigen eine Schädigung der Okulomotorik, davon 10% eine Abduzensparese.
Sensibilitätsstörung des Gesichts zentrale Fazialisparese	die Nn. V und VII sind gelegentlich früh beteiligt. Stets ist auf eine Kornealreflex-Differenz zu achten.	in 5–8% der Fälle sind sowohl der N. trigeminus als auch der N. facialis betroffen.
Dysarthrophonie (s.u.) Dysphagie	selten beginnt die Erkrankung mit bulbären Symptomen: ungenaue Artikulation Heiserkeit, Schluckstörung.	erst im fortgeschrittenen Stadium kommt es regelmäßig zu Ausfällen kaudaler Hirnnerven – Dysarthrie – Dysphonie – Dysphagie

Synopsis 77d: Symptome der langen Bahnen bei Multipler Sklerose

Symptome langer Bahnen	zu Beginn	im Verlauf
Nackenbeugezeichen nach Lhermitte	ein Frühsymptom ist das Nackenbeugezeichen nach Lhermitte. Die Patienten geben einen »Stromstoß« entlang der Wirbelsäule mit Ausstrahlung in Arme oder Beine an.	das Lhermitte-Zeichen ist im Verlauf einer MS bei einem Drittel der Patienten nachweisbar
Sensibilitätsstörungen (Ausfälle)	in fast 50% der Fälle finden sich distal betonte, und häufig symmetrische Sensibilitätsstörungen.	fast alle Patienten leiden unter ausgeprägten Sensibilitätsstörungen – distal symmetrisch – querschnittsartig, – Hemihypästhesie oder – dissoziierte Empfindungsstörung.
zentrale Lähmungen mit ausgeprägter Spastik Steigerung der Eigenreflexe Kloni	meist entwickelt sich zunächst eine asymmetrische Paraparese der Beine. Primär kommen auch Mono-, Hemi- und Tetraparesen vor. Die Eigenreflexe sind vorwiegend an den unteren Extremitäten gesteigert	eine Monoparese kann u.a. in eine progressive Hemiplegie übergehen. Bei ausgeprägten spastischen Lähmungen kommt es zu Kontrakturen und Spitzfußstellung. Mit fortschreitender Erkrankung können alle Eigenreflexe gesteigert sein, es finden sich unerschöpfliche Kloni.
Abschwächung oder Fehlen der BHR	ein wichtiges Frühsymptom sind abgeschwächte oder fehlende Bauchhautreflexe.	in 70% der Fälle sind die BHR abgeschwächt oder erloschen.
Babinski-Zeichen	das Babinski-Zeichen ist anfangs oft (einseitig) positiv.	in 70% der Fälle ist das Babinski-Zeichen ein- oder beidseitig positiv.
zerebellare Ataxie (s.a. Charcot-Trias: Nystagmus, skandierendes Sprechen, Intentionstremor)	bei 25% der MS-Patienten ergibt die Koordinationsprüfung anfangs eine Dysmetrie der Zeigeversuche, Intentionstremor, Hemiataxie, Dysdiadochokinese und Rebound-Phänomen. Siehe auch Charcot-Trias (Nystagmus, skandierendes Sprechen, Intentionstremor).	75% der Patienten weisen Symptome von seiten des Kleinhirns oder der spinozerebellaren Bahnen auf, bei schweren Verläufen neben Dysmetrie und skandierendem Sprechen Stand-, Gangataxie und Wackeltremor.

Ätiopathogenese

Ätiopathogenese. Die Ursache der Multiplen Sklerose ist unbekannt. Man nimmt **Autoimmunvorgänge** nach einer in der Adoleszenz erworbenen Virus-Infektion an, die mit einer Latenzzeit von ca. 15 Jahren zur klinischen Manifestation der MS führt. Ein Teil der MS-Patienten weist erhöhte Masern-Antikörpertiter in Serum und Liquor auf. Ein Virus konnte aber bisher weder isoliert noch experimentell übertragen werden.

Darüber hinaus ist eine **genetische Disposition** der MS mit einer Konkordanz von 33,3% bei eineiigen Zwillingen anzunehmen. Das **HLA-System** und die MS lassen eindeutige Beziehungen erkennen. Das »human leucocyte antigen system« ist auf dem Chromosom Nr. 6 lokalisiert. Etwa 70% der MS-Kranken und 25% der Gesamtbevölkerung sind **HLA-DR2**-positiv. Auch andere Leukozyten-Antigene sind mit MS assoziiert: HLA Dw2, HLA B7 und HLA A3.

Der schubförmige Verlauf der experimentellen allergischen Enzephalomyelitis (EAE), die durch eine Schädigung vor allem der weißen Substanz des Rückenmarks und des Gehirns oder auch des N. opticus gekennzeichnet ist, kann als **neuroallergische Modellkrankheit** der MS aufgefaßt werden.

Pathologisch-anatomisch findet man disseminierte, anfangs weiche, grau-rötliche, später harte, graue Herde (durch Astrogliawucherungen entstandene »sklerotische« Plaques) vor allem in der Umgebung der Ventrikel, im Hirnstamm, Kleinhirn und im Rückenmark sowie eine diffuse sekundäre Hirnatrophie **(Farbtafel S. 415)**. Histologisch handelt es sich um eine **Entmarkungskrankheit** (ohne Axon-Degeneration, die sich aber nach langjähriger Krankheitsdauer einstellen kann). Im Zentrum eines Herdes liegt oft eine dilatierte Vene mit entzündlich (lymphozytär-plasmazellulär) infiltrierter Wand. In frischen Herden ist das IgG vermehrt.

Diagnostik

Diagnostik. Nur in jedem dritten Fall einer MS wird die Diagnose primär richtig gestellt, da der Patient wegen der meist flüchtigen Initialsymptome wie Parästhesien, Seh-, Motilitäts- und Miktionsstörungen *(Syn. 77)*, entweder keinen Arzt konsultiert oder dieser an häufiger auftretende Erkrankungen (»Zervikal-« oder »Lumbal-Syndrom«, »Durchblutungsstörungen«, »Zystitis«) denkt.

Große diagnostische Bedeutung hat das **Liquor-Syndrom** der MS mit Nachweis von Pleozytose, Immunglobulinvermehrung, vorwiegend IgG-Anstieg, einschließlich oligoklonaler Banden in der isoelektrischen Fokussierung *(Tab. 64 u. Abb. 48)*.

In 60–80% der Fälle, meist im akuten Schub, und in einem Drittel der chronischen Verläufe findet man eine mäßige Pleozytose (meist < 30/3 Zellen). Im Schub überwiegen **Lymphozyten** und plasmazelluläre Elemente, während die Monozyten vermindert sind und Granulozyten fehlen.

Das Gesamt-Eiweiß ist in 70% der Fälle normal, in 80% elektrophoretisch eine intrathekale Erhöhung des **Immunglobulins G (IgG)** nachweisbar. Durch Aktivierung der B-Lymphozyten im ZNS kommt es zur Bildung von IgG im Bereich der Entmarkungsherde und zu einer auffälligen Vermehrung des IgG im Liquor. Der intrathekale IgG-Nachweis kann bei spätem Krankheitsbeginn, chronisch progredientem Verlauf und vorübergehend nach Kortikosteroid-Behandlung fehlen. Bei mehr als 90% der MS-Kranken wird in der Immunelektrophorese **oligoklonales IgG** nachgewiesen *(Abb. 48)*. Diese oligoklonalen Banden (Subfraktionen der γ-Globuline) sind bei frühzeitigem Nachweis prognostisch ungünstig. Auch nach Abklingen eines Schubs bleiben sie bestehen.

Tabelle 64: Liquorbefunde bei MS

Liquorprofil	Häufigkeit
Gesamteiweißerhöhung	30%
mononukleäre Pleozytose	60%
intrathekale IgG-Bildung	80%
oligoklonale Banden	>90%

Tabelle 65: Zur Treffsicherheit von Zusatzuntersuchungen bei MS

Diagnostik der MS	Kernspintomographie	Computertomographie	Liquorbefund	VEP
zu Beginn	85%	10%	60%	10%
im Verlauf	95%	40%	80%	80%

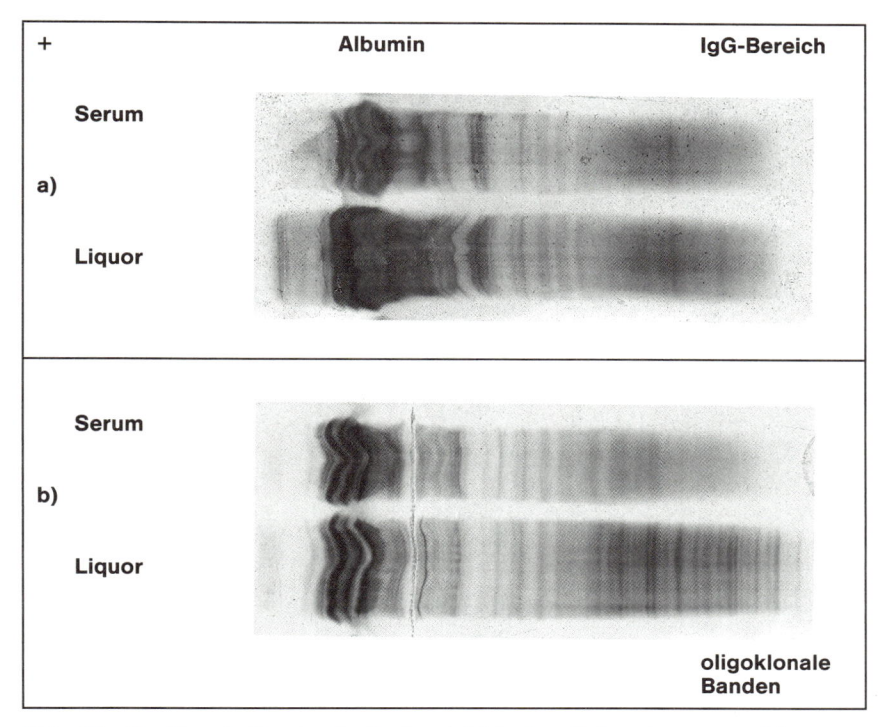

Abb. 48: oligoklonale Banden in der isoelektrischen Fokussierung von Liquor und Serum.
a) Kontrollfall   b) MS-Kranker

Im Gegensatz zu unspezifischen EEG-Veränderungen und Latenzverzögerungen der visuell evozierten Potentiale (VEP), die sich meist erst im weiteren Verlauf der MS einstellen, ist das **Kernspintomogramm (MRT)** vom Erkrankungsbeginn an pathologisch. Es stellen sich multilokuläre Läsionen in der weißen Substanz, vor allem **periventrikulär** dar *(vgl. Abb. 49)*. Der Schweregrad der neurologischen Symptomatik entspricht nicht dem Ausmaß der kernspintomographisch nachgewiesenen Läsion. Auch große Herde der weißen Substanz können anfangs asymptomatisch sein. Die Hälfte der Patienten mit »idiopathischer« Optikusneuritis weist kernspintomographisch »stumme« Gehirnläsionen auf. Das MRT zeigt bei MS-Patienten mit psychopathologischen Symptomen vor allem in der Temporalregion ausgeprägte Läsionen.

Im **Computertomogramm** findet man zu Beginn nur in 10% Entmarkungsherde und ein Jahr nach Manifestation der Erkrankung in 40% der Fälle eine diffuse Hirnatrophie, vergleiche *Abbildung 50*. Kleine Plaques entgehen meist dem computertomographischen Nachweis. Zur Treffsicherheit der Untersuchungsmethoden siehe *Tabelle 65*.

Bei Verdacht auf eine Blasenfunktionsstörung (Zystitis bei Retentio urinae) ist durch eine Ultraschall-Untersuchung das Restharnvolumen zu bestimmen (S. 68).

Differentialdiagnose. Obwohl sich das klinische Bild der MS selten auf einen solitären Herd zurückführen läßt, wird es häufig mit der Symptomatik eines **Hirn-** oder **Rückenmarkstumors** verwechselt, der neuroradiologisch sicher auszuschließen ist. Bei älteren Patienten kann die **funikuläre Myelose** diagnostische Schwierigkeiten bereiten: Sie beginnt mit Parästhesien und spinaler Ataxie, allerdings selten mit Sehstörungen. Sie ist durch die Vitamin-B_{12}-Bestimmung und den Schilling-Test abzugrenzen.

Die bei Kindern und Jugendlichen auftretende **subakute sklerosierende Panenzephalitis (SSPE)** ist durch eine rasch progrediente Wesensveränderung, dementativen Abbau, Rigor und auffällige Myoklonien mit synchronen EEG-Veränderungen gekennzeichnet. Es handelt sich um eine Slow-virus-Infektion mit einem masernähnlichen Erreger, der sich aus Lymphknoten und Hirnge-

---

Die **Kernspintomographie (MRT)** weist eine hohe Sensitivität auf, sie stellt auch klinisch »stumme« Herde dar *(vgl. Abb. 49)*.

Demgegenüber ist das CT weit weniger treffsicher. Im weiteren Verlauf zeigt das CT eine diffuse Hirnatrophie, siehe *Abbildung 50* und *Tabelle 65*.

Differentialdiagnose
Ein Hirn- oder Rückenmarkstumor ist neuroradiologisch auszuschließen. Bei älteren MS-Patienten ist differentialdiagnostisch an eine funikuläre Myelose *(S. 190)* zu denken.

Nur bei Kindern und Jugendlichen manifestiert sich die **subakute sklerosierende Panenzephalitis** (SSPE).

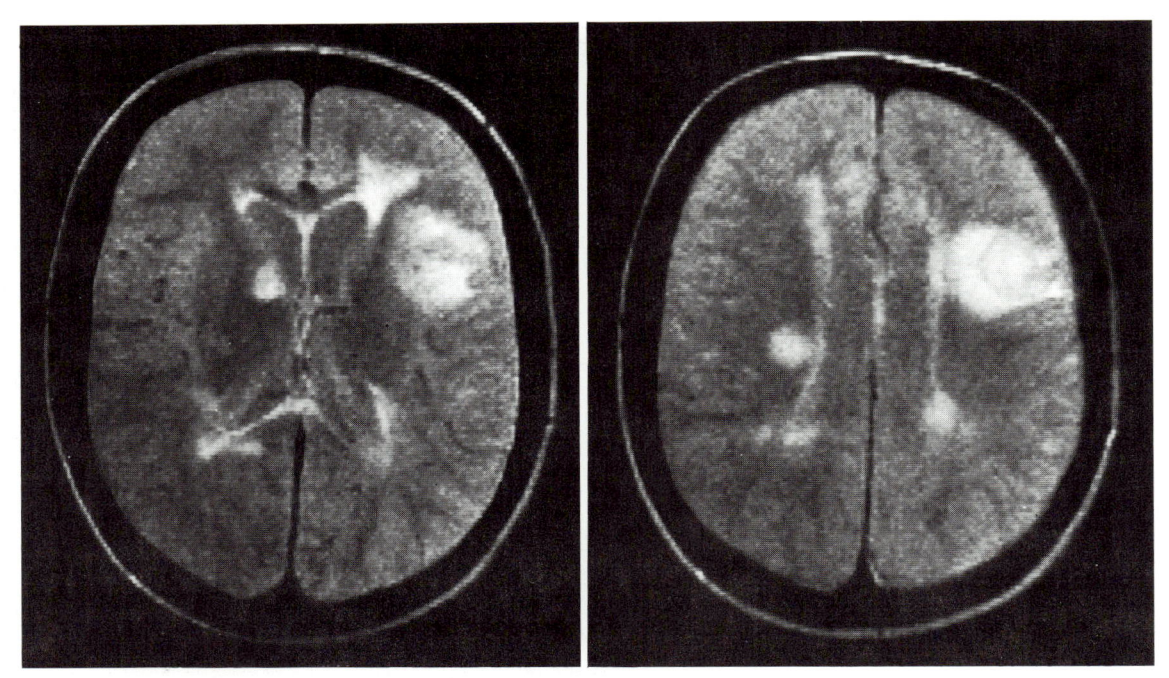

Abb. 49: kernspintomographischer Nachweis der Multiplen Sklerose (MS).
Multilokuläre, peri- und paraventrikuläre Herde erhöhter Signalintensität. Transversale Schichtorientierung.

Zu weiteren demyelinisierenden Erkrankungen des Kindes- und Jugendalters vgl. Tab. 66.

webe isolieren läßt und in Blut und Liquor hohe Antikörper-Titer gegen das Masernvirus bildet (S. 226).

Die Encephalitis pontis et cerebelli, bei der neben einer Blicklähmung und kaudalen Hirnnerven-Symptomen eine Kleinhirnataxie besteht, kann ebenso wie eine Reihe demyelinisierender Erkrankungen des Kindes- und Jugendalters als **Sonderform** der Multiplen Sklerose aufgefaßt werden, vgl. Tab. 66.

Therapie
Eine kausale Therapie der MS gibt es nicht. Die kurzdauernde, hochdosierte Kortikosteroidtherapie verkürzt die Schubdauer.

Therapie. Es gibt noch keine kausale MS-Therapie. Eine hochdosierte **Kortikosteroidbehandlung**, die das entzündliche Ödem beeinflußt, verkürzt die Dauer des Schubs. Dies ist durch kontrollierte Studien einer i.v.-Behandlung mit Methylprednisolon belegt. Eine Langzeit-low-dose-Behandlung mit Kortikosteroiden oder ACTH ist nicht erfolgversprechend.

Im akuten Schub gibt man 100 mg Methylprednisolon in abfallender Dosierung über vier Wochen.

Im akuten Schub gibt man 100 mg Methylprednisolon in abfallender Dosierung über vier Wochen.

Als Langzeitmedikation wird das Immunsuppressivum Azathioprin verordnet.

Der Antimetabolit **Azathioprin** wirkt immunsuppresiv und wird als Dauermedikation zur Reduzierung der Schubrate und Schubintensität eingesetzt. In schweren Verläufen soll das Zytostatikum Cyclophosphamid die Symptomatik günstig beeinflussen; es besteht jedoch ein Langzeit-Malignitätsrisiko.

Tabelle 66: Andere demyelinisierende Erkrankungen, die als Sonderformen der MS aufgefaßt werden und meist schon im Kindes- und Jugendalter auftreten.

demyelinisierende Erkrankungen	Encephalitis periaxialis diffusa (entzündliche diffuse Sklerose)	Encephalitis periaxialis concentrica (konzentrische Sklerose)	Neuromyelitis optica
Typ	Schilder	Balo	Devic
Symptomatik	spastische Tetraparese Visusverfall, Sprachstörungen, epileptische Anfälle, Hyperkinesen, Demenz	spastische Tetraparese allmähliche Progredienz	doppelseitige Optikusneurineuritis, aszendierende Myelitis mit Querschnittslähmung

Zur medikamentösen Behandlung der Spastik empfiehlt sich Baclofen oder Memantin. Bei Retentio urinae ist ein **Blasentraining** erforderlich, zur Prophylaxe von Harnwegsinfekten empfiehlt sich eine Ansäuerung des Urins mit L-Methionin.

Früh soll mit der **Bewegungstherapie** begonnen werden, um (Fein-)Motorik Stand und Gang zu verbessern sowie bei bettlägerigen Patienten Kontrakturen und Dekubitalulzera vorzubeugen. Wesentlich sind ein logopädisches Artikulationstraining und lebenspraktische Übungen, die die Selbständigkeit des Patienten fördern.

Einzel- und Gruppentherapie wirkt sich günstig auf die depressiv-ängstliche Verstimmung vieler Patienten aus. **Selbsthilfegruppen** fördern den Kontakt der Kranken und die Information über die Möglichkeiten der Therapie.

Verlauf. Ein MS-Schub klingt meist innerhalb von etwa acht Wochen ab. Je kürzer die Dauer eines Schubs, desto größer ist die Aussicht auf Remission. Jede Prognose ist aber zweifelhaft. Der zweite Schub der MS tritt bei fast der Hälfte aller Patienten innerhalb eines Jahres auf. Jahrzehntelanger, schubförmiger Verlauf ist die Regel.

In einem Drittel der Fälle verläuft die Krankheit nicht schubartig, sondern **chronisch** progredient; ein sekundär chronischer Verlauf entwickelt sich nach einem der ersten Schübe bei etwa 10% der MS-Kranken.

Prospektive Studien ergeben, daß 40% der Patienten mit **Optikusneuritis** innerhalb von sieben Jahren eine MS bekommen, 90% davon innerhalb von vier Jahren, mit einem Gipfel in der dritten und vierten Lebensdekade. Die **Mortalität** wird nicht nur vom Schweregrad, sondern auch von der Art der Symptomatik beeinflußt. Patienten mit initialen Parästhesien weisen die geringste, Patienten mit früh einsetzenden zerebralen Herdsymptomen und Miktionsstörungen die höchste Mortalitätsrate auf.

Der klinische Fall. Eine 38jährige Kontoristin, die zehn Jahre zuvor erstmals unter einer flüchtigen Sehstörung gelitten hatte und wegen einer zunehmenden spastisch-ataktischen Gangstörung von ihrer Umgebung als Alkoholikerin (»Schnapsdrossel«) verkannt wurde, klagte über Mißempfindungen der rechten Hand und eine Steifigkeit des linken Beins, wirkte aber eher euphorisch. Die neurologische Untersuchung ergab einen dissoziierten Nystagmus bei Blick nach rechts, temporal beidseits abgeblaßte Sehnervenpapillen, fehlende Bauchhautreflexe, gesteigerte Eigenreflexe der unteren Extremitäten mit unerschöpflichen Patellar- und Fußkloni und eine Hemiataxie rechts. Im Liquor fanden sich 21/3 Zellen, überwiegend Lymphozyten, eine IgG-Vermehrung und oligoklonales IgG. Das EEG war unauffällig, die VEP-Latenz hingegen beiderseits verlängert. Die Patientin wurde auf Azathioprin eingestellt, das sie jedoch nach Auftreten von Schwindel und Erbrechen nicht mehr einnahm. Wegen eines erneuten Schubs mit Wackeltremor des Kopfes und Harninkontinenz erfolgte eine Kortikosteroid-Behandlung. Nach vorübergehender Remission stellte sich wiederum eine ausgeprägte Gangataxie ein, so daß die Patientin seither auf einen Rollstuhl angewiesen war. Sie klagte über Auffassungs- und Gedächtnisstörungen und war depressiv verstimmt. Das CT ergab eine diffuse Hirnatrophie *(Abb. 50)*, das Kernspintomogramm darüber hinaus periventrikulär, im Balkenbereich und im Halsmark umschriebene Signalanhebungen, die als Entmarkungsherde einer Multiplen Sklerose zu deuten waren.

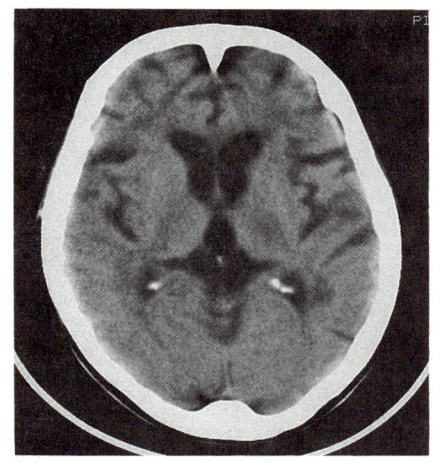

Abb. 50: Das Computertomogramm einer 38jährigen Patientin nach zehnjährigem schubförmigen MS-Verlauf zeigt eine diffuse Hirnatrophie mit Erweiterung der Ventrikel und Sulci (vgl. klinischen Fall).

Bei Retentio urinae ist ein Blasentraining erforderlich.

Frühzeitig werden krankengymnastische logopädische und lebenspraktische Übungen vorgenommen.

Selbsthilfegruppen fördern den Kontakt der Patienten und den Informationsaustausch über die Therapiemöglichkeiten.

Verlauf
Innerhalb von durchschnittlich acht Wochen klingt ein Schub ab.
Der 2. MS-Schub tritt in fast 50% der Fälle innerhalb eines Jahres auf.
In einem Drittel der Fälle ist chronische Progredienz zu erwarten.
40% der Patienten mit akuter **Optikusneuritis** erkranken innerhalb von sieben Jahren an weiteren Symptomen einer MS. Die höchste Mortalitätsrate haben Patienten mit früher Manifestation von Herdsymptomen und Miktionsstörungen.

◀ **Der klinische Fall**

1.6 Hirn- und Rückenmarkstumoren

1.6.1 Hirntumoren

Synonyme. Tumor cerebri, Hirngeschwulst.

> **Definition.** Als Hirntumoren bezeichnet man raumfordernde intrakranielle Neoplasmen, die vom
> - Hirnparenchym (Neurone),
> - Interstitium (Glia) und von den umgebenden Strukturen (Meningen, Nervenscheiden, Hypophyse) ausgehen sowie
> - entwicklungsgeschichtlich ektope intrakranielle Gewebsdifferenzierungen (Keimzell- und Mißbildungstumoren).
>
> Malignes und benignes Tumorwachstum führt früher oder später zu intrakraniellem Druckanstieg und je nach Art und Lokalisation des Tumors zu Herdsymptomen.

Epidemiologie. Die Inzidenz der Hirntumoren liegt bei 15/100 000 Einwohner *(Syn. 78)*. Die Prävalenz beträgt 60/100 000 Einwohner. Der Anteil der Hirntumoren an der Gesamtzahl der Neoplasmen beträgt 10%. Bei Kindern ist dieser Prozentanteil höher als bei Erwachsenen. Zwei Drittel der Hirntumoren sind gutartig; zur Häufigkeit der Tumorarten siehe *Synopsis 79*. Einzelne Tumorarten bevorzugen ein bestimmtes Lebensalter *(Tab. 67)*. Bei den benignen Hirntumoren überwiegt das weibliche, bei den malignen das männliche Geschlecht.

Tabelle 67: Altersverteilung der Hirntumoren	
Erkrankungsalter	**Tumorarten**
Kindes- und Jugendalter (< 20 J.)	Medulloblastome, pilozytische Astrozytome, Ependymome, Plexuspapillome, Gliome des Hirnstamms und Zwischenhirns, Pinealome, Kraniopharyngeome, Teratome, Germinome
20.–50. Lebensjahr	Gliome der Großhirnhemisphären (Astrozytome, Oligodendrogliome), Hämangioblastome
> 50 Jahre	Glioblastome, Meningeome, Neurinome, Hypophysenadenome

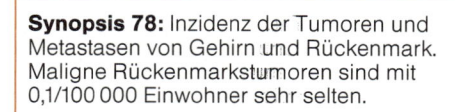

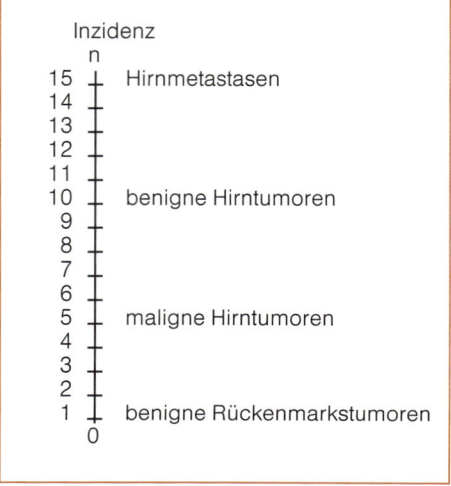

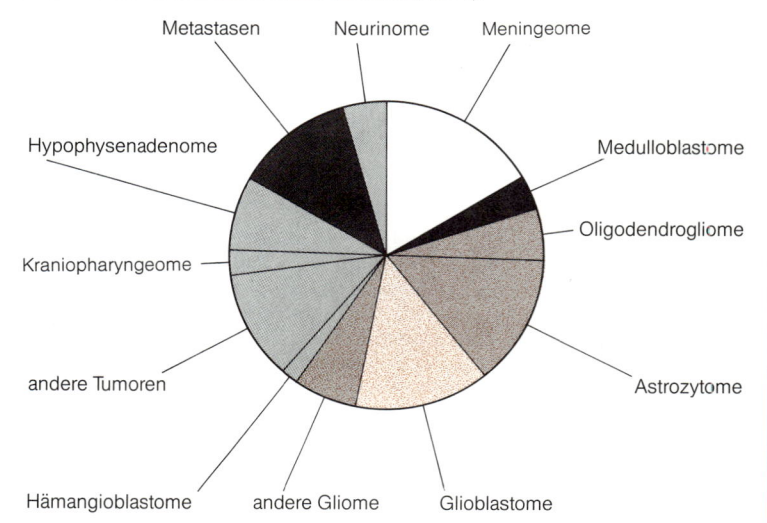

Synopsis 78: Inzidenz der Tumoren und Metastasen von Gehirn und Rückenmark. Maligne Rückenmarkstumoren sind mit 0,1/100 000 Einwohner sehr selten.

Inzidenz n
- 15 — Hirnmetastasen
- 10 — benigne Hirntumoren
- 5 — maligne Hirntumoren
- 1 — benigne Rückenmarkstumoren
- 0

Synopsis 79: Prozentuale Häufigkeit der einzelnen Tumorarten im Verhältnis zur Gesamtzahl (nach Lumenta, 1984).

Metastasen, Neurinome, Meningeome, Medulloblastome, Oligodendrogliome, Astrozytome, Glioblastome, andere Gliome, Hämangioblastome, andere Tumoren, Kraniopharyngeome, Hypophysenadenome

Symptomatologie. Initialsymptome eines Hirntumors sind diffuse, morgendliche **Kopfschmerzen** und **psychische Veränderungen** wie erhöhte Reizbarkeit und Affektlabilität. Besonders bei frontalen Tumoren kommt es frühzeitig zu Persönlichkeitsveränderungen.

Epileptische Anfälle, die bei jedem dritten Patienten mit Hirntumor auftreten, sind in einem Viertel der Fälle dessen Initialsymptom: Sie gehen neurologischen Ausfällen um Jahre voraus und sind dann häufiger durch gutartige Tumoren (Meningeome, Oligodendrogliome) bedingt.

> Anfälle, die sich nach dem 20. Lebensjahr (Spätepilepsie) einstellen, sind immer auf einen Hirntumor verdächtig.

Die Anfallsform kann auf die Tumorlokalisation hinweisen, so beobachtet man z.B. einen Grand mal-Status häufig bei benignen Stirnhirntumoren, komplex partielle Anfälle überwiegend bei temporaler Lage des Tumors. Rindennahe benigne parietale Neoplasmen sind vielfach die Ursache elementarer (kortikaler) Anfälle vom Jackson-Typ.

Demgegenüber manifestieren sich maligne Tumoren (Glioblastome) häufiger mit einer progredienten **Hemiparese**, bei Lokalisation in der dominanten Hemisphäre mit einer Aphasie. Plötzliches (apoplektisches) Auftreten oder akute Verschlechterung der Symptomatik kann durch Einblutung in den Tumor bedingt sein. **Visusminderung** oder Gesichtsfeldausfälle sind Frühsymptome von Hypophysenadenomen und Kraniopharyngeomen. **Vertigo** und **Ataxie** sind im Kindesalter erste Anzeichen von Medulloblastomen, im Erwachsenenalter von Neurinomen. Eine Hypakusis wird von Patienten mit Neurinom oft erst spät wahrgenommen.

Jeder Tumor cerebri führt zur **Hirndruck-Symptomatik**, die sich meist durch Erbrechen ankündigt. Ventrikelnahe Tumoren bewirken einen Hydrozephalus. Kinder entwickeln erst spät Hirndruck-Zeichen; im Erwachsenenalter hingegen haben die schnell wachsenden malignen Tumoren mit großem Ödem einen raschen intrakraniellen Druckanstieg zur Folge. Dann beobachtet man häufig eine Stauungspapille.

Ätiopathogenese. Die Bevorzugung bestimmter Hirnareale und die **Altersbindung** der Hirntumoren lassen sowohl die Lokalisation als auch das Alter als ätiologische Faktoren erkennen *(Tab. 68)*. Tumoren, die ihren Altersgipfel vor dem 20. Lebensjahr haben, treten kaum jemals in höherem Alter auf und umgekehrt.

Für Hirntumoren gelten nicht exakt die gleichen Kriterien der Malignität wie für Tumoren anderer Organe, da auch histologisch gutartige Tumoren raumfordernd wirken und zum intrakraniellen Druckanstieg führen. Demnach richtet sich die Malignitätsbeurteilung der Hirntumoren nicht allein nach dem histopathologischen Befund, sondern immer auch nach dem klinischen Erscheinungsbild (Kompression und Infiltration des umgebenden Gewebes durch invasives Wachstum) und der mittleren Überlebenszeit (biologisches Verhalten). Daraus ergibt sich eine **Gradeinteilung** (»Grading«) für alle Hirntumorarten *(vgl. Tab. 69)*.

Tabelle 68: Beziehung zwischen Art und Lokalisation von Hirntumoren.
Bei Kindern wachsen die Tumoren vorwiegend infratentoriell, bei Erwachsenen supratentoriell.

Lokalisation	Art der Tumoren	
	Erwachsene	Kinder und Jugendliche
supratentoriell	Glioblastome, Astrozytome, Oligodendrogliome, Meningeome	Ependymome (Plexuspapillome)
Mittellinie	Hypophysenadenome	Pinealome, Kraniopharyngeome
infratentoriell	Hämangioblastom	Medulloblastome, pilozytische Astrozytome Ependymome (IV. Ventrikel)
Kleinhirnbrückenwinkel	Neurinome	

Tabelle 69: Gradeinteilung der Hirntumoren nach überwiegender Dignität nach Zülch 1986).

Grad	postoperative Überlebenszeit	Tumoren
Grad I benigne	5 Jahre	Pilozytisches Astrozytom (Astrozytom I), Subependymom, Plexuspapillom, Neurinom, Meningeom, Teratom, Kraniopharyngeom, Hypophysenadenom
Grad II semi-benigne	3–5 Jahre	Astrozytom II, Oligodendrogliom, Ependymom
Grad III maligne	2–3 Jahre	Astrozytom III, Pinealozytom, Germinom, Neurofibrom
Grad IV hoch-maligne	6–15 Monate	Glioblastom (Astrozytom IV), Medulloblastom, Neuroblastom, primäres malignes Lymphom, Sarkom

Als **Malignitätszeichen** finden sich neben der Entdifferenzierung der Zellen und Mitosereichtum intratumoral regressive Veränderungen und pathologische Gefäße.

Auch gutartige Tumoren können lokal infiltrierend wachsen. **Metastasierung** erfolgt fast ausschließlich über den Liquor mit sogenannten Abtropfmetastasen entlang der Cauda equina.

Als **intratumorale degenerative Prozesse** finden sich bei malignen Tumoren häufig Nekrosen, bei benignen eher Zystenbildung und Kalkeinlagerung. Blutungen in den Tumor sind durch intratumorale Gefäßveränderungen bedingt.

Vermehrt durchlässige Gefäße und toxische Stoffwechselprodukte der malignen Hirntumoren sind wesentliche Ursachen des **Hirnödems**.

Histologische Kriterien für **Malignität** sind fehlende Differenzierung, Polymorphie, hohe Mitoserate und kurze Lebenszeit der Zellen mit frühzeitigen regressiven Prozessen sowie pathologische Gefäße mit arteriovenösen Kurzschlüssen. Die Aufhebung der Blut-Hirn- oder Blut-Liquor-Schranke gilt als Zeichen relativer Malignität. Auch relativ gutartige Neoplasmen neigen zu lokaler Invasion der benachbarten Strukturen (z. B. pilozytische Astrozytome). Eine **Metastasierung** meist ventrikelnaher Hirntumoren (Medulloblastome, Ependymome, Pinealoblastome) erfolgt über den Liquor. Die Metastasen setzen sich in Richtung des Liquorflusses ab, meist entlang der Cauda equina (»Abtropfmetastasen«). Extraneurale Metastasen sind sehr selten, fast ausschließlich bei Medulloblastomen und Glioblastomen.

Intratumorale degenerative Prozesse finden sich als Nekrose durch intratumoralen Gefäßverschluß, vorwiegend bei malignen Tumoren, z.B. dem Glioblastom. Zystische Degeneration und Kalkeinlagerung sind typisch für gutartige Tumoren. Intratumorale Blutungen kommen bei Glioblastomen, Oliogodendrogliomen und Hypophysenadenomen vor. Die Blutung wird durch hyaline Gefäßveränderungen oder insuffizienten Gefäßaufbau bei schnellem Tumorwachstum verursacht.

Häufiger als andere raumfordernde Prozesse des Gehirns gehen Tumoren mit einem **perifokalen Ödem** (»Begleitödem«) einher, das hämodynamisch durch Venenkompression oder wie bei den malignen Tumoren durch toxische Stoffwechselprodukte und eine intratumorale Blut-Hirn-Schrankenstörung bedingt ist. Mit zunehmendem intrakraniellen Druck entsteht ein generalisiertes Ödem.

1.6 Hirn- und Rückenmarkstumoren

Diagnostik. Die neurologischen Herdsymptome werden überwiegend von der **Tumorlokalisation** bestimmt. Es kann aber auch entfernt vom neoplastischen Prozeß zu Funktionsstörungen durch Ödem oder Verlagerung von Hirnanteilen (Massenverschiebung *S. 89*) kommen.

Diese Fernwirkungen sind bei der Beurteilung des Elektroenzephalogramms (EEG) und der Röntgenaufnahme des Schädels zu berücksichtigen. Das **EEG** liefert richtungsweisende, jedoch nicht immer topographisch korrekte Befunde als herdförmige Störung, Allgemeinveränderung oder epileptische Potentiale *(S. 106)*. Die Röntgenaufnahme des Schädels ergibt nur indirekte Tumorzeichen *(S. 114)*. Häufig ist sie ebenso wie die Hirnszintigraphie, unauffällig. Ein direkter Tumornachweis gelingt am besten mit der **Computer- oder Kernspintomographie**. Ab einer Tumorgröße von 1–2 cm gelingt der computertomographische Nachweis in 90% der Fälle, bei ca. 80% kann die richtige Artdiagnose gestellt werden. Die Kernspintomographie ist zwar weniger artspezifisch, weist Tumoren aber früher nach als das CT und ist die Methode der Wahl bei Kleinhirnbrückenwinkel- und parasellären Tumoren. Gefäßreiche Tumoren stellen sich angiographisch direkt, die übrigen durch Gefäßverlagerung dar. Der **Liquor** weist oft eine Eiweißerhöhung durch Schrankenstörung auf; im Sediment sollte immer sorgfältig nach Tumorzellen gesucht werden. Eine Lumbalpunktion ist jedoch bei Hirndruck (Stauungspapille) wegen Einklemmungsgefahr kontraindiziert. Die Positronen-Emissions-Tomographie (PET) verspricht eine Aussage über die Beeinflussung des zerebralen Stoffwechsels und Blutflusses durch den Tumor, vor allem im prä- und postoperativen Verlauf. Besonders maligne Tumoren reichern Thallium an, das sich szintigraphisch darstellen läßt.

Therapie. Therapeutische Möglichkeiten bei Hirntumoren sind Operation, Bestrahlung und Chemotherapie.

Je nach Lokalisation bzw. Zugänglichkeit werden die Tumoren möglichst vollständig reseziert. Die **Operationsindikation** wird wesentlich durch das Risiko postoperativer neurologischer Ausfälle eingeschränkt, vor allem bei Eingriffen in der dominanten Hemisphäre. Liegt bereits eine tumorbedingte Einklemmung vor, wird angesichts des erheblichen Operationsrisikos primär die konservative Hirndruckentlastung versucht (s.u.).

Wenn aufgrund der neuroradiologischen Befunde keine Artdiagnose gestellt werden kann und eine Tumorresektion nicht möglich ist, sollte vor Beginn einer Radio- oder Chemotherapie die Diagnose histologisch durch offene oder **stereotaktische Biopsie** gesichert werden, um unwirksame Behandlungsmethoden von Beginn an zu vermeiden. Maligne Tumoren werden häufig postoperativ bestrahlt, operativ nicht zugängliche semibenigne Tumoren nur bei progredienter Symptomatik. Für Tumoren der Mittellinie, besonders Astrozytome I und II, besteht die Möglichkeit der interstitiellen **Bestrahlung** mit stereotaktisch eingebrachten Radionukliden (Curie-Therapie), die entweder im Tumor verbleiben oder über eine implantierte Führungshülse wiederholt zeitlich begrenzt appliziert werden (fraktioniertes Afterloading). Die Wirksamkeit der Strahlentherapie ist durch computertomographische Verlaufskontrollen zu überwachen und die Therapie bei Ineffektivität abzubrechen, da neben einer initialen Verstärkung des Hirnödems mit irreversiblen, z.T. progredienten Strahlenspätschäden in Form von Demyelinisierung und Nekrosen der weißen Substanz sowie mikrovaskulären Veränderungen mit Ischämien gerechnet werden muß *(vgl. S. 287)*.

Die Wirksamkeit der **Chemotherapie** hängt vom Ausmaß der Blut-Hirn-Schrankenstörung und der Liquorgängigkeit der Zytostatika ab. Bei Tumoren, die zur Aussaat über den Liquor neigen, werden Chemotherapeutika auch intrathekal appliziert. Ebenso wie nach Bestrahlung besteht die Gefahr der Knochenmarkdepression und, insbesondere bei Kombination der Methoden, die Gefahr einer Leukenzephalopathie, die die Prognose wesentlich verschlechtert. Aufgrund einer Demyelinisierung des Marklagers entwickeln sich Wochen bis Monate nach Therapie spastische Paresen, extrapyramidale Störungen, Ataxie und ein progredientes Psychosyndrom bis zur Demenz.

Im Vordergrund sowohl der perioperativen als auch der Strahlen- und Chemotherapie steht die Senkung des intrakraniellen Drucks durch **Behandlung des Hirnödems:**

Diagnostik
Das klinische Bild wird durch Tumorlokalisation, Hirnödem und Massenverschiebung bestimmt. Erste Hinweise auf einen Hirntumor geben **EEG,** und Röntgenaufnahmen des Schädels. Der direkte Tumornachweis gelingt mit der **Computer- und Kernspintomographie** bzw. Angiographie. Der Tumornachweis im CT gelingt ab 1–2 cm Größe in mehr als 90%.
Im Liquor finden sich neben einer Eiweißerhöhung gelegentlich Tumorzellen.

Therapie
Die **operative Entfernung** ist bei allen zugänglichen Hirntumoren indiziert. Die Indikation wird eingeschränkt durch das Risiko operationsbedingter Ausfälle und das Ausmaß der intrakraniellen Drucksteigerung bzw. Einklemmung.

Die Wirksamkeit einer adjuvanten Radio- oder Chemotherapie hängt von der Artdiagnose ab. Eine primäre oder postoperative **Bestrahlung** wird perkutan oder über stereotaktisch implantierte Radionuklide vorgenommen. Dabei muß mit vorübergehender Verstärkung des Hirnödems und Strahlenspätschäden gerechnet werden *(vgl. S. 287)*.

Die **Chemotherapie** der Hirntumoren erfolgt systemisch oder intrathekal. Nebenwirkungen sind Knochenmarkdepression und Leukenzephalopathie.

In jedem Fall ist eine **Hirnödemtherapie** erforderlich:

Tabelle 70: Histogenetische Einteilung der Tumoren (nach Zülch, 1986).	
Ursprungsgewebe	Tumoren
Neuronale Zellen	Gangliozytome, Gangliogiome, Neuroblastome, Retinoblastome
Paraneuronale Zellen: Oligodendrozyten Astrozyten Ependym	Gliome: Oligodendrogliome Astrozytome, pilozytische Astrozytome Ependymome, Subependymome, Plexuspapillome
Embryonales Gewebe	Glioblastome, Gliomatosis cerebri, Medulloblastome
Epiphyse	Pinealozytome, Pinealoblastome
Nervenscheiden	Neurinome, Neurofibrome
Meningen	Meningeome, meningeale Sarkome, Melanome
Lymphoretikuläre Zellen	Primäre maligne Lymphome
Gefäßepithel	Hämangioblastome
Keimzellen	Germinome, Teratome
ektopes Gewebe	Kraniopharyngeome, Epidermoide, Dermoide, Kolloidzysten, Choristome, Hamartome
Hypophyse	Hypophysenadenome, Hypophysenkarzinome

Osmotherapeutika, sofern keine Blut-Hirn-Schrankenstörung vorliegt; **Glukokortikoide** sind bei Störung der Blut-Hirn-Schranke indiziert und außerdem Furosemid zur Förderung der Diurese.

Osmotherapeutika (Glyzerin 10%, Mannit 20%, Sorbit 40%) sind nur indiziert sofern keine Blut-Hirn-Schrankenstörung besteht, da es sonst zur Extravasion hyperosmolarer Substanzen mit Flüssigkeitsansammlung im gesunden Gewebe kommt (zur Hirnödemtherapie mit Osmotherapeutika siehe S. 315). **Glukokortikoide** eignen sich insbesondere zur Behandlung des Ödems bei malignen Tumoren mit einer Blut-Hirn-Schrankenstörung (vasogenes Ödem). Initial werden 40 mg Dexamethason intravenös verabreicht und im Abstand von acht bis vier Stunden 8 mg i.v. Die orale Erhaltungsdosis bei inoperablen Tumoren und während der Bestrahlung oder Chemotherapie beträgt 2-3 mg Dexamethason/die. Die Therapie wird ergänzt durch **Diuretika-Gabe** (20-40 mg Furosemid/die). Neben einer Magenulkus-Prophylaxe mit H_2-Blockern ist auf ausreichende Flüssigkeitszufuhr und ein ausgeglichenes Elektrolyt-Verhältnis zu achten, da sich sonst die Hirndurchblutung verringert und das generalisierte Ödem zunimmt.

Spezielle Diagnostik und Therapie der Hirntumoren
Die einzelnen Tumorarten werden nach ihrer überwiegenden Zellart benannt (Tab. 70).

Spezielle Diagnostik und Therapie der Hirntumoren. Man unterscheidet die Hirntumoren nach dem histologischen Aufbau bzw. der überwiegenden Zellart, vergleiche *Tabelle 70.*

a) Neuronale Tumoren
- Gangliozytome
- Gangliogliome
- Neuroblastome
- Retinoblastome

Zu den neuronalen Tumoren gehören die relativ gutartigen Gangliozytome und die gemischtzelligen Gangliogliome.

a) Neuronale Tumoren
- Gangliozytome
- Gangliogliome
- Neuroblastome
- Retinoblastome

Die seltenen **Nervenzelltumoren** (relativ gutartig als **Gangliozytome**) entstammen dem Neuroepithel. Sie zeigen meist keine einheitliche Zellpopulation; gleichzeitig proliferieren Gliazellen (**Gangliogliome**). Diese Tumoren liegen im Großhirn meist temporal, bilden große Zysten und neigen zu Verkalkung und Infiltration in die Leptomeningen und den dritten Ventrikel. Sie manifestieren sich meist vor dem 30. Lebensjahr mit epileptischen Anfällen.

Die undifferenzierten **Neuroblastome** finden sich eher im sympathischen Nervensystem, vor allem dem lumbalen Grenzstrang (S. 65). Intrazerebral sind sie sehr selten; sie kommen dann überwiegend bei Kleinkindern vor und wachsen rasch infiltrativ. Auch nach Operation und Bestrahlung stellt sich meist ein Rezidiv ein.

Zu den neuronalen Tumoren werden auch die hochmalignen **Retinoblastome** gerechnet, die ausschließlich an der Netzhaut entstehen, jedoch sowohl in das Gehirn als auch in andere Organe metastasieren. In der Hälfte der Fälle ist ein hereditäres Vorkommen gesichert; sie treten in den ersten fünf Lebensjahren auf.

b) Gliome

- Oligodendrogliome
- Astrozytome
- pilozytische Astrozytome
- Optikus- und Ponsgliome
- Ependymome
- Plexuspapillome

Die häufigsten intrazerebralen Tumoren haben ihren Ursprung in der Neuroglia. Sie sind auch bei relativ hoher Differenzierung oft nicht exakt einer bestimmten Gliazellform zuzuordnen. Um ein solches Zellgemisch handelt es sich bei den **Gliomatosen** (Gliomatosis cerebri), die von mehreren Lokalisationen des Gehirns ausgehen (vgl. Abb. 36, Farbtafel S. 418).

Die **Oliogodendrogliome** sind meist relativ differenziert, anaplastisches Wachstum ist selten. Überwiegend in den Großhirnhemisphären lokalisiert, wachsen sie typischerweise in Form eines Pilzes, der sich zum Kortex hin verbreitet und diesen, gelegentlich auch die Meningen, infiltriert. Oligodendrogliome neigen zu **Kalkeinlagerungen.** Häufiger als andere Tumoren werden sie im Thalamus und Hirnstamm beobachtet, dann meist bei jüngeren Patienten. Der klinische Verlauf ist langsam progredient. Ihre diffuse Ausbreitung im Kortex prädisponiert zum Auftreten **epileptischer Anfälle.** Wegen geringer raumfordernder Wirkung kommt es erst spät zu Zeichen der intrakraniellen Drucksteigerung.

Elektroenzephalographisch wird häufig ein epileptogener Fokus registriert. Gelegentlich zeigen sich in der Röntgenaufnahme des Schädels zarte Verkalkungen, die computertomographisch in der Mehrzahl der Fälle sicher nachweisbar sind. Das Oligodendrogliom speichert selten Kontrastmittel, das perifokale Ödem ist gering ausgeprägt. Aufgrund der Lokalisation und des infiltrierenden Wachstums ist eine vollständige Entfernung oft nicht möglich und damit ein **Rezidiv** zu erwarten, zumal die Oligodendrogliome strahlenresistent sind.

Astrozytome wachsen langsam, überwiegend in den Großhirnhemisphären und können tief bis in die Stammganglien hineinreichen. Sie sind häufig **zystisch** degeneriert. Die selteneren anaplastischen Astrozytome sind gefäßreich und wachsen schnell. Subependymale Riesenzellastrozytome (Abb. 36, Farbtafel S. 418) kommen als ventrikuläre Tumoren bei der tuberösen Sklerose vor (S. 147). Etwa die Hälfte aller Astrozytome manifestiert sich mit einer **Tumor-Epilepsie**; generalisierte und fokale Anfälle sind gleich häufig. Aufgrund der meist frontalen oder fronto-temporalen Lokalisation sind psychische Veränderungen häufig. Das Elektroenzephalogramm zeigt einen Herdbefund, szintigraphisch ist der Tumor häufig nicht nachweisbar, computertomographisch fällt ein scharf begrenztes hypodenses Areal auf, das kaum Kontrastmittel anreichert. Der Tumor wird radikal entfernt, nur bei Astrozytomen höherer Malignität ist eine postoperative Strahlen- und Chemotherapie wirksam.

Die **pilozytischen** (piloiden) **Astrozytome** sind die häufigsten Gliome des Kindes- und Jugendalters; früher wurden sie als Spongioblastome oder juvenile Astrozytome bezeichnet. Sie sind ventrikelnah, im Kleinhirn oder auch in der Brücke und am Sehnerv (Optikusgliom) lokalisiert. Sie stellen die Gruppe der **gutartigen** Gliome (Astrozytom Grad I) dar und neigen zu Zystenbildung und Kalkeinlagerung.

Die undifferenzierten **Neuroblastome** kommen überwiegend extrakraniell als Grenzstrangtumoren vor (S. 65).

Retinoblastome sind hoch maligne neuronale Tumoren des Kindesalters, die sowohl intra- als auch extrazerebral metastasieren.

b) Gliome

- Oligodendrogliome
- Astrozytome
- pilozytische Astrozytome
- Optikus- und Ponsgliome
- Ependymome
- Plexuspapillome

Die von den Gliazellen ausgehenden Tumoren werden als Gliome zusammengefaßt. Bei multilokulärer Entstehung spricht man von **Gliomatosis cerebri** (Abb. 36, Farbtafel S. 418).

Oligodendrogliome infiltrieren pilzförmig den Kortex, gelegentlich auch die Meningen und neigen zu Kalkeinlagerungen. Häufiger als andere Gliome kommen sie in Thalamus und Hirnstamm bei jüngeren Patienten vor. Der Diagnose eines Oligodendroglioms geht häufig eine langjährige Epilepsie-Anamnese voraus. Es kommt erst spät zu Hirndruck-Zeichen.

EEG: Herdbefund mit epileptischen Potentialen
Rö: Kalkeinlagerungen
CT: Kalkdichte Areale
Oft ist nur eine Teilresektion des Tumors möglich. Oligodendrogliome sind strahlenresitent.

Astrozytome wachsen langsam in den Großhirnhemisphären und neigen zu zystischer Degeneration. Frühsymptome sind **epileptische Anfälle.**
EEG: Herdbefund
CT: umschrieben hypodense Zone
Der Tumor wird möglichst vollständig operativ entfernt.

Die **pilozytischen Astrozytome** (Astrozytome Grad I) sind die häufigsten Gliome des Kindes- und Jugendalters und gutartig. Sie sind mittelliniennah meist im Kleinhirn lokalisiert, neigen zu Zystenbildung und Kalkeinlagerung.

Die zerebellaren pilozytischen Astrozytome werden durch Erbrechen, Nystagmus und Ataxie manifest. Liegen die Tumoren supratentoriell verursachen sie epileptische Anfälle; bei Lokalisation im Zwischen- oder Mittelhirn kommt es zum Hydrozephalus.

Rö: Hirndruck-Zeichen bei Sitz im Kleinhirn
CT: Zystische, z.T. verkalkte Struktur *(vgl. Abb 51a u. b)*.
Pilozytische Astrozytome des Großhirns. Sie haben die beste Prognose innerhalb der Gruppe der Gliome. Die 10-Jahres-Überlebensrate beträgt 90%.

Der klinische Fall ▶

Optikusgliome sind benigne Astrozytome des Jugendalters. Je nach Befall des Sehnerven gehen sie mit Visusminderung und Exophthalmus einher.

Die zerebellaren pilozytischen Astrozytome manifestieren sich mit Kopf-Nackenschmerzen und Erbrechen. Auffällig ist ein Nystagmus. Es entwickelt sich eine homolaterale **zerebellare Ataxie** mit Falltendenz, Hypotonie der Muskulatur und Neigung des Kopfes zur Herdseite (»vestibular tilt«). Der Verlauf ist protrahierter als bei den Medulloblastomen mit ähnlicher Symptomatik (s.u.). Supratentorielle pilozytische Astrozytome manifestieren sich im meist mit epileptischen Anfällen. Bei Lokalisation im Hypothalamus oder Mittelhirn, können sie schnell zum **Verschluß-Hydrozephalus** führen.

Vor allem bei Kleinhirn-Astrozytomen sind röntgenologisch Hirndruck-Zeichen nachweisbar. Computertomographisch fallen eine hypodense **zystische Struktur,** die stark Kontrastmittel anreichert, sowie Verkalkungen auf. Die vollständige **Resektion** des Tumors im Kleinhirn verspricht Remission. Pilozytische Astrozytome der Großhirnhemisphären mit gut einstellbarer Epilepsie ohne neurologische Ausfälle müssen primär nicht operiert werden, erfordern aber gelegentlich eine Shunt-Operation wegen Hydrozephalus. Eine postoperative oder initiale Bestrahlung ist bei den jungen Patienten angesichts des benignen Tumorwachstums abzuwägen. Die 10-Jahres-Überlebensrate der Kinder mit pilozytischem Astrozytom liegt bei 90%. Das pilozytische Astrozytom ist damit das einzige Gliom, bei dem eine **Heilung** (im Sinne einer Überlebenszeit von 20 bis 40 Jahren) erwartet werden kann.

Der klinische Fall. Ein 13jähriger Schüler, der innerhalb von sechs Monaten zwei Schlaf-Grand-mal-Anfälle erlitt, klagte über zunehmende Kopfschmerzen. Die neurologische Untersuchung ergab einen Blickrichtungs-Nystagmus, das EEG einen Verlangsamungsherd und steile Wellen rechts okzipital. Computer- und kernspintomographisch zeigte sich ein rechts parieto-okzipital, medial vom Hinterhorn gelegener Tumor *(vgl. Abb. 51 a–b)*. Nach subtotaler Resektion ergaben wiederholte CCT-Kontrollen bis 18 Monate postoperativ keinen Hinweis auf neues Tumorwachstum. Histologisch handelt es sich um ein pilozytisches Astrozytom. Die auch postoperativ aufgetretenen fokal eingeleiteten großen Anfälle sind antiepileptisch gut eingestellt.

Optikusgliome, die ebenfalls zu den benignen Astrozytomen gehören, kommen überwiegend bei Kindern und Jugendlichen vor. Sie verursachen einseitige Kopfschmerzen und bei intraorbitalem Wachstum einen **Exophthalmus.** Frühzeitig entsteht eine Optikusatrophie mit Visusverfall, noch bevor eine Stauungspapille auftritt. Die Ausdehnung des Tumors reicht bis zum Chiasma, bei Infiltration des Hypothalamus kann es zu endokrinologischen Störungen (Diabetes insipidus) kommen. Optikusgliome sind häufig in Verbindung mit einem M. Recklinghausen anzutreffen.

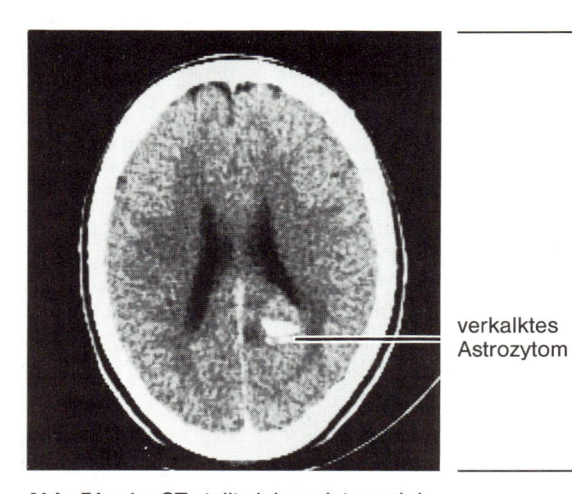

Abb. 51a: Im CT stellt sich parietooccipital medial des rechten Hinterhorns eine 2,5 cm große schollig verkalkte, zystische Struktur dar. — verkalktes Astrozytom

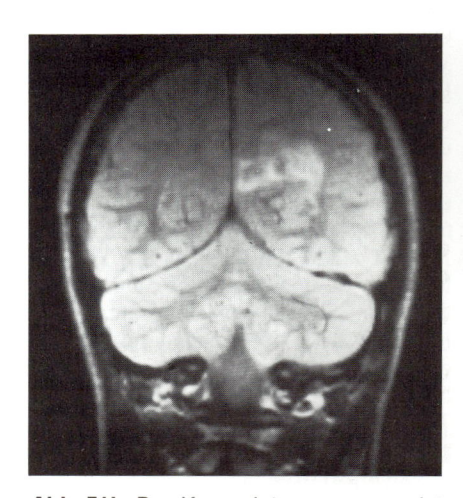

Abb. 51b: Das Kernspintomogramm zeigt in der frontalen Ebene rechts eine Zone erhöhter Signalintensität (die Aufnahme ist zum Vergleich mit Abb. 51a seitenverkehrt abgebildet).

Abb. 51a und b: Neuroradiologische Befunde eines 13jährigen Jungen mit Grand mal-Anfällen. Computer- und kernspintomographischer Nachweis eines pilozytischen Astrozytoms (operativ verifiziert, siehe klin. Fall).

Computertomographisch stellt sich eine stark Kontrastmittel anreichernde Verdickung des N. opticus dar. Kernspintomographisch läßt sich die Ausdehnung des Glioms bis zum Canalis opticus und Chiasma verfolgen. Als Verlaufskriterien dienen neben den radiologischen Untersuchungen visuell evozierte Potentiale (VEP). Wenn der Nerv primär nicht infiltriert ist, läßt sich eine Remission durch **Bestrahlung** erreichen. Sonst ist die Enukleation des Auges erforderlich.

Ponsgliome, die häufiger bei Kindern als bei Erwachsenen vorkommen, verursachen schon lange bevor sich ein Hydrocephalus occlusus entwickelt, Vomitus und Singultus. Im Vordergrund stehen **homolaterale Hirnnervenausfälle**, besonders eine Abduzens- und eine Fazialisparese. Der Tumor ist oft nur kernspintomographisch diagnostizierbar. Aufgrund der Lokalisation ist eine Operation nicht möglich.

Die dem ventrikelauskleidenden Neuroepithel (Ependym) entstammenden **Ependymome** sind ebenfalls Tumoren des Kindes- und Jugendalters. Sie gehen am häufigsten vom vierten Ventrikel aus, gefolgt von den Seitenventrikeln, vom dritten Ventrikel und dem Aquädukt. Sie sind zystisch, z. T. verkalkt, wachsen verdrängend gegen das Parenchym oder in die Ventrikel hinein **(vgl. Abb. 35, Farbtafel 418)**.

Während die Symptomatik der ventrikulären Ependymome von einem **Verschluß-Hydrozephalus** mit intrakranieller Drucksteigerung bestimmt wird, bleiben die extraventrikulären Ependymome trotz erheblichen Wachstums lange Zeit klinisch stumm.

Die Röntgenaufnahme weist die für den kindlichen Schädel typischen Hirndruckzeichen auf *(S. 114)*. Im Computertomogramm stellt sich ein Hydrozephalus und der nach Kontrastmittelgabe hyperdense Tumor dar. Bei Ependymomen höherer Malignität, die zur Aussaat über die Leptomeningen neigen, finden sich regelmäßig Tumorzellen im Liquor. Die postoperative 5-Jahres-Überlebensrate beträgt 50%. Ependymome liegen der Ventrikelwand so fest an, daß die Totalexstirpation nicht immer möglich ist. Sie sind jedoch die am stärksten **strahlensensiblen** Gliome.

Durch Hypertrophie der Plexus-chorioideus-Zellen, meist der Seitenventrikel und des vierten Ventrikels, entstehen die **Plexuspapillome**. Hypersekretion von Liquor verursacht einen kommunizierenden Hydrozephalus, hinzu kommt eine Liquorabflußbehinderung durch den im Ventrikel flottierenden Tumor *(S. 89)*. Neben der sichtbaren Schädelvergrößerung sind **hydrozephale Krisen** mit intermittierender Symptomatik charakteristisch *(S. 89)*.

Das **Liquoreiweiß** ist deutlich erhöht. Der computertomographisch nachweisbare intraventrikuläre Tumor reichert stark Kontrastmittel an. Der Hydrozephalus muß operativ entlastet werden. Eine vollständige Entfernung des Tumors ist aufgrund seiner Fragilität schwierig, verspricht aber dauernde Heilung. Abgerissene Teile des Tumors können sich an anderer Stelle festsetzen und weiterwachsen.

c) Embryonale Tumoren

- Glioblastome
- Medulloblastome

Die **Glioblastome** werden einerseits als embryonale mesodermale Tumoren, andererseits als entdifferenzierte Gliome bezeichnet (Astrozytom Grad IV), da die eindeutige Zuordnung zu einer Zellart der Neuroglia nicht immer gelingt. Tritt die neoplastische Gliazellproliferation hinter der mesenchymalen Begleitproliferation zurück, spricht man auch von Gliosarkom. Glioblastome wachsen in der weißen Substanz der Großhirnhemisphären. Vom Corpus callosum ausgehend, können sie sich als »Schmetterlingsgliom« in beide Hemisphären ausbreiten. Bei Kindern und Jugendlichen sind sie auch in Thalamus, Pons und Zerebellum lokalisiert. Charakteristisch sind wilde Gefäßproliferationen mit arteriovenösen Fisteln, Gefäßthrombosen, Blutungen und zentrale Nekrosen **(Glioblastoma multiforme)** sowie ein ausgeprägtes perifokales Ödem **(vgl. Abb. 32–34 u. 37, Farbtafel S. 417 u. 418)**. Oft kommt es zur Infiltration in den Subarachnoidalraum mit Metastasierung über den Liquor, gelegentlich werden auch extrakranielle Metastasen beobachtet.

CT: Verdickung des N. opticus. Totalresektion des Tumors mit Enukleation des Auges ist nicht immer erforderlich.

Ponsgliome kommen bei Kindern häufiger als bei Erwachsenen vor. Frühsymptome sind Vomitus, Singultus und homolaterale Hirnnervenausfälle. Das Kernspintomogramm sichert die Diagnose.

Ependymome entstammen den ventrikelauskleidenden Ependymzellen **(Abb. 35, Farbtafel S. 418)**. Sie kommen im Kindes- und Jugendalter vor und wachsen überwiegend infratentoriell verdrängend. Aufgrund der ventrikelnahen Lokalisation führen sie häufig zum Verschluß-Hydrozephalus.

Rö: Hirndruck-Zeichen
CT: Tumor ventrikelnah, zystisch, z.T. verkalkt, starke Kontrastmittelanreicherung
Liquor: eventuell Tumorzellen
Ependymome, die nicht vollständig reseziert werden können, werden nachbestrahlt.

Die **Plexuspapillome** verursachen durch Hypersekretion und Abflußbehinderung von Liquor einen progressiven Hydrozephalus. Es kommt zu hydrozephalen Krisen mit intermittierender Hirndrucksymptomatik *(vgl. S. 89)*
Liquor: Eiweißvermehrung
CT: intraventrikulär, stark kontrastmittelanreichernd.
Wenn das Plexuspapillom nicht vollständig operativ entfernt werden kann, ist ein Shunt erforderlich.

c) Embryonale Tumoren

- Glioblastome
- Medulloblastome

Glioblastome werden als embryonale mesodermale Tumoren oder entdifferenzierte Gliome (Astrozytom Grad IV) bezeichnet. Sie breiten sich oft im Marklager des Großhirns, gelegentlich bilateral aus (»Schmetterlingsgliom«). Neben einer ausgeprägten Gefäßproliferation sind vielfältige degenerative intratumorale Prozesse (Glioblastoma multiforme) charakteristisch **(vgl. Abb. 32–34 u. 37, Farbtafel S. 417 u. 418)**.

Glioblastome haben einen kurzen Verlauf. Die Symptomatik setzt mit zerebralen **Herdsymptomen** ein (epileptische Anfälle, Hemiparese, Aphasie, Psychosyndrom); rasch entwickelt sich **Hirndruck.**

EEG: Herdbefund
Hirnszintigraphie: Radionuklidspeicherung
Liquor: Eiweißerhöhung, Pleozytose mit Tumorzellen
Angiographie: pathologische Gefäße
CT: Tumor iso- oder hypodens, ausgedehntes Begleitödem, ringförmiges Enhancement *(Abb. 52).*
Die Prognose der Glioblastome ist infaust. Auch nach ausgedehnten operativen, chemo- und radiotherapeutischen Maßnahmen kommt es immer zum Rezidiv.

Der klinische Fall ▶

Die Anamnese der Glioblastome ist meist ebenso kurz wie die postoperative Überlebenszeit. Häufigste **Herdsymptome** sind eine Hemiparese, Aphasie und Hemianopsie, die auch plötzlich auftreten oder sich akut verschlechtern können (»apoplektisches« Gliom). Epileptische Anfälle sind seltener, ein Psychosyndrom hingegen häufiger als bei gutartigen Gliomen. Das ausgeprägte Begleitödem führt schnell zur **Hirndruck-Symptomatik.**

Im EEG findet sich neben einem ausgedehnten Herdbefund oft auch eine Allgemeinveränderung, im Hirnszintigramm häufig eine deutliche Radionuklidspeicherung **(vgl. Abb. 16, Farbtafel 411)** und im Liquor eine Eiweißerhöhung und überwiegend granulozytäre Reizpleozytose mit großen, z.T. vakuolisierten Tumorzellen. Angiographisch sind **pathologische Gefäße** mit arteriovenösen Anastomosen nachweisbar. Computertomographisch zeigt sich der Tumor iso- oder zentral hypodens (Nekrose), eventuell mit intratumoraler Blutung. Charakteristisch ist ein ausgedehntes **perifokales Ödem** mit Mittellinienverlagerung. Nach Kontrastmittelgabe kommt es zu einem **ringförmigen Enhancement** *(Abb. 52 a u. b).* Im Kernspintomogramm lassen sich umgebendes Ödem und Tumorrandbezirke nicht sicher trennen *(Abb. 52c).*

Die Prognose der Glioblastome ist infaust. Auch nach radikaler Entfernung sowie anschließender Chemo- und Radiotherapie stellt sich immer innerhalb kurzer Zeit ein **Rezidiv** ein. Die Prognose läßt sich durch die Therapie kaum beeinflussen, meist wird nur eine klinische Besserung für einige Monate erreicht.

Der klinische Fall. Der 56jährige Postbeamte kam wegen fokaler epileptischer Anfälle in die Sprechstunde. Bei unauffälligem neurologischen Untersuchungsbefund ergab das EEG einen Verlangsamungsherd links temporo-parietal. An gleicher Stelle wies das Hirnszintigramm eine umschriebene Aktivitätsanreicherung und das CT einen hypodensen, kontrastmittelanreichernden Tumor nach *(Abb. 52a und b).* Nach Tumorexstirpation ergab die histologische Untersuchung ein Astrozytom Grad III. Unter antiepileptischer Therapie war der Patient zunächst anfallsfrei, ein halbes Jahr später traten erneut Jackson-Anfälle auf, während sich langsam progredient eine sensomotorische Hemiparese rechts mit Aphasie entwickelte. Das neuroradiologisch nachgewiesene Tumorrezidiv wurde innerhalb weniger Monate zweimal operiert, (siehe computer- und kernspintomographische Verlaufsuntersuchungen, *Abbildung 52a–c).* Histologisch zeigte sich nun eine stärkere Entdifferenzierung des Glioms (Astrozytom Malignitätsgrad IV) im Sinne eines Glioblastoma multiforme. Abgesehen von einer Kortikosteroid-Dauermedikation wurde auf Wunsch des Patienten auf eine adjuvante Nachbehandlung verzichtet. Er starb 22 Monate nach Auftreten des ersten Tumorsymptoms.

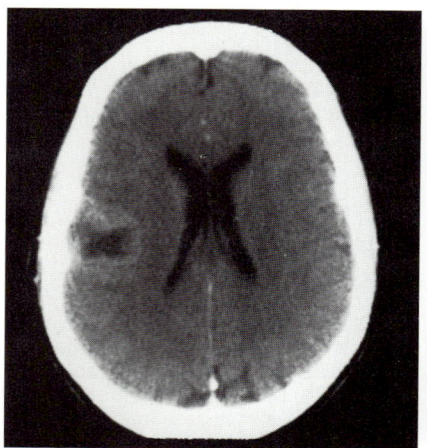

Abb. 52a: Das CT zeigt links parietal kalottennah einen zentral hypodensen Tumor mit ringförmiger Kontrastmittelanreicherung.

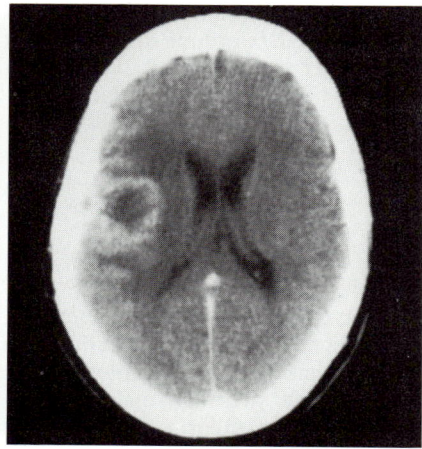

Abb. 52b: Sechs Monate nach der Operation ergibt das CT einen Tumorrezidiv (Kontrastmittel anreichernd) mit perifokalem Ödem.

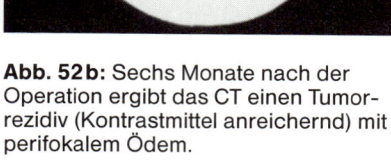

Abb. 52c: Kernspintomogramm drei Monate nach der zweiten Operation. Das zweite Tumorrezidiv mit ausgeprägtem perifokalem Ödem wölbt sich über das Kalottenniveau und führt zur Verlagerung der Mittellinie. Der Knochendeckel war nicht wieder eingesetzt worden. (Die Aufnahme ist im Vergleich mit 52a und 52b seitenverkehrt abgebildet).

Abb. 52a–c: Computer- und kernspintomographische Verlaufsbeobachtung eines Patienten mit histologisch gesichertem Glioblastom *(vergleiche den klinischen Fall)*

Medulloblastome zeigen Differenzierungsansätze sowohl zu Nerven- als auch zu Gliazellen. Vom Dach des vierten Ventrikels wachsen sie in den unteren **Kleinhirnwurm** ein und infiltrieren von dort beide Kleinhirnhemisphären. Tumorausläufer können sich in die Cisterna magna drängen, die Leptomeningen infiltrieren oder in den Liquorraum metastasieren.(Abtropfmetastasen).

Medulloblastome sind die häufigsten malignen Kleinhirntumoren des Kindesalters. Sie werden frühzeitig durch Druck auf die Medulla oblongata und einen Verschluß-Hydrozephalus manifest. Initialsymptom ist **Erbrechen**, hinzu kommt eine **Rumpfataxie** und **Muskelhypotonie**. Stauungspapille (oder schon Papillenatrophie) und Nackensteifigkeit treten mit zunehmendem hydrozephalem Druck auf *(S. 89)*.

Die Röntgenaufnahmen weisen ausgeprägte, für den kindlichen Schädel typische Hirndruck-Zeichen mit verbreiterten Kalottennähten und sogenanntem **Wolkenschädel** (vertiefte Impressiones digitatae) auf. Das Liquor-Zytogramm zeigt Tumorzellen, z.T. in einem Rosettenverband. Im kranialen Computertomogramm stellt sich der Tumor nahe dem vierten Ventrikel gering hyperdens dar, nach Kontrastmittelgabe kommt es zu homogener Anfärbung. Oft kann nur eine Teilresektion des Tumors vorgenommen werden. Dann kommt es immer zum Rezidiv, so daß die Bestrahlung der gesamten Neuroaxis und die intrathekale Applikation von **Chemotherapeutika** angeschlossen wird, die auch zur Prophylaxe der häufigen Metastasierung über den Liquor indiziert ist. Die Prognose ist auch unter der kombinierten, nebenwirkungsreichen, Therapie ungünstig.

d) Pinealis-Tumoren

- Pinealozytome
- Pinealoblastome

Die von der Epiphyse ausgehenden Tumoren (Pinealome) sind histologisch uneinheitlich. Man unterscheidet **Pinealozytome**, die isomorph, gelegentlich astrozytär differenziert sind, und **Pinealoblastome**, die zytologisch dem Medulloblastom gleichen und infiltrierend wachsen, von den wesentlich häufigeren Germinomen der Pinealis (s.u.). Entsprechend ihrer Lokalisation führen sie zur Verlagerung der Vierhügelplatte nach kaudal und können in den dritten Ventrikel hineinragen oder sich unter das Tentorium drängen und einen Verschluß-Hydrozephalus hervorrufen.

Der Druck auf die Vierhügelplatte verursacht eine **vertikale Blickparese** mit Nystagmus *(Parinaud-Syndrom, S. 31)*. Die Röntgenaufnahme des Schädels weist Hirndruckzeichen, das Szintigramm eine Nuklidanreicherung nach. Im Computertomogramm stellt sich ein meist iso-, nach Kontrastmittelgabe deutlich hyperdenses, scharf begrenztes Areal dorsal des erweiterten dritten Ventrikels dar. Wenn die vollständige Tumorentfernung nicht gelingt, verspricht die Radiotherapie insbesondere bei den strahlensensiblen Germinomen eine deutliche Verlängerung der Überlebenszeit. Häufig ist die Liquorableitung über einen Shunt erforderlich.

e) Neurinome

Die Tumoren der Nervenscheiden gehen von den Schwann-Zellen aus. Mehr als die Hälfte aller Neurinome (Schwannome) wachsen im **Kleinhirnbrückenwinkel** am vestibulären Anteil des VIII. Hirnnerven. Selten kommen Neurinome an anderen Hirnnerven, dann am ehesten am N. trigeminus vor. Diese gutartigen Tumoren wachsen langsam verdrängend und verursachen durch Kompression neben Hirnnervenausfällen einen Hydrozephalus oder ischämische Ponsläsionen. Das histologische Bild ist durch palisadenförmige Zellkernanordnung charakterisiert. Gelegentlich kommen bilaterale Akustikusneurinome vor, die als »formes frustes« der Recklinghausen-Krankheit *(S. 37)* angesehen werden.

Die Symptome des **Akustikusneurinoms** entwickeln sich langsam progredient mit einem Altersgipfel um das 50. Lebensjahr. Frühsymptom ist eine einseitige **Hypakusis** für hohe Frequenzen und **Tinnitus.** Mit zunehmender Schwerhörigkeit schwinden die Ohrgeräusche, unspezifischer Schwindel und Gangunsicherheit kommen hinzu. Darüber hinaus findet sich häufig eine Hypästhesie im ersten und zweiten Trigeminusast, der Kornealreflex fehlt. Neben einer peripheren Fazialislähmung können sich kontralateral Pyramidenbahnzeichen und

---

Medulloblastome wachsen vom Dach des IV. Ventrikels in das Kleinhirn ein, infiltrieren die Leptomeningen und metastasieren in den Liquorraum. Medulloblastome sind die malignen Kleinhirntumoren des Kindesalters.
Frühzeitig kommt es zu **Erbrechen, Ataxie** und **Muskelhyptonie.** Erst im fortgeschrittenen Stadium werden eine Stauungspapille und ein Verschluß-Hydrozephalus festgestellt.
Rö: verbreiterte Kalottennähte Wolkenschädel
Liquor: Tumorzellen
CT: gering hyperdenser Kleinhirntumor, homogene Kontrastmittelanfärbung
Die Therapie umfaßt Operation und anschließende Bestrahlung von Schädel und Wirbelsäule sowie intrathekale Gabe von Chemotherapeutika zur Prophylaxe der häufigen Rezidive und Metastasen.

d) Pinealis-Tumoren
- Pinealzytome
- Pinealoblastome

Man unterscheidet die selteneren eigentlichen Epiphysentumoren (**Pinealozytome** und **Pinealoblastome**) von den häufigeren, zur Gruppe der Germinome gehörenden Pinealis-Tumoren (s.u.).

Pinealome verursachen ein Parinaud-Syndrom und einen Hydrocephalus internus.
Rö: Hirndruck-Zeichen
CT: erst nach Kontrastmittelgabe umschrieben hyperdens
Pinealome werden operiert oder bestrahlt. Oft ist ein Shunt erforderlich.

e) Neurinome

Die von den Nervenscheiden ausgehenden Neurinome sind überwiegend an der Pars vestibularis des **VIII. Hirnnerven** anzutreffen. Ihre Lokalisation im **Kleinhirnbrückenwinkel** führt neben Hirnnervenausfällen zum Hydrocephalus occlusus und ischämischen Ponsläsionen.

Frühsymptome des **Akustikusneurinoms** sind einseitige Hypakusis und Tinnitus. Neben weiteren Hirnnervenausfällen (V, VII) kommen kontralateral Pyramidenbahnzeichen, homolateral eine Ataxie und später auch Hirndruck-Zeichen hinzu.

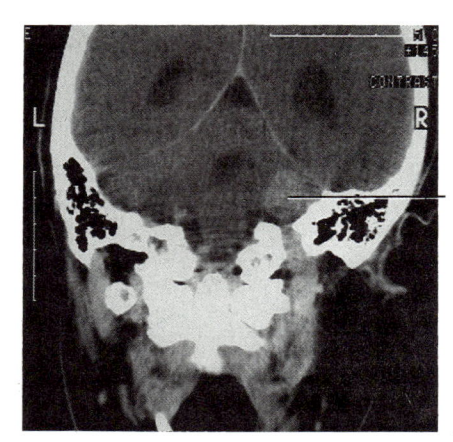

Abb. 53: Computertomogramm (frontale Rekonstruktion) eines 2 cm großen Akustikusneurinoms, das das rechte Felsenbein arrodiert.

Zur peripheren **Vestibularisschädigung** (Fehlen des kalorischen Nystagmus, Spontannystagmus zur Gegenseite) kommt im weiteren Verlauf eine zentrale Vestibularisläsion (grobschlägiger Blickrichtungsnystagmus zur Herdseite) hinzu.
Liquor: Eiweißerhöhung
Rö nach Stenvers: Erweiterung des Porus acusticus internus
CT: Nachweis ab 1,5–2 cm Kontrastmittelanreicherung *(Abb. 53)*
MRT: intrakanalikulärer Tumoranteil
Bei vollständiger und frühzeitiger Entfernung des Tumors ist die Prognose gut.

homolateral eine Ataxie einstellen. Bei dem seltenen **Trigeminusneurinom** sind anhaltende Gesichtsschmerzen und -parästhesien die ersten Symptome.

Das Fehlen des kalorischen Nystagmus und ein Spontannystagmus zur Gegenseite weisen den peripheren **Vestibularisausfall** nach. Mit Kompression der Pons finden sich zusätzlich zentrale Vestibularissymptome mit grobschlägigem Blickrichtungsnystagmus zur Herdseite. Die audiometrische Untersuchung ergibt eine Innenohrschwerhörigkeit mit fehlendem Lautheitsausgleich (Recruitment). Akustisch evozierte Potentiale dienen der Frühdiagnostik. Der Liquor zeigt meist eine deutliche **Eiweißvermehrung** bis 1000 mg/l. Die Röntgenaufnahme nach Stenvers weist nur bei größeren Neurinomen eine Erweiterung des Porus acusticus internus nach. Ab einer Größe von 1,5–2 cm stellen sich die Neurinome im Computertomogramm nach Kontrastmittelgabe dar *(vgl. Abb. 53)*. Das Kernspintomogramm (MRT) ermöglicht eine gute Differenzierung auch der kleinen Neurinome gegenüber anderen im Kleinhirnbrückenwinkel vorkommenden Prozessen (Meningeom, Epidermoid, Cholesteatom). Beweisend für ein Akustikusneurinom ist die Darstellung seines **intrakanalikulären Tumoranteils**, die in 95% der kernspintomographischen Untersuchungen gelingt. Die frühzeitige Operation verspricht eine **gute Prognose**. Nur wenn die Tumorkapsel nicht entfernt wird, kommt es zum Rezidiv. Bei sehr großen Neurinomen können postoperativ Hirnnervensymptome zurückbleiben.

f) Meningeale Tumoren

● Meningeome
● Melanome

Meningeome gehen von den Hirnhäuten aus. Sie sind überwiegend gutartig, wachsen langsam verdrängend, sind stark vaskularisiert und neigen zu Kalkablagerungen.
Meningeale Melanome entstammen den Melanozyten der Pia **(Abb. 31, Farbtafel S. 416)**.
Die häufigste Lokalisation ist parasagittal, daneben kommen vor allem Meningeome der Olfaktoriusrinne und des Keilbeinflügels vor **(Abb. 29 u. 30, Farbtafel, S. 416)**.

f) Meningeale Tumoren

● Meningeome
● Melanome

Meningeome gehen von den Meningen aus, sind fast immer gutartig, wachsen langsam verdrängend und gelegentlich arrodierend in die Schädelknochen ein. **Meningeale Melanome** entstehen durch Proliferation der Melanozyten der Pia, auch regelrechte maligne Melanome mit Metastasierung in andere Organe kommen vor **(Abb. 31, Farbtafel 416)**.

Die **Meningeome** sind gut vaskularisiert und weisen konzentrische Kalkablagerungen auf (»Psammom-Körper«). Häufige Lokalisationen sind der Sinus sagittalis, bzw. die Falx oder die Dura über den Großhirnhemisphären **(Abb. 29 u. 30, Farbtafel)**. Die von der Olfaktoriusrinne und dem Tuberculum sellae ausgehenden Meningeome komprimieren den N. opticus bzw. das Chiasma, Keilbeinmeningeome führen zur Hyperostose des Sphenoids. Gelegentlich sind Meningeome im Kleinhirnbrückenwinkel, am Tentorium oder Klivus *(Abb. 54)* anzutreffen.

1.6 Hirn- und Rückenmarkstumoren

Meningeome bleiben nicht selten asymptomatisch. Sie werden langsam, zunächst durch Reiz-, später durch Ausfallerscheinungen manifest (epileptische Anfälle, Hirnnervensymptome und Pyramidenbahnzeichen). In der Hälfte der Fälle geht eine Wesensveränderung voraus. Ein **parasagittales** Meningeom ist die häufigste Ursache des Mantelkantensyndroms mit spastischer Paraparese der Beine und unkontrollierter Blasenentleerung *(S. 44)*. Eine Riechstörung (Hyposmie, Anosmie) bei Meningeomen der **Olfaktoriusrinne** wird im Gegensatz zu einem Visusverlust (Optikusatrophie) von den Patienten häufig nicht bemerkt. **Keilbeinflügelmeningeome** rufen frühzeitig retroorbitale oder temporale Kopfschmerzen hervor. In Abhängigkeit von der Druckrichtung des Tumors und venöser Abflußbehinderung im Sinus cavernosus mit Exophthalmus entwickeln sich verschiedene neuroophthalmologische Syndrome (z.B. Fissura orbitalis- und Foster-Kennedy-Syndrom, *S. 24*).

Das Meningeom kann anfangs dem elektroenzephalographischen Nachweis entgehen. Das Hirnszintigramm ist häufig positiv mit intensiver Radionuklidspeicherung. Häufiger als bei anderen Tumoren finden sich Veränderungen in der Röntgenaufnahme des Schädels: Knochenarrosionen, Hyperostosen, seltener auch Osteolysen, verbreiterte Gefäßfurchen der Kalotte, ein erweitertes Foramen spinosum (Durchtritt der A. meningea media an der Schädelbasis), **Tumorverkalkung** und Hirndruckzeichen. Angiographisch färbt sich die stark vaskularisierte Geschwulst durch korkenzieherartige Äste der A. carotis externa an. Im Computertomogramm läßt sich eine scharf begrenzte, **hyperdense**, intensiv Kontrastmittel anreichernde, meist von einem perifokalen Ödem umgebene Struktur mit Beziehung zu den Meningen nachweisen. *(vgl. Abb. 54 a–c)*. Die kernspintomographische Darstellung mit signalarmem Saum zwischen Hirnparenchym und Tumorgewebe ist weniger spezifisch. Therapie der Wahl ist die Totalexstirpation des Tumors. Ein Rezidiv ist dann nicht zu erwarten.

Die Krankengeschichte der Meningeome geht meist über Jahre. Häufig kommt es zur Wesensveränderung, bevor Herdsymptome auffallen. Parasagittale Meningeome werden durch ein Mantelkantensyndrom *(s. S. 44)*, Meningeome des Keilbeins und der Olfaktoriusrinne überwiegend durch neuroophthalomologische Symptome **(Abb. 30, Farbtafel S. 416)** manifest.

Hirnszintigraphie:
– Radionuklidspeicherung
Rö:
– Arrosionen
– erweiterte Gefäßkanäle
– umschriebene Verkalkungen
– chronische Hirndruckzeichen
Angiographie:
– Tumoranfärbung
CT:
– scharf begrenzt hyperdens
– intensive Kontrastmittelanreicherung *(vgl. Abb. 54)*.
Meningeome werden in toto exstirpiert.

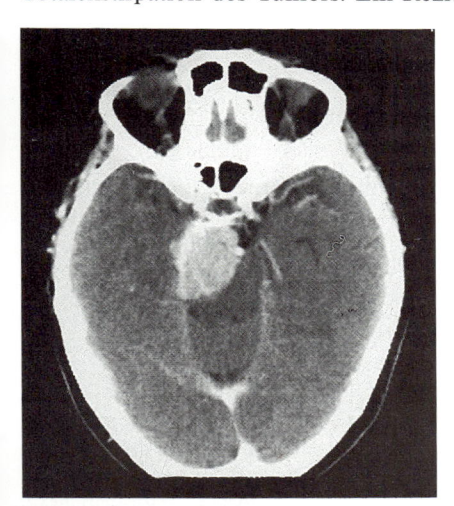

Abb. 54 a–c: Computer- und kernspintomographischer Befund eines Klivus-Meningeoms mit Hirnstammkompression *(vgl. klinischen Fall)*.

Abb. 54 a: Das CT zeigt einen 3x 3 x 4 cm großen, homogenen, Kontrastmittel anreichernden Tumor, der dem Klivus links anliegt.

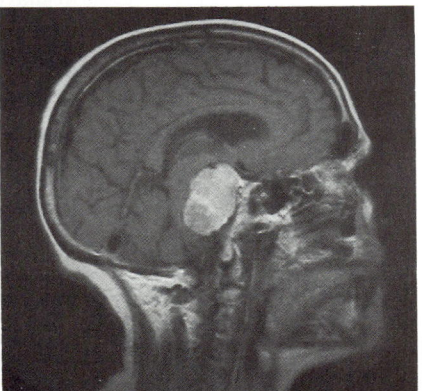

Abb. 54 b: In der medio-sagittalen Ebene des Kernspintomogramms stellt sich der Tumor signalintensiv zwischen Klivus und Pons dar.

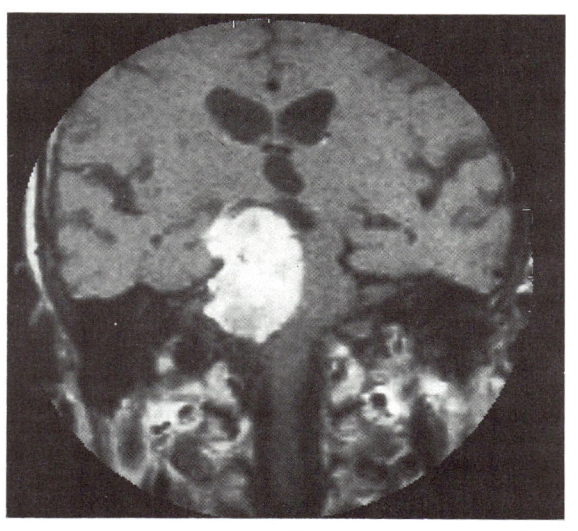

Abb. 54 c: In der koronaren Ebene erkennt man noch deutlicher die Impression und Verlagerung des Hirnstamms durch den Tumor.

Der klinische Fall. Die 69jährige Patientin klagte über ein Kribbeln und Taubheitsgefühl um das linke Auge, Schwankschwindel und Brechreiz. Den Angehörigen fiel eine ungewohnte »Grantigkeit« auf. Die Untersuchung ergab eine Dysästhesie im Versorgungsbereich des ersten und zweiten Trigeminusasts links mit abgeschwächtem Kornealreflex, das EEG eine leichte Hyperventilationsveränderung mit Herdbefund li. frontobasal, die Röntgenaufnahmen des Schädels waren unauffällig. Das kraniale Computertomogramm zeigte einen Tumor in der Schädelgrube, der für ein Meningeom sprach. Das präoperative Kernspintomogramm wies die Tumorausdehnung in kraniokaudaler Richtung nach *(vgl. Abb. 54a–c).* Der kaudale Hirnstamm war massiv verlagert und komprimiert. Der linke N. trigeminus konnte bei der Tumorexstirpation erhalten, der linke N. trochlearis mußte jedoch geopfert werden. Postoperativ bestanden außer der Trochlearisparese eine periphere linksseitige Fazialisparese und rechtsseitige Hemiparese, die sich allmählich zurückbildeten.

g) Primäre maligne Lymphome

Primäre maligne Lymphome (Retikulumzellsarkome) sind im Gehirn selten. Zunehmende ätiologische Bedeutung erlangen jedoch angeborene oder erworbene **Erkrankungen des Immunsystems** (z.B. Immunsuppression bei Transplantatempfängern oder Immundefekt bei AIDS) mit einem zehnmal höheren Erkrankungsrisiko als das der übrigen Bevölkerung. Die primär malignen Lymphome breiten sich rasch infiltrativ überwiegend im Marklager aus, neigen zu Ausbreitung in die Liquorräume und Rezidiven.

Charakteristisch ist der Beginn mit **psychopathologischen Veränderungen** und Hirndruckzeichen, bevor sich rasch progredient neurologische Herdsymptome einstellen. Im Liquor finden sich eine Eiweißerhöhung über 1000 mg/l und eine Pleozytose über 100/3 mit atypischen Zellen. Computertomographisch stellen sich z.T. multiple hypo- oder isodense homogen Kontrastmittel aufnehmende intrazerebrale Tumoren dar. Operation und Chemotherapie sind erfolglos. Die Ganzhirnbestrahlung kann eine Verlängerung der Überlebenszeit von etwa zwei Monaten auf zwei Jahre bewirken.

h) Gefäßtumoren

Zu den ebenfalls mesodermalen **Gefäßtumoren**, den Hämangioblastomen, siehe *S. 258.*

i) Keimzelltumoren

- Germinome
- Teratome

Typische dysontogenetische Tumoren sind die Keimzelltumoren. Die Zellart der **Germinome** ist von der der Seminome des Hodens und der Dysgerminome des Ovars histologisch nicht zu unterscheiden. Sie sind die häufigsten Tumoren der Pinealis-Region, kommen aber auch suprasellär vor und sind maligne. **Teratome** zeigen Anteile aller Keimblätter, sind benigne und z.T. endokrin aktiv (Pubertas praecox).

j) Mißbildungstumoren

- Kraniopharyngeome
- Epidermoide
- Dermoide
- Kolloidzysten
- Choristome
- Hamartome

Die ektopische Differenzierung von Plattenepithel zwischen Vorder- und Hinterlappen der Hypophyse (ausgehend von der **Rathke-Tasche**) wird als **Kraniopharyngeom** bezeichnet. Diese Mißbildungstumoren wachsen **supra-** oder **intrasellär** verdrängend und können zystisch (mit cholesterinreicher Flüssigkeit) oder verkalkt sein. Sie stellen die größte Gruppe der dysontogenetischen Tumoren dar und sind die häufigsten Geschwülste des Kindes- und Jugendalters in dieser Region, kommen aber auch noch im Erwachsenenalter vor.

Kraniopharyngeome sind durch **endokrine Störungen** und **Chiasma-Syndrome** gekennzeichnet. Die wegen STH-Mangels in ihrer körperlichen Entwicklung retardierten Kinder klagen über Kopfschmerzen und Erbrechen. Gelegentlich kommt es zum Diabetes insipidus oder Panhypopituitarismus durch weitgehende Kompression aller Hypophysenanteile. Eine Kompression dienzephaler Zentren ist die Ursache des **Babinski-Fröhlich-Syndroms** (Dystrophia adiposogenitalis: Adipositas, Hypogenitalismus, Minderwuchs, Sehstörungen) oder einer hypothalamisch bedingten Kachexie. Suprasellläres Wachstum führt schon frühzeitig zu Gesichtsfeldausfällen, nur selten als klassische **bitemporale Hemianopsie**. Im weiteren Verlauf kommt es zur beidseitigen Amaurose.

Bei mehr als der Hälfte der Patienten mit Kraniopharyngeom finden sich in der Röntgenaufnahme des Schädels fleckige **suprasellläre Verkalkungen** und eine Erweiterung des Sellaeingangs. Computertomographisch ist ein gemischt hyper- und hypodenser suprasellärer Tumor mit **Verkalkungen** und **zystischen Anteilen** darstellbar. Die soliden Tumoranteile nehmen intensiv Kontrastmittel auf. Die Abgrenzung des Kraniopharyngeoms gegenüber den Nachbarstrukturen und anderen parasellären Tumoren (Hypophysenadenom, Meningeom) gelingt am zuverlässigsten mit Hilfe der Kernspintomographie.

In jedem Fall sollte eine vollständige **operative Entfernung** des Kraniopharyngeoms angestrebt werden, da sich sonst ein Rezidiv einstellt. Als palliativer Eingriff kann wiederholt die stereotaktische Entleerung der Zysten vorgenommen werden. Bei einer Strahlentherapie muß mit irreversiblen Schäden des Chiasma opticum und der Hypophyse gerechnet werden. Prä- und postoperativ sind eingehende endokrinologische Untersuchungen und gegebenenfalls eine **endokrine Substitutionstherapie** erforderlich.

Seltene intrazerebrale Mißbildungstumoren sind **Epidermoide** und **Dermoide**, die von versprengten Epidermiskeimen ausgehen. Dermoide enthalten zusätzlich zu Epidermiszellen Hautanhangsgebilde wie Haare und Talgdrüsen. Wenn sie rupturieren, verursachen sie aufgrund ihres Cholesteringehalts eine sterile Meningitis oder Enzephalitis. Sie stehen in keinem Zusammenhang mit dem entzündlichen, auch intrakraniell vorkommenden Cholesteatom nach chronischer Otitis media. Bevorzugter Sitz ist die Mittellinie entlang der embryonalen Schließungsrinne, oder der **Kleinhirnbrückenwinkel,** wo sie langsam rein verdrängend, von einer Kapsel umgeben wachsen. Die vollständige operative Entfernung führt zur Restitutio ad integrum.

Die **Kolloidzysten** des dritten Ventrikels (Foramen Monroi-Zysten), deren Zellen dem Epithel der Riechschleimhaut ähneln, sind ebenfalls ektopische Tumoren. Durch Verlegung des **Foramen Monroi** kommt es zum intermittierenden Verschluß-Hydrozephalus mit hydrozephalen Krisen. *(S. 89).*

Neuronale **Hamartome** sind fehlerhafte embryonale Entwicklungen des originären Gewebes ohne Proliferationstendenz und daher auch ohne raumfordernden Effekt. Sie finden sich vor allem temporal und können eine Epilepsie mit psychomotorischen Anfällen verursachen (Temporallappen-Epilepsie); bei Lokalisation im Hypothalamus treten gelegentlich endokrine Störungen auf (Pubertas praecox). Im Computertomogramm stellen sich Verkalkungen oder zystische Strukturen dar; oft bringt jedoch erst das Kernspintomogramm einen positiven Befund. Vor allem bei therapieresistenter Epilepsie werden die gutartigen Mißbildungstumoren operativ entfernt.

Das Kraniopharyngeom wird durch **endokrine Störungen** und **Gesichtsfeldausfälle** manifest. Das auffälligste Symptome bei Manifestation in der Kindheit ist ein Minderwuchs, nach der Pubertät stellt sich zunächst ein Diabetes insipidus ein. Häufiger als eine **bitemporale Hemianopsie** sind unregelmäßige Gesichtsfeldausfälle mit der Gefahr einer beidseitigen Amaurose.

Rö: supraselläre Verkalkungen, Sellaerweiterung
CT: gemischt hyperdens (Verkalkungen) und hypodens (Zysten), Kontrastmittelanreicherung
MRT: Abgrenzung gegenüber sellären und parasellären Strukturen. Wenn das Kraniopharyngeom nicht vollständig entfernt wird, kommt es zum Rezidiv. Wesentlich ist die Kontrolle der Hypophysenfunktion und endokrine Substitutionstherapie.

Epidermoide und Dermoide sind von der Epidermis ausgehende Mißbildungstumoren. Epidermoide enthalten nur Epidermiszellen, Dermoide zusätzlich Hautanhangsgebilde. Sie sind von einer Kapsel umgeben und wachsen langsam rein verdrängend entlang der Mittellinie. Eine vollständige Resektion führt zur Heilung.

Kolloidzysten des III. Ventrikels führen durch Verlegung des Foramen Monroi zum intermittierenden Verschluß-Hydrozephalus.

Hamartome sind dysontogenetische Tumoren ohne Proliferationstendenz. Sie sind überwiegend im Temporallappen und Thalamus lokalisiert und können eine Epilepsie verursachen.

k) Hypophysentumoren

- Hypophysenadenome
- Hypophysenkarzinome

Die **Adenome des Hypophysenvorderlappens** wachsen langsam verdrängend, verursachen häufig Kopfschmerzen und ein Chiasma-Syndrom und sind z.T. endokrinologisch aktiv *(Tab. 71)*.

k) Hypophysentumoren

- Hypophysenadenome
- Hypophysenkarzinome

Die seltenen Adenokarzinome der Hypophyse wachsen invasiv und metastieren in die Liquorräume, gelegentlich auch extraneural. Die **Hypophysenvorderlappenadenome** wachsen langsam verdrängend, z.T. zystisch. Sie manifestieren sich einerseits endokrin mit isoliertem bzw. kombiniertem **Hormonüberschuß** oder mit einer kompressionsbedingten **Minderfunktion** der Hypophyse *(Tab. 71)*, andererseits mit Kopfschmerzen und bei Ausdehnung nach suprasellär und Druck auf das Chiasma opticum mit einer bitemporalen Hemianopsie bzw. Optikusatrophie.

Tabelle 71: Endokrine Aktivität und vorherrschendes klinisches Symptom bei Hypophysenadenomen (nach Post u. Muraszko, 1986).

Hormonproduktion	Syndrom	Häufigkeit
Somatotropes Hormon (STH)	Akromegalie/Riesenwuchs	15–20%
Prolaktin (PRL)	Amenorrhö, Galaktorrhö	40–50%
Adrenokortikotropes Hormon (ACTH)	Cushing-Syndrom	>5%
Thyreotropes Hormon (TSH)	Thyreotoxikose	>1%
Gonadotropes Hormon (LH/FSH)	Pubertas praecox	>1%
ohne endokrine Aktivität		>25%

Die endokrinologisch inaktiven Hypophysenadenome werden meist durch Gesichtsfeldausfälle manifest, wenn bereits eine Funktionsbeeinträchtigung der Hypophyse vorliegt.

Das vorherrschende Symptom der **Hypophysenadenome ohne Hormonproduktion,** aber mit deutlicher Wachstumstendenz sind Gesichtsfeldausfälle, gelegentlich kommt eine Okulomotoriusparese oder ein Sinus cavernosus-Syndrom hinzu. Dann liegt oft bereits ein sekundärer Hypogonadismus oder eine Hypothyreose als Ausdruck einer Hypophyseninsuffizienz vor.

Die Überproduktion von **Prolaktin** führt bei der Frau zu sekundärer Amenorrhö und Galaktorrhö, beim Mann wird sie oft erst entdeckt, wenn bereits Gesichtsfelddefekte bestehen.

Die Überproduktion von **Prolaktin** (PRL) führt zur Suppression der Ovarialfunktion und damit zur sekundären Amenorrhö. 7% aller Amenorrhöen und 33% der prolaktinogenen Amenorrhöen sind durch ein Hypophysenadenom bedingt. Eine Galaktorrhö ist richtungweisend, jedoch nur bei der Hälfte der Prolaktinome nachweisbar. Bei Männern macht sich die Hyperprolaktinämie durch Hypogonadismus bemerkbar, wird jedoch oft erst entdeckt, wenn bereits Gesichtsfeldausfälle bestehen.

Die Überproduktion von **Wachstumshormon (STH)** verursacht im Jugendalter einen Riesenwuchs, im Erwachsenenalter eine Akromegalie mit Vergröberung der Gesichtszüge, Wachstum von Händen und Füßen. Meist fällt eine Wesensveränderung auf.

Eine Überproduktion von **somatotropem Hormon** (STH) im Jugendalter bedingt ein übermäßiges Körperwachstum (hypophysärer Riesenwuchs), im Erwachsenenalter eine **Akromegalie.** Neben unproportioniertem Wachstum von Weichteilen und Skelettpartien mit Vergröberung der Gesichtszüge, Vergrößerung der Hände und Füße kommt es auch zu Viszeromegalie, Osteoporose, Polyarthrose, arterieller Hypertonie und Diabetes mellitus, wodurch die erhöhte Mortalitätsrate bedingt ist. Meist stellen sich Antriebslosigkeit und depressive Verstimmung ein.

Die vermehrte **ACTH-Produktion** bewirkt eine bilaterale Nebennierenrinden-Hyperplasie mit nachfolgendem Cushing-Syndrom: Stammfettsucht, Hypertonie, Osteoporose.

Die Überproduktion von **adrenokortikotropem Hormon** (ACTH) führt zur beidseitigen Nebennierenrinden-Hyperplasie mit Kortisol-Überschuß und Aufhebung des Kortisol- und ACTH-Tagesrhythmus. Die klinische Manifestation, das **Cushing-Syndrom,** ist charakterisiert durch Stammadipositas, Myopathie mit Muskelatrophien an Armen und Beinen, Striae, Hirsutismus, arterielle Hypertonie und Osteoporose. Unbehandelt sterben 50% der Patienten innerhalb von fünf Jahren.

Durch hämorrhagische Infarzierung kann es zur Adenomblutung kommen. Die »Hypophysenapoplexie« verursacht heftige Kopfschmerzen, Vomitus und Meningismus oder ein Sinus cavernosus-Syndrom.

Bei 10% der Hypophysenadenome (überwiegend endokrin aktiv) kommt es zur hämorrhagischen Infarzierung mit **Blutung** in den Subarachnoidalraum oder den Sinus cavernosus (»Hypophysenapoplexie«). Als auslösende Faktoren gelten Traumen, Radio- und Antikoagulantientherapie. Heftige Kopfschmerzen, Vomitus, Meningismus und Vigilanzstörung oder ein Sinus cavernosus-Syndrom *(S. 30)* sind die akuten Symptome der Hypophysenapoplexie. Die differentialdiagnostische Abklärung gegenüber einer Aneurysmablutung gelingt gelegentlich schon durch den röntgenologischen Nachweis einer ballonierten (aufgetriebenen) Sella oder durch die kernspintomographische Darstellung des hämorrhagisch infarzierten Tumors.

Makroadenome (> 1 cm) stellen sich in der Röntgenaufnahme des Schädels, insbesondere der **Sella-Zielaufnahme,** mit einer Aufweitung von Lumen und Entkalkung des Dorsum sellae dar. Suprasselläre Hypophysenadenome zeigen sich computertomographisch als hyperdense, kontrastmittelanreichernde Bezirke, während sich intraselläre Mikroadenome meist nur kernspintomographisch erfassen lassen. Die Verlaufskontrolle der Gesichtsfelddefekte stützt sich auf perimetrische Untersuchungen und visuell evozierte Potentiale (VEP). In jedem Fall ist eine sorgfältige **endokrinologische Funktionsdiagnostik** einschließlich Suppressions- und Stimulationstests zur Überprüfung des hypophysär-hypothalamischen Regelkreises erforderlich.

Rö:
– Aufweitung des Sellalumens
CT:
– suprasellärer hyperdenser Bezirk
MNR:
– intraselläre Darstellung
Perimetrie und VEP:
– Gesichtsfeldausfälle
Endokrinologische Funktionsdiagnostik.

In der Regel ist die **Operation** indiziert; dabei wird die selektive Adenomektomie zur Erhaltung der hypophysären Partialfunktionen angestrebt. Intraselläre Hypophysentumoren werden über den transsphenoidalen Zugang mikrochirurgisch angegangen; sehr große Adenome müssen entfernt werden. Die **Strahlentherapie** ist bei invasivem Wachstum und bei Rezidiven oder persistierender Hormonüberproduktion auch als interstitielle Radiotherapie indiziert. Spätkomplikationen sind Strahlenschäden der Mittellinienstrukturen und Hypophyseninsuffizienz. Zwei Drittel der Prolaktinome sprechen gut auf Dopamin-Agonisten an (Bromocriptin, Lisurid). Oft genügt die alleinige **medikamentöse** Behandlung über Jahre, mit der eine Tumorverkleinerung erzielt und auch ein Wachstumsschub während der Schwangerschaft verhindert werden kann.

Kleine Hypophysenadenome werden mikrochirurgisch transphenoidal unter Erhalt der übrigen Hypophysenanteile entfernt, größere transkraniell. Die Strahlentherapie ist bei invasivem Wachstum, Rezidiven oder persistierender Hormonüberproduktion indiziert. Prolaktinome werden ausschließlich oder zusätzlich medikamentös behandelt.

Differentialdiagnose der Hirntumoren. Von den primären Hirntumoren müssen Metastasen und eine Meningeosis carcinomatosa abgegrenzt werden *(S. 255).* Die Differentialdiagnose schließt aber auch andere raumfordernde intrakranielle Prozesse ein: Das arteriovenöse **Angiom** *(S. 260),* Arachnoidalzysten, und das chronische subdurale **Hämatom** sind durch bildgebende Verfahren zu differenzieren, während sich beim Hirnabszeß, Tuberkulom und Parasitenbefall (vor allem Zystizerkose, *S. 228*) zusätzlich Entzündungszeichen in Blut und Liquor finden. Auch die nicht lokal raumfordernden Prozesse können mit Hirndrucksteigerung einhergehen: **Enzephalitiden** und Meningitiden *(S. 203),* Intoxikationen, Liquorzirkulationsstörungen unterschiedlicher Ursache *(S. 90),* die Höhenkrankheit und die Insolation (»Sonnenstich«).

Differentialdiagnose der Hirntumoren
Hirnmetastasen, Angiome, traumatische intrakranielle Hämatome, Abszesse und alle weiteren Erkrankungen, die mit einer Hirndrucksteigerung verbunden sind, sind klinisch und neuroradiologisch abzugrenzen.

Sowohl langsam fortschreitende als auch akut einsetzende neurologische Herdsymptome (z.B. beim »apoplektischen« Gliom) lassen in der Regel zunächst an einen **Schlaganfall** (progressive stroke bzw. vaskuläre Hirnblutung) denken. Wird computertomographisch eine Blutung nachgewiesen, ist damit ein Tumor noch nicht ausgeschlossen, da die Tumordarstellung durch Blutüberlagerung erschwert sein kann *(S. 297).*

Schlaganfälle mit allmählich progredienter oder akut einsetzender Symptomatik (progressive stroke, vaskuläre Hirnblutung) bereiten differentialdiagnostische Schwierigkeiten gegenüber einem »apoplektischen« Gliom.

Nur wenn alle Ursachen einer intrakraniellen Drucksteigerung, insbesondere auch eine Sinusthrombose, ausgeschlossen sind, darf von einem **Pseudotumor cerebri** oder »benign intracranial hypertension« gesprochen werden. Überwiegend adipöse junge Frauen erkranken mit Kopfschmerzen, Schwindel, Erbrechen und Sehstörungen. Der neurologische Befund ergibt eine meist beiderseitige Stauungspapille und in der perimetrischen Untersuchung zentrale und nasale Gesichtsfeldausfälle sowie eine konzentrische Gesichtsfeldeinengung. Computertomographisch werden normal weite oder kleine Ventrikel, eine Auftreibung der Nn. optici und gelegentlich das Phänomen der leeren Sella (empty sella) nachgewiesen. Als Ursache der Hirndruckerhöhung werden Störungen des adrenalen und hypophysär-gonadalen Regelkreises diskutiert, als einziger konstanter Befund gilt die Adipositas. Die Therapie ist unspezifisch antihypertensiv; Glukokortikoide sind nicht erfolgreich. Obwohl die Prognose insgesamt gut ist, müssen im Einzelfall bleibende Visusstörungen befürchtet werden, die Gesichtsfeldkontrollen und eventuell eine mikrochirurgische Fensterung der Optikus-Nervenscheide erfordern.

Der sogenannte **Pseudotumor cerebri** ist eine Ausschlußdiagnose. Charakteristisch sind eine Stauungspapille und Gesichtsfeldausfälle ohne Nachweis eines Tumors oder einer anderen Ursache der intrakraniellen Drucksteigerung. Betroffen sind fast immer junge adipöse Frauen.

Nicht selten wird eine Persönlichkeitsveränderung, vor allem bei frontaler Tumorlokalisation, zunächst als **psychogen** verkannt, schwerwiegend ist die Verwechslung eines beginnenden Einklemmungssyndroms mit psychogenen Verhaltensstörungen.

Besonders bei frontaler Tumorlokalisation besteht die Gefahr der Verwechslung mit psychogenen Störungen.

Verlauf. Chronischer Hirndruck geht in akute Drucksteigerung über, wenn es zur Einblutung in den Tumor oder zu einer Kompression mit Behinderung des Liquorabflusses und Verschlußhydrozephalus kommt. Die Gefahr der lebensbedrohlichen **Einklemmung** besteht nicht nur bei malignen, sondern entsprechend ihrer Lokalisation auch bei histologisch benignen Tumoren. Regelmäßige klinische und neuroradiologische Verlaufskontrollen sind unabhängig von der Art der Therapie bei jedem Hirntumor erforderlich, in umso kürzeren Abständen, je bösartiger der Tumor ist.

Etwa ein Drittel der Patienten kann durch eine spezifische Therapie geheilt werden, ein Drittel hat eine postoperative **Überlebenszeit** von drei bis fünf Jahren und ein Drittel stirbt innerhalb eines Jahres nach Auftreten der ersten Symptome.

1.6.2 Hirnmetastasen

> **Definition.** Intrakranielle heterologe Zellproliferation, ausgehend von einem Primärtumor, der seinen Sitz außerhalb des Zentralnervensystems hat. Die Metastasierung erfolgt meist hämatogen in das Hirnparenchym (intrazerebrale Metastasen) oder die Meningen (Meningeosis carcinomatosa bzw. leucaemica). Metastasen verursachen nicht selten zerebrale Herdsymptome, bevor der Primärtumor entdeckt wird.

Epidemiologie. Bei 10-20% aller extrakraniellen Neoplasmen sind Hirnmetastasen zu erwarten. Ihre Inzidenz liegt bei 15/100 000 Einwohner *(vgl. Synopsis 78).* Sie steigt mit den verbesserten Therapiemöglichkeiten und der verlängerten Überlebenszeit der Tumor-Patienten. Der Altersgipfel liegt zwischen dem 40. und 60. Lebensjahr. Das Überwiegen des männlichen Geschlechts geht auf das Bronchialkarzinom als häufigsten Primärtumor intrakranieller Metastasen zurück.

Ätiopathogenese. Die Metastasierung eines extrakraniellen Malignoms in das Hirnparenchym oder die Leptomeningen erfolgt **hämatogen.** Voraussetzung ist, daß der Tumor entweder primär in der Lunge lokalisiert oder dorthin metastasiert ist. Die Tumorzellen proliferieren in den Kapillarendothelzellen und den Perikapillarraum; sie bewirken eine Dissoziation der »tight junctions«, wodurch die perifokale Ödembildung begünstigt wird. Karzinome, die zunächst in die Schädelkalotte metastasieren (insbesondere das Magenkarzinom), können über eine Pachymeningeosis auch in die Leptomeningen infiltrieren und im weiteren Verlauf intrazerebrale Metastasen bilden. Gelegentlich kommt es zur **lymphogenen** Metastasierung über zervikale Lymphknoten oder zur Ausbreitung eines Karzinoms des Gesichts oder Nackens **per continuitatem** in den Hirnschädel.

Die Metastasen zeigen oft eine größere Entdifferenzierung als der Primärtumor. Am häufigsten werden Metastasen angetroffen, die von einem kleinzelligen **Bronchialkarzinom, Mammakarzinom,** Hypernephrom oder gastrointestinalen Karzinom ausgehen. Neben den malignen Melanomen weisen die seltenen Keimzell-Tumoren (Chorionkarzinome, Hodenteratome) die höchste Metastasierungsrate in das Gehirn auf. Im Kindesalter sind des überwiegend Neuroblastome und der Wilms-Tumor, die in das Zentralnervensystem metastasieren. Die zerebrale Beteiligung maligner Lymphome liegt bei 30 bis 35%.

a) Intrazerebrale Metastasen

Symptomatologie. Etwa die Hälfte der intrazerebralen Metastasen verursacht initial **Kopfschmerzen,** ein Viertel **epileptische Anfälle.** Hinzu kommen von der Lokalisation abhängige Herdsymptome. Häufiger als bei primären Hirntumoren des Erwachsenenalters entwickelt sich eine Ataxie als Folge zerebellarer Metastasierung, gelegentlich auch ein Diabetes insipidus oder Kachexie bei hypophysärer oder hypothalamischer Absiedlung. Die Symptomatik entwickelt sich rasch innerhalb von Tagen oder Wochen; frühzeitig kommt es zu Orientierungs- und Vigilanzstörungen.

Ätiopathogenese. Intrazerebrale Metastasen sind überwiegend an der Kortex-Marklager-Grenze (75% supratentoriell, meist parietal oder frontal, und 25% infratentoriell) lokalisiert. Sie bilden den größten Anteil der Kleinhirn- und mittelliniennahen Tumoren im Erwachsenenalter. In der Regel sind sie scharf gegen das Hirngewebe begrenzt und solide, gelegentlich auch zystisch. Schon bei geringem Durchmesser können sie **Nekrosen** oder hämorrhagische Anteile aufweisen. Sie führen zur lokalen Gewebsdestruktion und wirken durch ein perifokales **Ödem** raumfordernd, das ausgeprägter ist als bei anderen intrazerebralen Prozessen. Solitäre oder multiple Metastasen sind häufiger als eine diffuse Hirnkarzinose mit disseminierten Mikrometastasen und Befall der inneren Liquorräume.

Diagnostik. Bei Metastasen des Großhirns ergibt das Elektroenzephalogramm Herdbefunde und oft eine Allgemeinveränderung. **Computertomographisch** stellen sich auch kleine Metastasen durch das Begleitödem frühzeitig dar. Sie können alle Dichtewerte aufweisen, kommen meist aber erst nach Kontrastmittelgabe zur Darstellung (ring- oder girlandenförmiges Enhancement, *vgl. Abb. 55*). Bei unbekanntem Primärtumor ist die artdiagnostische Zuordnung und Differenzierung gegenüber einem hirneigenen Tumor schwierig. Häufiger als bei diesen gelingt bei den Hirnmetastasen jedoch der Nachweis von Tumorzellen im **Liquor**. Dann kann die Diagnose bereits anhand weniger maligner Zellen gestellt werden.

b) Meningeosis carcinomatosa

Symptomatologie. Diplopie bei Okulomotoriuslähmung, Visusminderung, Dysphagie oder Dysarthrie sind die ersten Symptome der **Meningealkarzinose**. Heftige Kopfschmerzen, Nausea, psychische Veränderungen und Herdsymptome bei gleichzeitigem intrazerebralen Befall kommen hinzu. Rasch entwickeln sich Vigilanzstörungen und ein **Meningismus**.

Ätiopathogenese. Die Meningeosis carcinomatosa stellt eine flächenhafte **Infiltration der Leptomeningen** mit Wachstum der Tumorzellen im Liquorraum dar. Fast die Hälfte der intrazerebralen Metastasen geht mit einer Beteiligung der Meningen (besonders präfinal als Ausdruck diffuser Tumoraussaat) einher. Seltener liegt eine reine Meningealkarzinose vor. Dann ist meist eine Mamma- oder Bronchialkarzinom bzw. ein malignes Lymphom die Ursache. Die karzinomatöse Infiltration betrifft überwiegend die **Hirnbasis**; es kommt zur Ummauerung und Infiltration der Hirnnerven. An der Konvexität wachsen die Tumorzellen entlang der pialen Gefäße oder breitflächig in das Hirnparenchym ein. Eine rein extradurale Karzinose, ausgehend von einem Karzinom des Gesichts oder Nackens in das Schädelinnere, breitet sich zunächst einseitig aus und infiltriert dann kontinuierlich die Hirnnerven.

Diagnostik. Das Elektroenzephalogramm (EEG) zeigt eine diffuse Allgemeinveränderung. Karzinome des Gesichts oder Nackens, die destruierend in den Hirnschädel einwachsen bzw. Knochenmetastasen, die zusätzlich die Meningen infiltrieren, hinterlassen im Röntgenbild des Schädels osteolytische Läsionen. Gelegentlich findet sich im kranialen Computertomogramm eine Kontrastmittelanreicherung in den Sulci und basalen Zisternen oder ein **kommunizierender Hydrozephalus**. Im Liquor finden sich ein erhöhter Eiweiß- und verminderter Glukosegehalt.

Die Diagnose der Meningealkarzinose kann in 60% **liquorzytologisch** gestellt werden. (vgl. Abb. 14, Farbtafel S. 410).

Darüber hinaus gibt der Nachweis **biochemischer Marker** im Liquor (z.B. β-Glukuronidase, $β_2$-Mikroglobulin, CEA) einen Hinweis auf leptomeningeale Metastasen.

Der klinische Fall ▶

Der klinische Fall. Ein Küster erlitt im 57. Lebensjahr während des Gottesdienstes erstmals einen großen generalisierten epileptischen Anfall, der von ihm selbst bagatellisiert wurde. Drei Monate zuvor war ein ausgedehntes Rektumkarzinom (mäßig differenziertes Adenokarzinom) palliativ reseziert worden, über dessen Malignität der Patient nicht aufgeklärt worden. Der neurologische Befund war bis auf einen feinschlägigen Blickrichtungs-Nystagmus nach links unauffällig. Im EEG zeigte sich ein Theta-Delta-Fokus links fronto-temporo-zentral. Das Computertomogramm erhärtete den klinischen Verdacht auf Hirnmetastasen *(Abb. 55a)*. Innerhalb von sechs Wochen traten weitere Grand mal-Anfälle, eine rechtsseitige Hemiparese und linksseitige Mydriasis auf. Das Kontroll-CT *(Abb. 55b u. c)* ergab multiple Metastasen mit erheblicher Wachstumstendenz. Unter Kortikosteroidbehandlung klang die Symptomatik zunächst wieder ab; vor Ablauf eines halben Jahres starb der Patient jedoch aufgrund der nicht mehr kontrollierbaren intrakraniellen Drucksteigerung.

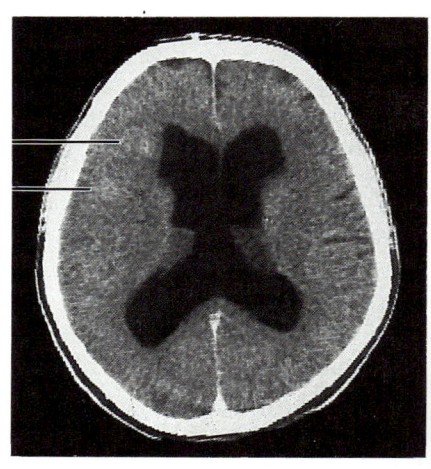

Abb. 55a: Das CT zeigt links fronto-parietal zwei kleine hyperdense Areale bei ausgeprägter Dilatation des Ventrikel- systems. Das linke Vorderhorn ist geringgradig komprimiert.

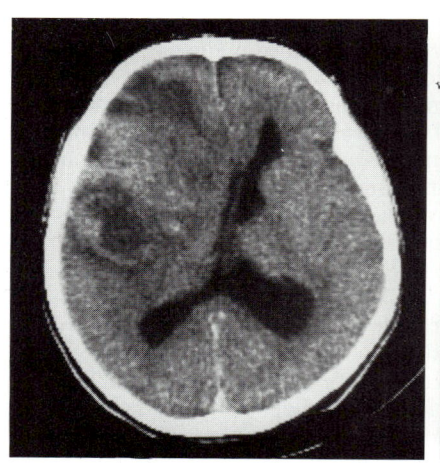

Abb. 55b: Die CT-Kontrolle sechs Wochen später ergibt links fronto-temporo-parietal eine große Zone heterogener Dichte. Der linke Seitenventrikel ist weitgehend komprimiert, die Mittellinie deutlich verlagert.

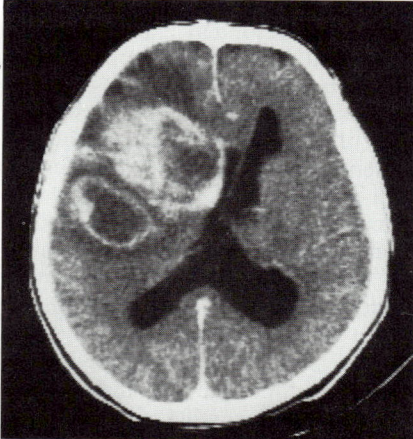

Abb. 55c: Nach Kontrastmittelgabe stellen sich zwei Herde von 4–6 cm Durchmesser mit ringförmigem Enhancement dar. Die Befunde sprechen für Hirnmetastasen mit zentraler Nekrose und umgebendem Ödem.

Abb. 55a–c: Computertomographische Verlaufsuntersuchung eines 56jährigen Mannes mit Grand mal-Anfällen bei Hirnmetastasen eines Adenokarzinoms des Rektums.

c) Meningeosis leucaemica

Symptomatologie. Frühsymptome einer Meningeosis leucaemica sind Kopfschmerzen, Nausea und Vomitus. Es kommt zu Hirnnervenausfällen, insbesondere einer **Fazialisparese**, weniger häufig sind die Nn. oculomotorius, trigeminus und abducens betroffen. Es entwickelt sich ein **Meningismus** und mit zunehmender Vigilanzstörung eine Stauungspapille.

Ätiopathogenese. Bei bis zu 80% der **akuten lymphatischen Leukämien**, weniger häufig bei anderen Leukosen, muß mit einer Infiltration der Leptomeningen gerechnet werden. Während die Zytostatika fast alle Organe, auch das Gehirn und die Dura mater in hoher Konzentration erreichen, treten sie kaum in den Liquor über. Entsprechend können sich **leukämische Infiltrate** in den Leptomeningen festsetzen und trotz systematischer Therapie den Liquor mit Leukämiezellen überschwemmen. Neben perivaskulären oder diffusen Infiltraten kommt es häufig zu kleinen disseminierten Blutungen, die durch Gefäßveränderungen oder eine auf die Grundkrankheit zurückgehende Thrombozytopenie bedingt sind.

Diagnostik. Bei Leukämie-Patienten muß der Liquor in regelmäßigen Abständen zytologisch untersucht werden. Die Meningeosis leucaemica geht mit einer **Pleozytose** bis 1000/3 Zellen einher, die zytologisch den auch im hämatologischen Präparat nachweisbaren **Leukämiezellen** entsprechen und mit denselben zytochemischen Färbemethoden zu differenzieren sind.

Differentialdiagnose der Hirnmetastasen. Bei solitären Metastasen kommen differentialdiagnostisch in erster Linie **hirneigene Tumoren** in Frage. Multiple Metastasen lassen aber auch an ein multifokales Glioblastom, primäres malignes Lymphom oder **Hirnabszesse** denken, seltener an Granulome bei M. Boeck (Sarkoidose) und Parasiten (Zystizerken, Echinokokken).

Bei meningealer Symptomatik müssen **Meningoenzephalitiden**, insbesondere die Meningitis tuberculosa, und die embolische Herdenzephalitis *(S. 209)* in die Differentialdiagnostik einbezogen werden (bakterielle und virologische Untersuchungen, Liquorzytologie). Allerdings neigen auch die durch die Primärerkrankung und aggressive immunsuppressive Therapie abwehrgeschwächten Tumor-Patienten zur Entwicklung eines entzündlichen Prozesses, z.B. zur Reaktivierung einer Tuberkulose.

Schwierig kann die Differenzierung der Symptome gegenüber **paraneoplastischen Syndromen** sein: z.B. eine progressive Leukenzephalopathie mit rasch progredienter Demenz bei lymphatischer Leukämie oder eine Atrophie der grauen Substanz des Groß- und Kleinhirns bei Bronchialkarzinom. Darüber hinaus kann die neurologische Symptomatik sowohl durch diffuse als auch fokale zerebrale Schädigungen als Folge der Strahlen- oder Chemotherapie des Primärtumors verursacht sein *(vgl. S. 241 u. S. 287)*.

Therapie. Nur solitäre kortexnahe Hirnmetastasen werden operativ entfernt, wenn dadurch eine klinische Besserung ohne zusätzliche neurologische Ausfälle erwartet werden kann. Die postoperative **Bestrahlung** dient der Ausschaltung mikroskopisch kleiner Tumorabsiedlungen, die auch nach scheinbar totaler Resektion meist vorliegen. Metastasen strahlensensibler Tumoren können primär radiotherapeutisch angegangen werden. Bei Primärtumoren, die auf **Chemotherapie** ansprechen, kann eine systemische chemotherapeutische Behandlungen der Hirnmetastasen versucht werden. Bei Meningeosis carcinomatosa oder leucaemica werden Zytostatika primär **intrathekal** appliziert. Auf eine spezifische Hormontherapie sprechen nur Metastasen des Prostatakarzinoms an.

Das Hirnödem bei zerebralen Metastasen wird mit Dexamethason behandelt. Oft bleibt die **Kortikosteroid-Gabe** die einzige Palliativmaßnahme, die jedoch nur zu einer deutlichen, jedoch nur vorübergehenden Rückbildung der Symptomatik führt.

1.6.3 Gefäßmißbildungen und Gefäßtumoren des Gehirns

> **Definition.** Man unterscheidet kongenitale Hamartome (Angiome) und Gefäßanomalien, die sich im Lauf des Lebens entwickeln (Aneurysmen), von Gefäßtumoren (Hämangioblastome) des Gehirns. Ätiologisch handelt es sich entweder um eine mangelnde Ausdifferenzierung des embryonalen Gefäßplexus oder um eine Wandschwäche mit sekundärer, lokal begrenzter Gefäßausweitung. Die häufigsten klinischen Manifestationsformen sind Hirnblutungen und epileptische Anfälle.

Epidemiologie. Bei etwa 1% der Bevölkerung finden sich intrakranielle, meist asymptomatische Aneurysmen. Das Häufigkeitsverhältnis von Aneurysmen zu Angiomen ist 7:1. Während Aneurysmen einen Altersgipfel zwischen dem 40. und 60. Lebensjahr aufweisen, manifestieren sich die Angiome bereits in der dritten und vierten Dekade. Abgesehen von den infraklinoidalen Aneurysmen, die bei Männern häufiger vorkommen, gibt es keine signifikanten Geschlechtsunterschiede.

a) Aneurysmen

Symptomatologie. Phasenhaft auftretende Kopf- oder Gesichtsschmerzen, die gut lokalisiert werden, sind ein häufig verkanntes Frühsymptom von Aneurysmen. Akute, heftigste **Kopfschmerzen mit Meningismus** treten als Folge einer Aneurysma-Ruptur mit Subarachnoidalblutung (SAB) auf *(S. 311)*. Während 90% der Fälle dieser klinischen Manifestation entsprechen (»apoplektischer Typ«), sind die restlichen 10% dem »paralytischen Typ« zuzuordnen: Aneurysmen, die durch Kompression isolierte oder kombinierte Hirnnervenausfälle, vor allem Augenmuskelparesen mit **Diplopie** oder **Visusstörungen** und Gesichtsfelddefekte verursachen. Selten sind Halbseitensymptome, z.B. als ischämische Attacke (TIA), und epileptische Anfälle. Vergleiche auch *Tabelle 72*. Vorherrschendes Hirnnerven-Symptom sowohl beim »paralytischen« als auch beim »apoplektischen« Aneurysma ist die **Okulomotoriusparese**. Da das Aneurysma zunächst die oberflächlichen parasympathischen Fasern des III. Hirnnerven komprimiert, findet sich meist eine Mydriasis und Ptose, bevor die Bulbusmotilität beeinträchtigt ist. A. carotis int.-Aneurysmen gehen hingegen mit einem Horner-Syndrom einher. Infraklinoidale A.-carotis-int.-Aneurysmen verursachen neben Augenmuskelparesen Schmerzen und Sensibilitätsstörungen des Gesichts mit Abschwächung des Kornealreflexes (Sinus cavernosus-Syndrom). Wenn sich zusätzlich ein pulsierender Exophthalmus, Chemosis (Bindehautödem) und Visusverlust einstellen, ist eine Aneurysmaruptur innerhalb des Sinus cavernosus anzunehmen (Karotis-Sinus-cavernosus-Fistel, *S. 30*). Selten weist Epistaxis oder eine Blutung in den Gehörgang auf ein rupturiertes Aneurysma hin.

Ätiopathogenese. Die sackförmigen Aneurysmen der basalen Hirnarterien entstehen überwiegend an den Teilungsstellen des **Circulus arteriosus Willisii**. Im Kindesalter meist noch nicht nachweisbar, entwickeln sie sich bei Erwachsenen aufgrund von Strömungsturbulenzen, arteriellem intraluminalen Druck und degenerativen Veränderungen auf der Basis von **konnatalen Gefäßwandanomalien** (Muskularis-Lücken). Hypertonie und Arteriosklerose stellen ein Risiko, jedoch keinen ursächlichen Faktor für die Entwicklung von Aneurysmen dar. Eine septisch-embolische, mykotische oder luetische Genese der Aneurysmen macht weniger als 3% aus.

Über 90% der Aneurysmen sind im vorderen, von den Karotiden gebildeten Abschnitt des Circulus arteriosus Willisii lokalisiert *(Syn. 80)*. Ihre Größe liegt zwischen 5 und 30 mm. Gelegentlich finden sich multiple Aneurysmen. Je größer das Aneurysma (> 10 mm), um so größer ist die Gefahr der Ruptur.

Umschriebene perianeurysmatische Blutungen, Kompression oder Pulsation rufen progrediente oder intermittierende neurologische Ausfälle hervor. Der Abgang von Emboli aus teilweise thrombosierten Aneurysmen führt zu transitorisch-ischämischen Attacken, fortschreitende Thrombosierung zum Infarkt *(vgl. S. 313)*.

90% der Aneurysmen sitzen am vorderen Abschnitt des Circulus arteriosus *(Syn. 80)*. Je größer das Aneurysma, um so größer ist die Gefahr der Ruptur.

Nicht rupturierte Aneurysmen verursachen neurologische Symptome durch umschriebene Blutung, Kompression oder Pulsation.

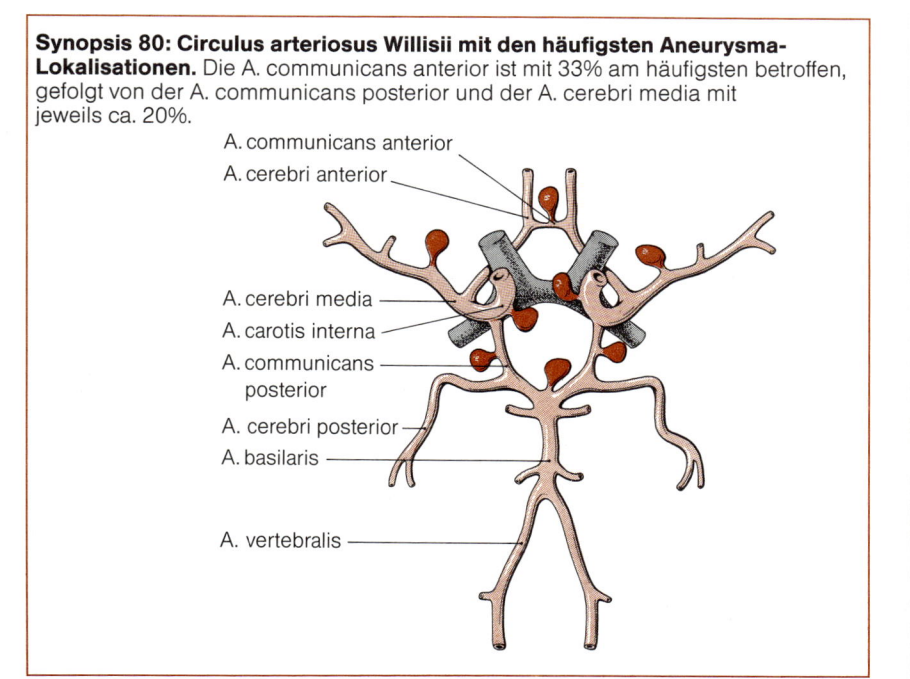

Tabelle 72: Neurologische Symptomatik in Abhängigkeit von der Aneurysma-Lokalisation.

Aneurysma-Lokalisation	Ort der Druckläsion	Symptomatik
A. cerebri anterior	N. I N. II	einseitige Anosmie Visusminderung
A. communicans anterior	N. II Chiasma opticum Tractus opticus	Visusminderung bitemporale Hemianopsie homonyme Hemianopsie
A. cerebri media	Tractus opticus Sprachzentrum Zentralregion	homonyme Hemianopsie Aphasie Epilepsie
A. carotis interna	N. III, IV, V, VI	Sinus-cavernosus-Syndrom Horner-Syndrom
A. communicans posterior	N. III	isolierte Okulomotoriusparese
A. basilaris	N. III Hirnschenkel Aquädukt	Okulomotoriusparese Hemi- oder Tetraparese Hydrocephalus internus

Synopsis 80: Circulus arteriosus Willisii mit den häufigsten Aneurysma-Lokalisationen. Die A. communicans anterior ist mit 33% am häufigsten betroffen, gefolgt von der A. communicans posterior und der A. cerebri media mit jeweils ca. 20%.

b) Angiome

Symptomatologie. Schon im Kindesalter führen Angiome zu unspezifischen Symptomen wie Schwindel und Tinnitus. Richtungweisend für die Diagnose sind rezidivierende Kopfschmerzen und neurologische Herdsymptome, vor allem **epileptische Anfälle** (oft mit postparoxysmaler Parese) in der zweiten bis dritten Lebensdekade. Die Anfallsfrequenz ist meist gering, kann aber im Lauf der Jahre zunehmen. Eine sensomotorische Hemiparese oder Aphasie, tritt akut, subakut, passager oder rezidivierend auf. Gelegentlich lassen sich pulssynchrone Geräusche auskultieren. Bei Kindern können große Angiome Ursache eines psychomotorischen Entwicklungsrückstands sein. Häufig manifestiert sich ein Angiom jedoch initial mit einer **Hirnblutung** *(Tab. 73 u. S. 312)*.

Tabelle 73: Pathophysiologie und Symptomatologie arteriovenöser Angiome	
Pathophysiologie	**Klinik**
Ruptur	intrazerebrales Hämatom, Subarachanoidalblutung
Gliose, lokale Rindenatrophie	fokale oder generalisierte epileptische Anfälle
Steal-Phänomen oder ischämischer Insult	intermittierende oder progrediente neurologische Ausfälle
diffuse Hypoxie bzw. diffuse Hirnatrophie	psychomotorische Entwicklungsstörung bzw. psychoorganisches Syndrom

Ätiopathogenese. Angiome sind Fehlbildungstumoren (Hamartome) bei mangelnder Differenzierung des embryonalen Gefäßplexus. Histologisch unterscheidet man kavernöse und razemöse Angiome, diese wiederum je nach ihrer Gefäßart in arteriovenöse, kapilläre und venöse.

Das **Angioma cavernosum** (Kavernom) ist im Gehirn selten. Es besteht aus einem scharf begrenzten Bluthohlraum ohne Erweiterung der zu- und abführenden Gefäße.

Das **Angioma racemosum arteriovenosum** (arteriovenöses Angiom oder Rankenangiom) hat die größte klinische Bedeutung. Es stellt ein Gefäßkonglomerat anastomosierender Arterien und Venen dar. Fast 90% der arteriovenösen Angiome sind supratentoriell, meist zentroparietal an der Hemisphärenoberfläche und in das Parenchym hineinragend, seltener rein subkortikal oder intraventrikulär gelegen. Das benachbarte Hirnparenchym ist atrophisch und oft durch lokale Ischämie oder Blutung verändert. Die Blutversorung der arteriovenösen Angiome erfolgt in der Regel aus pialen Gefäßen, in mehr als der Hälfte der Fälle aus der A. cerebri media.

Durch den **arteriovenösen Kurzschluß (Shunt)** wird das Hirnparenchym minderversorgt, so daß es neben einer diffusen Hypoxie zu umschriebenen ischämischen Insulten kommen kann. Dieser **Steal-Effekt** erklärt die oft fehlende Übereinstimmung von klinischer Symptomatik und Lokalisation der Gefäßmißbildung. Auch okkulte Blutungen, die sich auf die Umgebung des Angioms beschränken, können Ursache progredienter neurologischer Ausfälle sein. Die eigentliche **Angiomblutung** führt meist zum intrazerebralen Hämatom mit subarachnoidaler Einblutung. Mikroangiome rufen gelegentlich das Bild des akuten juvenilen subkortikalen Hämatoms hervor *(Tab. 73)*.

Das **Angioma capillare ectaticum** (Teleangiektasien) besteht aus variköses Kapillaren, meist in der Pons, seltener subkortikal in den Hemisphären lokalisiert. Teleangiektasien bleiben meist symptomlos, gelegentlich können sie Ursache einer langsam progredienten Hirnstammsymptomatik sein.

Das **Angioma racemosum venosum** (venöses Angiom) bleibt klinisch meist stumm, da es weder zu einem Steal-Effekt noch zur Blutung neigt.

c) Hämangioblastome

Symptomatologie. Das Hämangioblastom manifestiert sich vorwiegend bei Männern zwischen dem 35. und 45. Lebensjahr mit heftigen Kopfschmerzen, Nausea und Vomitus als **Hirndruck-Zeichen**.
   Nystagmus, Ataxie und positiver Unterberger-Tretversuch weisen auf den Sitz des Gefäßtumors im Kleinhirn hin. Häufig ist eine **doppelseitige Stauungspapille**. Eine Parese der kaudalen Hirnnerven kann hinzukommen. Auffällige psychische Begleitsymptome des zunehmenden Hirndrucks wie Reizbarkeit und Unruhe sowie intermittierender Verlauf (durch wechselnden Füllungszustand der Zyste) können zur Annahme einer Psychogenie der Beschwerden verleiten.
   Die Angioblastome gehen häufig mit einer **Polyzythämie** infolge einer Erythropoetin-Sekretion des Tumors einher. Eine Angiomatosis retinae weist auf die von Hippel-Lindau-Krankheit hin.

Ätiopathogenese. Angioblastome sind dysontogenetische mesenchymale Tumoren. Sie bestehen aus einem Konglomerat dünnwandiger Blutgefäße mit dazwischenliegenden aufgetriebenen Zellen, die sich als solide Tumoren meist innerhalb einer Zyste mit stark eiweißhaltiger Flüssigkeit entwickeln. Sie zeigen langsames infiltratives Wachstum, sind aber wegen ihrer zystischen Ausdehnung bei fast ausschließlich infratentorieller, meist **zerebellarer Lokalisation** (Lindau-Tumor) und damit verbundener Einklemmungsgefahr bedrohlich **(Abb. 41, Farbtafel S. 419)**. Angioblastome machen 7% der Tumoren der hinteren Schädelgrube und 1% aller autochthonen Hirntumoren aus. Gelegentlich kommen sie familiär gehäuft (Lindau-Krankheit) oder in Verbindung mit Pankreas- und Nierenzysten (Lindau-Syndrom) vor (vgl. Tab. 36).

Diagnostik der Gefäßmißbildungen. Während nur große Aneurysmen einen pathologischen EEG-Befund verursachen, entspricht der meist nachweisbare Herdbefund bei Angiomen aufgrund des Steal-Phänomens nicht immer der Lokalisation der Gefäßmißbildung. Ein arteriovenöses Angiom kann sich **dopplersonographisch** in einer erhöhten Strömungsgeschwindigkeit der A. carotis interna (»Pseudostenosen«) bei Signalabschwächung in der betroffenen A. supratrochlearis bermerkbar machen. Röntgenologisch sind pathologische Verkalkungen häufiger bei Angiomen (25 bis 30% der Fälle) als bei Aneurysmen nachweisbar. Spätestens nach Kontrastmittelgabe stellen sich Angiome **computertomographisch** dar. Dies gilt jedoch nicht immer für Aneurysmen. Hämangioblastome imponieren als zystische Raumforderung der hinteren Schädelgrube mit intrazystischem Enhancement. Angiographisch ist eine Ringstruktur typisch. Im Kernspintomogramm sind Angiome mit inhomogener und Aneurysmen mit glatter Begrenzung zu erkennen. Ein rascher Blutfluß stellt sich als Signalabschwächung, eine Thrombosierung als Signalverstärkung dar.

   Zur **angiographischen** Diagnostik der Angiome *(Abb. 56)* sind auch die extrakraniellen Hirngefäße selektiv darzustellen, um deren Beteiligung an der Blutversorgung arteriovenöser Angiome zu erkennen. Die Darstellung des Kavernoms gelingt aufgrund seiner langsamen Blutzirkulation nicht immer. Zur Diagnostik des veränderten intrazerebralen Blutflusses und der Blutverteilung, insbesondere bei arteriovenösen Angiomen, gewinnen in letzter Zeit die transkranielle 3-D-Dopplersonographie **(Abb. 17, Farbtafel S. 411)** und die Single-Photon-Emission-Computertomographie (SPECT) an Bedeutung.

Differentialdiagnose. Bei isolierten Augenmuskelparesen kommen differentialdiagnostisch eine **Myasthenie** oder die diabetische **Mononeuropathie** in Frage. Im Gegensatz zur Kompression durch ein Aneurysma ist aber bei diesen Erkrankungen primär die Bulbusmotilität gestört. Zur Differentialdiagnose des Sinus-cavernosus-Syndroms siehe *S. 30*. Retroorbitale Schmerzen und Augenmuskelparesen bei infraklinoidalen A. carotis interna-Aneusysmen sind gelegentlich schwer gegen die allerdings sehr seltene opthalmoplegische **Migräne** abzugrenzen *(S. 381)*. Ebenfalls mit retroorbitalen Schmerzen und einseitiger Ophthalmoplegie geht das entzündliche Tolosa-Hunt-Syndrom einher, das nach Kortikosteroidgabe rasch abklingt, aber zu Rezidiven neigt.

---

c) Hämangioblastome

Symptomatologie
Das Hämangioblastom ruft Hirndrucksymptome hervor.

Nystagmus, Ataxie, **Stauungspapille** und psychomotorische Unruhe sind typische Anzeichen des zerebellaren Angioblastoms.

Ätiopathogenese
Der dysontogenetisch mesenchymale Tumor wächst innerhalb einer Zyste, deren Ausdehnung bei meist **zerebellarer Lokalisation** (Lindau-Tumor) zur Einklemmung führt. **(Abb. 41, Farbtafel S. 419).** Angioblastome kommen auch gemeinsam mit Pankreas- und Nierencysten vor.

Diagnostik der Gefäßmißbildungen
EEG, Doppler-Sonographie und Röntgennativaufnahme des Schädels können bereits richtungweisende Befund für ein Angiom ergeben.

Der direkte Nachweis sowohl der Angiome als auch der Aneurysmen und Hämangioblastome gelingt erst mit Kontrastmittelverfahren (CT, **Angiographie**) bzw. der Kernspintomographie.

Differentialdiagnose
Aneurysmabedingte Augenmuskelparesen lassen differentialdiagnostisch an die Myasthenie oder an eine diabetische Mononeuropathie denken. Die Abgrenzung gegen eine opthalmoplegische Migräne kann schwierig sein.

Ebenfalls im frühen Erwachsenenalter auftretende ischämische Insulte, bei Vitium cordis oder Thrombangiitis obliterans finden sich häufiger in beiden Hemisphären. Seltener sind Gefäßanomalien wie Coiling bzw. Kinking der A. carotis interna und eine Megalodolichobasilaris für die Symptomatik verantwortlich.	Bei ischämisch bedingten neurologischen Ausfällen, besonders im frühen Erwachsenenalter, kommen differentialdiagnostisch sowohl embolisch bedingte Gefäßprozesse (Herzklappenfehler) als auch die **Thrombangiitis obliterans** in Betracht, die oft beide Hemisphären betreffen. Im mittleren bis höheren Lebensalter können andere Gefäßanomalien durch Beeinträchtigung der Hämodynamik zu passageren neurologischen Ausfällen führen. Dazu gehören in erster Linie Schlingen- (Coiling) und Knickbildungen (Kinking) der A. carotis interna und die Megalodolichobasilaris, bei der die A. basilaris verlängert ist, bis in den dritten Ventrikel reicht. Durch Liquorabflußbehinderung kommt es zur chronischen intrakraniellen Drucksteigerung. Bei fokaler Epilepsie im Kindesalter ist an **Phakomatosen** zu denken, die mit Angiodysplasien einhergehen (z.B. Sturge-Weber-Krankheit *(S. 148)*. Als Differentialdiagnose zum Lindau-Tumor kommt das ebenfalls zystische pilozytische Astrozytom in Frage.
Therapie Aneurysmen werden operativ geklippt. Die **Totalexstirpation** des Angioms beugt einer (Rezidiv)-Blutung vor und führt zur Normalisierung des Hirnkreislaufs. Nicht operable Angiome werden durch Embolisation ausgeschaltet. Die Angiom-Epilepsie wird durch eine Operation kaum beeinflußt. Die operative Therapie des Hämangioblastoms führt meist zur vollständigen Remission.	***Therapie.*** Für rupturierte Aneurysmen besteht eine absolute Operationsindikation. Sie werden geklippt, siehe *S. 315*. Asymptomatische Aneurysmen und solche vom »paralytischen Typ« werden meist ebenfalls operiert, da das Risiko der Spontanmorbidität und -letalität der Aneurysmen hoch ist. Bei günstiger Lokalisation des Angioms ist die **Totalexstirpation** indiziert, um einer (Rezidiv-)Blutung vorzubeugen und eine physiologische Hirndurchblutung wiederherzustellen. Die Blutungsrate kann durch präoperative **Embolisation** gesenkt werden. Der Erfolg alleiniger Embolisation ist durch die reiche arterielle Blutversorgung des Angioms eingeschränkt. Eine Indikation zur operativen Therapie der Angiom-Epilepsie besteht nur bei Pharmakoresistenz, führt aber auch dann nicht immer zur Anfallsfreiheit. Die vollständige Entfernung des Hämangioblastoms verspricht eine gute Prognose. Der Tumor metastasiert nicht; zum Rezidiv kann es aber nach Eröffnung der Zyste kommen.
Verlauf und Prognose Die Prognose der Gefäßmißbildungen hängt vom Blutungsrisiko ab.	***Verlauf und Prognose.*** Die Prognose der Gefäßmißbildungen ist vom Risiko einer Hirnblutung abhängig. Bei Aneurysmaträgern wird mit einem **Blutungsrisiko** von 1 bis 5% pro Jahr gerechnet, das sich jedoch wesentlich vergrößert, wenn das Aneurysma im vorderen Anteil des Circulus arteriosus liegt (besonders häufig bluten A. communicans anterior-Aneurysmen), der Durchmesser mehr als 10 mm beträgt, der Patient 40 bis 70 Jahre alt und Hypertoniker ist. Das Risiko der Angiomblutung beträgt etwa 1 bis 3% pro Jahr, liegt aber deutlich höher, wenn bereits eine Blutung vorausgegangen ist. Die Hälfte der Blutungen ereignet sich vor dem 30. Lebensjahr, sind aber in Verlauf und Prognose meist günstiger als die Aneurysmablutungen *(S. 316)*. Die Operationsletalität (2%) und -morbidität (10 bis 15%) nicht rupturierter Angiome ist nicht wesentlich niedriger als nach Ruptur.
Der klinische Fall ▶	***Der klinische Fall.*** Der 36jährige Baggerführer litt seit Jahren unter rezidivierenden Kopfschmerzen. Als plötzlich heftigste Schmerzen hinter dem rechten Auge und Erbrechen auftraten, wurde er notfallmäßig aufgenommen. Es fand sich ein Meningismus, der Kornealreflex war rechts abgeschwächt. Der Liquor war blutig. Computertomographisch und angiographisch ergab sich ein Angiom mit intrazerebralem Hämatom temporo-parietal rechts und Ventrikeleinblutung *(Abb. 56)*. Vier Wochen nach Ausräumung der Blutung war der Patient beschwerdefrei.

Arterio-
venöses
Angiom

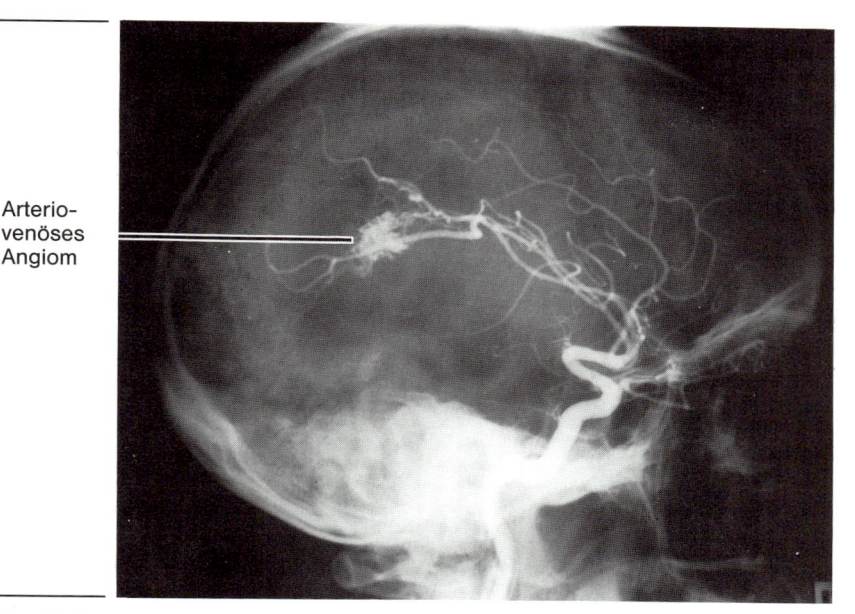

Abb. 56: Karotisangiogramm rechts mit Angiomnachweis an typischer Stelle nach intrazerebraler Blutung: temporo-parietales Gefäßkonvolut, versorgt durch die A. cerebri media *(siehe klinischer Fall).*

1.6.4 Intraspinale Tumoren

> **Definition.** Im Wirbelkanal wachsende Neoplasmen, die vom Myelon, den Meningen oder den Spinalwurzeln ausgehen und ein Querschnittssyndrom verursachen.

Epidemiologie. Die Häufigkeit der Rückenmarkstumoren steht zu der der Hirntumoren im Verhältnis von 1:6. Mit einer Inzidenz von 1/100 000 Einwohner sind benigne spinale Tumoren zehnmal häufiger als maligne *(vgl. Syn. 78).* In der vierten bis fünften Dekade überwiegen Epidermoide und Dermoide, Ependynome und Neurinome; Meningeome werden meist nach dem 50. Lebensjahr manifest. Die seltenen spinalen Tumoren des Kindes- und Jugendalters sind meist maligne und betreffen häufiger Jungen.

Symptomatologie. Frühsymptome sind häufig **radikuläre Schmerzen**, die sich bei Erhöhung des intraspinalen Drucks durch Husten und Pressen verstärken, Parästhesien der Extremitäten sowie ein Schweregefühl der Beine. Der Gang wird spastisch-ataktisch. Störungen der Blasenentleerung nehmen progredient bis zur Retentio urinae zu *(S. 70),* darüber hinaus kommt es zur Störung der Mastdarm- und Sexualfunktion.

Ätiopathogenese. Spinale Tumoren werden einerseits durch lokale **Kompression** des Rückenmarks klinisch manifest, andererseits verursachen sie arterielle **Zirkulationsstörungen,** die eine diffuse Hypoxie oder umschriebene ischämische Läsion, besonders im Grenzbereich der arteriellen Versorgung im oberen Thorakalmark, zur Folge haben *(S. 96).* Venöse Abflußbehinderungen führen ebenfalls zu Hypoxie und Ödem. Wegen dieser **Sekundärschädigungen,** die oft mit einer akuten Symptomverschlechterung einhergehen, stimmt die Höhenlokalisation sensibler oder motorischer Ausfälle nicht immer mit dem Sitz des Tumors überein. Das Thorakalmark ist mit 50% am häufigsten betroffen, zervikal finden sich 20% der intraspinalen Tumoren, in Lumbosakralmark und Cauda equina zusammen 30%. Insgesamt überwiegen extramedulläre gegenüber intramedullären Tumoren. Zur Querschnittslokalisation der Rückenmarkstumoren siehe *Synopsis 81.*

1.6.4 Intraspinale Tumoren

◀ Definition

Epidemiologie
Rückenmarkstumoren sind seltener als Hirntumoren. Die Inzidenz liegt bei ca. 1/100 000 Einwohner. Vor dem 50 Lebensjahr überwiegen Fehlbildungstumoren und Neurinome, nach dem 50. Lebensjahr Meningeome.

Symptomatologie
Frühsymptome sind **radikuläre Schmerzen** und **Parästhesien.**
Neben einem spastisch-ataktischen Gang entwickeln sich Störungen der Miktion, Defäkation und Sexualfunktion.

Ätiopathogenese
Neben der lokalen Kompression sind Zirkulationsstörungen mit ischämischer Läsion und Ödem des Rückenmarks zu beobachten. Die Hälfte aller intraspinalen Tumoren befindet sich auf Höhe des Thorakalmarks. Zur Querschnittslokalisation der Rückenmarkstumoren siehe *Synopsis 81.*

> **Synopsis 81: Querschnittslokalisation der häufigsten spinalen raumfordernden Prozesse.** Außer den eigentlichen Rückenmarkstumoren und -metastasen wirken Bandscheibenvorfälle, Epiduralabszesse und von den Wirbelkörpern ausgehende Prozesse spinal raumfordernd.
>
> | Lokalisation | Tumoren |
> |---|---|
> | intradural, extramedullär | Neurinome, Meningeome |
> | intramedullär | Ependymome, pilozytische Astrozytome, Rückenmarksmetastasen |
> | extradural: | Epidermoide, Dermoide, Lipome, Fibrome, Bandscheibenprolaps, Epiduralabszeß, Wirbelprozesse (Metastase, Plasmozytose, Spondylitis tuberculosa, Wirbelhämangiom) |

Die häufigsten malignen **extraduralen** Tumoren sind Sarkome (zu den Metastasen S. 267). Dermoide, Epidermoide und Lipome sind oft mit einer spinalen Dysrhaphie kombiniert und machen die größte Zahl der benignen extraduralen Tumoren aus.

Unter den **intradural extramedullären** Tumoren überwiegen die Neurinome; gelegentlich kommen sie als »Sanduhrgeschwulst« vor. Sie wachsen durch das Foramen intervertebrale nach außen. Neurinome finden sich am häufigsten zervikal, Meningeome sind meist thorakal lokalisiert.

Intramedullär wachsen überwiegend Ependymome. Vom Conus medullaris und Filum terminale ausgehend können sie den Duralsack füllen. Pilozytische Astrozytome finden sich meist im Thorakalmark und neigen wie Ependyme zur zystischen Degeneration.

Diagnostik
Unter Belastung, z.B. bei raschem Gehen, stellen sich Pyramidenbahnzeichen ein.

Eine **dorsale** Rückenmarkskompression führt primär zu Parästhesien der unteren Extremitäten und spinaler Ataxie.

Dem Mesenchym entstammende Sarkome, die das Rückenmark von dorsal umwachsen und infiltrieren, sind, abgesehen von Metastasen extraneuraler Neoplasmen und Erkrankungen des hämatopoetischen Systems, die häufigsten malignen Neoplasmen im **Epiduralraum**. Mißbildungstumoren machen zusammen mit Lipomen, Fibromen und Teratomen die größte Zahl der benignen extraduralen Tumoren aus. Dermoide und Epidermoide sind meist im Lumbosakralbereich lokalisiert und ebenso wie Lipome häufig mit einer Spina bifida assoziiert (S. 136).

Intradural extramedullär wachsen die von den Meningen und Nervenscheiden ausgehenden benignen Tumoren. Sie breiten sich gelegentlich auch zu beiden Seiten der Dura aus. Neurinome entstammen der Hinterwurzel, die häufigste Lokalisation ist zervikal. Ca. 15% der Neurinome wachsen als sogenannte Sanduhrgeschwulst vom Spinalkanal durch das Foramen intervertebrale nach außen. Sehr selten zeigen auch Meningeome, Lipome oder Neurofibrome ein derartiges Wachstum. Spinale Meningeome sind meist dorsalateral im Thorakalbereich lokalisiert; sie erstrecken sich über mehrere Segmente und liegen der Dura fest an.

Intramedullär finden sich überwiegend Gliom, mehr als die Hälfte davon sind Ependymome. Sie gehen von der Epithelauskleidung des Zentralkanals aus, wachsen über mehrere Segmente verdrängend nach kranial (»Stiftgliom«), treiben das Rückenmark auf und können flüssigkeitsgefüllte Höhlen bilden (vgl. Syringomyelie, S. 139). Vom Konus oder Filum terminale ausgehende myxopapilläre Ependymome werden bis zu 10 cm lang und füllen den Duralsack aus. **Pilozytische Astrozytome**, die im Thorakalbereich röhrenförmig wachsen, bilden ebenfalls degenerative intramedulläre Höhlen.

Diagnostik. Heftige Schmerzen sind Prodromi einer Wurzelkompression. Demgegenüber kann sich die Symptomatik einer Rückenmarkskompression auch schmerzfrei entwickeln. Anfangs sind Pyramidenbahnzeichen nur nach Belastung, z.B. nach raschem Gehen nachweisbar.

Bei **dorsaler** Rückenmarkskompression ist die Anordnung der Bahnen im Querschnitt zu beachten. Da die Fasern der außen liegenden sakralen und lumbalen Segmente zuerst komprimiert werden, treten Parästhesien auch bei zervikaler oder thorakaler Läsion zunächst an den unteren Extremitäten, d.h. weit unterhalb der Läsion auf, bevor sich eine spinale Ataxie einstellt.

Ein chronischer radikulärer Schmerz, der zur Fehlhaltung der Wirbelsäule führt, erweckt den Verdacht auf eine Sanduhrgeschwulst. Nicht immer liegen dann bereits medulläre Symptome in Form eines **Brown-Séquard-Syndroms** mit homolateraler spastischer Parese und kontralateraler dissoziierter Empfindungsstörung vor *(S. 98)*.

Eine schlaffe segmentale Parese, die nach kaudal in eine spastische übergeht, spricht für eine Schädigung der Vorderhörner und Pyramidenbahn mit Kompression des Rückenmarks von **ventral** (vgl. A. spinalis-anterior-Syndrom, *S. 99*). Die dafür charakteristische bilaterale dissoziierte Empfindungsstörung ist auch Frühsymptom **intramedullärer** Tumoren. Eine Blasenstörung entsteht dann jedoch nur bei Lokalisation des Tumors im Conus medullaris *(S. 100)*. Durch Druck auf die Vorderhörner stellen sich zusätzlich Muskelatrophien auf der Höhe der Läsion ein. Die spastische Parese ist lange Zeit gering ausgeprägt. Es kommt zu vegetativen Störungen, insbesondere der Schweißregulation und Piloarrektion, da Sympathikusneurone im Seitenhorn mitbetroffen sind.

Je nach Höhe der Querschnittsläsion entwickelt sich eine Para- oder Tetraparese. Eine Schmerzausstrahlung in Arme, Nacken oder Gesicht und Zwangshaltung des Kopfes müssen an einen **hohen Halsmarktumor** denken lassen, der bei kraniospinalem Sitz zum Hydrocephalus occlusus mit intrakraniellem Druckanstieg und Stauungspapille führt. Das Lhermitte-Zeichen ist positiv *(S. 60)*. Neben Sensibilitätsstörungen am Hals finden sich nicht selten Läsionen der kaudalen Hirnnerven und des Trigeminus, gelegentlich auch ein Nystagmus.

Die Lumbalpunktion ergibt eine Eiweißerhöhung des **Liquors** unterhalb der Raumforderung. Sie entsteht durch die Liquorzirkulationsstörung (Sperrliquor) und ist bei Neurinomen besonders ausgeprägt. Sofern die Hinterstränge betroffen sind, ergeben die somatosensorisch evozierten Potentiale (SSEP) je nach Grad der Funktionsstörung homolateral eine Amplitudenreduktion oder einen Ausfall der kranialwärts abgeleiteten Reizantworten. Eine Sanduhrgeschwulst ist **röntgenologisch** an der Erweiterung des Foramen intervertebrale in der Schrägaufnahme der Wirbelsäule nachzuweisen *(vgl. Abb. 57)*. Gelegentlich ist bei langsam wachsenden Tumoren der Wirbelkanal erweitert. **Myelographisch** stellen sich die Tumoren als zentrale oder randständige Füllungsdefekte der Kontrastmittelsäule dar. Bei vollständigem Stop ist zur Bestimmung der Längenausdehnung des Tumors die Kontrastmittelapplikation von lumbal und kranial erforderlich. Allseitige Kontrastmittelumspülung des Prozesses spricht für einen intraduralen Tumor, exzentrische Lage, unscharfe Begrenzung und Veränderungen an den Wurzeltaschen für einen extraduralen Tumor. In der Regel sind mehrere radiologische Methoden zur sicheren Lokalisation und Artdiagnose erforderlich. Steht die Höhenlokalisation fest, lassen sich extramedulläre Prozesse **computertomographisch** gezielt nachweisen. Wegen der höheren Sensitivität stellen sich **kernspintomographisch** auch intramedulläre Tumoren in ihrer kraniokaudalen Ausdehnung dar.

Differentialdiagnose. Frühsymptome spinaler Tumoren, insbesondere distale Parästhesien, werden häufig als arterielle Durchblutungsstörung oder Polyneuropathie-Syndrom, der spastisch-ataktische Gang als Symptom einer Multiplen Sklerose verkannt.

Wenn ein radikuläres Syndrom vorliegt, kommt differentialdiagnostisch in erster Linie ein **Bandscheibenvorfall** in Betracht. Bilaterale radikuläre Schmerzen und eine neurogene Claudicatio intermittens können durch eine zervikale Myelopathie, eine Enge des Spinalkanals oder eine Spondylolisthesis verursacht werden. Der epidurale Abszeß *(S. 229)* und parasitäre Affektionen (Echinokokken und Zystizerken, *S. 228*) ebenfalls wirken als extradurale Raumforderung. Zu den Rückenmarksmetastasen siehe *S. 267*. Die spinale Arachnoiditis, die nach Blutung, Trauma, Meningitis und Operation entsteht, verursacht eine progrediente Rückenmarkskompression. Die **Syringomyelie** *(S. 139)*, die die Symptomatik eines intramedullären Tumors verursacht, ist kernspintomographisch abzugrenzen. Entzündliche (Querschnittsmyelitis) und metabolische (funikuläre Myelose) Ursache eines Querschnittssyndroms sind laborchemisch (Liquor und Serum) nachzuweisen.

Besondere differentialdiagnostische Schwierigkeiten kann das seltene **parasagittale Meningeom** bereiten, das zwar eine Paraparese und Miktionsstörungen, aber auch Hirndruckzeichen und epileptische Anfälle hervorruft.

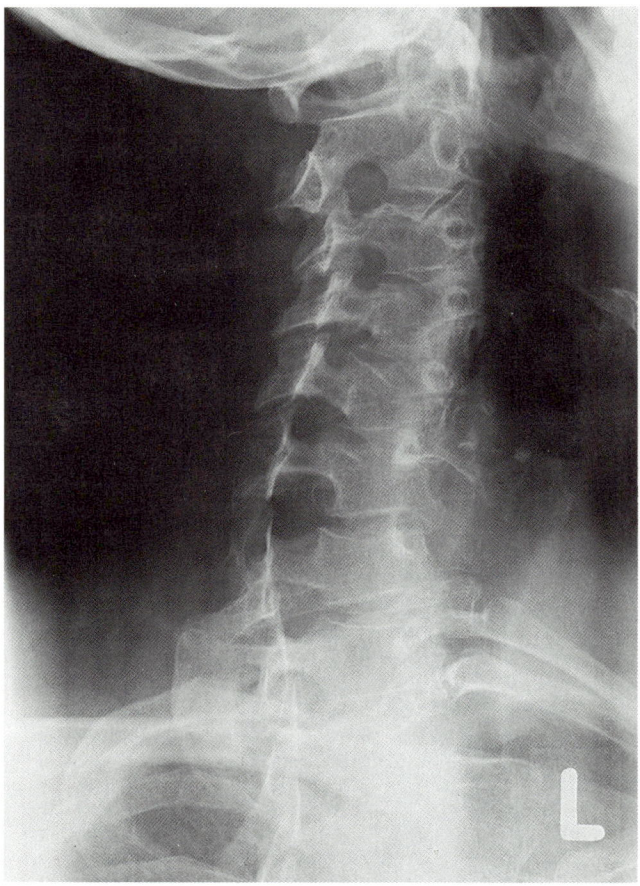

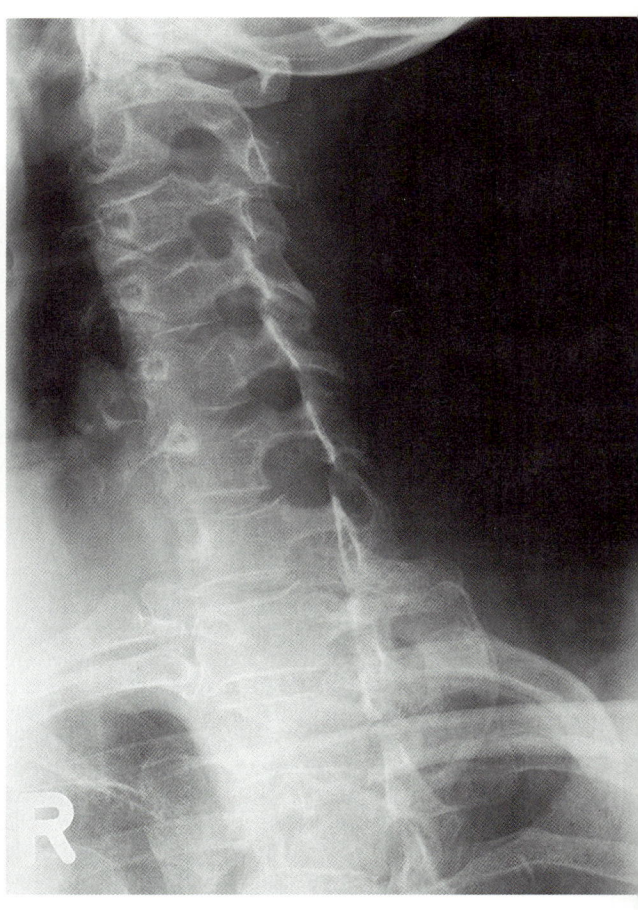

Abb. 57 a und b: Röntgenaufnahmen der HWS einer 58jährigen Patientin mit zervikalen Neurinomen *(vergleiche klinischen Fall)* In den Schrägaufnahmen sind die Foramen intervertebralia HWK 6/7 beidseits deutlich erweitert.

Therapie
Intraspinale Tumoren sind frühzeitig operativ zu entfernen, bevor sich ein Querschnittssyndrom entwickelt. Insbesondere benigne extramedulläre Tumoren haben eine gute Prognose. Intramedulläre Tumoren können mikrochirurgisch ebenfalls weitgehend reseziert werden.

Verlauf
Der Verlauf ist progredient. Liegt bereits ein Querschnittsyndrom vor, ist die Prognose schlecht.

Der klinische Fall ▶

Therapie. Nur wenn die Diagnose eines gutartigen extramedullären Tumors mit Rückenmarkskompression frühzeitig gestellt wird, d.h. bevor die neurologischen Ausfälle irreversibel sind, hat die entlastende **Operation** Erfolgsaussichten. Auch intramedulläre Tumoren können mikrochirurgisch meist weitgehend reseziert werden; ist dies nicht möglich, bestimmt die intraoperative Probeexzision über die Indikation zur Strahlentherapie. Postoperativ kann es zur meningealen Narbenbildung kommen, die sich erneut wie ein raumfordernder spinaler Prozeß auswirkt und die operative Lösung der Adhäsion erfordert. In jedem Fall ist eine krankengymnastische Behandlung und Rehabilitation erforderlich.

Verlauf. Die Symptomatik ist langsam progredient, kann aber gelegentlich fluktuieren. Sarkome manifestieren sich schon innerhalb von Monaten, der Verlauf der Neurinome und Meningeome erstreckt sich über ein bis drei Jahre. Liegt bereits eine Querschnittssymptomatik vor, ist die Prognose auch bei den benignen Tumoren postoperativ schlecht.

Der klinische Fall. Die 58jährige Patientin klagte seit drei bis vier Jahren über Parästhesien in beiden Armen, besonders den Fingern II–V, links mehr als rechts, die unter der Annahme eines Zervikal-Syndroms physikalisch behandelt worden waren. Kurz vor der stationären Aufnahme litt sie unter einschießenden Schmerzen beider Hände und Parästhesien des linken Fußes. Die neurologische Untersuchung ergab eine linksbetonte Hypästhesie in den Segmenten C 7 und C 8 beiderseits. Bei beiderseitiger Trizepsparese war der TSR links erloschen und rechts abgeschwächt. Die Eigenreflexe an den unteren Extremitäten waren gesteigert, das Babinski-Zeichen war links positiv. Die Schrägaufnahmen der HWS zeigten eine Erweiterung der Foramina intervertebralia C 6/7 beiderseits *(vgl. Abb. 57 a u. b)*, die subokzipital vorgenommene Myelographie einen Kontrastmittelstop in Höhe des 5. HWK. Die Operation ergab zwei pflaumengroße Neurinome der C 7-Wurzel beiderseits und ein erbsgroßes Neurinom der C 8-Wurzel links, das Rückenmark war in

Höhe HWK 6/7 komprimiert. Postoperativ wurde die Patientin unter krankengymnastischer Behandlung wieder gehfähig, die Unterarmstreckung war aber nicht möglich. Zwei Monate später kam es erneut zu einer Paraparese. Die lumbale Myelographie ergab einen kompletten Stop in Höhe HWK 6/7. Bei der Re-Operation fand sich eine erhebliche intradurale Narbenbildung und eine epidurale Zyste in Höhe von HWK 6. Das Rückenmark war fast auf ein Viertel der normalen Größe reduziert. Postoperativ blieb eine Paraplegie bestehen, die die Patientin auf Dauer zum Pflegefall machte.

1.6.5 Intraspinale Metastasen

> **Definition.** Hämatogene, fortgeleitete oder lokal von destruierenden Wirbelkörperprozessen ausgehende metastatische Infiltration des Rückenmarks, der Meningen oder des Spinalkanals, die ein Querschnittssyndrom verursachen.

Epidemiologie. Bei 5% aller Tumorpatienten ist mit spinalen Symptomen zu rechnen. Intramedulläre sind seltener als extradurale Metastasen. 50% der raumfordernden spinalen Läsionen gehen von den Wirbelkörpern aus; jenseits des 40. Lebensjahrs sind Metastasen die häufigsten Prozesse. Das männliche Geschlecht überwiegt.

Symptomatologie. Frühsymptome spinaler Metastasen sind **Rückenschmerzen**, bei drei Viertel der Patienten zusätzlich radikuläre Syndrome. Häufiger als bei primären Tumoren des Rückenmarks kommt es durch Einblutung in Metastasen oder Einbruch eines Wirbelkörpers zum **spinalen Schock.**

Ätiopathogenese. Da eine intraspinale Metastasierung aus dem Thorax-, Bauch-, oder Beckenraum auch ohne Passage des Lungen- bzw. Leberkreislaufs erfolgt, ist neben dem Bronchialkarzinom das Prostatakarzinom einer der häufigsten Primärtumoren. Intraspinale Metastasen entstehen **per continuitatem** durch destruierende, von den Wirbelkörpern ausgehende Prozesse und gelangen über intraossäre venöse Anastomosen in den Rückenmarkskanal bzw. retrograd über paravertebrale **Venenplexus** *(vgl. Synopsis 82)* oder wachsen an den Nervenwurzeln entlang (z.B. Pancoast-Tumor). Sie breiten sich überwiegend extradural aus. Gelangen Tumorzellen aber in die Lymphkanäle der Nervenwurzeln oder durchwachsen sie direkt die Dura, so siedeln sie sich intradural ab. Die hämatogene Fernmetastasierung extraneuraler Tumoren erfolgt über die arterielle Blutversorgung des Rückenmarks.

Abgesehen von der lokalen Rückenmarkskompression infiltrieren die metastatischen Tumorabsiedlungen nicht nur Nervengewebe und Meningen, sondern auch die Gefäße, so daß es nicht selten zur akuten irreversiblen ischämischen Rückenmarksnekrose kommt.

Extradurale Metastasen. Anders als im Schädel liegt die Dura im Spinalkanal dem Knochen nicht fest an, sondern ist durch fett- und gefäßreiches Bindegewebe davon getrennt, so daß sich metastatische Infiltrate dort ausbreiten können. Wirbelsäulenmetastasen brechen in den **Epiduralraum** ein oder komprimieren durch Dislokation von Knochenfragmenten die Nervenwurzeln und das Spinalmark. Bevorzugte Lokalisation ist die Lendenwirbelsäule. Das **Plasmozytom** ist neben den Wirbelmetastasen und leukämischen Infiltraten der häufigste maligne, zur Wirbelinstabilität führende Prozeß.

Intradural extramedulläre Metastasen. Eine direkte peri- oder endoneurale Ausbreitung und das Eindringen der Tumorzellen in den Subarachnoidalraum bzw. die Lymphkanäle der Nervenwurzeln verursachen eine **intradural extramedulläre** Metastasierung, besonders bei Mamma- und Bronchialkarzinomen; häufig kommt es auch zu einer diffusen spinalen Meningealkarzinose. Die Meningeosis leucaemica entsteht hämatogen. »Abtropfmetastasen« zerebraler Tumoren (z.B. des Medulloblastoms, *S. 247*) siedeln ausschließlich extramedullär im Subarachnoidalraum ab, besonders an den Nervenwurzeln **(Abb. 38, Farbtafel S. 418).**

Synopsis 82: Epidurales spinales Venengeflecht.
Die Abbildung verdeutlicht die retrograde hämatogene Metastasierung. Über den epiduralen Venenplexus stehen para- und intravertebrale Venen mit dem Extra- und Intraduralraum in Verbindung (nach Netter, 1987)

① paravertebrale Venen   ② intravertebrale Venen   ③ epiduraler Venenplexus

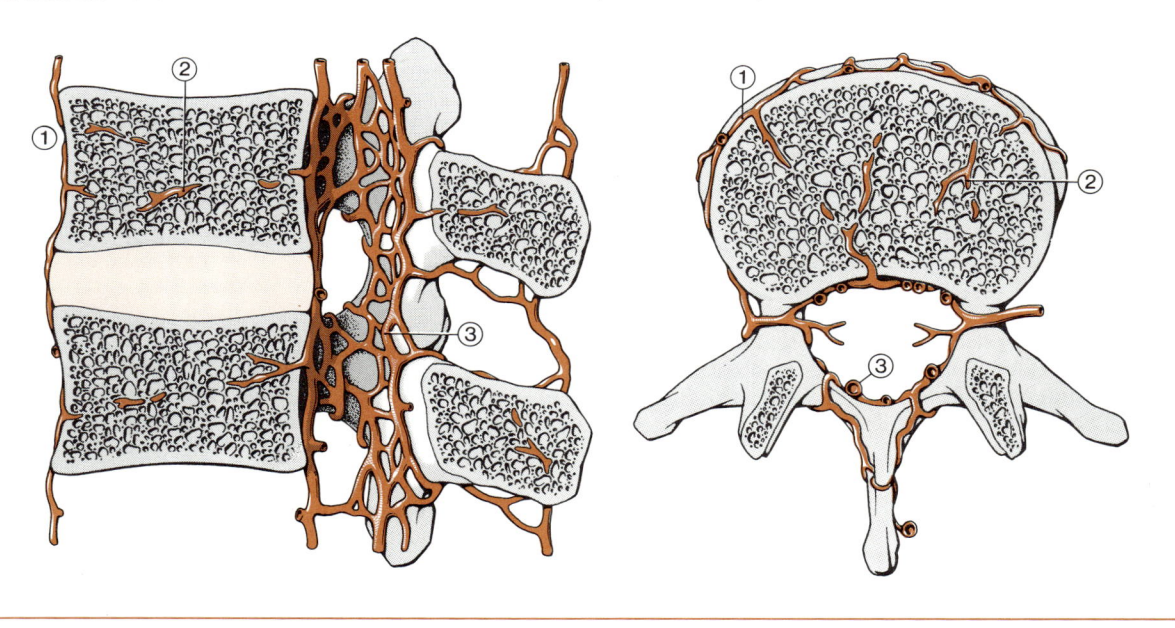

Intramedulläre Metastasen

Intramedulläre Fernmetastasen kommen häufig gleichzeitig mit intrazerebralen Metastasen vor. Sie verursachen ein Rückenmarksödem und führen zu medullären Blutungen oder Nekrosen.

Diagnostik

Rückenschmerzen bei Tumorpatienten sind immer verdächtig auf spinale Metastasen. Während sich die Symptomatik bei spinaler Meningealkarzinose auf radikuläre Symptome beschränkt, entwickelt sich bei epiduralen und intramedullären Metastasen rasch ein Querschnittssyndrom.

Bei Tumorpatienten mit Rückenschmerzen und röntgenologischem Nachweis von Wirbelkörpermetastasen ist die Wahrscheinlichkeit einer epiduralen Metastasierung sehr hoch. Die **Röntgenaufnahme** und das **Knochenszintigramm** der Wirbelsäule decken auch in asymptomatischen Fällen Wirbelkörpermetastasen auf. **Myelographie** und Computertomographie weisen epidurale Metastasen, die **Kernspintomographie** auch intramedulläre in ihrer gesamten Ausdehnung nach.

Intramedulläre Metastasen. Intramedulläre Fernmetastasen kommen in fast zwei Dritteln der Fälle gleichzeitig mit intrazerebralen Metastasen vor, jedoch kaum jemals mit subarachnoidalen oder epiduralen Tumorabsiedlungen. Meist liegt bereits eine ausgedehnte systemische Metastasierung vor. Die Metastasen befallen die Rückenmarksabschnitte gleichermaßen, erstrecken sich über ein oder mehrere Segmente, verursachen ein Ödem und führen zu medullären Blutungen oder zentralen röhrenförmigen Nekrosen.

Diagnostik. Rückenschmerzen bei Tumor-Patienten müssen immer den Verdacht auf spinale Metastasen erwecken und zu einer eingehenden neurologischen und radiologischen Untersuchung veranlassen. Extradurale Metastasen sind meist ventral lokalisiert und verursachen ein A. spinalis-anterior-Syndrom *(S. 99).* **Eine dissoziierte Empfindungsstörung** bei intramedullären Metastasen geht rasch innerhalb von Tagen oder Wochen in eine von Schmerzen begleitete auf- oder absteigende Para- bzw. Tetraparese über. Bei der Meningealkarzinose bleiben radikuläre Schmerzen und Sensibilitätsstörungen, die sich auf mehrere Nervenwurzeln erstrecken, die einzigen spinalen Symptome. Gleichzeitig finden sich häufig Hirnnervenausfälle und Zeichen eines Hydrozephalus. Die Diagnose stützt sich auf die Liquoruntersuchung *(S. 102).*

Ist bei einem Tumorpatienten mit vertebragenen Schmerzen röntgenologisch ein metastatischer Befall von Wirbelkörpern nachweisbar, liegt oft schon ein epiduraler Tumor vor. In der **Röntgenaufnahme** zeigen sich Wirbelkörpermetastasen neben einem Zusammensintern des Wirbels, das ebenfalls bei Osteoporose und Plasozytom vorkommt, auch mit Osteolysen der Bogenwurzeln. Beim kleinzelligen Bronchialkarzinom und Mammakarzinom finden sich osteoklastische, beim Prostatakarzinom osteoplastische Wirbeldestruktionen. Gegenüber den Röntgenaufnahmen hat das **Knochenszintigramm** keine höhere Spezifität. Die **Myelographie** hat bei epiduralen Metastasen eine Trefferquote von 90%. Bei meningealer spinaler Karzinomatose weist sie irreguläre Füllungsdefekte nach, die durch kleine noduläre Tumorzellansammlungen an den Nervenwurzeln entstehen. Rückenmarkssymptome bei negativem Myelogramm sprechen für intramedulläre Metastasen. **Computertomographisch** stellen sich nach intravenöser Kontrastmittelgabe außer epiduralen Metastasen auch relativ kleine Abtropfmetastasen dar. Die **Kernspintomographie** weist wirbelübergreifende oder paravertebrale Tumoren, die in den Spinalkanal einwachsen, ebenso wie intramedulläre Metastasen in ihrer gesamten intra- und extraspinalen Ausdehnung nach.

Differentialdiagnose. Im Vergleich zu primären Rückenmarkstumoren ist die Symptomatik einer intraspinalen Metastasierung rascher progredient. Je nach Primärtumor und Vorbehandlung kommen eine Myelopathie durch Bestrahlung bzw. Chemotherapie oder eine paraneoplastische nekrotisierende Myelopathie in Betracht. Die Strahlenmyelopathie verursacht keine Schmerzen und ist langsam über Monate bis Jahre progredient. Paraneoplastische Enzephalomyelitiden gehen oft mit einer Areflexie und Amyotrophie einher.

Therapie. Wirbelkörpermetastasen werden **operativ** mit dem Ziel der spinalen oder radikulären Dekompression und Wiederherstellung der Wirbelsäulenstabilität durch interne ventrale Fixation behandelt. Wie bei einer Wirbelkörperdestruktion durch Plasmozytom wird postoperativ bestrahlt, nur bei inoperablem multiplen Befall erfolgt die alleinige Bestrahlung und/oder Chemotherapie. Bei epiduralen Metastasen, unabhängig vom Befall der Wirbelkörper, ist die systemische **Chemotherapie** indiziert. Um eine Querschnittslähmung zu verhindern, sollte ebenso wie bei intramedullären Metastasen rasch antiödematös behandelt und bestrahlt werden. Bei Progredienz ist die Ausräumung des metastatischen Infiltrats indiziert.

Verlauf. Auch wenn die Überlebenszeit von Patienten mit Wirbelkörpermetastasen durch eine Operation nicht verlängert werden kann, verspricht sie in der Hälfte der Fälle eine Rückbildung der Schmerzen und neurologischen Ausfälle und bewahrt den Schwerkranken vor der Querschnittslähmung. Die Überlebenszeit bei Rückenmarksmetastasen beträgt insgesamt ohne Therapie ein bis drei Monate, mit Therapie maximal zehn Monate.

1.6.6 Gefäßmißbildungen des Rückenmarks

> *Definition.* Fehlbildungen der Rückenmarksgefäße sind in erster Linie arteriovenöse Angiome. Der von C. Foix und T. Alajouanine (1926) beschriebenen angiodysgenetischen nekrotisierenden Myelopathie liegen venöse Fehlbildungen zugrunde. Beide pathologische Gefäßkonvolute können aufgrund von Rückenmarksischämien oder Blutungen in den Spinalkanal Querschnittssyndrome verursachen.

Epidemiologie. Spinale Gefäßmißbildungen sind seltener als zerebrale. Aneurysmen kommen im Spinalraum kaum vor. Die spinalen Angiome werden im mittleren Erwachsenalter, die angiodysgenetische nekrotisierende Myelopathie erst im höheren Lebensalter manifest. Das männliche Geschlecht überwiegt.

a) Spinale Angiome

Symptomatologie. Typisch sind radikuläre Schmerzen und Parästhesien, auch in Form einer **Claudicatio spinalis intermittens** (*vgl. S. 344*). Langsam progredient oder akut mit heftigen Schmerzen einsetzend, kann sich ein inkomplettes bzw. komplettes **Querschnittssyndrom** (*S. 98*) entwickeln.

Ätiopathogenese. Die subarachnoidal oder intramedullär gelegenen **arteriovenösen Angiome** erstrecken sich über mehrere Wirbelsegmente an der dorsalen Oberfläche des unteren Thorakal- und Lumbalmarks. Die seltenen intramedullären Hämangioblastome bilden große Zysten. Ebenso wie arteriovenöse Fisteln führen sie aufgrund ihres hohen Shuntvolumens über einen **Steal-Effekt** zu Rückenmarksinfarkten oder zur spinalen Blutung (Subarachnoidalblutung bzw. Hämatomyelie, *S. 319*).

b) Angiodysgenetische nekrotisierende Myelopathie (Foix-Alajouanine-Krankheit)

Symptomatologie. Neben Rückenschmerzen und Parästhesien entwickelt sich im Verlauf von Monaten oder Jahren eine spastische Paraparese, die von schlaff atrophischen Lähmungen gefolgt ist. Meist sind Miktion und Defäktion beeinträchtigt.

Ätiopathogenese. Extra- und intramedulläre venöse Gefäßkonvolute haben über eine chronische Zirkulationsstörung eine diffuse, langsam fortschreitende **Myelomalazie** zur Folge. Zunächst sind Hinterstränge und Pyramidenbahn, im weiteren Verlauf die Vorderhörner betroffen. Gelegentlich sind die venösen Fehlbildungen mit dysrhaphischen Veränderungen, z.B. einer Spina bifida oder Syringomyelie, vergesellschaftet. Das gemeinsame Vorkommen mit Angiomen stützt die These, nach der die Foix-Alajouanine-Krankheit das thrombosierte Endstadium spinaler Angiome darstellt.

Diagnostik der spinalen Gefäßmißbildungen. Die Anamnese mit radikulären Schmerzen, intermittierenden Paresen, Miktions-, Defäkations- und Potenzstörungen geht häufig über Jahre, bevor die Diagnose einer angiomatösen Rückenmarksschädigung gestellt wird. Daneben gibt es chronische Verläufe mit allmählich progredienter, **sensomotorischer spastischer Paraparese**. Das Babinski-Zeichen ist oft beiderseits positiv. Im Spätstadium der Foix-Alajouanine-Krankheit sind zusätzlich atrophische Lähmungen zu beobachten.

Häufig ist das Liquoreiweiß erhöht, nach Mikroblutungen ist auch die Zellzahl vermehrt (Reizpleozytose). Im spinalen Computertomogramm lassen sich Angiome meist erst nach intravenöser oder intrathekaler Kontrastmittelgabe nachweisen. Das Kernspintomogramm kann ein Angiom exakt lokalisieren; präoperativ ist aber die selektive spinale **Angiographie** zur Darstellung der arteriellen Versorgung der Angiome erforderlich.

Differentialdiagnose. Die Multiple Sklerose (MS) ist die wichtigste Differentialdiagnose zu den spinalen Angiomen, die Amyotrophische Lateralsklerose (ALS) zur Foix-Alajouanine-Krankheit. Diese beiden Erkrankungen manifestieren sich nicht selten mit einer spinalen Paraparese, die MS weist aber häufig zusätzlich Hirnnerven- und Kleinhirnsymptome, die ALS neben bulbären Symptomen keine Sensibilitätsstörungen auf *(vgl. S. 230 u. S. 175)*. Rezidivierende Rückenschmerzen bei spinalem Angiom werden oft als bandscheibenbedingtes Lumbago-Ischias-Syndrom verkannt.

Therapie. Therapie der Wahl ist die mikrochirurgische **Totalexstirpation** des Angioms. Die Indikation zur **Embolisation** ergibt sich bei Angiomen mit großem Shuntvolumen präoperativ oder generell bei operativ unzugänglichen Angiomen. Die angiodysgenetische nekrotisierende Myelopathie läßt sich therapeutisch nicht beeinflussen, da sich das Gefäßkonvolut weit über den Spinalraum z.T. intramedullär erstreckt.

Verlauf. Die postoperative Prognose hängt von der Vorschädigung des Rückenmarks und dem Alter des Patienten ab. Die Aussicht auf eine Remission nimmt bei mehr als einjährigem Verlauf ab. Die angiodysgenetischen nekrotisierende Myelopathie führt meist aufgrund von Komplikationen seitens einer irreversiblen Querschnittslähmung innerhalb weniger Jahre zum Tod.

1.7 Traumatische Schäden des Gehirns und Rückenmarks

1.7.1 Gedeckte Hirnverletzungen

Synonym. Geschlossene Hirntraumen.

> **Definition.** Man unterscheidet die folgenden Krankheitsbilder
> - **Commotio cerebri,** eine durch Schädelprellung verursachte akute Funktionsstörung des Gehirns ohne nachweisbare anatomische Veränderungen,
> - **Contusio cerebri,** eine meist lokalisierbare substantielle Hirnschädigung,
> - Compressio cerebri, eine Hirnschädigung durch intrakraniellen Druckanstieg. Hinzu kommen: Hirnnerven- und Gefäßsyndrome nach Schädel-Hirn-Verletzungen: Hirnnervenausfälle, intrakranielle Blutungen, Karotis-Sinus-cavernosus-Fistel und extrakranielle Karotisläsionen.

Synopsis 83: Extra- und intrazerebrale traumatische Prozesse. Schädelverletzungen mit Kontusionsherden und intrakraniellen Hämatomen verursachen ebenso wie ein fortgeleiteter entzündlicher Hirnprozeß eine Druckschädigung des Gehirns (Compressio cerebri).

Epidemiologie. Hirnverletzungen nach Verkehrs- und Arbeitsunfällen sind die häufigsten Ursachen für Behinderungen junger Erwachsener. Männer sind dreimal häufiger betroffen als Frauen. In der Bundesrepublik Deutschland ist jährlich mit 200 000 Schädel-Hirn-Verletzungen als Folge von Verkehrsunfällen zu rechnen, ein Viertel davon sind schwere Hirntraumen. Unter den intrakraniellen Hämatomen sind die subduralen mit etwa 50% am häufigsten vertreten. Es folgen mit 30% die epiduralen Hämatome und mit geringerer Häufigkeit (je etwa 10%) traumatisch bedingte Subarachnoidalblutungen (SAB) und intrazerebrale Hämatome. In fast 20% aller Schädel-Hirn-Verletzungen spielt Alkoholabusus als Unfallrisiko eine wesentliche Rolle.

Epidemiologie
In der BRD muß jährlich mit etwa 200 000 Schädel-Hirn-Verletzungen nach Verkehrsunfällen gerechnet werden. Das männliche Geschlecht überwiegt. Ein wesentlicher Risikofaktor ist Alkoholabusus.

1.7.1.1 Commotio cerebri

Synonyme. Kommotionssyndrom, Gehirnerschütterung.

> **Definition.** Die Commotio cerebri ist eine durch Schädelprellung verursachte akute Funktionsstörung des Gehirns ohne nachweisbare anatomische Veränderungen.

Symptomatologie. Die Commotio cerebri ist durch eine akute, sofort einsetzende Vigilanzstörung (Bewußtlosigkeit) von Sekunden bis Minuten Dauer, retrograde Amnesie, Kopfschmerzen, Schwindel, Nausea und Erbrechen gekennzeichnet; neurologische Ausfälle gehören **nicht** zum Kommotionssyndrom. Andererseits gibt es Schädeltraumen (Prellungen, Frakturen und sogar penetrierende Hirnverletzungen), die mit neurologischen Ausfällen, aber nicht mit einer Commotio cerebri verbunden sind. Daher ist es nicht möglich, die Hirntraumen nur nach der Dauer der Vigilanzstörung zu klassifizieren.

Pathophysiologie. Die Pathophysiologie der Commotio cerebri ist ungeklärt. Man nimmt eine durch Schädelprellung bedingte, reversible, kortikale Mikrozirkulationsstörung an.

Diagnostik. Von großer Bedeutung ist die Beurteilung der Vigilanz und die Frage nach einer **Amnesie** *(vgl. S. 83)*.
- Wenn der Patient das Unfallereignis bzw. den Unfallhergang nicht erinnert, liegt eine **retrograde Amnesie** vor.
- Eine Erinnerungslücke für die Zeit nach dem Unfall wird als **anterograde Amnesie** bezeichnet.

Die **Unfallanamnese** kann oft erst durch die Fremdanamnese (Angaben zum Zeitpunkt des Ereignisses und zur Dauer der Vigilanzstörung) vervollständigt werden. Die Untersuchung ergibt keinen auffälligen neurologischen Befund, gelegentlich jedoch eine vorübergehende Orientierungsstörung und psychomotorische Unruhe bei abklingender Somnolenz. Gleichzeitig zeigen sich im Elektroenzephalogramm (EEG) unspezifische Dysrhythmien und Vigilanzschwankungen. In jedem Fall sind Röntgenaufnahmen des Schädels in drei Ebenen angezeigt.

Therapie. Eine spezielle Behandlung der Commotio cerebri ist nicht erforderlich. Es genügt eine stationäre Beobachtung für drei Tage und bei Bedarf die Gabe eines Analgetikums.

Verlauf. Jede Commotio cerebri heilt folgenlos ab. Es gibt keinen typischen posttraumatischen Kopfschmerz. Beim postkommotionellen Syndrom spielen vegetative und psychische Symptome (Schwindel, erhöhte Reizbarkeit) sowie gelegentlich extrakranielle Verletzungsfolgen zusammen, z.B. Beschwerden nach HWS-Schleuder-Trauma *(S. 285)*.

1.7.1.2 Contusio cerebri

Synonyme. Hirnkontusion, Hirnquetschung.

> **Definition.** Die Contusio cerebri zeigt neben Funktionsstörungen des Gehirns meist lokalisierbare anatomische Veränderungen.

Symptomatologie. Die Contusio cerebri geht mit mehrstündiger bis tagelang anhaltender Vigilanzstörung einher. **Ein schweres Hirntrauma ist anzunehmen, wenn ein Koma länger als 24 Stunden anhält.** Häufig findet man eine Hemi- oder Tetraparese und Hirnnervenausfälle. Gelegentlich werden auch extrapyramidale Syndrome beobachtet. Eine Hirndruck-Symptomatik kündigt sich durch Zunahme der Vigilanzstörung, Ausfälle der Pupillomotorik, Atmung und des Kreislaufs an.

Ätiopathogenese. Vor allem der Kortex (Rindenprellungsherde), aber auch das Marklager und die Stammganglien werden kontusionell geschädigt. Schwere Traumen verursachen multiple **Kontusionsherde** mit perifokalem Ödem und eine primäre oder sekundäre Hirnstammkontusion. Die primäre Hirnstammkontusion ist meist letal. Zur sekundären Hirnstammschädigung durch intrakraniellen Druckanstieg siehe unten, posttraumatisches Hirnödem, zur Kleinhirnkontusion siehe **Farbtafel S. 419**.

Jede schwere Gewalteinwirkung auf den beweglichen Kopf (»Beschleunigungstrauma«) führt nicht nur zu einer lokalen (»Coup«), sondern auch kontralateralen Hirnverletzung (»**Contre-coup**«). Die kontralaterale Läsion ist aufgrund eines akuten intrakraniellen Unterdrucks stärker ausgeprägt. So kommt es z.B. bei einem schweren okzipitalen Trauma zu einer Kontusion an der frontoorbitalen Basis. Bei frontaler Gewalteinwirkung, vor allem bei einem Motorradunfall, ist neben Hirnnervenläsionen durch Gesichtsschädel- oder Basis-**Frakturen** *(Tab. 74)* auch mit einer ausgeprägten frontalen Hirnschädigung *(S. 282)* zu rechnen. So wird zum Beispiel eine
- Anosmie entweder durch Abreißen der Fila olfactoria oder eine Kontusion des Bulbus olfactorius und eine
- Amaurose durch direkte Bulbusverletzung oder Läsionen im Verlauf der Sehbahn hervorgerufen.

Ätiopathogenese
Charakteristisch sind Rindenprellungsherde. Bei schweren Kopfverletzungen kommt es zu multiplen Kontusionsherden mit Hirnstammschädigung. Zur Kleinhirnkontusion siehe **Farbtafel S. 419**.
Morphologisch findet man eine kontralateral zur Gewalteinwirkung stärker ausgeprägte Hirngewebsschädigung (**»Contre-Coup«**), die auf intrakraniellen Unterdruck zurückzuführen ist (zu den Gesichtsschädel- und Basisfrakturen *vgl. Tab. 74*).

Tabelle 74: Einteilung der Gesichtsschädelfrakturen nach Le Fort. Bei einer Fraktur vom Typ Le Fort II wird vor allem der zweite Trigeminusast (N. maxillaris) verletzt. Bei Le Fort III kann es zu einer bilateralen Amaurose durch Verletzung der Nervi optici kommen.

Le Fort I	Oberkieferfraktur unterhalb des Proc. zygomaticus
Le Fort II	Nasenbeinfraktur und Orbitafraktur beiderseits
Le Fort III	Abtrennung des Gesichtsschädels vom Hirnschädel

Die sogenannte **Blow-out-Fraktur** bewirkt eine Einschränkung der Bulbusmotilität: durch direkte Prellung des Bulbus oculi mit kurzdauerndem Überdruck in der Orbita wird der Orbitaboden gesprengt, so daß die Mm. rectus und obliquus inferior im Sinus maxillaris eingeklemmt werden.

Durch eine **Blow-out-Fraktur** bricht der Orbitaboden, so daß Augenmuskeln eingeklemmt werden.

Pathophysiologie. Sowohl bei herdförmigen kontusionellen Hirngewebsschädigungen als auch bei intrakraniellen (extra- oder intrazerebralen) Hämatomen *(S. 276)* entsteht ein perifokales Ödem. Durch weitere verletzungsbedingte Faktoren, vor allem Schock und Sauerstoffmangel, entwickelt sich ein diffuses **posttraumatisches Hirnödem** (Compressio cerebri), das je nach Schweregrad des intrakraniellen Druckanstiegs ein akutes Zwischenhirn-, Mittelhirn- oder Bulbärhirn-Syndrom verursacht *(S. 274)*. Die sekundäre Schädigung des Hirnstamms hat die Beeinträchtigung vitaler Funktionen (Atmung, Herz-Kreislauf-Regulation) und damit eine Verstärkung des hypoxischen Hirnödems zur Folge *(Syn. 84)*.

Pathophysiologie
Durch eine kontusionelle Hirnschädigung und zusätzlich auftretende intrakranielle Hämatome *(vgl. S. 276)*, entsteht ein traumatisches Hirnödem *(S. 274)*. Siehe auch *Synopsis 84*.

Diagnostik. Bei der neurologischen Untersuchung ist besonders auf Hirnnerven-Symptome, Pyramidenbahnzeichen und Hirnstammreflexe zu achten. **Die Pupillomotorik muß kontinuierlich überprüft werden.** Zur Untersuchung des Bewußtlosen siehe *S. 83 u. 91*. Störungen der Bulbusmotilität mit Diplopie sind auch bei einer Blow-out-Fraktur oder Karotis-Sinus-cavernosus-Fistel zu beobachten.

Diagnostik
Bei der neurologischen Untersuchung ist auf Hirnnervenausfälle, vor allem **Pupillenstörungen,** Pyramidenbahnzeichen und Hirnstammreflexe zu achten.

Ein Brillen- und Monokelhämatom kann ebenso wie eine Liquorrhö als Symptom einer Schädelbasisfraktur erst im weiteren Verlauf in Erscheinung treten (offene Hirnverletzungen, *S. 281*).

Ein Brillenhämatom oder eine Liquorrhö entwickeln sich oft erst im weiteren Verlauf (Hinweis auf Basisfraktur!).

Weitere sensible, sensorische und neuropsychologische Ausfälle sind erst nach Abklingen der **Vigilanzstörung** zu differenzieren. Nach einer Anosmie, einem Gesichtsfelddefekt, einer Hypakusis (Contusio tympani) ist gezielt zu suchen und eine Aphasie, Apraxie oder Agnosie durch Tests zu dokumentieren *(vgl. S. 79 f.)*.

Nach Abklingen der **Vigilanzstörung** ist gezielt nach einer Anosmie, Hemianopsie und neuropsychologischen Symptomen zu suchen.

Synopsis 84: Pathophysiologie und Therapie des traumatischen Hirnödems, Beziehungen zwischen Hirnverletzungen, Atmung und Kreislauffunktion. Unbehandelt entsteht ein Circulus vitiosus mit Zunahme des traumatischen Ödems und daraus resultierender sekundärer Hirnschädigung. Modifiziert nach H. Kretschmer: Akutbehandlung des Schädel-Hirn-Traumas. Springer Berlin Heidelberg New York Tokyo 1985.

Hirntrauma		Therapie
Verstärkung des Hirnödems	+ respiratorische Hypoxie	Intubation und Beatmung
arterielle Strömungsverlangsamung	vermehrte CO_2-Spannung	Hyperventilation
venöse Abflußbehinderung	Azidose	Normalisierung des Wasser-Elektrolyt-Säure-Base-Haushalts
		Kortikosteroide Osmotherapeutika
Hirnödem		

Bei Mittelhirn-Einklemmung kann sich primär auch eine homolaterale Hemiparese entwickeln.

Ein traumatisches **Zwischenhirn-Syndrom** ist durch zunehmende Vigilanzstörung, enge Pupillen, Wälzbewegungen, Streckung der Beine auf Schmerzreize, Meningismus, ein positives Puppenkopfphänomen und häufig ein positives Babinski-Zeichen gekennzeichnet.

Sind im Koma die Pupillen mittelweit und die Bulbi in Divergenzstellung fixiert, so liegt ein **Mittelhirn-Syndrom** vor. Auffällig ist ein Opisthotonus.

Ein tiefes Koma mit weiten lichtstarren Pupillen und erloschenen Reflexen kennzeichnet das **Bulbärhirn-Syndrom.**

Wird die schwere Hirnstammschädigung überlebt, so kann sich ein apallisches Syndrom entwickeln.

Epileptische Anfälle, unmittelbar nach dem Hirntrauma (early fits) oder noch Jahre danach (Spätepilepsie), sind ein zusätzlicher Hinweis auf eine Contusio cerebri.

Das **EEG** kann neben einer Allgemeinveränderung Herdbefunde und epileptische Potentiale nachweisen.

Der **Liquor** ist blutig oder xanthochrom.

Je nach lokaler Hirnschädigung und Ödembildung kommt es zu einer kontralateralen Hemiparese oder Tetraparese; bei Mittelhirn-Einklemmung kann primär auch eine homolaterale Hemiparese auftreten *(S. 93).*

Mit steigendem intrakraniellem Druck entwickelt sich ein traumatisches **Zwischenhirn-Syndrom.** Der Verletzte ist somnolent, später soporös. Die Pupillen sind eng. Neben konjugierten Pendelbewegungen oder einer Divergenzstellung der Bulbi beobachtet man ein positives Puppenkopf-Phänomen (okulozephaler Reflex), spontane Wälzbewegungen und eine Streckung der Beine auf Schmerzreize. Der Muskeltonus ist erhöht, es besteht Meningismus, das Babinski-Zeichen ist häufig positiv. Die Atmung wird unregelmäßig, die Temperatur steigt an, Salivation und Bronchialsekretion sind gesteigert.

Im weiteren Verlauf entsteht ein **Mittelhirn-Syndrom,** das durch ein Koma charakterisiert ist. Die Pupillen sind mittelweit und reagieren unausgiebig auf Lichteinfall, die Bulbi stehen in Divergenzstellung. Der ziliospinale Reflex ist noch erhalten. Auffällig ist ein Opisthotonus mit Strecksynergien der Extremitäten. Die Muskeleigenreflexe sind lebhaft, das Babinski-Zeichen positiv. Hinzu kommen eine Hyperpnoe, Hypertonie, Tachykardie, Hyperthermie, Hyperhidrose, Hyperglykämie und ein Diabetes insipidus.

Das **Bulbärhirn-Syndrom** geht mit tiefem Koma einher. Die Pupillen sind weit und lichtstarr, die Hirnstammreflexe erloschen. Die Muskulatur ist hypoton. Die Atmung ist verlangsamt und geht terminal in eine Schnappatmung über.

Wird eine schwere sekundäre, druckbedingte Hirnstammläsion überlebt, kann es zu einem traumatischen **apallischen Syndrom** mit Coma vigile kommen.

Epileptische Anfälle, die unmittelbar nach dem Hirntrauma (early fits) oder noch Wochen und Jahre danach auftreten (traumatische Spätepilepsie), gelten als zusätzlicher Hinweis auf eine substantielle Hirnschädigung; 5% der gedeckten Hirnverletzungen führen zu einer chronischen Epilepsie (s.a. posttraumatische Epilepsie bei offenen Hirntraumen S. 282).

Ein pathologisches **Elektroenzephalogramm (EEG),** das eine Allgemeinveränderung und Herdbefunde zeigt, ist zwar nicht beweisend für eine Hirnsubstanzschädigung, sollte aber dennoch zur Verlaufsbeobachtung, insbesondere zum Nachweis epileptischer Potentiale abgeleitet werden.

Die **Lumbalpunktion** bei Contusio cerebri ergibt sanguinolenten oder xanthochromen Liquor.

Bei ca. 20% aller Kontusionen und 50% aller schweren Hirntraumen sind röntgenologisch Schädelfrakturen nachweisbar. Darüber hinaus findet man im **Computertomogramm** (CT) hypodense, hyperdense oder gemischt hypodens-hyperdense Kontusionsherde und oft ein diffuses **Hirnödem** mit engem Ventrikelsystem und verstrichenen Hirnfurchen. Eine zusätzliche Kontrastmittelgabe ist indiziert, wenn bei zuvor unauffälligem CT-Befund unerwartet neurologische Symptome auftreten (Verdacht auf isodense Blutung). Im weiteren Verlauf kann das CT einen posttraumatischen Hydrozephalus nachweisen. Die kernspintomographische Untersuchung stellt auch traumatische Läsionen dar, die dem computertomographischen Nachweis entgehen.

Differentialdiagnose. Differentialdiagnostisch kommen **Vigilanzstörungen bei internistischen Notfällen** (Coma diabeticum, Intoxikationen u.a.) in Frage, zumal wenn der Patient komatös aufgefunden wird und kein sicherer Anhalt für ein adäquates Hirntrauma besteht. Wesentlich ist auch die Befragung der Angehörigen nach vorbestehenden neurologischen Krankheiten, wie zum Beispiel einer **Grand-mal-Epilepsie**, die ihrerseits nicht selten zu Unfällen mit Schädelverletzungen führt. In diesem Zusammenhang ist auch an **spontane intrazerebrale Hämatome** oder eine nichttraumatische Subarachnoidalblutung (SAB) zu denken.

Therapie. Die Versorgung der Hirnverletzten an der Unfallstelle beginnt mit der Freihaltung der Atemwege, Sauerstoffzufuhr, frühzeitiger Intubation des Bewußtlosen, Hochlagerung des Oberkörpers (30°), Infusion von Volumenersatzmitteln zur Schockbehandlung und zusätzlicher Injektion einer hohen Steroid-Dosis (100 mg Dexamethason i.v.) als Hirnödemprophylaxe.

Die Akutmaßnahmen müssen auf dem Transport zur nächstgelegenen Intensivstation und in der Klinik unter computertomographischer Verlaufsbeobachtung fortgesetzt werden. Bei nachgewiesener Parenchymläsion mit posttraumatischem Ödem wird die Behandlung des Hirnödems mit Osmotherapeutika (Mannit 20%, Sorbit 40% oder Glyzerin 10%) ergänzt, während eine weitere Kortikosteroidgabe umstritten ist. Die kontinuierliche Hirnödemtherapie erfordert eine intrakranielle Druckmessung und kontrollierte Hyperventilation (vergleiche *Synopsis 84* und die Hirnödemtherapie bei vaskulären Hirnblutungen *S. 308*).

Wenn nach einem Hirntrauma Frühanfälle bei lang anhaltender Vigilanzstörung auftreten, ist die prophylaktische Einstellung auf ein Antiepileptikum anzuraten. *(vgl. B 4.6).*

Frühzeitig sind krankengymnastische **Bewegungsübungen** notwendig, um Kontrakturen zu vermeiden (zur Bewegungstherapie auf neurophysiologischer Grundlage siehe *S. 301*). Wegen der häufigen Sprach- und Sprechstörungen ist eine **logopädische** Behandlung erforderlich, die sowohl eine Aphasietherapie *(S. 79)* als auch ein Training der Lippen-, Zungen- und Phanrynxmuskulatur mit Koordinationsübungen von Respiration, Phonation und Artikulation umfaßt. Die medizinische **Rehabilitation** Hirnverletzter (Anschlußheilbehandlung) beinhaltet ein gestuftes Programm physiotherapeutischer und ergotherapeutischer Maßnahmen. Von großer Bedeutung ist das **Selbsthilfetraining**, die Beratung des Hirnverletzten und seiner Angehörigen und falls erforderlich, die rechtzeitige Einleitung berufsfördernder Maßnahmen.

Verlauf. Während ein Kommotionssyndrom keine Traumafolgen hinterläßt, führt ein Teil der Hirnkontusionen über ein organisches Psychosyndrom zum sogenannten traumatischen Hirnschaden. Aber nicht nach jeder Hirnkontusion ist ein Residualschaden nachweisbar. Die Prognose eines Schädel-Hirn-Traumas hängt vielmehr vom Alter des Verletzten sowie der Dauer der Vigilanzstörung und dem Ausmaß des intrakraniellen Drucks ab. Das Bulbärhirn-Syndrom hat in der Regel eine schlechte Prognose. Demgegenüber ist ein Mittelhirn-Syndrom nicht selten reversibel. Selbst wenn sich ein apallisches Syndrom mit monatelangem Coma vigile anschließt, werden Teilremissionen beobachtet.

Im Röntgen-Nativ-Bild des Schädels findet sich in jedem zweiten Fall eines schweren Hirntraumas eine Fraktur. Das **CT** weist hypodense bzw. hyperdense Kontusionsherde und ein **Hirnödem** nach, das an der Engstellung der Ventrikel bei verstrichenen Hirnfurchen zu erkennen ist.

Differentialdiagnose
Differentialdiagnostisch ist an Vigilanzstörungen bei internistischen Notfällen (u.a. Coma diabeticum, Intoxikation), an eine **Grand-mal-Epilepsie** oder eine nicht traumatisch bedingte **(spontane) Hirnblutung** als Koma-Ursache zu denken.

Therapie
Die Primärversorgung Hirnverletzter erfordert die Freihaltung der Atemwege, frühzeitige Intubation, Hochlagerung des Oberkörpers (30°), Schockbehandlung und Hirnödemprophylaxe schon am Unfallort.

Epileptische Frühanfälle bei lang anhaltendem Koma werden antiepileptisch behandelt.

Die Behandlung Hirnverletzter mit krankengymnastischen, logopädischen und ergotherapeutischen Funktionsübungen beinhaltet auch ein Selbsthilfetraining.

Verlauf
Die Prognose hängt vom Alter und von der Komadauer ab. Ein Mittelhirn-Syndrom und selbst ein apallisches Syndrom mit monatelangem Coma vigile kann zu einer Teilremission führen.

Als Folge kontusioneller Hirnschädigungen sind neben einer posttraumatischen Wesensveränderung Störungen intellektueller Funktionen zu beobachten.
Wichtig ist, die Symptome eines **posttraumatischen Hydrozephalus** nicht als sogenannte Hirnleistungsschwäche zu verkennen.

Eine Wesensveränderung mit Initiativelosigkeit, Antriebsstörung, depressiver Verstimmung, hypochondrischen Befürchtungen und mangelnder affektiver Resonanz wird als Spätfolge angesehen. Verlaufsuntersuchungen zeigen, daß nach Hirnverletzungen mit langdauernden psychopathologischen »Durchgangssyndromen« häufig Störungen intellektueller und sprachlicher Funktion bestehen bleiben. Die Symptome eines **posttraumatischen Hydrozephalus** bei Liquorzirkulationsstörungen, die durch rechtzeitiges Anlegen eines Shunts zu beheben sind, werden gelegentlich als postraumatische Demenz oder sogenannte Hirnleistungsschwäche verkannt. Eine Kontusionspsychose kann in ein **Korsakow-Syndrom** mit Desorientierung, Gedächtnisstörungen und Konfabulationen übergehen. Als Spätfolge von Sportverletzungen des Gehirns ist die sogenannte Boxer-Enzephalopathie bekannt, die aufgrund wiederholter Kontusionen durch schwere Kopftreffer zur Demenz führen kann.

Die meisten **Schädelfrakturen** sind nach einem Jahr nicht mehr nachweisbar.

Schädelfrakturen verheilen bei Kindern in vier bis sechs Monaten, bei Erwachsenen innerhalb eines Jahres. Es gibt jedoch bei Kindern auch »wachsende« Frakturen. Spaltförmige Brüche können jahrelang sichtbar bleiben.

Bei Kindern und Jugendlichen ist die **Letalität** geringer und die Berufsprognose günstiger als bei Erwachsenen.

Die **Letalität** der Hirnverletzungen insgesamt ist bei Kindern und Jugendlichen geringer als bei Erwachsenen. Nach einem schweren Hirntrauma wird insgesamt fast ein Drittel der Patienten wieder berufsfähig und drei Viertel der Jugendlichen werden erwerbsfähig.

1.7.1.3 Traumatische intrakranielle Hämatome

Definition ▶

> **Definition.** Traumatische intrakranielle Hämatome sind auf Verletzungen intrakranieller Gefäße zurückzuführen. Man unterscheidet vier Formen, die jedoch auch miteinander kombiniert auftreten können:
> a) das **epidurale** Hämatom, eine Blutung zwischen Schädelknochen und Dura mater,
> b) das **subdurale** Hämatom, eine Blutung zwischen Dura mater und Arachnoidea,
> c) die traumatische **Subarachnoidalblutung** (SAB) in die äußeren Liquorräume,
> d) das **intrazerebrale** Hämatom, eine Kontusionsblutung in das Hirnparenchym, auch mit Einbruch in die inneren Liquorräume.
> Die intrakraniellen Hämatome gehen mit einer Vigilanzstörung einher, die ein freies Intervall aufweisen kann und sich mit beginnender Compressio cerebri verstärkt.

a) Epidurales Hämatom
(Blutung zwischen Schädelknochen und Duramater)

a) epidurales Hämatom
(Blutung zwischen Schädelknochen und Dura mater).

Symptomatologie
Ein epidurales Hämatom ist mit Kopfschmerzen, Erbrechen, homolateraler Mydriasis und Somnolenz verbunden.

Symptomatologie. Das akute epidurale Hämatom kann sich schon nach einem Bagatelltrauma durch Kopfschmerzen, Erbrechen und psychomotorische Unruhe ankündigen. In der Regel ist der Patient somnolent. Bei **homolateraler Mydriasis** kommt es zu einer kontralateralen Hemiparese und innerhalb von ein bis zwei Stunden zu einem Einklemmungssyndrom (s.u.).

Kleinkinder werden oft erst sechs bis zwölf Stunden nach einer Kopfverletzung, z.B. einem Sturz aus niedriger Höhe, somnolent.
Das subgaleale Hämatom kann einen hämorrhagischen Schock hervorrufen.

Im **Kleinkindesalter** treten epidurale Hämatome nach Schädelverletzungen vor allem in den beiden ersten Lebensjahren auf. Bei einem Sturz aus niedriger Höhe fehlt die primäre Vigilanzstörung; sie setzt oft erst sechs bis zwölf Stunden nach dem Trauma ein und zählt ebenso wie eine einseitige Mydriasis und ein epileptischer Anfall zu den bedrohlichen Spätsymptomen. Erhebliche Blutansammlung unter der Galea kann beim Kleinkind zur Anämie und zum **Schock-Syndrom** führen.

Ätiopathogenese
Epidurale Hämatome sind meist arterielle Blutungen aus der **A. meningea media**, die sich rasch zwischen Dura und Kalotte ausbreiten.

Ätiopathogenese. Epidurale Hämatome breiten sich rasch zwischen Dura und Kalotte vorwiegend in der Temporalregion aus. Die Blutung stammt aus der **A. meningea media** oder einem ihrer Äste. Bei Kleinkindern kommt es häufiger zu venösen Blutungen aus dem Frakturspalt. Zwei Drittel der Patienten sind jünger als 40 Jahre. Das Verhältnis von Männern zu Frauen beträgt 5:1.

1.7 Traumatische Schäden des Gehirns und Rückenmarks

Diagnostik. Nicht selten kommt es nach initialer Somnolenz und einem mehrstündigen freien Intervall zum Koma. Alarmierend ist eine **Anisokorie**. Von großer Bedeutung ist daher die Beobachtung der Vigilanz und der Pupillenreaktionen. Mit weiterer Ausdehnung der Blutung entwickelt sich eine kontralaterale Hemiparese, bei Mittelhirneinklemmung jedoch auch eine homolaterale Symptomatik *(S. 93)*. Die meisten epiduralen Hämatome entstehen im Bereich der lokalen Schädelverletzung. In fast 90% der Fälle findet man eine **Schädelfraktur** mit subgalealem Hämatom. Im Computertomogramm (CT) sind die epiduralen Hämatome in der Regel hyperdens *(Abb. 58)*, können aber auch isodens bis hypodens sein. Sie sind scharf begrenzt, relativ breit, bikonvex oder plankonvex, liegen vorwiegend temporo-parietal und führen zur Mittellinienverlagerung. Akute subdurale Hämatome sind oft nur computertomographisch von den epiduralen zu unterscheiden *(vgl. Abb. 59)*.

Operative Behandlung. Die Operation einer epiduralen Blutung mit Eröffnung des Schädelknochens (temporal) ist ein Noteingriff. Sind beide Pupillen lichtstarr (Bulbärhirn-Syndrom) oder ist das Vollbild eines schweren Mittelhirn-Syndroms mit Innenrotations-Streckkrämpfen erreicht, kommt die Operation fast immer zu spät.

Verlauf. Die Prognose hängt vom Alter des Patienten, der Entwicklungsgeschwindigkeit der Symptome und zusätzlichen zerebralen Komplikationen ab. Die Letalität beträgt 30 bis 40%, 20% der Patienten bleiben behindert, in fast 50% der Fälle kann jedoch mit voller Erwerbsfähigkeit gerechnet werden.

Der klinische Fall. Ein 54jähriger Forstwirt begab sich wegen heftiger Kopfschmerzen, Nausea und Erbrechens zu Fuß in die unfallchirurgische Ambulanz, nachdem er mit seinem PKW einen 20 m tiefen Abhang herabgestürzt war. Für den Unfallhergang bestand eine retrograde Amnesie. Der neurologische Befund war, abgesehen von einer diskret erweiterten Pupille rechts, unauffällig. Rechts parietal, unter einer vier Zentimeter langen Platzwunde, fand sich im Röntgenbild eine klaffende Schädelfraktur. Wegen zunehmender Somnolenz wurde ein CT angefertigt, das ein ausgedehntes epidurales Hämatom fronto-parietal rechts ergab *(Abb. 58)*. Nach Ausräumung des Hämatoms war der Patient beschwerdefrei.

Diagnostik
Man beobachtet eine **Anisokorie**, Halbseitensymptomatik und zunehmende Vigilanzstörung, nicht selten nach freiem Intervall. Fast immer findet sich eine **Schädelfraktur**. Das CT zeigt meist temporo-parietal einen konvexen, relativ breiten hyperdensen Hämatombezirk *(Abb. 58)*.

Operative Behandlung
Die Eröffnung des Schädelknochens ist ein Notfalleingriff.

Verlauf
Die Letalität liegt bei 30–40%. Jeder zweite operierte Patient wird wieder erwerbsfähig.

◄ Der klinische Fall

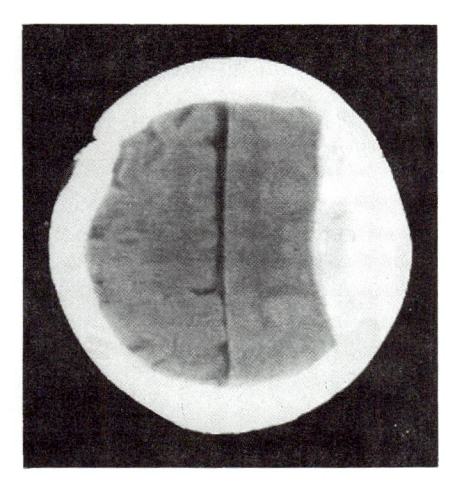

Abb. 58: Epidurales Hämatom.
Computertomogramm eines Patienten mit Schädelprellung und -fraktur, der nach einem freien Intervall somnolent wurde *(vgl. klinischer Fall)*. Im CT stellt sich ein ausgedehnter hyperdenser, konvexer Bezirk rechts fronto-parietal dar. Die Hirnfurchen sind rechtsseitig verstrichen (Hirnödem).

subdurales Hämatom

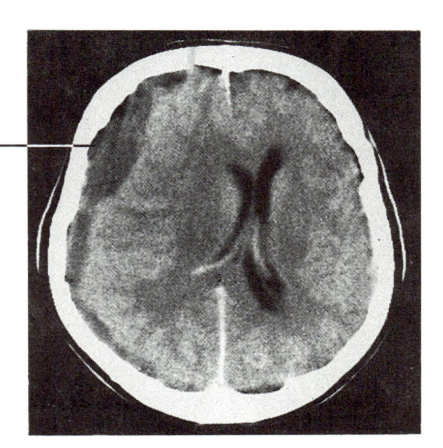

Abb. 59: Subdurales Hämatom.
Bei einer 80jährigen Patientin mit Mydriasis links und Aphasie stellte sich im CT eine schmale, massiv raumfordernde hypodense subdurale Blutung fronto-parietal links dar *(klin. Fall, S. 278)*.

b) subdurales Hämatom
(Blutung zwischen Dura mater und Arachnoidea)

Symptomatologie. Das subdurale Hämatom verläuft akut, subakut oder chronisch. Typisch für den akuten Verlauf ist eine innerhalb weniger Stunden progrediente Vigilanzstörung nach Schädelhirnverletzung, eine homolaterale Ophthalmoplegie und kontralaterale Hemiparese. Subakute und chronische subdurale Hämatome werden oft wegen unspezifischer Symptome wie Kopfdruck, psychomotorische Verlangsamung und mnestische Funktionsstörung verkannt, nachdem ein um Wochen oder Monate zurückliegendes Hirntrauma in Vergessenheit geraten ist.

Ätiopathogenese. Das Subduralhämatom, das meist supratentoriell, temporal oder frontal zwischen Arachnoidea und Dura gelegen ist, ist i. d. R. durch eine venöse Blutung (Zerreißung von Brückenvenen) bedingt. Schon bei leichteren Traumen kann es zu einer Verletzung von Brückenvenen kommen, die z.B. aufgrund einer altersbedingten Hirnatrophie freiliegen. Risikofaktoren des chronischen subduralen Hämatoms sind höheres Lebensalter, chronischer Alkoholismus, Stoffwechsel- und Gefäßerkrankungen. Eine Differenzierung gegenüber der sogenannten **Pachymeningeosis haemorrhagica interna** ist weder morphologisch noch klinisch möglich. Bei 10% der schweren Hirntraumen entsteht ein (meist doppelseitiges) **subdurales Hygrom.** Es handelt sich um eine Flüssigkeitsansammlung (Liquor) nach Verletzung der Arachnoidea, die spontan resorbiert wird und nur in Ausnahmefällen Hirndruck verursacht.

Diagnostik. Das akute **subdurale Hämatom** kann zwar gelegentlich ein symptomfreies Intervall aufweisen, in der Regel besteht jedoch von Anfang an eine **Vigilanzstörung,** die sich mit zunehmender Blutung und ansteigendem Hirndruck vertieft.

> Selbst wenn weder eine Somnolenz noch eine Erinnerung an ein Unfallereignis besteht, muß eine Mydriasis vor allem bei älteren, desorientierten Patienten immer an ein Subduralhämatom denken lassen.

Im Computertomogramm zeigt sich eine sichelförmige oder längsovale Zone, die sich entlang der Kalotte über größere Abschnitte einer oder beider Großhirnhemisphären erstrecken kann, in Abhängigkeit von dem Alter der Blutung hyper- oder hypodens und nicht scharf begrenzt ist *(Abb. 59)*. Die Angiographie stellt eine Abhebung der Gefäße von der Kalotte dar.

Differentialdiagnose. Computertomographische und angiographische Untersuchungen grenzen die akuten, subakuten und chronischen extrazerebralen Hämatome sicher von weiteren intrakraniell raumfordernden Prozessen (Tumoren, Abszesse) ab. Zum traumatischen intrazerebralen Hämatom s.u.

Therapie. Große subdurale Hämatome werden über ein Bohrloch entleert, kleine heilen auch ohne Eingriff ab.

Der klinische Fall. Die 80jährige Epilepsie-Patientin wurde nach einem großen, tonisch-klonischen Anfall im Treppenhaus aufgefunden und ins Krankenhaus gebracht. Sie war somnolent, dabei leicht erweckbar und psychomotorisch unruhig. Auffällig waren ein Monokelhämatom und eine Mydriasis links, eine amnestische Aphasie und ein frischer Zungenbiß. Das CT ergab eine fronto-temporo-parietal links gelegene hypodense Zone mit Kompression des linksseitigen Ventrikelsystems und massiver Mittellinienverlagerung nach rechts *(Abb. 59)*. Über ein Bohrloch fronto-temporal links wurde ein 1,5 cm breites subdurales Hämatom entfernt. Sechs Wochen nach der Operation klang die Aphasie langsam ab.

c) traumatische Subarachnoidalblutung (SAB)
(Blutung in die äußeren Liquorräume)

Symptomatologie. Meningismus und Kopfschmerzen als Folge einer Schädel-Hirn-Verletzung weisen auf eine traumatische Subarachnoidalblutung hin.

Ätiologie. Rindenprellungsherde gehen mit Einblutung in den Subarachnoidalraum einher, schwere Kontusionen und intrakranielle Hämatome mit Blutungen in die äußeren und inneren Liquorräume. Traumatische intrakranielle Aneurysmen als Ursache einer Subarachnoidalblutung sind sehr selten.

Diagnostik. Der Liquor ist sanguinolent oder xanthochrom. Im Computertomogramm (CT) erkennt man eine meist diskrete Dichteanhebung im Subarachnoidalraum.

Differentialdiagnose. Differentialdiagnostisch muß eine nichttraumatische SAB als Unfall-Ursache (!), ferner nach offener Hirnverletzung vor allem eine Meningitis oder ein subdurales Empyem in Betracht gezogen werden.

Therapie. Traumatische intrakranielle Aneurysmen werden operativ geklippt. Zur Therapie der SAB siehe auch *S. 315*

Verlauf. Der Verlauf kann durch Ausbildung eines aresorptiven Hydrozephalus kompliziert sein. Die Letalität nicht operierter traumatischer intrakranieller Aneurysmen ist mit 50% doppelt so hoch wie die Operationsletalität.

d) traumatisches intrazerebrales Hämatom
(Kontusionsblutung in das Hirnparenchym, auch mit Einbruch in die Liquorräume)

Symptomatologie. Bei den traumatischen intrazerebralen Hämatomen finden sich je nach Lokalisation, Ausdehnung und Kombination mit weiteren intrakraniellen Blutungen einzelne oder multiple Herdsymptome, vor allem eine Hemiparese und/oder Aphasie. Die Vigilanz ist nicht immer gestört. Die psychomotorisch unruhigen Patienten klagen über heftige Kopfschmerzen. Mit zunehmender Somnolenz kommt es zur Mittelhirneinklemmung.

Ätiologie. Die **intrazerebralen Hämatome** werden häufiger im höheren Lebensalter beobachtet. Sie sind überwiegend im Temporal- oder Frontallappen meist oberflächennah im Bereich der Kontusion (Gefäßzerreißung) lokalisiert, können bis in die Stammganglien reichen und in das Ventrikelsystem einbrechen.

Diagnostik. Das **CT** stellt intrazerebrale Blutungen als hyperdense Zonen dar. Nicht selten finden sich auch Blutspiegel in den Ventrikeln *(vgl. Abb. 60a)*. Die Angiographie wird zur Differentialdiagnose gegenüber den nicht-traumatischen intrazerebralen Blutungen eingesetzt. Zu den intrazerebralen Hämatomen bei Gefäßmißbildungen und Tumoren siehe *S. 310*.

Therapie. Kleine Kontusionsblutungen sind nicht operationsbedürftig. Intrakranieller Druckanstieg mit Massenverschiebung durch ein großes intrazerebrales Hämatom erfordert jedoch dessen Ausräumung.

Verlauf. Die intrazerebralen Hämatome weisen eine Letalität von durchschnittlich fast 60%, bei Patienten über 60 Jahren von 75% auf.

Der klinische Fall. Die 18jährige Patientin überschlug sich mit ihrem Pkw und wurde komatös eingeliefert. Computertomographisch war eine links fronto-temporale Kontusion mit intrazerebralem Hämatom, Blutspiegel im linken Hinterhorn und generalisiertem Hirnödem nachweisbar *(vgl. Abb. 60a)*. Nach Ausräumung des Hämatoms und vierwöchiger intensivmedizinischer Behandlung war die Patientin wach, jedoch aphasisch. Sie wies eine leichte Hemiparese rechts auf. Das Kontroll-CT ergab nach Resorption des Hämatoms einen posttraumatischen Hydrozephalus *(vgl. Abb. 60b)*. Innerhalb von vier Monaten bildeten sich unter krankengymnastischer, logopädischer und ergotherapeutischer Behandlung die Paresen bis auf eine leichte Absinktendenz der rechtsseitigen Extremitäten und die Aphasie bis auf vereinzelte Wortfindungsstörungen zurück.

Kontusionsblutung

Blutspiegel im Hinterhorn

Hypodenses Resorptionsareal

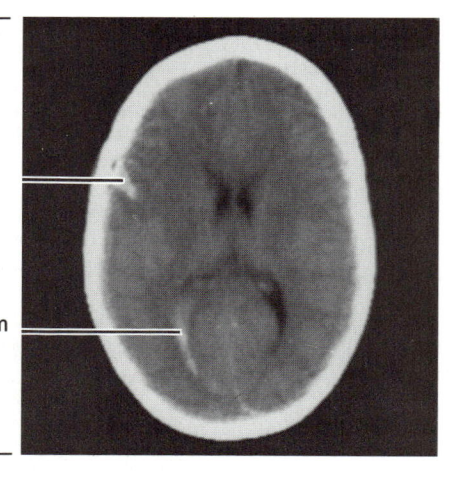

Abb. 60a: Das CT zeigt eine Kontusionsblutung links fronto-parietal, einen Blutspiegel im linken Hinterhorn und ein generalisiertes Hirnödem.

Abb. 60a und b: Intrazerebrales Hämatom und posttraumatischer Hydrozephalus *(vgl. klin. Fall, S. 279)*

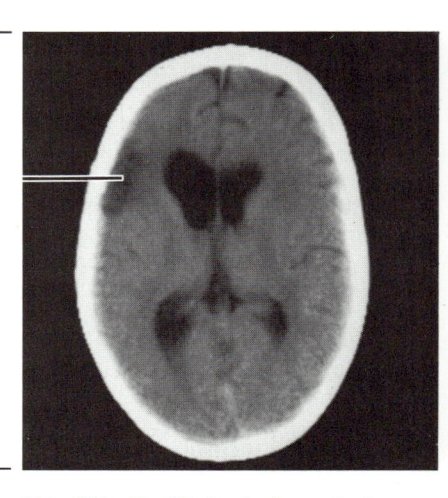

Abb. 60b: Die CT-Kontrolle nach einem Vierteljahr ergibt noch eine hypodense Kontusionszone links fronto-temporal. Das Ventrikelsystem ist linksbetont erweitert (posttraumatischer Hydrozephalus).

1.7.1.4 Verletzungen der A. carotis

Definition ▶

> ***Definition.*** Bei Schädelbasisfrakturen kann eine **Karotis-Sinus-cavernosus-Fistel**, d.h. ein arteriovenöser Kurzschluß zwischen A. carotis interna und Sinus cavernosus entstehen. Verletzungen im extrakraniellen Abschnitt der A. carotis, vor allem nach stumpfen kraniozervikalen Traumen, führen zum **thrombotischen Verschluß** mit nachfolgendem Hirninfarkt. Zerreißungen der A. carotis oder der venösen Sinus haben nicht selten letale Blutungen zur Folge.

a) traumatische Karotis-Kavernosus-Fistel

Symptomatologie
Ein Exophthalmus mit pulssynchronem Geräusch ist Hinweis auf eine traumatische Fistel.

Symptomatologie. Ein pulsierender Exophthalmus mit synchronem Preßstrahlgeräusch weist auf eine traumatische **Karotis-Sinus-cavernosus-Fistel** hin *(S. 30)*. Die Patienten klagen über heftige Kopfschmerzen und Doppeltsehen.

Ätiopathogenese
Der arteriovenöse Kurzschluß entsteht meist nach Schädelbasisfraktur mit Karotisverletzung.

Ätiopathogenese. Durch Verletzung oder Zerrung der A. carotis, besonders bei Frakturen der Schädelbasis, entleert sich arterielles Blut in den Sinus cavernosus **(arterio-venöser Kurzschluß)**. In einem Drittel der Fälle entwickelt sich ein doppelseitiger Exophthalmus. Durch Zug und Druck auf die in der Orbitalregion verlaufenden Hirnnerven kommt es zu Visusverschlechterung, Abduzens-, Okulomotorius- und Trochlearisparesen.

Diagnostik
Pathognomonisch für die Karotis-Sinus-cavernosus-Fistel sind:
- Exophthalmus
- pulssynchrones Geräusch
- Diplopie

Diagnostik. Häufig ist eine Hyperämie des Gesichts und eine Chemosis zu beobachten. Für die Diagnose richtungweisend ist die **Symptomen-Trias:**
- Exophthalmus,
- pulssynchrones Geräusch,
- Diplopie

Die Patienten hören ein Geräusch, das am besten in der Schläfenregion auskultiert werden kann und bei Kompression der homolateralen A. carotis abklingt. Jeder pulsierende Exophthalmus erfordert eine beiderseitige **Karotis-Angiographie,** die den arteriovenösen Kurzschluß nachweist. In der Orbitaschicht des kranialen Computertomogramms (CT) sieht man eine erweiterte und vermehrt geschlängelte V. ophthalmica superior.

Differentialdiagnose. Differentialdiagnostisch kommen Kavernosus-Fisteln bei arteriovenösen Fehlbildungen in Frage *(S. 258)*, die sich angiographisch von den direkten traumatischen Fisteln abgrenzen lassen.

Therapie und Verlauf. Die Therapie der traumatischen Karotis-Kavernosus-Fistel kann durch Fistelverschluß mittels eines ablösbaren Ballons erfolgen, der mit Hilfe eines Katheters durch die A. carotis bis in die Fistel vorgeschoben wird. Unbehandelt kann eine Optikusatrophie und infolge des arteriovenösen Shunts eine **Myokardhypertrophie** (»Fistelherz«) entstehen.

b) traumatische Karotisthrombose

Wenn unmittelbar oder mit einer Latenz von Tagen und Wochen nach einem kraniozervikalen Trauma eine transitorisch-ischämische Attacke (TIA) oder ein Hirninfarkt auftritt, ist ein extrakranieller Karotisverschluß zu vermuten. Bei Verdacht auf eine Karotis-Thrombose sind dopplersonographische und arteriographische Untersuchungen angezeigt. Ursache eines thromboembolischen Hirninfarkts ist eine direkte stumpfe Verletzung im Halsabschnitt der A. carotis, vor allem bei Motorrad- und PKW-Unfällen (whiplash injury).

Therapie und Verlauf. Wenn der Allgemeinzustand des Verletzten und die Lokalisation der Thrombose es erlauben, ist eine Karotis-Desobliteration indiziert. Zur Indikation siehe *S. 300*. Nach frühzeitiger Operation kann sich die Halbseiten-Symptomatik zurückbilden.

1.7.2 Offene Hirnverletzungen

> ***Definition.*** Offene Hirntraumen werden durch stumpfe oder scharfe Gewalt mit Verletzung von Haut, Knochen und **Dura** hervorgerufen. Man unterscheidet **penetrierende Schädel-Hirn-Traumen** durch Schuß-, Bolzen- oder Pfählungsverletzungen und **Impressionsfrakturen** nach umschriebener Gewalteinwirkung auf den Schädel.
> Ein sicherer Hinweis auf eine offene Hirnverletzung ist die **Liquorrhö**. Jede offene Hirnwunde ist infiziert, daher kann es zu einer Reihe entzündlicher Komplikationen kommen: Hirnabszeß, phlegmonöse Enzephalitis, Meningitis, epidurale und subdurale Empyeme und ein Pyozephalus (Ventrikelinfektion). Bei den offenen Hirnverletzungen kommen häufig **fokale Anfälle** (Jackson-Epilepsie) vor.

Epidemiologie. Der Anteil der offenen Hirnverletzungen beträgt 3% aller Schädel-Hirn-Traumen. Wie bei den gedeckten Hirntraumen überwiegt das männliche Geschlecht. Schädelschußverletzungen werden, abgesehen von Kriegshandlungen, meist in suizidaler Absicht von Männern herbeigeführt. Bei 30 bis 40% der zentrobasalen Frakturen wird die Dura eröffnet.

1.7.2.1 Schußverletzungen des Gehirns

Symptomatologie. Wird eine kleinkalibrige Schußverletzung des Gehirns überlebt, so besteht oft weder eine Vigilanzstörung noch eine Amnesie. Je nach Verlauf des Schußkanals kommt es zu neurologischen Ausfällen, wie z.B. Amaurose, Hemiparese oder Hirnstamm-Syndromen.

Ätiopathogenese. Man unterscheidet Steckschüsse von Impressions- und Durchschüssen. Die in Friedenszeiten häufigste penetrierende Hirnverletzung geschieht durch Pistolenschuß in die rechte Schläfe (Rechtshänder).

Diagnostik. Entscheidend sind computertomographische Untersuchungen zur Lokalisation des Projektils und des Schußkanals bzw. zur Beurteilung von Schädeldurchschüssen und zur Kontrolle des begleitenden Hirnödems.

Therapie. Bei Steck- und Durchschüssen besteht nur eine relative Indikation zur operativen Entfernung von Projektilen oder Splittern, damit durch die Operation nicht eine noch größere Hirnwunde verursacht wird.

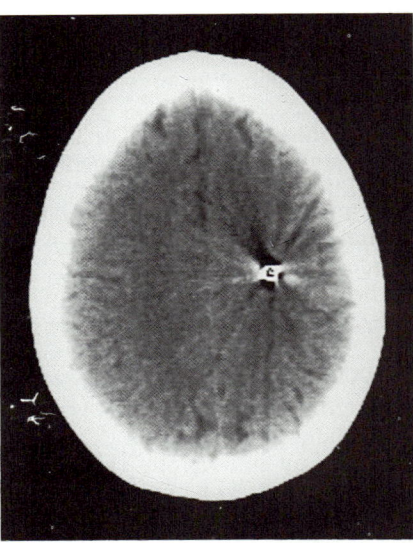

Abb. 61: Schädelschußverletzung. Im CT eines 34jährigen Patienten mit Schußverletzungen rechts parietal erkennt man ein 5 mm großes Projektil mit Sternartefakt *(s. klin. Fall).*

Verlauf. Eine Folge der Schädelschußverletzung ist der Früh- oder Spätabszeß des Gehirns *(S. 210).* Bei jedem zweiten Patienten, d.h. zehnmal häufiger als nach geschlossenen Hirntraumen (ca. 5%), entsteht eine chronische Epilepsie *(S. 274).* Schädelschüsse nach Suizidversuch verlaufen in 80% letal. Bolzenschußverletzungen werden nur selten überlebt (siehe auch **Farbtafel S. 419**).

Der klinische Fall. Ein 34jähriger Kaufmann schoß sich nach eigenen Angaben beim Reinigen seines Kleinkalibergewehrs durch das rechte Auge. Unmittelbar danach war er gut ansprechbar. Er entwickelte eine brachiofazial betonte Hemiparese links. Das CT ergab fronto-basal rechts mehrere luftdichte rundliche Parenchymläsionen und im zentralen Anteil des rechten Parietallappens ein fünf Millimeter großes Projektil *(Abb. 61).* Das Projektil wurde operativ entfernt, der rechte Bulbus wegen Amaurosis enukleiert.

1.7.2.2 Impressionsfrakturen

Symptomatologie. Bei Impressionsfrakturen ist Austritt von Liquor und Hirngewebe zu beobachten. Im Gegensatz zur Liquorrhö beweisen Blutungen aus Mund, Nase und Ohr noch keine offene Hirnverletzung. Patienten mit einer **Liquorfistel** klagen über Kopfschmerzen und Schwindel.

Ätiopathogenese. Durch frontal einwirkende Gewalt bei Verkehrsunfällen kommt es zu Frakturen des Gesichtsschädels und der Schädelbasis mit Beteiligung der Nasennebenhöhlen (NNH). Die Dura wird häufig mitverletzt.

> Mit einer Latenz von Stunden und Tagen kann eine rhinogene Liquorfistel entstehen.

Seltener sind otogene Liquorfisteln bei Felsenbeinfraktur mit Verbindung zum Mittelohr. Abgesehen von dem Liquorabgang kann auch Luft in den Schädel eindringen. Wenn sich die Luft in einem traumatischen Substanzdefekt des Gehirns (meist frontal) ansammelt, spricht man von einer Pneumatozele.

Diagnostik. Bei fronto-basalen Frakturen findet man häufig eine Rhinoliquorrhö, die durch Kopfbeugen verstärkt wird, und röntgenologisch eine Pneumatozele. Eine Otoliquorrhö weist auf latero-basale Frakturen mit Felsenbeinbrüchen hin.

Therapie. Die Behandlung ist operativ. Ziel ist der Duraverschluß nach sorgfältiger Wundreinigung. Eine Fistelöffnung kann durch Duraplastik, ein Muskelstück oder lyophilisierte Dura gedeckt werden. Bei Läsion des N. facialis nach Felsenbeinfraktur ist gelegentlich eine transmastoidale Dekompression oder End-zu-End-Anastomose indiziert.

Verlauf. Neben der Schockgefahr besteht bei offenen Hirnverletzungen eine Blutungs- und Infektionsgefahr. In jedem zweiten Fall einer unbehandelten Liquorrhö muß mit einer fortgeleiteten **Meningitis** (Pneumokokken!) gerechnet werden. Noch nach Jahren kann ein Hirnabszeß entstehen. Die Prognose operativ behandelter Liquorfisteln ist günstig. Wie bei den Schußverletzungen ist in jedem zweiten Fall eine chronische Epilepsie zu erwarten.

Der klinische Fall. Der 29jährige Patient erlitt ein Polytrauma mit offener Hirnverletzung (Impressionsfraktur links frontoparietal), als er bei einem Verkehrsunfall aus seinem PKW herausgeschleudert wurde und auf Bahngleisen aufschlug. Er wurde am Unfallort intubiert und in einer nahegelegenen neurochirurgischen Abteilung operativ versorgt. Drei Monate später war der Patient noch komatös, es bestand ein Mittelhirn-Syndrom, das in ein apallisches Syndrom mit spastischer Tetraparese überging. Ein halbes Jahr nach dem Unfall reagierte der Patient erstmals gezielt auf Ansprache, ein Jahr später konnte er wieder sprechen, lesen und einige Worte schreiben, war jedoch noch nicht gehfähig.

1.7.2.3 Traumatische Hirnabszesse

Symptomatologie. Kopfschmerzen und Vomitus, die die akute Traumaphase überdauern oder erst Jahre später in Erscheinung treten, sind bei gleichzeitiger Temperaturerhöhung und Vigilanzstörung verdächtig auf einen Hirnabszeß. Nicht selten kommen epileptische Anfälle hinzu.

Ätiopathogenese. Traumatische Abszesse liegen oberflächennah. Pyogenes Material gelangt durch das Trauma direkt oder indirekt in das Hirngewebe. Es kann zu Früh- oder Spätabszessen kommen. Meist sind es Verkehrs- und Arbeitsunfälle mit heftiger Gewalteinwirkung auf den Kopf, in Kriegszeiten Kopfschüsse, die einen Früh- oder Spätabszeß verursachen.

Diagnostik. Mit Hilfe des kranialen Computertomogramms läßt sich die Abszeßkapsel nach Kontrastmittelgabe als Ringstruktur nachweisen. Differentialdiagnostisch kommen andere raumfordernde Prozesse in Frage, die mit einer ringförmigen Kontrastmittelanhebung einhergehen, vor allem Gliome und Hirnmetastasen *(S. 211)*.

1.7.3. Rückenmarksverletzungen

1.7.3.1 Gedeckte Rückenmarksverletzungen

> ***Definition.*** Unter gedeckten Rückenmarksverletzungen versteht man analog zu den Hirntraumen die
> - **Commotio spinalis,** eine reversible Funktionsstörung infolge stumpfer Gewalteinwirkung auf die Wirbelsäule,
> - **Contusio spinalis,** eine traumatische Rückenmarksschädigung mit medullären Ausfällen bis zur Querschnittslähmung,
> - **Compressio spinalis,** eine Druckschädigung mit Rückenmarks-, Kauda- oder Konus-Syndrom bei Einengung des Spinalkanals durch Wirbelfraktur mit Dislokation, Diskushernie oder spinale Blutung und das schwere
> - **Schleudertrauma** der Halswirbelsäule (Peitschenschlag-Trauma, whiplash injury) mit radikulären und medullären Symptomen.

Epidemiologie. Die Inzidenz der Wirbelsäulenverletzungen, die mit neurologischen Ausfällen verbunden sind, beträgt 3/100 000, die Prävalenz 50/100 000 Einwohner. Sie betreffen vorwiegend junge Erwachsene, Männer etwa dreimal häufiger als Frauen. Der Altersgipfel liegt zwischen dem 15. und 25. Lebensjahr. Die *Tabelle 75* informiert über die wesentlichen Unfallursachen der Rückenmarksverletzungen. An erster Stelle stehen **Verkehrsunfälle**.

Epidemiologie
Bei einer Prävalenz der Wirbelsäulentraumen von 50/100 000 Einwohner sind vorwiegend Männer betroffen. Zu den Ursachen der Rückenmarksverletzungen siehe *Tabelle 75*.

Tabelle 75: Ursachen und Letalität von Rückenmarksverletzungen. An erster Stelle der Ursachen liegen die Verkehrsunfälle. Jedes zweite Rückenmarkstrauma ist die Folge eines PKW-Unfalls. Bei den Zweirad-Unfällen ist die Letalität am höchsten (nach Griffin u. Mitarb. 1985)

	Ursachen %	Letalität %
Verkehrsunfälle	69	
PKW	50	50
Motorrad, Fahrrad	16	60
andere	3	
Stürze von Leitern, Treppen u.a.,	13	20
Arbeitsunfälle u.a.	10	55
Sportunfälle	8	8
Total	100	45

a) Commotio spinalis

a) Commotio spinalis

Synonym. Commotio medullae spinalis.

Definition ▶

> **Definition.** Die Commotio spinalis ist eine reversible Funktionsstörung des Rückenmarks infolge stumpfer Gewalteinwirkung auf die Wirbelsäule.

Symptomatologie
Die Commotio spinalis ruft flüchtige Reizerscheinungen hervor.

Symptomatologie. Bei der Commotio spinalis kommt es zu sensiblen Reizerscheinungen, Reflexdifferenzen und Miktionsstörungen, die sich innerhalb von Minuten bis Stunden vollständig zurückbilden.

Ätiopathogenese
Nach Prellung der Wirbelsäule kommt es zu einer reversiblen Funktionsstörung ohne erkennbare morphologische Veränderungen.

Ätiopathogenese. Es handelt sich um eine reversible Funktionsstörung des Rückenmarks nach Prellung der Wirbelsäule. Eine transitorische Ischämie und ein Ödem werden vermutet, sind jedoch nicht nachzuweisen. Bleibende morphologische Veränderungen werden nicht beobachtet. Zur Therapie der gedeckten Rückenmarksverletzungen siehe *Seite 286*.

b) Contusio spinalis

b) Contusio spinalis

Synonyme. Contusio medullae spinalis, Rückenmarksquetschung.

Definition ▶

> **Definition.** Die Contusio spinalis ist eine traumatische Rückenmarksschädigung mit medullären Ausfällen bis zur Querschnittslähmung.

Symptomatologie
Bei der Contusio spinalis ist mit schweren neurologischen Ausfällen (Paraplegie oder Tetraplegie) zu rechnen. Unmittelbar nach dem Trauma kommt es zum **spinalen Schock** mit schlaffer Lähmung unterhalb der Läsion.

Symptomatologie. Das charakteristische klinische Bild der Contusio spinalis ist die komplette bzw. partielle Querschnittslähmung. Initial besteht ein **spinaler Schock** mit schlaffer Lähmung unterhalb der Läsion. Immer kommt es zu einer **Blasenentleerungsstörung** *(S. 68)* und weiteren autonomen Ausfällen. Je nach Schädigungsniveau sind Querschnittssyndrome mit Tetraplegie (zervikal) oder Paraplegie (thorakal und lumbal), Konus- und Kauda-Syndrome zu unterscheiden, letztere in Höhe bzw. unterhalb des ersten Lendenwirbelkörpers *(S. 100)*.

Jeder vierte Unfall, der ein Rückenmarkstrauma verursacht, führt auch zu einer Kopfverletzung.

Patienten mit Rückenmarkstrauma erleiden nicht selten während eines Unfalls zusätzlich Kopfverletzungen, die anfangs leicht übersehen werden, bei Nachuntersuchungen aber je nach Schweregrad der spinalen Traumen in wenigstens 25% der Fälle nachzuweisen sind.

Ätiopathogenese. Neben Verkehrs- und Arbeitsunfällen sind es häusliche Unfälle, z.B. Treppenstürze und unter den Sportverletzungen vor allem Badeunfälle nach Kopfsprüngen in flaches Wasser, die zu einem Querschnittssyndrom führen *(vgl. Tabelle 75).*

Akute traumatische Läsionen können alle Abschnitte der Wirbelsäule vom Foramen occipitale magnum bis zum Os sacrum betreffen, finden sich aber am häufigsten im Bereich der unteren Halswirbelsäule und am thorakolumbalen Übergang. Markschädigungen werden vor allem durch Stauchung, Hyperflexion und Rotation der Wirbelsäule verursacht. Pathologisch-anatomisch sieht man intramedulläre Blutungen und Mikrozirkulationsstörungen mit Ödem, die zu zentralen ischämischen Nekrosen führen. Es kommen vielfältige Quetsch- und Rißverletzungen des Rückenmarks bis zur Durchtrennung (Lazeration) vor.

c) Compressio spinalis

Synonyme. Compressio medullae spinalis, Druckschädigung des Rückenmarks.

> **Definition.** Druckschädigung des Rückenmarks bei Einengung des Spinalkanals.

Symptomatologie. Unter heftigen Nacken- oder Rückenschmerzen kommt es zu radikulären Ausfällen und rasch progredient zum Querschnittssyndrom mit sensomotorischer Para- oder Tetraparese und Blasen-/Mastdarmstörung.

Ätiopathogenese. Ursächlich handelt es sich um eine Einengung des Spinalkanals mit Kompression des Rückenmarks als Folge von Wirbelfrakturen, -luxationen oder Luxationsfrakturen. Wenn eine Kopfbewegung durch einen plötzlichen Aufprall, Schlag oder Stoß gebremst wird, kann die Halswirbelsäule durch die Gewalt der anhaltenden Körperbewegung derart gestaucht und torquiert werden, daß Frakturen und Luxationen auftreten. Das Myelon wird entweder durch Knochenfragmente, Wirbeldislokation, Bandscheibenvorfall oder ein **epidurales spinales Hämatom** geschädigt, das sich zwischen Periost und Dura mater ausbreitet. Demgegenüber sind subdurale Blutungen selten.

d) Schleudertrauma

Synonyme. Peitschenschlagtrauma, whiplash injury.

Symptomatologie. Schleudertraumen der Halswirbelsäule führen oft nach einem schmerzfreien Intervall zu heftigen Nacken-Kopfschmerzen, Parästhesien, Schwindel, Nausea und gelegentlich kurzdauernder Somnolenz. Nach einem schweren Schleudertrauma der HWS kann die Untersuchung radikuläre, medulläre und zerebrale Symptome aufdecken.

Ätiopathogenese. Eine Hyperextension und anschließende Hyperflexion der Halswirbelsäule bei Verkehrsunfällen bewirkt eine Distorsion oder Luxation der Wirbelgelenke, gelegentlich auch **Karotisverletzungen,** siehe S. 280. Die häufigste Ursache sind Auffahrunfälle, bei denen der Kopf plötzlich nach hinten geschleudert wird.

Diagnostik der Wirbelsäulenverletzungen. Bei adäquaten Angaben zum Unfallhergang und typischen Beschwerden wie Empfindungslosigkeit unterhalb der lokal schmerzhaften Verletzung muß eine hinzukommende Retentio urinae und vor allem eine zunehmende Para- oder Tetraparese den dringenden Verdacht auf eine Contusio oder Compressio spinalis erwecken. Ein medialer lumbaler **Bandscheibenprolaps,** der schon nach Lastenheben auftreten kann, ist durch bilaterale radikuläre Schmerzen, Sensibilitätsstörungen, Paresen und hinzukommende Harnverhaltung gekennzeichnet (Kauda-Syndrom).

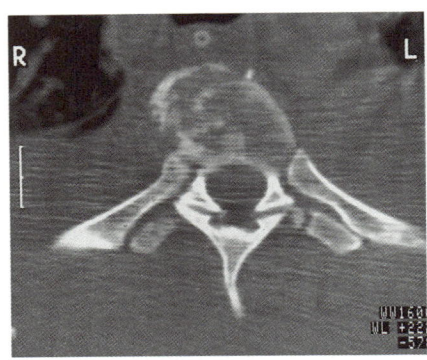

Abb. 62a: Kompressionsfraktur des dritten und vierten Brustwirbelkörpers mit hypodenser Spongiosastruktur, Frakturen des linken Processus articularis und des Processus spinosus des vierten BWK.

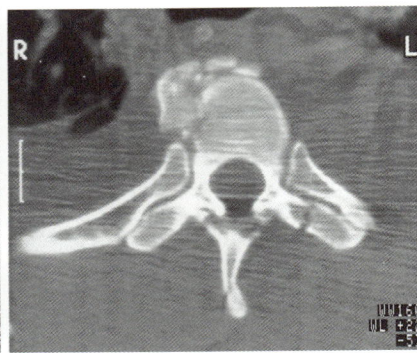

Abb. 62b: In einer tieferen Schicht sind Frakturtrümmer des luxierten dritten BWK ventral rechts abgrenzbar, während der untere Anteil des 4. BWK weitgehend erhalten ist.

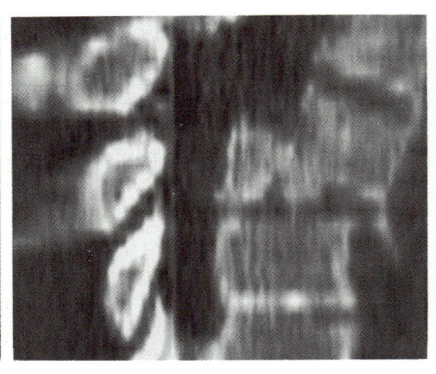

Abb. 62c: Sagittale Rekonstruktion in Höhe BWK 2 bis 6. Durch Abriß der Wirbelbögen des 3. BWK kommt es zur Verlagerung der oberen Wirbelsäule über den keilförmig deformierten 4. BWK nach ventral und kaudal und damit zur Abknickung des Myeloms.

Abb. 62 a–c: Fraktur des dritten und vierten Thorakalwirbels.
Spinales CT eines 30jährigen Mannes, der beim Drachenfliegen abstürzte und sich eine Querschnittslähmung (Paraparese) zuzog.

Wirbelsäulenverletzungen sind röntgenologisch und computertomographisch abzuklären. Ein Passagestop kann myelographisch nachgewiesen werden.

Therapie
Nach Schockbehandlung am Unfallort erfolgt der Transport in das nächstgelegene Krankenhaus. Bei Nachweis einer Rückenmarksverletzung empfiehlt sich der Hubschraubertransport in ein Zentrum für Querschnittsgelähmte.

Die Therapie umfaßt:
- zweistündige Umlagerung
- Low-dose-Heparinisierung,
- Blasenkatheterisierung,
- später Blasentraining und
- Krankengymnastik.

Es gibt keine absolute Operationsindikation bei der Contusio spinalis. Dringlich ist aber die Entfernung eines epiduralen Hämatoms (Compressio spinalis). Bei instabilen Frakturen ist eine Wirbelsäulen-Extension angezeigt.

Ein Diskusprolaps mit Rückenmarks- oder Kauda-Syndrom erfordert einen Notfalleingriff.

Bei Rückenmarkstraumen ist der Liquor häufig sanguinolent. Jede Wirbelsäulenverletzung erfordert neben der eingehenden neurologischen eine röntgenologische und **computertomographische** Untersuchung *(vgl. Abb. 62)*. Kann eine Rückenmarkskompression mit dem CT nicht ausgeschlossen werden, ist zusätzlich die Myelographie erforderlich.

Therapie der Wirbelsäulenverletzungen. Da sich eine Commotio von einer Contusio spinalis anfangs nicht sicher abgrenzen läßt, hängt die Therapie von der klinischen Verlaufsbeobachtung im nächstgelegenen Krankenhaus ab. Bestätigt sich neurologisch und röntgenologisch eine Rückenmarksschädigung mit oder ohne dislozierte Wirbelfraktur, so besteht die Notwendigkeit zur Intensivtherapie in einem Spezialzentrum für Querschnittsgelähmte. Nach Primärversorgung mit Lagerung auf einer Vakuummatratze und Schockbehandlung sollte der Verletzte per Hubschrauber transportiert werden.

Die Behandlung wird in einem **Spezialbett** mit zweistündiger Umlagerung fortgesetzt (Dekubitus-Prophylaxe). Wegen erheblicher Thromboseneigung und Emboliegefahr ist bei akut Querschnittsgelähmten eine Low-dose-Heparinisierung angezeigt. Im Hinblick auf die vegetativen Begleit-Symptome ist neben regelmäßigen Blutdruck- und Temperatur-Kontrollen die aseptische **Blasenkatheterisierung,** später ein Blasentraining erforderlich, damit der Patient die Reflexblase auszunützen lernt *(S. 97)*. Krankengymnastische Bewegungsübungen beginnen nach Ruhigstellung der Wirbelfraktur.

Bei Contusio spinalis ist ein chirurgischer Eingriff grundsätzlich nicht indiziert. Ein epidurales Hämatom bei Compressio spinalis muß aber unverzüglich ausgeräumt werden, da sonst nicht mehr mit einer Rückbildung der Symptome gerechnet werden kann. Eine Indikation zur Entfernung von großen Knochenfragmenten kann sich ergeben, wenn eine traumatisch bedingte Querschnittslähmung fortschreitet oder sekundär auftritt. Nach instabilen Wirbelfrakturen ist eine Extensionsbehandlung mit der Crutchfield-Zange angezeigt, die zur Streckung der Wirbelsäule am Schädel fixiert wird.

Bei einem medialen Diskusprolaps als Ursache eines Rückenmarks- oder Kauda-Syndroms ist die Laminektomie ein Notfalleingriff.

Verlauf. Die meisten hohen Querschnittslähmungen nach Motorradunfällen führen entweder unmittelbar nach dem Ereignis oder im weiteren Verlauf zum Tod. Häufige Todesursache ist eine Niereninsuffizienz nach chronischem Harnwegsinfekt. Die **Sieben-Jahres-Überlebensrate** der Querschnittsgelähmten insgesamt liegt zwischen 80 und 90%. Fortgeschrittenes Alter und eine komplette Tetraplegie sind aber ungünstige Faktoren, so daß die Sieben-Jahres-Überlebensrate der über 50-jährigen mit Tetraplegie nur knapp 25% beträgt.

Der klinische Fall. Eine 52jährige Taxifahrerin, deren PKW bei Aquaplaning ins Schleudern geriet und frontal mit einem entgegenkommenden Fahrzeug zusammenstieß, erlitt eine Fraktur des II. Halswirbelkörpers mit Bogenwurzelbeteiligung links. Neurologisch fand sich eine dissoziierte Sensibilitätsstörung von C 2 abwärts mit herabgesetzter Berührungs- und Lageempfindung links sowie kontralateraler Hypalgesie und Thermhypästhesie. Die Eigenreflexe waren am linken Arm abgeschwächt, an den unteren Extremitäten erloschen. Nach Ausräumung der Bandscheibe C 2/3 wurde eine ventrale Spondylodese durch Knochenspanimplantation und Plattenverschraubung vorgenommen. Nach Abklingen des spinalen Schocks bildete sich die Querschnittssymptomatik innerhalb von zwei Wochen vollständig zurück.

1.7.3.2 Offene Rückenmarksverletzungen

> *Definition.* Als offene Rückenmarks- und Kaudaverletzung bezeichnet man penetrierende Wirbelsäulentraumen mit Dura-Eröffnung vor allem als Folge von Schuß- oder Stichverletzungen.

Weniger als 10% der Rückenmarksläsionen sind offene Traumen, ihr Anteil ist jedoch bei Kriegsverletzungen erheblich höher.

Wie bei gedeckten Rückenmarkstraumen kommt es zu Querschnittslähmungen, gelegentlich auch zu einem Brown-Séquard-Syndrom. Schuß- und Stichverletzungen, die eine Duraeröffnung verursachen, führen zur Gewebszerstörung mit medullärer Blutung und begleitendem Ödem, seltener auch zu einem spinalen epiduralen Hämatom oder Abszeß *(S. 229)*.

Therapie und Verlauf. In jedem Fall ist ein operativer Verschluß der Duraverletzung unter systemischer Antibiotikatherapie erforderlich. Die lokale Instillation eines Antibiotikums ist nicht erfolgversprechend. Wird die offene Rückenmarksverletzung nicht unverzüglich operiert, so besteht die Gefahr einer Liquorfistel mit Infektion der Meningen.

1.7.4 Strahlenschäden des ZNS

Synonym. ZNS-Schädigung durch ionisierende Strahlen.

> *Definition.* Veränderungen des Gehirns und Rückenmarks nach Einwirkung von ionisierenden Strahlen, z.B. nach therapeutischer Radiatio und nuklearen Traumen (Atombombe, Reaktorunfall).

Symptomatologie. Unter der Strahlentherapie der Hirntumoren kommt es häufig zu Zeichen eines intrakraniellen Drucks *(S. 88)* und Hirnnerven-Symptomen (Optikusschädigung!). Patienten mit Strahlenmyelopathie klagen über hartnäckige **brennende Schmerzen**. Man beobachtet spastische Paresen und eine dissoziierte Empfindungsstörung, hinzu kommen weitere Rückenmarks-Symptome wie eine neurogene Blasenstörung. Nicht selten entwickelt sich ein Brown-Séquard- oder ein Spinalis-anterior-Syndrom.

Ätiopathogenese. Durch therapeutische Radiatio wird das umgebende Gewebe von Hirntumoren, einschließlich der Gefäße, geschädigt, so daß sich nach Monaten und Jahren Entmarkungen und Parenchymnekrosen mit Zystenbildung entwickeln. Die **Strahlenmyelopathie** ist ebenfalls eine iatrogene Erkrankung, vor allem des Zervikal- und Thorakalmarks. Bei der zervikalen Strahlenmyelopathie kann die Medulla oblongata betroffen sein. Morphologisch findet man wie bei der zerebralen Läsion Entmarkungsherde vorwiegend der weißen Substanz. Die Toleranzdosis beträgt für γ- und Röntgenstrahlen etwa 2 Gy Einzeldosis und 45 bis 55 Gy Gesamtdosis.

Eine **nukleare Strahlenschädigung** durch Atombomben oder Reaktorunfälle verursacht schwerste generalisierte Nekrosen, Verbrennungen, Blutungen und sekundär hypoxische, meist letale Läsionen des Zentralnervensystems.

Strahlenschäden durch Atombomben und Reaktorunfälle verursachen schwere Parenchymnekrosen.

Diagnostik
Charakteristisch sind **Hirndruckzeichen** bei zerebralen Strahlenschäden und **radikuläre Schmerzen** sowie **Hyperpathie** bei Strahlenmyelopathie.

Diagnostik. Eine Strahlenschädigung des Gehirns ist an zunehmendem **Hirndruck** mit Vigilanzstörung und **Stauungspapille** zu erkennen. Hinzu kommen zerebrale Herdsymptome. Bei der Strahlenmyelopathie stellen sich oft erst mit Latenz von sechs bis zwölf Monaten nach Radiatio **radikuläre Schmerzen** und eine **Hyperpathie** ein. Computer- und kernspintomographisch läßt sich am Gehirn die hypodense Strahlennekrose und das Begleitödem darstellen, am Rückenmark jedoch nicht immer ein vergleichbarer pathologischer Befund nachweisen.

Differentialdiagnose
Rezidive bestrahlter Tumoren sind auszuschließen.

Differentialdiagnose. Differentialdiagnostisch sind Rezidive von Hirn- bzw. Rückenmarkstumoren und -metastasen auszuschließen, die zuvor bestrahlt wurden.

Therapie
Eine raumfordernde Strahlennekrose kann operativ entfernt werden. Kortikosteroide werden gegen Schmerzen bei Strahlenmyelopathie verabreicht.

Therapie. Bei zunehmendem Hirndruck mit intrakranieller Massenverschiebung wirkt die operative Entfernung der Strahlennekrose entlastend. Demgegenüber ist eine Strahlenmyelopathie therapeutisch kaum zu beeinflussen. Kortikosteroide können bei Hirnödem und brennenden myelogenen Schmerzen eingesetzt werden.

Verlauf
Zu den Spätfolgen sind **epileptische Anfälle** zu rechnen. Die Letalität ist hoch.

Verlauf. Spätfolgen von Bestrahlungen des Gehirns sind zentrale Herdsymptome, darunter **epileptische Anfälle**. Die Letalität hängt von der Grunderkrankung, Strahlendosis und dem Bestrahlungsfeld ab. Je höher das bestrahlte Feld im Rückenmark, desto seltener wird eine Strahlenmyelopathie überlebt. Die Letalität liegt bei 50%.

1.7.5 Elektrotrauma des ZNS

Synonym. Elektrounfall.

Definition ▶

> *Definition.* Schädigung von Gehirn und Rückenmark durch Elektrizität (Strom- oder Blitzschlag).

Epidemiologie
Niederspannungsunfälle sind häufiger als Hochspannungsunfälle.

Epidemiologie. Niederspannungsunfälle im Haushalt mit Wechselstrom von 220 bis 360 Volt sind wesentlich häufiger als Hochspannungsunfälle (> 1000 Volt).

Symptomatologie
Das Elektrotrauma kann neben einem Koma tonisch-klonische Anfälle und sensomotorische Paresen hervorrufen.

Symptomatologie. Wenn das Gehirn von einem Strom durchflossen wird, kommt es zum **Koma** und tonisch-klonischen Anfällen mit **Opisthotonus**. Ein Elektrotrauma des Rückenmarks verursacht segmentale sensomotorische Ausfälle mit lokalen atrophischen Paresen und distal der Strommarke spastischen Symptomen.

Pathophysiologie
Wenn sich bei einem Elektrounfall der Stromkreis im Körper schließt, werden Hirn- und Rückenmarksschädigungen mit Blutungen und Koagulationsnekrosen verursacht.

Pathophysiologie. Schon in unmittelbarer Nähe von Hochspannungsleitungen besteht die Gefahr eines Stromüberschlags mit schweren Verbrennungen von Haut, Muskulatur und Nervengewebe. Wechselstrom ist gefährlicher als Gleichstrom. Bei Blitzschlag und Hochspannungsunfällen kommen Verkohlungen vor. Beim Elektrounfall wird der Stromkreis durch den menschlichen Körper geschlossen. Dabei kann es zum Koma (Elektronarkose) und Herz-Kreislauf-Stillstand kommen. Elektrounfälle oder Blitzschläge mit Kopfverletzungen verursachen ein **Hirnödem** und petechiale intrazerebrale Blutungen. Werden beide Arme von Strom durchflossen, entstehen lokale **Koagulationsnekrosen** im Halsmark, werden die Beine betroffen, im Lumbalmark.

Diagnostik. Die neurologische Untersuchung ergibt häufig zerebrale Herdsymptome oder ein Querschnittssyndrom. Nach Niederspannungsunfällen beobachtet man graublaue **Strommarken** der Haut, Hochspannungsunfälle mit Stromdurchfluß führen zu ausgedehnten Verbrennungen, vor allem der Muskulatur. Alle Elektrounfälle müssen auch kardiologisch untersucht werden.

Therapie. Der Verletzte wird nach Abschalten des Stroms geborgen. Bei Ateminsuffizienz und Koma ist eine frühzeitige Intubation, bei Herz-Kreislauf-Stillstand Reanimation erforderlich. Zur Hirnödem-Therapie siehe *S. 274*

Verlauf. Spätfolgen sind spastische Paresen, epileptische Anfälle und, vor allem nach elektrotraumatischer Duraeröffnung, eine **Meningitis**. Etwa 1% der Niederspannungsunfälle und 10 bis 15% der Hochspannungs- und Blitzschlagunfälle enden letal.

Der klinische Fall. Der 35jährige Gastwirt wurde von einem herabfallenden Starkstromkabel an der rechten Körperseite getroffen, als er bei einem Hausbrand Löscharbeiten verrichtete. Er wurde im Schock eingeliefert. Neben Strommarken am rechten Arm und rechten Oberschenkel fand sich eine gleichseitige, distal betonte Hemiparese. Später traten Myoklonien der rechtsseitigen Extremitäten auf, die ca. zwei bis drei Minuten bei freier Vigilanz anhielten (Jackson-Anfälle). Unter Gabe von Carbamazepin sistierten die Anfälle. Die Hemiparese bildete sich jedoch nicht zurück.

1.8 Durchblutungsstörungen des Gehirns und Rückenmarks

1.8.1 Ischämische Insulte

Synonyme. Durchblutungsstörungen bei zerebrovaskulären Erkrankungen.

> ***Definition.*** Durchblutungsstörungen des Gehirns mit meist apoplektisch (schlagartig) auftretenden zentralen neurologischen Ausfällen. Der Schlaganfall, veraltet: die Apoplexie, ist keine Krankheitseinheit, sondern kann auf verschiedenartige Ursachen, meist eine zerebrale Ischämie oder Hämorrhagie (vaskuläre Hirnblutung, *S. 306 ff*), zurückgeführt werden.
> 1. **Arterielle Durchblutungsstörungen** mit zerebraler Ischämie (Encephalomalacia alba) infolge arterieller Stenosen und Verschlüsse bei Makro- oder Mikroangiopathie. Meist handelt es sich um Thromboembolien bei Arteriosklerose, seltener um kardiogene Embolien und entzündliche Hirngefäßerkrankungen (Arteriitiden). Durch sekundäre Einblutung kann ein hämorrhagischer Infarkt (Encephalomalacia rubra) entstehen.
> Je nach Ausprägungsgrad und Verlauf manifestieren sich die zerebralen Durchblutungsstörungen als transitorisch-ischämische Attacke (TIA) über den progredienten Hirninsult (»progressive stroke«) bis zum kompletten Hirninfarkt *(vergleiche Tabelle 76* **u. Farbtafel S. 420)**.
> 2. **Venöse Durchblutungsstörungen** des Gehirns (entzündliche bzw. blande Hirnvenen- und Sinusthrombosen), hämorrhagische oder nichthämorrhagische venöse Infarkte.

Epidemiologie. Die **Inzidenz** der Schlaganfälle, d.h. die Zahl der zerebrovaskulären Neuerkrankungen pro Jahr, beträgt in den meisten Industrienationen durchschnittlich 150/100 000 Einwohner. Die Prävalenz wird auf 600/100 000 geschätzt. 75% der Schlaganfälle sind ischämische Insulte; vaskuläre Hirnblutungen machen ca. 20% der Fälle aus. Ca. 5% sind venöse Durchblutungsstörungen des Gehirns. Die arterielle **Hypertonie** ist der größte **Risikofaktor** des Schlaganfalls. Prospektive epidemiologische Studien ergeben, daß die Inzidenz eng mit der Höhe des Blutdrucks korreliert ist. Der Altersgipfel der ischämischen Insulte liegt um das 70. Lebensjahr.

Mit zunehmendem **Lebensalter**, insbesondere wenn eine Herzerkrankung oder ein **Diabetes mellitus** vorliegt, steigt das Hirninfarktrisiko. Männer sind häufiger betroffen als Frauen; der Geschlechtsunterschied verringert sich aber in den höheren Lebensdekaden. **Nikotinabusus** erhöht das Schlaganfallrisiko

Tabelle 76: Verlaufskriterien ischämischer Insulte (Stadium I-IV): Man unterscheidet klinisch reversible Ausfälle (TIA und PRIND) vom progredienten Hirninsult und kompletten Hirninfarkt

Stadium	Nomenklatur	Verlaufskriterien ischämischer Insulte	
I	asymptomatische Hirnarterienstenosen		
II	transitorisch-ischämische Attacke (TIA)	Minuten bis 24 Stunden	reversibel
	prolongiertes reversibles ischämisches neurologisches Defizit (PRIND)	bis 7 Tage	reversibel
III	progredienter Insult	innerhalb 6–48 Stunden	diskontinuierlich fortschreitend
IV	kompletter Infarkt	primär apoplektisch oder nach TIA bzw. progredientem Insult	nicht reversibel, nicht fortschreitend

um das Dreifache. Bei Alkoholismus, Einnahme von Ovulationshemmern, Obesitas und Hyperlipidämie besteht statistisch zwar nicht signifikant, jedoch tendenziell ein Schlaganfallrisiko, das mit dem Auftreten weiterer, auch psychosozialer Faktoren ansteigt.

Während in den letzten Jahren die Inzidenz und **Mortalität** der zerebralen Durchblutungsstörungen absank, stieg die Prävalenz mit der höheren Lebenserwartung; die Schlaganfälle liegen hinter den kardiovaskulären und tumorösen Erkrankungen an dritter Stelle der Mortalitätsstatistik westlicher Länder.

Die zerebrovaskulären Erkrankungen liegen an dritter Stelle der Todesursachen-Statistik.

Symptomatologie. Ischämische Insulte treten oft nach einer Ruhepause, z.B. gegen Morgen, auf. Prodromi sind leichtere Kopfschmerzen und Schwindel. In der Regel bleibt das Bewußtsein erhalten. Bei Verschlüssen der A. cerebri anterior kommt es auf der Gegenseite zu einer beinbetonten **Hemiparese,** gelegentlich mit Sensibilitätsstörung, häufig mit **Harninkontinenz** durch Ischämie des kortikalen Blasenzentrums *(vgl. Syn. 85).* Bei Durchblutungsstörungen im Versorgungsbereich der A. cerebri media und ihrer Äste, tritt kontralateral eine brachiofazial betonte Hemiparese vom Wernicke- Mann-Prädilektionstyp auf *(S. 45 u. 291),* seltener eine Hemihypästhesie und Hemianopsie, bei Mitbeteiligung der dominanten Hemisphäre eine **Aphasie.** Ein Verschluß der A. cerebri posterior führt zu einer Hemihypästhesie der Gegenseite und **Hemianopsie** bzw. Quadrantenanopsie. Im hemianopischen Gesichtsfeld werden gelegentlich optische Halluzinationen wahrgenommen.

Symptomatologie
Ischämische Insulte, denen Kopfschmerzen und Schwindel vorausgehen können, treten oft im Schlaf gegen Morgen auf. Bei Anterior-Verschluß entwickelt sich eine beinbetonte, bei Mediaverschluß eine brachiofazial betonte Hemiparese *(S. 45 u. 291).* Ein Posterior-Verschluß führt häufiger zur Hemianopsie und Hemihypästhesie *(vgl. Syn. 85).*

Verschlüsse der A. vertebralis und A. basilaris gehen häufig mit Kopfschmerzen und Vertigo einher; hinzu kommen »drop attacks« (Sturzanfälle, Blitz-Synkopen), Nystagmus, Ataxie, Sprech- und Stimmstörung, Dysphagie und Diplopie.

Ischämische Läsionen der kortikobulbären Bahnen verursachen eine **Pseudobulbärparalyse** mit Schlucklähmung, Dysarthrophonie und pathologischem Weinen und Lachen (vergleiche auch Bulbärparalyse), das von Affektinkontinenz bei Hirnarteriosklerose abgegrenzt werden muß *(S. 41 u. S. 86).*

»Drop attacks«, Dysarthrophonie, Dysphagie, Nystagmus, Ataxie, Gesichtsfelddefekte und Blickparesen sind häufige Begleitsymptome der vertebrobasilären Insuffizienz. Die arteriosklerotische Pseudobulbärparalyse geht mit pathologischem Weinen und Lachen einher.

Ein **Horner-Syndrom** findet sich sowohl bei Großhirn-Infarkten als auch beim Wallenberg-Syndrom nach Hirnstamm-Infarkt **homolateral** zur Läsion (vergleiche auch Alternans-Syndrome S. 44). Beim **Wallenberg-Syndrom** beobachtet man neben dem Horner-Syndrom ebenfalls homolateral eine Hemianhidrose des Gesichts, Trigeminusausfall, Gaumensegelparese und Hemiataxie, kontralateral eine dissoziierte Empfindungsstörung *(Syn. 86).*

Ein (zentrales) **Horner-Syndrom** kann sowohl auf einen Großhirn- als auch auf einen Hirnstamm-Infarkt hinweisen (Syn. 86, Wallenberg-Syndrom) und findet sich dann homolateral zur Läsion. (Vergleiche auch Alternans-Syndrome S. 44).

1.8 Durchblutungsstörungen des Gehirns und Rückenmarks

Synopsis 85: Richtungweisende neurologische Ausfälle bei ischämischen Insulten (Aa. cerebri anterior, media und posterior). Die Hirnnerven- und Halbseitensymptomatik manifestiert sich kontralateral zur Läsion. *Ist die Media-Region der dominanten Hemisphäre betroffen, kommt es zur Aphasie, seltener auch zu einem Gesichtsfelddefekt, der meist bei Posterior-Infarkten auftritt.

Gefäßregion	neurologische Symptomatik	
A. cerebri anterior	beinbetonte (senso-)motorische Hemiparese	zerebrale Blasenstörung
A. cerebri media	brachiofazial betonte (senso-)motorische Hemiparese (Typ Wernicke-Mann)	Aphasie*
A. cerebri posterior	Hemihypästhesie	Hemianopsie*

> **Synopsis 86: Wallenberg-Syndrom (dorsolaterales Oblongata-Syndrom)**
>
> homolateral
>
> Horner-Syndrom mit
> Hemianhidrose des
> Gesichts
> Trigeminusausfall
> Gaumensegelparese
> Hemiataxie
>
> kontralateral
>
> Dissoziierte Sensibilitätsstörung

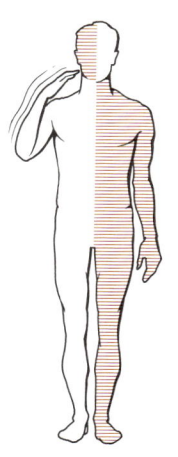

Frühe psychische Symptome der Hirnarteriosklerose sind Vigilanzschwankungen, psychomotorische Unruhe, Merkschwäche, Weitschweifigkeit, Affektlabilität und depressive Verstimmung.

Den ischämischen Insulten gehen oft psychopathologische Symptome der Hirnarteriosklerose voraus: Vigilanzschwankungen mit **Schlafumkehr** und psychomotorischer Unruhe, Merkschwäche, **depressive Verstimmung,** Weitschweifigkeit und Affektlabilität. Bei vielen Patienten mit zerebralen Durchblutungsstörungen sind ausgeprägte Verleugnungstendenzen zu beobachten; sie neigen zur Bagatellisierung oder Negierung des Schlaganfalls. Eine Sprach- oder Gangstörung wird gelegentlich erst von den Angehörigen bemerkt (vergleiche klin. Fallbericht, S. 302).

Eine Spätfolge ist die vaskuläre Demenz *(S. 154).*

Im weiteren Verlauf kann es zu intermittierender Desorientierung und schließlich zur vaskulären **Demenz** *(S. 154)* kommen.

Ätiopathogenese
Arteriosklerotische Veränderungen der Hirngefäße bilden die Grundlage für thomboembolische Insulte. Seltener sind kardiogene Embolien. Die Entwicklung eines Infarkts hängt von der Blutviskosität und Hämodynamik, vor allem vom Blutdruck ab.

Ätiopathogenese. Ischämische Insulte sind Folgen degenerativer oder entzündlicher Wandveränderungen der extra- und intrakraniellen Hirngefäße. Meist handelt es sich um Obstruktionen der Hirnarterien durch Thrombosen oder **Thromboembolien** von (ulzerierenden) atheromatösen Plaques dieser Gefäße, seltener um **kardiogene Embolien.** Die Infarktbildung auf dem Boden einer Makroangiopathie oder Mikroangiopathie wird durch erhöhte Blutviskosität, hämodynamische Insuffizienz und hypertensive Krisen gefördert.

Makroangiopathie
Ischämische Insulte der großen Gefäßregionen sind meist auf extrakranielle Hirnarterienstenosen oder -verschlüsse zurückzuführen *(Syn. 87).*

Makroangiopathie. Hierbei liegen in erster Linie Lumeneinengungen mit ausgeprägten atheromatösen Plaques oder Verschlüssen der **extrakraniellen Hirnarterien** vor (Karotiden, Vertebralarterien, *Syn. 87),* dies sind meist Abgangsstenosen an der Bifurkation der A. carotis (Karotisgabel) oder am Ursprung der Aa. vertebrales (links an der A. subclavia, rechts am Truncus brachiocephalicus). Bei der fibromuskulären Dysplasie sind die durch kollagene und muskuläre Mediaverdickungen bedingten Stenosen in Höhe der beiden ersten Halswirbel lokalisiert.

Bei intrakraniellen Stenosen und Verschlüssen der Aa. cerebri anterior, media und posterior entwickeln sich Infarkte dieser Gefäßterritorien *(Syn. 88),* häufig im Versorgungsgebiet der Aa. lenticulostriatae (A. cerebri media) mit dem klinischen Bild der Wernicke-Mann-Lähmung (s.o.)
Das Wallenberg-Syndrom *(Syn. 86),* entsteht aufgrund eines Verschlusses der A. cerebelli inferior posterior (bei Vertebralis-Basilarisstenose). Ischämien, die bestimmten Gefäßregionen zugeordnet werden können, bezeichnet man als **Territorial-Infarkte** *(vgl. Syn. 85).*

An zweiter Stelle stehen Stenosen oder Verschlüsse im **intrakraniellen Verlauf** der Karotiden oder im Bereich der A. basilaris. Es können isolierte Lumeneinengungen der A. cerebri anterior, media oder posterior sowie der A. basilaris mit entsprechenden Infarkten dieser Gefäßterritorien auftreten *(Syn. 88).* Die Aa. lenticulostriatae aus der A. cerebri media werden als typische »Schlaganfallarterien« bezeichnet, weil thromboembolische Hirninfarkte sich häufig in deren Versorgungsbereich (Innere Kapsel, Stammganglien) manifestieren. Prädilektionstyp der daraus resultierenden neurologischen Ausfälle ist die Wernicke-Mann-Hemiparese. Das Wallenberg-Syndrom *(Syn. 86)* weist auf einen Verschluß der A. cerebelli inferior posterior (dorsolaterales Oblongata-Syndrom) oder auf eine beginnende Basilaristhrombose bzw. Stenose der Aa. vertebralis-basilaris hin.

Ischämische Insulte im Versorgungsbereich der supra- und infratentoriellen Pia-Gefäße werden als **Territorial-Infarkte** bezeichnet. Diese pathologisch-anatomisch und computertomographisch nachweisbaren kortikal-subkortikalen Nekrosen sind den einzelnen Gefäß-Syndromen exakt zuzuordnen *(vgl. Syn. 85 u. Syn. 88).*

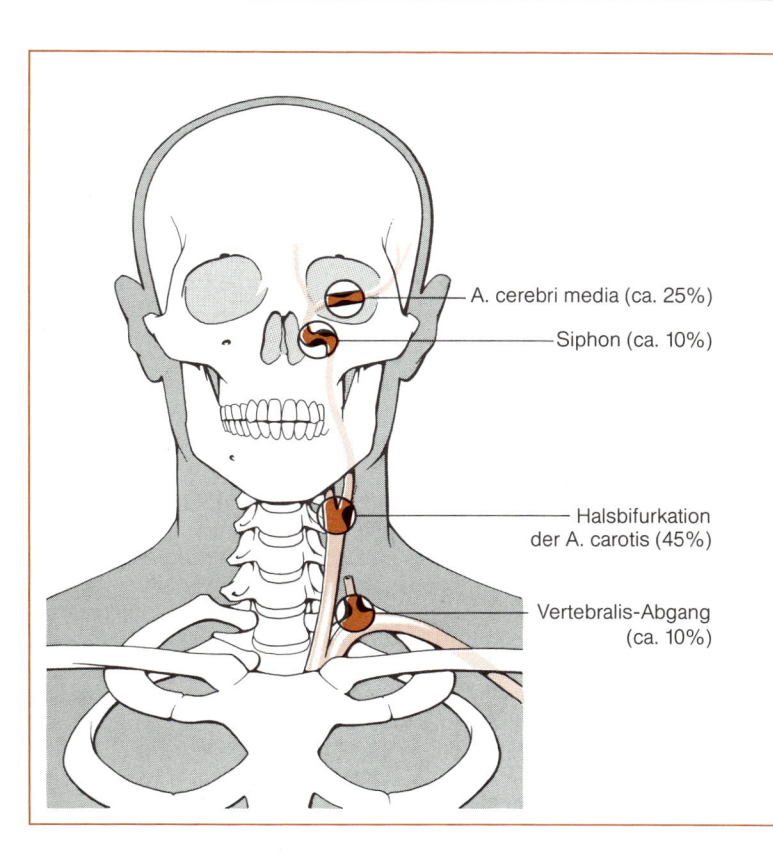

1.8 Durchblutungsstörungen des Gehirns und Rückenmarks

Synopsis 87: Prozentuale Verteilung der Hirnarterienstenosen und -verschlüsse

80% der Lumeneinengungen der hirnzuführenden Gefäße betreffen die A. carotis interna und ihre Verzweigungen: 45% der Stenosen und Verschlüsse sind an der Halsbifurkation, 25% an der A. cerebri media nachweisbar; in ca. 10% ist der Karotis-Siphon betroffen. Demgegenüber sind Einengungen der A. cerebri posterior selten, ebenso Stenosen der A. carotis communis, A. subclavia und A. basilaris (je 1–3%). Stenosen der Vertebralarterie kommen relativ häufig vor (ca. 10% der Fälle).

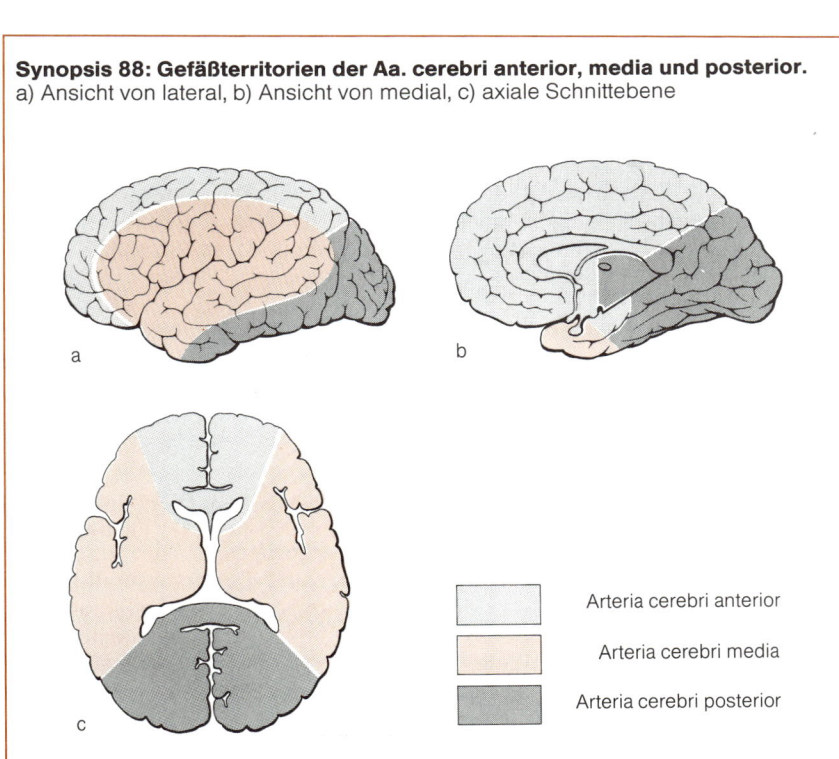

- A. cerebri media (ca. 25%)
- Siphon (ca. 10%)
- Halsbifurkation der A. carotis (45%)
- Vertebralis-Abgang (ca. 10%)

Synopsis 88: Gefäßterritorien der Aa. cerebri anterior, media und posterior.
a) Ansicht von lateral, b) Ansicht von medial, c) axiale Schnittebene

- Arteria cerebri anterior
- Arteria cerebri media
- Arteria cerebri posterior

Sinkt der Perfusionsdruck ab, so entstehen infolge der hämodynamischen Insuffizienz **Grenzzonen-und Endstrom-Infarkte.** Der Druckabfall in den Kollateralen der großen Pia-Arterien fördert die Infarktbildung im Grenzgebiet großer Gefäßterritorien frontoparasagittal und parieto-okzipital (Grenzzoneninfarkt). Bei Verschluß der langen Markarterien, die keine Kollateralen besitzen, entsteht eine Enzephalomalazie des Marklagers (Endstrominfarkt).

Mikroangiopathie. Im Verlauf einer arteriellen Hypertonie können sich kleine **lakunäre Infarkte** im Bereich der intrazerebralen Endarterien entwickeln. Zur subkortikalen arteriosklerotischen Enzephalopathie (SAE) mit spongiöser Demyelinisierung des Marklagers, der Binswanger-Krankheit, siehe *S. 154.*

1.8.1.1 Transitorisch-ischämische Attacke (TIA)

Symptomatologie. Transitorisch-ischämische Attacken (TIA) dauern in der Regel **wenige Minuten bis 24 Stunden.** Sie sind durch reversible neurologische Ausfälle gekennzeichnet. Weniger gebräuchlich sind Termini wie »intermittierende zerebrovaskuläre Insuffizienz« sowie je nach Symptomatik und topographischer Lokalisation »Karotis-Insuffizienz« bzw. »vertebro-basiläre Insuffizienz« oder für länger als 24 Stunden anhaltende und innerhalb von maximal sieben Tagen vollständig reversible neurologische Ausfälle der Begriff »Prolongiertes reversibles ischämisches neurologisches Defizit (PRIND).«

Transitorisch-ischämische Attacken neigen zu Rezidiven und sind nicht selten Vorboten eines Hirninfarkts, z.B. die **Amaurosis fugax,** eine flüchtige einseitige Blindheit bei Mikroembolien im Versorgungsbereich der A. carotis (A. ophthalmica), oder eine kurzdauernde Aphasie, Parese u.a. (A. cerebri media). Eine transitorisch-ischämische Attacke im Bereich von A. vertebralis oder A. basilaris ist durch Vertigo, Nausea, Ataxie oder auch Diplopie, Dysarthrie, Dysphagie, homonyme Hemianopsie und »**drop attacks**« charakterisiert.

Wenn ein Patient zum Beispiel berichtet, daß er beim Tapezieren heftige Schmerzen im Arm verspürt habe und plötzlich gestürzt sei (»drop attack«), kann dies ein Hinweis auf eine »vertebro-basiläre Insuffizienz« bei **Subklavia-Stenose** sein, die mit einer Blutdruckdifferenz von > 25 mmHG einhergeht. Man spricht von einem »Subklavia-Anzapf«- oder -»Steal«-Syndrom, weil das Blut aufgrund der Stenose nicht direkt in die A. brachialis gelangt, sondern dem Hirnkreislauf entzogen wird (zur Pathogenese der Steal-Syndrome s.u.).

In einer **hypertensiven Krise** mit Blutdruckwerten über 200/100 mmHg können neben Kopfschmerzen auch Vigilanzstörungen und transitorische neurologische Symptome wie Aphasie, Amaurose, Hemianopsie oder ein Papillenödem auftreten.

Im mittleren bis höheren Lebensalter treten gelegentlich kurzdauernde Episoden auf, die durch retrograde Amnesie, Desorientierung und Ratlosigkeit charakterisiert sind. Man spricht von **transienter globaler Amnesie (TGA).** Die amnestische Episode hält Minuten bis Stunden an und wiederholt sich nur selten.

Pathogenese. In der Regel handelt es sich bei transitorisch-ischämischen Attacken um Mikroembolien von ulzerierenden atheromatösen Plaques extra- und intrakranieller Gefäße (A. carotis, A. vertebralis) oder um kardiogene Mikroembolien. **Sowohl Blutdrucksteigerung als auch Blutdruckabfall können eine TIA verursachen,** ferner eine akute traumatische Kompression oder Abknickung (Kinking) der Gefäße, eine Polyglobulie, Thrombozythämie oder Polyzythämie (Viskositätserhöhung). Ein **extrakranielles Steal-Syndrom** liegt vor, wenn z.B. bei einer Subklavia-Stenose vor Abgang der A. vertebralis die Minderdurchblutung (Ischämie) des Arms durch Strömungsumkehr im vertebro-basilären Kreislauf mit retrogradem Blutfluß in der poststenotischen A. vertebralis kompensiert wird (subclavian-steal-syndrome, Subklavia-Anzapf-Syndrom, s.o.). Vergleiche auch intrazerebrales Steal-Syndrom, *Seite 295.*

Durch absinkenden Perfusionsdruck und schlechte Kollateralversorgung kommt es im Grenzgebiet großer Gefäßterritorien zum **Grenzzoneninfarkt;** durch Verschluß langer Markarterien zum **Endstrominfarkt.**

Mikroangiopathie
Zur subkortikalen arteriosklerotischen Enzephalopathie (SAE) siehe *S. 154,* Binswanger-Krankheit.

1.8.1.1 Transitorisch-ischämische Attacke (TIA)

Symptomatologie
Die neurologischen Symptome bei transitorisch-ischämischen Attacken (TIA) sind innerhalb von 24 Stunden reversibel. Von einem prolongierten reversiblen ischämischen neurologischen Defizit (PRIND) spricht man bei bis zu 7 Tagen anhaltenden neurologischen Ausfällen.

Die TIA neigt zu Rezidiven und kann einem Hirninfarkt vorausgehen, z.B. in Form einer Amaurosis fugax, Aphasie, Parese oder Sensibilitätsstörung (Karotis-Stromgebiet). Schwindel, Ataxie, »**drop attack**« u.a. kommen bei TIA im vertebro-basilären Kreislauf vor.

Eine TIA bei **hypertensiver Krise** ist durch neurologische Ausfälle mit und ohne Vigilanzstörungen gekennzeichnet.

Amnestische Episoden von wenigen Stunden Dauer werden als transiente globale Amnesie (TGA) bezeichnet.

Pathogenese
Meist liegen der TIA Mikroembolien von atheromatösen Plaques der Hirngefäße zugrunde, aber auch **Blutdruckschwankungen,** eine Gefäßkompression, Polyglobulie und Thrombozythämie können eine TIA hervorrufen. **Eine Subklavia-Stenose** kann über ein **extrakranielles Steal-Syndrom** zur Minderdurchblutung im vertebro-basilären Kreislauf führen (**subclavian-steal-syndrome, Subklavia-Anzapf-Syndrom).**

1.8.1.2 Progredienter Hirninsult

Symptomatologie. Man spricht von einem progredienten Hirninsult, wenn die klinischen Symptome innerhalb von 1–2 Tagen fortschreiten. Infolge einer zunehmenden Thrombosierung der Arterien entwickeln sich die neurologischen Ausfälle protrahiert (»progressive stroke«). Die Symptomatik kann sich mehr oder minder vollständig zurückbilden oder bei Übergang in einen kompletten Hirninfarkt als permanentes neurologisches Defizit fortbestehen.

Pathophysiologie. Mit zunehmendem zerebrovaskulären Widerstand nimmt die Hirndurchblutung zunächst ab, dann versagt die Autoregulation der Gefäße, und es entwickelt sich ein Hirnödem. Durch Flüssigkeitsaufnahme in den Infarkt- bzw. in den perifokalen Ödembezirk kommt es ca. vier Stunden nach dem apoplektischen Insult zu einer Abnahme der Gewebsdichte.

Die Ischämie bewirkt eine Reduktion des Energiestoffwechsels, vor allem von Sauerstoff und Glukose, mit daraus resultierendem Mangel an energiereichen Phosphaten. Es kommt zur Laktazidose, zur reaktiven Hyperämie und »**Luxusperfusion**«.

Man spricht von einem **intrazerebralen Steal-Phänomen**, wenn durch Hyperkapnie eine Gefäßerweiterung in gesunden Hirnregionen entsteht und damit dem Ischämie-Areal Blut entzogen wird. Bei einem umgekehrten Steal wird infolge Hypokapnie dem ischämischen Gewebe Blut zugeführt. Von dem Steal-Effekt können benachbarte oder weit entfernt liegende Hirnregionen betroffen sein.

1.8.1.3 Hirninfarkt

Symptomatologie. Ein kompletter Hirninfarkt liegt vor, wenn die neurologischen Symptome sich weder zurückbilden noch fortschreiten. Hirninfarkte manifestieren sich primär apoplektisch mit neurologischen Ausfällen, bei Karotisverschlüssen meist mit einer kontralateralen Hemiparese, bei Vertebralisbasilaris-Verschlüssen mit Tetraparese, oft nach einer oder auch nach mehreren transitorisch-ischämischen Attacken bzw. als Residuum eines progredienten Hirninsults. Ausgedehnte Infarkte mit zunehmendem Hirnödem gehen mit Vigilanzstörungen einher.

Neuropathologie. Schon zwei Stunden nach dem Auftreten eines Hirninfarkts zeigen die Ganglienzellen der Großhirnrinde im gesamten Läsionsgebiet eine Schrumpfungstendenz. Die frühesten makroskopisch erkennbaren neuropathologischen Veränderungen (Volumenzunahme und gelatinöses Aussehen) lassen sich beim ischämischen Insult nach etwa zehn bis zwölf Stunden feststellen. Der Gewebsuntergang entspricht dem makroskopischen Befund der **Erweichung** (Encephalomalacia alba, **Farbtafel S. 420**).

Auch beim Infarkt mit vollständiger Nekrose aller Gewebselemente bleibt über Anastomosen noch eine peristatische Restdurchblutung erhalten. Es kommt zur Exsudation von Flüssigkeit aus der Umgebung in das beginnende Nekrose-Areal. Das Versagen der Autoregulation der Gefäße im Ischämie-Gebiet kann bei anhaltendem Hochdruck und infolge Rekanalisation der Gefäße, insbesondere bei kardiogenen Embolien, zu Diapedeseblutungen und damit zu einem **hämorrhagischen Infarkt** (Encephalomalacia rubra) führen. Nach drei bis vier Wochen verflüssigt sich die Nekrose, die nach etwa sechs Monaten in einen zystischen Gewebsdefekt überzugehen beginnt. Die Nekrose wird durch Makrophagen abgeräumt, es entsteht eine Pseudozyste.

Diagnostik der ischämischen Insulte. Eine **sorgfältige Anamnese** deckt Anzeichen der Hirnarteriosklerose und vorausgehende transitorisch-ischämische Attacken auf (s.o.). Wesentlich ist die Fremdanamnese, da der Patient die Symptome oft nicht erinnert bzw. verleugnet und die **neurologische Untersuchung** nach transitorisch-ischämischer Attacke keinen auffälligen Befund ergibt.

1.8.1.2 Progredienter Hirninsult

Symptomatologie
Bei fortschreitender und länger als 1–2 Tage anhaltender Symptomatik spricht man von einem progredienten Hirninsult. Die neurologischen Ausfälle können sich mehr oder minder vollständig zurückbilden.

Pathophysiologie
Mit der Minderdurchblutung nimmt der zerebrovaskuläre Widerstand zu, die Autoregulation versagt. Es entsteht ein Hirnödem.

Der Energiestoffwechsel nimmt ab. Es entwickelt sich eine Laktazidose, reaktive Hyperämie und »Luxusperfusion«.

Ein intrazerebrales Steal-Phänomen liegt vor, wenn durch eine Gefäßerweiterung in gesunden Hirnregionen dem Ischämiebezirk Blut entzogen wird.

1.8.1.3 Hirninfarkt

Symptomatologie
Ein kompletter Hirninfarkt liegt vor, wenn sich die neurologischen Symptome weder zurückbilden noch fortschreiten. Oft manifestiert sich ein Infarkt nach einer TIA oder als Residuum eines prolongierten Hirninsults.

Neuropathologie
Zwei Stunden nach Auftreten des Infarkts schrumpfen die Ganglienzellen der Großhirnrinde im Läsionsgebiet. 12 Stunden später tritt die Erweichung ein (Farbtafel S. 420).

Auch beim kompletten Hirninfarkt bleibt lange Zeit noch eine Restdurchblutung erhalten. Es kommt zur Exsudation von Flüssigkeit aus der Umgebung in den Infarktbezirk. Durch Diapedese kann ein **hämorrhagischer Infarkt** entstehen. Drei bis vier Wochen später verflüssigt sich die Nekrose, die nach weiteren sechs Monaten in eine Pseudozyste übergeht.

Diagnostik
Anamnestische Angaben sind oft transitorisch-ischämische Attacken.

296 B 1 Hirn- und Rückenmarkserkrankungen

Aphasische Symptome, einseitige Absinktendenz der Extremitäten und Reflexabschwächung sind exakte Hinweise auf den Sitz des Infarkts.

Beim ersten Kontakt mit dem Kranken kann der Verdacht auf eine Aphasie oder einen Gesichtsfeldausfall entstehen, wenn der wache Patient den Untersucher nicht versteht oder gar nicht bemerkt. Ein Horner-Syndrom (homolateral), aphasische Symptome, eine Reflexabschwächung oder eine einseitige Absinktendenz der Extremitäten (kontralateral) weisen auf den Sitz des Infarkts hin.

Der **Liquor** ist bei ischämischen Hirninfarkten in der Regel unauffällig, kann aber differentialdiagnostisch bedeutsam sein *(Tab. 78, S. 299)*.

Computertomographie (CT) und Angiographie sind die wichtigsten technischen Untersuchungsmethoden der Schlaganfalldiagnostik.

Die wichtigsten diagnostischen Methoden zur Abklärung der Schlaganfälle sind die Computertomographie (CT) und die Angiographie. Daneben spielt die Röntgen-Nativdiagnostik des Schädels mit dem Nachweis von Arterienverkalkungen eine untergeordnete Rolle. Auch das Elektroenzephalogramm (EEG) und die Hirnszintigraphie sind hinsichtlich der stets rasch erforderlichen differentialdiagnostischen und notfalltherapeutischen Maßnahmen weit weniger aussagekräftig als das Computertomogramm und die Arteriographie, die auch als präoperative Diagnostika unverzichtbar sind.

7-24 Stunden nach dem Insult findet sich computertomographisch eine hypodense Zone (Tab. 77 u. Abb. 63).

Im **Computertomogramm (CT)** finden sich relativ scharf begrenzte, hypodense Infarkt-Areale *(Abb. 63)*. Allerdings lassen sich im Gegensatz zur sofort sichtbaren Blutung die Symptome der Enzephalomalazie, d.h. Infarkt-Ödeme und ischämische Zonen, computertomographisch frühestens drei, in der Regel **7 bis 24 Stunden** nach dem ischämischen Insult darstellen *(Tab. 77)*. Einer TIA liegt selten ein morphologisches Substrat zugrunde. **Kernspintomographisch** lassen sich ischämische Insulte schon nach 2 bis 6 Stunden darstellen. Hirnstamm-Infarkte sind mit Hilfe des MRT besser nachzuweisen als mit dem CT.

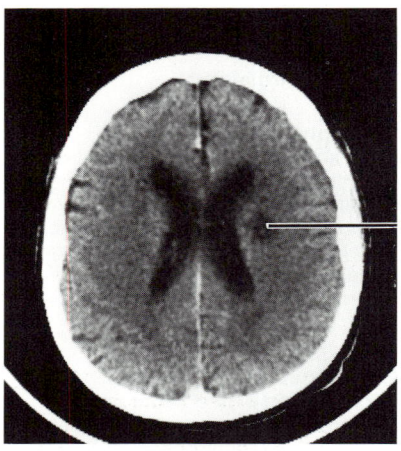

Abb. 63a: Stammganglien-Infarkt. 70jähriger Patient mit brachiofazial betonter Hemiparese links.

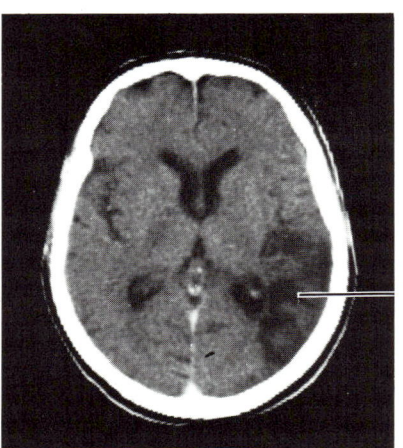

Abb. 63b: Hinterer Media-Teilinfarkt. 66jährige Patientin mit Hemiplegie und Hemianopsie nach links. Nachweis einer hypodensen Zone rechts parietal

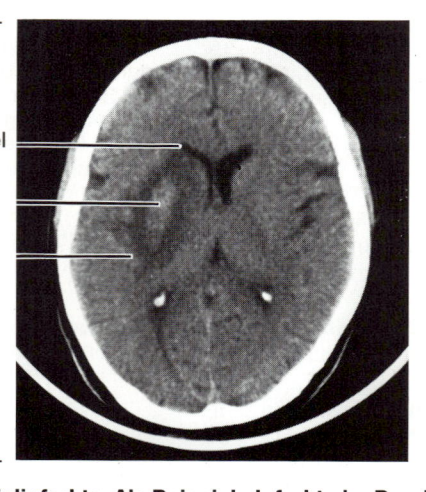

Abb. 63c: Hämorrhagischer Mediainfarkt der dominanten Hemisphäre. 51jährige Patientin mit Hemiplegie rechts und globaler Aphasie. Überwiegend hypodense, zentral aber hyperdens gefleckte Ischämiezone im Bereich der Stammganglien, der Capsula interna und der Inselregion mit Kompression des linken Seitenventrikels.

Abb. 63a–c: Territorialinfarkte. Als Beispiele Infarkte im Bereich der A. cerebri media (CT-Befund).

Tabelle 77: Computertomographische Befunde bei ischämischen Insulten.
In der Regel stellen sich hypodense Areale dar, die nach Kontrastmittelgabe eine zusätzliche Dichteanhebung aufweisen können (»Luxusperfusion«). Bei hämorrhagischer Infarzierung zeigt das CT fleckige hyperdense Blutungen im hypodensen Ischämiebezirk.

Klinik	Verlauf	CT-Befund
1. Akutphase		
transitorisch-ischämische Attacke (TIA)	1–24 Stunden	meist normal
progredienter Hirninsult und kompletter Hirninfarkt	1–2 Stunden 3–6 Stunden	meist normal unscharf begrenzte hypodense Zone (Infarktödem)
	7–24 Stunden	schärfer begrenztes Infarktareal und beginnende Massenverschiebung
	2.–6. Tag	zunehmende Dichteminderung und Raumforderung
»Luxusperfusion«	3. Tag – 4. Woche	Dichteanhebung nach Kontrastmittelgabe
DD: hämorrhagische Infarzierung		fleckige hyperdense Blutungen im hypodensen Areal
2. subakute Phase	2.–5. Woche	scharf begrenztes Infarktareal, häufig isodens, durch KM-Gabe nachweisbar. Abnahme der Massenverdrängung
3. Remissionsphase	6.–12. Woche	hypodense Zyste fokale Atrophie

Die konventionelle **zerebrale Arteriographie** dient der Abklärung extra- und intrakranieller Gefäßobstruktionen *(Abb. 64)*. Bei computertomographisch nachgewiesener Mikroangiopathie ist das Verfahren nicht indiziert. Zur präoperativen Diagnostik ist die Angiographie aller vom Aortenbogen abgehenden Hirngefäße einschließlich ihrer intrazerebralen Verzweigungen (Panangiographie) erforderlich, damit alle Stenosen und Verschlüsse gesichert und die Kollateral-Kreisläufe beurteilt werden können.

Wertvolle Screening-Verfahren sind die **digitale Subtraktionsangiographie (DSA)** und die Doppler-Sonographie. Kleinere Stenosen und atheromatöse Plaques entgehen jedoch häufig dem Nachweis der DSA. Intrakranielle Stenosen und Verschlüsse deckt die arterielle DSA auf. Unter therapeutischen Gesichtspunkten ist die nicht-invasive **Doppler-Sonographie** die wichtigste Methode, da hämodynamisch relevante Gefäßstenosen rasch und mit großer Treffsicherheit nachgewiesen werden.

> Bei Territorialinfarkten ohne Stenosenachweis kommt eher eine kardiogene Embolie als Schlaganfallursache in Betracht.

In jedem Fall ist eine internistische Diagnostik (Blutdruckkontrollen, Herzauskultation, EKG, Langzeit-EKG) im Hinblick auf Herzinfarkt und Rhythmusstörungen mit konsekutiven **kardiogenen Embolien** notwendig, darüber hinaus die Bestimmung von Laborwerten: vor allem Hämatokrit, Gerinnungs- Parameter (Faktor II) und der Herzenzyme, aber auch der Glukose; denn eine **Hypoglykämie** kann einen ischämischen Insult sowohl auslösen als auch unterhalten.

Die Panangiographie mit Darstellung des Aortenbogens gestattet die Beurteilung aller hirnzuführenden Arterien, ihrer Verzweigungen und Kollateralen. Zur arteriographischen Diagnostik *siehe Abbildung 64*.

Die **digitale Subtraktionsangiographie (DSA)** und die **Doppler-Sonographie** weisen mit großer Treffsicherheit Lumeneinengungen und Verschlüsse der Hirngefäße nach.

Territorialinfarkte ohne Stenose-Nachweis lassen an kardiogene Hirnembolien denken.

Abb. 64: Karotisangiographie
63jähriger Patient mit sensomotorischer Hemiparese rechts und globaler Aphasie.
a.p.-Strahlengang: Verschluß der A. carotis interna li.

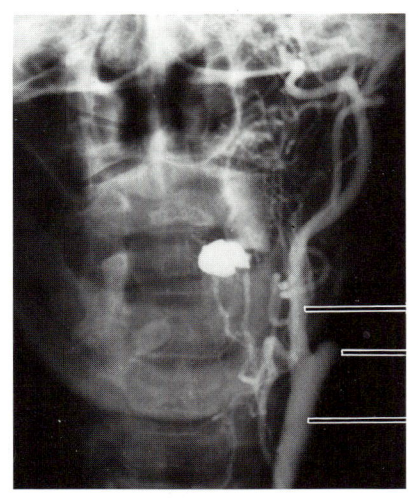

A. carotis externa
Stumpf der A. carotis interna
A. carotis communis links

Differentialdiagnose
Eine Migräne mit zerebralen Herdsymptomen oder eine postparoxysmale Parese bei Jackson-Epilepsie können mit einer transitorisch-ischämischen Attacke verwechselt werden. Das EEG dient der Abgrenzung dieser Anfallssyndrome. Differentialdiagnostisch ist an **Hirnblutungen,** -tumoren und -metastasen zu denken. Die Differenzierung ist schwierig, wenn eine Mydriasis, ein Papillenödem und eine Somnolenz bei ausgedehntem Hirninfarkt bestehen *(Tab. 78).*

Akuttherapie
Jeder Schlaganfall ist ein Notfall. Eine Herz-Kreislauf-Insuffizienz wird durch Digitalisierung, die hypertensive Krise durch Gabe von Clonidin, Dihydralazin oder Nifedipin (Adalat) behandelt.

Cave Blutdrucksenkung unter 160/90 mmHg wegen Verstärkung der Ischämie!
Bei Blutdruckabfall ist Dopamin i.v. zu geben.

Differentialdiagnose. Anfallssyndrome wie die klassische **Migräne** oder eine fokale **Epilepsie** (B 4.6) können mit der Symptomatik eines ischämischen Insults, insbesondere einer transitorisch-ischämischen Attacke verwechselt werden, wenn zerebrale Herdsymptome (bei migraine accompagnée) oder eine postparoxysmale Parese (nach einem Jackson-Anfall) beobachtet werden. Dabei ist oft der EEG-Befund differentialdiagnostisch ausschlaggebend.

Der akute ischämische Insult ist von einer hypertensiven **Massenblutung** *(S. 306)* klinisch oft nicht zu unterscheiden *(vgl. Tab. 78).* Eine anamnestisch bekannte Hypertonie ist kein sicheres differentialdiagnostisches Kriterium, da sie die häufigste Ursache sowohl der Hirninfarkte als auch der Massenblutungen ist. Hirndruckzeichen (Mydriasis, Papillenödem), die bei ischämischen Insulten eher selten sind, stellen sich gelegentlich auch erst im weiteren Verlauf einer Massenblutung ein; eine Vigilanzstörung ist noch nicht für eine Massenblutung beweisend. Während kleinere Blutungen ohne oder mit nur geringer Somnolenz einhergehen, können große Infarkte mit ausgeprägtem Hirnödem zum Koma führen. In der Mitte der siebten Lebensdekade treten Hirninfarkte und -blutungen annähernd gleich häufig auf. Differentialdiagnostisch kommen aber auch **Hirntumoren und -metastasen** in Frage, die computertomographisch abzugrenzen sind.

Akuttherapie (Notfallbehandlung). Jeder Schlaganfall erfordert eine Notfalltherapie. Schon vor der klinischen Aufnahme sollte die Behandlung einer **Herz-Kreislauf-Insuffizienz** eingeleitet werden: Digitalisierung, bei hypertensiver Krise intravenöse Infektion von Clonidin (Catapresan), Dihydralazin (Nepresol) oder Nifedipin (Adalat). Allerdings ist bei allen blutdrucksenkenden Maßnahmen Vorsicht geboten. Denn einmal gehen inital erhöhte Blutdruckwerte meist spontan innerhalb von 2 Stunden zurück. **Andererseits sollen die Werte bei bekannter Hypertonie** nicht unter 160/90 mmHg gesenkt werden, da die Blutdruckschwelle für die Autoregulation der Gefäße angehoben ist, und es sonst zur unerwünschten Verstärkung der Ischämie kommen kann.

Ein Blutdruckabfall, der die lokale Hirndurchblutung gefährdet, erfordert eine Blutdruckanhebung mit Dopamin, unter klinischen Bedingungen per Infusomat.

1.8 Durchblutungsstörungen des Gehirns und Rückenmarks

Tabelle 78: Differentialdiagnose Hirninfarkt/Massenblutung. Der akute ischämische Insult ist von einer hypertensiven Massenblutung klinisch oft nicht zu unterscheiden. Die Diagnose ist daher computertomographisch zu sichern *(siehe auch Seite 308)*

Differentialdiagnose	hypertensive Massenblutung	Hirninfarkt
Altersgipfel	60 Jahre	70 Jahre
Situation Hypertonie	Aktivität ++	Ruhe +
Kopfschmerz Vigilanzstörung	++ ++	+ (+)
Liquor	blutig oder xanthochrom	unauffällig
CCT-Befund	hyperdense Zone Verlagerung der Mittellinie ++	hypodense Zone Verlagerung der Mittellinie (+)

Ein nach ischämischem Insult auftretendes Hirnödem wird durch Kurzinfusion von hyperosmolaren Substanzen wie **Sorbit** und **Mannit,** alternierend mit **Glycerin,** behandelt, um den Hirndruck herabzusetzen und damit die Durchblutung zu fördern. Demgegenüber ist die Gabe von Steroiden, auch in hoher Dosierung, weniger wirkungsvoll. Über die Indikationen der antiödematösen Therapie informieren die Kapitel B 1.8.2 und B 1.6.1.

Bei erhöhten Hämatokritwerten (> 40%) ist eine **Hämodilution** angezeigt, die die Mikrozirkulation verbessern und das Herzminutenvolumen erhöhen soll, allerdings gerade in der Akutphase des ischämischen Insults für die häufig exsikkierten Patienten risikoreich ist. Eine Reihe von Kontraindikationen geht aus *Tabelle 79* hervor.

Durch Infusion mit hyperosmolaren Substanzen (Sorbit, Mannit und Glycerin) wird das Hirnödem behandelt. Demgegenüber sind Steroide weniger effektiv *(B 1.8.2 und B 1.6.1)*

Bei erhöhtem Hämatokrit ist eine **Hämodilution** angezeigt *(Tab. 79).*

Tabelle 79: Kontraindikationen der Hämodilution in Abhängigkeit von Blutdruckwerten. Angestrebt wird ein Hämatokrit von 40%.

Hämodilution	Kontraindikationen
isovolämisch (Hämodilution und Aderlaß)	schwere koronare Herzerkrankung, dekompensierte Niereninsuffizienz, Blutgerinnungsstörungen und Anämien, reaktive Polyglobulie bei obstruktiven und restriktiven Lungenerkrankungen
hypovolämisch (Aderlaß)	Hypotonie, schwere koronare Herzerkrankung
hypervolämisch (Hämodilution ohne Aderlaß)	Hypertonie, dekompensierte Herzinsuffizienz

Eine **hypovolämische Hämodilution** (Aderlaß) ist bei hypertensiver Krise und dekompensierter Herzinsuffizienz indiziert. Die isovolämische Hämodilution wird besonders wegen mangelnden Wirksamkeitsnachweises, die hypervolämische Hämodilution wegen der Volumenbelastung mit Gefahr des Hirnödems und der Herzinsuffizienz in letzter Zeit immer seltener eingesetzt.

Bei hypertensiver Krise und dekompensierter Herzinsuffizienz besteht die Indikation zur **hypovolämischen Hämodilution** (Aderlaß).

Kontraindikationen jeder Hämodilution sind der akute Herzinfarkt, eine schwere koronare Herzerkrankung, die dekompensierte Niereninsuffizienz, Anämien und Blutungsneigung.

Die iso- und hypervolämische Hämodilution mit Hydroxyäthylstärke (HAES) ist bei manifester Herzinsuffizienz, die hypervolämische Hämodilution bei Hypertonie kontraindiziert. Ferner ist zu beachten, daß ein Aderlaß bei koronarer Herzkrankheit einen Angina-pectoris-Anfall auslösen kann, weil die Erythrozyten als O_2-Träger reduziert werden.

Auch die heute auch noch vielfach gebräuchliche Hämodilution mit niedermolekularen Dextranen ist umstritten. Vor der ersten Dextran-(polyvalente Moleküle) Infusion wird Promit (monovalente Moleküle zum Abfangen der Antikörper) intravenös gespritzt, um anaphylaktische Reaktionen zu vermeiden. Zu beachten ist, daß die Plasmaviskosität ansteigt, da die niedermolekularen Polysaccharide rasch ausgeschieden werden und die hochmolekularen kumulieren. Dadurch kann es auch zu Funktionsstörungen der Nierentubuli kommen.

Bei nachgewiesenen kardiogenen Hirnembolien ist die Voll-**Heparinisierung** mit 24 000 I.E./24 h über Perfusor für die Dauer von 14 Tagen indiziert. Das Risiko eines Embolie-Rezidivs kann dadurch (unter CT-Kontrolle) gemindert werden. Intrazerebrale Blutungen (hämorrhagische Infarkte u.a.) werden unter dieser Antikoagulantien-Therapie sehr viel seltener beobachtet als unter der Cumarin-Behandlung, die nur bei künstlichen Herzklappen, Vorhofthromben, Herzwandaneurysmen und bei dilatativer Kardiomyopathie indiziert ist. Das Risiko der frühen Antikoagulantien-Therapie scheint geringer zu sein als das eines erneuten embolischen Hirninfarkts.

Mit großem Risiko ist die intraarterielle Fibrinolyse bei Thrombosierung der A. basilaris behaftet. Sie wird in sehr seltenen Fällen, d.h. bei »reitendem Thrombus«, nur dann durchgeführt, wenn dieser neuroradiologisch exakt gesichert ist und damit evident wird, daß die Krankheit unbehandelt zum Tode führen würde. Die früher verordneten vasoaktiven Substanzen sind bei ischämischen Insulten kontraindiziert, da sie die Hirndurchblutung nicht fördern, sondern herabsetzen.

Langzeittherapie. Als Prophylaktikum ischämischer Insulte sind **Thrombozyten-Aggregationshemmer** (Acetylsalizylsäure) in niedriger Dosierung Mittel der Wahl. Man gibt schon während der Hämodilutionsbehandlung vier Tage lang Acetylsalizylsäure (ASS) intravenös (1 Ampulle Aspisol, 500 mg) und anschließend als Dauermedikation täglich ½ Brause-Tablette 500 mg ASS, die rasch und relativ magenfreundlich resorbiert wird. Mit ASS behandelte Patienten erleiden seltener und leichtere ischämische Insulte als unbehandelte Personen. In den letzten Jahren wird eine Niedrigdosierung von ASS (300 mg ASS jeden dritten Tag) diskutiert, da Verlaufsstudien ergeben haben, daß eine höhere Dosierung keine bessere prophylaktische Wirkung herbeiführt.

Operative Behandlung. Umfangreiche Verlaufsstudien belegen, daß bei ischämischen Insulten kein deutlicher Unterschied hinsichtlich der Prognose bei gefäßchirurgisch, konservativ oder unbehandelten Patienten nachzuweisen ist. Dies gilt für die Karotis-Desobliteration ebenso wie für extra-intrakranielle Bypass-Operationen bei Siphon-Stenosen oder intrakraniellen Lumeneinengungen der A. carotis interna. Bei kombinierter Makro- und Mikroangiopathie ist eine Karotisendarteriektomie nicht indiziert. Es gibt auch keine dringliche Operationsindikation bei asymptomatischen Karotis-Stenosen **(Stadium I).**

Treten jedoch eine oder mehrere TIA auf **(Stadium II),** so kann nach eingehender präoperativer Diagnostik (Computertomographie, Doppler-Sonographie, Angiographie) ein **prophylaktischer Eingriff** angezeigt sein *(vergleiche hierzu Tabelle 76, S. 290).*

Einige Autoren empfehlen auch noch im **III. Stadium** die Karotis-Desobliteration als Notfall-Operation des akuten ischämischen Insults innerhalb von sechs Stunden (progredienter Hirninsult), sofern keine Vigilanzstörung vorliegt. Hirninfarkt-Patienten im III. Stadium sind aber besonders gefährdet. Durch Abfall des Perfusionsdrucks bei der Narkose-Einleitung wird das ischämische Gehirnareal erheblich minderdurchblutet. Daher ist eine Operation im III. Stadium nicht indiziert.

Kontraindikationen sind Herzinfarkt, koronare Herzerkrankung, Niereninsuffizienz und Anämie.

Eine weitere Kontradindikation der iso- und hypervolämischen Hämodilution ist die manifeste Herzinsuffizienz.

Bei der Hämodilution mit Dextranen besteht die Gefahr eines anaphylaktischen Schocks. Daher muß vorher Promit gespritzt werden. Bei wiederholter Dextran-Infusion kommt es zu erhöhter Plasma-Viskosität (Kumulation).

In seltenen Fällen, so bei nachgewiesenen kardiogenen Hirnembolien und hochgradigen intrakraniellen Arterienstenosen, besteht eine Indikation zur **Heparinisierung**.

Die nur selten bei Basilaristhrombose indizierte intraarterielle Fibrinolyse ist mit großem Risiko verbunden. Vasoaktiva sind kontraindiziert!

Langzeittherapie
Mittel der Wahl sind Thrombozytenaggregationshemmer (Acetylsalizylsäure, 250 mg/die) als Langzeitherapeutikum und Prophylaktikum ischämischer Insulte.

Operative Behandlung
In den letzten Jahren wird die OP-Indikation zurückhaltender gestellt. Die Prognose gefäßchirurgisch versorgter Schlaganfall-Patienten ist insgesamt nicht signifikant günstiger als die der konservativ behandelten oder unbehandelten Kranken.

Eine Indikation zum prophylaktischen Eingriff besteht im Stadium der transitorisch-ischämischen Attacken (Stadium II, *Tab. 76*).

1.8 Durchblutungsstörungen des Gehirns und Rückenmarks

Operationstechnik. Die Karotisgabel wird freipräpariert, während der Desobliteration wird ein intraluminaler Shunt gelegt. Bei kleinlumigen Arterien und langgestreckten Stenosen kommt eine Arteriotomie mit Einnähen eines Venenstreifen-Transplantats (Patch) in Frage. Mit Hilfe der intraoperativen Pertubationsmessung werden die Flußverhältnisse kontrolliert.

Die **Operationsletalität** bei Karotis-Desobliterationen beträgt ca. 3%, die Operationsmorbidität 5–10%. Hinzu kommen nicht selten iatrogene Läsionen peripherer Nerven (> 10%): ein- oder beidseitige Hypoglossus- und Rekurrensparesen.

Bei Subclavian-Steal-Syndrom *(S. 294)* kann eine **Ballondilatation** der Subklavia-Stenose sinnvoll sein.

Im Fall drohender Einklemmung eines Kleinhirninfarkts mit Verschlußhydrozephalus kann die sofortige Liquordrainage lebensrettend sein.

Physiotherapeutische Maßnahmen. Mit der Lagerung des Schlaganfallpatienten im Klinikbett beginnt die Physiotherapie. Schmerzen, Dekubitalulzera und spastische Kontrakturen sollen verhindert werden. Anfangs wird die betroffene Seite durch Kissen gestützt. Der Patient soll nicht mit angewinkeltem Kinn liegen, damit eine Drosselung der extrakraniellen Hirngefäße vermieden und der venöse Rückfluß gewährleistet wird.

Er wird vorsichtig auf die nicht betroffene Körperseite gedreht und später durch krankengymnastische **Bewegungsübungen** auf neurophysiologischer Grundlage angehalten, dasselbe zu tun. Dabei ist auf die häufig vorkommende Subluxation des Schultergelenks zu achten, ferner auf eine eventuell bestehende Hemianopsie. Der Patient soll nicht mit der Seite der Hemianopsie zur Wand, sondern zum Untersucher bzw. Besucher liegen, damit er von vornherein visuomotorisch aktiviert wird. Sobald Willkürbewegungen wieder möglich sind und der Patient beginnt, die Stellung seiner Gliedmaßen zu kontrollieren, sich aufzusetzen, abzustützen und die Sitzbalance zu halten, können insbesondere bei brachiofazial betonten Paresen unterstützte Steh- und Gehversuche unternommen werden (vergleiche auch Bewegungsübungen auf neurophysiologischer Grundlage, *S. 158*).

Logopädie und Ergotherapie. Die früh einsetzende logopädische Behandlung mit täglichen Sprach- und Sprechübungen beeinflußt eine Aphasie oder Dysarthrie günstig. Wesentlich ist die regelmäßige Überprüfung der Sprachmodalitäten (Spontansprache, Nachsprechen, Benennen, Schriftsprache, Sprachverständnis) mit Hilfe eines standardisierten Leistungsprofils *(vgl. S. 79)*. Durch Reaktualisierung momentan nicht verfügbarer Potenzen sprachlicher und nichtsprachlicher Art soll eine gestörte über eine intakte bzw. weitgehend erhaltene Funktion stimuliert (»deblockiert«) werden. Die logopädische Behandlung dient der neurologischen Rehabilitation ebenso wie die Beschäftigungstherapie (Ergotherapie), die sich vor allem das **Selbsthilfetraining** zum Ziel setzt.

Verlauf. Abgesehen von transitorisch-ischämischen Attacken, die innerhalb von Stunden folgenlos abheilen, ist die Prognose thromboembolischer Insulte, vor allem auch der durch kardiogene Embolien verursachten Hirninfarkte, in der Regel ungünstig. Zwar kann man bei kompletten Infarkten in den ersten zwei bis vier Behandlungswochen mit einer partiellen Rückbildung der neurologischen Ausfälle rechnen, die Behinderung der Motorik bzw. der sprachlichen Kommunikation ist aber oft so gravierend, daß daraus trotz eingehender neurologischer **Rehabilitation** Berufs- oder Erwerbsunfähigkeit resultiert. Nur ein Drittel der Patienten kann wieder eine geregelte Tätigkeit aufnehmen; ein weiteres Drittel bleibt pflegebedürftig. Das letzte Drittel überlebt die Akutphase des Hirninfarkts nicht, und jeder zweite Patient stirbt innerhalb von fünf Jahren an einem Rezidiv oder Herzinfarkt. Die Letalität der Non-compliance-Patienten ist signifikant erhöht.

Hypertoniker erleiden häufiger Rezidive als Patienten mit normalem Blutdruck. Bei konsequenter (kontrollierter) antihypertensiver Behandlung kann die Prognose der ischämischen Insulte verbessert werden. Dies setzt eine psychotherapeutische Führung des Hypertonikers und Schlaganfall-Patienten voraus, um begleitende depressive Verstimmungen und ein Fehlverhalten hinsichtlich Medikation und Diät günstig zu beeinflussen.

Operationstechnik
Nach Präparation der Karotisgabel erfolgt die Karotis-Desobliteration unter Anlegen eines intraluminalen Shunts.

Die **Operationsletalität** (3%) ist im Gegensatz zur Operationsmorbidität (5–10%) gering.

Eine **Ballondilatation** kommt bei Subklavia-Stenose in Betracht. Die Liquordrainage bei progredientem Kleinhirninfarkt ist eine dringliche OP-Indikation.

Physiotherapie
Mit der Lagerung des Patienten und Bewegungsübungen auf neurophysiologischer Grundlage sollen von Anfang an Dekubitalulzera und spastische Kontrakturen verhindert werden.

Logopädie und Ergotherapie
Das Training der sprachlichen Funktionen (Logopädie, *S. 79*) und die Beschäftigungstherapie (Ergotherapie) dienen der neurologischen Frührehabilitation.

Verlauf
Nur jeder dritte Patient nimmt wieder eine geregelte Tätigkeit auf. Jeder zweite Schlaganfall-Patient stirbt innerhalb von fünf Jahren. Die Letalität hängt wesentlich von kardiovaskulären Risikofaktoren ab.

Bei kontrollierter antihypertensiver Therapie ist die Prognose der ischämischen Insulte günstiger.

Der klinische Fall. Ein 54jähriger Kraftfahrer, Hypertoniker und Raucher, erlitt am Weihnachtsmorgen eine transitorisch-ischämische Attacke, die sich sechs Wochen später wiederholte. Bei einem Telefonat fiel seiner Frau eine Sprachstörung auf. Die neurologische Untersuchung ergab eine sensomotorische, brachiofazial betonte Hemiparese rechts und eine amnestische Aphasie. Der Blutdruck betrug 140/95 mmHg, der Hämatokrit 47,8%. Das Elektroenzephalogramm ergab einen Theta-Delta-Fokus links temporo-parietal. Computertomographisch zeigte sich vier Tage später eine 12 mm große hypodense Zone hochparietal links und ein Marködem der linken Großhirnhemisphäre. Dopplersonographisch fand sich eine ausgeprägte Stenose (>80%) der linken A. carotis interna mit Strömungsumkehr in der homolateralen A. supratrochlearis. Unter Hämodilution, krankengymnastischen und logopädischen Übungen bildeten sich die neurologischen Symptome allmählich zurück. Nach angiographischer Darstellung des Aortenbogens erfolgte drei Monate später die Desobliteration der linken Karotisgabel mit Anlegen einer Venenpatch-Erweiterungsplastik. Die intraoperative Pertubationsmessung ergab ausreichende Flußverhältnisse. Weitere drei Monate später ereignete sich ein Re-Infarkt im Bereich der A. cerebri media links mit erneuter brachiofazialer Parese und globaler Aphasie. Die Doppler-Sonographie und die digitale Subtraktionsangiographie ergaben atheromatöse Plaques bei durchgängiger Karotisplastik links. Unter konservativer Behandlung kam es innerhalb von zwei Jahren zu einer unvollständigen Rückbildung der neurologischen Ausfälle. Der Patient ist berufsunfähig.

1.8.1.4 Arteriitis cranialis

Synonyme. Arteriitis temporalis. Horton-Magath-Brown-Syndrom.

> **Definition.** Autoimmunprozeß mit Riesenzellarteriitis im Bereich der Schädelarterien; besonders der A. temporalis; erstmals von B.T. Horton, T.B. Magath und G.E. Brown (1934) beschrieben; vorwiegend im höheren Lebensalter mit Kopfschmerzen auftretend, kompliziert durch **Sehstörungen** (Gefahr der Amaurose!) und Polymyalgia rheumatica.

Epidemiologie. Von der Arteriitis cranialis sind fast immer Patienten jenseits des 50. Lebensjahres betroffen. Das weibliche Geschlecht überwiegt. Die Inzidenz liegt bei 3/100 000 Einwohner.

Symptomatologie. Die Patienten leiden unter anhaltenden ein- oder beidseitigen, temporal, frontal oder auch okzipital lokalisierten **Kopfschmerzen** mit Abgeschlagenheit, **Fieber**, Inappetenz und Gewichtsverlust. Charakteristisch ist eine Claudicatio intermittens der Zungen- und Kaumuskeln. Häufiger finden sich Augenmuskelparesen und eine **Polymyalgia rheumatica** mit Muskel- und Gelenkschmerzen der proximalen Extremitätenabschnitte (Schulter- und Beckengürtel).

Ätiopathogenese. Man nimmt eine Autoimmunkrankheit an. Fast ausschließlich sind Äste der A. carotis externa, besonders der A. temporalis, befallen, selten Verzweigungen der A. carotis interna. Es kommt zur Intima-Proliferation, die Lamina elastica wird brüchig und vor allen die Media granulomatös infiltriert. Vielkernige Riesenzellen finden sich vorwiegend in der Intima.

Diagnostik. Anamnestisch sind heftige nächtliche Kopfschmerzen zu erfahren. Die **A. temporalis superficialis** ist anfangs geschlängelt und verdickt, später gestreckt und fast immer druckdolent, seltener pulslos (obliteriert) tastbar. Bei Karotis-Kompression lassen die Kopfschmerzen nach. Häufig besteht eine schmerzhafte Steifigkeit besonders der proximalen Muskulatur. Die **Blutsenkung ist stark beschleunigt.** Oft bestehen Anämie, Leukozytose, Eosinophilie, Eisenmangel, Erhöhung von alkalischer Phosphatase, Alpha2-Globulin und IgG.

> Die in jedem Fall erforderliche Biopsie aus der A. temporalis ergibt in etwa 40% der Fälle den histologischen Befund einer Riesenzellarteriitis.

Differentialdiagnose. Seltener ist die **Angiitis granulomatosa des zentralen Nervensystems,** ebenfalls eine Riesenzellarteriitis ungeklärter Ätiologie. Sie geht mit Kopfschmerzen und entzündlichen Veränderungen des Groß- und Kleinhirns oder auch des Rückenmarks und seiner Wurzeln einher und führt meist trotz Kortikosteroid-Behandlung zum Tod.

Zwei erstmals in Japan beobachtete Gefäßerkrankungen (Takayasu, Moyamoya) treten in Europa nur selten auf. Bei der **Takayasu-Arteriitis,** die sich mit Sehstörungen und epileptischen Anfällen vorwiegend bei jungen Frauen manifestiert, handelt es sich um eine Riesenzellarteriitis des Aortenbogens. Auffällig ist ein Fehlen der Radialis- und Karotispulse (»pulseless disease«). Die **Moyamoya** ist eine ätiologisch ungeklärte progrediente Verschlußkrankheit des Circulus Willisii, die Kinder wie Erwachsene befällt und durch Hirninfarkte und epileptische Anfälle charakterisiert ist.

Bei der **Panarteriitis nodosa,** einer systemischen Vaskulitis, die dem Formenkreis der Kollagenosen zugeordnet wird, sind vor allem die inneren Organe (Nieren, Herz, Leber, Darm) und die peripheren Nerven *(S. 361),* seltener (20%) auch die Hirngefäße betroffen. Zentrale Symptome sind neben Kopfschmerzen Hemiparesen, Hyperkinesen und epileptische Anfälle.

Im Verlauf der **Moschcowitz-Krankheit** (thrombotisch-thrombozytopenische Purpura) kommt es zu petechialen Blutungen und ischämischen Insulten mit Vigilanzstörung. Es handelt sich um eine autoimmunologische Erkrankung, die zu Verschlüssen von Arteriolen und Kapillaren durch Plättchenthromben führt.

Anhaltende Kopfschmerzen, eine erhöhte BSG und Anämie lassen differentialdiagnostisch an **intrazerebrale Karzinom-Metastasen** *(S. 254)* denken. Gelegentlich kann es auch zur Verwechslung mit venösen Abflußstörungen des Gehirns (Sinusthrombosen) kommen.

Therapie und Verlauf. Mittel der Wahl bei Arteriitis cranialis sind Glukokortikoide, z.B. **1 mg Prednisolon/kg/die.** Diese Therapie erfolgt wegen der Erblindungsgefahr unmittelbar nach der Biopsie und wird bis zur Normalisierung der BSG fortgesetzt; anschließend allmähliche Reduktion und weitere Gabe über Monate und Jahre. Bei der Panarteriitis nodosa sind zusätzlich Immunsuppressiva wie Cyclophosphamid indiziert. Unbehandelt greift die Arteriitis auf die A. ophthalmica über. In jedem dritten Fall kommt es dann zu ein- oder doppelseitiger **Erblindung** durch thrombotischen Verschluß von Ziliararterien. Weitere Komplikationen sind Kopfhaut- und Zungennekrosen, seltener ischämische Insulte bei Verschlüssen der A. carotis interna oder A. basilaris. Die Letalität beträgt 10%. Durch frühzeitige Behandlung mit Kortikosteroiden verbessert sich die Prognose entscheidend. Die Patienten werden rasch beschwerdefrei und erleiden unter einer Langzeit-Kortikosteroid-Therapie nur selten Rezidive.

Der klinische Fall. Die 62jährige Patientin klagte über Kopf-, Muskel- und Gelenkschmerzen. Es fand sich ein hyperästhetischer Bezirk über der li. A. temporalis, die verdickt und geschlängelt hervortrat. Die BSG betrug 127/142 mm n. W. Es bestand eine Leukozytose von 11500 mit Linksverschiebung, erniedrigtes Eisen im Serum, eine Dysproteinämie mit Erhöhung der Alpha$_2$-Globuline und eine verstärkte Präzipitation von IgA und IgG. Die Biopsie der A. temporalis ergab vereinzelt Riesenzellen und herdförmige, knötchenförmig angeordnete Rundzellinfiltrate, die von der Intima bis in die Adventitia reichten. Die Gefäßlichtung war deutlich eingeengt. Nach Kortikosteroid-Therapie klangen die Kopf-, Muskel- und Gelenkschmerzen ab, während sich die BSG normalisierte.

1.8.1.5 Hirnvenenthrombosen

Synonyme: zerebrale Venen- und Sinusthrombosen, venöse Abflußstörungen des Gehirns.

> ***Definition.*** Septische oder blande Thrombosen venöser Hirngefäße als Folge von entzündlichen (otogenen bzw. rhinogenen) und tumorösen Prozessen, nach Hirntrauma, in Schwangerschaft und Wochenbett.

Epidemiologie. Hirnvenenthrombosen kommen besonders bei Schwangeren, Neugeborenen und kleinen Kindern vor. Insgesamt überwiegt das weibliche Geschlecht. Unter Berücksichtigung blander und asymptomatischer Sinusthrombosen liegt die Inzidenz bei 5% der zerebralen Durchblutungsstörungen.

Symptomatologie. Neben starken Kopfschmerzen, Nausea, Vomitus und einem Papillenödem als **Hirndruckzeichen** treten Vigilanzstörungen bis zum Koma auf. Hinzu kommen häufig Halbseiten-Symptome und fokale **epileptische Anfälle**.

Bei Sinus-cavernosus-Thrombosen finden sich öfter eine Protrusio bulbi, Chemosis (Bindehautödem), Diplopie und ein abgeschwächter Kornealreflex (vergleiche Sinus-cavernosus-Syndrom, S. 30).

Ätiopathogenese. Wegen der reichen Kollateralversorgung der Hirnvenen bleibt eine Sinusthrombose nicht selten symptomlos. Erst wenn die zuführenden Venen thrombosiert sind, werden klinische Symptome manifest. Eine langsame Strömung (Hypozirkulation) oder **Stase** aktiviert die Blutgerinnung, besonders wenn das Endothel durch entzündliche oder traumatische Vorgänge geschädigt wurde. Wenn das Blut in den Venen zurückgestaut wird (Stauungsinfarkt), kann sich infolge Diapedese ein hämorrhagischer **Infarkt** (Enzephalomalacia rubra) entwickeln. Meist sind es **protrahierte Verläufe** mit Infarkten beider Hemisphären als Folge von thrombotischen Verschlüssen kortikaler Venen. **Akute Schlaganfälle** bei venösen Infarkten treten bei zentraler Thrombophlebitis spontan bzw. auch postoperativ auf oder sind durch durale arterio-venöse Fisteln verursacht.

Blande Sinusthrombosen, vor allem des Sinus sagittalis superior oder des Sinus cavernosus, kommen bei hämatologischen Erkrankungen, Malignomen, M. Behçet, Kachexie (marantische Thrombose) und agonal bei Herzinsuffizienz vor. Neugeborene und kleine **Kinder** mit Pertussis, Ernährungsstörungen, Leukämie und malignen Lymphomen sind besonders gefährdet. Ein wesentlicher Faktor ist eine erhöhte Blutgerinnungsneigung. Man spricht von einer puerperalen Sinusthrombose, wenn sie als Komplikation einer **postpartalen** Blutgerinnungsstörung auftritt. Orale Kontrazeptiva können sowohl Hirnarterien- als auch -venenthrombosen hervorrufen.

Septische Hirnvenenthrombosen werden durch entzündliche (otogene bzw. rhinogene) Prozesse verursacht. In erster Linie ist der Sinus transversus betroffen, vor allem bei Otitis und Mastoiditis. Das Syndrom des Sinus cavernosus entsteht meist bei Gesichtsfurunkeln und Entzündungen der Nasennebenhöhlen. Der Sinus sagittalis superior kann bei einer Sinusitis frontalis betroffen sein. Jugularisthrombosen mit venöser Abflußstörung des Sinus sigmoideus und Sinus transversus sind häufig Komplikationen eines zentralen Venenkatheters, seltener Folge eines Tumors oder Abszesses der kraniozervikalen Region.

Diagnostik. Zerebrale Venen- und Sinusthrombosen werden oft wegen anfangs blander Symptome verkannt. Ein Gesichtsschmerz, ein abgeschwächter Kornealreflex und eine beschleunigte Blutsenkung können aber schon zur Diagnose führen. In fast der Hälfte der Fälle kommt es zu einem **Papillenödem**. Septische Hirnvenenthrombosen gehen mit Fieber (Septikämie) und zunehmender Vigilanzstörung einher.

Der **Liquor** cerebrospinalis ist oft xanthochrom oder blutig, bei septischen Hirnvenen- bzw. Sinusthrombosen entzündlich verändert. Eine leichte Pleozytose findet sich auch bei blander Sinusthrombose. Das **Elektroenzephalogramm (EEG)** ergibt eine Allgemeinveränderung und nicht selten epileptogene Foci. Die Röntgen-Nativaufnahmen des Schädels, einschließlich der NNH-Projektion, können den Ursprung der Infektion aufdecken, z.B. eine Sinusitis oder Mastoiditis. Indirekte Hinweise ergibt das **Computertomogramm** (CT): kleine Ventrikel als Folge des Hirnödems, hypodense Zonen bei reinen Ischämien, hyperdense Areale bei hämorrhagischen Infarkten und nach Kontrastmittelgabe eine Dichteanhebung der Gyri sowie eine hypodense Aussparung durch den Thrombus bei Sinus-sagittalis-superior-Thrombose, das sogenannte Delta-Zeichen *(vgl. Syn. 89).* Kernspintomographisch stellen sich die thrombosierten Sinus durch erhöhte Signalintensität dar. Die transkranielle Doppler-Sonographie dient ebenfalls der topischen Lokalisation der venösen Thrombosen.

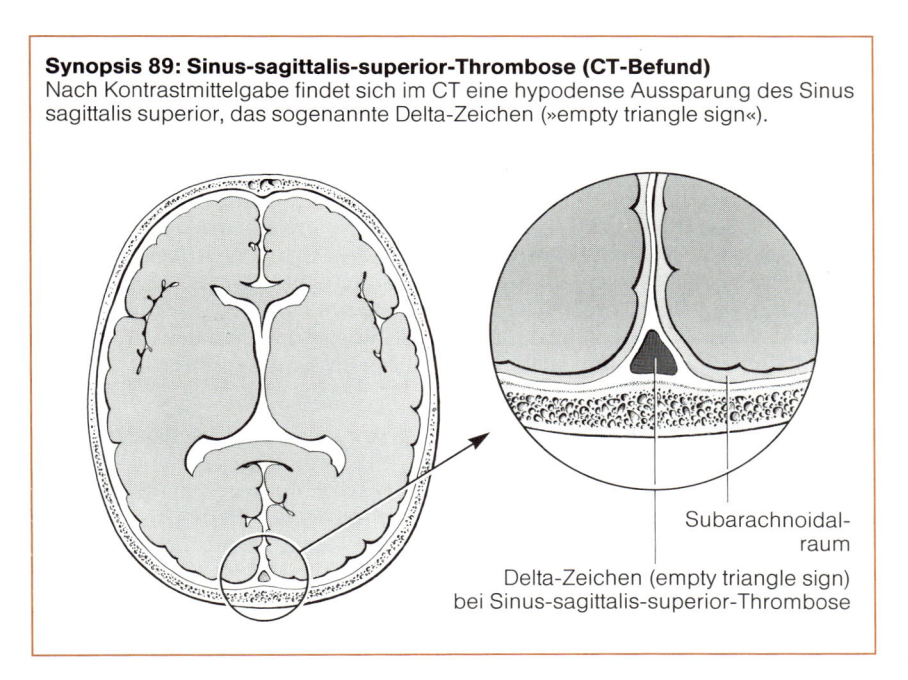

1.8 Durchblutungsstörungen des Gehirns und Rückenmarks

Synopsis 89: Sinus-sagittalis-superior-Thrombose (CT-Befund)
Nach Kontrastmittelgabe findet sich im CT eine hypodense Aussparung des Sinus sagittalis superior, das sogenannte Delta-Zeichen (»empty triangle sign«).

Subarachnoidalraum
Delta-Zeichen (empty triangle sign) bei Sinus-sagittalis-superior-Thrombose

In der venösen Phase der zerebralen **Angiographie** und der venösen digitalen Subtraktionsangiographie (DSA) stellen sich die thrombosierten Sinus nicht dar (Kontrastmittelaussparung); es zeigen sich Verlagerungen korkenzieherartig geschlängelter und z.T. dilatierter Venen.

Differentialdiagnose. Differentialdiagnostisch kommen vor allem Gefäßmißbildungen (Aneurysmen), **Hirntumoren** und -metastasen in Frage, die Arteriitis cranialis, aber auch ein Hirnabszeß, eine embolische **Herdenzephalitis, Meningitiden,** die ihrerseits Hirnvenenthrombosen verursachen können, und ischämische Insulte bei arteriellen Durchblutungsstörungen des Gehirns *(S. 209 und S. 289).*

Therapie. Bei septischen Hirnvenenthrombosen werden **Antibiotika** über mehrere Wochen gegeben. Nur selten ist ein operatives Vorgehen zur Revision des Infektionsherdes und zur Anlegung eines Shunts notwendig. Neben therapeutischen Lumbalpunktionen kann der **Hirndruck** mit Glycerin-, Sorbit- und Mannit-Infusionen gesenkt werden. Meist kann auf **Antikoagulantien** nicht verzichtet werden. Der Einsatz von Heparin ist vor allem bei Verbrauchskoagulopathien angezeigt und selbst bei hämorrhagischen Infarkten unter Liquor- und CT-Kontrolle gerechtfertigt.

Verlauf. 30% der Verläufe enden letal. Fokale Symptome sind prognostisch besonders ungünstig. Die Mehrzahl der Fälle hat jedoch eine gute Prognose mit vollständiger Remission; Rezidive sind selten.

Der klinische Fall. Eine 27jährige Sekretärin erkrankte im Wochenbett mit Kopfschmerzen, Erbrechen und Somnolenz. Es fand sich eine Protrusio bulbi und ein Pupillenödem rechts. Der rechte Kornealreflex fehlte. Der Liquor ergab eine leichte Zell- und Eiweißvermehrung. Die Angiographie und das CT bestätigten den Verdacht auf eine rechtsseitige Sinus-cavernosus-Thrombose. Gleichzeitig bestand eine Verbrauchskoagulopathie. Unter Heparin-Gabe klangen die Symptome ab.

Kontrastmittelaussparungen im Angiogramm weisen auf die venöse Abflußstörung hin.

Differentialdiagnose
Ein Aneurysma, Hirntumor, Hirnabszeß, eine Arteriitis, Meningoenzephalitis oder ein ischämischer Insult bei arterieller Thromboembolie sind neuroradiologisch auszuschließen (S. 209 u. 289).

Therapie
Bei Hirnvenenthrombosen ist die Gabe von Antibiotika, Osmotherapeutika und **Antikoagulantien** (Heparin) indiziert. Erforderlich sind Liquor- und CT-Kontrollen.

Verlauf
Die Letalität liegt bei 30%.

◀ Der klinische Fall

1.8.2 Vaskuläre Hirnblutungen

Synonym. Enzephalorrhagie.

> **Definition.** Unter einer Enzephalorrhagie versteht man eine akut (apoplektisch) bzw. subakut verlaufende Einblutung in Hirnsubstanz oder Liquorräume, die meist eine Vigilanzstörung und gravierende neurologische Ausfälle hervorruft. Hirnblutungen liegen Gefäßläsionen bei Arteriosklerose und Hypertonie (Massenblutung) oder Gefäßmißbildungen (Subarachnoidalblutung und intrazerebrales Hämatom) zugrunde; seltener kommt es zu Blutungen gefäßreicher Hirntumoren; auch Koagulopathien bzw. Antikoagulantientherapie-Zwischenfälle können zur Hirnblutung führen.

Epidemiologie. Ca. 20% der Schlaganfälle werden durch vaskuläre Hirnblutungen verursacht. Der Altersgipfel liegt mit 60 Jahren insgesamt etwas niedriger als bei ischämischen Insulten. Während Massenblutungen häufiger in der siebten Lebensdekade auftreten, kommt es meist in der vierten bis sechsten Dekade zur Subarachnoidalblutung und schon vor dem 30. Lebensjahr zu einem intrazerebralen Hämatom. Bei den Subarachnoidalblutungen überwiegt das weibliche Geschlecht.

Wie bei den ischämischen Insulten stellt neben Zigarettenrauchen, Einnahme von Ovulationshemmern und chronischem Alkoholabusus auch die Hypertonie ein Risiko für vaskuläre Hirnblutungen dar *(vgl. S. 289)*. Die Letalität der Hirnblutungen ist dreimal höher als die ischämischer Insulte.

1.8.2.1 Hypertensive Massenblutung

Symptomatologie. Prodromalerscheinungen hypertensiver Massenblutungen sind Kopfschmerzen, Vertigo, Tinnitus und psychomotorische Unruhe, Reizbarkeit, Konzentrationsstörungen und flüchtige neurologische Herdsymptome im Rahmen einer **Hochdruckkrise.** Im Gegensatz zu den ischämischen Insulten kommt es meist tagsüber bei Blutdruckanstieg unter physischer oder psychischer Belastung zur Blutung. Initialsymptome sind heftiger **Kopfschmerz,** Schwindel und in mehr als der Hälfte der Fälle eine plötzlich einsetzende **Vigilanzstörung** bis zum Koma.

Bei Blutung in die Capsula interna (»Kapselblutung«), tritt innerhalb kurzer Zeit eine **kontralaterale Hemiparese** bzw. -plegie auf. Je nach Ausdehnung der Massenblutung kommt es zur homonymen Hemianopsie und, wenn die dominante Hemisphäre betroffen ist, zur Aphasie. Seltener sind epileptische Anfälle. Bricht die Blutung in den Subarachnoidalraum ein, entwickeln sich zusätzlich meningeale Symptome *(vgl. S. 22)*. Eine vollständige Ventrikeltamponade manifestiert sich mit Koma und Streckkrämpfen und endet in der Regel innerhalb von 24 bis 48 Stunden tödlich.

Beschränkt sich die hypertensive Blutung auf den **Thalamus,** bleibt die Vigilanz oft ungestört. Es entwickelt sich eine kontralaterale Hemiparese, gelegentlich mit quälend brennendem Dauerschmerz, Allodynie und **Hyperpathie** (siehe auch Thalamusschmerz *S. 15*).

Eine Massenblutung in das **Kleinhirn,** die oft nur eine Hemisphäre betrifft, verursacht akute Hinterkopfschmerzen mit Erbrechen und Schwindel. Die neurologischen Symptome sind eine **ipsilaterale Hemiataxie,** Fallneigung, Gangabweichung und ein horizontaler Nystagmus zur Herdseite.

Bei hypertensiver Massenblutung in der Brückenregion stehen neben apoplektisch auftretender Hemi- oder Tetraparese lebensbedrohliche vegetative Symptome im Vordergrund: **Atemdepression,** Blutdruckanstieg und zentrale Hyperthermie. Der Einbruch in den vierten Ventrikel endet meist innerhalb von 24 Stunden letal.

Ätiopathogenese. Die Ursache der hypertensiven Massenblutungen ist in der Regel eine **essentielle Hypertonie,** nur selten renaler Hochdruck. Sie ist für 60% aller vaskulären Hirnblutungen verantwortlich. Langjähriger Bluthochdruck verstärkt die Hirnarteriosklerose, die Anpassung an Blutdruckschwankungen bleibt aus und es kommt zur direkten **Gefäßwandzerreißung** oder Bildung von **Mikroaneurysmen,** die aufgrund ihrer eigenen Wandschwäche bei plötzlichem Blutdruckanstieg rupturieren.

Die Massenblutung drängt das Gewebe auseinander. Durch Druck auf die Umgebung entsteht ein perifokales vasogenes Ödem, durch sekundäre Zirkulationsstörung zusätzlich ein zytotoxisches Ödem, wodurch die Parenchymnekrose begünstigt wird. In der Restitutionsphase werden Blut und nekrotisches Gewebe durch Makrophagen abgebaut und durch Glia ersetzt. Es bleibt eine zystische Narbe zurück.

Prädilektionsstelle der Gefäßruptur ist der Abgang der Aa. lenticulostriatae aus der A. cerebri media.

> Sowohl die Blutung selbst als auch das perifokale Ödem schädigen das umgebende Gewebe. Nach Abbau der Nekrose bleibt eine zystische Narbe zurück.

70% der hypertensiven Massenblutungen sind im Stammganglienbereich lokalisiert *(vergleiche Synopsis 90* **u. Farbtafel S. 420).**

> **Massenblutungen sind zu 70% im Stammganglienbereich lokalisiert,** *(Syn. 90,* **u. Farbtafel S. 420).**

Die Blutung bleibt entweder auf die Capsula interna beschränkt oder dehnt sich nach temporal bzw. parieto-okzipital aus und bricht in die Ventrikel, z.T. auch in den Subarachnoidalraum ein. Seltenere Blutungslokalisationen sind Thalamus, Brücke und Kleinhirn.

> Die Blutung kann sich im Parenchym ausbreiten und in den Liquorraum einbrechen.

Synopsis 90: Häufigste Lokalisation hypertensiver Massenblutungen im Bereich der Capsula interna bei Ruptur der Aa. lenticulo-striatae.

- Nucleus caudatus
- Claustrum
- Putamen
- A. cerebri media
- Aa. lenticulo-striatae
- Thalamus
- Globus pallidus
- Capsula interna
- Massenblutung im Stammganglienbereich

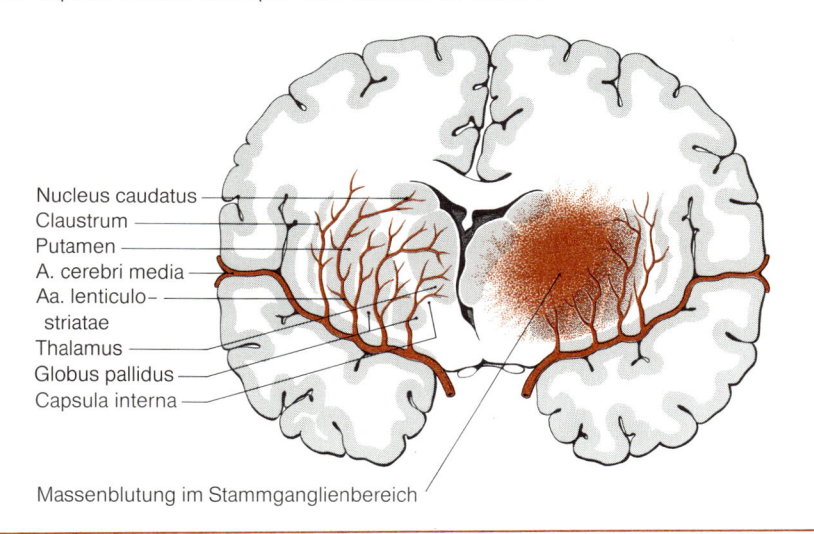

Diagnostik. Der soporöse oder komatöse Patient weist meist eine Gesichtszyanose und Cheyne-Stokes-Atmung auf. In der Initialphase fallen oft eine **Déviation conjuguée** zur Herdseite, kontralateral fehlende physiologische Eigen- und Fremdreflexe (Korneal- und Bauchhautreflexe) und ein positives Babinski-Zeichen auf. Schon das Entweichen der Atemluft aus dem gelähmten Mundwinkel, das einseitig schnellere Herabfallen der passiv angehobenen Extremitäten und fehlende Spontanbewegungen geben Hinweise auf eine zunächst **schlaffe Hemiplegie.**

Besonders bei infratentoriellen Blutungen besteht die Gefahr der **Einklemmung.** Die hypertensive **Kleinhirnblutung** verläuft oft so foudroyant, daß eine zerebellare Symptomatik wegen des rasch eintretenden Komas neurologisch nicht abzugrenzen ist.

Der protrahierte Verlauf einer Massenblutung mit allmählichem intrakraniellem Druckanstieg ist durch sekundäre Vigilanzstörung, **Mydriasis** auf der Herdseite und Papillenödem gekennzeichnet. Als Hinweis auf eine arterielle Hypertonie finden sich häufig ein Fundus hypertonicus und entsprechende EKG-Veränderungen.

> **Diagnostik**
> Im Akutstadium findet sich neben einer Vigilanzstörung und vegetativen Symptomen oft eine Déviation conjuguée zur Herdseite. Bei Vigilanzstörung ist die Hemiparese am Tonusverlust und an den fehlenden Spontanbewegungen erkennbar.
>
> Kleinhirn- und Ponsblutungen verlaufen foudroyant; es kommt rasch zur Einklemmung.
>
> Bei subakutem Verlauf mit sekundärer Vigilanzstörung kommt es homolateral zur Mydriasis und zum Papillenödem.

Die wichtigste apparative Untersuchung ist die **kraniale Computertomographie (CT)**. Im Gegensatz zu den ischämischen Insulten stellt sich die Blutung unmittelbar nach dem Ereignis als **hyperdense Zone** dar *(Abb. 65)*. Das perifokale Ödem (hypodenser Randsaum) erreicht seine maximale Ausprägung erst nach einigen Tagen. Je nach Größe resorbiert sich das Hämatom innerhalb von Wochen bis etwa drei Monaten. Es bleibt ein hypodenser Bezirk zurück (posthämorrhagischer Substanzdefekt). Das CT dient der Indikationsstellung zu operativer bzw. konservativer Behandlung und der Verlaufsbeobachtung (Ausbreitung des Ödems, Ventrikeleinbruch, Rezidivblutung oder Liquorzirkulationsstörung).

Sofort nach dem Ereignis stellt sich die Massenblutung im CT als hyperdense Zone dar *(Abb. 65)*. Die spontane Hämatomresorption dauert bis zu drei Monaten. Der CT-Befund dient der Therapieplanung und Verlaufsbeobachtung.

Bei 90 % aller Massenblutungen ist der Liquor blutig bzw. xanthochrom.

Bei Einbruch der intrazerebralen Massenblutung in die Ventrikel oder den Subarachnoidalraum ist der Liquor blutig; bei reinen Marklagerblutungen kann er durch Diapedese von Blutbestandteilen nach einigen Tagen xanthochrom werden. Blutiger oder **xanthochromer Liquor** findet sich bei insgesamt 90% der Massenblutungen. Die Xanthochromie hält ein bis zwei Wochen an. Eine sichere Differentialdiagnose hinsichtlich der Blutungsquelle ist mit der Liquor-Untersuchung allerdings nicht möglich, da der Liquor auch bei Subarachnoidalblutung *(S. 313)* oder hämorrhagischem Infarkt sanguinolent bzw. xanthochrom ist und klarer Liquor eine intrazerebrale Blutung nicht ausschließt.

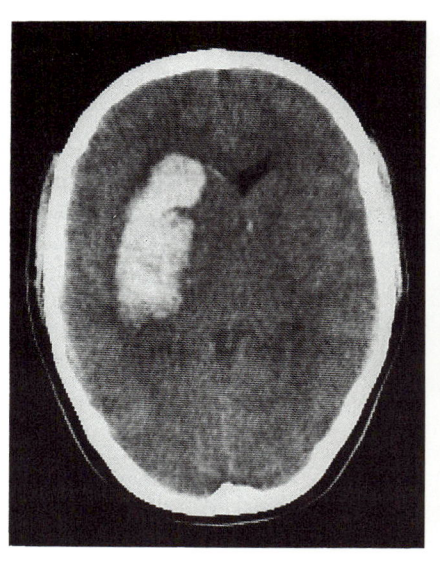

Abb. 65: CT-Nachweis einer hypertensiven Massenblutung im Stammganglienbereich links.

Das Hirnszintigramm zeigt eine Aktivitätsanreicherung im Hämatombereich, das EEG ergibt einen Herdbefund (Blutung) und eine Allgemeinveränderung (Hirnödem).

Die im Bereich der Blutung fast immer nachweisbare Aktivitätsanreicherung im **Hirnszintigramm** ebenso wie der Herdbefund im **Elektroenzephalogramm (EEG)** erlauben keine differentialdiagnostische Aussage. Der szintigraphische Befund korreliert aber mit der Hämatomresorption und die Rückbildung der Allgemeinveränderung im EEG mit der Abnahme des Hirnödems.

Operative Therapie
Große rindennahe Massenblutungen und Kleinhirnblutungen sollten operativ behandelt werden, wenn ein Mittelhirnsyndrom droht.

Operative Therapie. Eine operative Ausräumung größerer rindennaher Massenblutungen bzw. Absaugen des Blutes über ein Bohrloch oder eine Ventrikeldrainage sind zu erwägen, wenn unter konservativer Behandlung keine Besserung eintritt und sich ein Mittelhirnsyndrom entwickelt. Ausgedehnte Kleinhirnblutungen stellen wegen Einklemmungsgefahr eine Indikation zur Akutoperation dar. Für kleine Massenblutungen mit nur geringer Vigilanzstörung, die häufig in ihrer Symptomatik dem ischämischen Insult gleichen und eine relativ günstige Prognose haben, besteht keine Operationsindikation.

Konservative Therapie
Die konservative Behandlung der Massenblutung erfordert absolute **Bettruhe** und **Blutdruckeinstellung** *(S. 298 f)*.

Zur **Therapie des Hirnödems** gehört die Hochlagerung des Oberkörpers und frühzeitige Beatmung bei respiratorischer Insuffizienz, evtl. Hyperventilation.

Konservative Therapie. In der Regel ist eine intensivmedizinische Behandlung notwendig. **Absolute Bettruhe** muß auch bei geringer Vigilanzstörung über zwei bis vier Wochen eingehalten werden. Jede Blutdruckschwankung soll vermieden und der Blutdruck nicht zu stark gesenkt werden (siehe Therapie der ischämischen Insulte, *S. 298 f)*.

Ein wesentliches Therapieziel ist die Begrenzung des Hirnödems. Hierzu gehört die Hochlagerung des Oberkörpers um 30° mit gerade liegendem Kopf und die ZVD-Kontrolle. Bei Ateminsuffizienz wird frühzeitig intubiert und eventuell eine kontrollierte **Hyperventilation** zur Herabsetzung des intrazerebralen Gesamtvolumens durch Senkung des pCO_2 (30 mmHg) durchgeführt. Zur Vermeidung eines Magenulkus bei Hirnödem ist die Gabe von Antazida und H_2-Antagonisten erforderlich.

Zur medikamentösen Therapie des Hirnödems werden Osmotherapeutika und Glukokortikoide eingesetzt. Die Wirkung der **Osmotherapeutika** (Sorbit 40%, Mannit 20%, Glycerin 10%) auf das zytotoxische Ödem mit intrazellulärer Flüssigkeitsansammlung beruht auf dem Osmolalitätsgradienten zwischen Hirngewebe und Extrazellulärflüssigkeit bei intakter Blut-Hirn-Schranke. Sorbit und Mannit haben einen rascheren Wirkungseintritt, jedoch kürzere Wirkungsdauer (ca. 1 ½ h) als Glycerin (3h). Osmotherapeutika sollten wegen der Gefahr eines Rebound-Effekts nur kurzzeitig gegeben werden, da es auch bei intakter Blut-Hirn-Schranke zum Osmolalitäts-Ausgleich aufgrund allmählichen Übertritts der hyperosmolaren Substanz in das Parenchym kommt. Es empfiehlt sich eine **Kurzinfusion von Sorbit oder Mannit** (50g in 20 Minuten über einen zentralen Venenkatheter mehrmals täglich) **alternierend mit Glycerin** (500 ml über 4 Stunden).

Bei ausgedehnten Massenblutungen kommt es zur Störung der Blut-Hirn-Schranke und Entwicklung eines vasogenen extrazellulären Hirnödems, das die Extravasion hyperosmolarer Substanzen mit Flüssigkeitsansammlung im gesunden Gewebe begünstigt. Daraus ergibt sich die Indikation zum Einsatz von Glukokortikoiden, denen eine membranabdichtende Wirkung zugeschrieben wird. Die Dosierung von **Dexamethason** entspricht der bei Hirntumoren (siehe *S. 242*).

> Antikoagulantien oder Thrombozytenaggregationshemmer zur Thrombose-Prophylaxe sind bei Hirnblutungen kontraindiziert. Es kommen nur physikalische Maßnahmen zur Anwendung.

Verlauf. Ein kritisches klinisches Stadium entsteht nach vier bis fünf Tagen, wenn das Hirnödem seine maximale Ausprägung erreicht. Neben Ventrikelkompression und Mittellinienverlagerung kann es zum **Einklemmungs-Syndrom** kommen (vgl. a. *S. 91*).

Die **Letalität** der Massenblutungen **beträgt 70%**, bei Ventrikeltamponade oder Einklemmung infolge intrakranieller Drucksteigerung fast 90%. Patienten, die eine Massenblutung überleben, zeigen eine bessere Remission der neurologischen Symptome als Patienten mit ischämischem Insult, da die Blutung weniger zur Nekrose als zur Verdrängung des Hirnparenchyms führt. Als Spätkomplikation kann es nach Ventrikeleinbruch zu **Liquorzirkulationsstörungen** kommen. Die Häufigkeit von **Rezidivblutungen** hängt wie die der ischämischen Insulte von der Einstellung des Hypertonus ab. Verglichen mit der Reinfarktrate sind Rezidivblutungen aber seltener.

Der klinische Fall. Bei der 54jährigen Kellnerin traten während der Arbeit plötzlich heftige Kopfschmerzen auf, rasch entwickelte sich eine Aphasie und rechtsseitige Hemiparese. Bei der stationären Aufnahme war sie somnolent. Fremdanamnestisch war zu erfahren, daß sie die medikamentöse Therapie der seit einem Jahr bekannten Hypertonie nicht eingehalten hatte. Computertomographisch zeigte sich eine Massenblutung im Stammganglienbereich links. Die Patientin wurde bei strenger Bettruhe antihypertensiv und in der ersten Woche mit Osmotherapeutika behandelt. Die Aphasie bildete sich innerhalb von drei Wochen vollständig zurück. Unter krankengymnastischen Übungen auf neurophysiologischer Grundlage entwickelte sich nur eine leichte Spastik. Bei der CT-Kontrolle drei Monate später war die Blutung resorbiert, es fand sich noch ein kleiner posthämorrhagischer Substanzdefekt.

1.8.2.2 Intrazerebrale Hämatome

Symptomatologie. In einem Viertel der Fälle ist eine physische Belastung oder ein leichtes Trauma als Auslösefaktor zu eruieren. Das intrazerebrale Hämatom ruft in der Regel akute heftige **Kopfschmerzen** hervor, die meist exakt lokalisiert werden und von Halbseitensymptomen, einem fokalen **epileptischen Anfall** und einer **Vigilanzstörung** gefolgt sind.

Ätiopathogenese. Die häufigste Ursache intrazerebraler Hämatome sind **arterio-venöse Angiome** *(S. 260)*. Sie sind überwiegend an der Großhirnkonvexität, oft mit Beziehung zur Zentralregion, selten im Stammganglienbereich oder intraventrikulär lokalisiert. Die subkortikalen **Mikroangiome** (< 2cm) als Ursache von Marklagerhämatomen lassen sich meist nur intraoperativ oder erst autoptisch nachweisen. Auch die Ruptur intrazerebraler oder an der Hirnbasis gelegener **Aneurysmen** führt nicht selten neben der **Subarachnoidalblutung** (SAB) zu einem intrazerebralen Hämatom *(S. 258)*. Gefäßreiche **Hirntumoren,** besonders das Glioblastom, und Hirnmetastasen bei Melanoblastom, Chorionepitheliom und Bronchialkarzinom können akut ein massives intrazerebrales Hämatom verursachen. Selten kommt es bei Sinusthrombosen, zerebraler Amyloid-Angiopathie, Arteriitis cranialis und anderen Gefäßkrankheiten zu intrazerebralen Hämatomen.

Das Risiko eines intrazerebralen Hämatoms ist bei Hämophilie besonders hoch (10%) und stellt damit die häufigste Todesursache dieser Erkrankung dar. Andere **Störungen der Blutgerinnung,** z.B. im Rahmen eines Blastenschubs bei Leukämie, bei Afibrinogenämie, Thrombopathien und -penien, sind häufige Ursachen einer Hirnblutung im Kindesalter. Als Komplikation der Antikoagulanzientherapie (Cumarine) kommen intrazerebrale gleich häufig wie subdurale Hämatome vor, weisen jedoch eine höhere Letalität auf. Eine begleitende Hypertonie und Quick-Werte unterhalb des therapeutischen Bereichs vergrößern die Blutungsgefahr. Das Risiko einer Hirnblutung ist bei Fibrinolyse (Strepto- bzw. Urokinase) mit 10% der Behandlungsfälle besonders hoch.

Diagnostik. Intrazerebrale Hämatome der Großhirnkonvexität führen gelegentlich nur zu isolierten neurologischen Herdsymptomen, z.B. einer Monoparese, einer rein motorischen oder sensorischen Aphasie, Apraxie oder Hemianopsie. Aufgrund der häufig rindennahen zentroparietalen Lokalisation treten besonders bei Angiomen motorische oder sensible **Jackson-Anfälle** auf. Einer Angiomblutung, die sich meist in der dritten oder vierten Lebensdekade ereignet, können Kopfschmerzen um Jahre vorausgehen. Bei der juvenilen akuten subkortikalen Blutung sind Kopfschmerzen oft das einzige Symptom. Das intrazerebrale Hämatom als Komplikation einer Antikoagulanzien-Therapie führt oft erst subakut zu neurologischen Herdsymptomen; bei protrahiertem Verlauf und langsam steigendem Hirndruck entwickelt sich eine Stauungspapille. Der Liquor ist blutig, wenn das Hämatom Anschluß an den Liquorraum gefunden hat.

Computertomographisch stellen sich auch kleinere intrazerebrale Hämatome kontrastreich (hyperdens, *Abb. 66*) dar. Die CT-Kontrolluntersuchung nach Resorption des Hämatoms kann als Blutungsursache einen Tumor aufdecken. Bei rindennaher Lokalisation der Blutung liegt ein Angiom-Verdacht nahe, der eine angiographische Abklärung erfordert. Sofern aber keine akute Operationsindikation besteht, sollte die zerebrale **Angiographie** erst nach weitgehender Resorption der Blutung vorgenommen werden, da das Hämatom ein zugrundeliegendes Angiom komprimieren und dessen vollständige Darstellung verhindern kann.

Operative Therapie. Intrazerebrale Hämatome ohne Angiom- oder Tumornachweis erfordern in der Regel keinen Eingriff. Sofern der Verlauf nicht perakut ist, kann mit der operativen Ausräumung einer Angiomblutung und gleichzeitigen Exstirpation der Gefäßmißbildung bis zu einem günstigen Zeitpunkt gewartet werden, da die Gefahr der Rezidivblutung unmittelbar nach der Erstblutung nicht größer ist als in den folgenden Wochen und Monaten.

Konservative Therapie. Die intensivmedizinischen Maßnahmen zur Hirnödemtherapie und die physikalische Behandlung bei intrazerebralem Hämatom setzen computertomographische Kontrolluntersuchungen voraus.

Ätiopathogenese
Arteriovenöse Angiome, meist oberflächennah gelegen, sind die häufigste Ursache intrazerebraler Hämatome *(S. 260).* Mikroangiome verursachen meist Marklagerhämatome. Auch eine Aneurysma-Ruptur kann neben einer SAB *(S. 258)* zu einem intrazerebralen Hämatom führen. Weitere Blutungsursachen sind gefäßreiche Hirntumoren.

Blutgerinnungsstörungen, z.B. Hämophilie, und Zwischenfälle unter der Antikoagulantientherapie können ebenfalls ein intrazerebrales Hämatom hervorrufen.

Diagnostik
Man beobachtet eine Mono- oder Hemiparese, Aphasie, Apraxie und häufiger als bei anderen Hirnblutungen fokale Anfälle **(Jackson-Anfälle).** Bei protrahiertem Verlauf und langsam steigendem Hirndruck entwickelt sich eine Stauungspapille.

Das **CT** weist auch kleine intrazerebrale Hämatome nach.
Eine Kontrolluntersuchung ist zum Ausschluß eines Hirntumors notwendig. Bei Verdacht auf eine Gefäßmißbildung ist präoperativ zusätzlich eine zerebrale **Angiographie** indiziert.

Operative Therapie
In jedem zweiten Fall einer Angiomblutung besteht die Indikation zum chirurgischen Eingriff.

Konservative Therapie
Zur Intensivtherapie *siehe B 1.8.2.1.*

Besteht der Verdacht auf eine **Blutgerinnungsstörung,** ist vor weiteren diagnostischen Maßnahmen umgehend eine **Substitutionstherapie** einzuleiten: Fehlende Gerinnungsfaktoren (Faktor VIII bei Hämophilie, Fibrinogen bei Afibrinogenämie, Thrombozytenkonzentrate bei einigen Thrombopathien und -penien) müssen ersetzt werden. Für Antikoagulanzien-Zwischenfälle bei Cumarin-Behandlung steht das Faktorenkonzentrat PPSB (Gerinnungsfaktoren II, VII, IX, X) zur Verfügung. Zusätzlich wird Vitamin K gegeben, das allein jedoch nicht schnell genug die Blutungsneigung aufhebt. Die Heparin-Wirkung wird durch Protaminsulfat antagonisiert.

Verlauf. Der größte Teil der intrazerebralen Hämatome weist eine bessere Prognose auf als hypertensive Massenblutungen. Gelegentlich sind die Symptome diskret und rasch rückläufig. Die selteneren Hämatome im Bereich der Brücke und des Kleinhirns verlaufen aber foudroyant. Die **Letalität** der Angiomblutungen beträgt 10–20%; die Ruptur von Angiomen, die vom Kortex bis zu den Ventrikeln reichen, endet in der Regel letal. In einem Viertel der nicht operierten Fälle kommt es noch nach Jahren zur Rezidivblutung, die in 50% letal verläuft. Während die Letalität der Antikoagulanzien-Blutungen bei etwa 60% liegt, beträgt die der Hämophilie 30% und die der intratumoralen Blutungen 90%; sie ist meist durch eine sich schnell entwickelnde Einklemmung bedingt.

Der klinische Fall. Bei einem 64jährigen Hausmeister traten unter Streptokinase-Behandlung wegen tiefer Beinvenenthrombose akut Schwindel und lokomotorische Ataxie auf. Das CT zeigte eine infratentorielle Blutung mit Einbruch in den vierten Ventrikel und einen Verschlußhydrozephalus *(Abb. 66).* Nach Anlage eines ventrikulo-peritonealen Shunts und spontaner Resorption der Blutung konnte der Patient vier Monate später wieder ohne Unterstützung gehen.

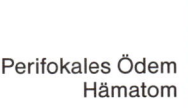

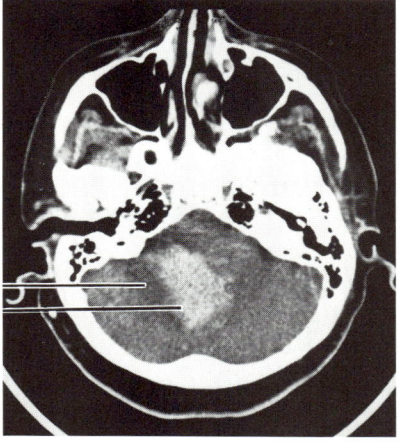

Abb. 66: Kraniales Computertomogramm eines 64jährigen Patienten mit Kleinhirnblutung *(klin. Fall).* In der infratentoriellen Schicht stellt sich im Bereich der Vermis eine ausgedehnte, unregelmäßig begrenzte hyperdense Zone mit perifokalem Ödem dar.

1.8.2.3 Subarachnoidalblutung (SAB)

Symptomatologie. Subarachnoidalblutungen (SAB) haben unabhängig von ihrer Ätiologie eine einheitliche Symptomatik. Schlagartig setzen heftigste Kopfschmerzen ein, die in den Nacken ausstrahlen (Meningismus!) und von **Übelkeit, Erbrechen** und Lichtempfindlichkeit begleitet sind. Gelegentlich gehen der SAB rezidivierende Kopfschmerzen, Augenmuskelparesen oder auch epileptische Anfälle voraus.

In zwei Dritteln der Fälle führt die Blutung meist nach einem kurzen Intervall zur **Vigilanzstörung,** die von leichter Somnolenz bis zum Koma reicht und mit psychomotorischer Unruhe verbunden ist. Ein initiales Koma ist selten. Bei leichten Subarachnoidalblutungen wirken die Patienten oft nur psychomotorisch gehemmt und antriebsgestört.

Eine SAB kann durch physische und psychische Belastung ausgelöst werden, die meisten ereignen sich jedoch spontan.

Etwa ein Drittel der SAB tritt nach **körperlicher Anstrengung** auf, z.B. bei Lastenheben, Betätigen der Bauchpresse während Defäkation, Koitus oder in einer psychischen Belastungssituation. Die meisten SAB ereignen sich aber spontan, d.h. ohne erkennbare Auslösefaktoren.

Ätiopathogenese

60% aller Subarachnoidalblutungen sind auf ein basales intrakranielles Aneurysma zurückzuführen.

10% der SAB sind durch Ruptur eines arteriovenösen Angioms verursacht *(S. 260).* In 20% der Fälle liegen der SAB eine Hypertonie, Blutgerinnungsstörungen, Tumorblutung oder Gefäßerkrankungen zugrunde. Etwa 10% der SAB bleiben ätiologisch ungeklärt (idiopathische SAB).

Ätiopathogenese. 60% der spontanen Subarachnoidalblutungen sind durch die Ruptur eines sackförmigen **Aneurysmas** im Bereich des Circulus arteriosus cerebri (Willisii) bedingt. Umgekehrt ist die SAB auch die überwiegende Manifestationsform intrakranieller Aneurysmen, die in 90% der Fälle rupturieren.

In 10% der Fälle ist eine SAB auf die Ruptur eines **arteriovenösen Angioms** zurückzuführen. Gleichzeitig entsteht häufig ein intrazerebrales Hämatom. Daneben kommen die chronische arterielle **Hypertonie,** hämorrhagische Diathesen, seltener Neoplasien und Rupturen basaler Venen als ätiologische Faktoren einer SAB in Betracht. Auch erworbene Gefäßläsionen bei Arteriosklerose, Periarteriitis nodosa, Lupus erythematodes oder Wegener-Granulomatose und Moyamoya *(S. 303),* können zu Gefäßruptur und SAB führen. In ca. 10% der SAB stellt sich trotz eingehender Diagnostik keine Blutungsursache heraus. Diesen **idiopathischen** Subarachnoidalblutungen können dennoch Aneurysmen zugrunde liegen, die durch die Ruptur zerstört wurden oder sich spontan verschlossen haben.

Pathophysiologie

Durch die SAB kommt es zur Tamponierung der äußeren Liquorräume mit konsekutiver Liquorzirkulations- und Resorptionsstörung. Intrakranieller Druckanstieg führt zur Entwicklung eines diffusen Hirnödems.

Pathophysiologie. Der Blutaustritt in den Subarachnoidalraum führt meist zur vollständigen Tamponierung der äußeren Liquorräume *(Syn. 91).* Sowohl die Liquorzirkulation an den Austrittsstellen des vierten Ventrikels (Foramina Luschkae und Foramen Magendii) als auch die Liquorresorption an den Granulationes arachnoideales wird dadurch gestört. Der intrakranielle Druckanstieg behindert den venösen Abfluß und führt zu einem diffusen **Hirnödem** (Maximum 4.–10. Tag). Auch nach Resorption des Blutes kann die **Liquorzirkulationsstörung** infolge adhäsiver Arachnoiditis anhalten und sich ein aresorptiver Hydrozephalus entwickeln.

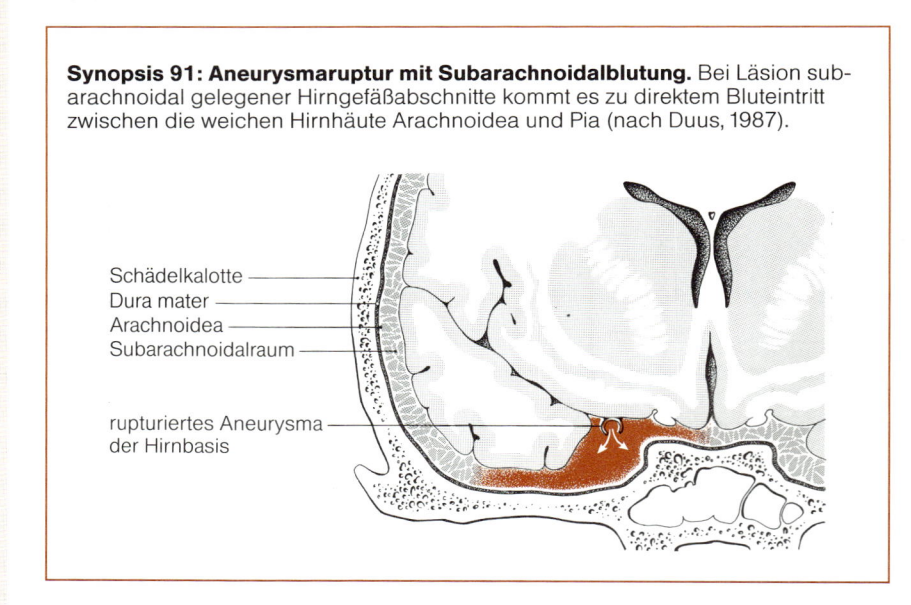

Synopsis 91: Aneurysmaruptur mit Subarachnoidalblutung. Bei Läsion subarachnoidal gelegener Hirngefäßabschnitte kommt es zu direktem Bluteintritt zwischen die weichen Hirnhäute Arachnoidea und Pia (nach Duus, 1987).

Schädelkalotte
Dura mater
Arachnoidea
Subarachnoidalraum

rupturiertes Aneurysma der Hirnbasis

Sekundäre Enzephalomalazien werden gelegentlich durch Thrombosierung des Gefäßes im Aneurysmabereich, vor allem aber durch lokalen oder diffusen **Vasospasmus** (4.–10. Tag) verursacht, hämorrhagische Infarzierung hingegen durch venöse Abflußstörungen.

Eine Spontanthrombosierung des Aneurysmas und lokale Gefäßkonstriktion im Aneurysmabereich fördern den Stillstand der Blutung. Schreitet aber die Thrombosierung bis zum Verschluß des zugehörigen Gefäßes fort, entwickelt sich ein Hirninfarkt. In 70% der Aneurysmablutungen bewirkt die Freisetzung vasoaktiver Substanzen (Serotonin, Histamin, Prostaglandine) eine lokale oder diffuse Gefäßkonstriktion. Der zwischen dem vierten und zehnten Tag nach der Ruptur besonders ausgeprägte **Vasospasmus** führt zur Minderversorgung und in fast 30% der Fälle zu einer **Enzephalomalazie** des abhängigen Gewebes. Meist bildet sich der Vasospasmus innerhalb von ein bis drei Wochen zurück. Bei stei-

Tabelle 80: Pathophysiologische Mechanismen und klinische Komplikationen bei Subarachnoidalblutung (SAB).

intrakranieller Druckanstieg	➡ Hirnödem
Verlegung der Foramina und meningeale Reaktion	➡ Liquorresorptionsstörung, Hydrozephalus
Gefäßthrombose	➡ Enzephalomalazie
Vasospasmus	➡ Enzephalomalazie
venöse Abflußstörung	➡ hämorrhagische Infarzierung
Fibrinolyse	➡ Rezidivblutung
ungünstige Aneurysmalokalisation/Rezidivblutung	➡ intrazerebrales Hämatom

gendem Hirndruck kann eine Störung des venösen Blutflusses eine sekundäre hämorrhagische Infarzierung zur Folge haben.

Die schnell einsetzende physiologische Fibrinolyse nach Thrombenbildung an der Rupturstelle ist die wesentliche Ursache für die große Zahl von **Rezidivblutungen** nach Aneurysmaruptur. In 20% der Fälle tritt in den beiden ersten Wochen erneut eine SAB auf, die Hälfte davon schon am ersten Tag. Im Gegensatz zur ersten SAB bricht die Rezidivblutung fast immer in die Hirnsubstanz ein, da sich das Blut wegen leptomeningealer Verklebungen nicht im Subarachnoidalraum ausbreiten kann. A.cerebri-media- und A.-communicans-anterior-Aneurysmen verursachen häufig schon initial ein intrazerebrales Hämatom.

Wesentliche Ursache von **Rezidivblutungen** in der ersten Woche ist die Fibrinolyse an der Rupturstelle des Aneurysmas. Die zweite Blutung bricht fast immer in das Hirnparenchym ein (intrazerebrales Hämatom). Die Komplikationen bei SAB zeigt *Tabelle 80* im Überblick.

Diagnostik. Innerhalb von 48 Stunden entwickelt sich ein **Meningismus** und hält gemeinsam mit anderen Reizsymptomen wie dem Kernig-, Brudzinski- und Lasègue-Zeichen einige Tage an, fehlt aber im Koma. Bei leicht somnolenten Patienten besteht Photophobie und Hyperakusis. Am Augenhintergrund finden sich häufig streifige Netzhautblutungen und ein **Papillenödem,** seltener eine ausgeprägte Stauungspapille. Gelegentlich ist das Babinski-Zeichen positiv.

Weitere neurologische Ausfälle sprechen für eine Beteiligung des Hirnparenchyms. **Augenmuskelparesen** und **Gesichtsfeldausfälle** kommen bei Ruptur von Aneurysmen der A. carotis interna und A. cerebri anterior vor. Eine Hemiparese, homonyme **Hemianopsie** und Aphasie, auch **epileptische Anfälle** sind die häufigsten Symptome von Media-Aneurysmen mit Einblutung in die innere Kapsel oder den Temporallappen. Hirnstammsymptome mit rasch progredientem Einklemmungssyndrom finden sich vor allem bei Aneurysmaruptur im vertebro-basilären Bereich.

Auch eine nur geringe Vigilanzstörung geht mit **vegetativen Störungen** (Blutdruck- und Temperaturerhöhung, Hyperhidrose) einher. Häufige internistische Befunde sind eine Leukozytose und EKG-Veränderungen, die dem Bild des akuten Myokardinfarkts gleichen.

Die wichtigste diagnostische Hilfsmethode ist die **Lumbalpunktion** (LP). Wegen der Gefahr der Einklemmung soll sie bei SAB nur am liegenden Patienten vorgenommen werden. Sofort nach dem Ereignis ist der **Liquor** massiv **blutig**, einige Stunden später wird der Überstand bei Zentrifugation **xanthochrom**. Durch Phagozytose und Erythrozyten-Abbau bleiben Hämosiderin- und Hämatoidin-Ablagerungen in den Makrophagen zurück *(Abb. 15, Farbtafel S. 410)*. Diese sind noch bis Monate nach der Blutung im Liquor nachweisbar, während Xanthochromie und Pleozytose sich schon nach zwei bis drei Wochen vollständig zurückbilden. Gleichzeitiges Vorkommen von Hämosiderin speichernden Makrophagen und frischen Erythrozyten ist beweisend für das Nachsickern von Blut.

Das **kraniale Computertomogramm** (CT) stellt eine Subarachnoidalblutung während der ersten beiden Tage hyperdens in den basalen Zisternen und Sulci dar *(Abb. 67a)*; mit zunehmender Resorption der Blutbestandteile im Liquor ist der computertomographische Nachweis aber nicht mehr sicher. Nur größere Gefäßmißbildungen als Ursache der SAB sind computertomographisch nach-

Diagnostik
Leitsymptom der akuten SAB ist der **Meningismus**. Häufig entwickelt sich ein **Papillenödem**.

Die **neurologischen Ausfälle** sind von der Blutungsquelle und der Mitbeteiligung des Hirnparenchyms abhängig. Dazu gehören vor allem Paresen, Gesichtsfelddefekte und epileptische Anfälle.

Häufig sind **vegetative Symptome.** Das EKG kann wie bei einem Herzinfarkt verändert sein.

Die **Lumbalpunktion** ergibt blutigen oder später xanthochromen Liquor. Hämosiderin- und Hämatoidin-speichernde Makrophagen beweisen eine um Monate zurückliegende Blutung. Der gleichzeitige Nachweis von Erythrozyten spricht für eine zweizeitige Blutung (vgl. *Abb. 15, Farbtafel S. 410*).

Im **CT** stellt sich die SAB hyperdens in Zisternen und Sulci dar *(Abb. 67a)*. Die transkranielle Doppler-Sonographie ist eine verläßliche nicht invasive Methode zum Nachweis eines Vasospasmus.

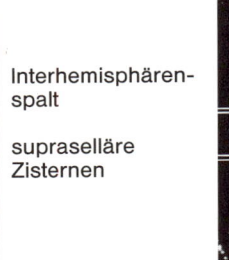

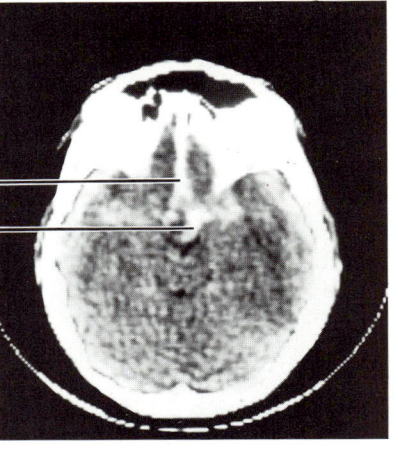

Abb. 67a: Im CT stellen sich die suprasellären Zisternen und der Interhemisphärenspalt hyperdens dar (subarachnoidale Blutung).

Labels: Interhemisphärenspalt; suprasselläre Zisternen

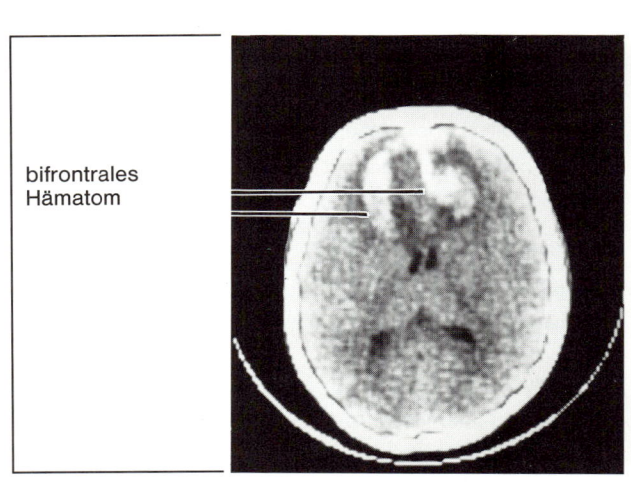

Abb. 67b: In der weiter rostralen Schicht stellt sich eine bifrontale Parenchymblutung mit unterschiedlicher Hämatomdichte dar. Die Vorderhörner beider Seitenventrikel sind komprimiert.

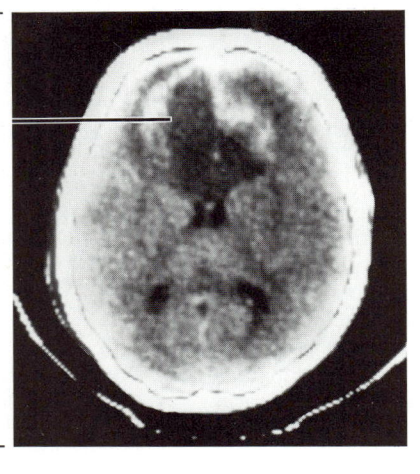

Label: bifrontales Hämatom

Abb. 67c: Das postoperative Kontroll-CT eine Woche später ergibt eine partielle Hämatomresorption und ein ausgedehntes hypodenses Areal im Versorgungsgebiet der Aa. pericallosae.

Label: hypodenses Areal

Abb. 67a–c: Computertomographische Verlaufsbeobachtung einer Subarachnoidalblutung nach Aneurysmaruptur (35jährige Patientin, *siehe klinischen Fall*).

Nach Ausschluß eines Vasospasmus soll die Angiographie frühzeitig zur direkten Darstellung von Gefäßmißbildungen vorgenommen werden *(Abb. 68)*. Durch die Ruptur zerstörte oder thrombotisch verschlossene Aneurysmen entgehen aber oft dem radiologischen Nachweis.

weisbar. Dasselbe gilt für die ebenfalls nicht invasive **transkranielle Doppler-Sonographie,** mit deren Hilfe vor allem ein Vasospasmus auszuschließen ist, bevor die Blutungsquelle angiographisch gesucht wird.

Grundsätzlich soll die Angiographie mit Darstellung aller intrakraniellen Arterien frühzeitig erfolgen; besteht aber aufgrund eines reduzierten Allgemeinzustandes zunächst keine Operationsindikation, muß auch mit der **Angiographie,** die einen Vasospasmus induzieren oder verstärken kann, gewartet werden. Während Lokalisation, Form und Größe von Gefäßmißbildungen und ihre Beziehung zu den umgebenden Gefäßen angiographisch meist gut zu erkennen sind *(Abb. 68),* entgehen sehr kleine oder nach der Ruptur thrombosierte Aneurysmen auch dem angiographischen Nachweis. Bei fehlendem Aneurysma-Nachweis und Vasospasmus wird die Angiographie frühestens nach einer Woche wiederholt.

A. pericallosa

gefäßfreier Bezirk

Aneurysma der A. communicans anterior

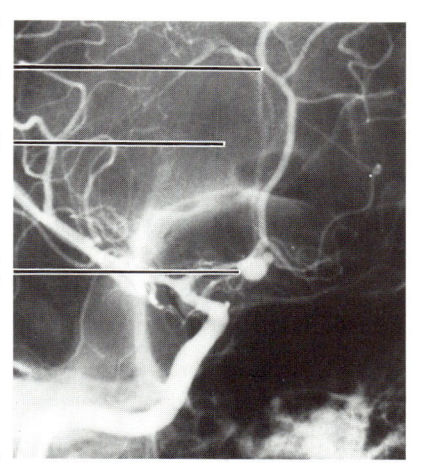

Abb. 68: Zerebrale Angiographie mit Darstellung der A. communicans anterior, Gefäßspasmus der A. pericallosa und gefäßfreiem Hämatom-Bezirk *(s. klin. Fall).*

Differentialdiagnose der vaskulären Hirnblutungen. Bei plötzlich mit Erbrechen einsetzenden, heftigsten Kopfschmerzen wird man in erster Linie an eine Subarachnoidalblutung denken, die sich von den meisten Kopfschmerz-Syndromen *(S. 15)* durch Meningismus unterscheidet. Häufige Fehldiagnosen sind die **Meningitis,** die einen entzündlich veränderten Liquor aufweist, oder auch das von Myogelosen, jedoch nicht von meningealen Symptomen begleitete Zervikal-Syndrom und die **Migräne,** die durch periodische Kopfschmerzen charakterisiert ist und nie mit Nackensteifigkeit einhergeht.

Die Artdiagnose der Hirnblutungen richtet sich nach dem **Erkrankungsalter** und der **Lokalisation.** Bei Kindern und Jugendlichen sind es häufig subkortikale Angiomblutungen, seltener intrazerebrale und subdurale Hämatome als Folge von Blutgerinnungsstörungen. Während Angiome, die überwiegend an der Hirnkonvexität liegen, meist schon vor dem 30. Lebensjahr bluten, kommen Rupturen der in der Regel an der Hirnbasis gelegenen Aneurysmen besonders in der 5. bis 6. Dekade vor *(S. 258).* Die hypertensiven Massenblutungen des höheren Lebensalters sind typischerweise im Stammganglienbereich lokalisiert. Das chronische subdurale Hämatom und die Pachymeningiosis haemorrhagica älterer Menschen treten nicht apoplektisch auf. Zu den traumatischen intrakraniellen Blutungen siehe *S. 276.* Die Differentialdiagnose zu ischämischen Insulten *(S. 299)* kann besonders bei »apoplektischen Gliomen«, d.h. bei intratumoralen Blutungen, schwierig sein.

Operative Therapie. Ziel der operativen Therapie bei SAB ist die Vermeidung von Rezidivblutungen. Im Hinblick auf die hohe Frühmortalität und Rezidivblutungsrate ist der Eingriff bei nachgewiesener Aneurysma-Ruptur in Abhängigkeit vom neurologischen Befund **frühzeitig** anzustreben *(Tab. 81).* Unabhängig von der neurologischen Symptomatik erfordert ein Vasospasmus meist den Operationsaufschub bis nach dem 10. Tag. Wird in den Gefäßspasmus »hineinoperiert«, vergrößert sich das Risiko eines sekundären Infarkts *(siehe klinischen Fall).*

Der Eingriff erfolgt mit mikrochirurgischer Technik. Die Blutversorgung des Aneurysmas wird durch Clipping oder Ligatur des Aneurysmahalses unterbunden. Andere Techniken, wie Koagulation oder Patch-Abdeckung, werden bei breitbasigen oder flachen Aneurysmen angewandt (zur Angiom-Operation siehe *S. 262).* Bei sorgfältiger Indikation beträgt die Operationsletalität etwa 5%, steigt aber erheblich mit dem Alter und der Zunahme neurologischer Ausfälle. Bei tiefem Koma mit Streckkrämpfen ist die Operationsletalität ebenso hoch wie die Spontanmortalität.

Differentialdiagnose der vaskulären Hirnblutungen
Die vaskulären Hirnblutungen sind von anderen mit Kopfschmerzen und Meningismus einhergehenden Erkrankungen durch die Schmerzanamnese *(S. 15),* Liquorpunktion und neuroradiologische Untersuchungen zu unterscheiden.

Bei Kindern und jüngeren Erwachsenen sind Angiomblutungen die häufigste Ursache von vaskulären Hirnblutungen, im mittleren Lebensalter sind es Aneurysmarupturen, im höheren Lebensalter hypertensive Massenblutungen.

Operative Therapie
Die Indikation zur Operation ist bei SAB frühzeitig zu stellen, um einer Rezidivblutung vorzubeugen *(Tab. 81).* Wenn es bereits zum Vasospasmus gekommen ist, muß der Eingriff aufgeschoben werden.

Unter Anwendung mikrochirurgischer Technik liegt die Operationsletalität nach Aneurysma-Ruptur bei 5%. Zur Angiom-Operation *siehe Seite 262.*

Tabelle 81: Beurteilungsskala zur Klinik und Therapie der Subarachnoidalblutung (SAB).		
SAB-Klassifikation nach Hunt und Hess		**Therapie**
Grad I	asymptomatisch oder leichter Kopfschmerz, Meningismus	Operation sofort (1.–3.) oder frühzeitig (bis 10. Tag)
Grad II	Kopfschmerz, Meningismus, evtl. Hirnnervensymptome	
Grad III	Somnolenz, diskrete neurologische Symptomatik	
Grad IV	Sopor oder Koma, neurologische Ausfälle, evtl. Streckphänomene und vegetative Störungen	zunächst konservative Therapie, Operation nach Remission
Grad V	tiefes Koma, Streckphänomene	konservative Therapie

Konservative Therapie
Zur Notfall- und Hirndrucktherapie siehe S. 309. Bei konservativer Behandlung muß der Patient vier Wochen strenge Bettruhe einhalten.

Konservative Therapie. Ziel der konservativen Therapie ist die Aufrechterhaltung der vegetativen Funktionen, die Behandlung des Hirnödems mit Glyzerin *(S. 309)* und die Vermeidung von Rezidivblutungen durch Ruhigstellung des Patienten. Bei forcierter Hirndrucktherapie besteht die Gefahr der Rezidivblutung, da die Tamponade des Subarachnoidalraums aufgehoben wird. Aufwendiges Betten und Drehen muß unbedingt vermieden werden. Es werden nur passive krankengymnastische Bewegungsübungen zur Thromboseprophylaxe durchgeführt. Erst nach Ablauf von vier Wochen (Zeit der höchsten Rezidivquote) beginnt die Mobilisierung. Notwendig ist die Gabe von **Analgetika** und **Sedativa** sowie die Stuhlregulation.

Gegen Vasospasmus wird der Kalziumantagonist Nimodipin gegeben.

Man setzt einen **Kalziumantagonisten** außer zur Blutdrucksenkung auch zur Prophylaxe des Vasospasmus ein. Nimodipin wird zunächst über einen zentralen Zugang und nach zwei Wochen oral weitergegeben. Die antifibrinolytische Therapie (zentralvenöse Gabe von Epsilon-Aminocapronsäure oder Tranexamsäure) kann zwar die Rezidivblutungsrate verringern, birgt aber das Risiko einer ischämischen Infarzierung, kann einen Hydrozephalus begünstigen und zur tiefen Beinvenenthrombose und Lungenembolie führen.

Verlauf
Nur insgesamt 30% der Patienten überleben die SAB nach Aneurysma-Ruptur, oft weil die Diagnose zu spät gestellt wird. Die Letalität der Rezidivblutung ist mit 60% der Fälle doppelt so hoch wie die der ersten SAB.

Verlauf. Eine ausgeprägte Vigilanzstörung und neurologische Herdsymptome, bedingt durch eine zusätzliche intrazerebrale Blutung oder einen sekundären ischämischen Insult, verschlechtern die Prognose ebenso wie eine Rezidivblutung. Während die **Letalität** der ersten Aneurysmablutung 20–30% beträgt, ist die der zweiten doppelt so hoch. Eine dritte Nachblutung wird meist nicht überlebt. Etwa 10% der Kranken mit Subarachnoidalblutung sterben schon vor Krankenhausaufnahme. Die Letalität innerhalb der ersten Woche beträgt ca. 25%, nach zwei Monaten ist die Hälfte der Patienten gestorben, nach fünf Jahren weitere 20%; d.h. nur 30% der Patienten mit SAB überleben, zum Teil wegen zu spät gestellter Diagnose und Operationsindikation.

Bei anderen Blutungsursachen, vor allem bei der idiopathischen SAB, ist die Letalität geringer.

Eine SAB aufgrund anderer Blutungsursachen (Hypertonie, Blutgerinnungsstörungen) weist eine Letalität von ca. 40%, die angiombedingte SAB von 20% auf. Die beste Prognose haben idiopathische Subarachnoidalblutungen mit einer Letalität von weniger als 20%. In ihrem Verlauf kommt es selten zum Rezidiv oder zu einem sekundären Infarkt; sie zeigen auch eine gute Remissionstendenz.

Wenn sich Monate nach der SAB psychopathologische Symptome entwickeln, ist an einen Hydrocephalus aresorptivus zu denken.

Nach SAB bleiben oft für einige Wochen bis Monate Antriebsmangel, Affektlabilität und mnestische Störungen bestehen. Ein irreversibles organisches Psycho-Syndrom mit Persönlichkeitsveränderungen und dementativem Abbau, das sich Monate nach dem akuten Ereignis entwickelt, spricht für einen Hydrocephalus aresorptivus. Ein Drittel der Patienten, die eine SAB überleben, werden erwerbsunfähig, ein weiteres Drittel behält leichtere neurologische oder psychopathologische Symptome.

Der klinische Fall. Eine 35jährige Bürokauffrau wurde zwei Tage nach Einsetzen heftiger Nackenkopfschmerzen stationär aufgenommen. Es bestand Meningismus, der lumbal entnommene Liquor war sanguinolent. Das Computertomogram zeigte eine Subarachnoidalblutung und ein bifrontales intrazerebrales Hämatom *(Abb. 67a–b),* die Angiographie ein Aneurysma des Ramus communicans anterior. Es bestand ein Gefäßspasmus *(Abb. 68).* Nach operativem Aneurysma-Clipping stellte sich computertomographisch ein ausgedehnter brifrontaler Infarkt dar *(Abb. 67c).* Das neurologische Bild wurde von einer spastischen Paraparese, frontalen Akinese mit psychomotorischer Hemmung und Harninkontinenz geprägt. Nach zweijähriger neurologischer Rehabilitation war die Patientin gehfähig, zwar psychomotorisch verlangsamt, aber besonnen und richtig orientiert.

1.8.3 Rückenmarksinfarkte

Synonyme. Rückenmarksischämie, Myelomalazie.

Definition. Meist subakut auftretende Ischämie des Rückenmarks mit Querschnitts-Syndrom.

Epidemiologie. Rückenmarksischämien machen weniger als 5% der Durchblutungsstörungen des Zentralnervensystems aus.

Symptomatologie. Prodromi sind radikuläre Schmerzen und Parästhesien. Man spricht von einer **Claudicatio spinalis intermittens,** wenn eine passagere Paraparese mit Sensibilitäts- und Miktionsstörungen auftritt *(vgl. S. 344).*

Ätiopathogenese. Rückenmarksischämien kommen bei Herzvitien und -infarkten, vaskulärer Lues, häufig auch bei Aortensklerose, -aneurysma und -thrombose vor. In Höhe der oberen **Thorakalsegmente,** d.h. im Grenzbereich der A. subclavia und der Aorta descendens, werden Rückenmarksinfarkte vor allem durch eine **hämodynamische Insuffizienz** verursacht. Auch bei der Katheter-Angiographie und im Verlauf gefäßchirurgischer Eingriffe an der Aorta besteht die Gefahr iatrogener Gefäßläsionen mit nachfolgenden Rückenmarksinfarkten. Durchblutungsstörungen der A. radicularis magna rufen komplette Querschnittslähmungen hervor. Bei Ischämie im Bereich der vorderen Spinalarterie entsteht eine bilaterale Schädigung der vorderen Rückenmarksanteile, die von den Verzweigungen der **A. spinalis-anterior** versorgt werden (Spinalis-anterior-Syndrom). Zur Blutversorgung des Rückenmarks siehe *Synopsis 92.*

Diagnostik. Mit dem Abklingen heftiger segmentaler Schmerzen und Parästhesien kommt es zum sogenannten spinalen Schock, d.h. einer schlaffen sensomotorischen Para- oder Tetraparese, die von Störungen der Blasen-, Genital- und Mastdarmfunktion begleitet ist *(S. 96).* Das innerhalb von Stunden sich entwickelnde komplette oder inkomplette **Querschnittssyndrom** entspricht der Höhe des Infarkt. Paraparesen als Folge thorakaler oder auch lumbaler Ischämien des Rückenmarks sind häufiger als Tetraparesen bei zervikalen Infarkten.

Ein Brown-Séquard-Syndrom *(S. 98)* mit halbseitiger ischämischer Rückenmarksläsion ist sehr viel seltener als das **Spinalis-anterior-Syndrom,** das durch eine Paraparese und eine dissoziierte Empfindungsstörung mit Analgesie und Thermanästhesie bei erhaltener Berührungs- und Vibrationsempfindung gekennzeichnet ist. Zusätzlich treten Miktionsstörungen auf.

Mit Hilfe der selektiven spinalen **Angiographie** lassen sich die z.T. thrombosierten zuführenden Rückenmarksgefäße, die A. spinalis anterior und ihre Anastomosen darstellen. Die Lumbalpunktion ergibt, abgesehen von einer **Liquor-Eiweißerhöhung,** keinen pathologischen Befund.

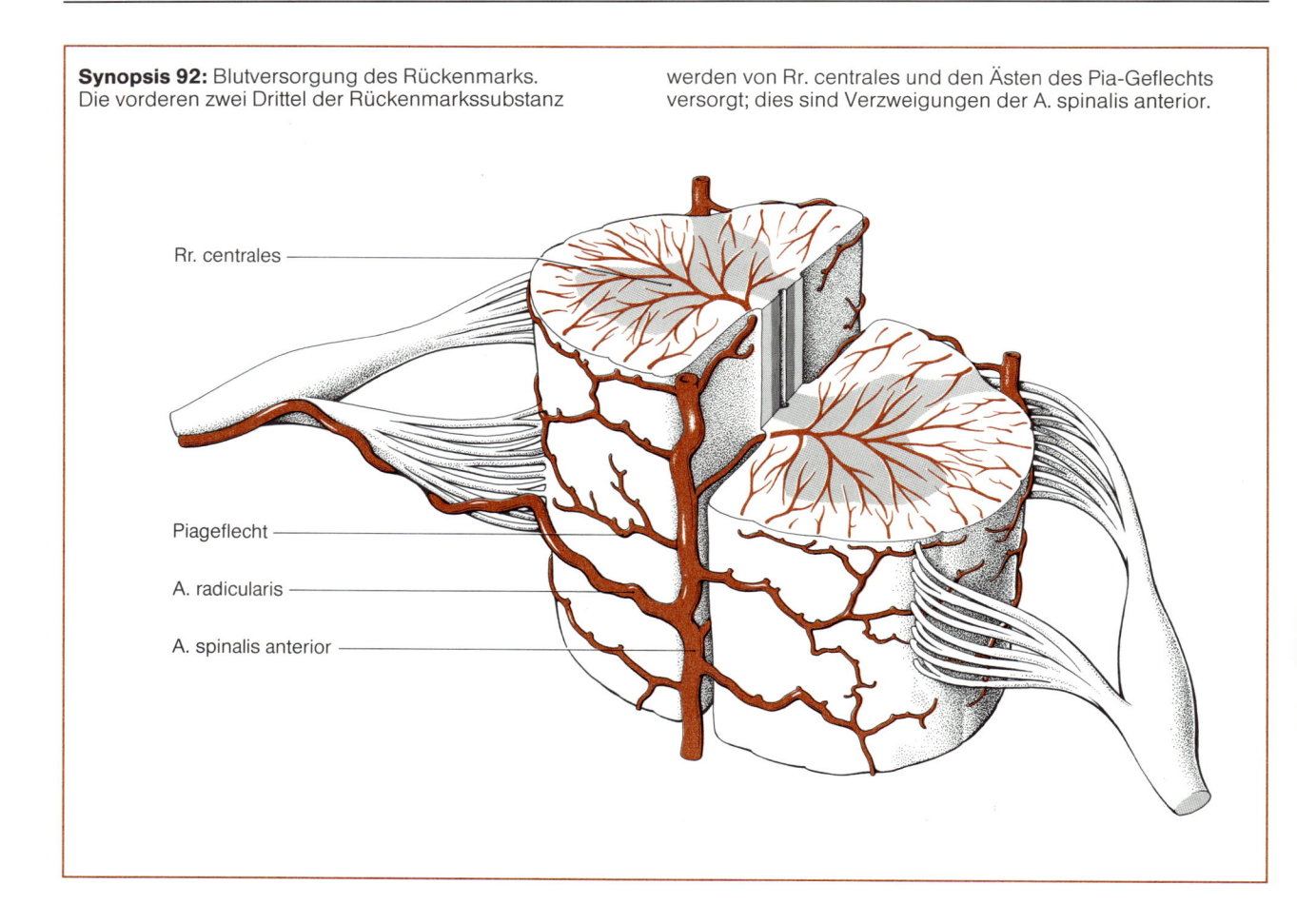

Synopsis 92: Blutversorgung des Rückenmarks. Die vorderen zwei Drittel der Rückenmarkssubstanz werden von Rr. centrales und den Ästen des Pia-Geflechts versorgt; dies sind Verzweigungen der A. spinalis anterior.

- Rr. centrales
- Piageflecht
- A. radicularis
- A. spinalis anterior

Differentialdiagnose
Differentialdiagnostisch kommt im höheren Lebensalter eine vaskuläre Myelopathie in Frage. Die Abgrenzung gegenüber Diskushernien und Tumoren, die ihrerseits ein Spinalis-anterior-Syndrom verursachen können, ist computer- oder kernspintomographisch möglich.

Therapie
Rückenmarksischämien bei hämodynamischer Insuffizienz erfordern Anhebung des Systemblutdrucks, Digitalisierung und Hämodilution (S. 298).

Verlauf
Ein ischämisch bedingtes Querschnittssyndrom bildet sich nur unvollständig zurück.

Der klinische Fall ▶

Differentialdiagnostik. Im höheren Lebensalter ist an eine **vaskuläre Myelopathie** bei Aortensklerose und Herzinsuffizienz zu denken. Die Symptomatik intramedullärer Tumoren, die anfangs dem Syndrom der vorderen Spinalarterie entspricht, ist progredient. Bandscheibenvorfälle, die wie andere spinale raumfordernde Prozesse infolge einer Rückenmarkskompression ihrerseits ein Spinalis-anterior-Syndrom hervorrufen können, sind selten thorakal lokalisiert. Differentialdiagnostisch entscheidend sind die spinale Computer- oder Kernspintomographie.

Therapie. Die Behandlung der Rückenmarksischämien richtet sich nach dem Grundleiden. Bei Herzinsuffizienz und Blutdruckabfall ist die Anhebung des Systemblutdrucks, eine Digitalisierung, gegebenenfalls auch die Gabe von Antiarrhythmika und Osmotherapeutika notwendig (S. 298).

Verlauf. Wenige Wochen nach dem spinalen Schock werden die Paresen spastisch. Es kommt selten zu einer vollständigen Remission. Rückenmarksinfarkte aufgrund von Durchblutungsstörungen der A. radicularis haben eine ungünstigere Prognose als das Spinalis-anterior-Syndrom.

Der klinische Fall. Ein 54jähriger Kraftfahrer, der ein Jahr zuvor einen Herzinfarkt erlitten hatte, entwickelte innerhalb von 24 Stunden unter heftigen gürtelförmigen Rückenschmerzen eine linksbetonte Paraparese mit dissoziierter Empfindungsstörung ab Th 5 und eine Incontinentia urinae et alvi. Der Liquor und das Computertomogramm ergaben keinen Hinweis auf ein spinales Neoplasma, Hämatom oder eine Diskushernie. Diagnose: Spinalis-anterior-Syndrom. Unter täglichen krankengymnastischen Übungen bildeten sich die Paresen zurück, auch die Sphinkterstörungen besserten sich rasch; es blieb jedoch eine Paraspastik bestehen.

1.8.4 Vaskuläre spinale Blutungen

Synonyme. Nichttraumatische Rückenmarksblutungen.

> **Definition.** Spinale Blutungen als Folge extra- und intramedullärer Gefäßmißbildungen und Tumoren oder Blutgerinnungsstörungen.

Epidemiologie. Vaskuläre Rückenmarksblutungen machen 10% aller spinalen Blutungen aus. 1% der Subarachnoidalblutungen (SAB) entfällt auf den Spinalkanal. Männer sind häufiger betroffen als Frauen. Der Altersgipfel der spinalen Angiomblutungen liegt im dritten Lebensjahrzehnt; Blutungen anderer Ursache, vor allem als Komplikation einer Antikoagulanzientherapie, treten auch im höheren Lebensalter auf.

Symptomatologie. Spinale Blutungen verursachen meist akute **radikuläre Schmerzen in Läsionshöhe,** die besonders bei der Subarachnoidalblutung (SAB) in die Extremitäten ausstrahlen; seltener treten Nacken-Kopfschmerzen auf.

Ätiopathogenese. Während Hypertonie und Arteriosklerose nur ausnahmsweise eine spinale Blutung hervorrufen, sind Gefäßmißbildungen und erhöhte Blutungsneigung deren häufigste Ursachen. Arteriovenöse Angiome führen je nach Lokalisation zur spinalen **Subarachnoidalblutung** (SAB) oder **Hämatomyelie** (Einblutung in das Rückenmark). Letztere erstreckt sich in der Regel über mehrere Wirbelsegmente der grauen Substanz. Zwischenfälle bei Antikoagulantientherapie und hämorrhagische Diathesen sind die häufigsten Ursachen einer Blutung aus dem epiduralen Venenplexus. Dieses meist dorsal lokalisierte **epidurale Hämatom** komprimiert das Rückenmark. Bei erhöhter Blutungsneigung kann durch Lumbalpunktion ein sonst sehr seltenes subdurales Hämatom hervorgerufen werden.

Diagnostik. Einblutungen in das Rückenmark führen über den spinalen Schock *(S. 96),* Kompression durch ein subdurales oder epidurales Hämatom eher subakut zu einem inkompletten oder kompletten **Querschnittssyndrom** mit Paraparese und Miktionsstörung. Protrahierte Verläufe beobachtet man vor allem bei epiduralen Hämatomen. Spinale Subarachnoidalblutungen rufen meist keine Paresen oder Sphinkterstörungen hervor, gehen aber mit positivem Lasègue-Zeichen und Meningismus einher.

Die **Lumbalpunktion** (LP) ist bei spinaler SAB immer blutig, bei Hämatomyelie oft xanthochrom. Ein spinales epidurales Hämatom führt gelegentlich zur Eiweißerhöhung im Sinne eines Sperrliquors. Bei Blutgerinnungsstörungen ist die LP kontraindiziert.

Die **Myelographie** erlaubt bei komprimierendem Hämatom oder Gefäßmißbildung eine exakte Höhenlokalisation des Prozesses. Größere intramedulläre oder subarachnoidale Blutungen sind computertomographisch, besser kernspintomographisch darstellbar.

Differentialdiagnose. Abgesehen von Rückenmarksischämien, die häufig als Syndrom der vorderen Spinalarterie in Erscheinung treten, und den langsamer wachsenden spinalen Tumoren kommt differentialdiagnostisch auch ein lumbaler Bandscheibenprolaps in Frage.

Therapie. Große epidurale Hämatome müssen rasch operativ ausgeräumt werden, da sich bei länger als 48 Stunden dauernder Rückenmarkskompression ein irreversibles Querschnittssyndrom entwickelt.

Verlauf. Die Hämatomyelie nimmt einen foudroyanten Verlauf und führt zum irreversiblen Querschnittssyndrom. Als Spätfolge einer spinalen Subarachnoidalblutung kann sich eine adhäsive Arachnoiditis entwickeln, die das Rückenmark abschnürt und als spinale Raumforderung imponiert.

Der klinische Fall ▶

Der klinische Fall. Eine 67jährige Frau, die nach einem chirurgischen Eingriff an der Bifurcatio aortae Antikoagulantien erhielt, klagte am siebten postoperativen Tag über rechtsseitige Thoraxschmerzen. Einen Tag später trat ein linksseitiges Horner-Syndrom, eine Parese und Hypästhesie des linken Beins mit positivem Babinski-Zeichen und eine rechtsseitige Hypalgesie unterhalb Th 3 auf. Diagnose: Brown-Séquard-Syndrom bei Verdacht auf Rückenmarksblutung am zervikothorakalen Übergang. Die Operation ergab ein spinales Hämatom mit Subarachnoidalblutung und Rückenmarkskompression in Höhe C 7 bis Th 1 links (nach Koehler, P.J und Endtz, L.J., 1986).

2 Schädigungen des peripheren Nervensystems

> ***Definition.*** Läsionen des peripheren Nervensystems mit Störungen der Sensibilität, Motilität und Trophik, die je nach Schädigung rein sensibler bzw. gemischter Nerven, ihrer Wurzeln, des Grenzstrangs oder des Arm- und Beinplexus auftreten. Angefangen von der isolierten Läsion eines peripheren Nervs bis zur Polyneuropathie oder Polyradikulitis werden vielfältige Schädigungsmuster beobachtet. Häufige Ursachen sind Druck- und Schnittverletzungen, toxische, neoplastische und entzündliche Prozesse.

2.1 Läsionen peripherer Nerven

Epidemiologie. Die Prävalenz der peripheren Nervenläsionen beträgt 30, die Inzidenz 15/100 000 Einwohner *(vgl. Syn. 93)*. Zu den häufigsten Nervenschädigungen gehören die unfallbedingten Ulnaris- und Peronäusparesen. Insgesamt überwiegt das männliche Geschlecht. Frauen leiden aber wesentlich häufiger an einer Druckschädigung des N. medianus (Karpaltunnelsyndrom, S. 329). Die meist idiopathische periphere Fazialisparese betrifft bei einer Prävalenz von 5/100 000 Einwohner gleichmäßig beide Geschlechter.

Symptomatologie. Die Durchtrennung eines peripheren Nervs führt zum schmerzlosen Ausfall sämtlicher Funktionen seines distalen Abschnitts und ein bis zwei Wochen nach der Verletzung zu **Neuromschmerzen**. Bei Läsion gemischter Nerven beobachtet man neben Sensibilitätsstörungen und Paresen **trophische Störungen** der Haut, Nägel und Muskulatur (umschriebene Atrophien) sowie zusätzlich **vegetative Symptome** mit Störung der Schweißsekretion, Piloarrektion und Vasomotorik. Eine partielle Nervenläsion ruft eine **Kausalgie** mit Hyperpathie und Allodynie hervor. Der brennende Schmerz neigt zur Ausbreitung *(vgl. S. 15)*.

Synopsis 93: Vorkommen von Läsionen peripherer Nerven und Polyneuropathien im Vergleich mit radikulären Syndromen, jeweils bezogen auf 100 000 Einwohner.

Prävalenz
- 300 / 200 / 100 — Lumbale Diskushernie
- 90 / 80 — Herpes zoster
- 70 / 60 / 50
- 40 — Polyneuropathien
- 30 — Läsion peripherer Nerven
- 20
- 10 / 9 / 8 / 7
- 6 / 5 — Periphere Fazialisparese
- 4
- 3 / 2
- 1 — Polyradikulitis
- 0 — Guillain-Barré

Tabelle 82: Kompressionssyndrome peripherer Nerven der oberen Extremität

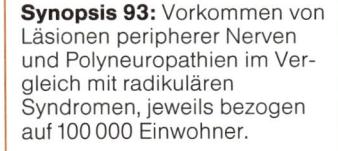

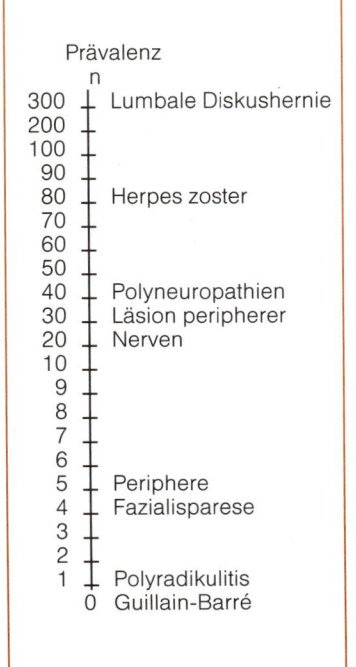

Syndrom	Nerv	Region	Tunnel
Sulcus-ulnaris-Syndrom	N. ulnaris	Ellenbogengelenk	Sulcus nervi ulnaris »Kubitaltunnel«
Supinatorlogensyndrom	N. radialis	Unterarm	M. supinator »Supinatorloge«
Pronator-teres-Syndrom	N. medianus	Unterarm	M. pronator teres
Karpaltunnelsyndrom	N. medianus	Handgelenk Retinaculum flexorum	Canalis carpi »Karpaltunnel«
Guyon-Syndrom	N. ulnaris	Ligamentum carpi palmare	»Loge de Guyon«

Tabelle 83: Kompressionssyndrome peripherer Nerven der unteren Extremität

Meralgia paraesthetica	N. cutaneus femoris lat.	Oberschenkel lateral	Ligamentum inguinale
vorderes Tarsaltunnelsyndrom	N. peronaeus profundus	Sprunggelenk lateral	Ligamentum cruciatum cruris
Hinteres Tarsaltunnelsyndrom	N. tibialis	Sprunggelenk medial	Ligamentum laciniatum
Morton-Metatarsalgie	N. digitales plantares	Vorfuß	Metatarsalköpfchen

Tabelle 84: Einteilung der Nervenverletzungen nach Seddon		
Neuropraxie	**Axonotmesis**	**Neurotmesis**
Nervenstörung ohne Strukturveränderung als Folge kurzdauernder Leitungsunterbrechung mit erhaltener elektrischer Erregbarkeit distal der Läsion	Unterbrechung der Axone bei erhaltener äußerer Nervenstruktur Waller-Degeneration im distalen Nervenfaserabschnitt	komplette Kontinuitätsunterbrechung mit Dehiszenz der Nerven, Waller-Degeneration ohne Muskelantworten nach elektrischer Reizung distal der Läsion.

Ätiopathogenese
Am häufigsten sind Schnittverletzungen, Quetschungen, Zug- und Druckschädigungen (Kompressionssyndrome siehe *Tab. 82 u. 83*) und in Kriegszeiten Schußverletzungen. Primäre Tumoren sind seltener als metastatische Infiltrationen peripherer Nerven.
Die vollständige Nervendurchtrennung verursacht eine **Waller-Degeneration** am distalen und ein **Narbenneurom** am proximalen Nervenende. Ein stumpfes Trauma oder die chronische Kompression führt zur segmentalen **Demyelinisierung.** Zur Einteilung der Nervenverletzungen nach Seddon *siehe Tabelle 84.*

Diagnostik
Eine nach Verletzung akut auftretende Parese ist Hinweis auf eine Nervendurchtrennung. Während hinzukommende stechende **Schmerzen** für ein Neurom sprechen, kommen **Parästhesien** besonders bei Kompressionssyndromen vor.
Umschriebene trophische Störungen, vor allem **Muskelatrophien,** sensible Ausfälle und vegetative Symptome vervollständigen das klinische Bild. Drei Monate nach einer partiellen Nervenverletzung mit Kausalgie sind neben vegetativen Symptomen im Röntgenbild fleckige Aufhellungen der Knochen zu erkennen **(Sudeck-Syndrom).**
Elektromyographisch und elektroneurographisch läßt sich die periphere Nervenlähmung anhand von Denervierungspotentialen bzw. reduzierter NLG nachweisen.
Durch **Muskelbiopsie** sind neurogene und myogene Atrophien zu differenzieren *(S. 112).*

Differentialdiagnose
Schwierig ist die Abgrenzung gegenüber einer ischämischen Kontraktur (**Kompartment-Syndrom,** *S. 336*), die durch Schmerzen, Rötung und Ödem charakterisiert ist. **Wurzelkompressionssyndrome** bei Diskushernien weisen meist keine Störung der Schweißsekretion auf,

Ätiopathogenese. Am häufigsten sind Schnitt- und Stichverletzungen, Quetschungen, Zerrungen und **Druckschädigungen** des Nerven (Kompressionssyndrome, *Tab. 82 u. 83*), in Kriegszeiten Schußverletzungen. Selten werden auch einzelne periphere Nerven durch Elektrizität geschädigt. Von den primären **Nerventumoren** sind epineurale Ganglien, Glomustumoren, das Neurinom, Neurofibrom, und das seltenere Neurofibrosarkom zu erwähnen. Häufiger sind metastatische Infiltrationen bei Karzinomen, lymphatischer Leukämie, M. Hodgkin und Myelom.

Bei vollständiger Durchtrennung mit Dehiszenz der Nervenenden kommt es zur Degeneration des distalen Abschnitts, der **Waller-Degeneration,** und zur Entwicklung eines **Narbenneuroms** am proximalen Stumpf. Die aussprossenden Axone verwachsen mit dem Nervenbindegewebe. Bei unvollständiger Nervendurchtrennung entstehen »Kontinuitätsneurome«. Durch stumpfe Traumen oder chronische Kompression kommt es zur segmentalen **Demyelinisierung** (Markscheidenschädigung). Die *Tabelle 84* informiert über die Einteilung der Nervenverletzungen nach Seddon (Neuropraxie, Axonotmesis und Neurotmesis).

Diagnostik. Wesentlich sind anamnestische Hinweise auf den Zeitpunkt der Nervenverletzung. Eine sofort nach Schnitt- oder Stichverletzung einsetzende schlaffe Lähmung läßt den Rückschluß auf eine vollständige Nervendurchtrennung zu. Mechanisch ausgelöste stechende **Schmerzen** im Versorgungsgebiet des geschädigten Nerven distal der Läsion (Neuromschmerzen) weisen auf eine um Wochen zurückliegende Kontinuitätsunterbrechung, **Parästhesien** eher auf ein Kompressionssyndrom mit chronischer Druckschädigung des Nerven hin.

Bei der Untersuchung ist auf den Tonus und den Schweregrad der Paresen einzelner Muskeln und Muskelgruppen, isolierte Reflexausfälle, trophische Störungen, vor allem **Muskelatrophien,** und Areale herabgesetzter Sensibilität zu achten. Diagnostisch wichtig sind auch Störungen der Schweißsekretion, die durch den Minor-Test oder Ninhydrin-Test dargestellt werden können *(S. 321).* Jede Kausalgie ist auf ein **Sudeck-Syndrom** zu untersuchen, bei dem sich neben vegetativen Störungen etwa drei Monate nach einer inkompletten Nervenläsion röntgenologisch fleckförmige Aufhellungen der Knochen nachweisen lassen.

Das Elektromyogramm (EMG) zeigt innerhalb der zweiten Woche nach einer Nervenschädigung **Denervierungspotentiale** (Fibrillationspotentiale und positive scharfe Wellen) neben normalen motorischen Einheiten. Reinnervationsvorgänge sind durch polyphasisch aufgesplittete Potentiale gekennzeichnet. Die motorische und sensible Nervenleitgeschwindigkeit (NLG) ist herabgesetzt.

Die **Muskelbiopsie** *(S. 112)* zeigt bei der lichtmikroskopischen Untersuchung den Untergang von Muskelfasern. Enzymhistochemisch und elektronenoptisch lassen sich neurogene von myogenen Atrophien zuverlässig unterscheiden.

Differentialdiagnose. Schwierig ist die Abgrenzung gegenüber ischämischen Kontrakturen bei den sogenannten **Kompartment-Syndromen,** die einerseits mit Schmerzen und lokalen Entzündungszeichen (Rötung, Ödem) und Muskelnekrosen, andererseits mit neurogenen Paresen einhergehen (Tibialis-anterior-Syndrom, *S. 336*).

Auch wenn bei **radikulären Syndromen,** die meist auf untere lumbosakrale oder zervikale Diskushernien mit Wurzelkompression zurückzuführen sind, ein Segment nicht im ganzen Verlauf betroffen ist, ist die Abgrenzung gegenüber

einer peripheren Nervenläsion mit dem Schweißtest möglich, da die sudorisekretorischen Fasern sich oberhalb von Th 2/Th 3 und unterhalb von L 3/L 4 erst nach Austritt der Nervenwurzel an den Spinalnerv anlegen *(S. 348)*.
Nukleäre Atrophien bei der progressiven spinalen Muskelatrophie, amyotrophischen Lateralsklerose (ALS) oder Poliomyelitis weisen schlaffe Paresen ohne Sensibilitätsstörungen auf *(S. 46)*.

Therapie. Bei vollständiger Nervendurchtrennung empfiehlt sich die **Sekundärnaht** in der vierten bis sechsten Woche nach der Verletzung. Eine Primärnaht ist nur bei sauberen Wundverhältnissen indiziert. Ist die Dehiszenz nicht allzu groß, versucht man unter möglichst geringer Spannung eine End-zu-End-Anastomose, andernfalls eine Überbrückung (mittels Transplantat), die auch bei unvollständiger Nervendurchtrennung angezeigt ist. Als **autologes Transplantat** werden zum Beispiel Stücke des N. suralis verwendet. Unter dem Operationsmikroskop werden die einzelnen Faszikel miteinander vernäht.

Bei Nervenkompression durch Wucherung des perineuralen Bindegewebes wird eine **Neurolyse** (Exzision des Narbengewebes) vorgenommen. Ein Rezidivneurom nach Resektion kann durch Einpflanzen des Stumpfs in Muskel oder Knochen verhindert werden. Im übrigen genügt bei subakuter Druckschädigung meist die **Dekompression** durch Spaltung eines beengenden Ligaments oder einer Muskelfaszie oder eine Nervenverlagerung.

Die konservative Therapie sieht neben täglichen krankengymnastischen **Bewegungsübungen** zur Verhinderung von Kontrakturen und Druckulzera der sensibel- und vegetativ-trophisch gestörten Region auch eine frühzeitige **Elektrostimulation** (Galvanisieren) vor, um Muskelatrophien entgegenzuwirken.

Verlauf. Die Prognose der Nervenverletzungen ist bei Kindern besser als bei Erwachsenen. Distale Läsionen haben in der Regel eine günstigere Prognose als proximale. Eine vollständige Wiederherstellung mit Rückbildung der taktilen Wahrnehmung ist allerdings insbesondere bei Verletzungen der Fingernerven nicht zu erwarten. Weitere Ausnahmen sind die Peronäusparese mit schlechter postoperativer Heilungstendenz und die obere Radialisparese mit besonders günstiger Prognose.

Nach Amputation einer Gliedmaße stellt sich fast regelmäßig ein **Phantomerlebnis** ein. Der Patient meint anfangs, das Glied sei unversehrt, so daß er sich beispielsweise darauf stützt und zu Fall kommt. Im weiteren Verlauf scheint sich das Phantomglied zu verkürzen. Ein Teil der Patienten leidet unter intensiven Phantomschmerzen.

2.1.1 Periphere Fazialisparese

Symptomatologie. Eine periphere Läsion des N. facialis ist durch eine homolaterale Lähmung der mimischen Muskulatur und ein positives **Bell-Phänomen** charakterisiert *(Abb. 69)*. Die komplette Parese ist häufig mit einer Störung des Geschmacks sowie der Tränen- und Speichelsekretion verbunden. Die Gesichtslähmung entwickelt sich meist innerhalb von ein bis zwei Tagen; ihr können retroaurikuläre Schmerzen vorausgehen *(S. 35)*. Bei isolierter Läsion der Rami temporales *(Abb. 70)* fallen die Mm. frontalis, corrugator supercilii und orbicularis oculi aus, d.h., das Stirnrunzeln ist aufgehoben, die Augenbraue sinkt ab und der Lidschluß ist beeinträchtigt. Die übrige Gesichtsmuskulatur ist intakt.

Beim **Melkersson-Rosenthal-Syndrom** findet sich zusätzlich neben einer Lingua plicata (Faltenzunge), die oft eine baumrindenartige Furchung aufweist, eine Gesichtsschwellung, vorwiegend der Lippen.

Ätiopathogenese. Die Patienten geben häufig kalte Zugluft als unmittelbare Ursache an. Trotz zahlreicher Erklärungsversuche, einer virologischen, immunologischen und vaskulären Hypothese, die von einer ischämischen Nervenschädigung ausgeht, bleibt die Ursache der meisten peripheren Läsionen des VII. Hirnnerven ungeklärt. Man spricht daher von **idiopathischer Fazialisparese**.

Die *Abbildungen 69* und *70* zeigen zwei Beispiele für periphere Paresen des VII. Hirnnervs. Zur zentralen Lähmung der Gesichtsmuskulatur siehe *Seite 34.*

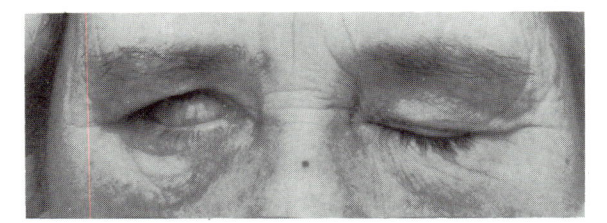

Abb. 69: Bell-Phänomen rechts bei idiopathischer Fazialisparese. Das Phänomen ist typisch für eine periphere Gesichtslähmung. Fordert man den Patienten auf, die Augen zu schließen, so gelingt dies auf der Seite der Lähmung nicht oder nur unvollständig. Auf diese Weise wird die physiologische Aufwärtsbewegung des Bulbus oculi sichtbar.

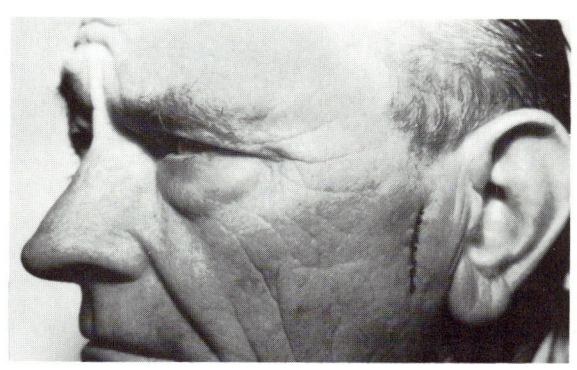

Abb. 70: Isolierte Läsion des linken Fazialis-Stirnastes nach Eingriff an der Parotis. Beim Runzeln der Stirn fällt auf, daß die Falten links verstrichen sind und die Augenbraue tiefer steht, während die Nasolabialfalte erhalten ist. Präaurikulär sieht man eine frische Narbe über dem Plexus parotideus, dessen Rr. temporales bei der Operation durchtrennt wurden.

Pathogenetisch ist eine Schwellung und Kompression des Nervs in seinem Kanal anzunehmen. Zu den häufigsten Ursachen *(Tab. 85)* gehören
- Felsenbeinfrakturen,,
- Tumoren, z.B. bei Akustikusneurinom, *(S. 247)* und
- Herpes zoster (B 2.4).

Selten sind Durchtrennungen nach operativen Eingriffen *(Abb. 70).* Eine Diplegia facialis kommt u.a. bei
- **Borreliose** und
- **Guillain-Barré-Syndrom** vor *(S. 352).*

Diagnostik
In jedem dritten Fall besteht eine **Hyperakusis**. Ebenso oft ergibt die Geschmacksprüfung eine **Ageusie** der vorderen homolateralen Zungenanteile. Der **Schirmer-Test** weist die verminderte **Tränensekretion** nach. Der evozierte Blinkreflex hat prognostische Bedeutung *(S. 112).*

Zur Abklärung der Ursachen ist im Zweifelsfall die Bestimmung des Zoster- und Borrelien-Antikörper-Titers indiziert.

Röntgenspezialaufnahmen nach Stenvers, CT und MRT dienen dem Nachweis eines Akustikusneurinoms. Auch bei Verdacht auf Felsenbeinfraktur ist ein CT anzufertigen.

Pathogenetisch ist eine ödematöse Schwellung und Kompression des Nervs im Canalis Falloppii anzunehmen. Die *Tabelle 85* informiert über die verschiedenen ätiologischen Faktoren. Bei Felsenbein-Querbrüchen wird der Fazialisnerv häufig komplett durchtrennt. Wenn sich eine Fazialisparese langsam entwickelt und weitere Hirnnerven-Symptome hinzukommen, ist an einen **Hirntumor,** bei Kindern vor allem an ein Ponsgliom, bei Erwachsenen eher an ein Akustikusneurinom *(S. 247)* zu denken. Mehr als die Hälfte der Patienten mit **Herpes zoster oticus** entwickeln eine homolaterale Gesichtslähmung, die 15% aller peripheren Fazialisparesen ausmacht *(S. 350).* Demgegenüber gehören die Otitis media und iatrogene Schäden nach Ohr- und Parotisoperation *(Abb. 70)* zu den selteneren Ursachen. Im übrigen ist vor der Annahme einer idiopathischen Lähmung immer ein Diabetes mellitus auszuschließen. Bei der Borreliose *(S. 215)* und der Polyradikulitis (Guillain-Barré-Syndrom *S. 352*) kommt es nicht selten zu einer **Diplegia facialis** (bilaterale Gesichtslähmung).

Diagnostik. In einem Drittel der Fälle findet sich eine **Hyperakusis** bei Ausfall des Stapediusreflexes und ebenso häufig eine **Ageusie** (Geschmacksstörung) der vorderen homolateralen Zungenanteile. Der **Schirmer-Test** dient der Messung der reduzierten Tränensekretion. Zur Diagnostik und Abgrenzung gegenüber einer zentralen Gesichtslähmung siehe *S. 34.* Im Gegensatz zur Elektromyographie und Elektroneurographie, die nur beschränkte prognostische Aussagen zulassen, ist die Messung des elektrisch evozierten **Orbicularis-oculi-Reflexes** (Blink-Reflex) in der ersten Woche nach dem ersten Symptom der Lähmung von praktischem Nutzen *(S. 112).*

Heftige Schmerzen im äußeren Gehörgang und postaurikulär können Vorboten einer Schädigung des N. intermedio-facialis bei viraler Infektion sein. In jedem Fall ist eine Inspektion des äußeren Gehörgangs notwendig, um Zoster-Eruptionen nicht zu übersehen, im Zweifelsfall empfiehlt sich die Bestimmung des Varicella-zoster-Titers oder, bei Verdacht auf eine Zeckenbißinfektion, des Borrelien-Antikörper-Titers. Die **Lumbalpunktion** ergibt bei idiopathischer Fazialisparese einen normalen Liquorbefund, bei Akustikusneurinom und Polyradikulitis findet man hingegen eine Eiweißvermehrung.

Röntgenaufnahmen des Schädels, Spezialaufnahmen nach Stenvers und die kraniale **Computertomographie** (CT) mit Darstellung des Meatus acusticus internus dienen dem Ausschluß eines Kleinhirnbrückenwinkeltumors, vor allem des Akustikusneurinoms *(S. 248),* von größter diagnostischer Treffsicherheit ist die **Kernspintomographie** (MRT). Schädelbasisfrakturen und unter diesen besonders die Felsenbeinbrüche, die gelegentlich dem röntgenologischen Nachweis entgehen, sind mit Hilfe des CT und MRT sicher zu erfassen, da sich zugleich indirekte Frakturzeichen darstellen, wie z.B eine Einblutung in die Paukenhöhle oder intrakranielle Luftansammlungen.

Tabelle 85: Ätiologie peripherer Fazialisparesen	
Ursachen	Schädigungen/Erkrankungen
1. traumatisch	Felsenbeinfraktur, Unterkieferfraktur, auch geburtstraumatisch
2. entzündlich a) Infektionskrankheiten	lymphozytäre und bakterielle (auch tuberkulöse Meningitis, Meningopolyneuritis bei Borreliose (Diplegia facialis), Diphtherie (Diplegie), Lues cerebri, Lepra, Herpes zoster, AIDS
b) parainfektiös	Polyradikulitis (Diplegie)
c) otogen	Mastoiditis, Otitis media, Cholesteatom,
3. neoplastisch	Tumoren des Kleinhirnbrückenwinkels, der Schädelbasis und Parotistumoren, Meningeosis carcinomatosa
4. iatrogen	Ohr- und Gesichtsoperationen
5. endokrin-metabolisch	Diabetes mellitus, Schwangerschaft
6. kongenital	Möbius-Syndrom (Diplegie)
7. andere Ursachen	Melkersson-Rosenthal-Syndrom, Heerfordt-Syndrom (Diplegie), Amyloidose, Porphyrie, toxische Polyneuropathien, maligne Hypertonie, Syringobulbie, MS, ALS
8. idiopathisch in 75% der Fälle	

Differentialdiagnose. Eine **zentrale** Lähmung vorwiegend der oralen mimischen Muskulatur tritt bei einer supranukleären Läsion im Rahmen einer brachiofazial betonten Hemiparese auf. Ursachen sind vor allem Hirninfarkte, -blutungen und -tumoren. Meist ist eine mimische Fazialis-Mundast-Schwäche jedoch Ausdruck einer physiologischen Gesichtsasymmetrie *(S. 34).*

Therapie. Wegen der Gefahr einer Keratitis e lagophthalmo bei mangelndem Lidschluß und herabgesetzter Tränensekretion ist regelmäßig eine **Augensalbe** anzuwenden und eine Schutzklappe zu tragen. Frühzeitig ist mit **Gesichtsmassagen** und unter krankengymnastischer Anleitung mit mimischen Übungen zu beginnen, die der Patient täglich vor dem Spiegel wiederholt.
Die **Elektrotherapie** und die Behandlung mit Kortikosteroiden sind gleichermaßen umstritten, da deren Wirksamkeit nicht erwiesen ist. Nach Elektrostimulation im Gesicht soll es sogar zu Kontrakturen kommen. Hinsichtlich der häufigen Spontanremissionen und der im Vergleich mit Placebos nicht signifikant höheren Wirksamkeit der Steroide sind deren Nebenwirkungen kaum zu rechtfertigen. Unter der Annahme einer ischämischen Schädigung des Nervs wird eine Hämodilution vorgeschlagen, die wie die Gabe von Acetylsalicylsäure (ASS) mit geringeren Nebenwirkungen behaftet ist. Eine **operative Dekompression** des Nervs kommt bei idiopathischer Fazialisparese nicht in Frage, da sie keine besseren Resultate als die konservative Behandlung erzielt. Im Fall einer Frühlähmung des N. facialis nach Felsenbein-Querfraktur kann eine transmastoidale Dekompression oder End-zu-End-Anastomose zur Remission führen. Mit der rekonstruktiven Operation einer Spätlähmung kann ca. sechs Monate gewartet werden.

Verlauf. In 80% der Fälle kommt es zur Remission der idiopathischen Fazialislähmung innerhalb von sechs Wochen bis sechs Monaten. Auch die Prognose der traumatischen Fazialisparesen ist günstig. Die Nachuntersuchung ergibt jedoch **häufig** diskrete, vom Patienten selbst manchmal nicht bemerkte **Mitbewegungen der mimischen Muskulatur**. Weniger als 10% der Fälle sind mit kosmetisch entstellenden **Kontrakturen** (Gesichtsasymmetrie) verbunden, die eine plastische Operation erfordern.

Differentialdiagnose
Eine zentrale (supranukleäre) Läsion betrifft vorwiegend die orale mimische Muskulatur *(S. 34).*

Therapie
Die Behandlung ist konservativ. Neben einer Augensalbe und Schutzklappe, die einer Keratitis vorbeugen, sind frühzeitig Gesichtsmassagen und mimische Übungen vor dem Spiegel angezeigt. Sowohl die Elektrotherapie im Gesicht als auch die Gabe von Kortikosteroiden ist umstritten. Eine **Dekompression** kommt nur bei traumatischer Frühlähmung in Betracht.

Verlauf
80% der idiopathischen Fazialisparesen bilden sich zurück. Häufiges Residuum sind pathologische Mitbewegungen.
In < 10% ist eine Fazialis-Kontraktur zu beobachten.

Seltene Folgeerscheinungen sind der Spasmus facialis und das »Krokodilstränen«-Phänomen. Mit einem Rezidiv ist in 10% der idiopathischen Lähmungen zu rechnen.

Relativ selten tritt ein sekundärer **Spasmus facialis** auf. Eine vermehrte Tränensekretion beim Essen, das sogenannte **Krokodilstränen-Phänomen**, entsteht nach peripherer Fazialisparese bei fehlerhafter Reinnervation und Einsprossung gustatorischer Fasern des N. intermedius bis in die Glandula lacrimalis. Ein Rezidiv bzw. eine spätere kontralaterale Lähmung kommt bei 10% der Patienten mit idiopathischer Fazialisparese vor.

Der klinische Fall ▶

Der klinische Fall. Bei der 31jährigen Erzieherin traten während der Schwangerschaft plötzlich Schmerzen hinter dem rechten Ohr auf. Sie konnte das rechte Auge nicht mehr schließen. Die Untersuchung ergab ein Bell-Phänomen bei kompletter Gesichtslähmung rechts. Süße, salzige und saure Qualitäten wurde auf den vorderen zwei Dritteln der Zunge rechts nicht differenziert. Der übrige neurologische Befund und sämtliche Laboruntersuchungen, einschließlich des Borreliose-Antikörper-Titers, waren unauffällig. Auch die HNO-ärztliche Untersuchung ergab, abgesehen von einer Hyperakusis bei rechts fehlendem Stapediusreflex, keinen krankhaften Befund. Auf Röntgenuntersuchungen und jegliche Gabe von Medikamenten wurde wegen der Gravidität verzichtet. Unter Anwendung von Gesichtsmassagen und täglichen mimischen Übungen bildete sich die idiopathische periphere Fazialislähmung innerhalb von sechs Wochen vollständig zurück.

2.1.2 Nervenschäden des Schultergürtels

Überblick ▶

Überblick. Meist sind die Nervenschäden der Schulter-Oberarm-Region auf eine Plexusläsion zurückzuführen. Die Nn. suprascapularis und axillaris sind häufiger auch isoliert betroffen: Verletzungen des N. suprascapularis (C 4/C 6) führen zur Atrophie der Skapula-Muskulatur (Mm. supra- und infraspinatus) mit Schwäche der Abduktion und Außenrotation des Arms. Eine Läsion des N. axillaris (C 5/C6) als Folge einer Kompression oder Schultergelenksluxation ist an der Abflachung der Schulterrundung (M. deltoideus) und einer Sensibilitätsstörung am lateralen Oberarm zu erkennen. Eine Sonderstellung nimmt der N. accessorius ein, der als XI. Hirnnerv an der Innervation der Schulter beteiligt ist.

Schädigungen des N. accessorius (XI. Hirnnerv)

Eine atrophische Parese des oberen Trapeziusanteils weist auf eine distale Akzessorius-Läsion hin. Die Trapeziuslähmung ist meist Folge eines chirurgischen Eingriffs im seitlichen Halsdreieck.

Schädigungen des N. accessorius (XI. Hirnnerv)

Eine Verletzung des distalen Abschnitts des N. accessorius verursacht neben Schmerzen eine Atrophie des oberen Trapeziusanteils und eine Abduktionsschwäche des Arms. Es handelt sich meist um eine iatrogene Nervenschädigung nach Lymphknoten-Exstirpation im seitlichen Halsdreieck am Hinterrand des M. sternocleidomastoideus. Durch einen Tumor oder eine Fraktur der Schädelbasis wird der Nerv in seinem proximalen Abschnitt geschädigt *(S. 41)*.

Diagnostik
Auffällig ist der homolaterale Schultertiefstand und die Lateralabweichung der Skapula (Scapula alata, Syn. 94). Eine zusätzliche Parese des M. sternocleidomastoideus weist auf eine proximale Nervenläsion hin. Elektromyographisch zeigt die Pars superior des M. trapezius eine Denervationsaktivität. Zu weiteren Ursachen der Scapula alata siehe Tabelle 86.

Diagnostik. Vom Aspekt her fallen die einseitige Atrophie der Pars superior des M. trapezius, der homolaterale Schultertiefstand und die Lateralabweichung des Schulterblatts **(Scapula alata)** auf *(vgl. Syn. 94 u. klin. Fallbericht)*. Die betroffene Schulter und der Arm können nicht vollständig angehoben werden. Liegt zusätzlich eine Parese des M. sternocleidomastoideus vor, so ist an eine proximale Läsion des N. accessorius zu denken. Sensibilitätsstörungen kommen nicht vor. Im Elektromyogramm (EMG) findet sich eine **Denervationsaktivität** im oberen Anteil des M. trapezius als Ausdruck einer Schädigung des N. accessorius distal nach Abgang des Astes zum M. sternocleidomastoideus. Die *Tabelle 86* zeigt die unterschiedlichen Ursachen einer Scapula alata.

Therapie und Verlauf
Bei Nervendurchtrennung ist meist eine Transplantation indiziert. Nach operativem Eingriff ist die Prognose günstig.

Therapie und Verlauf. Meist ist wegen größerer Dehiszenz der Nervenenden eine mikrochirurgische Transplantation erforderlich. Unbehandelt ist die Prognose schlecht, nach Spät-Transplantation (Monate nach der Läsion) kommt es noch zur Remission.

Synopsis 94 a–c: Traumatische Akzessoriusparese nach Entfernung eines Halslymphknotens.

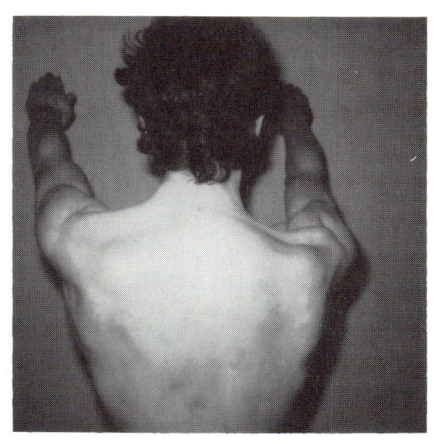

Synopsis 94 a: Atrophie der Pars superior des M. trapezius rechts, homolateraler Schultertiefstand und Abweichung der Skapula nach lateral.

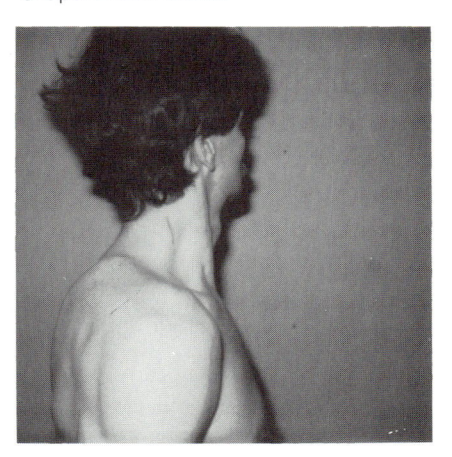

Synopsis 94 b: Im seitlichen Halsdreieck erkennt man die Narbe nach Lymphknotenexstirpation

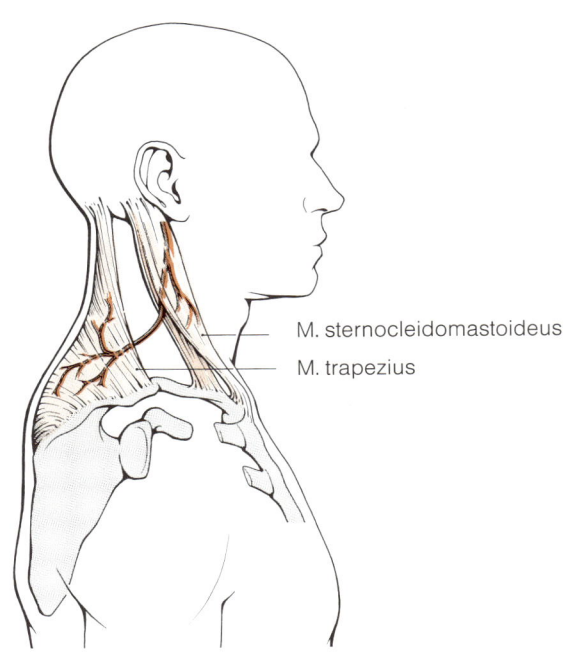

Synopsis 94 c: Verlauf des N. accessorius im extrakraniellen Abschnitt
(nach Mumenthaler, Schliack, 1987)

M. sternocleidomastoideus
M. trapezius

Tabelle 86: Neurogene Ursachen der Scapula alata	
Parese/Atrophie	**Nerven**
Trapeziusparese, Pars superior	N. accessorius, XI. Hirnnerv
Rhomboideusparese	N. dorsalis scapulae, C 4–C 5
Serratusparese	N. thoracicus longus, C 5–C 7
Neuralgische Schulteramyotrophie	»Plexusneuritis«
DD: Schultergürtelform der progessiven Muskeldystrophie	

Der klinische Fall. Der 31jährige Kraftfahrzeugmechaniker klagte über rechtsseitige Schulterschmerzen nach Lymphknotenexstirpation im seitlichen Halsdreieck am Hinterrand des M. sternocleidomastoideus *(Syn. 94)*. Diagnose: Iatrogene Akzessoriusparese mit Ausfall der Pars superior des M. trapezius rechts, die eine Transplantationsoperation erforderlich machte.

◀ **Der klinische Fall**

2.1.3 Nervenschäden der oberen Extremität

Schädigungen des N. musculocutaneus (C 5–C 7)
Die seltene Läsion des N. musculocutaneus verursacht eine Parese der Ellenbeuger und der Supination des Unterarms mit radialer Sensibilitätsstörung als Folge von Verletzungen des Schultergelenks.

2.1.3 Nervenschäden der oberen Extremität

Schädigungen des N. musculocutaneus (C 5–C 7)

Bei der selten isoliert vorkommenden Schädigung des N. musculocutaneus ist eine Parese der Ellenbeuger und Supination des Unterarms (Mm. brachialis und bizeps) zu beobachten. Der Bizepssehnenreflex (BSR) ist abgeschwächt, die Sensibilität am radialen Unterarm herabgesetzt. Häufigste Ursachen sind Stich-, Schnitt- oder Schußverletzungen und operative Eingriffe am Schultergelenk.

Schädigungen des N. radialis (C 5–C 8)
Symptomatologie
Die **obere** Radialisläsion verursacht außer der charakteristischen Fallhand *(Abb. 71)* eine Trizepsparese. Bei **mittlerer** Radialisparese findet sich eine Supinationsschwäche und Sensibilitätsstörung an den radialen Fingern *(Syn. 95a)*. Bei der **unteren** Radialislähmung sind vor allem die Fingerstrecker betroffen.
Das **Supinatorlogen-Syndrom** ist durch Läsion des rein motorischen R. profundus gekennzeichnet.

Schädigungen des N. radialis (C 5–C 8)

Symptomatologie. Bei **oberer** Radialisläsion in der Axilla entwickelt sich über die typische »Fallhand« *(Abb. 71)* hinaus eine Trizepsparese. Eine **mittlere** Radialisläsion in Höhe des Oberarms führt zur Parese der Mm. extensores carpi radialis longus et brevis und zur Supinationsschwäche durch Parese des M. brachioradialis. Die Sensibilität ist am radialen Handrücken, Daumen, Zeigefinger und halben Mittelfinger mit Ausnahme der Endglieder herabgesetzt *(vgl. S. 331, Syn. 95a)*. Bei der **unteren** Radialislähmung sind die Daumen- und Fingerstrecker, der M. abductor pollicis longus sowie der M. extensor carpi ulnaris betroffen.

Eine Sonderform ist das sogenannte **Supinatorlogen-Syndrom,** das durch eine Läsion der vom R. profundus n. radialis versorgten Finger- und Handstrecker ohne Sensibilitätssstörung charakterisiert ist.

Ätiologie
Ursächlich kommen Humerus- oder Radiusfrakturen und Druckläsionen wie die »Parkbanklähmung« in Frage.

Ätiologie. Die häufigsten Ursachen einer Radialislähmung sind Humerus- oder Radiusfrakturen, seltener kommt es zur Druckschädigung des Nervs (»Narkose-«, »Schlaf«- oder »Parkbanklähmung«). Das Supinatorlogen-Syndrom kann traumatisch durch Schnitt- und Stichverletzungen, iatrogen durch paravenöse Injektion oder nach Luxation mit Dislokation des Radiusköpfchens entstehen.

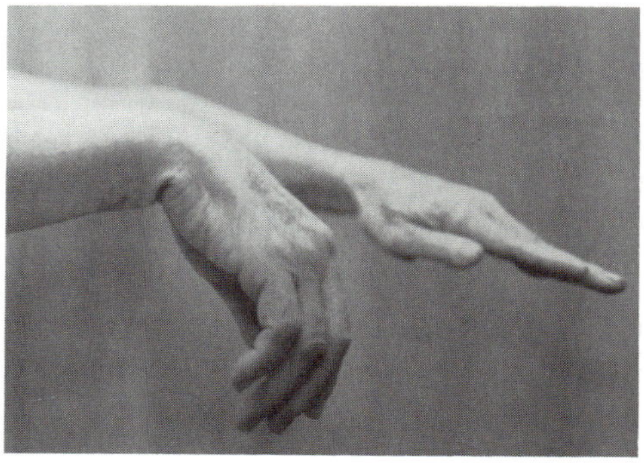

Abb. 71: Fallhand rechts (Radialisparese).

Diagnostik
Bei Verdacht auf Radialisparese ist gezielt die Funktion der Unterarm-, Hand- und Fingerstrecker zu prüfen.

Diagnostik. Bei Verdacht auf eine Radialisparese ist die Funktion des M. triceps brachii und brachioradialis (Streckung bzw. Supination des Unterarms) ebenso zu prüfen wie die Kraft der Hand- und Fingerstrecker. Das EMG dient der präoperativen Diagnostik und der Verlaufsbeobachtung.

Differentialdiagnose
Neben einer Mononeuropathie bei Blei-Intoxikation *(S. 362)* ist eine zentrale Monoparese abzugrenzen.

Differentialdiagnose. Differentialdiagnostisch ist an eine Mononeuropathie bei **Blei-Intoxikation** *(S. 362)* zu denken, die ebenfalls eine »Fallhand« hervorrufen kann. Die **zentrale Monoparese** des Arms nach ischämischem Insult ist initial durch eine Abschwächung aller Eigenreflexe der oberen Extremität charakterisiert.

Therapie
Abgesehen von physikalischer Therapie kommt eine operative Revision mit Neurolyse und Nervennaht, bei ungünstigem Verlauf auch eine Ersatz-Operation in Frage.

Therapie. Wenn die **physikalische Therapie** einschließlich Elektrostimulation keine Besserung verspricht, kommt bei einer Druckschädigung des N. radialis, z.B. beim Supinatorlogen-Syndrom, eine operative Revision in Frage. Eine Quetschung oder Zerreißung des Nervs erfordert entweder eine **Neurolyse** oder **Naht.** Bei ungünstigem Verlauf ist eine Ersatz-Operation mit Verlagerung des M. flexor carpi ulnaris auf die Streckseite der Hand indiziert.

Verlauf
Obere Radialisparesen haben eine günstige Prognose.

Verlauf. Die meisten Radialis-Paresen am Oberarm zeigen einen günstigen Verlauf mit vollständiger Wiederherstellung der Funktion. Demgegenüber haben die mittlere und untere Radialisparese auch nach mikrochirurgischer Naht eine schlechtere Prognose *(vgl. S. 323)*.

Der klinische Fall. Die 24jährige ambitionierte Skiläuferin zog sich bei einem Sturz einen distalen Oberarmbruch rechts mit Quetschung des N. radialis zu. Die Fraktur wurde osteosynthetisch mit einer Lochplatte versorgt. Bei der neurologischen Untersuchung war die Streckung der rechten Hand paretisch (»Fallhand«) und die Supination abgeschwächt. Es fand sich eine hypästhetisch-hypalgetische Zone im Bereich des rechten Handrückens und der radialen Finger. Unter Bewegungsübungen und Galvanisieren bildete sich die Radialisparese im Laufe eines Jahres fast vollständig zurück. Der elektromyographische Befund sprach für einen chronisch neurogenen Umbau; das EMG aus dem M. extensor digitorum ergab eine rasche Rekrutierung amplitudenhoher und verlängerter Willküreinheiten, das maximale Innervationsmuster hatte sich noch nicht ganz normalisiert.

◀ Der klinische Fall

Schädigungen des N. medianus (C 5–Th 1)

Symptomatologie. Bei **oberer** Medianusläsion fällt die sogenannte **Schwurhand** auf *(vgl. Syn. 95b)*, die durch Parese der Fingerbeugung in den Interphalangealgelenken I bis III bedingt ist. Die Pronation ist eingeschränkt. Die wesentlich häufigere Schädigung am Handgelenk durch Druck im sogenannten Karpaltunnel ist durch eine **Thenaratrophie** *(vgl. Abb. 72a)* bei Parese des M. abductor pollicis brevis sowie Schwäche des M. opponens pollicis und der Mm. lumbricales I und II charakterisiert. Die **Sensibilitätsausfälle** an den ersten 3½ Fingern sind von trophischen Störungen der Haut und Nägel begleitet. Bei partieller Verletzung tritt eine **Kausalgie** auf.

Diese Symptomatik ist typisch für das sogenannte **Karpaltunnelsyndrom**, das mit nächtlichem Kribbeln der Finger beginnt. Die Parästhesien breiten sich auch über den Arm aus **(Brachialgia paraesthetica nocturna)**. Die Patienten klagen über morgendliche Steifigkeit und Schwellung der Finger, sie kühlen, massieren und schütteln die Hand. Typisch ist ein schmerzhafter Druckpunkt über dem Retinaculum flexorum.

Eine Sonderform ist das **Pronator-teres-Syndrom** mit Parästhesien der radialen Finger, gelegentlich auch Paresen der Mm. abductor pollicis brevis und flexor pollicis longus, sowie Druckpunkten über dem M. pronator teres und Daumenballen.

Ätiopathogenese. Neben Schnittverletzungen und Quetschungen bei Frakturen kommt es häufig durch Kompression am Handgelenk zur Medianusschädigung: An erster Stelle stehen **Schnitt-** und **Stichverletzungen** an der Innenseite des Oberarms, am Unterarm und an der Beugeseite des Handgelenks. Seltenere Ursachen sind Humerus- oder Unterarmfrakturen. Darüber hinaus kommen **Druckparesen,** z.B. professionelle Lähmungen (Schneiderhandwerk), und die sogenannte »paralysie des amants« (Schlaflähmung) vor.

Zu den klinisch wichtigsten Kompressionssyndromen der oberen Extremität gehören das Karpaltunnelsyndrom und das seltenere Pronator-teres-Syndrom *(Tab. 82)*:

Schädigungen des N. medianus (C 5–Th 1)

Symptomatologie
Eine **obere** Medianusschädigung ist durch die »**Schwurhand**« gekennzeichnet *(vgl. Syn. 95b)*. Bei **distaler** Schädigung fällt nur eine **Thenar-Atrophie** mit Schwäche der Daumenabduktion und -opposition auf *(vgl. Abb. 72a)*. Die Sensibilität der ersten 3½ Finger ist gestört. Eine **Brachialgia paraesthetica nocturna** weist auf ein **Karpaltunnelsyndrom** hin. Die Patienten klagen über morgendliche Steifigkeit der Finger. Richtungweisend ist ein Druckpunkt über dem Retinaculum flexorum.

Der N. medianus kann auch beim Durchtritt durch den M. pronator teres geschädigt werden (**Pronator-teres-Syndrom**).

Ätiopathogenese
Der Nerv wird durch Schnittverletzung, Quetschung und Kompression (Karpaltunnelsyndrom, Pronator-teres-Syndrom, *Tab. 82 u. Tab. 87*) geschädigt.

Tabelle 87: Ätiologische Faktoren des Karpaltunnelsyndroms	
mechanisch	konstitutionelle Enge des Karpalkanals, Frakturen und Luxationen des Handgelenks
endokrin-metabolisch	Diabetes mellitus, Urämie, Urikämie, Akromegalie, Myxödem, Gravidität, Ovulationshemmer, Klimakterium, primäre Amyloidose, Mukopolysaccharidosen
exogen-toxisch	Alkohol
entzündlich	Tendovaginitis, Tuberkulose, Lepra
rheumatisch	Polyarthritis, Sklerodermie, Dermatomyositis
vaskulär	Thrombose, Ischämie, Hämatom (Antikoagulanzientherapie), av-Fistel (Hämodialyse)
paraproteinämisch	Myelom u.a.

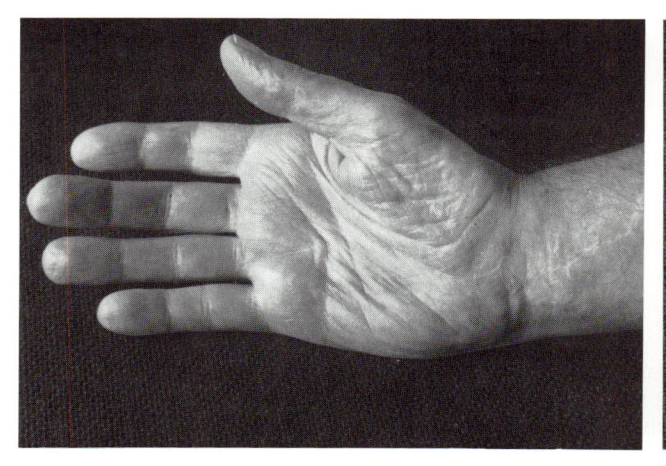

Abb. 72a: Thenaratrophie. Parese der Mm. abductor pollicis brevis et opponens pollicis. Proximal des Handgelenks erkennt man eine Narbe nach Spaltung des Retinaculum flexorum.

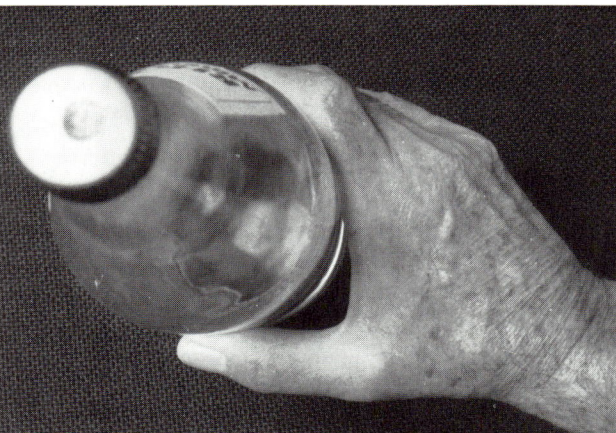

Abb. 72b: Positives Flaschenzeichen. Infolge Parese des M. abductor pollicis brevis kann eine Flasche nicht umfaßt werden.

Abb. 72a und b: Karpaltunnelsyndrom. Medianusläsion am Handgelenk.

- Das **Karpaltunnelsyndrom** entsteht durch Kompression des N. medianus bei seinem Verlauf zur Hohlhand unter dem Retinaculum flexorum (Ligamentum carpi transversum). Dieser Kanal enthält außer dem N. medianus die Sehnen und Sehnenscheiden der langen Fingerbeuger. Einen Überblick der zahlreichen Schädigungsursachen gibt die *Tabelle 87*.
- Das **Pronator-teres-Syndrom** ist auf chronische Kompression des N. medianus unter dem M. pronator teres zurückzuführen.

Diagnostik
Bei Medianus-Läsion ist das »**Flaschenzeichen**« infolge Schwäche des M. abductor pollicis *(vgl. Abb. 72b)* positiv. Das Beklopfen des Retinaculum flexorum löst Dysästhesien der Hand aus **(Hoffmann-Tinel-Zeichen)**.

Diagnostik. Bei der Untersuchung ist die Pronation bei gebeugtem Unterarm, die Fingerbeugung und die Daumen-Kleinfinger-Opposition zu prüfen. Der Patient wird aufgefordert, die entsprechenden Fingerkuppen aufeinanderzupressen, während der Untersucher die Kraft zu überwinden versucht. Das sogenannte **Flaschenzeichen** ist positiv, wenn die Hand infolge einer Schwäche des M. abductor pollicis eine Flasche nicht umschließen kann *(vgl. Abb. 72b)*. Die taktile Wahrnehmung ist durch eine Sensibilitätsstörung an den Fingern I bis III und der radialen Hälfte des IV. Fingers volar eingeschränkt, dorsal nur im Bereich der Endglieder II bis III. Häufig findet sich eine Störung der Schweißsekretion (Hypo- oder Anhidrosis). Als weiterer Hinweis auf eine distale Medianusläsion bei Karpaltunnelsyndrom gilt das **Hoffmann-Tinel-Zeichen**: Das Beklopfen des Retinaculum flexorum löst einen in die Hand ausstrahlenden elektrisierenden Schmerz aus (Dysästhesie).

Elektroneurographisch sind die distalen Latenzen des N. medianus verlängert *(S. 111)*. Neben mechanischen sollten auch internistische Ursachen ausgeschlossen werden *(Tab. 87)*.

Elektroneurographisch ist die distale sensible und motorische Latenz des N. medianus fast immer verlängert *(S. 111)*. Die Enge des Karpalkanals kann computertomographisch ausgemessen werden. Kernspintomographisch lassen sich sogar morphologische Veränderungen am Nerv exakt nachweisen. Obwohl dem Karpaltunnelsyndrom meist eine mechanische Ursache zugrunde liegt, sollte doch mit Hilfe von Laboruntersuchungen eine internistische Erkrankung ausgeschlossen werden.

Differentialdiagnose
Differentialdiagnostisch muß vor allem an ein **zervikales Wurzelkompressionssyndrom** (C 7) gedacht werden.

Differentialdiagnose. Häufig werden die Parästhesien mit radikulären Beschwerden beim **Zervikal-Syndrom** verwechselt, zumal eine Daumenballenatrophie auch bei einem Wurzelkompressionssyndrom in Höhe C 7 oder einer Plexusläsion C 7/C 8 zu beobachten ist, die jedoch mit einer Abschwächung des Trizepssehnenreflexes und Sensibilitätsstörungen auch am Unterarm einhergehen. Eine Thenaratrophie als isolierte kongenitale Fehlbildung ist selten. Bei Parästhesien der Finger ist u.a. auch an eine Durchblutungsstörung der A. brachialis bei **Ergotismus** (Abusus mit Mutterkornalkaloiden) zu denken, die ihrerseits eine ischämische Medianusläsion hervorrufen kann.

Therapie. Verletzungen des N. medianus werden mikrochirurgisch versorgt, um eine möglichst gute Wiederherstellung der Tastwahrnehmung und Greiffunktion der Hand zu erzielen. Beim Karpaltunnelsyndrom ist zunächst eine konservative Behandlung angezeigt. Die nächtliche Ruhigstellung des Handgelenks mittels dorsaler Unterarmschiene, die nicht zu fest angewickelt werden soll, ist die erste und einfachste Maßnahme. Die Injektion von Prednisolon und einem Lokalanästhetikum in den Karpaltunnel kann schlagartig eine Besserung der Schmerzen bewirken. Man sticht lateral der Sehne des M. palmaris longus ca. 1 cm tief ein. Bei Therapieresistenz und ist eine operative **Dekompression** des N. medianus durch Spaltung des Ligamentum carpi transversum erforderlich.

Verlauf. Bei drei Viertel aller operativ versorgten Medianusdurchtrennungen wird eine vollständige Funktion der Hand nicht wieder erreicht. Die Prognose des Karpaltunnelsyndroms ist wesentlich günstiger. Gelegentlich klingen die nächtlichen Parästhesien schon nach Ruhigstellung des Handgelenks ab. Nach frühzeitiger Operation ist mit einer vollständigen Rückbildung der Sensibilitätsstörungen und Paresen zu rechnen. Nicht selten kommt es jedoch zu Rezidiven oder Ausbildung eines Karpaltunnelsyndroms an der anderen Hand.

Der klinische Fall. Die 52jährige Schneiderin litt seit 16 Monaten unter schmerzhaften, nächtlich paroxysmal auftretenden Kribbelparästhesien der rechten Hand, die bis in den Oberarm ausstrahlten (Brachialgia paraesthetica nocturna). Die Patientin konnte wegen Empfindungslosigkeit des rechten Daumens, Zeige- und Mittelfingers nicht mehr nähen. Der atrophische Daumenballen war druckdolent, die Daumen-Kleinfinger-Opposition paretisch, Hoffmann-Tinel- und Flaschenzeichen waren positiv. Die distale motorische Latenzzeit des N. medianus war rechts mit 5,1 ms verlängert, links mit 2,6 ms normal; rechts fand sich kein sensibles Aktionspotential. Nach Spaltung des Ligamentum carpi transversum bildeten sich die Beschwerden allmählich zurück. Später auftretende Parästhesien der linken Hand klangen nach Injektion von Prednisolon in den Karpaltunnel ab.

Therapie
Medianus-Verletzungen werden mikrochirurgisch versorgt. Die Behandlung des Karpaltunnelsyndroms beginnt mit der Schienung des Handgelenks. Nach Injektion von Prednisolon und einem Lokalanästhetikum in den Karpaltunnel können sich die Beschwerden zurückbilden. Bei Therapieresistenz ist eine Spaltung des Ligamentum carpi transversum erforderlich.

Verlauf
Die Prognose operativ versorgter Medianusdurchtrennungen ist schlecht. Demgegenüber ist bei Karpaltunnelsyndrom postoperativ meist mit einer Remission zu rechnen. Rezidive kommen jedoch (auch kontralateral) vor.

◀ **Der klinische Fall**

Synopsis 95a: Proximale Radialis-Läsion. Neben der »Fallhand« findet man einen sensiblen Ausfall an der Radialseite der Hand.

Synopsis 95b: Proximale Medianus-Schädigung. »Schwurhand«, Thenaratrophie und sensibler Ausfall an der radialen Palma manus einschließlich der ersten 3½ Finger.

Synopsis 95c: Proximale Ulnaris-Läsion: »Krallenhand« mit Atrophie der Mm. interossei und des M. adductor pollicis. Am Kleinfinger und an der ulnaren Ringfingerhälfte ist die Sensibilität herabgesetzt.

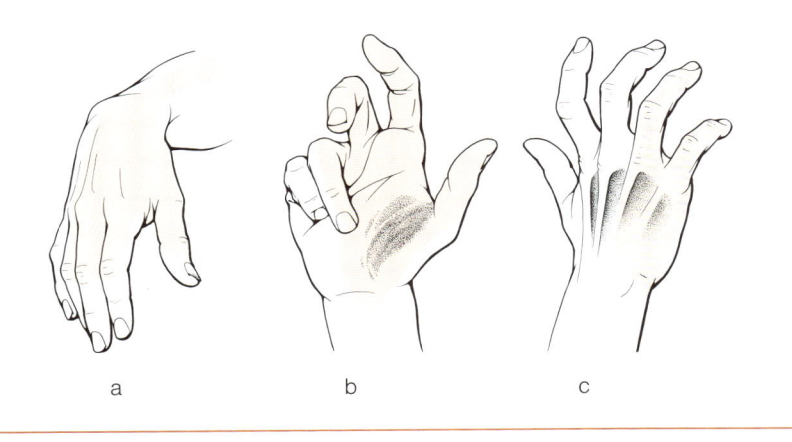

a   b   c

Schädigungen des N. ulnaris (C 8–Th 1)

Symptomatologie. Die häufigste periphere Nervenläsion ist die Ulnarisparese, die durch eine »**Krallenhand**« gekennzeichnet ist *(vgl. Syn. 95c)*. Die leicht abduzierten Klein- und Ringfinger sind im Grundgelenk überstreckt, während Mittel- und Endglieder gebeugt sind. Bei proximaler Parese findet sich neben einer Sensibilitätsstörung der ulnaren Ringfingerhälfte und des Kleinfingers eine **Hypothenaratrophie** und eine Atrophie der Interossei. Auffällig ist vor allem eine Verschmächtigung des Spatium interosseum I.

Ätiopathogenese. Meist handelt es sich um Quetsch- und Druckverletzungen in Höhe des Ellenbogen- oder Handgelenks (Fraktur, Narkose-Lähmung). Gelegentlich ist eine Luxation des N. ulnaris aus seinem Knochenkanal am Ellenbogen (Sulcus ulnaris) Ursache der Lähmung. Das typische **Sulcus-ulnaris-Syndrom** *(Tab. 82)* kann auch durch degenerative und entzündliche Veränderungen oder chronischen Zug am Nerv bei hebelartigen Tätigkeiten mit kontinuierlicher Beugung und Streckung des Ellenbogengelenks hervorgerufen werden.

Das **Guyon-Syndrom** ist durch eine Kompression des N. ulnaris am Handgelenk unter dem Ligamentum carpi palmare bedingt (»Loge de Guyon«).

Diagnostik. Bei der Untersuchung fällt eine Parese des M. adductor pollicis auf. Fordert man den Patienten auf, einen Papierstreifen zwischen Daumen und Zeigefinger beider Hände zu zerreißen, so kommt es zur Beugung des Daumen-Endglieds als Ersatz für die fehlende Adduktions-Funktion (**Fromment-Zeichen** positiv, vgl. *Abb. 73*). Darüber hinaus sind Atrophien und Paresen der Mm. lumbricales III und IV und der Mm. interossei zu beobachten. Sowohl die Ulnarflexion als auch die Beugung der Hand und die Adduktion des V. Fingers sind paretisch, ebenso die Endphalangen IV und V. Bei isolierter Läsion des R. profundus n. ulnaris ist keine Hypothenaratrophie zu beobachten, da dieser von einem eigenen Ast versorgt wird.

Differentialdiagnose. Die Symptomatik ist von dem klinischen Bild eines **C8-Syndroms** bei zervikalem Bandscheibenvorfall abzugrenzen, das durch ein radikuläres Schmerzband mit Sensibilitätsstörung am ulnaren Unterarm und vierten und fünften Finger charakterisiert ist. Der Trömner-Reflex, seltener auch der TSR, ist abgeschwächt. Die Unterscheidung von der meist doppelseitigen **Dupuytren-Kontraktur** mit Schrumpfung der Palmarfaszie und Fehlstellung vor allem der ulnaren Finger bereitet im Gegensatz zur **Volkmann-Kontraktur** nach Verletzung der A. ulnaris keine Schwierigkeiten. Diese ischämische Muskelkontraktur durch Quetschung bzw. Kompression nach Humerusfraktur, Hämatom oder auch durch zirkulären Gipsverband betrifft vor allem die Handbeuger und kleinen Handmuskeln. Atrophische Paresen der kleinen Handmuskeln bei amyotrophischer Lateralsklerose (ALS) gehen nicht mit Sensibilitätsstörungen einher.

Therapie und Verlauf. In jedem Fall ist eine Schonung des Arms, d.h. eine Vermeidung von chronischer Druck- und Zugschädigung des N. ulnaris erforderlich. Im übrigen kann eine operative Dekompression des Nervs am Ellenbogen oder am Handgelenk erforderlich werden. Bei Sulcus-ulnaris-Syndrom ist eine Verlagerung des Nerven unter die Weichteile erfolgversprechend. Die operative Korrektur kann eine Wiederherstellung der Funktion herbeiführen *(s.a. klin. Fallbericht)*.

Der klinische Fall. Der 45jährige Platzwart eines Sportvereins klagte über eine seit einem Jahr zunehmende Kraftlosigkeit mit Muskelschwund der rechten Hand. Neurologisch fand sich eine Atrophie der Spatii interossei, vor allem I, und des Hypothenar rechts bei Hypästhesie des Kleinfingers und der ulnaren Hälfte des Ringfingers. Das Fromment-Zeichen war rechts positiv. Elektroneurographisch war die motorische NLG des N. ulnaris bei Reizung im Sulcus rechts deutlich herabgesetzt. Röntgen-Spezialaufnahmen ergaben eine Einengung der rechten Ulnarisrinne bei ausgeprägter Arthrose des Ellenbogengelenks. Nach operativer Verlagerung des N. ulnaris kam es innerhalb von acht Monaten zu einer deutlichen Rückbildung der Parese.

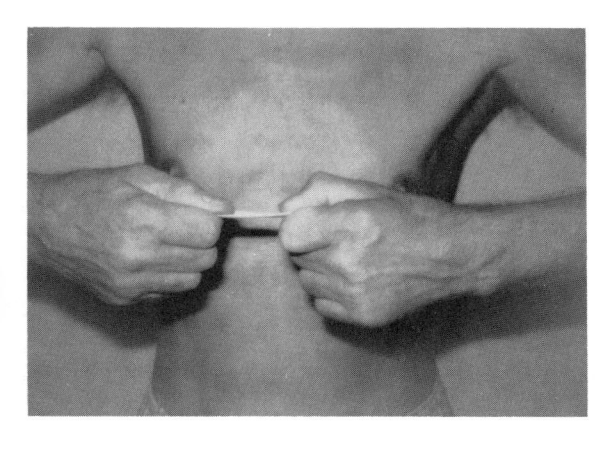

Abb. 73: Positives Fromment-Zeichen bei Ulnaris-Läsion links. Bei dem Versuch, einen Papierstreifen zu zerreißen, kommt es zur Beugung des Daumenendglieds als Ersatz für die fehlende Adduktionsfunktion (Parese des M. adductor pollicis).

2.1.4 Nervenschäden des Beckengürtels

Isolierte Schädigungen der Nerven des Plexus lumbosacralis sind durch Tumorkompression oder Verletzungen bedingt (z.B. Beckenfraktur und abdominelle Eingriffe). Zu den Plexusparesen siehe S. *337ff.*

Bei einer Läsion des **N. iliohypogastricus** treten sensible Reizerscheinungen an der Darmbeinschaufel auf. Wie beim **Ilioinguinalis-Syndrom,** das durch Schmerzen an der Symphyse charakterisiert ist, entwickelt sich eine umschriebene Parese der unteren Bauchmuskulatur. Eine Läsion des **N. genitofemoralis,** z.B. nach Herniotomie, führt zu Schmerzen und Sensibilitätsstörung unterhalb des Leistenbandes und am äußeren Genitale.

> Bei der sogenannten **Meralgia paraesthetica** handelt es sich um Schmerzen und Mißempfindungen infolge Kompression mit Reizung des N. cutaneus femoris lateralis am Ligamentum inguinale, vor allem durch zu enge Gürtel und Hosen (»Jeans-Krankheit«). Charakteristisch ist eine hypästhetische Zone am lateralen Oberschenkel.

Zur **Schädigung des N. obturatorius** mit Parese der Adduktoren und sensiblem Areal an der Innenseite des Oberschenkels kommt es bei Beckenfrakturen, Hüftgelenkserkrankungen und Hernia obturatoria. Gelegentlich wird eine postoperative **Obturatorius-Neuralgie** beobachtet.

Nach unsachgemäßer intramuskulärer Injektion kann es zur atrophischen Parese des M. glutaeus medius mit positivem Trendelenburg-Zeichen kommen (Schädigung des **N. glutaeus superior**). Das Becken sinkt vom Standbein zur Seite des angehobenen Beins (gesunde Seite) ab. Sehr viel seltener ist eine tumorbedingte Kompression des N. glutaeus inferior mit Atrophie des M. glutaeus maximus und Parese der Oberschenkelstreckung im Hüftgelenk.

Therapie. Wenn die Infiltration mit einem Lokalanästhetikum keine anhaltende Besserung ergibt, empfiehlt sich eine operative Revision des komprimierten Nervs. Zur Therapie des Injektionsschadens siehe *S. 334.*

2.1.5 Nervenschäden der unteren Extremität

Schädigungen des N. femoralis (L 1–L 4)

Symptomatologie. Bei distaler Femoralis-Läsion kommt es zur Parese der Streckung im Kniegelenk mit Atrophie des M. quadriceps. Die Sensibilität ist an der Vorderseite des Oberschenkels und Innenseite des Unterschenkels (N. saphenus) herabgesetzt. Seltener ist der proximale Abschnitt des N. femoralis mit Parese des M. iliopsoas geschädigt. Vergleiche auch die *Synopsis 97, S. 341* (Ursprung und intrapelviner Verlauf d. N. femoralis).

Ätiologie
Verletzungen sowie intrapelvine Hämatome, Abszesse und Tumoren kommen ursächlich in Frage.

Diagnostik
Wenn die Hüftgelenksbeugung oder Kniegelenksstreckung paretisch sind, ist an eine Femoralis-Läsion zu denken.

Differentialdiagnose
Ein L 3/L 4–Syndrom bei Bandscheibenvorfall ist ebenso auszuschließen wie eine Affektion des Hüft- oder Kniegelenks.

Therapie und Verlauf
In der Regel ist eine chirurgische Therapie erforderlich. Die Prognose ist meist günstig. Gelegentlich kommt es zur Kausalgie.

Schädigungen des N. ischiadicus (L 4–S 3)

Symptomatologie
Bei Läsion des Ischiadikusstammes entwickelt sich eine Parese der ischiokruralen Muskulatur (Kniebeuger).

Ätiologie
Ursächlich handelt es sich meist um traumatische bzw. iatrogene Läsionen.

Diagnostik
Ein Injektionsschaden ist durch meist akute heftige Schmerzen, peronäusbetonte Paresen und Anhidrose der Fußsohle charakterisiert.

Differentialdiagnose
Ein lumbales radikuläres Syndrom läßt sich durch den Schweißtest abgrenzen (S. 66).

Therapie
Bei »Spritzenlähmung« ist nach lokaler Kochsalz-Injektion eine Neurolyse durchzuführen, bei Quetschung oder Zerreißung des Nervs eine Naht (Transplantat).

Verlauf
Die Prognose unbehandelter Fälle ist ungünstig.

Ätiologie. Neben iatrogenen Schädigungen (Arteriographie, Appendektomie, seltener Herniotomie) oder Kompression durch ein Bruchband und Schnittverletzungen führen gelegentlich intrapelvine Tumoren, Hämatome (Blutgerinnungsstörungen) oder Abszesse zur Femoralis-Parese.

Diagnostik. Eine Parese der Hüftgelenksbeugung oder Unterschenkelstreckung bei abgeschwächtem PSR muß den Verdacht auf eine Femoralis-Parese lenken, zumal wenn eine Sensibilitätsstörung an der Oberschenkelstreckseite und Innenseite des Unterschenkels besteht. Zum Verteilungsmuster der Sensibilität *siehe Seite 62*.

Differentialdiagnose. Abzugrenzen ist ein radikuläres L 3/L 4-Syndrom, bei **Bandscheibenvorfall** mit Quadrizeps-Parese, abgeschwächtem PSR und Dermatom an der Streckseite des Oberschenkels. Eine nicht neurogene Oberschenkelatrophie findet sich auch bei Fehlstellungen, Verletzungen und Operationen des Hüft- oder Kniegelenks.

Therapie und Verlauf. Die Behandlung richtet sich nach der Grundkrankheit (Entfernung der Kompressionsursache, z.B. eines Tumors oder Hämatoms). Darüber hinaus kommt eine Nervennaht in Betracht. Neben Spontanremissionen und günstigen chirurgischen Ergebnissen gibt es auch langwierige, mit Kausalgie verbundene Verläufe.

Schädigungen des N. ischiadicus (L 4–S 3)

Symptomatologie. Eine Läsion des Ischiadikusstammes verursacht den Ausfall der ischiokruralen Muskulatur, d.h. eine Parese der Kniebeuger sowie eine kombinierte Peronäus- und Tibialislähmung mit Parese des Unterschenkels und Fußes (Dorsal- und Plantarflexion). Die Sensibilität ist an Unterschenkel und Fuß, abgesehen von der Haut über dem Malleolus medialis und medialen Fußrand (Versorgungsbereich des N. saphenus), herabgesetzt.

Ätiologie. Der Ischiadikusläsion liegen iatrogene Schäden (»Spritzenlähmung«, Hüftgelenksoperation), Luxationen und Frakturen im Bereich des Hüftgelenks und Oberschenkels, Hämatome, Schußverletzungen oder Tumoren zugrunde.

Diagnostik. Bei der »Spritzenlähmung« kommt es fast immer unmittelbar nach der Injektion zu heftigen Schmerzen und einer peronäusbetonten Lähmung. Der Achillessehnenreflex ist erloschen, eine **Anhidrose** der Fußsohle (Ninhydrin-Test) erhärtet die Diagnose. Elektromyographisch findet man eine Denervierung der Kniebeuger sowie der Unterschenkel- und Fußmuskulatur. Bei allmählich progredienter Ischiadikusparese ist ein Neoplasma radiologisch auszuschließen *(Plexusparesen S. 337)*.

Differentialdiagnose. Ein Bandscheibenvorfall, der mit Lumboischialgie, einem sensiblen Dermatom und Paresen verbunden ist, weist keine Störung der Schweißsekretion auf, da bei einem radikulären Syndrom die sudori-sekretorischen Fasern, die aus dem Grenzstrang stammen, nicht betroffen sind. *(S. 66)*.

Therapie. Bei einer »Spritzenlähmung« ist die Injektionsstelle zur Verdünnung des Medikaments mit Kochsalz zu umspritzen und frühzeitig eine Neurolyse des N. ischiadicus vorzunehmen. Wesentlich ist die Prävention solcher Schäden durch korrekte Technik, d.h. Injektion in den oberen äußeren Quadranten des Gesäßes mit Richtung auf den Darmbeinkamm. Bei Quetschungen und Zerreißungen des Nervs ist eine Naht, gegebenenfalls mit Überbrückung durch ein Transplantat, erfolgversprechend.

Verlauf. Unbehandelte Ischiadikus-Läsionen sind prognostisch ungünstig. Es kommt häufig zu Ulzerationen des Fußes, die eine Unterschenkelamputation erfordern können.

Schädigungen des N. peronaeus (L 4–S 2)

Symptomatologie. Die Lähmung des N. peronaeus communis ist durch eine Fuß- und Zehenheberparese gekennzeichnet *(Abb. 74)*. Wegen der paretischen Dorsalextension und Abduktion (Equinovarus) muß der Patient das Bein im Knie gebeugt anheben, um den Fuß aufzusetzen (»Steppergang«). Eine isolierte Schädigung des
- **N. peronaeus superficialis** führt zur Parese der Mm. peronaei, Sensibilitätsstörung am lateralen Unterschenkel und am Fußrücken.
- **N. peronaeus profundus** zu Paresen der Mm. tibialis anterior, extensor hallucis longus, extensor digitorum longus und extensores digitorum brevis mit einer umschriebenen Sensibilitätsstörung (dreieckiger Bezirk zwischen erster und zweiter Zehe dorsal).

Ätiopathogenese. Abgesehen von iatrogenen Schädigungen (Meniskektomie, Lagerung auf dem Operationstisch) ist eine Peronäusparese auf **Frakturen und Luxationen** in Höhe des Kniegelenks, vor allem des Fibulaköpfchens oder des Sprunggelenks zurückzuführen, nicht selten als Folge von Sportverletzungen und chronischer Druckschädigung des Nervs, zum Beispiel als »**crossed legs palsy**« bei häufigem Übereinanderschlagen der Beine, oder durch langes Knien. Gelegentlich kommt es auch zum sogenannten **vorderen Tarsaltunnelsyndrom** durch Kompression des N. peronaeus profundus unter dem Ligamentum cruciatum cruris *(Tab. 83)*.

Diagnostik. Der Hackengang ist wegen der Fußheberparese nicht durchführbar. Bei Läsion des N. peronaeus superficialis ist die Eversion (Pronation und Abduktion) des Fußes beeinträchtigt, bei Schädigung des N. peronaeus profundus findet sich typischerweise eine Atrophie des M. tibialis anterior mit Schwäche der Dorsalextension (»Spitzfuß«). Der ASR ist erhalten. Die NLG ist herabgesetzt, so ist z.B. bei Läsion des N. peronaeus communis in Höhe des Fibulaköpfchens das Muskelaktionspotential im M. extensor digitorum brevis erniedrigt oder ausgefallen.

Differentialdiagnose. Differentialdiagnostisch ist auch an eine peronäusbetonte **Ischiadikusläsion** nach Injektionsschaden *(S. 334)* zu denken. Eine **zentrale Parese** mit Spitzfußstellung und Zirkumduktion des Fußes (Wernicke-Mann-Gangbild) ist durch spastischen Muskeltonus charakterisiert *(S. 45)*.
Die **Mononeuropathia multiplex diabetica** *(vgl. S. 359)* und die amyotrophische Lateralsklerose *(ALS, S. 175)* manifestieren sich nicht selten unter dem Bild einer Peronäusparese. Die diabetische Neuropathie weist jedoch eine strumpfförmige Sensibilitätsstörung auf, die amyotrophe Lateralsklerose ist durch rein motorische Ausfälle gekennzeichnet.

Schädigungen des N. peronaeus (L 4–S 2)

Symptomatologie
Auffällig ist die Fuß- und Zehenheberparese *(Abb. 74)*. Die Sensibilität ist am Unterschenkel (lateral) und Fußrücken gestört.

Ätiopathogenese
Als Ursachen kommen vor allem Frakturen und Luxationen in Höhe des Knie- und Sprunggelenks in Frage. Auch chronische Druckschädigung am Fibulaköpfchen, z.B. durch langes Knien, kann zur Peronaeusläsion führen. Zum Tarsaltunnelsyndrom siehe *Tabelle 83*.

Diagnostik
Unverkennbar ist der »Steppergang«, Hackengang ist nicht möglich. Eine Pronationsschwäche (N. peronaeus superficialis) oder Supinationsschwäche (N. peronaeus profundus) bei erhaltenem ASR stützen die Diagnose. Die NLG ist reduziert.

Differentialdiagnose
Zur peronäusbetonten Ischiadikusläsion s.o., zum Wernicke-Mann-Gangbild bei zentraler Parese S. 45. Ferner sind eine diabetische Mononeuropathie, die jedoch eine strumpfförmige Sensibilitätsstörung aufweist und die ALS (rein motorische Ausfälle, S. 362 u. S. 175) abzugrenzen.

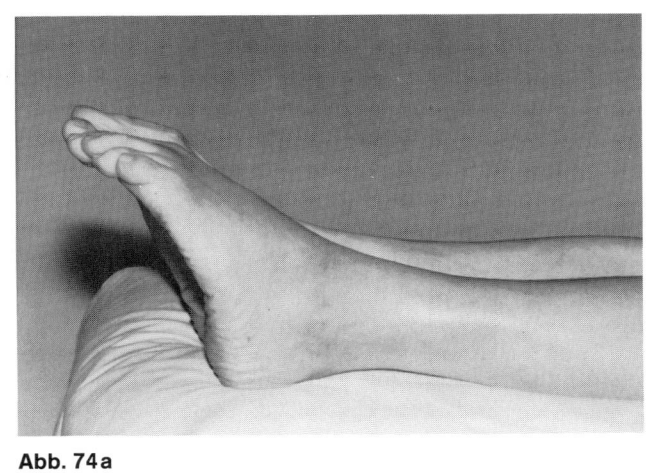

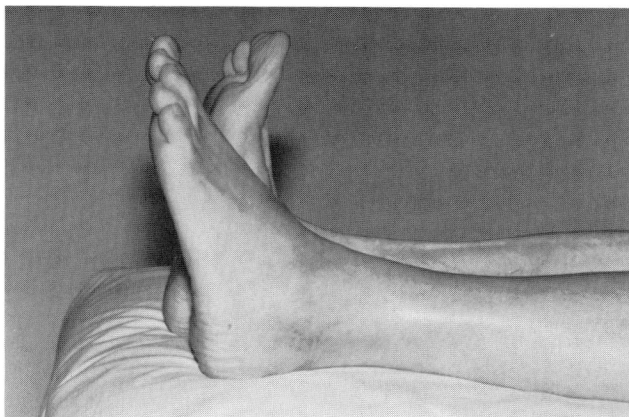

Abb. 74a–b: Peronäus-Läsion. Während die Plantarflexion beiderseits intakt ist (Abb. 74a), besteht links eine Fuß- und Zehenheberparese (Abb. 74b).

Das **Tibialis-anterior-Syndrom** infolge ischämischer Muskelkontraktur (Kompartment-Syndrom) ist durch heftige prätibiale Schmerzen, Schwellung und Rötung gekennzeichnet. Nach sportlicher Überanstrengung (Fußballspiel!) kann sich innerhalb weniger Stunden eine Kontraktur der Fußheber (ohne »Spitzfuß«-Stellung bzw. »Steppergang«) entwickeln. Häufig ist der Puls der A. dorsalis pedis abgeschwächt und deren Strömungssignal (Doppler-Sonographie) reduziert. Elektromyographisch findet sich ein sogenanntes »silent EMG« (stummes EMG). Wird eine Spaltung der Fascia cruris anterior nicht frühzeitig vorgenommen, ist eine irreversible Schädigung zu befürchten.

Therapie. In jedem Fall ist die physikalische Therapie notwendig. Als operative Maßnahme kommen die Dekompression und Naht des N. peronaeus in Frage. Als orthopädisches Hilfsmittel dient der Peronäusschuh (Schiene).

Verlauf. Die Prognose der unbehandelten, aber auch der durch Nervennaht operativ versorgten Peronäusparese ist eher ungünstig.

Der klinische Fall. Der siebenjährige Junge zog sich bei einem Fahrradunfall eine Oberschenkelfraktur links zu, die mit einer beiderseitigen Extension behandelt wurde. Während die Schmerzen im linken Bein nachließen, entwickelte sich rechtsseitig unter heftigen Schmerzen eine Fuß- und Zehenheberparese, die durch Kompression des N. peronaeus in Höhe des Fibulaköpfchens (Extensionsverband) bedingt war. Trotz rascher Entfernung der Extension und intensiver physikalischer Therapie kam es nur zu einer unvollständigen Remission.

Schädigungen des N. tibialis (L 4–S 3)

Symptomatologie. Bei einer Schädigung des N. tibialis fällt eine Wadenatrophie und Krallenstellung der Zehen auf. Die Plantarflexion ist paretisch. Der Patient berichtet über ein Taubheitsgefühl der Fußsohle.

Ätiopathogenese. Neben Knie- und Sprunggelenksverletzungen, vor allem Frakturen des Tibiaschaftes und des Malleolus medialis, kann eine Tibialisparese durch ein **hinteres Tarsaltunnelsyndrom** hervorgerufen werden, das wesentlich häufiger als das vordere Tarsaltunnelsyndrom (Peronäusläsion, s.o.) vorkommt. Eine Läsion der Nn. digitales plantares am Vorfuß ist meist durch enges Schuhwerk bedingt. Die Nervenfasern werden an den Metatarsalköpfchen komprimiert *(Tab. 83).*

Diagnostik. Der Zehengang ist undurchführbar, der Tibialis-posterior-Reflex (TPR) und der Achillessehnen-Reflex (ASR) sind erloschen. Der M. triceps surae ist paretisch, die Wadenmuskulatur atrophisch und die Sensibilität an der Wade, Fußsohle und am lateralen Fußrand herabgesetzt. Oft findet sich ein Druckschmerz unterhalb des Malleolus medialis. Der Ninhydrin-Test ergibt eine Hyp- oder Anhidrose der Fußsohle. Elektroneurographisch ist die motorische und sensible NLG des N. tibialis reduziert.

Differentialdiagnose. Wie bei der peripheren Ischiadikusläsion ist differentialdiagnostisch in erster Linie an einen **Bandscheibenvorfall** mit radikulärem S1-Syndrom zu denken *(S. 348),* das jedoch keine Störung der Schweißsekretion aufweist.

Therapie. Bei Kompression, insbesondere im hinteren Tarsaltunnel, ist eine operative Revision mit Spaltung des Ligaments und Neurolyse, bei Zerreißung oder Quetschung des Nervs eine Naht (Transplantat) indiziert.

Verlauf. Die Prognose der operierten Fälle ist günstiger als bei einer Peronäuslähmung.

Der klinische Fall. Der 21jährige Polizist zog sich bei einem Motorradunfall eine Unterschenkelfraktur links zu, als er in einer Kurve auf einen PKW auffuhr. Er klagte über ein Taubheitsgefühl der Fußsohle und konnte auch nach Konsolidierung der Fraktur linksseitig nicht auf den Zehen gehen. Es fand sich eine Anhidrosis der Fußsohle, eine Atrophie des M. triceps surae und eine Krallenzehenstellung, die eine orthopädische Korrekturoperation erforderlich machte.

2.2 Plexusparesen

Synonyme. Läsionen des Plexus cervicobrachialis oder lumbosacralis.

> ***Definition.*** Periphere Paresen einzelner Gliedmaßen oder Gliedmaßenabschnitte als Folge von Schädigungen des zugehörigen Nervengeflechts (Arm- oder Beinplexus). Armplexusläsionen sind meist traumatisch, Beinplexusläsionen häufiger tumorös bedingt.

Epidemiologie. Läsionen des Plexus brachialis kommen wesentlich häufiger vor als die des Plexus cervicalis oder Plexus lumbosacralis, da letztere durch Weichteile und Knochen besser vor Verletzungen geschützt sind. In 90% der traumatischen Armplexusläsionen sind Männer mit einem Altersgipfel zwischen dem 20. und 25. Lebensjahr betroffen. Die häufigsten Ursachen sind **Verkehrs- und Arbeitsunfälle.** Im mittleren und höheren Lebensalter überwiegen neoplastische Läsionen vor allem des Plexus lumbosacralis.

2.2.1 Plexus cervicobrachialis

Symptomatologie. Je nach Ausmaß der Plexusläsion finden sich komplette oder partielle schlaffe Paresen der Schulter-Arm-Muskulatur, die z.T. mit heftigen akuten oder auch persistierenden **Schmerzen** verbunden sind. Frühzeitig treten **Atrophien** auf, gelegentlich sind Faszikulationen zu beobachten. Sensibilitätsstörungen stehen im Hintergrund.

Bei Läsionen des **oberen Armplexus (Typ Erb)** sind die von den C 5- und C 6-Wurzelfasern innervierten Muskeln betroffen *(Syn. 96).* Dabei kommt es zu einer schlaff atrophischen Lähmung der Mm. deltoideus, biceps, brachioradialis, supinator, supra- und infraspinatus.

Synpopsis 96: Plexus cervicobrachialis.

Fasciculus lateralis (C 5–C 7), rosa
Fasciculus posterior (C 5–Th 1), rot
Fasciculus medialis (C 8–Th 1), hellrot
 1 N. hypoglossus
 2 N. occipitalis minor
 3 N. auricularis magnus
 4 N. transversus colli
 5 Ansa cervicalis (C 1–C 3)
 6 Nn. supraclaviculares
 7 N. dorsalis scapulae
 8 N. suprascapularis
 9 N. musculocutaneus
10 N. axillaris
11 N. thoracicus longus
12 N. pectoralis medialis
13 N. phrenicus

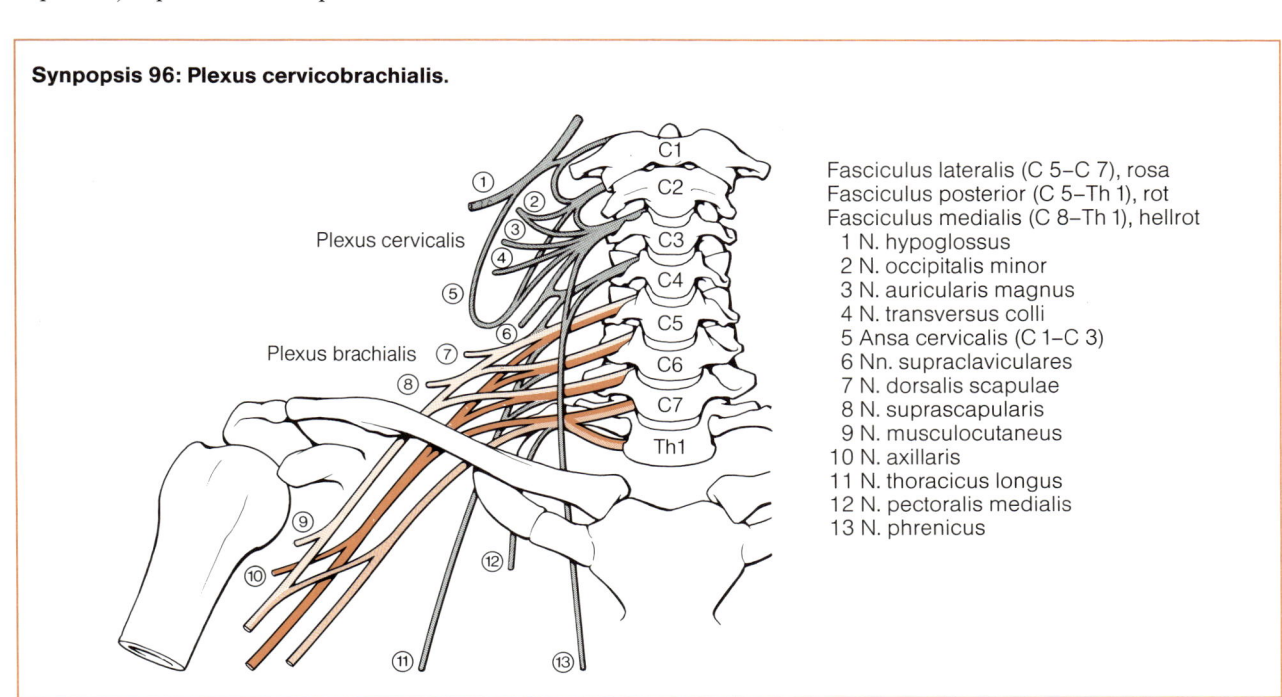

Der Arm hängt schlaff mit nach hinten gedrehter Handfläche.
Der Bizepsreflex ist abgeschwächt. Bei Mitbeteiligung von C 7-Wurzelfasern (Trizepsschwäche) spricht man von erweiterter oberer Plexuslähmung.

Bei der **unteren Armplexuslähmung** (C 8–Th 1, **Typ Déjerine-Klumpke**) fällt eine Krallenstellung der Hand mit ulnarer Sensibilitätsstörung und ein Horner-Syndrom auf.

a) traumatische Läsion

Ätiopathogenese
Traumatische Schädigungsursachen stehen an erster Stelle. Zur Anatomie siehe *Synopsis 96*.

Zerrungsverletzungen sind durch Verkehrs- (hier insbesondere Motorradunfälle), Arbeits- und Sportunfälle, seltener durch ein Geburtstrauma oder eine Überdehnung des Plexus während der Narkose bedingt.

Es kommen alle Schweregrade peripherer Nervenverletzungen vor *(Tab. 84)*. Bei drei Vierteln aller schweren traumatischen Armplexusläsionen kommt es zu **Wurzelausrissen**.

Diagnostik
Die untere Armplexusparese ist mit einem Horner-Syndrom einschließlich Hyp- oder Anhidrose des oberen Körperquadranten verbunden.

Bei Wurzelausrissen von C 8–Th 2 ist die Schweißsekretion des Arms intakt, da die den Arm versorgenden vegetativen Fasern Segmenten unterhalb von Th 3 entstammen.

Blutiger Liquor und erhaltene sensible Aktionspotentiale bei Hypästhesie und Hypalgesie sprechen ebenfalls für einen Wurzelausriß.

Leere Wurzeltaschen und Arachnoidalzysten sind myelographisch, der Austritt von Kontrastmittel aus dem Subarachnoidalraum auch CT-myelographisch nachweisbar.

Der M. pectoralis und die Extensoren der Hand können involviert sein. Der Arm hängt in Innenrotationsstellung mit nach hinten gedrehter Handfläche. Sensibilitätsstörungen im C 5- und C 6-Dermatom sind selten ausgeprägt. Der Bizepsreflex (BSR) ist abgeschwächt oder fehlt.

Man spricht von einer **erweiterten oberen Plexuslähmung,** wenn C 7-Wurzelfasern und dadurch neben einer Schwäche des M. triceps die Hand- und Fingerextensoren, die Mm. pronator teres und flexor carpi radialis betroffen sind. Dann ist auch die Flexion des Daumens und Zeigefingers paretisch.

Bei Schädigung des **unteren Armplexus** (C 8–Th 1, **Déjerine-Klumpke**-Lähmung) entwickeln sich motorische und sensible Ausfälle der Hand, gelegentlich begleitet von Trizepsschwäche und -atrophie. Man findet Paresen der langen Fingerbeuger und kleinen Handmuskeln mit Krallenstellung, eine ulnar betonte Sensibilitätsstörung und häufig ein Horner-Syndrom.

a) Traumatische Läsion

Ätiopathogenese. Traumatische Schädigungsursachen stehen an erster Stelle der Armplexusläsionen. Man unterscheidet Läsionen durch **Zerrung** (Dehnung), Zerreißung, **Quetschung** und Prellung des Plexus brachialis von den selteneren Schnitt-, Stich- und Schußverletzungen. Zur Anatomie des Plexus cervicobrachialis siehe *Synopsis 96*.

Die häufigsten Ursachen einer **Zerrungsverletzung** des Armplexus mit oder ohne Wurzelausriß sind Verkehrsunfälle (Motorradunfälle), gefolgt von Arbeitsunfällen (z.B. an rotierenden Maschinen) und Verletzungen beim Ski-, Reit-, Golf- und Wassersport. Frakturen eines zervikalen Wirbelkörpers oder seines Querfortsatzes sind häufig von proximalen Zerrungen des Plexus begleitet. Darüber hinaus werden geburtstraumatische und narkosebedingte Dehnungslähmungen beobachtet.

Bei geschlossenen Plexuslähmungen sind alle Schweregrade peripherer Nervenläsionen anzutreffen *(Tab. 84)*, d.h. eine kurzdauernde Leitungsunterbrechung, eine Axonschädigung bei erhaltener äußerer Nervenstruktur oder eine komplette Kontinuitätsunterbrechung, letztere vor allem bei schwerer Zerrung mit **Wurzelausrissen.** In drei Vierteln aller schweren traumatischen Armplexusschädigungen kommt es zu Wurzelausrissen. Als Folge der Duraverletzung können sich Arachnoidalzysten entwickeln.

Diagnostik. Die schlaff-atrophische Lähmung nach traumatischer Schädigung des unteren Plexus (C 8–Th 1) ist von einem **Horner-Syndrom,** einschließlich quadrantenförmiger Schweißsekretionsstörung begleitet, da die sudorisekretorischen Fasern zum Kopf, Hals und Arm zwar erst bei Th 3–Th 7 das Rückenmark verlassen, jedoch in Höhe des Ganglion stellatum umgeschaltet werden.

Auf einen Ausriß der Wurzeln C 8–Th 2 weist ein Horner-Syndrom mit Anhidrosis in der Hals-Region bei **intakter Schweißsekretion** hin, da die sudorisekretorischen Fasern den Segmenten unterhalb von Th 2 entstammen. Bei wurzelnahen Läsionen und Wurzelausrissen von C 1–C 7 ist keine Schweißsekretionsstörung zu erwarten, weil diese keine vegetativen Efferenzen enthalten. Eine distale Plexusläsion im Bereich der Faszikel, die die Nn. medianus und ulnaris bilden, ist immer mit einer Hyp- oder Anhidrosis verbunden, da sich dort die sympathischen Fasern dem Plexus anschließen.

Weitere Hinweise auf einen Wurzelausriß sind **sanguinolenter Liquor** und trotz Sensibilitätsstörung erhaltene **sensible Nervenaktionspotentiale,** da bei Läsion proximal des Spinalganglions der periphere Anteil des sensiblen Neurons intakt bleibt. Blut im Liquor tritt aber auch bei gleichzeitig vorkommenden Wirbelsäulenverletzungen auf *(S. 283)* und ein fehlendes sensibles Aktionspotential als Hinweis auf eine distale Plexusläsion schließt einen zusätzlichen Wurzelausriß nicht aus. Zwei bis drei Wochen nach einer Plexusverletzung dokumentiert eine sorgfältige **elektromyographische Untersuchung** die Denervation entsprechend dem Verteilungsmuster der Paresen.

Die Myelographie dient dem Nachweis leerer Wurzeltaschen oder Arachnoidalzysten, ist aber nicht immer treffsicher. Mit Hilfe der **CT-Myelographie** ist der Kontrastmittelaustritt aus dem Subarachnoidalraum darzustellen. Im Computertomogramm zeigen sich gegebenenfalls intra- und paraspinale Hämatome. Bei Schußverletzungen des Plexus ist eine Angiographie erforderlich, da häufig gleichzeitig Arterienverletzungen vorkommen.

b) Tumoren

Ätiopathogenese. Der Plexus cervicalis wird seltener traumatisch als durch neoplastische Infiltration (lymphogene Metastasen des Bronchial- oder Mammakarzinoms und maligne Lymphome) geschädigt. Dabei kann es ebenso wie bei einem Mediastinaltumor zu einer Zwerchfellparese durch Läsion des N. phrenicus kommen, dessen Fasern aus C 4, in geringerem Umfang aus C 3 oder auch C 5 stammen. Bei Armplexusparesen ist häufig der zervikale Grenzstrang, vor allem das Ganglion stellatum beteiligt.

Diagnostik. Ein Horner-Syndrom mit Hyperhidrosis und vasomotorische Störungen der Gesichts-Hals-Region sind erste Hinweise auf eine neoplastische Infiltration des Plexus cervicalis. Ein **Horner-Syndrom** mit quadrantenförmiger Anhidrose und eine **Brachialgie** bei rasch fortschreitender unterer Plexusparese muß den Verdacht auf ein Lungenspitzen-Karzinom, den **Pancoast-Tumor** erwecken, der bis zum Ganglion stellatum durchgebrochen ist. Das Röntgenbild der oberen Thoraxapertur zeigt eine Verschattung der Lungenspitze, gelegentlich auch eine Arrosion von Rippen und Wirbeln.

Das Computertomogramm kann zwar Tumoren aufdecken, die den Plexus infiltrieren; aber ein normales CT schließt einen Tumor nicht aus. Wenn dieser in den Spinalkanal durchbricht, ist er computertomographisch und myelographisch exakt zu lokalisieren.

Die Unterscheidung zwischen **karzinom- und strahlenbedingten** Plexusläsionen nach Radiatio eines Mammakarzinoms ist schwierig. **Metastasen** verursachen fast immer heftige Schmerzen, eine untere Plexusläsion mit Parese der Hand und des M. trizeps sowie ein Horner-Syndrom. Bei einem iatrogenen **Strahlenschaden** sind die Schmerzen geringer, meist besteht eine Läsion des oberen Plexus mit Schwäche des Delta- und Bizepsmuskels ohne ausgeprägte Sensibilitätsstörung.

c) Kompression

Ätiopathogenese. Drucklähmungen des Armplexus kommen vor allem bei Engpaß-Syndromen der oberen Thoraxapertur vor (»thoracic-outlet-syndrome«):
- Das **Skalenussyndrom** ist durch eine muskuläre Enge der Skalenuslücke oder eine Halsrippe mit Kompression des Plexus brachialis bedingt.
- Beim **Kostoklavikularsyndrom** handelt es sich um eine Kompression des Armplexus und der begleitenden großen Gefäße (A. und V. subclavia) zwischen der ersten Rippe und der Klavikula.
- Das **Hyperabduktionssyndrom** wird durch maximale Elevation des Arms (z.B. im Schlaf) mit Kompression des Armplexus sowie der A. und V. axillaris unter dem M. pectoralis minor verursacht.

Diagnostik. Für ein Kompressionssyndrom der oberen Thoraxapertur sind Schmerzen und Parästhesien am Oberarm typisch, die sich zum Beispiel beim Tragen eines schweren Koffers einstellen. Es kann zu einer unteren Plexusparese und bei Kompression der A. und V. subclavia bzw. axillaris zu einer ischämischen Schädigung mit Schmerzen und Blässe der Finger bzw. venösen Stauung des Arms kommen.

Bei der Abklärung chronischer und therapieresistenter Brachialgien sollte immer ein **Engpaß-Syndrom** in die diagnostischen Überlegungen einbezogen werden. Dabei ist auf die Zeichen einer **Gefäßkompression** zu achten. Verschwindet der Radialispuls bei Reklination und Drehung des Kopfes zur Seite der Läsion, während der Patient tief inspiriert und damit die Mm. scaleni anspannt (Adson-Manöver), so ist im Fall einer unteren Plexusläsion eine enge Skalenuslücke anzunehmen. Beim Kostoklavikularsyndrom ist der Puls nach Herunterziehen der Schulter, beim Hyperabduktionssyndrom nach Elevation des Arms nicht mehr tastbar. In der Fossa supraclavicularis kann ein Stenosegeräusch auskultiert werden.

Röntgenologisch läßt sich gelegentlich beim Skalenussyndrom eine **Halsrippe,** beim Kostoklavikularsyndrom eine Deformierung der ersten Rippe oder der Klavikula (Fraktur-Folgen) nachweisen. Mit Hilfe der Doppler-Sonographie sind die Gefäßstenosen zu orten.

Die angiographische Darstellung des Aortenbogens kann dann eine Kompression der A. subclavia ergeben *(Abb. 75).*

Neben Denervationszeichen finden sich vor allem herabgesetzte sensible Aktionspotentiale, während die motorische Leitgeschwindigkeit häufig nur gering reduziert ist. Die somatosensorisch evozierten Potentiale (SSEP) sind pathologisch verändert.

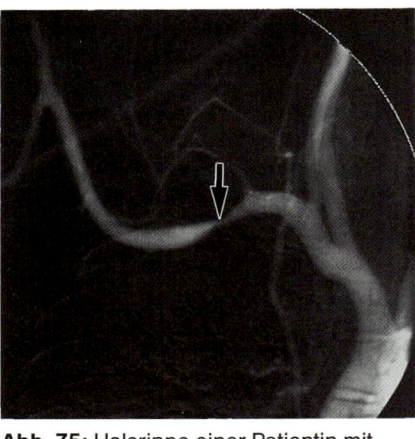

Abb. 75: Halsrippe einer Patientin mit Brachialgie rechts. Digitale Subtraktionsangiographie (DSA). Beim Adson-Manöver während der DSA zeigt sich ein Kompressionseffekt (durch eine Halsrippe) mit deutlicher Einengung der A. subclavia.

d) Neuralgische Schulteramyotrophie

Ätiopathogenese. Die neuralgische Schulteramyotrophie tritt entweder ohne erkennbare Ursache oder nach immunologischen Erkrankungen und **viralen Infektionen** auf. In 25% der Fälle ist die »Armplexusneuritis« bilateral ausgeprägt *(S. 356).*

Diagnostik. Charakteristisch sind heftige Schulterschmerzen, bevor sich eine atrophische Parese, besonders der von C 5-, C 6- und C 7-Fasern innervierten Muskeln, oft mit **Scapula alata** entwickelt *(Tab. 86).* Ein Horner-Syndrom und Sensibilitätsstörungen fehlen meist.

Differentialdiagnose der Armplexusläsionen. Eine »Brachialgia paraesthetica nocturna« weist auf das **Karpaltunnelsyndrom** mit Medianus-Kompression hin *(S. 329).* Bei schmerzhafter Bewegungseinschränkung des Schultergelenks ist in erster Linie an eine **Periarthritis humeroscapularis** zu denken, bei der sich röntgenologisch Kalkablagerungen im Bereich der Rotatorenhaube finden. Zervikale **Bandscheibenschäden** mit radikulären Schmerzen und umschriebenen segmentalen Ausfällen, insbesondere Läsionen der Wurzeln C 5–C 8, sind sorgfältig abzugrenzen (spinale Wurzelkompression, *S. 342).* Brachialgien und ein Horner-Syndrom kommen auch bei der **Syringomyelie** vor, die jedoch durch eine dissoziierte Empfindungsstörung gekennzeichnet ist.

Ein Verschluß der A. axillaris mit ischämischen Schmerzen ist sehr viel seltener als die **Thrombose** der **V. axillaris** nach Kompression oder Überanstrengung (Effort-Thrombose) mit Schmerzen und Schwäche des Arms sowie Schwellung der Hand (Paget-von-Schrötter-Syndrom). In der Axilla läßt sich gelegentlich die druckdolente thrombosierte Vene tasten. Die Angiographie (Venographie) sichert die Diagnose.

Therapie der Armplexusläsionen. Nach einer Plexusverletzung wird der Arm in Abduktionsstellung gelagert. Bewegungsübungen beschränken sich anfangs auf die Ellenbogen-, Hand- und Fingergelenke. Frühzeitig empfiehlt sich die Elektrotherapie, um Atrophien vorzubeugen. Ab der sechsten Behandlungswoche wird auch das Schultergelenk durchbewegt.

Bei offenen Plexusläsionen ist die Wundheilung abzuwarten, nur bei glatten Schnittverletzungen ist eine Primärnaht angezeigt. Durch Neurolyse oder **Nerventransplantation** kann die Funktion verbessert werden.

> Mit der Operation soll nicht länger als sechs Monate gewartet werden.

Die Röntgenaufnahme der oberen Thoraxapertur dient dem Nachweis einer **Halsrippe,** die Angiographie dem Nachweis einer Gefäßkompression *(Abb. 75).*

Die sensiblen Nervenaktionspotentiale und die somatosensorisch evozierten Potentiale (SSEP) sind pathologisch verändert.

d) Neuralgische Schulteramyotrophie

Ätiopathogenese
Ein Teil der Fälle beruht auf viralen Infektionen oder immunologischen Erkrankungen *(S. 356).*

Diagnostik
Heftige Schmerzen und atrophische Paresen der Schulterregion mit Scapula alata bestimmen das klinische Bild *(Tab. 86).*

Differentialdiagnose der Armplexusläsionen
Differentialdiagnostisch sind
- ein **Karpaltunnel-Syndrom** (S. 329)
- eine **Periarthritis humeroscapularis** und
- ein **radikuläres Syndrom** *(S. 342)* abzugrenzen.

Brachialgien bei Syringomyelie sind mit einer dissoziierten Empfindungsstörung verbunden *(S. 139).* Eine schmerzhafte Schwellung des Arms kommt auch bei einem venösen Gefäßverschluß in der Axilla vor (Paget-von-Schrötter-Syndrom).

Therapie der Armplexusläsionen
Nach anfänglicher Ruhigstellung des Arms in Abduktion sind Bewegungsübungen im Schultergelenk angezeigt.

Noch sechs Monate nach Plexusverletzung kann die Funktion operativ verbessert werden.

Bei einem ausgeprägten Skalenussyndrom empfiehlt sich die **Skalenotomie,** gegebenenfalls mit Resektion einer komprimierenden Halsrippe. Im Fall eines Kostoklavikularsyndroms kommt eine Resektion der ersten Rippe in Betracht, das Hyperabduktionssyndrom wird ausschließlich konservativ behandelt.

Tumoren und Metastasen, die den Armplexus infiltrieren, können meist nur palliativ behandelt werden. Auch der Pancoast-Tumor ist inoperabel. In jedem Fall ist ausreichende Schmerztherapie erforderlich. Bei neuralgischer Schulteramyotrophie ist die Behandlung mit Salizylaten und Kortikosteroiden erfolgversprechend.

Verlauf. Kommt es drei Monate nach der Plexusschädigung bei Beklopfen der Nerven unterhalb der Läsion noch nicht zu einer Schmerzreaktion und zum Ausstrahlen von Parästhesien in das anästhetische Areal (Hoffmann-Tinel-Zeichen, s.a. *S. 330),* so ist keine Reinnervation mehr zu erwarten. Im allgemeinen entspricht die Prognose dem Ergebnis der EMG-Untersuchung; ein frühes Auftreten von **Reinnervationszeichen** beweist aber nicht, daß sich eine volle Funktion einstellen wird. Untere Plexusläsionen haben eine schlechtere Prognose als obere Plexusläsionen. Sofern sich überhaupt Zeichen der Reinnervation nachweisen lassen, ist auch bei konservativer Behandlung noch nach zwei bis drei Jahren eine Besserung zu erwarten.

Der klinische Fall. Der 21jährige Patient stürzte beim Mistabladen und zog sich eine Schultergelenksluxation links zu. Nach der Reposition klagte er noch bei passiver Abduktion des Arms um mehr als 30° über starke Schmerzen. Es fand sich je eine hypalgetisch hypästhetische Zone an der Außenseite des linken Oberarms und an der radialen Partie des Handrückens. Es bestand eine leichte Schwäche in den Mm. deltoideus und triceps links. Das EMG ergab pathologische Spontanaktivität, vermehrt polyphasische Potentiale und ein deutlich gelichtetes Willkürmuster in den Mm. deltoideus und brachioradialis. Unter krankengymnastischen Bewegungsübungen und Schwimmen bildete sich die Plexusparese innerhalb von sechs Monaten zurück.

Bei einem Engpaß-Syndrom der oberen Thoraxapertur kommt eine operative Revision mit Rippenresektion in Betracht.

Bei Tumoren sind meist nur Palliativmaßnahmen möglich. Die neuralgische Schulteramyotrophie spricht auf Salizylate und Kortikosteroide an.

Verlauf
Das **Hoffmann-Tinel-Zeichen** dient der Verlaufskontrolle: Bei Beklopfen der Nerven unterhalb der Läsion setzt spätestens drei Monate nach der Verletzung eine Schmerzreaktion mit ausstrahlenden Parästhesien ein **(Reinnervationszeichen).** Unter dieser Voraussetzung kann noch nach zwei bis drei Jahren eine Besserung eintreten.

◀ **Der klinische Fall**

Synopsis 97: Plexus lumbosacralis

N. femoralis (L 1–L 4), rosa
Peronaeus-Anteil des N. ischiadicus (L 4–S 2), hellrot
Tibialis-Anteil des N. ischiadicus (L 4–S 3), rot
1 N. iliohypogastricus
2 N. ilioinguinalis
3 N. genitofemoralis
4 N. cutaneus femoris lateralis
5 N. pudendus
6 N. coccygeus
7 N. cutaneus femoris posterior
8 N. obturatorius

2.2.2 Plexus lumbosacralis

Symptomatologie. Beinplexusparesen (L 1–S 3) sind durch inguinale Schmerzen und Parästhesien gekennzeichnet, die über den Oberschenkel bis zum Fuß ausstrahlen *(s.a. Syn. 97).*
- Bei Läsion des **Plexus lumbalis** (L 1–L 4) ist die Sensibilität an der Vorderseite des Oberschenkels gestört. Es finden sich Paresen der Hüftbeuger, Kniestrekker, Außenrotatoren und Adduktoren des Oberschenkels.
- Eine Läsion des **Plexus sacralis** (L 4–S 3) führt zu Sensibilitätsstörungen am dorsalen Oberschenkel und Paresen der Hüftstrecker, Kniebeuger sowie der gesamten Unterschenkel- und Fußmuskulatur.

> Eine Läsion des lumbalen Grenzstrangs ist an einer Überwärmung des Fußes mit Anhidrose der Fußsohle zu erkennen.

Ätiopathogenese. Ursachen von **Beinplexusparesen** sind Tumoren, vor allem maligne Lymphome und Kollumkarzinome, Gerinnungsstörungen mit ausgedehnten retroperitonealen Hämatomen (Psoashämatom), seltener eine Wirbel- oder Beckenringfraktur sowie Komplikationen während Schwangerschaft und Geburt (»Entbindungslähmung«).

Diagnostik. Die rektale Untersuchung kann ein retroperitoneales Hämatom aufdecken, das Röntgenbild Abbrüche von Processus costarii der Lendenwirbelkörper oder Becken- und Sakrumfrakturen. Computertomographisch lassen sich retroperitoneale Prozesse (Psoashämatom bzw. -abszeß) nachweisen.

Differentialdiagnose. Nicht selten werden Plexusschmerzen bei Kollumkarzinom zunächst als Lumbago-Ischias-Syndrom verkannt. Lumbosakrale Diskushernien mit **Wurzelkompression** oder **Kauda-Syndrom** sind im Zweifelsfall durch den Schweißtest *(S. 348)* myelographisch und computertomographisch abzugrenzen. Belastungsabhängige Schmerzen und Parästhesien der Gesäß- und Oberschenkelregion lassen auch an eine arterielle Verschlußkrankheit des Beckens denken, die angiographische Abklärung erfordert.

Therapie und Verlauf. Je nach Grundkrankheit sind operative, chemo- und radiotherapeutische Behandlungsverfahren angezeigt, im übrigen physikalische, insbesondere krankengymnastische Bewegungsübungen. Die Prognose der Beinplexuslähmungen ist insgesamt ungünstig.

2.3 Spinale Wurzelkompression

Synonym. Radikuläres Syndrom.

> **Definition.** Wurzelkompressionssyndrome sind durch Schmerzen und Sensibilitätsstörungen charakterisiert, die an Dermatome gebunden sind. Je nach Ausmaß der Kompression kommt es auch zu Paresen und bei Rückenmarks- bzw. Kauda-Läsion zusätzlich zu Miktionsstörungen. Die häufigsten Ursachen radikulärer Syndrome sind lumbosakrale oder zervikale **Bandscheibenschäden**. Daneben kommen spinale Abszesse, Tumoren und Fehlbildungen in Betracht.

Epidemiologie. Wirbelsäulenschmerzen bei Zervikal- oder Lumbal-Syndromen gehören zu den häufigsten Beschwerden überhaupt. In der Regel liegt eine Osteochondrose (Bandscheibendegeneration) vor. Die Inzidenz der **Lumbo-Ischialgien** bei Bandscheibenvorfällen beträgt 150/100 000 Einwohner, die der zervikalen Bandscheibenläsionen ist um ein Zehnfaches geringer. Thorakale Diskushernien sind extrem selten. Spinale raumfordernde Prozesse (Tumoren, Abszesse), die ebenfalls zur Wurzelkompression führen können, haben eine Inzidenz von 5/100 000 Einwohner. **Bandscheibenvorfälle** kommen meist zwischen dem 20. und 65. Lebensjahr, besonders in der Zeit beruflich hoher Aktivität, vor und weisen einen Altersgipfel in der vierten Dekade auf. Das männliche

Geschlecht überwiegt. Disponierende Faktoren sind sitzende Beschäftigungen (z.B. als Lkw-Fahrer, Sekretärin) und vorausgegangene Schwangerschaften.

Symptomatologie. Prodromi eines Wurzelkompressionssyndroms sind morgendliche Steifigkeit der Nacken- bzw. Rückenmuskulatur, ein nicht segmentaler **Ermüdungsschmerz** und Wadenkrämpfe. Die Anamnese ergibt **Zerviko-Brachialgien** oder **Lumbo-Ischialgien**, d.h. Nacken- bzw. Kreuzschmerzen, die in die Extremitäten ausstrahlen und durch Husten und Pressen verstärkt werden. Diese Schmerzen folgen ebenso wie Sensibilitätsstörungen dem Verlauf bestimmter Dermatome *(S. 344)*. Oft läßt sich ein **Auslösemechanismus** erfragen, eine abrupte Kopf- oder Körperdrehung, Bücken und Wiederaufrichten, Heben einer Last u.a. Ein situativer Zusammenhang der Kreuzschmerzen (low back pain) mit einem psychischen Konflikt ist oft ganz unverkennbar.

Ätiopathogenese. Die **Bandscheibendegeneration** beginnt, wie histologische Studien belegen, in der dritten Lebensdekade, selten auch schon in der Adoleszenz. Mit einer Abnahme des Wassergehalts in den Zwischenwirbelscheiben, die aus einem Gallertkern hydrophiler Glykoproteide (Nucleus pulposus) und einem lamellär geordneten kollagenen Fibrillenring (Anulus fibrosus) bestehen, tritt Elastizitätsverlust ein. Der Faserring wird rissig. Es kommt zur **Protrusio** (Vorwölbung) oder zum **Prolaps** (Vorfall) des Nucleus pulposus durch das Ligamentum longitudinale posterius. Dabei können sich nekrotische Teile des Bandscheibengewebes (Sequester) ablösen. Während ventrale Diskushernien keine neurologische Symptomatik hervorrufen, führt eine dorsolaterale Protrusion zum Wurzelkontakt und ein Prolaps zur Kompression einer oder mehrerer Wurzeln. Mediale Vorfälle verursachen ein Rückenmarks- oder Kauda-Syndrom *(Syn. 98)*.

> Zervikale Diskushernien kommen am häufigsten in Höhe C 5/C 6 und C 6/C 7, lumbale Bandscheibenvorfälle meist bei L 4/L 5 und L 5/S 1 vor.

5% der Bevölkerung leiden unter einer Spondylose und Spondylarthrose, in der Hälfte dieser Fälle besteht eine **Spondylolisthesis**, d.h. ein Gleiten des Wirbelkörpers nach ventral bei Unterbrechung im interartikulären Abschnitt des Bogenteils (Spondylolyse). Ist die Interartikularportion erhalten, so spricht man von Pseudospondylolisthesis. Eine konnatale **Enge des Spinalkanals** kann zu einer Kauda-Kompression führen, sobald degenerative Veränderungen, vor allem ein Bandscheibenvorfall oder Wirbelgleiten, hinzukommen. Wesentlich seltener als Diskushernien sind spinale **Abszesse, Tumoren** und Fehlbildungen Ursachen von Kompressionssyndromen (Neurinom, Meningeom, spinale Metastasen und Wirbelkörperprozesse), vergleiche *S. 263 u. S. 267*.

Diagnostik. Bei akutem Bandscheibenvorfall ist die Beweglichkeit der Wirbelsäule schmerzhaft eingeschränkt. Charakteristisch ist eine **Schonhaltung** wie Caput obstipum (»Schiefhals«) oder »Ischias-Skoliose«. Vor allem Schäden der vierten Lendenwirbelscheibe führen zur lumbalen Beugeversteifung. Es finden sich paravertebrale Myogelosen (schmerzhafte Muskelverspannungen), ein Klopfschmerz der betroffenen Wirbelsäulenregion und ein vergrößerter Kinn-Jugulum-Abstand (bei Kopfbeugung) bzw. Finger-Boden-Abstand (bei Rumpfbeugung).

Bei **zervikalem Bandscheibenschaden** klagen die Patienten in der Regel über radikuläre **Brachialgien**. Die Schmerzen werden durch Kopfbewegungen und Zug am Arm verstärkt. Selten kommt es auch zu einem akuten medullären Syndrom mit dem klinischen Bild eines A.-spinalis-anterior-Syndroms.

Schon bei geringster Bewegung klagt der Patient mit lumbalem Bandscheibenvorfall über heftige Kreuzschmerzen, die über das Gesäß ins Bein ausstrahlen **(Lumbo-Ischialgie)**. Das **Lasègue-Zeichen** ist bei radikulären L 5- und S 1-Syndromen, gelegentlich auch beim L 4-Syndrom positiv (Ischiadikus-Dehnungsschmerz). Ein umgekehrtes Lasègue-Phänomen (Femoralis-Dehnung), das in Bauchlage durch Anhebung des gestreckten Beins ausgelöst wird, findet man bei höher gelegenen Wurzelkontakten, ein gekreuztes Lasègue-Zeichen vorwiegend bei medialen Diskushernien. Der N. ischiadicus ist in seinem Verlauf, vor allem in der Glutäal- und Oberschenkelregion, druckdolent (Valleix-Druckpunkte).

Synopsis 98a–c: Lumbale Bandscheibenvorfälle

Synopsis 98a: Topographische Varianten radikulärer Syndrome (modifiziert nach Langlotz, 1981). Laterale Bandscheibenvorfälle mit Wurzelkontakt L 4, L 5 und S 1. Eine Diskushernie kann zwei Wurzeln gleichzeitig komprimieren, z.B. L 4 und L 5, siehe auch Synopsis 98b

Synopsis 98b: Medio-lateraler Bandscheibenvorfall L 4/L 5 (modifiziert nach Duus, 1987)

Synopsis 98c: Medialer Bandscheibenvorfall mit Kauda-Kompression.

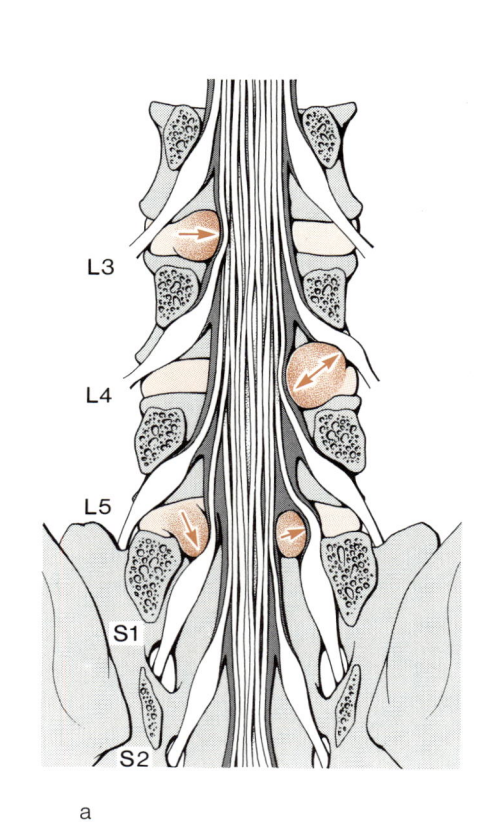

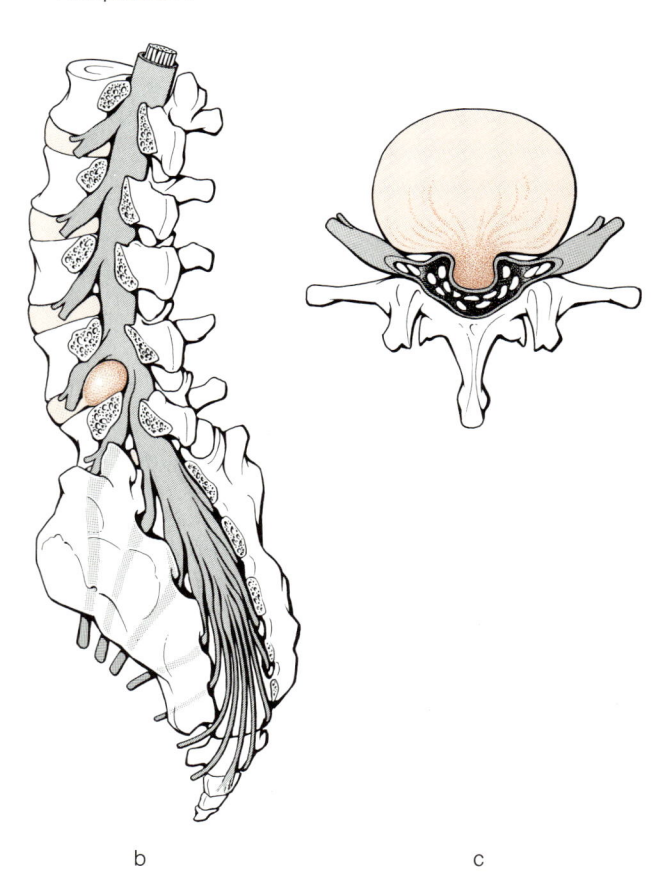

a

b

c

Eine **Claudicatio** intermittens der Cauda equina tritt bei Enge des Spinalkanals auf. Die *Synopsen 99 und 100* zeigen die für eine **Höhendiagnose** des Bandscheibenvorfalls charakteristischen neurologischen Ausfälle.

Zu polyradikulären Syndromen siehe *Synopsis 98*.

Die **Röntgenaufnahme** kann einen Bandscheibenvorfall weder beweisen noch ausschließen.

Eine **Claudicatio** intermittens der Cauda equina mit Parästhesien, Schmerzen und Schwäche der Beine bei längerer Gehstrecke weist auf eine Enge des Spinalkanals hin. Aufgrund der neurologischen Untersuchung läßt sich eine exakte **Höhendiagnose** der Wurzelkompression stellen *(Syn. 99 und 100)*. So weist zum Beispiel ein einseitig fehlender Trömner-Reflex häufig auf ein C 8-Syndrom, ein abgeschwächter ASR auf ein S 1-Syndrom hin, die Parese der Großzehe (Kennmuskel Extensor hallucis longus) auf ein L 5-Syndrom usw.

Diagnostische Schwierigkeiten entstehen, wenn z.B. ein großer Sequester der vierten Lendenwirbelscheibe die Wurzeln L 4 **und** L 5 komprimiert *(vgl. Syn. 98)*, oder mehrere Bandscheibenhernien (polyradikuläre Syndrome) vorliegen. Radikuläre Ausfälle ohne diagnostisch oder operativ nachweisbaren Prolaps bzw. Protrusio kommen ebenso vor wie umgekehrt asymptomatische Diskushernien. Bei persistierenden Kreuzschmerzen und progredienten radikulären Ausfällen ist immer auch an einen spinalen **Tumor** zu denken.

Die **Röntgenleeraufnahme** der Wirbelsäule zeigt häufig osteochondrotische und spondylotische Veränderungen; sie kann aber einen Prolaps weder beweisen noch ausschließen. Das meist klinisch symptomlose Wirbelgleiten läßt sich in der seitlichen Aufnahme der LWS an der Hinterkantenversetzung erkennen. Eine Spaltbildung im Zwischengelenkstück des Wirbelbogens ist in der Schrägaufnahme zu erkennen.

Synopsis 99: Radikuläre Syndrome mit Sensibilitäts-, Motilitätsstörungen und Reflexdifferenzen an den oberen Extremitäten (C 5–C 8)

Syndrom	Neurologische Ausfälle			
	Parese	Reflexverlust	Dermatom	
C 5	Mm. deltoideus und biceps	BSR	Schulter und Oberarm lateral	
C 6	Mm. biceps und brachioradialis	BSR	Oberhalb des Ellenbogens lateral, Unterarm radial, Daumen und Zeigefinger radial	
C 7	Mm. triceps, pronator teres, pectoralis major	TSR	Unterarm dorsal, mittlere drei Finger	
C 8	kleine Handmuskeln	Trömner TSR	Unterarm dorsal, Ring- und Kleinfinger	

Synopsis 100: Radikuläre Syndrome (L 3–S 1) mit neurologischen Ausfällen an den unteren Extremitäten

Syndrom	Neurologische Ausfälle		
	Parese	**Reflexverlust**	**Dermatom**
L 3	M. quadriceps femoris, auch M. iliopsoas	PSR	Vom Trochanter major über den Oberschenkel nach medial bis zum Knie
L 4	Mm. quadriceps und tibialis anterior	PSR	Über die Hüfte und den lateralen Oberschenkel auf den medialen Knöchel zu
L 5	Mm. extensor hallucis longus und extensor digitorum brevis	TPR	Vom Oberschenkel zum Kniegelenk lateral, entlang der Schienbeinkante über die Dorsalseite des Fußes bis zur Großzehe und folgenden Zehe
S 1	Mm. peronaei triceps surae glutaeus maximus	ASR	Hinterseite von Ober- und Unterschenkel zum äußeren Knöchel und Fußrand, Kleinzehenbereich und Fußsohle lateral

Myelographie und Computertomographie dienen wesentlich der Diagnostik und Höhenlokalisation des Bandscheibenvorfalls *(Abb. 76, 77 u. 78)*. Die Treffsicherheit dieser Methoden liegt bei 90% und kann durch die CT-Myelographie noch erhöht werden. Wurzelkompressionssyndrome durch raumfordernde spinale Prozesse sind ebenfalls myelographisch und computertomographisch, im Zweifelsfall auch kernspintomographisch abzuklären. Die Knochenszintigraphie dient dem Nachweis von Wirbelmetastasen *(S. 267)*.

Demgegenüber ist die Treffsicherheit der **Computertomographie** ebenso wie die der **Myelographie** hoch. Die Kontrastmittelverfahren dienen der Höhenlokalisation und Art- bzw. Differentialdiagnose spinaler Prozesse *(S. 267 und Abb. 76, 77 u. 78)*.

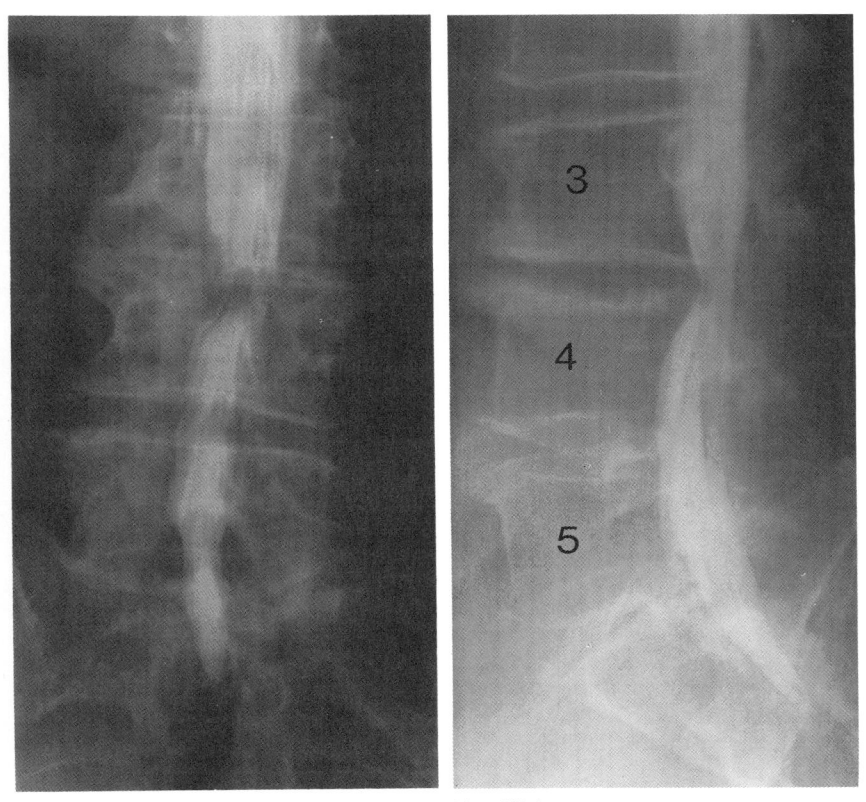

a) sagittal   b) seitlich

Abb. 76 a u. b: Bandscheibenvorfall L 3/L 4 links. Lumbale Myelographie. Ausgeprägte Impression des Duralsacks links im Segment L 3/L 4 mit Amputation der Wurzeltasche von L 4.

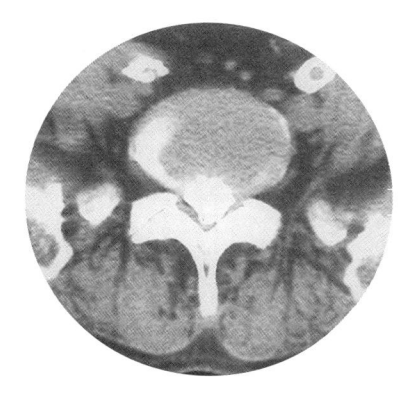

Abb. 77: Medialer Bandscheibenvorfall. Das spinale Computertomogramm zeigt einen verkalkten medialen Prolaps mit erheblicher Kompression des Duralsacks in Höhe L 5/S 1.

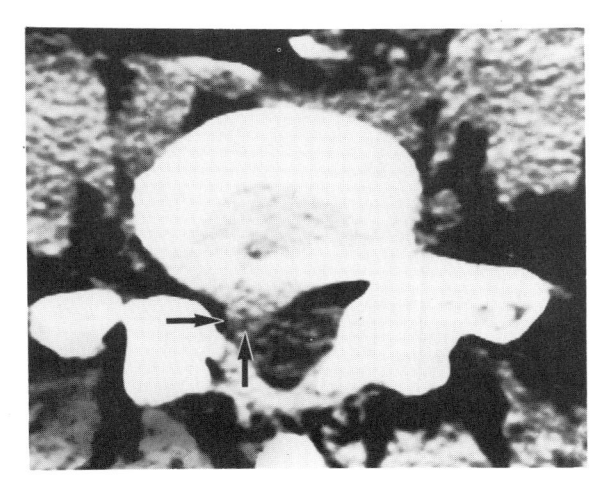

Abb. 78: Computertomographischer Nachweis eines mediolateralen Bandscheibenvorfalls L 5/S 1 rechts.

Differentialdiagnose

Kopf-Nackenschmerzen und »Schiefhals« können traumatisch oder entzündlich bedingt sein. Differentialdiagnostisch ist an den Torticollis spasticus zu denken, bei dem seltenen thorakalen Bandscheibenvorfall an ein A.-spinalis-anterior-Syndrom *(S. 99)* und bei Kreuzschmerzen auch an abdominelle Prozesse, Nephrolithiasis u.a. Zur Differentialdiagnose der spinalen Tumoren und Fehlbildungen siehe *S. 263, 350 u. S. 269.*

Differentialdiagnose. Ein Caput obstipum kann durch eine Wirbelfraktur mit Dislokation der Fragmente bedingt sein. Ferner sind ein konnataler muskulärer Schiefhals und der idiopathische bzw. pharmakogene **Torticollis spasticus** abzugrenzen. Als entzündliche Ursachen kommen eine unspezifische Lymphadenitis, die Tuberkulose und der M. Bechterew in Frage. Akute Nackensteifigkeit muß an eine Meningitis oder Subarachnoidalblutung denken lassen. Ein akutes Schmerz-Syndrom des linken Arms kann auch durch einen Herzinfarkt bedingt sein. Thorakale radikuläre Schmerz-Syndrome sind kaum jemals durch eine Diskushernie, sondern eher durch **Herpes zoster** bedingt, der ebenso wie die **Borreliose** mit charakteristischen Hautveränderungen einhergeht. Während die Zostereruptionen selten übersehen werden, kann das Erythema migrans ebenso wie der Zeckenbiß bei Borreliose unbemerkt bleiben, zumal sich die radikulären Symptome häufig erst wesentlich später einstellen *(S. 342, 350 u. 216).*

> Bei radikulären Syndromen ist die Schweißsekretion (die sudorisekretorischen Fasern kommen aus dem Grenzstrang!) im Gegensatz zu Plexus- oder Nervenläsionen ungestört.

Zur Differentialdiagnose der spinalen raumfordernden Prozesse und Fehlbildungen siehe *S. 263, 267 u. 269.* Gegenüber der Claudicatio intermittens bei **arterieller Verschlußkrankheit** persistieren die Parästhesien und Schmerzen bei einer Claudicatio spinalis, auch wenn der Patient stehenbleibt.

Therapie

Zur konservativen Behandlung empfiehlt sich ein dreiphasiges Therapieprogramm, das mit **Bettruhe** (Stufenbett) beginnt und mit **physiotherapeutischen Maßnahmen** fortgesetzt wird *(Syn. 101).* Unterstützend werden nicht-steroidale Antiphlogistika gegeben.

Therapie. Die konservative Behandlung umfaßt ein dreiphasiges Therapieprogramm, siehe *Synopsis 101.* Während der ersten Behandlungswoche soll der Patient Bettruhe einhalten (Stufenbett), um sich unter **Wärmeanwendung** (Bäder, Schwitzpackung), Gabe eines nicht-steroidalen Antirheumatikums und Analgetikums wie Acetylsalicylsäure (ASS) oder Paracetamol, zu entspannen und **schmerzfrei** zu werden. Im akuten Stadium ist von schmerzhaften Prozeduren wie Unterwasser-Massagen ebenso abzuraten wie von chiropraktischen Manipulationen, die zu einer Verschlimmerung mit Rückenmarkskompression oder Kauda-Syndrom führen können. Erst in der zweiten Woche sind Fangopackungen im Wechsel mit Massagen indiziert, in der dritten Woche isometrische Übungen und Schwimmen.

Synopsis 101: Dreistufiger Therapieplan zur konservativen Behandlung des Lumbago-Ischias-Syndroms.

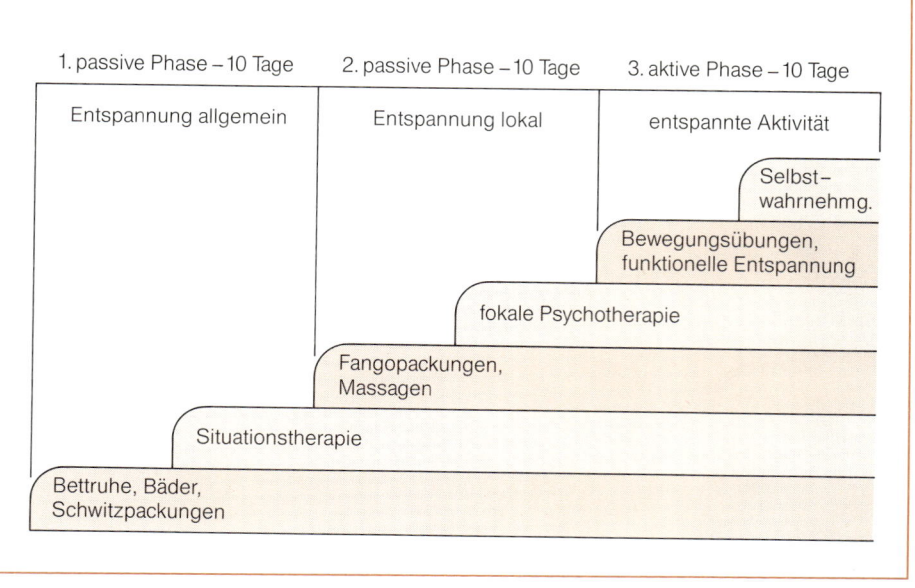

1. passive Phase – 10 Tage	2. passive Phase – 10 Tage	3. aktive Phase – 10 Tage
Entspannung allgemein	Entspannung lokal	entspannte Aktivität
		Selbstwahrnehmg.
		Bewegungsübungen, funktionelle Entspannung
		fokale Psychotherapie
	Fangopackungen, Massagen	
	Situationstherapie	
Bettruhe, Bäder, Schwitzpackungen		

Da sich ein Teil der Kranken mit »low back pain« selbst dann nicht wesentlich beeinträchtigt oder krank fühlt, wenn akut eine Parese einsetzt und viele andere Lumbago-Patienten unter konfliktbedingten chronifizierten Muskelverspannungen leiden, ist eine präventiv orientierte **Situationstherapie** zur Reflexion der Lebensgewohnheiten, eine funktionelle Entspannung oder auch eine begleitende fokale Psychotherapie erforderlich.

Darüber hinaus ist eine Situationstherapie und funktionelle Entspannungstherapie indiziert.

Therapieresistente Schmerzen bei akutem Lumbago-Ischias-Syndrom mit Sensibilitätsstörungen und Paresen erfordern meist eine Operation in der dritten bis vierten Behandlungswoche. Eine akute **Operationsindikation** stellt das **Kauda-Syndrom** dar, da sonst mit irreversiblen Ausfällen, vor allem Paresen und Retentio urinae, zu rechnen ist *(vgl. S. 100).*

Bei Therapieresistenz der Schmerzen, Sensibilitätsstörungen und Paresen ist eine Operation indiziert. Das **Kauda-Syndrom** stellt eine akute Operationsindikation dar.

Bei gesicherter Höhenlokalisation des Vorfalls wird eine **Diskektomie** vorgenommen. Das Bandscheibenmaterial kann durch Mikrozugang (interlaminäre Fensterung) entfernt werden. Vor allem bei zervikalem Bandscheibenvorfall wird die **Fusionsoperation** nach Cloward durch Einbringen eines knöchernen Runddübels (Beckenkammtransplantat) nach Entfernen der Bandscheibe angewandt.

Das sequestrierte Bandscheibenmaterial kann durch Mikrozugang (Fensterung) entfernt werden **(Diskektomie)**. Bei zervikalem Prolaps ist eine **Fusionsoperation** angezeigt.

Eine **Chemonukleolyse** ist nur bei nicht sequestrierten Bandscheibenvorfällen indiziert. Dabei wird der Nucleus pulposus durch Injektion von Chymopapain enzymatisch aufgelöst. Vor allem wegen der Gefahr eines anaphylaktischen Schocks und intraspinaler Blutungen hat sich das Verfahren nicht allgemein durchsetzen können.

Die komplikationsreiche **Chemonukleolyse** kommt nur bei nicht sequestrierten Bandscheibenvorfällen in Frage.

Verlauf. Spontanremissionen sind nicht selten, in der Regel ist aber mit Rezidiven zu rechnen. Bei konservativ behandelten akuten lumbalen Wurzelkompressionssyndromen läßt sich in einzelnen Fällen im CT eine Rückbildung des Vorfalls nachweisen. Dies spricht für die Möglichkeit der Remission auch ausgedehnter Kompressionssyndrome ohne jeden operativen Eingriff. Die Bandscheibenoperation führt zwar in der Regel zu Schmerzfreiheit und Rückbildung der Ausfälle, **postoperative Rezidive** sind jedoch häufig. Mit der Chronifizierung der Wirbelsäulenbeschwerden entsteht ein gravierendes sozialmedizinisches Problem (Arbeits-, Berufs- und Erwerbsunfähigkeit), oft mit frühzeitiger Berentung.

Verlauf
Abgesehen von Spontanremissionen und trotz insgesamt guter Ergebnisse der konservativen wie operativen Therapie sind Rezidive häufig.

Der klinische Fall. Die 25jährige Kontoristin verspürte einen heftigen Kreuzschmerz mit Ausstrahlung in das linke Bein bis zur Fußsohle, als sie am letzten Tag ihres Schwangerschaftsurlaubs morgens aus dem Bett sprang. Diesem Ereignis war kurz nach der Geburt ihres Sohns ein »Hexenschuß« vorausgegangen. Die Untersuchung ergab neben einer »Ischias-Skoliose« eine Hypalgesie im S1-Dermatom bei fehlendem ASR und positivem Lasègue-Zeichen und eine Fußsenker-Parese links. Im lumbalen CT stellte sich ein mediolateraler Bandscheiben-Sequester in Höhe L 5/S 1 links dar. Nachdem die dreiwöchige konservative Behandlung keine Besserung gezeigt hatte, wurde eine Fensterungsoperation zur Entfernung der sequestrierten Diskushernie vorgenommen. Postoperativ war die Patientin schmerzfrei, die Parese und die Sensibilitätsstörung bildeten sich allmählich zurück.
Die Katamnese eines weiteren Falls belegt die häufige Therapieresistenz und eine allseitige Hilflosigkeit bei »low back pain«. Eine 43jährige medikamentenabhängige Krankenschwester unterzog sich wegen chronischer, therapieresistenter Lumboischialgien bei unauffälligem neurologischen und negativem myelographischen Befund einer Hemilaminektomie in Höhe L 5/S 1 und ein Jahr später erneut einer operativen Revision der beiden letzten Bandscheiben. Zwei Jahre später erfolgte eine ventrale Spondylodese des Bewegungssegmentes L 5/S 1, postoperativ eine Radiatio der unteren LWS und schließlich eine zervikale perkutane Chordotomie, die eine Hinterstrangataxie zur Folge hatte. Als die Patientin während der Anschlußheilbehandlung bei einem Sturz eine Schenkelhalsfraktur erlitt, wurde sie berufsunfähig.

◀ Der klinische Fall

2.4 Herpes zoster

Synonyme. Zoster, »Gürtelrose«, »Kopfrose«.

> ***Definition.*** Herpes zoster ist eine reaktivierte Varizella-Infektion mit neuralgischen Beschwerden, Sensibilitätsstörungen und vesikulären Effloreszenzen, die halbseitig an den Verlauf thorakaler, seltener lumbosakraler und zervikaler Dermatome gebunden sind. Meist sind einzelne Spinalganglien und -wurzeln befallen, nicht selten auch Hirnnerven beteiligt (Zoster ophthalmicus, Zoster oticus und Fazialisparesen).

Definition ▶

Epidemiologie
Mit einer Inzidenz von 400/100 000 Einwohner treten Varicella-Zoster-Infektionen meist jenseits des 50. Lebensjahres auf. Kinder können sich beim Zoster Erwachsener infizieren und Varizellen (Windpocken) bekommen.

Epidemiologie. Die Inzidenz des Herpes zoster beträgt 400/100 000, die Prävalenz 80/100 000 Einwohner. Es handelt sich um eine wenig kontagiöse Infektionskrankheit, die aufgrund eines Immundefizits bei endogener Reaktivierung des neurotropen **Varicella-Zoster-Virus** sporadisch auftritt. Kinder können sich beim Zoster Erwachsener infizieren und Varizellen (Windpocken) bekommen, andererseits begünstigt die Varizellen-Exposition die Entwicklung eines Zoster, denn die Erreger, die beide Erkrankungen hervorrufen, sind morphologisch und serologisch identisch. Während aber Varizellen-Infektionen in 90% der Fälle vor dem 20. Lebensjahr auftreten und stets eine Immunität gegenüber Windpocken bewirken, kommt bei den meist über 50jährigen Patienten mit Herpes zoster aufgrund einer Abwehrschwäche gelegentlich ein Rezidiv vor. Es gibt keine signifikanten Geschlechtsunterschiede.

Symptomatologie
Unspezifischen Allgemeinsymptomen folgen heftige **radikuläre Schmerzen**, Parästhesien und halbseitig segmental begrenzte Hautbläschen.

Symptomatologie. Die Erkrankung setzt mit Abgeschlagenheit und leichtem Fieber ein. Meist folgen heftige **segmentale Schmerzen und Parästhesien**. Etwa vier Tage nach den ersten Prodromalerscheinungen treten stecknadelkopf- bis erbsgroße, vesikuläre Effloreszenzen auf, die **halbseitig auf ein bis drei benachbarte Dermatome begrenzt** sind. Diese Hautveränderungen können nekrotisch zerfallen (»Zoster gangraenosus«), sich ausbreiten (»Zoster generalisatus«) oder aber völlig fehlen (»Zoster sine herpete«). In der Regel finden sich segmentale Sensibilitätsstörungen, jedoch nur in 5% der Fälle periphere Lähmungen. Zur Verteilung der Zoster-Dermatome und Paresen siehe *Tabelle 88*.

Zoster ophthalmicus kann zu persistierenden Sehstörungen führen. **Zoster oticus** ist in zwei Drittel der Fälle von einer Fazialisparese begleitet. Aber auch bei zervikaler Lokalisation der Effloreszenzen werden Gesichtslähmungen beobachtet. Siehe *Tab. 88* und **Farbtafel S. 406**.

Bei Befall des 1.Trigeminusastes **(Zoster ophthalmicus, Farbtafel S. 406)**, kommt es durch Läsion der Kornea, Iris oder auch des N. opticus zu Sehstörungen mit der Gefahr des Visusverlustes (Sekundärglaukom oder Optikusneuritis und -atrophie). Bei **Zoster oticus** klagen die Patienten über stechende oder brennende Schmerzen im Bereich des Ohrs. Die Zoster-Bläschen entwickeln sich vor allem in der Hunt-Zone, am besten sichtbar an der Ohrmuschel und im äußeren Gehörgang, seltener auch an der Zunge. In zwei Drittel der Fälle entwickelt sich eine periphere **Fazialisparese**. Gelegentlich sind weitere Hirnnerven (Nn. V, VIII, seltener auch VI und kaudale Hirnnerven) beteiligt (Ramsay-Hunt-Syndrom). Eine Fazialisparese kommt auch bei Zoster colli vor.

Seltener sind eine Zwerchfellähmung oder Blasenfunktionsstörung, Komplikationen wie eine Polyradikulitis (Guillain-Barré-Syndrom, *S. 352*) bzw. Polyneuropathie *(S. 356)* und zentrale Symptome einer Zoster-Enzephalitis, -Meningitis oder -Myelitis.

Tabelle 88: Topographische Verteilung von a) Dermatomen, b) Paresen bei Herpes zoster. In 5% der Fälle werden neben den Zoster-Eruptionen Lähmungen beobachtet, meist eine periphere Fazialisparese. Bei der häufigsten Zoster-Lokalisation (thorakal) finden sich nur selten Paresen.

Region	a) Zoster-Dermatom	>100%	b) Paresen (in 5% der Fälle)	
kranial	Zoster ophthalmicus, Zoster oticus	20%	Fazialisparese	>45%
zervikal	Zoster colli	10%	Fazialisparese, Zwerchfellparese	25%
thorakal	Prädilektionsstelle Th 5–Th 10	>50%	selten Paresen	<5%
lumbosakral	selten genital	<20%	Retentio urinae	25%

Ätiopathogenese. Durch Reaktivierung von latent intranukleär persistierenden neurotropen **Varicella-Zoster-Viren** kommt es zu einer Zweitmanifestation der Erkrankung in Form eines Lokalrezidivs. Pathomorphologisch sind es entzündliche Veränderungen mit hämorrhagischen Nekrosen einzelner sensibler **Spinal-** oder **Hirnnerven-Ganglien** und Nervenwurzeln, die segmentalen Zoster-Eruptionen entsprechen. Auch Grenzstrangganglien können geschädigt sein. Histologisch werden lympho- und plasmazelluläre Infiltrate, **Ganglienzellnekrosen** und virale intranukleäre Einschlußkörperchen beobachtet, darüber hinaus eine Demyelinisierung sensibler, zum Teil auch motorischer Nervenwurzeln mit Wucherungen der Schwann-Zellen und petechialen **Blutungen.**

> Zoster kommt auffällig häufig bei Störungen des Immunsystems vor, so bei AIDS, Morbus Hodgkin, Leukosen, Karzinomen, Sarkomen und anderen Neoplasien oder auch unter immunsuppressiver Therapie.

Diagnostik. Parästhesien und heftige radikuläre Schmerzen geben einen ersten lokalisatorischen Hinweis auf das befallene Ganglion und die dazugehörige Nervenwurzel. Häufig sind die regionalen Lymphknoten vergrößert. Wenn kleine Vesiculae auf geröteter Haut segmental und halbseitig begrenzt erscheinen, ist die Diagnose leicht. Die Patienten suchen aber meist erst nach dem Auftreten der Zoster-Eruptionen einen Arzt auf. Nicht selten lassen sich nach narbiger Abheilung der Infektion hyper- oder depigmentierte Areale nachweisen. Wesentlich häufiger als begleitende periphere Paresen findet man Reflexabschwächungen. Der Zoster-Titer im Serum ist erhöht. Im Liquor finden sich in aller Regel eine mäßige **Pleozytose** bis 500/3 Zellen (vorwiegend Lympho- und Monozyten) und eine leichte Eiweißvermehrung. In jedem unkomplizierten Fall erübrigt sich die Lumbalpunktion. Bei zentralen **Komplikationen**, z.B. einer Zoster-Enzephalitis mit Herdsymptomen und Vigilanzstörung oder einer Zoster-Myelitis mit aufsteigenden schlaffen Paresen sind wiederholte Lumbalpunktionen zur Verlaufskontrolle notwendig.

Wesentlich ist eine sorgfältige internistische Untersuchung, damit ein entzündlicher oder neoplastischer Prozeß nicht übersehen wird.

Differentialdiagnose. Bevor die charakteristischen Hautveränderungen auftreten bzw. bei einem »Zoster sine herpete« liegt der Verdacht auf andersartige Gesichts- bzw. Interkostalneuralgien nahe. Bei radikulären Schmerzen im zervikalen oder lumbosakralen Bereich kommt differentialdiagnostisch in erster Linie ein **Wurzelkompressionssyndrom** aufgrund eines Bandscheibenschadens in Frage, während thorakale Bandscheibenvorfälle relativ selten sind *(vgl. S. 348).*

Eine Verwechslung mit dem häufig rezidivierenden Herpes labialis oder genitalis kommt wegen der nicht segmental angeordneten Effloreszenzen kaum vor. Das nach Zeckenbiß mit Schmerzen und Parästhesien auftretende **Erythema chronicum migrans (Borreliose)** kann wie der Herpes zoster eine Fazialisparese und lymphozytäre Pleozytose verursachen, läßt sich aber vom Zoster abgrenzen: Abgesehen von der nicht segmentalen Ausbreitung des Erythema migrans tritt die Fazialisparese im Rahmen der Meningopolyneuritis nach Zeckenbiß mit einer Latenz von einigen Wochen auf, so daß das Erythem meist nicht mehr nachweisbar ist. In Zweifelsfällen ist die Bestimmung der Borrelien- und Zoster-Antikörper-Titer in Serum und Liquor diagnostisch entscheidend *(S. 363).*

Therapie. Frühzeitig sind Infusionen mit dem **Virustatikum** Aciclovir (Zovirax) angezeigt. Man gibt dreimal täglich 5 mg/kg Körpergewicht über eine Woche. Die antivirale Therapie führt oft schon innerhalb von Stunden zu Schmerzfreiheit und Abblassen des Exanthems. Lokal anästhesierende Puder und Lösungen können zusätzlich helfen. Von einer systemischen Kortikosteroidbehandlung ist abzuraten, da sie eine Generalisierung des Zoster hervorrufen kann. Bei der oft sehr hartnäckigen postherpetischen Neuralgie (Zoster-Neuralgie) ist die Anwendung von **trizyklischen Antidepressiva,** insbesondere Amitriptylin in niedriger Dosierung, erfolgversprechender als die Gabe von Antikonvulsiva (Carbamazepin, Diphenylhydantoin, Valproinat) oder von peripheren Analgetika.

Ätiopathogenese
Die Reaktivierung des Varicella-Virus führt zu entzündlich-nekrotisierenden Veränderungen einzelner Ganglien und Nervenwurzeln.

Patienten mit AIDS, Malignomen und immunsuppressiver Therapie erkranken häufig an Herpes zoster.

Diagnostik
Da sich die Diagnose des akuten Zosters meist klinisch stellen läßt, ist die Liquorpunktion (mäßige Pleozytose und Eiweißerhöhung) nur bei Komplikationen erforderlich (Zoster-Enzephalitis bzw. -Myelitis). Wesentlich ist eine sorgfältige internistische Untersuchung, damit ein entzündlicher oder neoplastischer Prozeß nicht übersehen wird.

Differentialdiagnose
Vor dem Auftreten der Effloreszenzen und nach Abheilung der Infektion können Zosterschmerzen mit andersartigen Neuralgien und radikulären Syndromen verwechselt werden *vgl. S 348).*

Ein Herpes labialis oder genitalis und das Erythema chronicum migrans (Borreliose) breiten sich nicht segmental aus. In Zweifelsfällen ist die Antikörper-Titer-Bestimmung hilfreich.

Therapie
Man infundiert über eine Woche Aciclovir (Zovirax). Die häufig hartnäckige und sehr schmerzhafte Zoster-Neuralgie ist durch Amitriptylin günstig zu beeinflussen.

Verlauf. Die Prognose des Zoster ist im allgemeinen günstig, die seiner Komplikationen schlecht. Zwei Drittel aller Infektionen heilen folgenlos ab. Rezidive sind selten. Das Auftreten und die Dauer einer postherpetischen Neuralgie (»Zoster-Neuralgie«) ist direkt vom Lebensalter abhängig. Sie kommt in 10 bis 15% aller Fälle – bei über 60jährigen sogar in jedem zweiten Fall – vor, und hält monate- oder auch jahrelang an. Periphere motorische Ausfallserscheinungen, besonders Fazialisparesen, bilden sich gelegentlich unvollständig zurück, die seltenen zentralen Komplikationen mit Halbseiten- oder Querschnittssyndrom haben eine infauste Prognose.

Der klinische Fall. Eine 74jährige Patientin war wegen heftiger neuralgischer Schmerzen in der rechten Regio colli schlaflos. Die Untersuchung ergab ein Erythem mit kleinen Bläschen im Bereich der Dermatome C 2 und C 3 rechts und eine homolaterale periphere Fazialisparese. Unter täglichen Aciclovir-Infusionen klangen die Schmerzen, die Effloreszenzen und die Fazialislähmung innerhalb von einer Woche ab.

2.5 Polyradikulitis (Guillain-Barré-Syndrom)

Synonyme. Idiopathische Polyneuritis, Kussmaul-Landry-Syndrom, Landry-Guillain-Barré-Strohl-Syndrom.

> **Definition.** J. B. O. Landry und A. Kussmaul berichteten 1859 erstmals über akut aufsteigende Lähmungen unbekannter Ätiologie. G. Guillain, J.A. Barré und A. Strohl beschrieben 1916 ein entsprechendes Krankheitsbild mit dem Liquorsyndrom der zytoalbuminären Dissoziation, die idiopathische Polyradikulitis. Man nimmt eine Immunreaktion gegenüber Nervenwurzeln an. Von der akuten ist eine chronische Verlaufsform zu unterscheiden.

Epidemiologie. Die Inzidenz der Polyradikulitis Guillain-Barré liegt bei 2/100 000 Einwohner. Es gibt zwei Erkrankungsgipfel: zwischen dem 20. und 30. bzw. 50. und 60. Lebensjahr. Das männliche Geschlecht überwiegt.

Symptomatologie. Die Erkrankung beginnt meist akut mit Rücken- und Gliederschmerzen, akrodistalen, häufig strumpfförmigen Parästhesien und Paresen des Beckengürtels. Sensibilitätsstörungen sind relativ gering ausgeprägt. Es folgen symmetrisch **aufsteigende Lähmungen** mit Übergreifen auf die Rumpf- und Atemmuskulatur, häufig mit **Diplegia facialis** und weiteren Hirnnervenausfällen. Vegetative Begleitsymptome des Guillain-Barré-Syndroms sind Störungen der Herz-, Kreislauf-, Atem- und Temperaturregulation sowie Blasenstörungen.

Bei der seltenen chronischen Verlaufsform der idiopathischen Polyradikulitis Guillain-Barré entwickeln sich sensomotorische Paresen allmählich progredient oder auch schubförmig über viele Monate.

Ätiopathogenese. Die Ursache des Guillain-Barré-Syndroms ist unbekannt (»idiopathische Polyneuritis«). Man vermutet eine **Immunreaktion** gegen periphere Nerven, einschließlich Vorder- und Hinterwurzeln (Polyradikulitis) nach **Infektionskrankheiten** und **Schutzimpfungen**. Ein Guillain-Barré-Syndrom kann zum Beispiel nach Infektion mit Zytomegalie-Virus, HIV, Herpes zoster und bei Multipler Sklerose vorkommen, wird aber auch in besonderen Streß-Situationen, wie nach Operationen und in der Schwangerschaft, beobachtet. Neuropathologisch finden sich meist interstitielle lymphozytäre Infiltrate und eine segmentale **Demyelinisation,** im weiteren Verlauf auch eine axonale Degeneration. Tierexperimentell ließ sich eine allergische Neuritis (EAN) erzeugen, die der Klinik und dem Liquorsyndrom der Polyradikulitis Guillain-Barré gleicht.

Je nach lokaler Manifestation der Schädigung spricht man von

- Polyneuritis,
- Polyradikulitis,
- Polyradikuloneuritis,
- Polyradikuloganglioneuritis.

2.5 Polyradikulitis (Guillain-Barré-Syndrom)

Diagnostik. Progrediente aufsteigende, **symmetrische Paresen,** eine Areflexie bei diskreter Sensibilitätsstörung, auch eine Beteiligung der Hirnnerven, sprechen für die idiopathische Polyradikulitis Guillain-Barré. Wenn die Sensibilität stärker gestört ist, fällt auch eine Stand- und Gangataxie auf.

Eine Sonderform ist das **Fisher-Syndrom** mit Ophthalmoplegie, Ataxie und Areflexie. Wenn Hirnnervenausfälle isoliert vorkommen, spricht man von einer **Polyneuritis cranialis.** Ein fast ausschließlicher Befall autonomer Nervenfasern mit Störungen der Tränen- und Schweißsekretion, Ophthalmoplegia interna, ausgeprägter Hypotonie und Retentio urinae et alvi wird als **Pandysautonomie** bezeichnet.

Im Blutbild besteht eine **Lymphozytose,** in der Immunelektrophorese sind IgG, IgA und IgM erhöht. **In 90% der Guillain-Barré-Fälle findet man im Liquor eine Eiweißvermehrung,** die im Verlauf der ersten drei Behandlungswochen Werte zwischen 100 und 300 oder sogar über 1000 mg/dl erreichen kann, mit Anstieg der γ-Globulin-Fraktion, besonders des IgG, **jedoch keine ausgeprägte Pleozytose (zytoalbuminäre Dissoziation).**

Elektroneurographisch ist als Hinweis auf die Demyelinisation eine Verlangsamung insbesondere der motorischen Nervenleitgeschwindigkeit (NLG) ab zweiter Woche nachzuweisen. Elektromyographisch findet sich häufig pathologische Spontanaktivität (Fibrillieren und positive scharfe Welle).

Differentialdiagnose. Wenn anfangs heftige Rückenschmerzen und radikuläre Parästhesien bestehen, kann der Verdacht auf ein **Lumbago-Ischias-Syndrom** aufkommen. Im weiteren Verlauf umfaßt die Differentialdiagnose eine Reihe von **Polyneuropathien** mit akuter oder subakuter Ausbreitung der Paresen nach proximal, wie zum Beispiel die postdiphtherische und die Myelomoder die Arsen-Polyneuropathie, die allerdings im Gegensatz zur akuten Polyradikulitis immer ausgeprägte Sensibilitätsstörungen aufweisen. Auch die **Borreliose** nach Zeckenbiß tritt häufig unter dem Bild einer Polyradikulitis auf.

Die für das Guillain-Barré-Syndrom charakteristische zytoalbuminäre Dissoziation findet sich sowohl bei der postdiphtherischen Polyneuropathie als auch bei einigen hereditären Formen (siehe auch die Symptomatologie und Diagnostik der Polyneuropathien, S. 363).

Die Abgrenzung gegenüber der **Poliomyelitis anterior acuta** ist schwierig, wenn in deren Verlauf die initiale Pleozytose zugunsten einer Eiweißerhöhung im Liquor abnimmt und Hirnnervensymptome oder eine Ateminsuffizienz hinzukommen. Differentialdiagnostisch entscheidend ist das asymmetrische Verteilungsmuster rein motorischer Paresen bei der Poliomyelitis *(vgl. S. 224).*

Therapie. Wegen der Gefahr einer Atemlähmung und akuter Störungen der Herz-Kreislauffunktion muß der Patient auf einer neurologischen **Intensivstation** behandelt werden. Von großer Bedeutung sind die kontinuierliche Kontrolle der Vitalkapazität, rechtzeitige Intubation, Blasenkatheterisierung, Krankengymnastik sowie die Thrombose- und Dekubitusprophylaxe.

Durch **Plasmapherese** kann das akute Guillain-Barré-Syndrom günstig beeinflußt werden *(siehe den klinischen Fallbericht).* Die Behandlung mit Kortikosteroiden ist umstritten, hat aber bei chronischem Guillain-Barré-Syndrom Erfolg (vergleiche auch die Therapie der Polyneuropathien, S. 364).

Verlauf. Schwere Verläufe führen zu einer **Panparalyse** mit hoher Tetraplegie und Hirnnervenlähmung. Bei 5 bis 10% der Polyradikulitiden Guillain-Barré kommt es zu plötzlichen Todesfällen durch **Atemlähmung,** kardiale Komplikationen **(Arrhythmien)** oder infolge langer Liegedauer durch **Lungenembolie.** In 70% der Fälle bilden sich die neurologischen Symptome in der umgekehrten Reihenfolge ihres Auftretens langsam und vollständig zurück. Rezidive sind bei dem akuten Guillain-Barré-Syndrom selten. Die chronische Form neigt zu schubförmigem Verlauf.

Der klinische Fall. Die 56jährige Patientin klagte nach fieberhaftem Infekt über Rückenschmerzen mit Schwäche beider Beine und Parästhesien der Fingerspitzen. Innerhalb von zehn Tagen entwickelte sich eine schlaffe Tetraplegie mit akrodistaler Sensibilitätsstörung, Retentio urinae und eine Diplegia facialis. Die Vitalkapazität war auf 2000 ml reduziert. Der Liquor enthielt anfangs 58 mg/dl Eiweiß und 17/3 Zellen, zwei Wochen

---

Diagnostik
Die Untersuchung ergibt symmetrische Paresen der Extremitäten, oft eine Diplegia facialis und gelegentlich eine Ataxie.

In 90% der Guillain-Barré-Fälle findet sich das Liquorsyndrom der zytoalbuminären Dissoziation: Eiweißvermehrung bei geringer oder fehlender Pleozytose.

Die **NLG** ist herabgesetzt.

Differentialdiagnose
Anfangs kann die Symptomatik mit einer Lumbo-Ischialgie verwechselt werden. Aufsteigende Paresen lassen differentialdiagnostisch an eine postdiphtherische, an die Myelom- oder Arsen-Polyneuropathie denken.

Die **postdiphtherische Neuropathie** und einige hereditäre Formen gehen auch mit zytoalbuminärer Dissoziation einher *(S. 363).*
Die **Poliomyelitis** gleicht der Polyradikulitis, zumal die initiale Pleozytose abnimmt, während das Eiweiß ansteigt. Die Paresen sind aber asymmetrisch verteilt *(vgl. S. 224).*

Therapie
Wesentlich sind die Überwachung der Herz-Kreislauffunktion, Kontrollen der Vitalkapazität, Thrombose- und Dekubitusprophylaxe.

Im Akutstadium ist die **Plasmapherese** indiziert, im chronischen Stadium die Kortikosteroidtherapie *(siehe Fallbericht,* und Therapie der Polyneuropathien).

Verlauf
5–10% der Patienten sterben an Atemlähmung, Herz-Kreislaufstörungen (Arrythmien) oder Lungenembolie. 70% der Polyradikulitiden bilden sich aber vollständig zurück.

◀ **Der klinische Fall**

später 235 mg/dl Eiweiß und 11/3 Zellen. Die motorische und sensible NLG waren vor allem an den unteren Extremitäten herabgesetzt. Die Patientin wurde auf der Intensivstation mit Plasmapherese behandelt. Nach vier Wochen bildete sich die Gesichtslähmung und innerhalb von vier Monaten unter intensiven krankengymnastischen Maßnahmen auch die Tetraplegie vollständig zurück.

2.6 Polyneuropathien

Synonyme. Neuropathien, Polyneuritiden.

> **Definition.** Polyneuropathien sind Erkrankungen der peripheren Nerven mit meist distal symmetrisch betonten sensiblen, vegetativen und motorischen Symptomen. Von der idiopathischen Polyradikulitis (Guillain-Barré-Syndrom, *S. 352*) und den Polyneuritiden bei Infektionskrankheiten sind Neuropathien abzugrenzen, die durch exogen- oder endogen-toxische Vorgänge verursacht werden, darunter hereditäre und endokrin-metabolische, ferner vaskulär bedingte, paraneoplastische und paraproteinämische Polyneuropathien *Tab. 89 u. Tab. 90).*

Epidemiologie. Exakte epidemiologische Angaben zur weltweiten Verbreitung der Neuropathien, deren Prävalenz auf 40/100 000 Einwohner geschätzt wird, liegen nicht vor, zumal bei regionalen Unterschieden immer neue Schädigungsursachen, vor allem Umweltgifte, darunter Insektizide, toxische Pharmaka und Drogen bekannt werden, während die traditionellen Noxen Thallium und Arsenik (z.B. als Mord- und Selbstmordmittel) heute relativ selten in Betracht kommen.

Von Zeit zu Zeit treten gehäuft Neuropathien auf, so z.B. infolge Triorthokresylphosphat-Intoxikation in Marokko aufgrund einer Vermischung von Speiseöl mit einem Waffenschmiermittel. In Japan wurde bei **Massenvergiftungen** mit dem Antidiarrhoikum Clioquinol (Entero-Vioform) die subakute Myelooptiko-Neuropathie (SMON) beschrieben. Während die postdiphtherische Polyneuritis selten geworden ist, wird in letzter Zeit zunehmend häufiger die Meningopolyneuritis nach Zeckenbiß (Borreliose) beobachtet.

> Diabetes mellitus und Alkoholismus sind in Europa mit Abstand die häufigsten Polyneuropathie-Ursachen, in tropischen und subtropischen Regionen sind es Malnutrition (Mangelernährung) und Lepra.

Diabetische Neuropathien kommen mit einem Anteil von 30% zehnmal häufiger vor als z.B. Polyneuropathien bei Kollagenosen oder Neoplasien.

Bei der Alkohol-Polyneuropathie und zahlreichen anderen Formen überwiegt das männliche, bei Diabetes mellitus und akuter intermittierender Porphyrie das weibliche Geschlecht. Die hereditären Neuropathien manifestieren sich im frühen bis mittleren Lebensalter. Der Altersgipfel der alkoholischen Polyneuropathie liegt in der fünften, der der diabetischen Neuropathie in der siebten Dekade. Beide Erkrankungen kommen aber auch schon bei Jugendlichen vor. Die Neuropathie bei Makroglobulinämie Waldenström bevorzugt Männer im höheren Lebensalter.

Symptomatologie. Polyneuropathien beginnen mit **Schmerzen** und **Parästhesien,** die distal symmetrisch akzentuiert sind, strumpf- bzw. handschuhförmigen **Sensibilitätsstörungen** (Hypästhesie, Hypalgesie, Pallhypästhesie) meist der unteren Extremitäten und **vegetativ-trophischen Symptomen,** darunter auch Blasenstörungen. Die Patienten klagen über unangenehme Temperaturempfindungen, ein quälendes Kribbeln bzw. Ameisenlaufen oder ein Brennen der Füße (»burning feet«, *Tab. 91*). Wenn Lähmungen hinzukommen, sind es überwiegend distal betonte **Tetraparesen,** die nur ausnahmsweise isoliert auftreten. **Hirnnerven** können beteiligt sein; bei ausschließlichem Hirnnervenbefall spricht man von einer kranialen Polyneuropathie.

2.6 Polyneuropathien

Definition ▶

Epidemiologie
Die Prävalenz der Neuropathien wird auf 40/100 000 Einwohner geschätzt.

Zu den häufigsten Polyneuropathie-Ursachen gehören Diabetes mellitus und Alkoholismus, in den Tropen Malnutrition und Lepra.

Die Alkohol-Polyneuropathie betrifft im Gegensatz zu den diabetischen Neuropathien häufiger Männer; ihr Altersgipfel liegt in der fünften, der der diabetischen in der siebten Dekade.

Symptomatologie
Parästhesien und Schmerzen, distal symmetrische Sensibilitätsstörungen, Paresen und vegetativ-trophische Symptome kennzeichnen die meisten Polyneuropathien. Nicht selten sind Hirnnerven beteiligt.

2.6 Polyneuropathien

Tabelle 89: Klassifikation der Polyneuropathien nach ihren Ursachen (vergleiche auch Herpes zoster, S. 350, und idiopathische Polyradikulitis, S. 352.

ätiologische Klassifikation der Polyneuropathien					
entzündlich-hyperergisch	exogen- bzw. nutritiv-toxisch	endogen-toxisch		vaskulär bedingt	paraneoplastisch paraproteinämisch
		endokrin-metabolisch	hereditär bedingt		
Borreliose, Diphtherie, Botulismus, Lepra, serogenetisch, viral (Tab. 90)	Umweltgifte, Medikamente, Alkohol, Malnutrition, Malabsorption (Tab. 92–94, S. 358)	Diabetes, Urämie, Hepatosen (Tab. 95, S. 359)	Porphyrie, primäre Amyloidose, HMSN, HSN (Tab. 96, S. 360)	ischämische Neuropathie, Kollagenosen	Karzinome, Sarkome, maligne Lymphome, Leukosen, multiples Myelom, M. Waldenström u.a. (Tab. 97, S. 362)

Tabelle 90: Polyneuritiden bei Infektionskrankheiten

bei bakteriellen Infektionskrankheiten und Zoonosen:	bei viralen Infektionskrankheiten:
Borreliose, Diphtherie, Botulismus, Lepra, Malaria, Scharlach, Ruhr, Salmonellen, Bruzellose, Rickettsiosen, Leptospirosen	Masern, Influenza, Varizellen, Rubeolen, Mononukleose, Herpes zoster, Hepatitis epidemica, Parotitis epidemica, Enzephalitis epidemica, AIDS u.a.

Tabelle 91: Polyneuropathien mit brennenden Mißempfindungen vor allem der Fußsohlen (»burning feet«)

»Burning feet-Syndrom« bei: Vitaminmangel, Kollagenosen, Alkohol, INH, Nitrofurantoin, Paraproteinämien, Neoplasien, Urämie und Diabetes mellitus

Synopsis 102: Verteilungsmuster sensomotorischer Ausfälle bei Polyneuropathien.

Die Kenntnis der drei wichtigsten Manifestationstypen gestattet ätiologische Rückschlüsse. a) der Multiplex-Typ findet sich bei vaskulär und entzündlich bedingten Polyneuropathien. b) Am häufigsten ist der distal symmetrische Typ mit handschuh- und strumpfförmigen Sensibilitätsstörungen, vorzugsweise bei toxischen Neuropathien. c) Bei Diabetes mellitus kommt neben a und b auch eine einseitige proximale Amyotrophie vor.

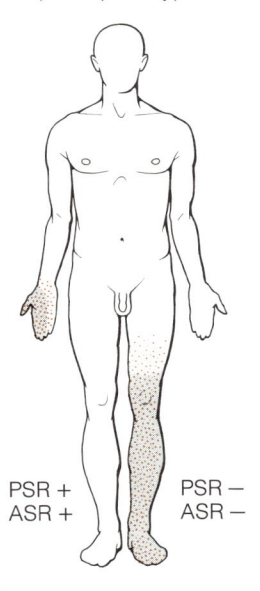

a) Multiplex-Typ

PSR +   PSR −
ASR +   ASR −

b) distal symmetrischer Typ

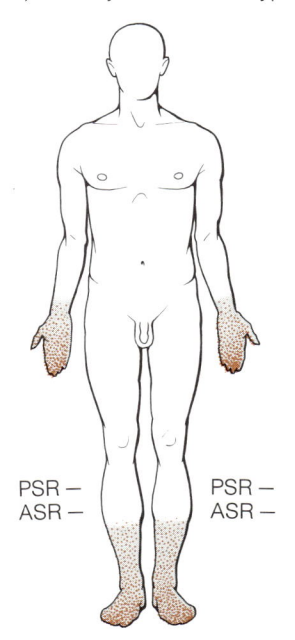

PSR −   PSR −
ASR −   ASR −

c) proximale Amyotrophie

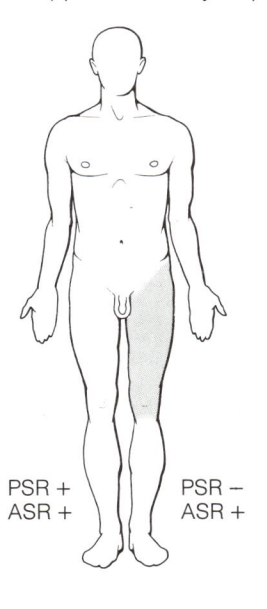

PSR +   PSR −
ASR +   ASR +

Ein besonderer Manifestationstyp ist die Mononeuritis multiplex mit asymmetrischem Verteilungsmuster (»Multiplex-Typ«), siehe *Synopsis 102*.

Von dem symmetrischen Verteilungsmuster der Polyneuropathien läßt sich ein asymmetrisches abgrenzen, die Mononeuropathie oder **Mononeuritis multiplex,** je nachdem ob ein peripherer Nerv isoliert (»Mononeuritis«) oder mehrere gleichzeitig bzw. nacheinander (»Multiplex-Typ«) von derselben Noxe betroffen werden *(Syn. 102).*

Ätiopathogenese

Die *Tab. 89* gibt eine Übersicht der ätiologischen Gruppen. Man unterscheidet Polyneuropathien mit Parenchymschädigung (Axon- und/oder Markscheidendegeneration) von interstitiellen Polyneuropathien.

Ätiopathogenese. Zur ätiologischen Klassifikation siehe *Tabelle 89*. Histologisch und elektroneurographisch können Neuropathien mit **Parenchymschädigung** (axonale Degeneration und segmentale Demyelinisation) von **Erkrankungen des Interstitiums** differenziert werden. Meist findet man Mischtypen, d.h. entweder Axondegenerationen mit sekundärem Befall der Schwann-Zellen (Markscheiden) oder primäre Demyelinisationen mit späterer axonaler Beteiligung. Interstitielle Neuropathien werden vor allem durch Amyloidablagerung, Immunvaskulitis und Infektionskrankheiten verursacht.

Klassifikation nach Ursachen

Klassifikation der Polyneuropathien nach ihren Ursachen

a) Polyneuritiden

5% der Polyneuropathien sind durch Infektionskrankheiten *(Tab. 90)*, d.h. durch direkte Einwirkung des Erregers, seines Toxins oder einen sekundären Immunvorgang bedingt.

a) Polyneuritiden

5% der Neuropathien kommen bei Infektionskrankheiten vor und werden ebenso wie die idiopathische Polyradikulitis Guillain-Barré, die häufig nach unspezifischen Infekten oder Schutzimpfungen auftritt *(S. 352)*, den Polyneuritiden zugeordnet. Diese »entzündlichen« (erregerbedingten, *Tab. 90*) Polyneuropathien werden durch drei Mechanismen verursacht:

- direkte Einwirkung des Erregers,
- Schädigung durch dessen Toxin,
- sekundärer Immunprozeß.

Viral bedingte Polyneuritiden bei Herpes zoster *(S. 350)*, Influenza, Masern, Mononukleose, AIDS u.a. sind selten. Von den häufigeren bakteriellen Formen sind die **Borreliose, Diphtherie,** der **Botulismus** und die **Lepra** wegen ihrer besonderen Pathogenese und Therapiemöglichkeiten hervorzuheben:

Borreliose

Bei der durch Zecken übertragenen Borrelien-Infektion tritt häufig eine Polyneuritis vom Multiplex-Typ auf (Garin-Bujadoux-Bannwarth- Syndrom). Typisch sind Hautveränderungen an der Zeckenbißstelle, wie das Erythema chronicum migrans. (Siehe auch S. 216).

Borreliose. Bei der durch Zeckenbiß (oder Mückenstich) verursachten Borrelien-Infektion, die mit Kopfschmerzen und Fieber einsetzt, kommt es in mehr als der Hälfte der Fälle zu Parästhesien, heftigen radikulären Schmerzen, asymmetrisch ausgeprägten Sensibilitätsstörungen und Paresen vom Multiplex-Typ als Ausdruck einer **Meningopolyneuritis,** oft mit Hirnnervenbeteiligung (Garin-Bujadoux-Bannwarth-Syndrom). Andere Manifestationsformen sind Arthritiden (insbesondere Lyme-disease) und eine Myokarditis. Von der Stelle des Zeckenbisses breiten sich die neurologischen ebenso wie typische **dermatologische Symptome** aus:

- das Erythema chronicum migrans
- die Lymphadenosis benigna cutis und
- die Akrodermatitis chronica atrophicans.

Die peripheren Nerven weisen vaskulitische Veränderungen mit Waller-Degeneration auf. Zur serologischen Diagnostik siehe unten.

Diphtherie

Die postdiphtherische Polyneuritis ist anfangs durch **Paresen kaudaler Hirnnerven,** im weiteren Verlauf durch eine Lähmung der Atemmuskulatur und Tetraparese charakterisiert.

Diphtherie. Bei der Rachendiphtherie verursacht das Toxin des Corynebacterium diphtheriae eine Myelinschädigung mit **Paresen kaudaler Hirnnerven,** vor allem des Gaumensegels und der Pharynxmuskulatur, die durch eine nasale Phonation und Schluckstörung auffallen. Gleichzeitig kann neben einer Akkommodationslähmung und perioralen Sensibilitätsstörung eine Diplegia facialis auftreten. Dem Hirnnerven-Syndrom folgt innerhalb von ein bis zwei Monaten eine Atemmuskellähmung, bevor sich eine **sensomotorische Tetraparese** entwickelt.

Nach Impfung mit Diptherie-Serum tritt (selten) eine Schultergürtelparese auf (serogenetische Polyneuritis).

Nach Injektion von Diphtherieserum und anderen Impfstoffen können gelegentlich asymmetrische atrophische **Paresen des Schultergürtels** (serogenetische Polyneuritis) oder eine einseitige Plexuslähmung auftreten (siehe auch neuralgische Schulteramyotrophie bzw. »Plexusneuritis«.

Botulismus. Durch das Botulinustoxin (Clostridium botulinum) wird die Azetylcholinausschüttung an der neuromuskulären Endplatte blockiert. Nach Verzehr von Konserven-Nahrung klagt der Patient über abdominelle Beschwerden. Neben **Augenmuskelparesen** treten als Komplikationen Ateminsuffizienz, Retentio urinae, jedoch keine Sensibilitätsstörungen auf.

Lepra. Man unterscheidet eine tuberkuloide, lepromatöse und dimorphe Verlaufsform. Über die Vasa nervorum gelangt das Mycobacterium leprae in die Schwann-Zellen der Hautnerven.
- **Tuberkuloide Lepra.** Bei noch intakter zellulärer Abwehr finden sich makroskopisch tuberkuloide Herde vor allem an den Streckseiten der Gliedmaßen, histologisch epitheloidzellige Granulome in den befallenen peripheren Nerven und neurologisch dissoziierte Empfindungsstörungen mit asymmetrischem Verteilungsmuster, verdickt tastbare Nervenstränge, im weiteren Verlauf atrophische Paresen.
- **Lepromatöse Lepra.** Bei herabgesetzter zellulärer Abwehr breiten sich die primär vor allem im Gesicht auftretenden rötlichen Lepraknoten über den Körper aus. Neben Hirnnervensymptomen (Trigeminusneuralgie, Fazialisparese) finden sich Störungen der Trophik und Sensibilität.
- **Dimorphe Lepra.** Mischform von tuberkuloider und lepromatöser Lepra (»Borderline-Lepra«).

b) exogen-toxische bzw. nutritiv-toxische Polyneuropathien

Die *Tabelle 92* gibt einen Überblick über neurotoxische Substanzen wie Alkohol, Gewerbegifte und Schädlingsbekämpfungsmittel, die *Tabelle 93* enthält eine Aufstellung pharmakogener und die *Tabelle 94* nutritiv-toxischer Polyneuropathien. In der Regel findet man bei den toxischen Neuropathien ein distal symmetrisches Verteilungsmuster sensomotorischer Ausfälle:

Thallium-Polyneuropathie. Diese seltene Neuropathie, meist Folge einer Intoxikation mit Rattengift, ist durch Schmerzen, psychomotorische Unruhe, Haarausfall sowie Mees-Querstreifen an den Finger- und Zehennägeln charakterisiert. Die distal symmetrische Neuropathie kann von Hirnnervensymptomen und epileptischen Anfällen begleitet sein.

Arsen-Polyneuropathie. Chronische Arsen-Vergiftungen gehen mit Hyperkeratose, Pigmentierung der Haut (Arsen-Melanose) sowie Mees-Streifen an den Fingernägeln und einer distal symmetrischen Polyneuropathie einher. Die Tiefensensibilität ist erheblich beeinträchtigt. Histologisch handelt es sich um eine distale Axonopathie.

Blei-Polyneuropathie. Diese Neuropathie kommt vor allem bei Arbeitern in Akkumulatoren-Fabriken und Töpfereien vor; sie weist fast ausschließlich motorische Ausfälle vom Multiplextyp an den Armen, insbesondere mit Hand- und Fingerstreckerparesen auf (Fallhand).

Alkohol-Polyneuropathie. Das Verteilungsmuster der meist sensiblen Polyneuropathie ist ebenfalls distal symmetrisch. Im weiteren Verlauf kommen atrophische Unterschenkelparesen hinzu. Seltener sind isolierte alkoholtoxische **Druckläsionen** und eine **Myopathie**. Die Nervenleitgeschwindigkeit ist meist normal oder nur leicht reduziert.

> Als kritischer Tagesgrenzwert der Alkohol-Polyneuropathie gelten 80 bis 100 g Alkohol.

Man nimmt an, daß der neurotoxischen Wirkung eine Mangelernährung zugrunde liegt.
Die **Vitamin-B$_1$-Thiamin-Mangel-Neuropathie** trat früher in Asien bei **Beriberi** nach ausschließlicher Ernährung mit geschältem und poliertem Reis auf. Heute wird diese Art der Malnutrition häufig durch chronischen Alkoholismus verursacht.

Tabelle 92: Exogen-toxische Polyneuropathien. Alkohol und Umweltgifte gehören zu den häufigsten Polyneuropathie-Ursachen
Ursachen exogen-toxischer Polyneuropathien
1. Suchtmittel Alkohol, Heroin, Hexacarbon (Schnüffler)
2. Gewerbegifte Acrylamid (Kunststoff), Benzin (auch Schnüffler), Blei (Mennige, Akkumulatoren, Glasuren), Methylquecksilber (Thermometer, Spiegel, Fisch), CO, Hexacarbon (Lösungsmittel, auch Schnüffler), Schwefelkohlenstoff (Zündhölzer, Viskose), Triorthokresylphosphat (Lösungs- und Schmiermittel), Trichloräthylen (Lösungsmittel)
3. Schädlingsbekämpfungsmittel DDT, Arsen, Thallium (Insektizide, Rattengift), (Medikamente s. Tab. 93)

Tabelle 93: Medikamentös-toxische Polyneurophatie-Ursachen. (*Chloroquin [Resochin] wird als Anti-Malaria-Mittel oder Antirheumatikum eingesetzt).

medikamentös-toxische Ursachen der Polyneuropathien	
Arzneistoffgruppe	Wirkstoff
Chemotherapeutika	*Chloroquin, Clont, Nitrofurantoin
Tuberkulostatika	Isonikotinsäurehydrazid (INH)
Hypnotika	Methaqualon, früher Thalidomid
Antiepileptika	Diphenylhydantoin (DPH)
Antirheumatika	*Chloroquin, Gold
Antidiarrhoika	Clioquinol
Zytostatika u.a.	Vincristinsulfat u.a.

Tabelle 94: Nutritiv-toxische Polyneuropathien. (*In den Industrieländern ist der Vitamin-Mangel meist auf Alkoholismus zurückzuführen).

Polyneuropathien bei Vitaminmangel		Erkrankungen/Noxen*	
B_1	Thiamin	Beriberi	A
B_2	Riboflavin	Pellagra	L
B_6	Pyridoxin	INH (pharmakogen)	K
	Folsäure		O
B_{12}	Cyanocobalamin	Intrinsic-Faktor-Mangel	H
	Pantothensäure		O
	Nicotinsäureamid	Pellagra	L
E	Tocopherol		

Augenmuskelparesen und Vigilanzschwankungen müssen an ein Wernicke-Korsakow-Syndrom denken lassen.

Augenmuskellähmungen und gleichzeitig auftretende Vigilanzschwankungen sind immer verdächtig auf einen Vitamin-B_1-Mangel bei chronischem Alkoholismus (Wernicke-Korsakow-Syndrom).

Die **Pellagra-Neuropathie** wird durch Vitamin-B_2-Riboflavin- und Nicotinsäureamid-Mangel verursacht. Zur funikulären Myelose (Vitamin-B_{12}-Mangel) siehe S. 190.

Bei der INH-Polyneuropathie besteht ein Vitamin-B_6-(**Pyridoxin-)Mangel**. Zu den nutritiv-toxischen Neuropathien siehe Tabelle 94.

Die **Pellagra**-Neuropathie mit der Trias Dermatitis, Diarrhö, Demenz tritt als Folge vorwiegender Maisernährung und anderer Mangelzustände in Ländern der Dritten Welt auf, wird aber auch bei einem alkoholtoxisch bedingten **Vitamin-B_2**-Riboflavin- und **Nicotinsäureamid-Mangel** beobachtet. Zur funikulären Myelose (Vitamin-B_{12}-Mangel) siehe S. 190.

Ein **Vitamin-B_6**-(Pyridoxin-) oder ein **Folsäure-Mangel** sind ebenfalls häufig auf schweren Alkoholismus zurückzuführen und finden sich darüber hinaus bei der Isoniazid-(INH-)Polyneuropathie. Zu den nutritiv-toxischen Polyneuropathien siehe Tabelle 94.

c) endogen-toxische (endokrin-metabolische und hereditär bedingte) Polyneuropathien

Diabetische Neuropathien. Für die diabetischen Neuropathien ist eine Vielfalt der Formen mit unterschiedlichem Verteilungsmuster der Symptome charakteristisch. Abgesehen von Schmerzen und meist distal symmetrischen **Sensibilitätsstörungen** finden sich auch Paresen der Gliedmaßen. Als asymmetrisches Verteilungsmuster sind die Ausfälle gelegentlich proximal und einseitig betont, z.B. im Bereich der Oberschenkelmuskulatur (diabetische Amyotrophie) oder wahllos verteilt (**»Multiplex-Typ«**). In 10% findet man Hirnnervensymptome, vor allem Augenmuskel- und Fazialisparesen.

In fast der Hälfte der Fälle treten **vegetativ-trophische** Symptome hinzu, darunter Anhidrose, Ödeme und Ulzera **(Abb. 9, Farbtafel S. 407)**, Arthropathien der Fußgelenke, ferner **autonom-viszerale** Störungen wie Schluckbeschwerden und postprandiale Diarrhöen. Blasenatonie und Impotenz kommen bei bis zu 80% der Patienten mit diabetischer Neuropathie vor. Bei jedem zweiten Diabetiker stellen sich kardiale Ischämien mit der Gefahr eines Herzinfarkts ein, der häufig infolge der autonomen kardialen Neuropathie schmerzlos abläuft. Die *Tabelle 95* enthält eine Liste der für die Diagnose diabetischer Polyneuropathien relevanten Fragen und Untersuchungsbefunde.

In der Pathogenese spielen zwei Faktoren eine wichtige Rolle, die **metabolische Schädigung** des peripheren Nervensystems, u.a. eine Störung des Sorbitstoffwechsels bei erhöhter Glukose, und eine vaskuläre Komponente auf dem Boden der diabetischen **Mikroangiopathie**.

Tabelle 95: Fragen zur Symptomatologie der diabetischen Neuropathie

Schmerzen?
Parästhesien?
Anhidrose?
trophische Ödeme?
trophische Ulzera?
Arthropathien?
Blasenatonie?
Impotenz?
Mononeuropathie?
Hirnnervensymptome?
Multiplextyp?
distal symmetrische oder proximal betonte Paresen?

Nephrogene (urämische) Polyneuropathie. Vor allem Dialyse-Patienten klagen über nächtliche Wadenkrämpfe, eine Bewegungsunruhe der Beine (»restless legs« und »burning feet«). Das Verteilungsmuster der sensomotorischen Paresen ist distal symmetrisch. Man nimmt eine toxische, primär axonale Schädigung peripherer Nerven durch retinierte harnpflichtige Substanzen mittleren Molekulargewichts an.

Hepatische Polyneuropathie. Gelegentlich werden bei chronischer Leberinsuffizienz, auch bei hepatolentikuläre Degeneration (Wilson-Krankheit, B 1.3.1.4) Neuropathien beobachtet, ferner bei Akromegalie, Hyper- und Hypoparathyreoidismus, Hypothyreose (Myxödem) und Morbus Addison.

Hereditäre Formen. Die **akute intermittierende Porphyrie** ist eine gehäuft in Nordeuropa vorkommende, autosomal dominant vererbte Störung der Hämsynthese (Porphyrinstoffwechsel). Durch eine Reihe von Medikamenten (s.u.), Alkoholgenuß und physische Belastungen (Schwangerschaft) kann ein Erkrankungsschub ausgelöst werden. Neben einer Tachykardie und arteriellen Hypertonie kommt es zu **abdominellen Koliken,** die nicht selten zur Laparotomie führen. **Psychopathologische Begleitsymptome** können zur Fehldiagnose »Hysterie« verleiten. Neurologisch findet sich entweder eine Mononeuropathia multiplex oder eine symmetrische, an den unteren Extremitäten proximal betonte, rasch aufsteigende, schlaffe Tetraparese (Landry-Paralyse).

Für die **Amyloidpolyneuropathie** sind sensomotorische Paresen sowie ausgeprägte trophische und autonom-viszerale Symptome typisch. Neben familiären Formen gibt es sporadische Verläufe einer primären Amyloidose und eine sekundäre Amyloidose bei chronisch-entzündlichen Prozessen *(klin. Fall)*.

Tabelle 96: Hereditäre motorisch-sensible Neuropathien (HMSN)		
hereditäre motorisch-sensbile Neuropathien (HMSN)		Erstbeschreiber
Typ	Verlaufsform	
I	hypertrophische Form ⎫ neurale Muskelatrophie	Charcot-Marie-Tooth
II	neuronale Form ⎭	
III	progressive hypertrophische Neuritis	Déjerine-Sottas
IV	Heredopathia atactica polyneuritiformis	Refsum
V	mit Paraspastik ⎫	Dyck
VI	mit Optikusatrophie	
VII	mit Retinitis pigmentosa ⎭	

Zu den **hereditären motorisch-sensiblen Neuropathien** (HMSN I-IV) siehe *Tabelle 96*.

Der **Typ I der HMSN** ist durch eine Wadenatrophie (»Storchenbeine«), Hohlfüße, Hammerzehen und verdickte Nerven charakterisiert. Die NLG ist reduziert (hypertrophische Form).

HMSN Typ II zeigt öfter den asymmetrischen Manifestationstyp bei normaler NLG (neuronale Form).

Für **HMSN Typ III** sind ausgeprägte Verdickungen der Nervenstränge und eine hochgradig herabgesetzte NLG typisch.

HMSN Typ IV (Refsum-Syndrom) ist eine Neuropathie mit Ataxie, Hemeralopie, Ertaubung, Retinitis pigmentosa, Ichthyosis und Gelenkdeformitäten.

Die **hereditär sensiblen Neuropathien (HSN I-IV)** weisen trophische Störungen, Deformitäten und Verletzungen oder Verstümmelungen aufgrund einer Analgesie auf (spinale Heredoataxie, *S. 177*).

Hereditäre motorische und sensible Neuropathien (HMSN I–IV).
Die in *Tabelle 96* dargestellten hereditären motorisch-sensiblen Neuropathien (HMSN) werden nach internationaler Klassifikation von den hereditär sensiblen Neuropathien (HSN) unterschieden.

HMSN Typ I. Die **hypertrophische Form** der autosomal dominant vererbten neuralen Muskelatrophie **Charcot-Marie-Tooth** ist durch eine distal symmetrische sensomotorische Polyneuropathie mit Wadenatrophie (»Storchenbeine«), Hohlfuß- und Hammerzehenbildung sowie **verdickte Nervenstränge** mit herabgesetzter Nervenleitgeschwindigkeit (NLG) charakterisiert.

HMSN Typ II. Die **neuronale Form** dieser Erkrankung unterscheidet sich von der hypertrophischen durch eine normale oder nur geringe Reduktion der NLG. Im Gegensatz zur HMSN I kommt auch ein asymmetrisches Verteilungsmuster der atrophischen Paresen vor.

HMSN Typ III. Der Erbgang der **hypertrophischen Neuropathie Déjerine-Sottas** ist autosomal rezessiv. Auffällig ist die stärker als bei der HMSN I ausgeprägte, sicht- und tastbare Verdickung peripherer Nerven bei hochgradiger Reduktion der NLG.

HMSN Typ IV. Das **Refsum-Syndrom** beruht auf einer autosomal rezessiv vererbten Störung des Phytansäurestoffwechsels. Die distal symmetrische Polyneuropathie breitet sich nach proximal aus und geht mit zerebellarer Ataxie, Hemeralopie (Nachtblindheit), Retinitis pigmentosa, Ertaubung, Ichthyosis und Gelenkdeformitäten einher. Die NLG ist z.T. erheblich verzögert.

HMSN Typ V, VI, VII sind seltenere Formen, die mit spastischer Spinalparalyse (Typ V) oder okulären Symptomen (Typ VI, VII) kombiniert sind.

Die **hereditär sensiblen Polyneuropathien (HSN I–IV)** sind von neurotrophischen und dysrhaphischen Störungen begleitet. Häufig kommt es aufgrund einer konnatalen Analgesie zu Frakturen, Deformitäten und Verstümmelungen. Neurographisch sind sensible Nervenaktionspotentiale meist nicht erhältlich. Diesen Neuropathien verwandt sind periphere Nervenschädigungen bei **M. Friedreich,** einer Heredoataxie *(S. 177).*

d) vaskulär bedingte Polyneuropathien

Bei Arteriosklerose und Kollagenosen, die mit einer Vaskulitis verbunden sind, können **ischämische Nervenläsionen** vom Multiplextyp oder symmetrische sensomotorische Paresen auftreten. Häufig kommen trophische Störungen hinzu. Akute Arterienverschlüsse an den Extremitäten bei Arteriosklerose und Thrombangiitis obliterans führen zur Ernährungsstörung peripherer Nerven. »Disseminierte« Neuropathien vom Multiplextyp kommen nach ischämischen Nervenschädigungen im Koma vor.

Darüber hinaus ist an folgende Erkrankungen zu denken:
- rheumatoide Arthritis
- Panarteriitis nodosa
- Wegener-Granulomatose
- Lupus erythematodes
- Sjögren-Syndrom
- Sklerodermie

Bei der **rheumatoiden Arthritis** findet sich neben entzündlichen Gelenkveränderungen in 10% auch eine Mononeuropathia multiplex bzw. eine entweder an den Händen oder Beinen einsetzende symmetrische Polyneuropathie. Eine **Panarteriitis nodosa,** die vorwiegend Gelenke, Muskulatur und innere Organe befällt, kann sich auch primär mit einer Mononeuropathia multiplex oder distal symmetrischen Polyneuropathie manifestieren. Ein Viertel der Patienten mit **Wegener-Granulomatose** haben eine Mononeuropathia multiplex. Bei je 10% der Patienten mit **Lupus erythematodes** und **Sjögren-Syndrom** ist das periphere Nervensystem beteiligt. Die **Sklerodermie** geht extrem selten mit einer Neuropathie einher.

e) paraneoplastische Polyneuropathien

Nach prospektiven Studien entwickeln sich bei kleinzelligem **Bronchialkarzinom** und **malignen Lymphomen** (Hodgkin- und Non-Hodgkin-Lymphome, chronisch lymphatische Leukämie) in je einem Drittel der Fälle paraneoplastische Syndrome mit Schädigung peripherer Nerven, die bei anderen Neoplasien weit seltener vorkommen:
- eine **sensomotorische Polyneuropathie** vom primär axonalen Typ, die dem Verlauf der Landry-Paralyse entsprechen kann *(S. 352)* oder
- eine **sensorische Polyneuropathie** (Denny-Brown) mit Degeneration spinaler und autonomer Ganglien (wesentlich häufiger bei Bronchialkarzinomen als bei malignen Lymphomen anzutreffen).

Die paraneoplastischen Neuropathien werden auf eine toxische, metabolische oder immunologische Fernwirkung maligner Tumoren zurückgeführt. Oft schon Wochen und Monate vor der Diagnose eines Bronchialkarzinoms klagen die Patienten über Gangunsicherheit, Schmerzen und Parästhesien. Häufig sind Schmerzen von Lymphom- und Leukämiekranken auch durch Kompression bzw. Infiltration peripherer Nerven bedingt (siehe Plexusparesen, *S. 337).*

f) Paraproteinämien

Polyneuropathien sind die häufigsten neurologischen Komplikationen der Paraproteinämien. Zum Verteilungsmuster der sensomotorischen Paresen siehe die *Tabelle 97.*

Diagnostik der Polyneuropathien

Die Anamnese berücksichtigt familiäre Nervenleiden, internistische **Vorerkrankungen,** Hinweise auf Alkohol-, Drogen- und Medikamentenabusus und eine besondere Exposition am Arbeitsplatz. In der Regel werden Schmerzen und symmetrische Mißempfindungen der Füße und Hände, u.a. auch brennende Sensationen *(S. 355),* sowie Schwankschwindel und nächtliche Muskelkrämpfe angegeben. Der Untersuchungsgang beginnt mit der Prüfung der **Sensibilität,** die in allen Qualitäten beeinträchtigt sein kann; auch dissoziierte Empfindungs-

Tabelle 97: Polyneuropathien bei Paraproteinämien	
Paraproteinämie	**Verteilungsmuster sensomotorischer Paresen**
Myelom, Proliferation des Plasmazellsystems	Tetraplegietyp, anfangs asymmetrisch
benigne Gammopathie	symmetrisch, dissoziierte Empfindungsstörung, Ataxie
Kryoglobulinämie	asymmetrisch
M. Waldenström, Makroglobulinämie	symmetrisch oder Multiplextyp

störungen kommen vor. Die **Eigenreflexe** sind meist an den unteren Extremitäten herabgesetzt oder erloschen. Der ASR fehlt oft schon, bevor Sensibilitäts- oder Motilitätsstörungen nachweisbar sind.

Die Diagnose ist leicht zu stellen, wenn distale Sensibilitätsstörungen (Pallhypästhesie!) bei Areflexie vorliegen.

Der Nachweis handschuh- oder strumpfförmiger Sensibilitätsstörungen, vor allem einer herabgesetzten Vibrationsempfindung an den Unterschenkeln bei Areflexie, führt fast immer zur Diagnose Polyneuropathie.

Eine Ataxie beobachtet man bei Intoxikation mit:
Quecksilber, Akrylamid, Disulfiram, ferner bei postdiphtherischer, nephrogener, paraneoplastischer Polyneuropathie. Man spricht auch von Pseudotabes alcoholica und Pseudotabes diabetica.

In jedem Fall ist eine eingehende Prüfung der Koordination notwendig, die je nach Ursachen unterschiedlich betroffen ist:
Quecksilbervergiftungen rufen neben Gesichtsfeldeinschränkungen eine **Ataxie** hervor, die auch bei Intoxikationen mit Acrylamid oder Disulfiram (Antabus) beobachtet wird. Ein positiver Rombergversuch und Unsicherheit im Blindgang sind auch im Verlauf der postdiphtherischen, nephrogenen und paraneoplastischen Polyneuropathien zu beobachten, die Ataxie bei diabetischen oder alkoholischen Neuropathien wird gelegentlich als »Pseudotabes diabetica« bzw. »Pseudotabes alcoholica« bezeichnet. Diabetische, vaskulitische, paraproteinämische Neuropathien sind oft **asymmetrisch** ausgeprägt (Multiplextyp), ebenso die Blei-Polyneuropathie sowie Neuropathien nach Zeckenbiß (Borreliose), Lues- und Leprainfektion. Liegt eine **Mononeuropathie** vor oder sind **Hirnnerven** beteiligt (Okulomotorius-, Abduzens- oder Fazialisparese u.a.), muß wiederum vor allem an eine diabetische Stoffwechselstörung gedacht werden.

Radialisparesen kommen bei der Blei-Polyneuropathie und Porphyrie vor, eine Wadenatrophie (»Storchenbeine«) bei der HMSN, Typ I.

Ein- oder doppelseitige **Radialisparesen** (Fallhand) kommen bei der Blei-Polyneuropathie und im Verlauf einer akut-intermittierenden Porphyrie vor. Auf **atrophische Paresen** der kleinen Handmuskeln, der Wadenmuskulatur sowie trophische Störungen der Haut und Nägel ist besonders zu achten. Die Hexakarbon-Polyneuropathie nach Intoxikation mit Lacken, Klebemitteln und Verdünnern führt vor allem bei den »Pattex-Schnüfflern« zu Atrophien der kleinen **Handmuskeln** und Fußstrecker. Eine Atrophie der M. interossei wird auch bei HMSN-Typ I beobachtet. Diese zusätzliche Neuropathie fällt durch **Wadenatrophie** (»Storchenbeine«) auf. Psychische Auffälligkeiten sind vor allem bei Alkoholismus, Porphyrie und Thalliumvergiftung zu beobachten.

Laborbefunde. Wichtige Untersuchungen sind Elektrophorese, Vitamin-B_{12}–Bestimmung, Schilling-Test und Glukosetoleranztest. Ferner:
- Erhöhter **Bleispiegel** in Blut und Harn bei Blei-Polyneuropathie.
- **Arsen**-Nachweis im Urin und in den Haaren.
- **Thallium-Nachweis** (Serum/Urin).
- Rot verfärbter Urin (Urobilinogen) und positiver Schwartz-Watson-Test bei akuter **Porphyrie**.
- monoklonale Gammopathie und in ca. 60% Bence-Jones-Protein im Urin bei **Myelom**.

Laborbefunde. Zur Labordiagnostik gehören, abgesehen von BSG, Blutbild, Urinstatus und Rheumafaktoren, Elektrophorese und Immunelektrophorese, die B_{12}- und Folsäure-Bestimmung, der Schilling-Test und der Glukosetoleranztest.
Bei der **Blei-Polyneuropathie** findet sich eine basophile Tüpfelung der Erythrozyten. Der Bleispiegel im Blut und Urin ist erhöht.
Arsen läßt sich im Urin, in Haaren und Nägeln nachweisen.
Der **Thallium**-Nachweis gelingt in Blut und Urin.
Bei der akut intermittierenden **Porphyrie** ist der Urin dunkelrot (Urobilinogen) und der Schwartz-Watson-Test positiv (Porphobilinogen). Die δ-Aminolaevulinsäure ist vermehrt.
Beim **Myelom** finden sich neben einer stark beschleunigten BSG eine monoklonale Gammopathie in der Serum-Elektrophorese und in etwa 60% der Fälle Bence-Jones-Eiweißkörper im Urin.

Bei der **Borreliose** entwickeln sich innerhalb von vier bis acht Wochen in Serum und Liquor Antikörper gegen Borrelia burgdorferi, die mit Hilfe des Immunfluoreszenz- oder des ELISA-Tests nachweisbar sind.

Die Lumbalpunktion ergibt häufig ein leicht bis mäßig **erhöhtes Liquoreiweiß** und bei entzündlichen Polyneuropathien eine lymphozytäre Pleozytose. Bei der postdiphtherischen Polyneuritis, der akut intermittierenden Porphyrie und beim Refsum-Syndrom wird die für die Polyradikulitis Guillain-Barré typische zytoalbuminäre Dissoziation beobachtet *(S. 353)*.

Bei Polyneuropathien mit vorwiegender Demyelinisierung sind die **elektroneurographischen** Veränderungen wesentlich stärker ausgeprägt als die elektromyographischen. Umgekehrt finden sich bei vorwiegender Axondegeneration nur geringe elektroneurographische Veränderungen und statt dessen pathologische Spontanaktivität mit Fibrillationspotentialen und positiven scharfen Wellen. Die Potentiale motorischer Einheiten in der **Elektromyographie** sind bei der axonalen Form hinsichtlich Amplitude und Dauer meist vergrößert.

Die **N.-suralis**-Neurographie mit Oberflächenelektroden ist eine einfache Methode zur Bestimmung der sensiblen NLG bei Polyneuropathien. Der N. suralis ist der einzige gut zugängliche sensible Nerv der unteren Extremität und darüber hinaus frühzeitig geschädigt. In ungeklärten Fällen empfiehlt sich zusätzlich eine **Suralis-Biopsie**.

Differentialdiagnose. Parästhesien und Schmerzen bei Polyneuropathien werden häufig mit arteriellen Durchblutungsstörungen verwechselt. Eine diabetische Mononeuropathie ist gelegentlich schwer von **radikulären Syndromen** *(S. 62)* oder pseudoradikulären Beschwerden zu differenzieren. Zu den Engpaßsyndromen und Plexuspasesen siehe *S. 322* und *S. 337*. Zur funikulären Myelose, die neben abgeschwächten Eigenreflexen Pyramidenbahn-Zeichen aufweist, siehe *S. 190*. Die Tabes dorsalis ist durch eine positive Lues-Serologie auszuschließen *(S. 213)*.

Behandlung der Polyneuropathien

Bei Schmerzen, Wadenkrämpfen und Parästhesien empfiehlt sich die Gabe von **Thioctsäure**. Als **Analgetika** kommen Acetylsalicylsäure und Paracetamol in Frage. Hartnäckige Schmerzen erfordern die Behandlung mit Thymo- und Neuroleptika oder Carbamazepin. Orthopädische Hilfsmittel wie eine Peronäusschiene sind bei ausgeprägter Gehbehinderung notwendig. Wesentlich sind **Präventivmaßnahmen** bei bekannten Noxen (Alkoholkarenz). Die jeweiligen Grundkrankheiten erfordern spezielle Behandlungsmaßnahmen, die aus der *Tabelle 98* hervorgehen. Im übrigen sind immer krankengymnastische **Bewegungsübungen** und häufig ein ergotherapeutisches Training notwendig.

Verlauf. Polyneuropathien sind in der Regel langsam progredient und bilden sich meist auch wieder allmählich zurück. Die Prognose hängt von der zugrundeliegenden Noxe bzw. Krankheit ab; so ist zum Beispiel die Symptomatik und die **Remissionstendenz** der Alkohol- wie der Vincristin-Polyneuropathie dosisabhängig. Die lepromatöse Lepra, die hereditären Formen der endogenmetabolischen Neuropathien und die paraneoplastischen Syndrome schreiten mit der Grundkrankheit fort, können jedoch z.T. therapeutisch beeinflußt werden. Zu Rezidiven neigt die akute Porphyrie. Die postdiphtherische Polyneuritis und die Borreliose (Garin-Bujadoux-Bannwarth-Syndrom) zeigen unter der Behandlung eine gute Remission, können aber bei Myokardbeteiligung zum Tod führen.

- Der **Borrelien**-Antikörper ist vier bis acht Wochen nach Zeckenbiß positiv.

Eine **Eiweißerhöhung im Liquor** kommt bei zahlreichen Polyneuropathien vor, gelegentlich auch eine zytoalbuminäre Dissoziation (s. Guillain-Barré-Syndrom, B 2.5).

Polyneuropathien mit vorwiegender Demyelinisation weisen ausgeprägte **elektroneurographische Veränderungen** auf. Demgegenüber zeigen sich bei vorwiegender Axondegeneration häufiger **elektromyographische Veränderungen** mit pathologischer Spontanaktivität, vergrößerter Amplitude und Potentialdauer. Bei einer Reihe von Polyneuropathien läßt sich frühzeitig eine Schädigung des N. suralis nachweisen. In ungeklärten Fällen ist eine **Suralis-Biopsie** angezeigt.

Differentialdiagnose
Parästhesien und Schmerzen werden häufig als arterielle Durchblutungsstörungen verkannt. Eine Mononeuritis kann mit einem radikulären Syndrom verwechselt werden. Zur funikulären Myelose siehe S. 190, und zur Tabes dorsalis S. 213.

Behandlung der Polyneuropathien

Thioctsäure ist ein wirkungsvolles Mittel gegen Schmerzen und Parästhesien. Hartnäckige Beschwerden erfordern die Gabe von Analgetika, Thymo- und Neuroleptika oder Carbamazepin. Zur speziellen Therapie der Neuropathien siehe *Tabelle 98*.

Verlauf
Für die meisten Polyneuropathien ist ein subakuter bis chronischer Verlauf mit langsamer Progredienz ebenso typisch wie die Remissionstendenz.

Tabelle 98: Spezielle Therapie der Polyneuropathien	
Grundkrankheit	**Therapie der Polyneuropathien**
Borreliose	20 Mega I.E. Penicillin G/die oder 3 x 2 g Cefotaxim, 2 g Ceftriaxon/die über 10 Tage
Diphtherie	antitoxisches Serum, 20 Mega IE Penicillin/die
Botulismus	Prostigmin, in schweren Fällen Antitoxin
Lepra	Langzeittherapie mit Dapson
Bleivergiftung	Penicillamin, Kalzium-Natrium-EDTA
Thalliumvergiftung	Magenspülung, 1% Natriumjodlösung stabil. Schwefelkohlenstoff
Arsenvergiftung	BAL (Dimercaprol) und Penicillamin
Alkohol und nutritiv-toxische Polyneuropathien bei gleichzeitig bestehender	Vitamin-B-Komplex
Wernicke-Enzephalopathie	Vitamin B_1 (Thiamin), hochdosiert
INH-Polyneuropathie	Vitamin B_6 (Pyridoxin)
Diabetes mellitus	Insulin-Einstellung
Vaskuläre Polyneuropathien	Kortikosteroide, Azathioprin
HMSN IV (Refsum-Syndrom)	phytansäurearme Diät (Pflanzenfette), Plasmapherese
Paraproteinämien	Plasmapherese
Porphyrie	bis 500 g Glukose/Tag peroral zur Unterdrückung der δ-Aminolaevulinsäure, **Kontraindikationen:** Pyrazolone, Barbiturate, Sulfonamide, Tranquilizer und Östrogene wegen Gefahr der Provokation eines Erkrankungsschubs.

Der klinische Fall ▶

Der klinische Fall. Der 61jährige Architekt klagte über Schmerzen und nächtliche Parästhesien der Hände und Füße. Er könne weder den Zeichenstift halten, noch auf Leitern steigen. Sein Großvater mütterlicherseits habe ebenfalls unter Lähmungen der Hände und einer Gangstörung gelitten. Es bestand kein Alkohol- oder Medikamentenabusus. Die neurologische Untersuchung ergab ein Karpaltunnelsyndrom beiderseits, eine symmetrische strumpfförmige Hypalgesie, Hypästhesie und Pallanästhesie, ein positives Romberg-Phänomen und distal betonte atrophische Paresen bei Areflexie. Der Glukosetoleranz- und der Schilling-Test waren ebenso wie die Liquor-Untersuchung unauffällig. Im EMG (Mm. abductor hallucis und tibialis anterior rechts) fand sich eine hochgradige neurogene Lichtung mit Zeichen kollateraler Aussprossung und bindegewebigem Umbau der Muskulatur. Elektroneurographisch war an den Armen die motorische NLG verlangsamt, sensible Potentiale fehlten, an den Unterschenkeln waren weder motorische noch sensible Potentiale erhältlich. Der histologische Befund nach Rektum-Biopsie ergab ebenso wie die N.-suralis-Biopsie deutliche Hinweise auf eine Amyloidablagerung. Unter der Behandlung mit Thioctsäure, Carbamazepin und krankengymnastischen Bewegungsübungen war nur vorübergehend eine subjektive Besserung der Beschwerden zu erzielen. Diagnose: Primäre hereditäre Amyloidose mit Polyneuropathie.

3 Muskelerkrankungen

> **Definition.** Das Kardinalsymptom der Myopathien ist die Muskelschwäche. Hinzu kommen fakultativ Schmerzen (Myalgien) und Muskelschwund (Dystrophie). Man unterscheidet entzündlich-autoimmunologisch, endokrin-metabolisch, exogen-toxisch, genetisch bedingte und paraneoplastische Myopathien, die jeweils durch ein eigenes Verteilungsmuster charakterisiert sind. Eine Sonderstellung nimmt die Myasthenia gravis pseudoparalytica ein, die auf einer Störung der neuromuskulären Übertragung beruht. Am häufigsten sind die Muskeldystrophien, gefolgt von Myositiden (Polymyositis und Dermatomyositis), Myotonien und Myasthenia gravis *(vgl. Syn. 103)*.

3.1 Polymyositis und Dermatomyositis

> **Definition.** Entzündliche Muskelerkrankung unbekannter Ätiologie, die sich vorwiegend proximal manifestiert und zur Generalisierung neigt. Eine Dermatomyositis unterscheidet sich von der Polymyositis im wesentlichen durch Hautveränderungen. Myositiden sind häufig mit Malignomen kombiniert.

Epidemiologie. Die Inzidenz der Myositiden beträgt 0,5/100 000, die Prävalenz 6/100 000 Einwohner. Das weibliche Geschlecht überwiegt. Die Erkrankung setzt jenseits der vierten Lebensdekade, gelegentlich aber auch schon bei Kindern ein.

Symptomatologie. Fast alle Patienten mit Polymyositis klagen über eine **Muskelschwäche**, zwei Drittel der Patienten über **Myalgien**. Im weiteren Verlauf kommt es zu umschriebenen **Atrophien**, vor allem bei den kindlichen Formen auch zu Kontrakturen. Das Syndrom ist initial durch eine Schwäche der Becken- und Oberschenkelmuskulatur gekennzeichnet, die sich später auch auf die Schulter-Oberarmregion erstreckt. Hinzu kommen eine Schwäche der Halsmuskulatur, eine **Dysphagie** und Dysarthrophonie. Ein zusätzliches leicht violettes Erythem (»Lilakrankheit«) bei ödematöser Schwellung der Augenlider, Wangen, Thoraxregion und Streckseiten der Extremitäten, fokale Hautatrophien und Teleangiektasien charakterisieren das Bild der **Dermatomyositis** *(Syn. 104)*.

Synopsis 103: Vorkommen von Myasthenia gravis, Myotonien, Myositiden, und progressiver Muskeldystrophie, bezogen auf 100 000 Einwohner.

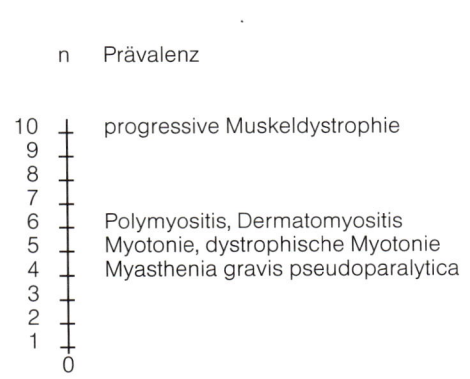

Synopsis 104: Häufigkeit klinischer Symptome bei Poly- und Dermatomyositis* (nach Jerusalem, 1987)

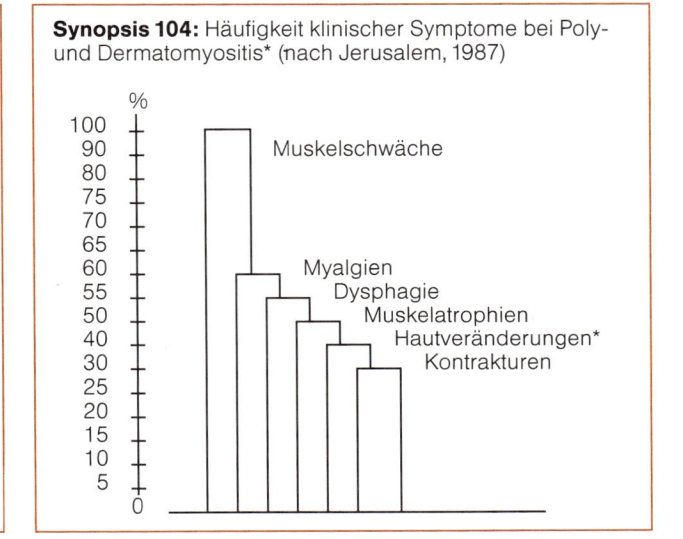

Ätiopathogenese. Ätiologie und Pathogenese der Polymyositis und Dermatomyositis sind ungeklärt. Am wahrscheinlichsten ist eine Autoimmungenese. Histologisch findet man eine entzündliche Zellinfiltration (interstitiell oder vaskulitisch) und degenerative Veränderung der Myofibrillen, Nekrose und Phagozytose. Auffallend häufig wird ein kombiniertes Auftreten der Myositiden mit Kollagenosen und Malignomen beobachtet.

> In zwei Drittel der Fälle ist eine Dermatomyositis mit einem Malignom vergesellschaftet.

Häufiger als bei anderen Myositiden findet man eine perifaszikuläre Faserdegeneration. Für das Zusammentreffen mit den Neoplasien könnte ein Immundefekt verantwortlich sein. Bei Myositiden, die zusammen mit Kollagenosen (Sklerodermie, Panarteriitis nodosa, Lupus erythematodes u.a.) vorkommen, spricht man auch von »Overlap«-Syndromen.

Diagnostik. Jede Muskelschwäche bei **persistierenden** Myalgien ist verdächtig auf eine Myositis. Charakteristisch sind eine rasch fortschreitende, symmetrische und vorwiegend proximale Muskelschwäche bei anfangs erhaltenen Eigenreflexen, eine beschleunigte BSG, die Erhöhung von **Muskelenzymen** im Serum (LDH, CPK, Aldolase) und elektromyographische Veränderungen mit gesteigerter Polyphasie, kleinen Aktionspotentialen, Fibrillationspotentialen und positiven scharfen Wellen. Histologisch findet man ein myositisches Gewebssyndrom, das durch eine **Biopsie** vor Therapiebeginn diagnostiziert wird. Die entzündlichen Infiltrate sind jedoch nicht spezifisch, da sie auch bei der progressiven Muskeldystrophie in 25% der Fälle beobachtet werden. Die technischen Befunde erlauben nur gemeinsam mit dem klinischen Syndrom eine sichere Diagnose.

Differentialdiagnose. Differentialdiagnostisch ist die **diabetische Amyotrophie** abzugrenzen, die meist einseitig betont die proximale Muskulatur betrifft *(S. 359)*. Seltener kommt eine chronische **Sarkoidose** der proximalen Muskulatur in Betracht, die sich mit atrophischen Paresen jenseits des 50. Lebensjahres manifestiert und mit einer Erhöhung der Muskelenzyme einhergeht. Schon im Kindesalter kann die **Wegener-Granulomatose** mit katarrhalischen Beschwerden, Anorexie und Polyneuropathie *(S. 361)* auftreten. Die weltweit verbreitete **Trichinose,** die nach Genuß von rohem Fleisch auftritt (Trichinella spiralis) beginnt mit abdominellen Beschwerden und ist von Muskelschmerzen, Gesichtsödem, juckendem Exanthem und Fieber gefolgt und von Eosinophilie begleitet. Hinzu kommen petechiale Blutungen, Gelenkschwellungen und selten eine Meningoenzephalitis oder Polyradikuloneuritis. Auch die **Zystizerkose** *(S. 228)* befällt die Skelettmuskulatur. Die Zungen- und Herzmuskulatur kann mitbetroffen sein. Auffällig ist eine Pseudohypertrophie der Muskulatur und das Fehlen einer Muskelschwäche bei Myalgien.

Bakterielle Muskelabszesse und die epidemische Myalgie (Bornholmer Krankheit bei Cocksackie-B-Virusinfektion) sind selten *(S. 218)*. Das postinfektiöse Myalgie-Adynamie-Syndrom manifestiert sich nach grippalen Infekten mit Krampi und rascher muskulärer Ermüdbarkeit. Bei der **Myositis ossificans** handelt es sich um eine umschriebene, meist gelenknahe Muskelverknöcherung *(Abb. 79),* die häufig bei stationärer Langzeittherapie tetraplegischer Patienten, wie z.B. bei apallischem Syndrom, vorkommt.

Therapie. Als Immunsuppressiva gibt man Kortikosteroide (bis zu 80 mg Prednison/die) und/oder Azathioprin. In schweren Fällen ist eine Plasmapherese angezeigt. Zur logopädischen Behandlung der Dysarthrie emfiehlt sich ein Artikulationstraining der Wangen-, Lippen-, Kiefer- und Zungenmuskulatur.

Verlauf. Myositiden verlaufen meist subakut oder chronisch. Unter zweijähriger Kortikosteroidtherapie kommt es in zwei Dritteln der Fälle zur Remission. Im übrigen wird der Verlauf von den Begleiterkrankungen bestimmt (s.o.).

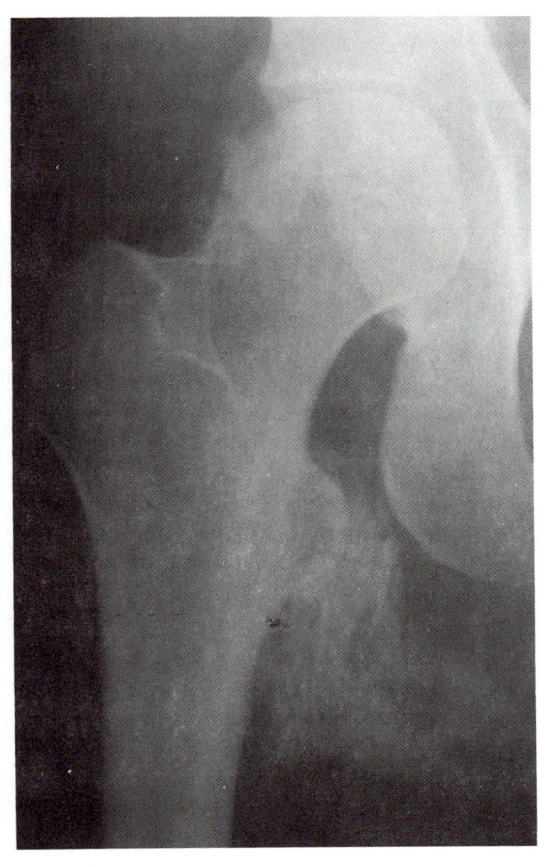

Abb. 79: Myositis ossificans. Muskelverknöcherung im Bereich des Hüftgelenks bei einem Patienten mit Coma vigile.

3.2 Myasthenia gravis pseudoparalytica

> ***Definition.*** Es handelt sich um eine Autoimmunkrankheit mit Störung der neuromuskulären Übertragung. Die Folge ist eine krankhaft gesteigerte Ermüdbarkeit der Skelettmuskulatur.

Epidemiologie. Die Myasthenia gravis kommt mit einer Prävalenz von 4/100 000 Einwohner vor. Das weibliche Geschlecht überwiegt. Nur in ca. 3% der Fälle liegt eine familiäre Häufung vor. Man unterscheidet eine juvenile von einer adulten Form. Der Erkrankungsgipfel liegt in der dritten Dekade, es gibt aber auch noch Manifestationen im hohen Alter (Altersmyasthenie).

Symptomatologie. Die Patienten klagen frühzeitig über **Doppeltsehen**. Auffällig ist eine ein- oder doppelseitige Ptosis *(Abb. 80)*. In 20% der Fälle liegt eine rein okuläre Myasthenie vor *(Tab. 99)*. Hinzu kommt eine bulbäre Symptomatik mit Sprech-, Kau- und Schluckstörung. Die Gesichtsmuskulatur ist schlaff (Facies myopathica, *s. Abb. 81*). Wenn sich der Prozeß weiter ausbreitet, stellt sich eine Schwäche der Extremitäten, Rumpf- und Atemmuskulatur ein. Die Symptomatik nimmt im Tagesverlauf zu. Bei akuter Verschlechterung, die sich bis zur Ateminsuffizienz steigert, spricht man von einer **myasthenischen Krise**. Treten unter der Therapie parasympathische Symptome wie Miosis und Hyperhidrosis hinzu, so kann sich eine ebenfalls lebensbedrohliche **cholinerge Krise** entwickeln *(s.u.)*.

Tabelle 99: Schweregrade der Myasthenie (modifiziert nach Ossermann)		
Schweregrad	Typus	Charakteristika
I	okuläre Myasthenie	Ptosis, Diplopie
II a	leichte Generalisierung	Schwäche der Augen-, Nacken- und Extremitätenmuskulatur
II b	mittelschwere Generalisation	Befall der Augen-, Nacken- und Extremitätenmuskulatur, leichte bulbäre Symptome
III	schwere akute Generalisierung	zusätzlich Schwäche der Atemmuskulatur und ausgeprägte bulbäre Symptome
IV	schwere chronische Generalisierung	Verteilung wie II b, allmähliche Progredienz und stärkere Ausprägung

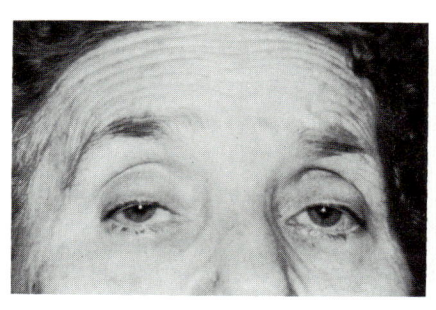

Abb. 80: Okuläre Myasthenie mit Ptosis beiderseits.

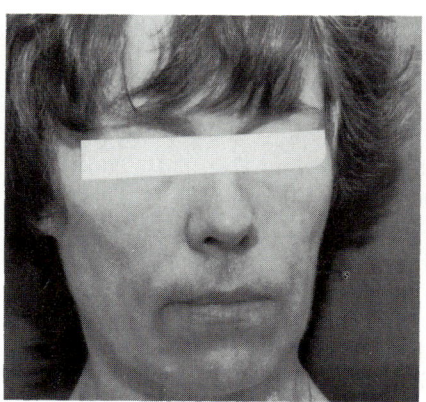

Abb. 81 (rechts): Facies myopathica bei Myasthenie.

Ätiopathogenese

In 90 % der Fälle lassen sich **Antikörper gegen Acetylcholin-Rezeptoren** nachweisen, die häufig von **Veränderungen des Thymus**, aber auch anderen immunkompetenten Zellen gebildet werden. Die Annahme einer **Autoimmungenese** wird durch die Beobachtung gestützt, daß die Myasthenie häufiger bei Lupus erythematodes, rheumatischer Arthritis und Thyreoiditis vorkommt.

In zwei Dritteln der Fälle manifestiert sich die Myasthenie nach **psychischer Belastung**; eine Schwangerschaft kann den Ausbruch der Erkrankung begünstigen.

Diagnostik

Bei wiederholtem Kopfheben oder Faustschluß ist rasche Ermüdbarkeit festzustellen. Nach Injektion eines Acetylcholinesterasehemmers bessert sich die Muskelschwäche **(Tensilon-Test** positiv). Bei repetitiver Reizung eines peripheren Nervs fällt die Amplitude der Aktionspotentiale ab.

Ätiopathogenese. Es wird eine Autoimmungenese angenommen. Bei mehr als 90% der Myastheniekranken lassen sich im Serum **Antikörper gegen den nikotinergen Acetylcholin-Rezeptor der muskulären Endplatte** nachweisen. Darüber hinaus findet man an der Endplatte gebundenes Immunglobulin. Bei 85% aller Patienten sind **Veränderungen des Thymus** zu beobachten, darunter findet man in 85% eine Thymushyperplasie und in 15% ein Thymom, das maligne entarten kann. Die Rolle des Thymus für die Pathogenese der Myasthenia gravis ist nicht eindeutig geklärt. Gesichert ist die Antikörperbildung durch immunkompetente Lymphozyten des Thymus (T-Helfer-Zellen) gegen Acetylcholin-Rezeptoren, jedoch sind auch andere Organe, z.B. die Lymphozyten des Blutes daran beteiligt. Häufig kommt die Myasthenia gravis gemeinsam mit Autoimmunkrankheiten wie dem systemischen Lupus erythematodes, einer rheumatoiden Arthritis oder Thyreoiditis vor.

Eine Myasthenie bei Säuglingen, die innerhalb weniger Wochen spontan sistiert, geht auf die AK-Übertragung durch die erkrankte Mutter zurück. In zwei Dritteln der Fälle manifestiert sich eine Myasthenia gravis nach **psychischer Belastung**. Besonders häufig setzt sie während einer Heirat, **Schwangerschaft** oder beim Tod von Angehörigen ein.

Diagnostik. Bei alternierenden Bewegungen wie Schließen und Öffnen der Hand oder Reklination und Beugung des Kopfes tritt rasche Ermüdung ein. Nach Gabe eines kurzfristig wirkenden Acetylcholinesterase-Hemmers wie Edrophoniumchlorid kommt es zur vorübergehenden Besserung der Muskelschwäche **(Tensilon-Test)**. Im Zweifelsfall sichert der **EMG-Ermüdungstest** die Diagnose *(Syn. 105)*. Bei repetitiver elektrischer Stimulation eines peripheren Nervs nimmt die Amplitude der Aktionspotentiale in dem Erfolgsmuskel kontinuierlich ab, nach Tensilon-Injektion jedoch wieder zu.

Synopsis 105: Repetitive Reizung eines peripheren Nervs bei myasthenischen Syndromen. Nach supramaximaler Reizung des N.ulnaris mit hoher Frequenz und Ableitung vom M. abductor digiti minimi fällt bei Myasthenia gravis ein Amplitudenabfall des Muskelsummenpotentials auf. Im Gegensatz dazu nehmen bei einem Lambert-Eaton-Syndrom die Amplituden der Muskelaktionspotentiale unter repetitiver Reizung zu (S. 370). (Aus: Ludin, H.P.: Praktische Elektromyographie. 2. Aufl. Enke, Stuttgart 1988).

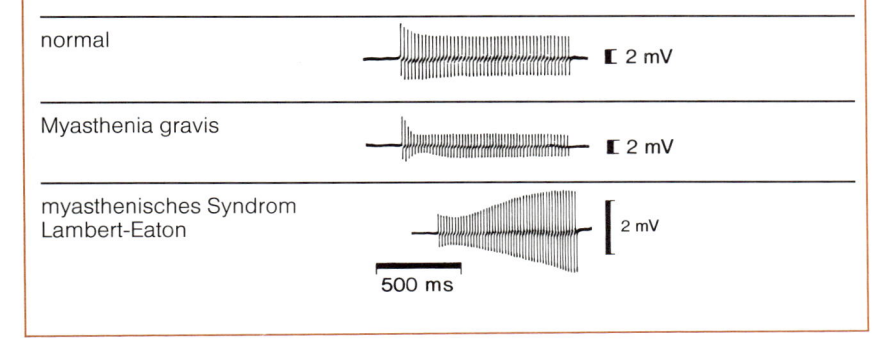

Im Serum sind **Antikörper gegen Acetylcholin-Rezeptoren** und häufig auch gegen die quergestreifte Muskulatur nachzuweisen, seltener bei der okulären Form. Im Liquor sind die IgG-Antikörper gegen den Azetylcholin-Rezeptor geringer konzentriert.

Im Serum sind **Antikörper gegen Acetylcholin-Rezeptoren** nachzuweisen.

Bei Myasthenie ist computertomographisch nach einer persistierenden Thymusdrüse, einer Thymushyperplasie oder einem Thymom zu suchen.

Bei Myasthenie ist nach einer persistierenden Thymusdrüse, Thymushyperplasie oder einem Thymom zu suchen (CT!).

Differentialdiagnose. Augenmuskellähmungen bei okulärer Myositis oder Polyneuritis cranialis sind im Gegensatz zur okulären Myasthenie nicht belastungsabhängig und sprechen auch nicht auf die Gabe von Tensilon an. Ebenfalls durch den Tensilon-Test ist die **chronische progressive Ophthalmoplegie v. Graefe** abzugrenzen, die durch eine beiderseitige Ptosis und fortschreitende äußere Augenmuskelparesen charakterisiert ist und mit weiteren neurologischen Ausfällen kombiniert sein kann (»Ophthalmoplegie-plus-Krankheiten«). Das **Kearns-Sayre-Syndrom** umfaßt z.B. eine progressive externe Ophthalmoplegie, Pigmentdegeneration der Retina, zerebellare Ataxie, Liquor-Eiweißerhöhung, gelegentlich dementativen Abbau und Reizleitungsstörungen des Herzens mit synkopalen Anfällen. Zur **dystrophischen Myotonie** siehe *S. 373*, zur **Progressiven Muskeldystrophie** *S. 374*. Darüber hinaus kommen hypo- und hyperkaliämische sowie endokrinologische Störungen als Ursache myasthenieähnlicher Krankheitsbilder in Frage.

Differentialdiagnose
Im Gegensatz zur okulären Myasthenie wird weder die okuläre Myositis, die Polyneuritis cranialis noch die chronische progressive Ophthalmoplegie (von Graefe) durch Tensilon-Gabe beeinflußt. Eine Pigmentdegeneration der Retina und zerebellare Ataxie bei externer Ophthalmoplegie spricht für das Kearns-Sayre-Syndrom. Im übrigen sind die dystrophische Myotonie, die okuläre Muskeldystrophie, dyskaliämische und endokrinologische Lähmungen abzugrenzen.

Therapie. Wenn innerhalb des ersten Jahres nach Manifestation der Erkrankung keine Spontanremission eintritt, sollte eine **Thymektomie** vorgenommen werden, die in 75% der Fälle gute Ergebnisse erzielt. Ein Thymom stellt eine absolute Operationsindikation dar. Bei Patienten jenseits des 60. Lebensjahres wird der Eingriff wegen der Thymusinvolution nur bei Thymomnachweis vorgenommen. Die Gabe von **immunsuppressiven Medikamenten,** Kortikosteroiden und Azathioprin ist als Langzeittherapie wirksam. Bei schweren Verläufen, auch präoperativ und bei Versagen der immunsuppressiven Therapie besteht die Indikation zur **Plasmapherese.** Während der Erfolg der Thymektomie oft erst nach größerer Latenz eintritt, läßt sich durch eine symptomatische Behandlung mit dem Azetylcholinesterase-Hemmer **Pyridostigmin** (Mestinon) meist eine rasche Besserung des Krankheitsbildes erzielen. Dieses Medikament eignet sich jedoch nicht zur Langzeittherapie, da es in seiner Wirkung nachläßt und die Regeneration der Rezeptoren beeinträchtigt (zu den Therapiezielen siehe *Tab. 100*).

Therapie
Die **Thymektomie** zeigt in 75% der Fälle ein gutes Resultat. Es empfiehlt sich eine **immunsuppressive Langzeit-Therapie**. In schweren Fällen ist die **Plasmapherese** angezeigt. **Pyridostigmin** ist gut wirksam, aber nicht als Langzeittherapeutikum geeignet. Zur den Therapiezielen siehe *Tabelle 100.*

Tabelle 100: Therapie der Myasthenia gravis	
Therapie der Myasthenie	**Ziel**
1. Azathioprin/Kortikosteroide	Immunsuppression
2. Thymektomie	Ausschaltung der Antikörperbildung
3. Plasmapherese	Elimination zirkulierender Antikörper
4. Acetylcholinesterase-Hemmer	Steigerung der Acetylcholinwirkung

Die myasthenische Krise kann durch eine Reihe von Pharmaka, wie Aminoglykosid-Antibiotika, Beta-Blocker, Chinin und Diazepam ausgelöst werden. Sie erfordert die sofortige intravenöse Gabe von Neostigmin oder Pyridostigmin und die Intubation.

Eine Reihe von Pharmaka kann die Myasthenie-Symptomatik verstärken oder eine **myasthenische Krise** auslösen und ist daher bei Myasthenia gravis kontraindiziert. Dazu gehören u.a. Aminoglykosid-Antibiotika, D-Penicillamin, Antiarrhythmika, Beta-Blocker, Chinin (Grippe-Mittel, Tonic water), Muskelrelaxantien, Hypnotika (Barbiturate), Tranquilizer (Benzodiazepine), Neuroleptika, Antikonvulsiva (außer Carbamazepin), Magnesium-Präparate. Zur **Therapie der myasthenischen Krise** muß zum Ausgleich des akuten Acetylcholinmangels an der motorischen Endplatte sofort Neostigmin (0,25 mg) oder Pyridostigmin (1,0 mg) intravenös gegeben und bei Nichterfolg intubiert werden.

Bei Überdosierung von Acetylcholinesterase-Hemmern kommt es zur **cholinergen Krise** mit Miosis, vermehrter Tränensekretion, Hypersalivation, Diarrhöen, Tachykardie, schmerzhaften Muskelkrämpfen, Faszikulationen und Muskelschwäche bis zur Ateminsuffizienz. Als Antidot wird Atropin gegeben, meist ist Beatmung notwendig.

In jedem Fall empfiehlt sich eine regelmäßige ambulante Betreuung und die Teilnahme an einer Selbsthilfegruppe.

In jedem Fall empfiehlt sich eine regelmäßige ambulante Betreuung mit psychotherapeutischen Hilfen. Für viele Patienten ist die Teilnahme an einer Myastheniker-**Selbsthilfegruppe** sinnvoll, die dem Erfahrungsaustausch und dem besseren Kontakt unter den Patienten dient.

Verlauf
Meist ist der Verlauf chronisch progredient.

Verlauf. Abgesehen von seltenen foudroyanten Verläufen ist die Erkrankung unter der Behandlung langsam progredient. Die Letalität liegt bei 20%, die Operationsletalität bei 3%.

Der klinische Fall ▶

Der klinische Fall. Bei der 50jährigen Patientin, die seit zehn Jahren unter einer Sprech-, Schluck- und Kaustörung litt und abends nicht mehr Treppen steigen konnte, fiel eine Facies myopathica und Ptosis beiderseits auf. Bei wiederholter Muskelanspannung bestand rasche Ermüdbarkeit und eine generalisierte Muskelschwäche vom Kraftgrad 4, an den oberen Extremitäten distal, an den unteren proximal betont. Im Serum fanden sich hohe Antikörper-Titer gegen Acetylcholin-Rezeptoren. Das Thorax-CT ergab einen Thymusrest im oberen vorderen Mediastinum, jedoch keinen Anhalt für ein Thymom oder eine Thymushyperplasie. Da keine Indikation für eine Thymektomie bestand, wurde die Patientin auf Azathioprin eingestellt und nach vier Wochen leicht gebessert entlassen.

3.3 Lambert-Eaton-Syndrom (Pseudomyasthenie)

Synonyme. Pseudomyasthenie Lambert-Eaton-Rooke, Eaton-Lambert-Syndrom.

Definition ▶

> ***Definition.*** Von E.H. Lambert, L.M. Eaton und E.D. Rooke (1956) beschriebenes paraneoplastisches Syndrom mit myasthenieartiger Muskelschwäche.

Das männliche Geschlecht überwiegt. Neben einer proximal betonten Muskelschwäche klagen die Patienten über Mundtrockenheit und Gewichtsverlust. Die Eigenreflexe sind abgeschwächt, die Amplituden der Muskelaktionspotentiale reduziert. Pyridostigmin bessert die Symptomatik nicht. Eine eingehende Tumorsuche ist indiziert.

Das Syndrom wird vorwiegend bei Männern im mittleren und höheren Lebensalter beobachtet. Die Patienten klagen über Schwäche und Schmerzen der proximalen Muskulatur, vor allem des Beckengürtels, die sich bei wiederholter Anstrengung vorübergehend zurückbilden, darüber hinaus über Mundtrockenheit und Gewichtsabnahme. Die Eigenreflexe sind abgeschwächt. **Pyridostigmin bessert die Symptomatik nicht.** Im EMG sind die Amplituden der Muskelaktionspotentiale reduziert, nehmen aber im Gegensatz zur myasthenischen Reaktion bei repetitiver Reizung zu *(Syn. 105).*

Das Syndrom erfordert in jedem Fall eine **eingehende Tumorsuche.** Im Vergleich zur Myasthenia gravis pseudoparalytica ist der Tensilon-Test nur schwach positiv.

Ätiopathogenese. Das paraneoplastische Syndrom ist meist auf ein kleinzelliges Bronchialkarzinom zurückzuführen. Eine ultrastrukturelle Untersuchung der motorischen Endplatte ergibt Veränderungen an der präsynaptischen Membran.

Therapie und Verlauf. Unter der Behandlung mit Guanidin ist vorübergehend eine Besserung der Muskelschwäche zu erzielen. Die Prognose ist ungünstig und wird von der Grunderkrankung bestimmt.

Der klinische Fall. Der 60jährige Patient klagte über Mundtrockenheit, rasche Ermüdbarkeit beim Gehen und Gewichtsabnahme um 9 kg. Bei der neurologischen Untersuchung waren die Muskeleigenreflexe abgeschwächt. Röntgenologisch fand sich ein Bronchialkarzinom.

3.4 Myotonie

Definition. Myotone Syndrome sind durch eine verzögerte Erschlaffung der Muskelfasern gekennzeichnet. Die Muskelkontraktion überdauert die Innervation. Nur die quergestreifte Muskulatur ist betroffen.

Epidemiologie. Die Prävalenz der Myotonia congenita liegt ebenso wie die der dystrophischen Myotonie bei 5/100 000 Einwohner *(Syn. 103).* Viel seltener ist die Paramyotonia congenita Eulenburg. Während sich die kongenitalen Myotonien regelmäßig in der ersten Lebensdekade manifestieren, weist die **dystrophische Myotonie** einen Erkrankungsgipfel in der dritten und vierten Dekade auf *(Tab. 101).*

Symptomatologie. Die **myotone Reaktion** ist daran zu erkennen, daß der Patient die Faust oder die geschlossenen Augen nach einer Ruhephase nicht rasch öffnen kann. Auffällig ist das »lid-lag«-Phänomen, d.h. die Oberlider bleiben bei Blicksenkung zurück (Pseudo-Graefe-Zeichen). Die Patienten kommen schlecht in Gang. Eine vorübergehende Schwäche läßt bei mehrfacher Wiederholung der Bewegung nach (»warm-up«- Phänomen).

Tabelle 101: Myotonie, Paramyotonie und dystrophische Myotonie				
Myotones Syndrom	**Myotonia congenita (Thomsen)**	**Myotonia congenita (Becker)**	Paramyotonia congenita (Eulenburg)	dystrophische Myotonie (Curschmann-Steinert)
Manifestation	Extremitäten, Kaumuskeln, Zunge	Extremitäten, Kaumuskeln, Zunge	Hände, Mimik, Lider, Zunge	Lider, Thenar, Mimik, Zunge,
Begleitsymptome	Hypertrophie der Rumpf- und Wadenmuskulatur, oft gering ausgeprägt	Hypertrophie der Oberschenkel, Waden, des Schultergürtels, athletische Gestalt	Myotonia paradoxa	Atrophie der Mm. sternocleidomastoidei und distaler Extremitäten Gonadenatrophie, Glatze, Katarakt
Erbmodus	autosomal dominant	autosomal rezessiv	autosomal dominant	autosomal dominant
Erkrankungsalter	1.–3. Lebensjahr	5.–11. Lebensjahr	von Geburt an	20.–40. Lebensjahr

3.4.1 Myotonia congenita Thomsen

A. J. T. Thomsen (1876) beschrieb diese autosomal dominante Erbkrankheit, als er sie an sich selbst und bei seinen Verwandten beobachtete. Oft zeigt sich eine Steifigkeit der Beinmuskulatur, wenn die Kinder gehen lernen. Hinzu kommen Augenmotilitätsstörungen und eine myotone Reaktion der Zungen- und Kaumuskulatur. Atrophien gehören nicht zum typischen Bild der Myotonie. Man beobachtet im Gegenteil eine Hypertrophie der Rumpf- und Wadenmuskulatur.

3.4.2 Myotonia congenita Becker

Bei der autosomal rezessiven Form der Myotonia congenita, die P.E. Becker (1964) von der dominanten Form abgrenzte, manifestieren sich die Symptome zwischen dem fünften und elften Lebensjahr, bei mehr als der Hälfte der Patienten zuerst an den Beinen, im weiteren Verlauf an den Händen und der Kaumuskulatur. Man spricht auch von rezessiv **generalisierter Myotonie**. In jedem zweiten Fall besteht eine Myotonie der Zunge. In 75% der Fälle findet man eine Muskelhypertrophie bei athletischer Gestalt.

3.4.3 Paramyotonia congenita Eulenburg

Bei der von A. Eulenburg (1886) beschriebenen, autosomal dominanten Erkrankung kommt es charakteristischerweise durch **Kälteexposition** zur schlaffen Lähmung. Schon bei der Geburt fällt auf, daß die Augen nach dem Waschen des Gesichts nicht sofort wieder geöffnet werden können und die Mimik vorübergehend erstarrt. Rasch wiederholte Bewegungen verstärken die myotone Reaktion (»Myotonia paradoxa«).

Ätiopathogenese der Myotonien. Die myotonen Störungen beruhen auf einer ätiologisch ungeklärten Instabilität der Muskelzellmembran, die im Gegensatz zum Gesunden spontan oder nach leichten Reizen wiederholt depolarisiert. Eine Sonderform ist die chondrodystrophische Myotonie, die durch eine myotone Reaktion, Zwergwuchs und Skelettdeformitäten charakterisiert ist. Eine myotone Reaktion wird auch bei Hyperkaliämie beobachtet *(S. 378)*.

Diagnostik. Durch **Beklopfen des Thenars** läßt sich die myotone Reaktion auslösen: Es kommt zur sekundenlangen unwillkürlichen Kontraktion der Mm. adductor opponens und pollicis mit Ausbildung einer Muskelfurche (Perkussionsmyotonie). **Elektromyographisch** stellen sich schon bei Nadeleinstich Salvenentladungen mit ständiger Frequenz- und Amplitudenänderung dar.

Differentialdiagnose. Von den myotonen sind **pseudomyotone** Syndrome abzugrenzen. So beobachtet man z.B. bei der McArdle-Krankheit *(S. 379)* eine metabolisch bedingte Muskelschwäche mit Schmerzen und Kontrakturen. Auch bei kongenitalem Myxödem (Hypothyreose) findet sich eine Pseudomyotonie mit Muskelhypertrophie. Die **Neuromyotonie** ist eine nichterbliche Erkrankung des peripheren Nerven ohne Perkussionsmyotonie, bei der aufsteigende Myokymien (Muskelwogen) und eine Daueraktivität im EMG auffallen. Zum Stiff-man-Syndrom siehe *S. 374*.

Therapie. Therapeutisch kommen membranstabilisierende Pharmaka wie das Lidocain-Derivat Tocainid in Frage. Kontraindiziert sind depolarisierende Pharmaka wie Succinylcholin (curareähnliche Muskelrelaxantien) und Cholinesterasehemmer (Pro- und Neostigmin), weil dadurch eine **maligne Hyperthermie** provoziert werden kann *(S. 380)*.

Verlauf. Nicht selten ist die Symptomatik der Thomson-Myotonie und der Paramyotonie, die niemals progredient sind, gering ausgeprägt und bleibt deshalb unentdeckt. Bei isoliertem Befall der Hand- und Zungenmuskeln spricht man von Myotonia levior. Die rezessive Form der kongenitalen Myotonie kann im Lauf des Lebens schlimmer werden. Die Lebenserwartung ist nicht verkürzt.

3.4.4 Dystrophische Myotonie Curschmann-Steinert

Synonyme. Dystrophia myotonica, Myotonia dystrophica.

> **Definition.** Die dystrophische Myotonie ist eine von H. Steinert (1909) und H. Curschmann (1912) erstmals beschriebene, dominant erbliche Myopathie mit umschriebener Muskeldystrophie, myotoner Reaktion und vielfältigen Begleitsymptomen wie Katarakt und Gonadenatrophie. Das männliche Geschlecht überwiegt.

Symptomatologie. Die frühkindliche Form ist durch Hypotonie der Muskulatur (»floppy infant«) charakterisiert. Neben **distal** betonter Muskelschwäche der Beine, Atrophie der Gesichts-, Pharynx- und Nackenmuskulatur findet sich eine myotone Reaktion *(Syn. 101)*. In 25% der Fälle besteht eine Intelligenzminderung. Die myotonische Dystrophie kann mit einer hereditären motorischen und sensiblen Neuropathie (HMSN) kombiniert auftreten *(S. 360)*.

Ätiopathogenese. Es handelt sich um eine autosomal dominant vererbte Myopathie, deren Pathogenese im einzelnen nicht bekannt ist. Man weiß aber, daß die Muskelfasermembran wie bei der kongenitalen Myotonie geschädigt ist und zusätzlich neurogene Veränderungen vorliegen. Da auch weitere Organsysteme beteiligt sind (Gonadenatrophie, Katarakt, verminderte Glukose-Toleranz), liegt wahrscheinlich eine generalisierte **Membranschädigung** vor. Mikroskopisch sind neben atrophischen auch hypertrophische Muskelfasern zu beobachten, darüber hinaus eine Demyelinisierung und Axondegeneration intramuskulärer Nervenfasern.

Diagnostik. Vom Aspekt her fällt bei den männlichen und gelegentlich auch bei weiblichen Patienten eine **Stirnglatze** auf. Potenz- oder Menstruationsstörungen erklären sich durch eine Hodenatrophie bzw. ovarielle Dysfunktion. In 80–90 % der Fälle findet sich eine **Katarakt**. Abgesehen von einer doppelseitigen Ptose, Amimie und Atrophie der Mm. temporales besteht eine **Schwäche vor allem der Mm. sternocleidomastoidei, brachioradiales und peronei.**

Bei der Muskelbiopsie findet man ein unspezifisches myopathisches Gewebssyndrom. Elektromyographisch zeigen sich hochfrequente Entladungsserien verkürzter Potentiale von wechselnder Amplitude, die akustisch von einem typischen Heulgeräusch begleitet sind. Das EKG ergibt **Herzrhythmusstörungen.**

Im Röntgenbild des Schädels findet sich häufiger eine Hyperostose. Das Computertomogramm (CT) zeigt gelegentlich einen Mikrozephalus bei Hirnatrophie und Stammganglienverkalkungen.

Therapie. Die myotone Reaktion bessert sich sowohl unter Tocainid als auch Mexiletin (Antiarrhythmika, daher EKG-Kontrollen erforderlich!), gelegentlich auch Kortikosteroiden, während der dystrophische Prozeß nicht zu beeinflussen ist.

Verlauf. Die Erkrankung verläuft chronisch progredient, die Patienten erreichen selten das 50. Lebensjahr.

Der klinische Fall. Der 35jährige Patient klagte über Impotenz. Auffällig war eine Stirnglatze und Facies myopathica mit Amimie, Ptosis beiderseits und ständig geöffnetem Mund. Anamnestisch war zu erfahren, daß er schon als Säugling trinkschwach und hypoton gewesen war. Frühzeitig stellte sich eine Gangstörung ein. Wegen mangelnder Schulleistungen wurde er dreimal nicht versetzt und zudem wegen undeutlicher Artikulation gehänselt. Die augenärztliche Untersuchung ergab eine Katarakt, das EKG einen Linksschenkelblock, das EMG hochfrequente myotone Entladungsserien und Heulgeräusche. Diagnose: dystrophische Myotonie.

3.5 Stiff-man-Syndrom

Das Stiff-man-Syndrom ist eine seltene, ätiologisch ungeklärte Erkrankung, die durch eine von schmerzhaften Spasmen überlagerte Steifigkeit der Hals-, Rücken- und proximalen Extremitätenmuskulatur charakterisiert ist. Die Symptomatik nimmt unter psychischer Belastung und akustischer Überreizung zu. Das EMG zeigt eine Daueraktivität bei normaler Amplitude ohne myotone Salven. Als Mittel der Wahl gilt Diazepam, das jedoch zur Gewöhnung führen kann. Tizanidin, ein Muskelrelaxans, ist in der Langzeitbehandlung effektiver.

3.6 Progressive Muskeldystrophie

Synonym. Dystrophia musculorum progressiva.

> **Definition.** Erbliche, meist im Kindesalter beginnende, langsam fortschreitende Myopathie mit Schwäche und Atrophie der Muskeln an Gliedmaßen, Rumpf und im Gesicht. Zur Klassifikation der einzelnen Formen der Dystrophia musculorum progressiva siehe *Tabelle 102*.

Tabelle 102: Verlaufsformen der progressiven Muskeldystrophie			
Typ	Erbmodus	Manifestation	Symptombeginn
Duchenne (maligne)	X-chromosomal rezessiv	1–3. Lj.	Beckengürtel
Becker-Kiener (benigne)		6.–19. Lj.	
Leyden-Möbius (benigne)	autosomal rezessiv	10.–20. Lj.	Gliedergürtel
De Lange (maligne)		kongenital	generalisiert
Erb-Landousy-Déjerine	autosomal dominant (benigne)	10.–20. Lj.	fazio-skapulo-humeral
Kiloh-Nevin		jedes Alter	okulär
Barbeau		20.–40. Lj.	okulo-pharyngeal
Welander		40.–60. Lj.	distal

Epidemiologie. Die Inzidenz wird auf 0,7/100 000, die Prävalenz auf 10/100 000 Einwohner geschätzt. Die häufigste Form ist der bösartige Typ Duchenne, der ebenso wie der (relativ) gutartige Typ Becker-Kiener fast ausschließlich das männliche Geschlecht betrifft.

Ätiopathogenese. Die Erkrankung ist durch eine primäre Muskelfaserdegeneration charakterisiert. Die degenerierten Muskelfasern werden vielfach durch Bindegewebe und Fett ersetzt (Pseudohypertrophie). Daneben ist auch eine echte Muskelfaserhypertrophie zu beobachten. Von den X-chromosomalen Muskeldystrophien sind rezessiv autosomale und dominant autosomale Formen abzugrenzen. Beim Typ Duchenne konnte ein Gen lokalisiert und festgestellt werden, daß ein Protein (»Dystrophin«) and der Muskelzellmembran fehlt.

3.6.1 X-chromosomal rezessiver Beckengürteltyp

Unter den X-chromosomal rezessiven Muskeldystrophien, die sich primär am Beckengürtel manifestieren, unterscheidet man eine maligne und eine benigne Form:
- Der maligne Typ **Duchenne** manifestiert sich vor dem dritten Lebensjahr mit Atrophien des Beckengürtels und steigt zum Schultergürtel auf. Ab achtem Lebensjahr kommt es zu Kontrakturen. In einem Drittel der Fälle ist die intellektuelle Entwicklung gestört. In mehr als drei Vierteln der Fälle treten EKG-Veränderungen bei Kardiomyopathie hinzu. Die Lebenserwartung liegt bei etwa 20 Jahren.

● Im Vergleich dazu ist der Typ Becker-Kiener gutartig; die Erkrankung setzt meist im Schulalter mit einer Schwäche des Beckengürtels ein, aszendiert ebenfalls, verläuft langsam progredient, eine kardiale Beteiligung ist selten, die Lebenserwartung ist jedoch herabgesetzt. Die Intelligenz ist normal.

◀ vom benignen Typ Becker-Kiener

3.6.2 Autosomal rezessive Muskeldystrophien

● Der autosomal rezessive **Gliedergürtel**-Typ (»limb girdle«) manifestiert sich oft erst im Erwachsenenalter, kann aber auch schon in früher Kindheit mit einer Schwäche der Becken- und Oberschenkelmuskulatur beginnen, um langsam progredient aufzusteigen. In 10% der Fälle ist zunächst der Schultergürtel betroffen.
● Bei der malignen **kongenitalen** Form sind die Kindsbewegungen in utero schwach, bei der Geburt fällt eine allgemeine Muskelhypotonie (»floppy infant«) mit Abschwächung der Eigenreflexe auf. Jedes dritte Kind stirbt vor Ablauf des ersten Lebensjahres.

3.6.2 Autosomal rezessive Muskeldystrophien

Sind Becken- und Schultergürtel betroffen, ist mit einem relativ benignen Verlauf zu rechnen.

Demgegenüber führt die maligne kongenitale, primär generalisierte Muskeldystrophie oft schon im ersten Lebensjahr zum Tod.

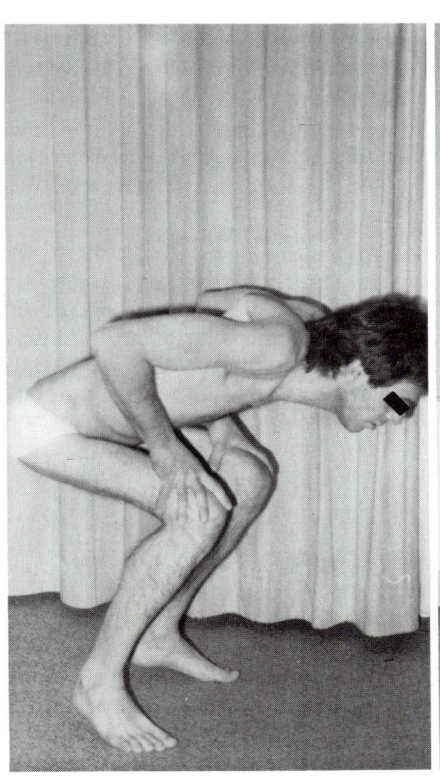

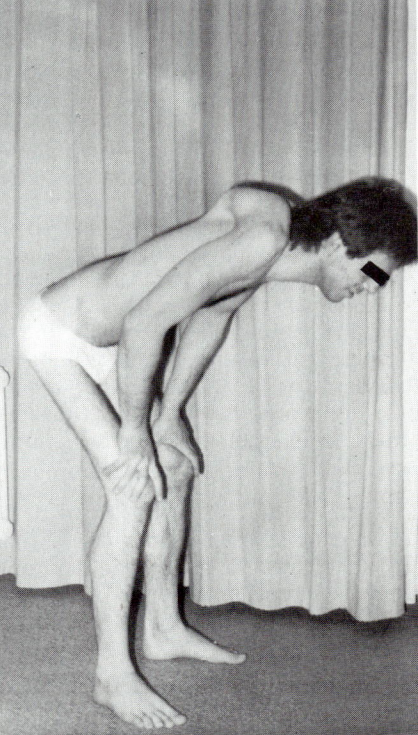

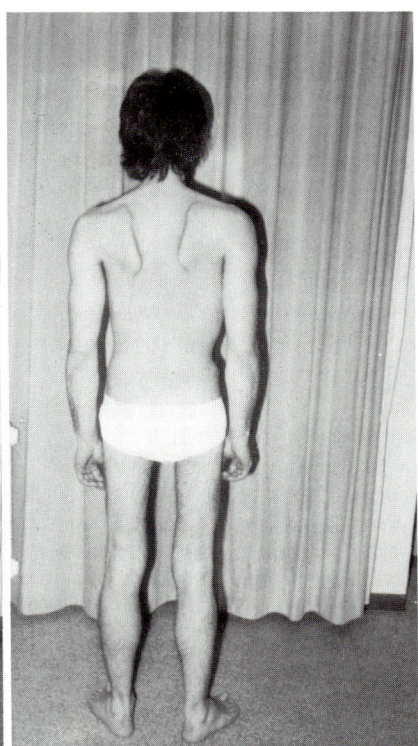

Abb. 82a–c: Progressive Muskeldystrophie mit Gowers-Zeichen.
Der Patient versucht beim Aufstehen aus der Hocke an sich hochzuklettern. Siehe *klinischen Fallbericht*.

3.6.3 Autosomal dominante Muskeldystrophien

Bei den benignen autosomal dominanten Formen beschränkt sich die Muskeldystrophie entweder auf Gesicht und Schultergürtel oder auf die Augen- und Pharynxmuskulatur, in seltenen Fällen auch auf Unterarm- und Unterschenkelmuskulatur.
● Die autosomal dominante **fazio-skapulo-humerale** Muskeldystrophie manifestiert sich in der zweiten Lebensdekade häufig mit einer Facies myopathica, Ptosis, Dysarthrophonie und Scapula alata. Die Atrophien können sich auf die Arme ausbreiten.

3.6.3 Autosomal dominante Muskeldystrophien

Bei den autosomal dominanten Formen beschränkt sich die Muskeldystrophie entweder auf Gesicht und Schultergürtel oder auf die Augen- und Pharynxmuskulatur, in seltenen Fällen auch auf Unterarm und Unterschenkelmuskulatur.

- Die autosomal dominante **okuläre** Muskeldystrophie beginnt mit einer Ptosis und Parese der äußeren Augenmuskeln.
- Bei der **okulo-pharyngealen** Form kommen Paresen der Schlundmuskulatur hinzu.
- Die ebenfalls autosomal dominante Myopathia tarda hereditaria (Welander) weist ein distales Verteilungsmuster der Muskeldystrophie (Unterarm und Unterschenkel) auf.

Diagnostik

Bei der Becken- und Gliedergürtelform ist das **Trendelenburg-Zeichen** positiv. Das Becken sinkt beiderseits ab (»Watschelgang«). Der Patient versucht, »an sich hochzuklettern« **(Gowers-Zeichen,** s. Abb. 82). Die Creatin-Phosphokinase (CPK) ist stark erhöht, das EMG zeigt ein myopathisches Muster, die **Biopsie** ergibt Kaliberschwankungen der Muskelfasern und gelegentlich Rundzellinfiltrate.

Diagnostik der Muskeldystrophien. Sowohl beim Becken- als auch Gliedergürteltyp der Muskeldystrophie, vor allem bei der malignen Form Duchenne, ist das Gehen frühzeitig erschwert. Auffällig ist ein positives **Trendelenburg-Zeichen** mit beiderseits absinkendem Becken (»Watschelgang«). Will der Patient sich aus dem Sitzen aufrichten, stützt er sich an den Oberschenkeln ab, um »an sich hochzuklettern« **(Gowers-Zeichen).** Im späteren Verlauf beobachtet man eine Scapula alata *(Abb. 82).* Andererseits findet sich oft eine Pseudohypertrophie der Muskulatur, vor allem der Waden. Eine seltene Sonderform stellt die Quadrizepsmyopathie dar, bei der sich der dystrophische Prozeß auf die Oberschenkel beschränkt. Bei den Becken- und Gliedergürtelformen ist die **Creatin-Phosphokinase** (CPK) fast immer stark erhöht. Bei der kongenitalen, fazio-skapulo-humeralen, okulären und okulo-pharyngealen Form sind die Serumenzyme jedoch nur leicht vermehrt oder normal. Elektromyographisch sind häufig eine verkürzte mittlere Potentialdauer, vermehrte Polyphasie, eine verringerte Amplitude und Fibrillationen, seltener auch positive Wellen zu registrieren. Die **Muskelbiopsie** ergibt Kaliberschwankungen der Muskelfasern, d.h. neben Nekrosen mit mesenchymal-lipomatösem Umbau eine Hypertrophie einzelner Fasern. Bei einem Viertel der Biopsien finden sich Rundzellinfiltrate.

Differentialdiagnose

Eine spinale Muskelatrophie (neurogene Schädigung) ist an Faszikulationen zu erkennen. Zur Myotonia congenita siehe S. 372.

Differentialdiagnose. Eine Polymyositis, die ebenfalls mit einer CPK-Erhöhung einhergeht, zeigt histologisch eine stärker ausgeprägte entzündliche Reaktion und verläuft rascher progredient. Bei den **spinalen Muskelatrophien,** die Faszikulationen aufweisen, ist die CPK im Serum allenfalls leicht erhöht; EMG und Muskelbiopsie ergeben ein überwiegend neurogenes Muster. Eine Hypertrophie der Wadenmuskulatur findet sich nicht nur bei Beckengürteldystrophie, sondern vor allem auch bei der **Myotonia congenita** *(S. 372).* Die dystrophische Myotonie mit distal betonten Muskelatrophien ist durch die myotone Reaktion und charakteristische Begleitsymptome (Katarakt, Gonadenatrophie) abzugrenzen *(S. 373).*

Therapie und Prophylaxe

Frühzeitig sind Bewegungsübungen erforderlich. In jedem Fall sollte eine **genetische Beratung** auch der gesunden Angehörigen erfolgen.

Therapie und Prophylaxe. Im Vordergrund stehen Bewegungsübungen, Atemgymnastik und Schwimmen. Eine kausale Therapie ist nicht bekannt. Wesentlich ist die **genetische Beratung** vor allem der Angehörigen. Der Patient mit Duchenne-Dystrophie ist selbst infertil; das Risiko seiner Mutter, ein zweites krankes Kind zu bekommen, beträgt bei jedem Jungen 50%. Für die Schwester des Erkrankten liegt das Risiko, Übertragerin zu sein, ebenfalls bei 50%. Die Wahrscheinlichkeit einer Spontanmutation ist 1:3. Kranke vom benignen Bekker-Kiener-Typ sind fortpflanzungsfähig, ihre Söhne sind gesund, das Übertragungsrisiko ihrer Töchter beträgt 50%. Eine CPK-Erhöhung bei weiblichen Blutsverwandten spricht für die X-chromosomale Vererbung. Bei der autosomal rezessiven Form ist die Erkrankungswahrscheinlichkeit sehr gering, wenn eine Verwandtschaftsehe vermieden wird. Demgegenüber liegt das Erkrankungsrisiko von Geschwistern und Kindern der autosomal dominanten Form bei 50%.

Verlauf

Die meisten Dystrophien sind chronisch progredient.

Verlauf. Die kongenitale Muskeldystrophie de Lange verläuft foudroyant. Beim Typ Duchenne kommt es während des Schulalters zu Gehunfähigkeit. Die übrigen Formen verlaufen chronisch progredient.

Der klinische Fall ▶

Der klinische Fall. Der 24jährige Fabrikarbeiter erkrankte im 13. Lebensjahr an einer Gangstörung, die bei zunehmender Muskelverschmächtigung des Becken- und Schultergürtels innerhalb der letzten zehn Jahre allmählich fortschritt. Auffällig waren eine Scapula alata, eine Pektoralisatrophie bei kräftiger Oberarmmuskulatur und eine Schwäche des Erector trunci. Daneben fanden sich vor allem im Bereich des Beckengürtels ausgeprägte Atrophien *(Abb. 82a-c).* Die CPK betrug 562 U/l. Das EMG ergab deutlich verkürzte, amplitudenniedrige, z.T. aufgesplittete Potentiale. Nach Untersuchung auch der (gesunden) Eltern erhob sich der Verdacht auf eine progressive Muskeldystrophie vom rezessiv autosomalen Gliedergürteltyp. Der Patient wurde regelmäßig krankengymnastisch behandelt. Arbeits- und Erwerbsfähigkeit waren nicht wesentlich eingeschränkt.

3.7 Periodische dyskaliämische Lähmungen

Synonyme. Paroxysmale familiäre Lähmungen.

> **Definition.** Genetisch bedingte periodische Lähmungen mit Hypokaliämie, Hyperkaliämie oder Normokaliämie, die von symptomatischen Formen zu unterscheiden sind.

Epidemiologie. Die Prävalenz der paroxysmalen hypokaliämischen Lähmung liegt bei 0,8/100 000 Einwohner. Das männliche Geschlecht überwiegt. Hyperkaliämische und normokaliämische periodische Lähmungen sind viel seltener als die hypokaliämischen. Alle drei Formen manifestieren sich im Kindes- oder Jugendalter *(vgl. Tab. 103)*.

Tabelle 103: Periodische familiäre dyskaliämische Lähmungen

Lähmungen	hypokaliämisch	hyperkaliämisch	normokaliämisch
Manifestation	1. und 2. Dekade aus dem Schlaf heraus, frühmorgens	1. Dekade tagsüber nach Aktivität	1. Dekade nachts und frühmorgens
Symptome	Gangstörung, aufsteigende Lähmung auch der Atemmuskulatur	Gangstörung, Parese der Gesichts- und Pharynxmuskulatur	generalisiert
Dauer	Stunden bis Tage	Minuten bis Stunden	Tage bis Wochen
Frequenz	1/Monat	1/Woche	1/Vierteljahr
Serumkalium	2–3 mVal/l	> 6 mVal/l	3,5–5,5 mVal/l
Therapie	Kaliumchlorid, Azetazolamid, Spironolacton	Kalziumglukonat, Hydrochlorothiazid	NaCl-Infusion

3.7.1 Hypokaliämische Lähmung

Epidemiologie. Die Prävalenz der hypokaliämischen Lähmung liegt bei 0,8/100 000 Einwohner. Die Erkrankung manifestiert sich im Kindes- und Jugendalter. Das männliche Geschlecht überwiegt.

Syptomatologie. Prodromi sind distale Parästhesien. Allmählich entwickeln sich proximal betonte, symmetrische schlaffe Lähmungen, die stunden- oder tagelang anhalten. Die Vigilanz ist ungestört. Meist treten die Paresen in Ruhe, nachts oder frühmorgens auf.

Ätiopathogenese. Die Erkrankung wird autosomal dominant vererbt. Ursache ist eine gestörte Membranfunktion der Muskelzelle bei Dysfunktion des zellulären Kohlenhydratstoffwechsels. Im Anfall kommt es zu einer intrazellulären Ansammlung von Wasser und Elektrolyten mit extrazellulärem Kaliummangel. Daraus resultiert eine elektrische Unerregbarkeit der Muskelzelle.

Diagnostik. Im Anfall sind die Eigenreflexe abgeschwächt oder fehlen, die Sensibilität ist intakt. Im EMG zeigt sich ein Abfall der Muskelaktionspotentiale bis zur Null-Linie, im EKG finden sich typische Hinweise auf eine Hypokaliämie (verlängerte QT-Zeit, Senkung der ST-Strecke und U-Wellen). **Das Kalium im Serum ist im Anfall auf Werte auf 2–3 mVal/l erniedrigt, im Intervall normal.** Die Anfälle können durch Gabe von Insulin und Glukose provoziert werden.

Differentialdiagnose. Im Gegensatz zur **Myasthenia gravis pseudoparalytica** kommt es bei dyskaliämischen Lähmungen nicht zu Augenmuskelparesen. Zahlreiche Kaliummangel-Syndrome (Vomitus, Diarrhöen, Thyreotoxikose, Leberzirrhose, Nieren- und Nebennierenrindeninsuffizienz, Aldosteronismus u.a.) führen zur Adynamie, jedoch nicht zu periodischen Lähmungen. Die Abgrenzung gegenüber den oft lang anhaltenden **psychogenen Lähmungen** und Anfällen kann besonders bei sekundärem **Aldosteronismus** schwierig sein, wenn dieser durch Arzneimittel (Laxantien-Abusus) bedingt ist.

Therapie und Verlauf. Zur Anfallsunterbrechung gibt man Kaliumchlorid oral. Eine Dauertherapie ist nicht sinnvoll. Kohlenhydratreiche Mahlzeiten sollen besonders am Abend vermieden werden, auch die Kochsalzzufuhr ist einzuschränken. Im mittleren Lebensalter nehmen die Anfälle eher zu, um nach dem 40. Lebensjahr abzuklingen. Ein schwerer Anfall kann infolge Ateminsuffizienz oder Herzrhythmusstörungen letal verlaufen.

3.7.2 Hyperkaliämische Lähmung

Synonyme. Adynamia episodica hereditaria Gamstorp.

Symptomatologie. Unter körperlicher Belastung oder Diät (Fasten) treten die paroxysmalen Lähmungen nicht selten täglich für die Dauer von Minuten bis Stunden auf. Die Patienten klagen über vermehrten Durst. Das Ausmaß der Paresen ist leichter als bei der hypokaliämischen Form. Die Atemmuskulatur bleibt verschont. Oft ist die Gesichts- und Pharynxmuskulatur beteiligt.

Ätiopathogenese. Der Erbmodus ist autosomal dominant. Pathogenetisch besteht eine gesteigerte Durchlässigkeit der Muskelmembran für Natrium, so daß sich kein Membranpotential aufbaut. Im Anfall besteht eine Dauerpolarisation der Muskelzelle.

Diagnostik. Schon durch kleine Kaliummengen und Kälteexposition werden Lähmungen hervorgerufen. Die Muskeleigenreflexe sind im Anfall erloschen, das Seriumkalium steigt auf Werte über 6 mVal/l an, die Kalium-Ausscheidung über die Niere ist vermehrt. Im EKG ist die T-Zacke erhöht und der QRS-Komplex verbreitert. Im EMG sind die Potentiale reduziert und die Amplituden deutlich erniedrigt. Im Intervall ist das EMG unauffällig; allerdings kann sich eine myotone Reaktion zeigen *(S. 371)*. Zur Differentialdiagnose siehe *S. 372* und *Tabelle 103*.

Therapie und Verlauf. Obst und Fruchtsäfte (kaliumhaltig) sind zu vermeiden, kohlenhydrat- und kochsalzreiche Mahlzeiten zu empfehlen. Im Anfall wird Kalziumglukonat oder auch Glukose mit Insulin infundiert. Der Verlauf ist durchweg gutartig. Die Anfälle werden im späteren Erwachsenenalter seltener. Todesfälle kommen nicht vor.

3.7.3 Normokaliämische Lähmung

Die ebenfalls autosomal dominant vererbte normokaliämische Form ist extrem selten. Erste Anfälle treten schon in früher Kindheit auf. Die schlaffen Paresen halten Tage bis Wochen an. Zur Anfallsunterbrechung infundiert man NaCl.

3.8 Endokrin-metabolische und toxische Myopathien

3.8.1 Myopathien bei Endokrinopathien

Myopathische Syndrome – meist mit proximal betonter Muskelschwäche – finden sich bei folgenden Endokrinopathien:
- M. Cushing
- M. Addison
- Akromegalie
- Hypothyreose
- Hyperthyreose
- Hyperparathyreoidismus.
- zum Aldosteronismus siehe *S. 378*.

Der **M. Cushing** als primäre Erkrankung mit Nebennierenrinden-Hyperplasie oder als Folge einer Kortikosteroid-Langzeittherapie weist eine Muskelschwäche vorwiegend der unteren Extremitäten auf (Steroid-Myopathie), gelegentlich auch Myalgien und Krampi. Dasselbe gilt für die Adynamie bei der **Addison-Krankheit,** die zur Generalisierung der Muskelschwäche neigt und bei schwerem Verlauf mit Kontrakturen verbunden ist. Bei **Akromegalie** entwickelt sich nur ein leichtes myopathisches Syndrom.

Hervorzuheben sind die Myopathien im Verlauf einer **Hypo-** oder **Hyperthyreose.** Bei Myxödem sind die Eigenreflexe wenig lebhaft, bei Thyreotoxikose werden Muskelfaszikulationen und ein Exophthalmus beobachtet. Der **Hyperparathyreoidismus** ist in 25% der Fälle von einer proximalen Muskelschwäche mit Atrophien, Faszikulationen und lebhaften Eigenreflexen begleitet.

3.8.2 Myopathien bei Stoffwechselstörungen

Unter den Störungen des Kohlenhydratstoffwechsels spielen die **Pompe-Krankheit** und das **McArdle**-Syndrom eine wichtige Rolle:
- Die von J.C. Pompe (1932) beschriebene autosomal rezessiv vererbte progrediente Muskelschwäche beruht auf einem Saure-Maltase-Mangel.
- Bei der von B. McArdle (1951) beschriebenen autosomal rezessiven Erkrankung mit belastungsabhängiger Muskelschwäche und Schmerzen, vor allem Wadenkrämpfen, besteht ein Phosphorylasemangel, häufig mit Myoglobinurie. Der Ischämie-Test ist positiv, d.h. nach Anlegen von Blutdruck-Manschetten am Ober- und Unterarm entwickelt sich innerhalb von ein bis zwei Minuten eine schmerzhafte Schwellung und Kontraktur. Therapeutisch ist die Gabe von Glukose bei Vermeidung körperlicher Überanstrengung indiziert.

Von den Lipidspeicherkrankheiten ist die sporadische **Carnitinmangel-Myopathie** zu erwähnen, die mit proximalen Atrophien und Myoglobinurie verbunden ist.

In letzter Zeit ist die histologisch-histochemische Struktur einer heterogenen Gruppe von Myopathien genauer erforscht worden, die man als **mitochondriale Myopathien** bezeichnet. Elektronenmikroskopisch beobachtet man »ragged red fibers« mit Ansammlungen morphologisch veränderter Mitochondrien. Es bestehen Defekte der Pyruvat-Oxidation, des Lipidmetabolismus' des Zitronensäurezyklus, der Atmungskette und der oxidativen Phosphorylierung.

Die Muskelschwäche der Extremitäten ist häufig mit einer progressiven externen Ophthalmoplegie oder auch mit Ataxie, Taubheit und Demenz kombiniert. Offenbar besteht eine Verwandtschaft mit dem **Kearns-Sayre-Syndrom** *(S. 369).* Das Laktat im Venenblut ist erhöht. Im EMG findet man niedrige Amplituden und frühe Rekrutierung, im EKG Überleitungsstörungen als Hinweis auf eine Kardiomyopathie. Die Diagnose wird durch Skelettmuskelbiopsie gesichert. Zu den periodischen dyskaliämischen Lähmungen siehe *S. 377*.

3.8.3 Exogen-toxische Myopathien

Nach **Alkoholabusus** kann es akut zur Rhabdomyolyse (Muskelfasernekrose), im chronischen Verlauf auch zur Kardiomyopathie kommen. Die Muskelschwäche betrifft vorwiegend die unteren Extremitäten. Ein Frühsymptom ist der **Wadendruckschmerz.** Darüber hinaus können Pharmaka eine Myopathie verursachen, so zum Beispiel Clofibrat, das gegen Hyperlipidämie wirksam ist, das Antimalaria-Mittel Resochin *(S. 358),* und eine Vitamin-A-Überdosierung.

3.8.4 Myopathie bei maligner Hyperthermie

Synonym. Maligne Hyperpyrexie.

Bei familiärer Prädisposition wird ein myopathisches Syndrom beobachtet, das sich akut mit einem Temperaturanstieg bis 44 °C (maligne Hyperpyrexie) als **Narkose-Zwischenfall** vor allem bei Anwendung von Halothan, Suxamethonium oder nach Gabe von **Neuroleptika** manifestiert und in 70% der Fälle letal verläuft. Die Pathogenese ist ungeklärt, man nimmt eine Störung des Kalziumflusses aus dem sarkoplasmatischen Retikulum an. Schon bei der Intubation fällt ein Rigor der Kaumuskulatur auf. Der Tonus der gesamten Körpermuskulatur nimmt rasch zu, die Temperatur steigt stündlich um 2 °C an. Die Narkose ist abzubrechen. Man gibt muskelmembranstabilisierende Medikamente wie Dantamacrin (Dantrolen) und kühlt den Patienten mit Eiswasser.

4 Anfallskrankheiten

Überblick. Man unterscheidet Anfallskrankheiten
- **mit Schmerzsyndromen:**
  - Migräne,
  - Cluster-Kopfschmerz
  - Trigeminusneuralgie u.a.
- **mit paroxysmalem Schwindel:**
  - z.B. M. Ménière,
- **mit Vigilanzstörung:**
  - Synkopen,
  - die meisten Epilepsien,
  - Narkolepsie,
- **mit extrapyramidalen Symptomen:**
  - paroxysmale Choreoathetose,
  - pharmakogene Dyskinesien und
- **psychogene** Anfallskrankheiten.

Eine familiäre Disposition findet man bei Migräne, einigen Formen der Epilepsie und Narkolepsie sowie bei der paroxysmalen Choreoathetose. Zur Anfallsanamnese siehe *S. 15ff.*

4.1 Migräne

Synonym. Hemikranie.

Definition. Periodisch rezidivierende, überwiegend einseitige Kopfschmerzen, die mit Nausea und Erbrechen, oft auch mit einer Aura fokaler neurologischer Symptome einhergehen. Nach der Internationalen Klassifikation unterscheidet man ferner die ophthalmoplegische und die retinale Migräne sowie periodische Symptome in der Kindheit als Vorläufer oder Begleiterscheinungen einer Migräne. Vergleiche *Synopsis 107.*

Epidemiologie. Die Inzidenz liegt bei 250/100 000, die Prävalenz bei 2000/100 000 Einwohner *(vgl. Syn. 106)*. In 10% der Fälle kommt es bereits im Kindesalter zum ersten Anfall. 2 bis 3% der Schulkinder leiden unter Migräne. In der Mehrzahl der Fälle manifestiert sich die Erkrankung im frühen Erwachsenenalter. Nach der Pubertät sind Frauen häufiger als Männer betroffen (4:1).

Symptomatologie. Am häufigsten ist die **Migräne ohne Aura** (früher: »einfache Migräne«). Die allmählich zunehmenden Kopfschmerzen halten in der Regel vier bis zwölf Stunden, nicht selten auch ein bis drei Tage an und sind mit Nausea, Photo- und Phonophobie verbunden (siehe auch *S. 15*).

Kommen komplexe fokale Symptome hinzu, spricht man von einer **Migräne mit Aura** (früher: »klassische«, »ophthalmische«, »hemiplegische«, »aphasische« Migräne, bzw. »migraine accompagnée«).

Eine Sonderform ist die **Basilarismigräne**, die vor allem junge Frauen befällt. Neben okzipital betonten Kopfschmerzen und einer visuellen Aura kommt es zu Drehschwindel, Gangataxie, Dysarthrophonie, Tinnitus, Hypakusis, perioralen und akrodistalen Parästhesien.

Zu den **Migränekomplikationen** gehören der Status migraenosus und der migränöse Infarkt.
- Ein **Status migraenosus** liegt vor, wenn trotz Behandlung eine Attacke in die andere übergeht (Dauer > 72 Stunden). Nicht selten kollabiert der Patient, der wegen häufigen Erbrechens dehydriert ist.
- Unter einem **migränösen Infarkt** (früher: »komplizierte Migräne«) versteht man fokale Aurasymptome, die nicht innerhalb von sieben Tagen vollständig reversibel sind und/oder mit einem ischämischen Insult einhergehen.

Synopsis 106: Prävalenz der häufigsten Anfallskrankheiten, bezogen auf 100 000 Einwohner

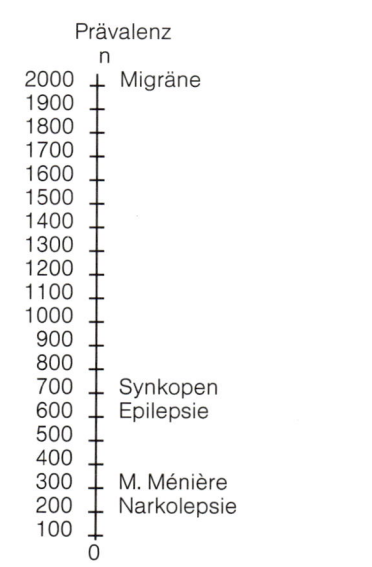

```
     Prävalenz
         n
2000 ┼  Migräne
1900 ┼
1800 ┼
1700 ┼
1600 ┼
1500 ┼
1400 ┼
1300 ┼
1200 ┼
1100 ┼
1000 ┼
 900 ┼
 800 ┼
 700 ┼  Synkopen
 600 ┼  Epilepsie
 500 ┼
 400 ┼
 300 ┼  M. Ménière
 200 ┼  Narkolepsie
 100 ┼
   0
```

Synopsis 107: Migräneklassifikation

Migräne ohne Aura:
idiopathischer Kopfschmerz mit rezidivierenden Attacken von 4–72 Stunden Dauer, häufig einseitig, pulsierend, Nausea, Photo- und Phonophobie

Migräne mit Aura
homonyme Sehstörung, halbseitige Sensibilitätsstörung, Hemiparese, aphasische Symptome von >1 Stunde Dauer oder auch prolongiert > 1 Woche (auch Aura ohne Kopfschmerz)

ophthalmoplegische Migräne
Paresen optomotorischer Hirnnerven (sehr selten)

retinale Migräne
wiederholt Anfälle von monokularem Skotom (>1 Stunde)

periodische Syndrome in der Kindheit als Vorläufer
oder Begleiterscheinungen einer Migräne (Schwindel, alternierende Hemiplegie)

Ätiopathogenese
Die Ursache der Migräne ist unbekannt. Man nimmt eine neurogene Störung und **serotoninvermittelte Gefäßreaktion** an.

Ätiopathogenese. Ätiologie und Pathogenese der Migräne sind nicht geklärt. Man nimmt eine primär **neurogene** Störung mit Veränderungen des Transmitter-Gleichgewichts und sekundärer **serotoninvermittelter Gefäßreaktion** an. Der biphasische Anfallsablauf der visuellen Migräne-Aura, das Augenflimmern und nachfolgende Skotom, entsteht wahrscheinlich durch Erregung kortikaler Neurone mit einer Depolarisationswelle, die vom visuellen Kortex ausgeht (»spreading depression«). Dementsprechend zeigen Untersuchungen des zerebralen Blutflusses nach Xenon-Inhalation, daß sich eine Oligämie entwickelt, die sich mit einer Geschwindigkeit von 2 bis 3 Millimeter/Minute vom okzipitalen bis zum frontalen Kortex ausdehnt und nicht an die vaskulären Versorgungsgebiete gebunden ist. Die zerebralen **Herdsymptome** sind durch die regionale, frontale und temporo-parietale Minderperfusion bedingt.

Der Migräne-Kopfschmerz ist auf einen vaskulären Serotonin-Effekt zurückzuführen:
● erhöhte Gefäßpermeabilität, Austritt von Plasmakinin, das die Erregung perivaskulärer Schmerzrezeptoren bewirkt,
● Ausschüttung von Prostaglandin F, einem intrakraniellen Vasokonstriktor und Prostaglandin E, das eine schmerzhafte Dilatation extrakranieller Gefäße verursacht.

Zu den **Auslösern** gehören Streß, orale Kontrazeptiva, Schlafmangel und Diätfehler.

Auslösefaktoren sind neben psychischem Streß und Störungen des Schlaf-Wach-Rhythmus u.a. der Genuß von Alkohol, Schokolade, Käse und die Anwendung oraler Kontrazeptiva. Für einen hormonellen Einfluß spricht auch die Abhängigkeit der Attacken vom Menstruationszyklus, ein Sistieren der Migräne während der Schwangerschaft und die Abnahme der Anfallsfrequenz in der Menopause.

Diagnostik
Auffällig ist die situative Abhängigkeit der Anfälle (»Wochenend-Migräne«). Zur Anamnese siehe S. 15.

Diagnostik. Viele Migräne-Kranke fallen durch einen »Perfektionismus« auf, der der Anfallsschilderung zugute kommt: Sie beschreiben die Qualität der Kopfschmerzen und Begleit-Symptome ihrer Anfälle minutiös; die Kehrseite ihrer Ordentlichkeit ist die Störanfälligkeit gewohnter Abläufe. So kann z.B. schon ein unterbrochener Arbeitsrhythmus Attacken auslösen (»Wochenend-Migräne«). Zur Anamnese siehe *S. 15.*

Das **Elektroenzephalogramm** (EEG) zeigt in 20% der Migränefälle generalisierte Dysrhythmien (»dysrhythmic migraine«) und im klassischen Anfall mit Flimmerskotom oft eine okzipitale α-Reduktion.

Differentialdiagnose. Hinter jeder fünften (Fehl-) Diagnose »Appendizitis« bei Kindern verbirgt sich eine Migräne. Bei **Angiom-Kopfschmerzen,** die meist im mittleren Lebensalter einsetzen, ist die Familienanamnese für Migräne, die sich selten erst nach dem 40. Lebensjahr manifestiert, unauffällig. Dennoch ist im Einzelfall die Differentialdiagnose schwierig. Besonders wenn fokale Symptome persistieren (komplizierte Migräne), kann eine neuroradiologische Untersuchung notwendig sein (zur Abgrenzung der Kopfschmerz-Syndrome, S. 15).

Therapie. Im Anfall empfiehlt sich Acetylsalicylsäure (500 mg) als Brausetablette oder intravenöse Injektion bzw. Paracetamol als Suppositorium und ein Antiemetikum *(Tab. 104).* Wenn keine Besserung eintritt, kann Dihydroergotamin intramuskulär gespritzt werden. Die Therapie muß regelmäßig kontrolliert werden, denn Analgetika- und Ergotamin-Abusus führt zum Dauerkopfschmerz.

> Wegen der Gefahr des **Ergotismus** mit peripheren Durchblutungsstörungen bis zum Gefäßverschluß ist eine Langzeittherapie mit Ergotamin kontraindiziert.

Während die Mehrzahl der Patienten die Arbeit trotz des Anfalls fortsetzen kann, bedürfen andere der Bettruhe im abgedunkelten Raum.

Prophylaxe. Zur **Intervall-Prophylaxe** eignen sich vor allem β-Rezeptorenblocker wie Metoprolol oder Propranolol *(vgl. Tab. 105).* Wesentlich ist das Führen eines Anfallskalenders mit Dokumentation von Auslösefaktoren, die Vermeidung von Diätfehlern (Alkohol) und eine Regelung des Schlaf-Wach-Rhythmus (ohne Tranquilizer). Im Intervall sind neben dem psychotherapeutischen Gespräch **Entspannungsübungen** nach Jakobson und Biofeedback-Verfahren hilfreich, das autogene Training jedoch nur unter Aussparung der Übung mit der kühlen Stirn, die einen Anfall auslösen kann.

Verlauf. Meist nimmt die Anfallsfrequenz im höheren Alter ab. Im Verlauf einer Migräne tritt gelegentlich ein Ménière-Syndrom und selten eine Epilepsie auf. Ein ätiologischer Zusammenhang dieser Erkrankungen ist nicht erwiesen.

Tabelle 104: Anfallstherapie der Migräne	
Wirkstoffe	**Nebenwirkungen**
Analgetika Acetylsalicylsäure (Tabl., i.v.) Paracetamol (Supp., Tabl.)	gastrische Beschwerden Bronchospasmen
gefäßaktive Substanzen Dihydroergotamin (i.m.) Ergotamintartrat (oral, sublingual, Aerosol, rektal)	Nausea, Vasospasmen Kopfschmerzen, Erbrechen (Ergotismus)
Antiemetikum Metoclopramid (Liquidum, Supp.)	Hyperkinesen

Tabelle 105: Migräne-Prophylaxe	
Wirkstoffe	**Nebenwirkungen**
β-Rezeptorenblocker Metoprolol Propranolol	Müdigkeit, Vertigo, gastrische Beschwerden, Bradykardie, Bronchospasmen
Kalzium-Antagonist Flunarizin	Müdigkeit, gastrische Beschwerden, Gewichtszunahme, Parkinson-Syndrom und Spätdyskinesien
Serotonin-Antagonist Pizotifen Lisurid	Müdigkeit, Gewichtszunahme, Müdigkeit, Vertigo, Muskelschwäche

---

Das EEG zeigt gelegentlich herdförmige Veränderungen und Dysrhythmien.

Differentialdiagnose
Bei Kindern verbirgt sich nicht selten eine Migräne hinter der Diagnose »Appendizitis«. Im mittleren Lebensalter ist die Abgrenzung gegenüber **Angiom-Kopfschmerzen** notwendig.

Therapie
Zur Anfallsbehandlung der Migräne siehe *Tabelle 104.* Acetylsalicylsäure oder Paracetamol und ein Antiemetikum, ggfs. zusätzlich ein Ergotaminpräparat.

Eine Langzeittherapie mit Ergotamin ist wegen Ergotismus-Gefahr kontraindiziert.

Prophylaxe
Zur Intervall-Prophylaxe siehe *Tabelle 105.* Anfallsauslösende Faktoren, wie Diätfehler, sind zu vermeiden. Darüber hinaus empfehlen sich psychotherapeutische und entspannende Verfahren.

Verlauf
Die Anfallsfrequenz nimmt im höheren Alter ab.

Der klinische Fall. Die 16jährige Schülerin klagte über anfallsweise auftretende Seh- und Wortfindungsstörungen, denen heftige linksseitige Kopfschmerzen folgten. Sie gab an, daß die rechte Hand mehrfach für die Dauer einer halben Stunde taub und steif gewesen sei. Während eines Anfalls fand sich eine homonyme Hemianopsie nach rechts und eine Absinktendenz des rechten Arms. Das EEG zeigte einen Verlangsamungsherd mit dysrhythmischen Thetawellen über der linken Hemisphäre p.m. okzipital. Das CT war unauffällig. Unter der Intervall-Behandlung mit Flunarizin sistierten die Anfälle. Wegen einer deutlichen Gewichtszunahme wurde die Patientin auf Lisurid umgestellt. Als sie wenig später einen oralen Ovulationshemmer einnahm, kam es zu einem Status migraenosus, der mit i.v.-Gabe von Acetylsalicylsäure behandelt wurde. Nach Einstellung auf Propranolol nahm die Anfallsfrequenz ab.

4.2 Cluster-Kopfschmerz

Synonyme. Horton-Syndrom, Bing-Horton-Syndrom, Erythroprosopalgie, Hemicrania angioparalytica.

> **Definition.** Auf R. Bing (1913) geht der Begriff der Erythroprosopalgie (schmerzhafte neurogene Gesichtsrötung) zurück. B.T. Horton (1939) beschrieb die seitenkonstante Hemikranie mit kurzdauernden gehäuften Kopfschmerz-Attacken (»cluster headache«).

Epidemiologie. Der Cluster-Kopfschmerz (Bing-Horton-Syndrom) ist wesentlich seltener als die Migräne und betrifft bevorzugt das männliche Geschlecht, meist in der dritten und vierten Dekade, kommt aber auch in Kindheit und Senium vor.

Symptomatologie. Meist aus dem Schlaf heraus und jeweils zur gleichen Stunde setzen heftige fronto-temporale, besonders orbitale Schmerzen ein. Die Attacken dauern eine halbe bis zwei Stunden und wiederholen sich auch tagsüber zwei- bis siebenmal (cluster headache). Die Hemikranie ist seitenkonstant. Die Patienten vermeiden, sich hinzulegen. Während Erbrechen fehlt, sind die Schmerzen oft mit homolateralen vegetativen Symptomen verbunden:

- vermehrter Tränenfluß,
- konjunktivale Injektion,
- Rhinorrhö und Schleimhautschwellung der Nase,
- Horner-Syndrom.

Ätiopathogenese. Die Ursache ist unbekannt. Es besteht keine familiäre Prädisposition. Auslösefaktoren sind Nikotin- und Alkoholgenuß. Die Kopfschmerzanfälle unterliegen einem zentral gesteuerten zirkadianen Rhythmus. Obwohl in zwei Dritteln der Fälle eine Provokation der Kopfschmerzen durch subkutane Histamin-Injektion möglich ist, besteht kein Zusammenhang mit dem experimentellen generalisierten Histamin-Kopfschmerz gesunder Personen.

Diagnostik. Im Anfangsstadium der Erkrankung ist der Nitroglyzerintest positiv, d.h. nach sublingualer Nitroglyzeringabe (Nitrolingual) sind Kopfschmerzattacken auszulösen. Unter der Therapie ist der Test negativ.

Differentialdiagnose. Differentialdiagnostisch ist an die **chronisch paroxysmale** Hemikranie zu denken, die ebenfalls seitenkonstant ist, jedoch eine höhere Anfallsfrequenz (täglich bis zu 30 Attacken) aufweist und häufiger bei Frauen auftritt. Auch im **Glaukomanfall** kommen heftige frontale Kopfschmerzen mit Erbrechen und konjunktivaler Injektion vor, die Pupille ist aber mydriatisch und lichtstarr. Beim **Phäochromozytom** sind die beiderseits okzipital lokalisierten, pulsierenden Kopfschmerzen von Gesichtsblässe und Hyperhidrosis begleitet. Im Anfall ist die Vanillinmandelsäure im Urin erhöht. Demgegenüber verursacht das metastasierende Dünndarmkarzinoid Schmerzen mit einer Rötung und Überwärmung des Gesichts (flush syndrome) sowie einen Anstieg der 5-Hydroxyindolessigsäure im Urin. Zervikogene Kopfschmerzen gehen vom Nacken aus, die Bewegungen der Halswirbelsäule sind schmerzhaft eingeschränkt.

Therapie und Prophylaxe. Die Anfallsserie ist durch Sauerstoffinhalation und Gabe von Ergotamintartrat, Dihydroergotamin oder Methysergid zu unterbrechen. Zu den Nebenwirkungen der Mutterkornalkaloide siehe *S. 383*. Methysergid darf wegen der Gefahr retroperitonealer, kardialer und pulmonaler Fibrosen nicht länger als drei Monate angewandt werden. Kortikosteroide werden ebenfalls nur für die Akuttherapie empfohlen. Als Intervall-Prophylaxe sind Lithium und Verapamil geeignet.

Verlauf. Typisch sind monatelange Intervalle und eine Rezidivneigung bei insgesamt chronischem Verlauf. Man unterscheidet einen episodischen Typ (80% der Fälle), bei dem die Cluster-Periode bis 12 Wochen anhält, vom primär chronischen Typ.

Der klinische Fall. Der 64jährige Baumaschinenfahrer, starker Raucher, klagte über anfallsweise auftretende rechtsseitige Stirnkopfschmerzen, die erstmals 15 Jahre zuvor und seither immer um dieselbe Uhrzeit aus dem Schlaf heraus attackenförmig für die Dauer von acht Wochen aufgetreten seien. Im Anfall waren eine Hyperämie der rechten Gesichtshälfte, ein vermehrter Tränenfluß sowie eine Ptosis und Miosis rechts zu beobachten. Das Elektroenzephalogramm und die Röntgenaufnahmen des Schädels waren unauffällig. Unter der Behandlung mit 3 x ½ Tbl. Methysergid über vier Wochen sistierten die Kopfschmerz-Attacken. Daraufhin wurde die Therapie auf Verapamil umgestellt.

4.3 Trigeminusneuralgie

Synonym. Tic douloureux, Quintusneuralgie.

> ***Definition.*** Heftiger attackenförmiger, meist einseitiger Gesichtsschmerz. Man unterscheidet den idiopathischen Tic douloureux von symptomatischen Formen.

Epidemiologie. Die Inzidenz der Trigeminusneuralgie beträgt 4/100 000, die Prävalenz 40/100 000 Einwohner. Die Erkrankung beginnt meist jenseits des 50. Lebensjahrs. Das weibliche Geschlecht überwiegt.

Symptomatologie. Blitzartige, mit Kontraktion der Gesichtsmuskeln verbundene, heftige Schmerzattacken, die den **2. und 3. Trigeminusast** betreffen und täglich bis hundertmal auftreten. Die Patienten sind bis zur Suizidalität reaktiv depressiv verstimmt.

Ätiopathogenese. Die Pathophysiologie des Tic douloureux ist ungeklärt. Man nimmt »Ephapsen« (neurale Kurzschlüsse) zwischen taktilen und schmerzleitenden Fasern an. In manchen Fällen findet man eine **mechanische Irritation** des V. Hirnnerven durch ektatische, elongierte oder aberrierende Gefäße in der Eintrittszone der sensiblen Wurzel am Kleinhirnbrückenwinkel (Äste der A. cerebelli superior oder A. carotis interna). In 2% ist ein Tumor (Neurinom, Meningeom, Epidermoid) im Cavum trigeminale Meckeli oder ein Aneurysma im Kleinhirnbrückenwinkel die Ursache der Schmerzattacken.

Diagnostik. Die stechenden Schmerzen werden durch Berührung, Kältereiz, Sprechen oder Kauen getriggert. Der neurologische Befund ist unauffällig. Bei der seltenen symptomatischen Trigeminusneuralgie findet sich gelegentlich eine Hypästhesie im Bereich des 1. Trigeminusastes und eine Abschwächung des Kornealreflexes. In diesen Fällen ist eine neuroradiologische Abklärung erforderlich.

Differentialdiagnose. Schmerzen und Sensibilitätsstörungen im Bereich des 1. Trigeminusastes (N. ophthalmicus) sind in aller Regel symptomatisch (Sinusitis, Sinusthrombose, Glaukom u.a.). Zum Zoster ophthalmicus siehe *S. 350.* Als Ursachen chronischer Gesichtsschmerzen (Dauerschmerz) kommen vor allem eine **Sinusitis** und **Tumoren** (Akustikusneurinom, Ponsgliom und Karzinome der Schädelbasis bzw. Meningiosis carcinomatosa), eine Gesichtsschädelfraktur und die Syringobulbie in Frage. Bei doppelseitigen Gesichtsschmerzen ist an eine **Multiple Sklerose** *(S. 230)* zu denken.

Seltener als der Tic douloureux ist die **Glossopharyngeusneuralgie.** Die Attacken werden durch Sprechen, Gähnen oder Essen kalter Speisen ausgelöst. Die Patienten klagen über heftige einseitige Schmerzen in der Tonsille, am Zungengrund und seitlichen Rachenring mit Ausstrahlung bis zum Ohr. Gelegentlich ist die Neuralgie von synkopalen Anfällen begleitet. Neben der idiopathischen Form gibt es karzinomatös bedingte Glossopharyngeusschmerzen. Wesentlich seltener sind die in *Tabelle 106* aufgeführten Gesichtsneuralgien.

Überwiegend bei Frauen im mittleren Lebensalter beobachtet man das durch Fehlstellungen und nicht selten auch Luxation des Kiefergelenks oder fehlerhafte Okklusion nach Zahnverlust verursachte **Mandibulargelenks-Syndrom** (Costen-Syndrom). Die Patienten klagen über anhaltende präaurikuläre Schmerzen, die sich nach temporal und okzipital ausbreiten. Daneben besteht häufig ein Tinnitus. Man spricht auch vom **myofazialen Syndrom,** da es infolge der Malokklusion bzw. schmerzhaften Arthrose der Kiefergelenke zu einer Fehlinnervation der Kaumuskulatur kommt.

Einseitige Schmerzen in der Tonsille und am Zungengrund, die bis zum Ohr ausstrahlen, kennzeichnen die **Glossopharyngeusneuralgie.** *Zu den seltenen Gesichtsneuralgien siehe Tabelle 106.*

Präaurikuläre Schmerzen, die in die Schläfenregion und bis zum Hinterkopf ausstrahlen, sind auf eine Fehlstellung der Kiefergelenke zurückzuführen **(Mandibulargelenks-Syndrom,** *Costen-Syndrom).*

Tabelle 106: Seltene Gesichtsneuralgien. Das Charlin-Syndrom und die Sluder-Neuralgie werden auch dem Cluster-Kopfschmerz *(S. 384)* zugeordnet.	
Nasoziliaris-Neuralgie (Charlin-Syndrom) Schmerzen am inneren Augenwinkel, im Bulbus oculi und am Nasenrücken, konjunktivale Injektion, Stirnrötung.	**Nervus-intermedius-Neuralgie** Schmerzen in der Tiefe des Ohres, auch mit Störung der Tränen- und Speichelsekretion sowie des Geschmacks.
Pterygopalatinum Neuralgie (Sluder-Syndrom) Orbitale Schmerzen, zur Nasenwurzel (Niesreiz) und zum Ohr, bzw. Nacken ausstrahlend.	**Laryngicus-superior-Neuralgie** Schmerzen im Rachen, in der Submandibularregion oder unterhalb des Ohres, durch Schlucken u.a. getriggert.
Aurikulotemporalis-Neuralgie (Bailarger-Frey-Syndrom) Präurikuläre und temporale Schmerzen, Gesichtsrötung und Geschmacksschwitzen.	

Therapie
Mittel der Wahl ist Carbamazepin, das bis zur Unterbrechung der Schmerzattacken aufdosiert wird. Alternativ werden Pheytoin und Thymoleptika verwendet. Bei Pharmakoresistenz kommen die mikrochirurgische **vaskuläre Dekompression (Janetta),** *die perkutane Thermokoagulation des Ganglion Gasseri und eine retroganglionäre Glyzerol-Injektion in Betracht.*

Therapie. Mittel der Wahl ist Carbamazepin. Man gibt ansteigende Dosen unter Serumspiegelkontrollen bis zur Unterbrechung der Schmerzattacken. Nebenwirkungen wie Schwindel und Müdigkeit werden bei stationärer Therapie in Kauf genommen, wenn der Schmerz rasch nachläßt. Alternativen sind Phenytoin oder auch Thymoleptika.

Nur bei Pharmakoresistenz kommt eine Operation in Frage. Die mikrochirurgische **vaskuläre Dekompression nach Janetta** ist als nicht-destruktive Methode den herkömmlichen Verfahren (Exhärese, Alkohol- und Phenol-Injektion, Resektion des Ganglion Gasseri, retroganglionäre Durchschneidung der sensiblen Trigeminusäste) überlegen, jedoch ebenfalls mit Komplikationen verbunden. In 10% der Fälle ist mit meist reversiblen Hirnnervenläsionen (N. IV, VI, VII, VIII) und zerebellaren Funktionsstörungen zu rechnen, die Operationsletalität liegt zwischen 0,2 und 2%. Die perkutane **Thermokoagulation** des Ganglion Gasseri führt gelegentlich zur Anaesthesia dolorosa, Keratitis mit Kornealulkus und zu Kaumuskelparesen. Schonender ist die perkutane retroganglionäre **Glyzerol-Injektion** in das Cavum Meckeli.

Verlauf
Häufig sind Spontanremissionen. In 80% der Fälle tritt unter konservativer Behandlung Schmerzfreiheit ein.

Verlauf. Häufig sind Spontanremissionen mit monate- und jahrelangen Intervallen. 80% der Patienten werden unter der Behandlung mit Carbamazepin schmerzfrei. Die Rezidivquote der mikrochirurgischen Dekompression liegt bei 10%, die der übrigen Operationsverfahren bei 20 bis 30%.

Der klinische Fall ▶

Der klinische Fall. Die 74jährige Patientin hatte vor 20 Jahren erstmals unter Schmerzattacken im Bereich des rechten Ober- und Unterkiefers gelitten. Die Behandlung mit Carbamazepin führte damals zum Abklingen der Neuralgie. Als es zum Rezidiv kam, unterzog sich die Patientin zweimal im Abstand von drei Jahren einer perkutanen Thermokoagulation des Ganglion Gasseri, die eine Anaesthesia dolorosa hinterließ. Etwa zehn Jahre später setzte die Neuralgie erneut mit heftigen Attacken ein. Daraufhin wurde eine Dekompression des N. trigeminus im Kleinhirnbrückenwinkel vorgenommen. Zwei kleine Gefäße, eine Arterie, die den Nerv durch Pulsation mechanisch geschädigt und eine zweite, die ihn umschlungen hatte, wurden koaguliert. Postoperativ entwickelten sich unter zunehmender Somnolenz ein Kleinhirnödem, ein Verschlußhydrozephalus, eine zerebellare Ataxie und eine rechtsseitige Abduzenslähmung. Nach Anlegen eines Shunts bildeten sich die Symptome unvollständig zurück.

4.4 Morbus Ménière

> **Definition.** Erstmals von P. Ménière (1861) beschriebene Innenohrerkrankung mit Nausea, Erbrechen, Tinnitus, Hörverlust und akuten Drehschwindel-Anfällen *(S. 17)*.

Epidemiologie. Die Krankheit manifestiert sich zwischen dem 20. und 50. Lebensjahr mit einer Inzidenz von 50/100 000 und einer Prävalenz von 300/100 000 Einwohner *(vgl. Syn. 106)*. Das männliche Geschlecht überwiegt.

Symptomatologie. Typisch sind rezidivierende **Drehschwindelanfälle** mit Fallneigung, Nausea, Vomitus, Hypakusis, Tinnitus, Angst, räumlicher Desorientierung, Hyperhidrosis, Diarrhöen und Bradykardie für die Dauer von Stunden, seltener Tagen. Nystagmus ist ein häufiges Begleitsymptom.

»Oft sogar fühlt sich der Kranke schwankend und betäubt und stürzt dann zu Boden, ohne sich wieder erheben zu können. Auf dem Rücken liegend, kann er dann nicht mehr die Augen öffnen, ohne die Dinge seiner Umgebung im Raum umherwirbeln zu sehen« (P. Ménière).

Eine Sonderform ist das **Lermoyez-Syndrom,** bei dem ein Gehörverlust und Tinnitus nicht mit Vertigo gleichzeitig auftreten, sondern von einem Drehschwindel-Anfall abgelöst werden, so daß der Patient anschließend besser hört.

Ätiopathogenese. Bei M. Ménière handelt es sich um eine Labyrinth-Erkrankung ungeklärter Ätiologie mit einseitiger peripherer Vestibularisschädigung. Pathogenetisch wird ein **Hydrops** infolge einer Resorptionsstörung im Saccus endolymphaticus angenommen. Sobald die Labyrinth-Membran einreißt, kommt es zum Übertritt der kaliumreichen Endolymphe in die Perilymphe. Die toxische Kalium-Ionen-Konzentration verursacht eine Depolarisation der vestibulären und kochleären Nervenendigungen.

Neben einer Resorptionsstörung wird auch eine fehlerhafte Endolymphproduktion diskutiert. Hypothetisch ist eine Störung der **Mikrozirkulation,** die durch eine akute Ausschüttung von Katecholaminen verstärkt werden könnte. Ménière-Anfälle treten nicht nur nach Nikotin- und Alkoholgenuß, sondern häufig auch unter psychischem **Streß** in einer kritischen biographischen Situation auf (vgl. klin. Fallbericht). Überzufällig häufig ist das Zusammentreffen von M. Ménière und Migräne.

Diagnostik. Im Anfall beobachtet man einen spontanen, rotatorischen Horizontal-**Nystagmus,** meist zur gesunden Seite, und eine Hypakusis für tiefe Frequenzen. Es besteht ein einseitiger Vestibularisausfall (anfangs kalorische Untererregbarkeit, später Unerregbarkeit). Der Fowler-Test ergibt ein positives Recruitment (Lautheitsausgleich, S. 37).

Differentialdiagnose. Zu den häufigsten otoneurologischen Syndromen gehört der benigne paroxysmale **Lagerungsschwindel,** der durch sekundenlange Attacken charakterisiert ist und gut auf ein Lagerungstraining anspricht. Die Anfälle werden durch frei in der Endolymphe des Labyrinths flottierende Partikel ausgelöst *(S. 39)*.

Bei einem **Kleinhirnbrückenwinkeltumor** (Akustikusneurinom) findet man zwar ebenfalls Vertigo, Tinnitus, Hypakusis und einen Horizontal-Nystagmus zur Gegenseite bei homolateralem Vestibularisausfall. Drehschwindelanfälle gehören aber nicht zu diesem Krankheitsbild, die Schwerhörigkeit betrifft eher die hohen Frequenzen, und das Recruitment ist negativ.

Drop attacks, d.h. Sturzanfälle durch akuten Tonusverlust, sind nicht mit den Drehschwindel-Anfällen des Ménière-Syndroms zu verwechseln. Allerdings ist die Abgrenzung gegenüber der vertebrobasilären Insuffizienz dadurch erschwert, daß bei dieser Erkrankung nicht nur Sturzanfälle oder Schwankschwindel, sondern auch Drehschwindel-Attacken vorkommen. Aber selbst bei nicht selten zugleich bestehender Hypakusis ist das Recruitment negativ. Der **Herpes zoster oticus** geht zwar mit Schwindel, Tinnitus und Hypakusis, aber zusätzlich mit heftigen Schmerzen und häufig mit einer Fazialisparese einher. Im äußeren Gehörgang finden sich typische Effloreszenzen *(S. 350)*.

Therapie. Im Ménière-Anfall wird neuroleptisch (sedierend und antiemetisch) oder mit einem Antivertiginosum wie Betahistin behandelt. Darüber hinaus ist Alkohol- und Nikotinkarenz notwendig. Zur Lokalbehandlung wird eine kochleäre endolymphatische Shunt-Operation oder die labyrinthäre Instillation von Aminoglykosid empfohlen. Nur sehr selten besteht eine Indikation zur Labyrinthektomie oder Resektion des N. vestibularis.

Verlauf. Unter häufigen Rezidiven und langsamer Progredienz der anfangs fluktuierenden Hörstörung kommt es in 10% der Fälle auch auf der Gegenseite zur Taubheit.

Der klinische Fall. Ein Obersteiger erfuhr bei seinem Rundgang unter Tage, daß drei Bergleute ihren soeben an einem Herzschlag gestorbenen Kollegen in den Schacht geworfen hatten, um einen Arbeitsunfall vorzutäuschen. Als er später erneut an dem Schacht vorbeikam, erlitt er seinen ersten Ménière-Anfall (nach Hallgrimsson und Janz, 1966).

4.5 Synkopen

Synonym. Ohnmacht, Kollaps, fainting, vegetative Anfälle.

> **Definition.** Kurzdauernde, mit Vigilanzstörung und Tonusverlust verbundene zerebrale Minderperfusion meist vaskulärer Genese.

Epidemiologie. Nach Ergebnissen der Framingham-Studie (1985) treten Synkopen mit einer Prävalenz von 700/100 000 auf, die mit dem Alter zunimmt. Im Senium überwiegt das männliche Geschlecht *(Syn. 106, S. 382)*.

Symptomatologie. Charakteristisch sind Flimmern und Schwarzwerden vor den Augen, Vertigo, Nausea und Hyperhidrosis. Die Patienten sinken bei schlaffem Muskeltonus ohnmächtig zu Boden. Selten ziehen sie sich bei einem Sturz Verletzungen zu. Vereinzelt kommen auch tonische Strecksynergien, Myoklonien und Urinabgang vor. Zur Anamnese siehe *S. 18*.

Ätiopathogenese. Die pathogenetischen Mechanismen, die zu einer zerebralen Minderperfusion (Ischämie) mit reversibler Vigilanzstörung führen, gehen aus der *Tabelle 107* hervor. Häufig sind psychogene Auslöser zu eruieren. **In 50% der Fälle sind kardio- und zerebrovaskuläre Erkrankungen** infolge akuten Abfalls des zerebralen Blutflusses für synkopale Anfälle verantwortlich, zum Beispiel Herzvitien und -rhythmusstörungen sowie Stenosen extrakranieller Hirngefäße.

Adams-Stokes-Anfälle sind durch die Trias: Apnoe, Pulslosigkeit und Mydriasis charakterisiert. Meist infolge einer Pulsfrequenzverlangsamung kommt es zum akuten Herzstillstand. Innerhalb von 3 bis 15 Sekunden tritt Schwindel und Bewußtlosigkeit ein. Es folgt ein tonischer Krampf von zehn Sekunden Dauer. Die Atmung setzt aus, die Pupillen werden weit und lichtstarr. Der Anfall endet entweder spontan, indem ein anderes Zentrum des Herzens die Erregungsbildung übernimmt, oder führt zum Tod.

Ein Aortenbogen- oder Subclavian-steal-Syndrom führt ebenfalls zur zerebralen Minderperfusion mit synkopalen Anfällen *(vgl. S. 294)*. Daneben kommen Synkopen bei der Basilarismigräne der jüngeren Frauen vor *(S. 381)*.

Pressorischen Synkopen liegt ein Valsalva-Mechanismus mit vagalem Reiz und venöser Rückstauung zugrunde. So kann ein Hustenanfall oder die Miktion zur Ohnmacht führen (Husten- bzw. Miktionssynkope). Durch intrathorakalen Druckanstieg oder Bauchpresse mit Kompression der Vena cava kommt es vorübergehend zur Reduktion der Blutzufuhr zum Herzen und zur zerebralen Minderdurchblutung (»vasovagale Synkope«).

Schlucksynkopen werden **reflektorisch** durch Trinken kalter Flüssigkeiten oder Essen großer Bissen ausgelöst. Sie kommen nicht selten bei Glossopharyngeusneuralgie vor *(S. 386)*. Eine okulovagale Synkope kann durch Bulbusdruck, eine Synkope beim hypersensitiven **Karotissinus-Syndrom** durch mechanische Irritation der Karotisgabel schon bei rascher Kopfdrehung hervorgerufen werden *(S. 17)*.

Synkopen in der Adoleszenz sind meist durch eine konstitutionelle **orthostatische** Dysregulation bedingt. Bei Erwachsenen kommt es häufiger zu einem pharmakogenen »Vasomotorenkollaps«, z.B. nach Einnahme von Diuretika, Beta-Rezeptorenblockern oder L-Dopa. Eine Sonderform der orthostatischen Hypotonie mit Neigung zu synkopalen Anfällen ist das Shy-Drager-Syndrom (Augenmuskelparesen, Rigor, Incontinentia urinae, *S. 158*).

Synkopen als **Schmerz-**, **Schreck-** oder **Angstreaktion** werden z.B. im medizinischen Bereich nach Blutentnahme beobachtet. Etwa 3% aller Kinder im Vorschulalter führen in einer Wut-, Angst- oder Trotzreaktion durch anhaltendes Schreien respiratorische **Affektkrämpfe** herbei, die durch Apnoe mit Zyanose und Tonusverlust oder Opisthotonus charakterisiert sind. Unter Schulkindern sind selbstinduzierte Synkopen nicht selten, die durch Bauchpresse bei tiefer Inspiration hervorgerufen werden.

In einer kritischen biographischen Situation, die es dem Betroffenen weder ermöglicht, einen Konflikt zu lösen, noch einer Entscheidung auszuweichen oder auch nur Angst zu zeigen (»gehemmte Fluchttendenz«), kann eine psychogene Synkope als Vermeidungsreaktion auftreten, so daß jemand zu seinem Vorsatz nicht mehr steht und »umfällt«.

Diagnostik. Der Patient ist blaß, der periphere Puls nicht oder kaum tastbar. Im Hinblick auf primär kardiogene Synkopen sind ein Langzeit-Elektrokardiogramm, Echokardiogramm, Schellong-Test, Karotissinus-Druckversuch und eine Dopplersonographie der extrakraniellen Hirngefäße angezeigt. Darüber hinaus empfiehlt sich eine EEG-Ableitung, obwohl diese meist zu spät kommt und im Intervall selten einen pathologischen Befund ergibt, es sei denn einen differentialdiagnostischen Hinweis auf epileptische Anfälle.

Differentialdiagnose. Die Differentialdiagnose zum Grand-mal-Anfall geht aus der *Tabelle 2, S. 18* hervor. Bei Kindern ist vor allem an epileptische Sturzanfälle (myoklonisch-astatisches Petit mal, Lennox-Syndrom, *S. 395*), im höheren Lebensalter an **Drop attacks** bei vertebrobasilärer Insuffizienz *(S. 290)* oder Morbus Parkinson mit Antero-, Retro- und Lateropulsionstendenz zu denken *(S. 156)*, die jedoch bei ungestörter Vigilanz auftreten. Zu den Ursachen von Sturzanfällen siehe auch *Tabelle 112, S. 400*.

Therapie. Die Adams-Stokes-Anfälle und Synkopen bei hypersensitivem Karotissinus-Syndrom können durch Schrittmacher-Implantation verhindert werden. Der orthostatischen Dysregulation wirken Gymnastik und Antihypotonika entgegen.
Psychogene Synkopen sind psychotherapeutisch günstig zu beeinflussen.

Verlauf. In der Regel ist die Prognose der synkopalen Anfälle günstig. Es besteht kein signifikant erhöhtes Risiko für Schlaganfälle oder Herzinfarkte. Die Letalität der Adams-Stokes-Anfälle liegt jedoch bei 30%.

Der klinische Fall. Die 37jährige Schneiderin, die erstmals bei einem Opernbesuch von panischer Angst überfallen und mit Hitzegefühl, Schweißausbruch und Schwarzwerden vor den Augen ohnmächtig wurde, zog sich eine Woche später eine Schädelprellung mit Commotio cerebri zu, als sie in einer Umkleidekabine beim Arzt wiederum einen klaustrophoben Zustand erlitt, kollabierte und mit dem Hinterkopf aufschlug. Die Eigen- und Familienanamnese, neurologische und internistische Untersuchung, einschließlich EEG und EKG, waren unauffällig. Mit der Patientin wurde ein verhaltenstherapeutisches Konzept erarbeitet und die Teilnahme am autogenen Training vereinbart.

Reflektorische Synkopen entstehen infolge vagaler Hemmung, z.B. durch Druck auf die Karotis-Gabel **(Karotissinus-Syndrom**, *s.S. 17*).

Eine **Orthostase-Reaktion**, die in der Adoleszenz meist konstitutionell bedingt ist, wird durch blutdrucksenkende Medikamente begünstigt.

Eine Vielzahl von Synkopen ist als Schmerz-, Schreck-, Angst- oder Trotzreaktion zu verstehen. Bei 3% der Kinder im Vorschulalter zeigen sie sich als **respiratorische Affektkrämpfe**.

In einer Konfliktsituation kann eine Ohnmacht als »gehemmte Fluchttendenz« interpretiert werden.

Diagnostik
Zur Abklärung kardiogener und vaskulärer Synkopen sind ein **Langzeit-EKG**, Schellong-Test und eine **Dopplersonographie** erforderlich.

Differentialdiagnose
Differentialdiagnostisch kommen vor allem Grand-mal-, myoklonisch-astatische Petit-mal-Anfälle und bei älteren Menschen Drop attacks in Frage. Zu den Ursachen von Sturzanfällen siehe auch *Tabelle 112, S. 400*.

Therapie
Bei Adams-Stokes- und Karotissinus-Syndrom ist eine Schrittmacher-Implantation indiziert.

Psychogene Synkopen sind psychotherapeutisch anzugehen.

Verlauf
Für Synkopen besteht kein erhöhtes Hirn- oder Herzinfarkt-Risiko.

◀ Der klinische Fall

Tabelle 107: Ätiopathogenese synkopaler Anfälle.	
kardiovaskuläre Synkopen	– Herzvitien – Adams-Stokes-Anfall – pulmonaler Hochdruck
zerebrovaskuläre Synkopen	– Karotis-/Vertebralis-Stenose – Aortenbogen-Syndrom – Subclavian-steal-Syndrom
reflektorische Synkopen	– Karotissinus-Syndrom – Schluck-Synkope – vagovasale Synkopen
pressorische Synkopen	– Husten-Synkope – Lach-Synkope – Miktions-Synkope
Synkopen bei Hypotonie	– idiopathisch – pharmakogen

4.6 Epilepsien

Synonyme. Zerebrale Anfallsleiden, Morbus sacer, Fallsucht.

Definition ▶

> **Definition.** Epilepsien sind Anfallskrankheiten mit paroxysmalen Spontanentladungen zentraler Neurone. Diese Entladungen gehen vor allem von embryofetalen Entwicklungsstörungen und Fehlbildungen, Narben, Blutungen, Tumoren, Infarkten, entzündlichen oder diffus atrophischen Veränderungen des Gehirns aus. Auch Alkoholismus gehört zu den häufigen Epilepsieursachen. In mehr als der Hälfte der Fälle bleibt die Ursache ungeklärt. Epileptische Anfälle können mit motorischen, sensiblen, sensorischen, vegetativen und psychischen Symptomen einhergehen. Die Mehrzahl der Anfälle ist mit einer Vigilanzstörung, Amnesie (Ausnahme: Jackson- und »bewußte« Adversiv-Anfälle) und spezifischen EEG-Veränderungen verbunden. Nach der Internationalen Klassifikation läßt sich klinisch-phänomenologisch und elektroenzephalographisch eine Reihe fokaler und generalisierter (konvulsiver und nicht konvulsiver) Anfälle abgrenzen. Zur Anamnese siehe *S. 17 f.*

Epidemiologie
Bei einer Inzidenz von 50/100 000 beträgt die Prävalenz der Epilepsien 650/100 000 Einwohner *(S. 13)*. Kinder epileptischer Eltern haben ein erhöhtes Epilepsierisiko.

Epidemiologie. Die Inzidenz der Epilepsien liegt mit regionalen Unterschieden zwischen 20 und 70, im Durchschnitt bei 50/100 000, die Prävalenz in Europa und Nordamerika bei 650/100 000 Einwohner *(vgl. S. 13)*. Der höchste Anteil entfällt auf Schulkinder mit 82/100 000 (ohne Fieberkrämpfe). In Ländern der Dritten Welt und unter der farbigen Bevölkerung der USA ist die Epilepsie-Prävalenz um mindestens das Zweifache höher. Verantwortlich dafür sind Mängel der perinatalen Versorgung, Unterernährung und ein erhöhtes Infektionsrisiko, insbesondere mit Parasiten. So ist z.B. die Zystizerkose, die in Westeuropa selten vorkommt, die häufigste bekannte Epilepsie-Ursache in Mexiko. Kinder epileptischer Eltern haben ein erhöhtes **Epilepsie-Risiko** von 10 bis 15%. Bei den Grand-mal-Epilepsien und der Petit-mal-Epilepsie des Schulalters überwiegt das weibliche, bei den Epilepsien mit fokalen Anfällen das männliche Geschlecht.

Symptomatologie
Zu den
● **generalisierten Epilepsien** gehören die Petit-mal-Epilepsien des Kindes- und Jugendalters und Epilepsien mit großen generalisierten Anfällen (Grand mal),

Symptomatologie. Man unterscheidet Epilepsien mit generalisierten und fokalen Anfällen.
● **generalisierte Epilepsien** sind die
– **Petit-mal**-Epilepsien des Kindes- und Jugendalters und
– **Grand-mal**-Epilepsien (Epilepsien mit großen generalisierten Anfällen), die isoliert oder kombiniert mit Petit-mal-Anfällen (ohne Aura) auftreten.

- **fokale Epilepsien** gehen mit einer
  - **Aura,**
  - **einfachen (elementaren)** oder
  - **komplex partiellen (psychomotorischen)** Anfällen einher. Sie können mit
  - **großen fokalen** Anfällen kombiniert sein (fokal eingeleitete große Anfälle).

Die einzelnen Epilepsie-Syndrome werden weiter unten gesondert abgehandelt. Depressive Verstimmungen sind bei Epilepsiekranken häufig. Selten entwickelt sich eine »alternative« paranoide Psychose. Eine für Epilepsie typische Wesensveränderung gibt es nicht.

- **fokale Epilepsien** gehen mit einer Aura, einfachen (elementaren), partiellen, komplex partiellen (psychomotorischen) Anfällen und/oder großen fokalen Anfällen einher.

Tabelle 108: Epilepsie-Ursachen. Mehr als die Hälfte der Epilepsien aller Altersgruppen bleibt auch nach EEG- und CT-Untersuchung ätiologisch ungeklärt (Masuhr, 1981)

Epilepsie-Ursachen	n	%
bekannte Ätiologie	359	45
perinatal	110	14
Hirntrauma	74	9
Hirntumor	63	8
Alkoholismus	49	6
vaskulär	34	4
Enzephalitis	29	4
unbekannte Ätiologie	444	55
gesamt	803	100

Ätiopathogenese. *Tabelle 108* gibt einen Überblick über die häufigsten ätiologischen Faktoren bei neurologisch, elektroenzephalographisch und computertomographisch untersuchten Patienten mit Epilepsie. In mehr als der Hälfte aller Epilepsien ist die Ätiologie ungeklärt (idiopathische, kryptogene, genuine Epilepsie). In > 10% der Fälle ist eine familiäre Prädisposition zu eruieren, die am häufigsten bei den Epilepsien mit kleinen generalisierten Anfällen vorliegt.

Bei < 5⁰/₀₀ aller Kinder, bevorzugt bei Frühgeborenen, werden »amorphe« Neugeborenenkrämpfe beobachtet. Sie sind in 90% der Fälle symptomatisch. Häufigste Ursachen sind Hirnblutungen, hypoxische Enzephalopathien und Meningoenzephalitiden. Zu den epileptogenen Fehlbildungen und Entwicklungsstörungen des Gehirns siehe *S. 127*.

Wenn epileptische Anfälle nur ein- oder zweimal z.B. bei einer fieberhaften Infektion auftreten, spricht man von Gelegenheitsanfällen. Sie treten bei zahlreichen Erkrankungen oder Funktionsstörungen auf, z.B. Hypoglykämie *(S. 189)* und fieberhaften Erkrankungen. Man unterscheidet die selten rezidivierenden einfachen **Infekt-** oder **Fieberkrämpfe** von den komplizierten, prolongierten Formen, die länger als 15 Minuten anhalten, gehäuft im zweiten Lebensjahr vorkommen und zur Entwicklung einer chronischen Epilepsie neigen; in der Regel liegt eine familiäre Prädisposition *und* eine frühkindliche Hirnschädigung vor. Ein generalisierter Gelegenheitsanfall im Erwachsenenalter ist nicht selten Symptom einer alkoholtoxischen **Enzephalopathie** (»Alkoholentzugs-Grandmal«). Vor allem in Kombination mit fokalen Symptomen sind Grand-mal-Anfälle tumorverdächtig.

Abgesehen von dem erhöhten Epilepsie-Risiko bei Kindern epileptischer Eltern ist auch das Fehlbildungsrisiko um das Zwei- bis Dreifache erhöht. Hinzu kommen teratogene Schäden durch Antiepileptika.

Pathophysiologisch ist eine gesteigerte Labilität des Membranpotentials mit Tendenz zu **Spontanentladungen** anzunehmen:
- Störung spezifischer Membranfunktionen,
- Störung des extra- und intrazellulären Ionenhaushalts,
- Depolarisation der Zellmembran durch erhöhte Konzentration exzitatorischer oder Mangel an inhibitorischen Transmittersubstanzen.

Fokale Anfälle beruhen auf einer lokalen, herdförmig auf eine Hirnhälfte beschränkten neuronalen Erregung. Die Entladung kann von einem Herd in jeder Großhirnregion ausgehen. Ein großer generalisierter Anfall entsteht, wenn sich die paroxysmale neuronale Erregung primär oder sekundär über beide Großhirnhemisphären ausbreitet.

Ätiopathogenese
Zu den häufigsten Epilepsie-Ursachen siehe *Tabelle 108*. In 50% bleibt die Ursache ungeklärt. In > 10% der Fälle besteht eine familiäre Prädisposition. Den Petit-mal-Epilepsien der Säuglinge und Kleinkinder liegt häufig zusätzlich eine Hirnschädigung zugrunde.
Bei Neugeborenenkrämpfen findet sich meist eine prä- oder perinatale Hirnschädigung, siehe auch *S. 127*.

Zu den Gelegenheitsanfällen zählen die **Infekt- oder Fieberkrämpfe.** Prolongierte Fieberkrämpfe neigen zur Entwicklung einer chronischen Epilepsie.

Pathophysiologisch handelt es sich um eine Labilität des Membranpotentials mit Neigung zu paroxysmalen Spontanentladungen.

Typische Auslöser sind optische und akustische Reize, Hyperventilation, Schlaf- und Pharmakaentzug.

> Epileptische Anfälle können durch zahlreiche, z.B. optische Reize (photokonvulsive Reaktion, »Leseepilepsie«) oder akustische (auch musikogene) Stimuli und durch Hyperventilation ausgelöst werden, ferner pharmakogentoxisch und durch Medikamenten-, Alkohol- oder Schlafentzug.

Diagnostik
Im EEG zeigen sich Spitzen (spikes) oder steile Wellen (sharp waves), allein und mit langsamen Wellen kombiniert *(Syn. 108)*.

Diagnostik. In jedem Fall ist eine elektroenzephalographische Diagnostik zur Beurteilung der epilepsiespezifischen Aktivität (»Anfallsbereitschaft«) erforderlich. Allerdings ist das EEG im Intervall oft **unauffällig.**

Während des Anfalls (paroxymal) beobachtet man im EEG im wesentlichen
- Spitzen (spikes),
- steile Wellen (sharp waves) allein oder in Verbindung mit (langsamen) Wellen, z.B.
- spike wave-Komplexe oder
- sharp-and-slow-wave-Komplexe.

Siehe hierzu *Synopsis 108.*

Ein bilateral synchrones EEG-Muster spricht für eine generalisierte Epilepsie, herdförmig auftretende Potentiale für eine fokale Epilepsie.

Große generalisierte Anfälle (Grand mal) beginnen mit frequenten, hochamplitudigen spikes, die von Muskelpotentialen überlagert sind (tonische Phase). Es folgen Gruppen mit Spitzen und eingelagerten Wellen, die zunehmend langsamer werden, bis für die Dauer einer halben Minute elektrische Stille auftritt. Postparoxysmal ist das Kurvenbild noch verlangsamt. Typisch für die Petit-mal-Epilepsie des Schulalters ist ein **bilateral synchrones spike-wave-Muster** (meist 3/sec spike wave). Bei Epilepsien mit einfachen fokalen Anfällen ist das EEG in der Regel herdförmig verändert (spikes und sharp-wave-Fokus). Psychomotorische Anfälle gehen oft mit sychronen sinusförmigen steilen 4 bis 6/s-Wellen einher. Mit Hilfe der **Video-Elektroenzephalographie** lassen sich die einzelnen Anfallssequenzen genauer analysieren *(Abb. 83a-b).*

Unter Hyperventilation, Photostimulation (Flackerlichtreizung) oder auch während einer Schlafableitung zeigen sich vermehrt epilepsiespezifische Potentiale und Foci.

Da es nur selten gelingt, das Anfallsereignis während einer EEG-Ableitung simultan zu registrieren, sind **Provokationsmethoden,** wie z.B. Hyperventilation, Photostimulation (Flackerlicht) und Schlafentzug indiziert. Gelegentlich zeigen sich epileptische Potentiale und Foci im Schlaf-EEG oder während einer telemetrischen Langzeitableitung.

Das CT ergibt häufig diffus atrophische oder herdförmige Hirnschädigungen. Das Kernspintomogramm weist auch kleinste Tumoren (z.B. Hamartome) nach.

Häufig zeigt das **Computertomogramm** (CT) Symptome einer diffusen Hirnatrophie oder eine fokale Hirnschädigung. Traumatisch oder vaskulär bedingte Hämatome, Infarkte, Porenzephalien sind computertomographisch ebenso exakt nachzuweisen wie Hirntumoren und -abszesse. Kleine Hamartome, die dem computertomographischen Nachweis entgehen, stellen sich fast immer im **Kernspintomogramm** dar.

Zur präoperativen Diagnostik eignen sich Ableitungen mit Tiefenelektroden, SPECT und Magnetoenzephalographie.

Darüber hinaus sind vor allem als präoperative Untersuchungsmethoden sowohl die Langzeit-EEG-Ableitung mit Hilfe von Tiefenelektroden, als auch die »single photon emission computertomography (SPECT)« und die Magnetoenzephalographie verfügbar.

Differentialdiagnose
Zu den nicht-epileptischen Sturzanfällen siehe *B 4.7, S. 400*
Ein ausgeprägter »arc de cercle« (psychogener Anfall) kommt bei Epilepsie nicht vor. Wenn im Verlauf einer Epilepsie zusätzlich psychogene Anfälle auftreten, ist die Differentialdiagnose schwierig *(S. 403).*
Psychogene und **extrapyramidale Anfälle** dauern länger als epileptische. Zu den Synkopen siehe *S. 18, Tabelle 2, und S. 389.*

Differentialdiagnose. Zur Differentialdiagnostik epileptischer und nichtepileptischer **Sturzanfälle** siehe *Tabelle 112, S. 400* (Narkolepsie).

Die Abgrenzung gegenüber **psychogenen Anfällen** ist leicht, wenn ein ausgeprägter »arc de cercle« besteht *(S. 404),* der bei Epilepsie nicht vorkommt. Idiopathische Grand-mal-Anfälle gehen zwar gelegentlich auch mit einem zumindest angedeuteten opisthotonen Krampf einher, dieser hält aber nur wenige Sekunden an. Isolierte Zuckungen der Extremitäten, die an epileptische Myoklonien erinnern, sind nicht selten psychogen; andererseits werden auch myoklonische Phänomene wie z.B. Impulsiv-Petit-mal als »nervöse« Zuckungen verkannt. Im Zweifelsfall klärt der EEG-Befund die Diagnose. Problematisch ist die Differentialdiagnose, wenn im Verlauf einer Epilepsie zusätzlich psychogene Anfälle auftreten, die das Bild epileptischer Anfallssyndrome imitieren. Die biographische Anamnese kann aber Anhaltspunkte für das alternierende Auftreten der Anfälle geben. Zur Differentialdiagnose gegenüber **synkopalen** Anfällen siehe *S. 18, Tabelle 2, und S. 389.*

4.6 Epilepsien

Synopsis 108: Epileptische Potentiale.
(aus Christian, W.: Klinische Elektroenzephalographie. 3. Aufl., Thieme, Stuttgart, New York 1982)

spikes (Spitzen > 100 µV, > 15/sec)
Entladung vom Grand-mal-Typ

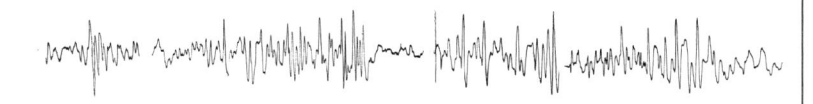

sharp waves
(scharfe oder steile Wellen),
z.B. bei Temporallappenepilepsie
(fokaler Anfall)

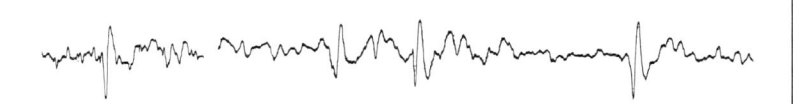

Hypsarrhythmie Gemisch langsamer
Wellen mit Spitzen und steilen Wellen
bei Blitz-Nick-Salaam-(BNS-)
Krämpfen im Säuglingsalter (West-Syndrom)

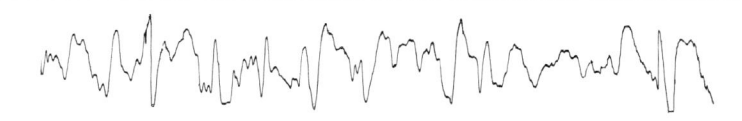

sharp and slow waves, biphasische scharfe
Wellen mit allmählich abfallender langsamer
Welle bei myoklonisch-astatischem Petit mal
(Lennox-Gastaut-Syndrom)

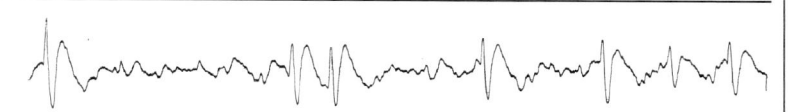

spikes and waves
(3/sec-Spitze-Welle-Komplexe)
typisch für Absencen des Schulalters
(Pyknolepsie)

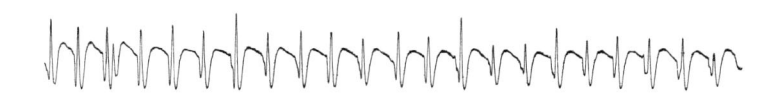

polyspikes and waves
(Salven initialer Spitzen
mit nachfolgenden langsamen Wellen)
bei Impulsiv-Petit-mal in der Adoleszenz
(Janz-Syndrom)

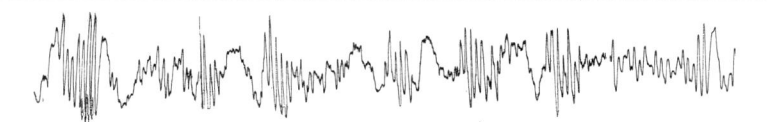

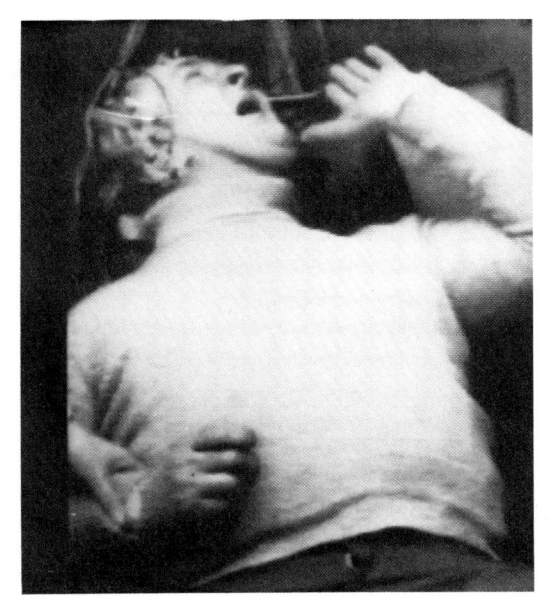

Abb. 83a: Initialschrei, Kopf- und Blickwendung nach links und Elevation des gleichseitigen Arms (tonische Phase).

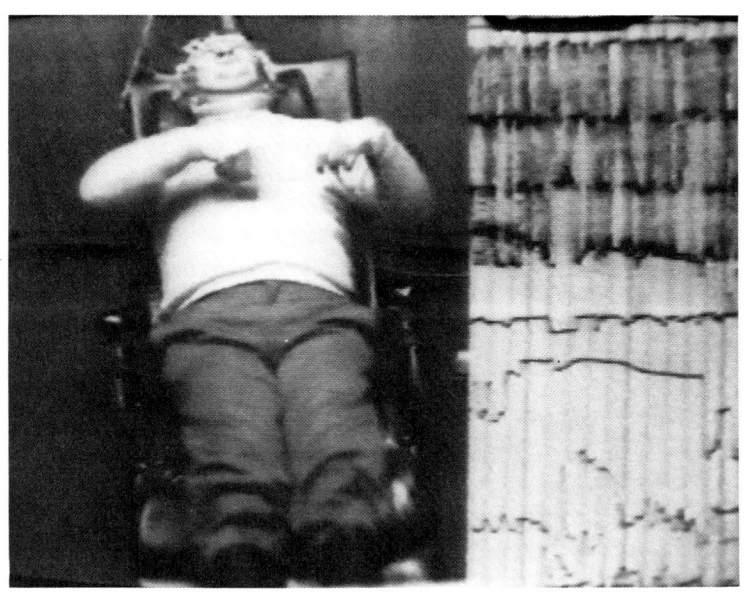

Abb. 83b: Im klonischen Stadium sind generalisierte Myoklonien zu beobachten. Die epileptischen EEG-Potentiale *(Syn. 108)* sind von Muskelartefakten überlagert, die Elektrodenkabel sind z.T. herausgerissen.

Abb. 83a und b: Grand mal. Video-Aufzeichnung eines großen generalisierten tonisch-klonischen Anfalls.

Therapie
Wenn eine initale **Monotherapie** nicht ausreicht, kommt eine kombinierte Antiepileptika-Behandlung in Frage. Zur Therapiekontrolle sind **Serumspiegel**-Bestimmungen erforderlich *(Tab. 109)*.

Bei der Kombination von Antikonvulsiva ist deren Wechselwirkung zu beachten.

Zur differenzierten Pharmakotherapie siehe *Tabelle 110*. Zur Stabilisierung des Schlaf-Wach-Rhythmus empfehlen sich abendliche Einmalgaben.

Während einer **Schwangerschaft** fallen die Serumspiegel der Antiepileptika in der Regel ab. Wenn die Anfallsfrequenz zunimmt, ist die Dosis zu erhöhen.

Therapie. In jedem Fall ist eine **Monotherapie** anzustreben. Wenn die Monotherapie erfolglos bleibt, kommen Antiepileptika der zweiten Wahl bzw. eine Kombinationstherapie in Frage. Die Behandlung wird durch das Führen eines Anfallskalenders und **Serumspiegel**-Bestimmungen kontrolliert *(Tab. 109)*. Für die Einstellung ist die Serumkonzentration der Antiepileptika
- unmittelbar **nach** einem Anfall und
- **vor** der nächsten Medikamenten-Einnahme entscheidend, d.h. eine eventuell notwendige Aufdosierung richtet sich jeweils nach dem Serumwert, bei dem der letzte Anfall auftrat.

Ferner ist die Interaktion der Medikamente zu beachten. Infolge einer Wechselwirkung von Phenobarbital oder Primidon mit Valproinsäure kann es z.B. zu einer toxischen Plasmakonzentration von Phenobarbital kommen, während der Valproinsäure-Spiegel absinkt. Phenobarbital, Primidon und Phenytoin reduzieren den Carbamazepin-Spiegel. Isoniazid steigert die Plasma-Werte von Phenytoin.

Die *Tabelle 110* informiert über die Möglichkeiten der differenzierten, auf die einzelnen Anfallssyndrome bezogenen Pharmakotherapie.

In jedem Fall empfiehlt sich zunächst eine abendliche Einmalgabe von Medikamenten mit längerer Halbwertszeit bzw. Retardform. Dadurch wird nicht nur ein ausgeglichenes Tagesprofil der Serumkonzentration, sondern oft auch eine Stabilisierung des **Schlaf-Wach-Rhythmus** erreicht. Wenn erforderlich, erfolgt später eine tageszeitliche Verteilung der Dosis.

Während einer **Schwangerschaft** ist in einem Drittel der Fälle ein Anstieg der Anfallsfrequenz zu erwarten. Obwohl die Serumspiegel abfallen, bleibt doch in mehr als der Hälfte der Fälle die Anfallsfrequenz konstant. Nehmen die Anfälle zu, ist die Dosis zu erhöhen und erst post partum zu reduzieren. Valproinsäure sollte wegen des teratogenen Risikos nicht von Frauen im gebärfähigen Alter eingenommen werden.

Tabelle 109: Wirkspiegel und Nebenwirkungen der Pharmakotherapie von Epilepsien. Der größte Teil der Nebenwirkungen ist reversibel. Häufig ist unter der Therapie eine Erhöhung der γ-GT als Folge einer Enzyminduktion zu beobachten, die keine Reduktion der Dosis erfordert. Nur in den seltenen Fällen einer Hepatose oder Agranulozytose muß das Antiepileptikum abgesetzt werden.

Wirkstoff	Name	Serumspiegel µg/ml	Nebenwirkungen
Carbamazepin	Sirtal, Tegretal (ret.), Timonil (ret.)	5–10	Vertigo, Diplopie, Nystagmus, Tremor, Ataxie, allergische Hautreaktion, Vigilanzstörung, Leukopenie
Clonazepam	Rivotril	0,02–0,06	Nystagmus, Ataxie, Hypersalivation, vermehrte Bronchialsekretion
Ethosuximid	Petnidan, Pyknolepsinum, Suxinutin	40–100	Nausea, Singultus, Vomitus, Leukopenie allergische Hautreaktion, Antriebsstörung
Phenobarbital	Luminal, Phenaemal	15–40	Vertigo, Nystagmus, Ataxie, Vomitus, Vigilanzstörung, Dupuytren-Kontraktur, Arthralgien
Phenytoin (Diphenylhydantoin)	Epanutin, Phenhydan, Zentropil	15–25	Vertigo, Nausea, Diplopie, Nystagmus, Tremor, Ataxie, Gingivahyperplasie, allergische Hautreaktion, Hypertrichose, Osteopathie, Neutro- und Thrombopenie, Polyneuropathie, Hyperkinesen
Primidon	Liskantin, Mylepsinum, Resimatil	5–15	Vertigo, Nystagmus, Vomitus, Ataxie, Vigilanzstörung, Impotenz
Valproinat (Valproinsäure)	Convulex, Ergenyl, Leptilan, Orfiril	60–100	Tremor, Haarausfall, Gewichtszunahme, Hepatose, Gerinnungsstörungen

Tabelle 110: Pharmakotherapie epileptischer Anfälle						
	altersgebundene Anfälle (Petit mal)				generalisierte große Anfälle	fokale (partielle) Anfälle
	Propulsiv-Petit mal (BNS-Krämpfe)	myoklonisch-astatisches Petit mal	pyknoleptisches Petit mal	Impulsiv-Petit mal	Grand mal und fokal eingeleitete große generalisierte Anfälle	einfache fokale und komplex fokale Anfälle
1. Wahl	Nitrazepam Clonazepam Clobazam	Ethosuximid Valproinat	Ethosuximid Valproinat	Ethosuximid Valproinat Phenobarbital	Primidon Carbamazepin retard, Phenytoin	Carbamazepin retard Phenytoin Primidon Phenobarbital
2. Wahl	ACTH Kortikosteroid Valproinat	Clonazepam Primidon Phenobarbital	Clonazepam Primidon Phenobarbital	Clonazepam Primidon	Phenobarbital Valproinat	Valproinat Clonazepam

Nach Medikamentenentzug kann es zum Status epilepticus, durch Überdosierung zur Intoxikation (Nystagmus, Ataxie, Vigilanzstörung) kommen. Zu den pharmakogenen extrapyramidalen Hyperkinesen siehe *B 4.8, S. 402)*

Neben der Pharmakotherapie ist häufig eine psychotherapeutische Behandlung und eine sozialmedizinische Beratung Epilepsiekranker notwendig. Die Teilnahme an einer Gruppentherapie und **Selbsthilfegruppe** kann die Behandlungssituation wesentlich verbessern.

Verlauf. Die Prognose hängt von der Art und Ursache der Epilepsien und der einzelnen Anfallssyndrome ab (siehe unten). 60–80% der Epilepsien sind therapeutisch gut mit Antikonvulsiva einzustellen (Anfallsfreiheit). Die Letalität der Neugeborenenkrämpfe liegt bei 30%. Im übrigen führen epileptische Anfälle selten unmittelbar zum Tod (z.B. durch Ertrinken). Suizide und Suizidversuche sind bei Epilepsiekranken viermal häufiger als in der Gesamtbevölkerung.

4.6.1 Petit-mal-Epilepsien

> *Definiton.* Petit mal sind generalisierte Anfälle des Kindes- und Jugendalters. Die Vigilanzstörung (»Absencen«), die plötzlich (ohne Aura) einsetzt und ebenso abrupt endet, hält durchschnittlich 10 Sekunden an. Petit mal-Anfälle können sich aber auch für die Dauer von Minuten bis Tagen häufen (Petit mal-Status).

Symptomatologie. Die altersgebundenen Petit mal-Anfälle treten unbemerkt als Absencen mit sekundenlanger Vigilanzstörung (»starrer leerer Blick«) auf oder sind von diskreten Myoklonien und oralen Automatismen begleitet. Es werden auch isolierte Myoklonien beobachtet.

- Zwischen dem dritten und achten Lebensmonat manifestiert sich vorwiegend bei Knaben das West-Syndrom mit den sogenannten **Blitz-Nick-Salaam-(BNS-)-Krämpfen** *(Abb. 84)*. Charakteristisch sind Serien von blitzartigen Myoklonien oder generalisierten tonischen Beugekrämpfen (Propulsiv-Petit mal), bei denen die Kinder gelegentlich die Hände wie zum orientalischen Gruß vor der Brust kreuzen (»Salaam-Krampf«).
- Im Vorschulalter, meist zwischen dem ersten und sechsten Lebensjahr, treten die sogenannten **myoklonisch-astatischen Petit mal** (Lennox-Gastaut-Syndrom) auf, bei denen das Kind plötzlich zu Boden stürzt (Sturzanfall). Man beobachtet Gesichtsmyoklonien und Blinzelabsencen.
- Im Schulalter manifestiert sich mit täglich gehäuft (pyknoleptisch) auftretenden Absencen die **Pyknolepsie**. Das Kind blickt für die Dauer von 10 bis maximal 30 Sekunden starr »abwesend«. Oft kommt es während der Absence zu einer Reklination des Kopfes (Retropulsiv-Petit mal).

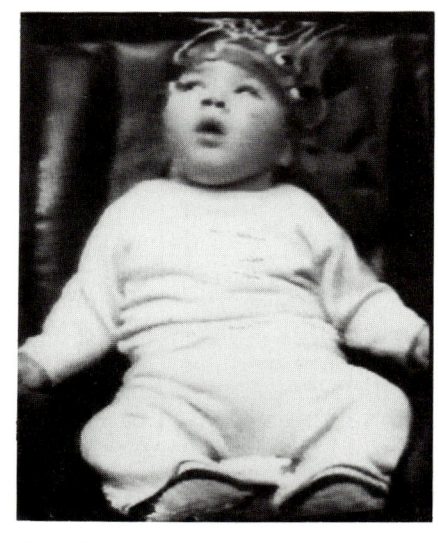

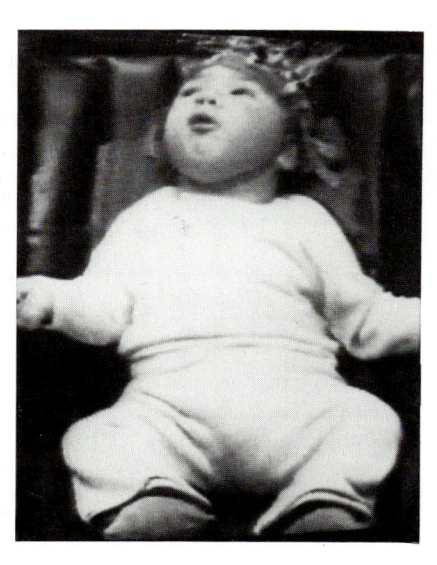

Abb. 84a: Der Säugling schaut aufmerksam nach rechts oben. Sein Mund ist geöffnet, der Körper entspannt.

Abb. 84b: Blitzartig treten generalisierte Myoklonien mit Verkrampfung der Kieferregion und Beugung der Arme auf.

Abb. 84a und b: Blitz-Krampf (Video-Aufnahme eines Säuglings mit Propulsiv-Petit-mal).

● **Impulsiv-Petit-mal** mit heftigen Zuckungen der oberen Extremitäten manifestieren sich meist in der Adoleszenz.

Ätiopathogenese
Die Petit-mal-Epilepsien sind häufig familiär prädisponiert, die des Säuglings- und Kleinkindalters beruhen meist zusätzlich auf einer Hirnschädigung.

Therapie und Verlauf
Zur speziellen Therapie der Petit-mal-Epilepsien siehe *Tabelle 110*. Die Prognose des West-Syndroms und des Lennox-Gastaut-Syndroms ist ungünstig. In 80–90% der Epilepsien mit pyknoleptischen und Impulsiv-Petit-mal kommt es unter der Therapie zur Anfallsfreiheit.

Der klinische Fall ▶

● Bei Jugendlichen werden die sogenannten **Impulsiv-Petit-mal** manifest, deren Namen auf heftige Zuckungen der oberen Extremitäten zurückzuführen ist (Janz-Syndrom). Dabei fallen den Patienten häufig Gegenstände aus der Hand *(vgl. klin. Fallbericht)*.

Ätiopathogenese. Die Petit-mal-Epilepsien sind häufig familiär prädisponiert. Die Epilepsien der Säuglinge und Kleinkinder (Propulsiv- und myoklonisch-astatisches Petit mal) beruhen zusätzlich auf diffusen Hirnschädigungen oder herdförmigen zerebralen Prozessen als Ursachen einer gestörten Entwicklung, während Kinder und Jugendliche mit Pyknolepsie oder Impulsiv-Petit-mal-Epilepsie sehr selten zerebrale Schädigungen aufweisen.

Therapie und Verlauf. BNS-Krämpfe lassen sich durch Benzodiazepine wie Nitrazepam und Clonazepam, die übrigen Petit-mal-Anfälle besser durch Ethosuximid und Valproinsäure beeinflussen *(vgl. Tab. 110)*. Die meisten Kinder sind psychomotorisch retardiert und leiden weiterhin unter häufig therapieresistenten tonischen Anfällen. Bei der Absence-Epilepsie des Schulalters (Pyknolepsie) und der Impulsiv-Petit-mal-Epilepsie der Adoleszenz ist in 80–90% der Fälle Anfallsfreiheit zu erzielen, gelegentlich kommen auch Spontanheilungen vor. Wenn große generalisierte Anfälle hinzukommen, reduziert sich diese Quote um 20–30%.

Der klinische Fall. (Selbstschilderung einer Patientin mit Impulsiv-Petit-mal-Epilepsie.) »Als ich 3 Tage alt war, bekam meine Mutter Anfälle. Meine Mutter ist jetzt 64 Jahre alt und die Anfälle kommen immer noch. 1939 bekam ich eine Schwester, welche aber mit 15 Monaten an Lungenentzündung und Krämpfen starb. Ich war immer ein vergnügtes Kind und bin außer einigen Kinderkrankheiten eigentlich gesund gewesen bis zu den Entwicklungsjahren. Meine Periode bekam ich so mit 13/14 Jahren und so mit 15 Jahren begann es. Jeden Morgen, wenn ich aufstehen mußte, fiel mir alles aus den Händen. Ich habe eine Unmenge Zahnputzgläser, Tassen usw. entzweigeschmissen. Damals hat mein Vater mich auf die Finger geschlagen, weil er meinte, es sei meine Schuld, aber es war nicht meine Schuld; die Arme und Hände zuckten, und ich ließ alles fallen.«

4.6.2 Grand-mal-Epilepsien

> **Definition.** Die Mehrzahl der Grand-mal-Epilepsien manifestiert sich vor dem 20. Lebensjahr mit großen generalisierten tonisch-klonischen Anfällen. Der Grand-mal-Anfall ist ein generalisierter (bilateraler) tonischer Krampf, dem rhythmische Myoklonien (Muskelzuckungen) folgen; er dauert ein bis zwei Minuten und ist mit einer Vigilanzstörung (Koma und postparoxysmaler Schlaf) verbunden, die die tonische und klonische Phase überdauert. Häufig verletzt sich der Patient im Anfall (Zungenbiß, Wirbelfraktur).

Symptomatologie. Der große generalisierte epileptische Anfall dauert ein bis zwei Minuten. Die **tonische** Phase beginnt gelegentlich mit einem krampfhaft hervorgestoßenen Laut (»Initialschrei«). Die Atmung setzt aus, der Patient ist nicht mehr ansprechbar. Die Pupillen sind weit und lichtstarr. Man beobachtet eine leichte Kopf- und Blickwendung, der eine Elevation der angewinkelten Arme folgt. Am Ende der tonischen Phase werden die Arme überkreuzt oder verschränkt und die Hände maximal gebeugt. Etwa 30 Sekunden später folgt die **klonische Phase** mit Zuckungen des Gesichts, die an Intensität zunehmen und sich auf den gesamten Körper ausbreiten. Daran schließt sich die **komatöse Phase** (ohne motorische Phänomene) an, die einige Minuten lang anhält bzw. in postparoxysmalen Schlaf übergeht. Neben den tonisch-klonischen Anfällen kommen **tonische Anfälle** vor, die nur von wenigen Myoklonien begleitet bzw. gefolgt sind (vgl. Abb. 6, Farbtafel 407).

Sekundäre Hinweise auf einen großen epileptischen Anfall sind äußerlich sichtbare Verletzungszeichen, besonders ein lateraler Zungenbiß oder auch eine Blutung in die Skleren (Abb. 7, Farbtafel 407).

Ätiopathogenese. Große generalisierte Anfälle, die in der Aufwach-Situation vorkommen (Aufwach-Grand-mal), sind wesentlich seltener auf einen Hirnprozeß (Tumor, Infarkt u.a.) zurückzuführen als die tageszeitlich ungebundenen Grand-mal-Anfälle und Schlaf-Grand-mal *(S. 17)*. Fokale Symptome, wie eine Aura oder ein einseitiger Beginn des Grand-mal-Anfalls, sind, besonders im Erwachsenenalter, tumorverdächtig.

Therapie und Verlauf. Zur Behandlung großer generalisierter Anfälle eignen sich besonders Primidon, Carbamazepin und Phenytoin. Etwa zwei Drittel aller Patienten werden anfallsfrei *(Tab. 110)*.

4.6.3 Epilepsien mit fokalen (partiellen) Anfällen

> **Definition.** Fokale (partielle) Anfälle manifestieren sich in jedem Lebensalter, bei Kindern aber seltener als bei Erwachsenen. Sie weisen entweder eine
> - **einfache (elementare)** Symptomatologie (sensible Reizsymptome, Myoklonien) auf und laufen häufig bei ungestörter Vigilanz ab (Jackson-Anfälle) oder sind durch eine
> - **komplexe** Symptomatologie mit Aura, Bewegungsstereotypien (Automatismen) und eine längere Reorientierungsphase charakterisiert (psychomotorische Anfälle), auch »Dämmerattacken« genannt.
>
> Fokale Anfälle dauern ca. drei Minuten und damit länger als die generalisierten. In der Regel zeigt das EEG einen Herdbefund. Auren kommen isoliert vor, gehen aber häufiger komplex partiellen oder großen fokalen tonisch-klonischen Anfällen voraus. Alle fokalen können in generalisierte Anfälle übergehen und sich statusartig häufen (Jackson-Status, fokaler Status, Status psychomotoricus).

Symptomatologie.

● Jede **Aura epileptica ist ein fokales Symptom,** das als olfaktorische, gustatorische, optische, auditive, vestibuläre oder epigastrische Empfindung in Erscheinung tritt. Typisch sind auch Vertrautheits- oder Fremdheits- (Déjà vu-, Jamais vu-) Erlebnisse, z.T. szenischen Charakters (»dreamy state«), siehe auch S. 17. Auren kommen isoliert vor, gehen aber häufiger partiellen oder großen fokalen tonisch-klonischen Anfällen voraus. Wenn eine Aura lange anhält, spricht man von einem Status sensorischer Anfälle oder einer Aura continua.

● **Jackson-Anfälle** sind einfache (elementare) fokale Anfälle. Da die Vigilanz nicht gestört ist, verspürt der Patient sensible Reizsymptome und beobachtet Myoklonien an sich selbst, die z.B. in Hand, Mundwinkel oder Fuß beginnen und sich, entsprechend der topographischen Repräsentation der Bewegungsfunktionen im Kortex über eine Körperhälfte ausbreiten (»march of convulsion«). Postparoxysmal kommt es nicht selten zu einer reversiblen Parese der betroffenen Gliedmaßen. Zur Epilepsia partialis continua siehe S. 399.

● **Adversiv-Anfälle** sind durch eine Drehbewegung der Augen, des Kopfes und Rumpfes gekennzeichnet. Gelegentlich ist eine »Fechterstellung« mit Elevation und Abduktion des kontralateralen Arms zu beobachten. Die Vigilanz ist zumindest in der Anfangsphase ungestört.

Darüber hinaus kommen fokale Anfälle mit ausgeprägten **psychischen** und **vegetativen** Symptomen (Angst, Lachen bzw. Mydriasis, Hypersalivation, Erbrechen und Hyperhidrosis) vor.

● Den **psychomotorischen** (komplex fokalen) Anfällen geht häufig eine Aura mit Fremdheits- und Vertrautheitserlebnissen voraus. Der Kranke wird zunächst in tonische Erstarrung und anschließend in stereotype Bewegungen versetzt. Während der meist nur gering ausgeprägten Vigilanzstörung sind orale Automatismen (Schmatzen, Schlucken, Lecken u.a.) oder gestische Stereotypien zu beobachten, die wie Verlegenheitsbewegungen anmuten können.

Ätiopathogenese.

Die fokalen Epilepsien lassen sich nach der Lokalisation herdförmiger Veränderungen einteilen. Elementare fokale Anfälle vom Jackson-Typ beruhen auf Läsionen des **Neo-Kortex** (kortikale Anfälle). Komplex fokale (psychomotorische Anfälle) werden durch eine Schädigung des **limbischen Systems,** überwiegend bei Herden des Temporallappens (»Temporallappen-Epilepsie«) verursacht.

Ein Sharp-Wave-Fokus in der Area Rolandi findet sich bei der familiären benignen fokalen Epilepsie (Rolando-Epilepsie). Parietale (kortikale) Herde (z.B. Tumoren) rufen häufig sensomotorische Jackson-Anfälle, okzipitale Läsionen fokale Anfälle mit optischer Aura hervor. Ein epileptogener Fokus in der supplementär motorischen Region an der Medianfläche des Frontallappens liegt Adversiv-Anfällen mit kontralateraler »Fechterstellung« zugrunde. Psychomotorische Anfälle treten meist bei hypoxämischer, traumatischer oder tumoröser temporaler Hirnschädigung auf.

Prolongierte tonisch-klonische Anfälle, vor allem im Verlauf eines Grand-mal-Status, können elektive Parenchymnekrosen, darunter eine Ammonshornsklerose hervorrufen, die ihrerseits Ursachen einer Temporallappen-Epilepsie sein können.

Therapie.

Einfache und komplex fokale Anfälle sprechen am besten auf Carbamazepin retard an. Fokal eingeleitete große Anfälle erfordern häufiger auch die Gabe von Phenytoin, Primidon oder Phenobarbital. Zur Therapie der fokalen Anfälle sind in der Regel höhere Serumspiegelkonzentrationen erforderlich als zur Behandlung der generalisierten Anfälle *(Tab. 109 u. Tab. 110).*

Operative Behandlung.

In letzter Zeit wird bei Pharmakoresistenz der Epilepsien mit fokalen Anfällen eine mikrochirurgische Behandlung vorgeschlagen. Voraussetzung ist der Nachweis eines umschriebenen, gut zugänglichen epileptogenen Fokus, dessen Entfernung keine zusätzlichen neurologischen Ausfälle erwarten läßt.

Verlauf. 80% der Patienten mit nicht tumorös bedingten Jackson-Anfällen, jedoch nur etwa 50% der Kranken mit psychomotorischen Anfällen werden anfallsfrei. Die benigne Partial-Epilepsie des Kindesalters (Rolando-Epilepsie) heilt meist innerhalb von zwei Jahren ab. In der operativen Behandlung der nicht tumorös bedingten fokalen Epilepsien ist je nach Selektion mit einer 50–80%igen Erfolgsquote zu rechnen. Bei Temporallappenresektion beträgt die Operationsletalität 0,5%.

Der klinische Fall (1). Die 24jährige Krankenschwester unternahm einen Suizidversuch, nachdem sie wegen zunehmender, therapieresistenter psychomotorischer Anfälle ihre Stelle verloren und der Freund sie verlassen hatte. Aus einem früheren Behandlungsbericht ging die Diagnose »Hystero-Epilepsie« hervor. Der Verdacht auf ein funktionelles Syndrom wurde damit begründet, daß die Anfälle oft während des Telefonats mit dem Freund aufgetreten waren. Der neurologische Befund der depressiv verstimmten Patientin war unauffällig. Das EEG ergab einen Theta-Fokus links temporal, das CT – wie schon drei Jahre zuvor – eine leichte Konturveränderung des erweiterten linken Seitenventrikels. Das Kernspintomogramm zeigte einen suprasellär gelegenen, teilweise zystischen Tumor, der sich nach mikrochirurgischer Exstirpation als Astrozytom I herausstellte. Die Patientin wurde anfallsfrei.

Der klinische Fall (2). Eine 46jährige Patientin klagte wiederholt über Geruchsmißempfindungen und gab zusätzlich an, vier schwarze Männergestalten auf sich zukommen zu sehen. Unter dem Verdacht auf eine Aura epileptica mit olfaktorischen und optischen Halluzinationen (fokale Symptome!) wurde ein EEG abgeleitet, das einen rechtstemporalen Theta-Delta-Fokus aufwies. Das CT ergab einen vier Zentimeter großen, hyperdensen, raumfordernden Prozeß rechts temporo-frontal. Bei der Operation wurde ein vom lateralen Keilbeinflügel rechts ausgehendes Meningeom exstirpiert. Die Patientin war postoperativ beschwerde- und anfallsfrei.

4.6.4 Status epilepticus

> ***Definition.*** Alle epileptischen Anfälle können sich statusartig häufen. Wenn innerhalb einer Stunde mindestens zwei Grand-mal-Anfälle auftreten, ohne daß der Patient wach wird, spricht man von Grand-mal-Status (Notfall!)

Im Unterschied zur Anfallsserie ist der Patient mit **Grand-mal-Status** im Intervall nicht vollständig reorientiert. Ein **Petit-mal-Status** (Dämmerzustand) kann stunden- oder tagelang anhalten und als »Verwirrtheitszustand« verkannt werden. Der **Status psychomotoricus** ist durch einen fluktuierenden Dämmerzustand mit Automatismen charakterisiert. Nur bei der **Epilepsia partialis continua** Kozevnikov, die sich auf distale Gliedmaßenabschnitte beschränkt und stunden- bis jahrelang anhalten kann, und dem Status elementar fokaler Anfälle (Jackson-Status), ist die Vigilanz ungestört.

Ätiopathogenese. Benigne, frontal oder zentral sitzende Hirntumoren, offene Hirnverletzungen und Enzephalitiden disponieren zum Status epilepticus. Auch Medikamenten-Entzug kann zum Status führen *(s.o.)*.

Tabelle 111: Therapie des Status epilepticus. In jedem Fall empfiehlt sich zunächst eine intravenöse Injektion von Diazepam (Kinder 5 mg, Erwachsene 10 mg), die u.U. wiederholt werden kann. Der Grand-mal-Status erfordert in der Regel zusätzlich die Gabe von Phenytoin.

Grand-mal-Status	1. Diazepam	5–10 mg i.v.	in 10 min.
	2. Phenytoin	250 mg i.v.	in 10 min.
	3. Phenytoin-Infusionskonzentrat (in 0,9% NaCl)	750 mg Infusomat (125 mg/h)	30–(50) Tr./min.
Petit-mal-Status und fokaler Status	Diazepam	5–10 mg i.v.	in 10 min.

Therapie

Zur Status-Behandlung siehe *Tabelle 111*.

Therapie. Ein Grand-mal-Status kann durch ein- oder zweimalige i.v.-Injektion von Diazepam oder Phenytoin (jeweils innerhalb von zehn Minuten) und eine Phenytoin-Infusion unterbrochen werden (zur Dosierung siehe *Tabelle 111*). Alternativ kommt die Monotherapie mit Phenobarbital als Infusion oder i.m.-Injektion in Betracht (Diazepam und Phenytoin sollen nicht i.m. injiziert werden, da deren Resorption zu unsicher wäre). Ein Petit-mal-Status oder auch Status fokaler Anfälle sistieren meist nach ein- oder zweimaliger i.v.-Injektion von Diazepam (ersatzweise Clonazepam). Ist eine i.v.-Injektion nicht möglich, kann eine Diazepam-Rektiole gegeben werden. In jedem Fall ist klinische Behandlung erforderlich.

Der klinische Fall ▶

Der klinische Fall. Der 15jährige Schüler bemerkte im Schwimmbad ein Schweregefühl im linken Bein, rutschte aus, als er sich mit der linken, plötzlich empfindungslosen Hand abstützen wollte und verlor das Bewußtsein. Seine Mutter beobachtete linksseitige rhythmische Zuckungen des Gesichts, die sich über den gesamten Körper ausbreiteten. Zu einem zweiten Anfall kam es im Notarztwagen, ohne daß der Patient wieder ansprechbar war. Nach Injektion von 10 mg Diazepam i.v. war noch ein epileptischer Nystagmus zu beobachten. Als der dritte Anfall auftrat, wurde 250 mg Phenytoin i.v. gegeben und damit der Status unterbrochen. Das EEG ergab eine mäßige Allgemeinveränderung und einen epileptogenen Focus rechts frontal, das CT einen kleinen Stirnhirntumor, der sich bei der wenig später erfolgenden Operation als Astrozytom I herausstellte. Postoperativ traten unter der Behandlung mit Phenytoin bei Serumspiegeln im therapeutischen Bereich keine weiteren Anfälle auf.

Verlauf

Die Letalität des Grand-mal-Status beträgt 5–10%.

Verlauf. Unter intensivmedizinischer Behandlung läßt sich ein Status epilepticus fast immer rasch unterbrechen, sofern die Initialdosis nicht zu gering gewählt wird. Die Letalität des Grand-mal-Status liegt je nach den Ursachen bei 5–10%.

4.7 Narkolepsie

Synonym. Narkolepsie-Kataplexie-Syndrom.

> **Definition.** Narkolepsie ist eine Hypersomnie mit imperativem Schlafbedürfnis, Wachanfällen, hypnagogen Halluzinationen und kataplektischen Sturzanfällen.

Epidemiologie

Die Inzidenz beträgt etwa 10–15/100 000 Einwohner.

Epidemiologie. Die Inzidenz liegt bei 10–15/100 000 Einwohner. Meist manifestiert sich die Erkrankung in der zweiten und dritten Lebensdekade. Das männliche Geschlecht überwiegt.

Symptomatologie

Man unterscheidet die reine Narkolepsie mit Schlafanfällen von der polysymptomatischen Form (Narkolepsie-Kataplexie-Syndrom, *vgl. Syn. 109*).

Symptomatologie. Man unterscheidet die monosymptomatische Narkolepsie mit **Schlafanfällen,** d.h. einem unwiderstehlichen Schlafbedürfnis auch bei Tage (Hypersomnie), von der polysymptomatischen Form (Narkolepsie-Kataplexie-Syndrom), die zusätzlich durch affektiven Tonusverlust, Wachanfälle und hypnagoge Halluzinationen charakterisiert ist *(vgl. Syn. 109)*. Viele Narkolepsie-Kranke klagen über Kopfschmerzen, Gedächtnisstörungen und Diplopie, die der Hypersomnie vorausgehen.

Synopsis 109: Narkolepsie-Kataplexie-Syndrom. Sturz-, Wachanfälle und hypnagoge Halluzinationen.

Hypersomnie	hypnagoge Halluzinationen	Dyssomnie
	Kataplexie	
Schlafanfall (imperatives Schlafbedürfnis)	Sturzanfall (affektiver Tonusverlust)	Wachanfall (Schlaflähmung, Immobilität)

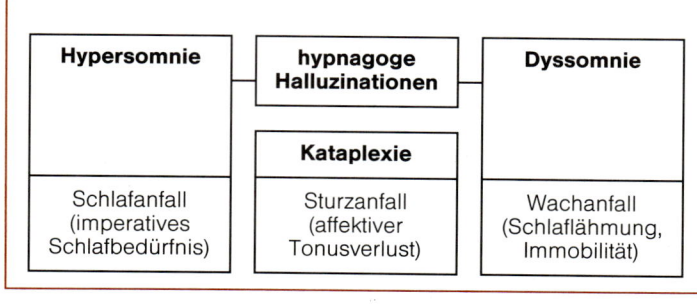

Tabelle 112: Differentialdiagnose der Sturzanfälle

Sturzanfälle	Ursachen
Kataplexie (affektiver Tonusverlust)	Narkolepsie
Drop attacks	Ischämie (TIA)
synkopale Anfälle	siehe *Tabelle 107*
myoklonisch-astatisches Petit mal	Epilepsie

Die **Hypersomnie** überfällt den Patienten auch in Situationen, die sich nicht mit Schlaf vereinbaren lassen, wie z.B. Fahrradfahren und Schwimmen. Nicht selten wird automatisches Verhalten beobachtet, bei dem die leicht somnolenten Patienten eine begonnene Handlung stereotyp aber fragmentarisch fortsetzen, so daß z.B. ihre Schrift unleserlich wird.

Demgegenüber spricht man von **Dyssomnie**, wenn neben einem gestörten Nachtschlaf **Wachanfälle** auftreten. Wachanfälle sind durch Immobilität in der Aufwach- oder Einschlafphase (»Schlaflähmung«) charakterisiert und können oft nur durch Anrufen oder »Wachrütteln« unterbrochen werden. Selten gelingt es dem Patienten, der in seiner Zeit- und Raumwahrnehmung gestört ist, sich selbst durch eine Eigenbewegung aus dem akinetischen Zustand zu befreien.

Wachanfälle können ebenso wie die Schlafanfälle von **hypnagogen Halluzinationen**, d.h. im Halbschlaf auftretenden Sinnestäuschungen, begleitet sein. Die Patienten halluzinieren z.B. blutige Gewaltszenen, denen sie wehrlos ausgeliefert sind.

Seltener kommt es zum **kataplektischen** Anfall mit affektivem Tonusverlust. Auslöser ist häufig spontanes Lachen, ein Überraschungsmoment (Schreckreaktion) oder eine unangenehme Gemütsbewegung. Der Patient sinkt zu Boden, kann nur mühsam sprechen, ist aber nicht in seiner Vigilanz gestört. Gelegentlich soll Kataplexie auch beim Sexualverkehr vorkommen (Orgasmolepsie). Selten wird ein Status cataplecticus beobachtet, der tagelang anhalten kann.

Ätiopathogenese. Bei der familiären Form der monosymptomatischen Narkolepsie besteht ein autosomal dominanter Erbgang. Gelegentlich ruft ein Hirntumor oder -trauma, eine Enzephalitis oder eine Narkose ein Kataplexie-Syndrom hervor. Für die Störung des Schlaf-Wach-Rhythmus ist eine mesodienzephale Dysfunktion anzunehmen.

Diagnostik. Die Diagnose wird häufig verkannt, vor allem, wenn die Patienten hypnagoge Halluzinationen verschweigen. Polygraphische Ableitungen ergeben frühe Zeichen des REM-Schlafs (sleep onset REM-periods).

Differentialdiagnose. Differentialdiagnostisch kommt das ausschließlich bei männlichen Jugendlichen auftretende **Kleine-Levin-Syndrom,** das von Heißhunger und mangelndem Sättigungsgefühl (Bulimie, Polyphagie) begleitet ist (Hypersomnia periodica) und das **Pickwick-Syndrom** in Frage, das durch paroxysmale Schlafsucht mit apnoischen Zuständen infolge alveolärer Hypoventilation bei Adipositas geprägt ist. Zur Differentialdiagnose kataplektischer Sturzanfälle siehe *Tabelle 112*.

Therapie. Gegen kataplektische Anfälle, Schlaflähmungen und hypnagoge Halluzinationen haben sich trizyklische Antidepressiva als wirksam erwiesen, vor allem Clomipramin und Imipramin. Zur Behandlung der Vigilanzstörung werden auch kleine morgendliche Amphetamin-Dosen gegeben, die allerdings zur Gewöhnung führen. Deshalb ist in erster Linie der Tagesablauf so einzurichten, daß kleine gezielte Schlafpausen möglich sind. Den Patienten ist die Teilnahme an einer **Selbsthilfegruppe** zu empfehlen, die u.a. dem Erfahrungsaustausch über Diätetik (Verzicht auf schwere Mahlzeiten und Stabilisierung des Schlaf-Wach-Rhythmus) dient.

Verlauf. Die zeitlebens bestehende Erkrankung läßt im fortgeschrittenen Stadium eine Reduktion der Anfallsfrequenz erkennen. Gelegentlich sind Spontanremissionen zu beobachten.

Der klinische Fall. Ein 24jähriger Laborant berichtete über Doppeltsehen, stark vermehrtes Schlafbedürfnis bei Tage und einen wiederholt vorkommenden Alptraum, in dem er zwischen zwei verschlossenen Glastüren eingesperrt, von einem Leoparden angefallen und gefressen werde. Oft liege er frühmorgens etwa 30 Minuten lang im Bett, ohne sich regen zu können; und versuche mit größter Anstrengung, wenigstens einen Finger zu rühren, um sich aus diesem Zustand zu befreien, was aber meist mißlinge. Der neurologische Befund und das EEG waren unauffällig. Unter der Behandlung mit Clomipramin und Regelung des Schlaf-Wach-Rhythmus (Mittagsschlaf) ließ sich die Frequenz der Wach- und Schlafanfälle reduzieren.

Am häufigsten sind narkoleptische Schlafanfälle mit unwiderstehlichem Schlafbedürfnis (**Hypersomnie**).

Während eines **Wachanfalls** in der Aufwach- oder Einschlafphase kann der Patient sich nicht bewegen (»Schlaflähmung«).

Schlaf- und Wachanfälle sind häufig mit **hypnagogen Halluzinationen** verbunden.

Ausgelöst durch Schreck oder spontanes Lachen kommt es bei einem Teil der Patienten zum affektiven Tonusverlust (**kataplektischer Anfall**).

Ätiopathogenese
Neben einem autosomal dominanten Erbgang werden symptomatische Formen beobachtet (Hirntumor, -trauma, Enzephalitis u.a).

Diagnostik
Polygraphische Ableitungen zeigen frühe REM-Perioden in der Einschlafsituation.

Differentialdiagnose
Differentialdiagnostisch sind die Hypersomnia periodica (Kleine-Levin-Syndrom) und das Pickwick-Syndrom mit paroxysmaler Schlafsucht bei Adipositas abzugrenzen. Siehe auch Tabelle 112.

Therapie
Abgesehen von Amphetamin, das jedoch zur Gewöhnung führen kann, ist die Gabe von trizyklischen Antidepressiva indiziert.

Verlauf
Der Verlauf ist chronisch mit leichter Rückbildung der Anfallsfrequenz.

◀ **Der klinische Fall**

4.8 Paroxysmale Choreoathetose

Synonyme. Paroxysmale Dyskinesien, paroxysmal choreoathetosis, choréoathétose paroxystique.

> **Definition.** Meist familiär prädisponierte extrapyramidale Anfälle, die durch eine Reihe von Stimuli ausgelöst werden. Man unterscheidet das Mount-Reback-Syndrom von der kinesiogenen paroxysmalen Choreoathetose.

Bei der Manifestation der familiären Form im Kindesalter werden mehr Knaben als Mädchen betroffen. Den meist generalisierten choreoathetotischen Hyperkinesen gehen Parästhesien der Extremitäten voraus. Sie treten mehrmals täglich für die Dauer von Minuten bis Stunden, bei der kinesiogenen Form bis 100mal am Tag für Sekunden bis Minuten, jedoch nicht statusartig auf. Die Vigilanz ist immer ungestört. Im Intervall ist der neurologische Befund unauffällig. Das Computertomogramm (CT) ist normal.

Ätiopathogenese. Die Pathophysiologie des autosomal dominanten Mount-Reback-Syndroms ist ungeklärt. Einige Patienten hatten im Säuglingsalter Fieberkrämpfe, eine nosologische Beziehung zur Epilepsie ist aber umstritten. Autoptische Studien ergeben keine spezifischen anatomischen Befunde. Es gibt zahlreiche **Auslösungsmechanismen** der Hyperkinesen: Sie können durch akustische Signale wie Telefonklingeln, durch Alkohol, Koffein und psychischen Streß provoziert werden. Bei der kinesiogenen paroxysmalen Choreoathetose werden neben vererbten auch sporadische und symptomatische Fälle (perinatale Hirnschädigung, Hyperthyreose, Multiple Sklerose u.a.) beobachtet. Die Hyperkinesen werden durch intendierte Bewegungen hervorgerufen (»seizures induced by movement«).

Differentialdiagnose. Eine **Chorea Huntington** ist immer mit intellektuellem Abbau und die Chorea minor Sydenham anamnestisch mit rheumatischem Fieber verbunden *(S. 164)*. Gegenüber den **Epilepsien** ist die Abgrenzung auch bei normalem EEG-Befund nicht schwer, da bei extrapyramidalen Hyperkinesen keine Vigilanzstörung vorkommt und Anfälle vom Jackson-Typ, die ebenfalls bei freiem Bewußtsein ablaufen, einen »march of convulsions« mit rhythmischen Myoklonien aufweisen.

Fast alle **Neuroleptika** verursachen akut oder unter der Langzeittherapie anfallsartig auftretende extrapyramidale Früh- oder Spätdyskinesien. Häufig sind Hyperkinesen unter der **L-Dopa**-Therapie des M. Parkinson, selten nach Gabe von **Antikonvulsiva** (Diphenylhydantoin-, Carbamazepin- und Phenobarbital-Intoxikation). Man beobachtet vielfältige, isolierte oder kombinierte Hyperkinesen, choreatische, athetotische und dystone Syndrome, einschließlich Tortikollis. Die Bewegungsstörung kann sich zum opisthotonen Krampf und Ballismus steigern. Im Computertomogramm (CT) findet man signifikant häufiger eine subkortikale Atrophie als bei einer Kontrollgruppe gleichaltriger Personen. Im Gegensatz zur familiären Choreoathetose bilden sich die neuroleptikainduzierten Syndrome nach i.v.-Injektion von Biperiden zurück.

Therapie. Viele Patienten können die Anfälle durch Gegeninnervation unterbrechen. Unter der kontrollierten, niedrig dosierten antikonvulsiven Behandlung mit Phenytoin, Phenobarbital, Primidon oder Carbamazepin sistieren die kinesiogenen Anfälle, während das Mount-Reback-Syndrom selektiv auf Valproinsäure anspricht. Eine Antiepileptika-Intoxikation kann extrapyramidale Anfälle hervorrufen. *(S. 395)*.

Der klinische Fall. Seit dem fünften Lebensjahr leidet der 29jährige Patient – wie seine Mutter, ein Bruder und zwei seiner Söhne – unter paroxysmalen athetotischen Bewegungen der Extremitäten, des Gesichts und einer Torsion des Rumpfes. Die Hyperkinesen setzen stets entweder im linken oder rechten Fuß ein, breiten sich innerhalb von Sekunden über eine Körperhälfte aus und halten bis zu einer Minute an; sie wiederholen sich mehr als zehnmal am Tag und werden durch forcierte Bewegungen der Beine ausgelöst, zum Beispiel bei plötzlichem Aufstehen, wenn er im Wartezimmer aufgerufen wird oder sobald er ein Mädchen zum Tanz auffordern will. Das EEG zeigt eine paroxysmale Dysrhythmie, jedoch keine epileptischen Potentiale. Unter der Behandlung mit Phenytoin und Phenobarbital wird die Anfallsfrequenz geringer (nach Fuchs und Junkers, 1973).

4.9 Psychogene Anfallskrankheiten

Synonyme. Funktionelle Anfallssyndrome, hysterische Anfälle, Pseudoseizures.

> **Definition.** Psychogene Anfälle mit opisthotonem Krampf, Zuckungen, Tremor und Wälzbewegungen können als »Bewegungssturm« oder »Totstellreflex« stundenlang anhalten und sich statusartig wiederholen, während der Patient bei geschlossenen Augen weder ansprechbar noch komatös ist (Dämmerzustand).

Epidemiologie. Etwa 10% aller Anfallssyndrome sind psychogen. Die Anfälle kommen in jedem Lebensalter, d.h. auch schon bei Kleinkindern und noch im Senium vor. Das weibliche Geschlecht überwiegt, jedoch werden große hysterische Anfälle gelegentlich auch bei Männern beobachtet.

Symptomatologie. Das Bild des großen hysterischen Anfalls ist durch **Opisthotonus** mit Reklination des Kopfes und extremer ventral-konvexer Flexion des Körpers (**»arc de cercle«** oder »arc en ciel«) gekennzeichnet. Daneben gibt es eine Vielfalt uni- oder bilateraler psychogener Anfälle mit Zuckungen bzw. Zittern der Glieder und abrupter Abwendung des Kopfes. Nicht selten beobachtet man bizarre Haltungen des Körpers. Die Hände sind zur Faust geballt oder der Patient liegt schlaff, reglos, mutistisch meist mit geschlossenen Augen, gelegentlich auch mit starrem Blick »wie tot« da. Er befindet sich in einem **Dämmerzustand,** der über Stunden anhält, oder es kommt zum minutenlangen synkopalen Anfall (als Schreck- oder Angstreaktion). Ein Beispiel für selbstinduzierte Synkopen ist der respiratorische Affektkrampf der Kleinkinder *(vgl. S. 389).*

Im jüngeren und mittleren Lebensalter manifestiert sich der **phobische Attacken-Schwankschwindel,** der meist mit panikartiger Angst einhergeht, von dem Betroffenen jedoch, der eine organische Genese vermutet, als Schwindel bezeichnet wird. Zu den Hyperventilationsanfällen siehe *S. 60.*

Ätiopathogenese. Oft drückt der psychogene Anfall die Vorstellung von akuter Bedrohtheit aus, in der frühere Ängste wiederbelebt werden. Seit S. Freud werden die hysterischen Anfälle als **Konversionssyndrom** gedeutet, d.h. ein psychischer Konflikt mit unbewußten, verdrängten Phantasien wird körperlich symbolisch dargestellt. E. Kretschmer interpretiert den hysterischen Anfall als atavistischen »Bewegungssturm« und die stille Ausdrucksform der Hysterie als »Totstellreflex«.

Diagnostik. Analysiert man den großen hysterischen Anfall videographisch, so fällt zunächst eine Vorwärtsbewegung des Rumpfes, vor allem des Beckens auf. Die Arme werden über den Kopf geschlagen, um bei dem allmählich einsetzenden opisthotonen Krampf als Stützen zu dienen. Der Kopf liegt im Nacken, während der Patient von den Unterarmen aus eine zunächst schwankende, dann straff gespannte kreisbogenförmige »Brücke« baut und sich zusätzlich mit den Fersen oder Zehenspitzen abstützt. Die Lider lassen sich nur gegen Widerstand öffnen. Nach ein bis zwei Minuten sinkt der Patient zur Seite und fällt zu Boden, ohne sich zu verletzen *(Abb. 85).* Das EEG während eines psychogenen Anfalls ist unauffällig. Wenn sich im Intervall-EEG epileptische Potentiale finden, kann dies ein Hinweis auf epileptische Anfälle sein, die mit hysterischen alternieren.

Differentialdiagnose. Häufig werden hysterische mit epileptischen Anfällen und bei gehäuftem Auftreten mit einem **Grand-mal-Status** verwechselt. Das typische Muster großer epileptischer Anfälle ist jedoch tonisch-klonisch, die Vigilanzstörung wesentlich tiefer (Koma) und ein Opisthotonus geringer ausgeprägt als im großen hysterischen Anfall. Im Zweifelsfall spricht eine postiktal erhöhte Serum-Prolaktin-Konzentration für einen Grand-mal-Anfall.

Therapie. Ein **Status pseudoepilepticus** ist um so leichter zu durchbrechen, je weniger der Therapeut mitagiert. Unter Verzicht auf eine aktivistische Therapie empfiehlt es sich, jeden Anfall, der als **Lösungsversuch eines psychischen Kon-**

aufgefaßt werden. Das psychotherapeutische Gespräch dient der Klärung der biographischen Krise.

Verlauf
Die Prognose hängt davon ab, ob der Anfall als psychogen erkannt wird.

Der klinische Fall ▶

flikts zu verstehen ist, genau zu beobachten und das Ende des Anfalls abzuwarten, um dem Patienten bei der ersten möglichen verbalen Kontaktaufnahme ein Gespräch anzubieten, das zur Klärung der biographischen Krise beitragen kann.

Verlauf. Die Prognose hängt davon ab, ob der Anfall als psychogen erkannt wird. 50% der Patienten werden anfallsfrei. Die Suizidrate ist besonders bei Frauen mit hysterischen Anfällen hoch.

Der klinische Fall. Die 31jährige Bäuerin, die gemeinsam mit ihrem Mann und einem befreundeten Ehepaar eine Hotelbar aufgesucht hatte, erlitt dort nach Angaben ihres Mannes im Abstand von fünf Minuten zweimal einen »Krampfanfall«, der jeweils ca. 15 Minuten anhielt. Sie wurde vom Notarzt stationär eingewiesen, nachdem trotz Injektion von 10 mg Diazepam zwei weitere große Anfälle mit Opisthotonus auftraten. Der fünfte Anfall wurde videographisch dokumentiert *(Abb. 85)*. Das EEG ergab, abgesehen von vermehrter Beta-Aktivität (Medikamenteneffekt), keinen pathologischen Befund. Nachdem die Patientin im Anfall aus dem Bett gefallen war, ohne sich zu verletzen, war sie wieder ansprechbar, konnte sich aber noch nicht verbal äußern. Am folgenden Morgen berichtete sie spontan über einen aktuellen Konflikt, der offenbar durch die homoerotische Bindung an die Ehefrau des Freundes entstanden war.

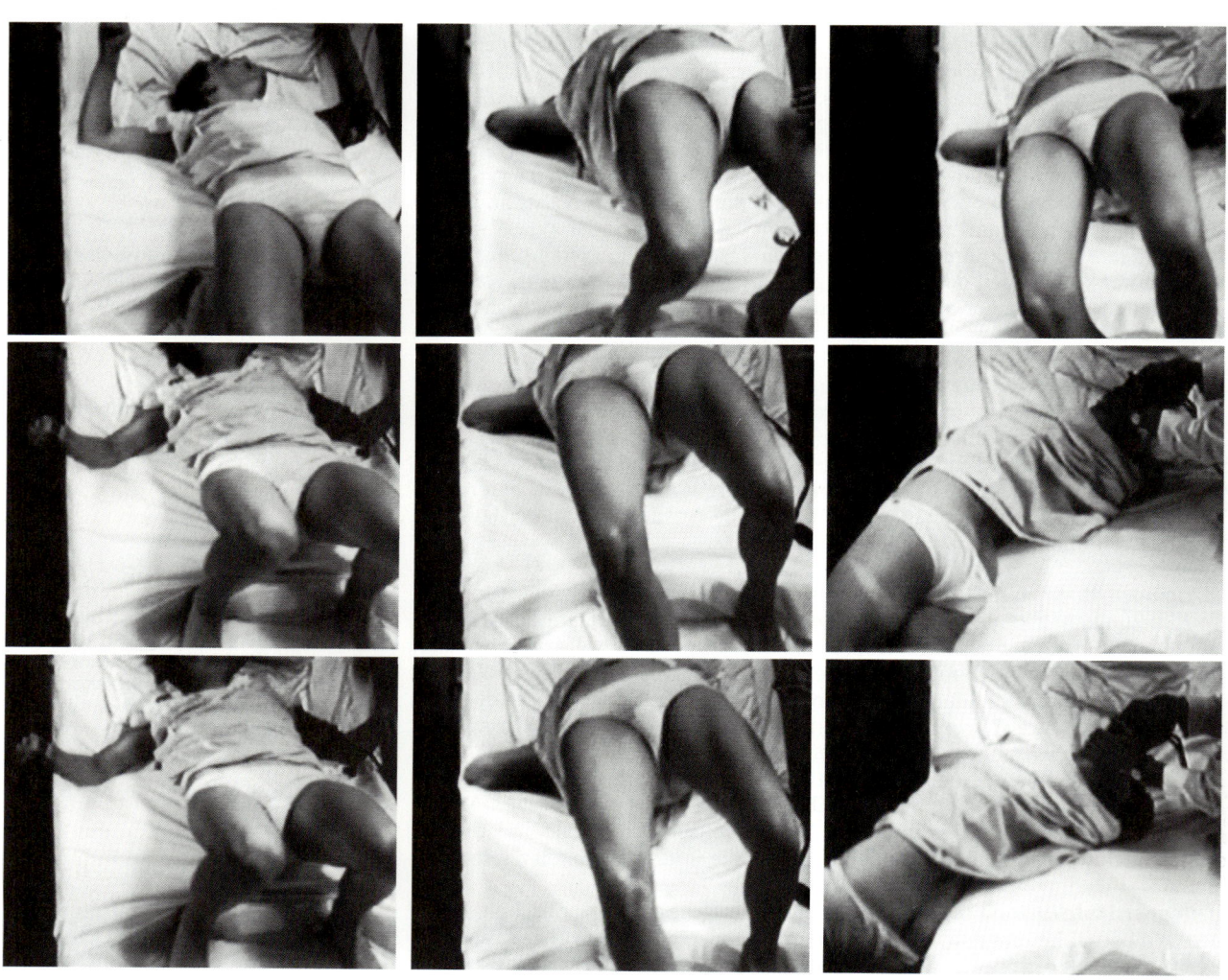

Abb. 85a–c: Nach kurzer Hyperventilation werden die Arme über den Kopf geschlagen, die Beine gespreizt und das Gesäß angehoben.

Abb. 85d–f: Es kommt zu einem minutenlang anhaltenden opisthotonen Krampf.

Abb. 85g–i: Schließlich sinkt die Patientin aus dem Bett, ohne sich zu verletzen.

Abb. 85a–i: Arc de cercle. Videoaufnahmen eines großen psychogenen Anfalls (vergleiche klinischen Fall).

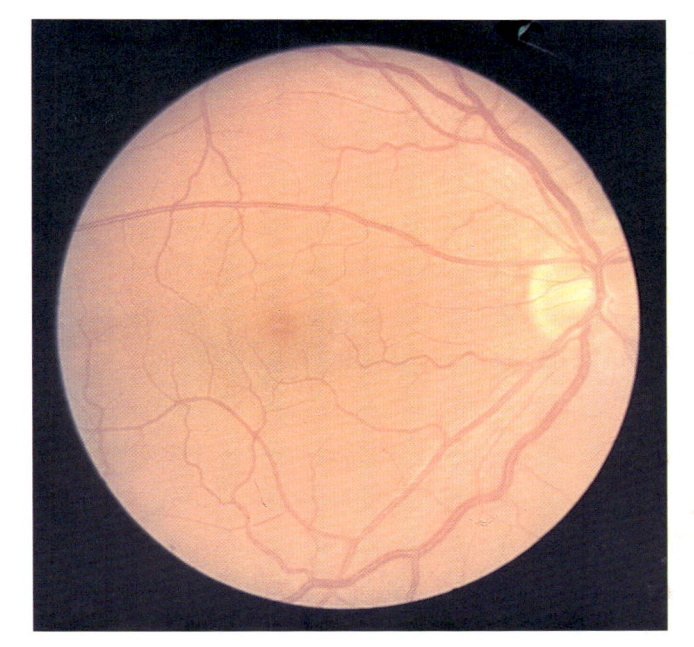

Abb. 1: Normaler Augenhintergrund. Bei der Spiegelung des rechten Fundus zeigt sich eine gleichmäßige rötliche Tönung, von der sich die Netzhautgefäße, die gelbliche, im Niveau der Retina liegende Sehnervenpapille (rechts) und die querovale Area centralis (Makula) abgrenzen lassen *(S. 23)*.

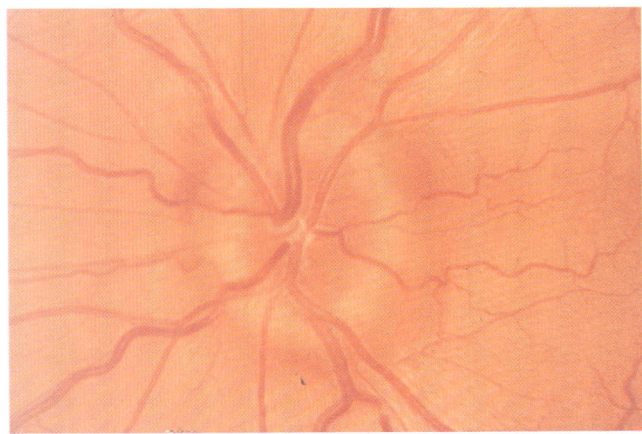

Abb. 2: Papillenödem (beginnende Stauungspapille). Die Papille ist unscharf begrenzt. Es besteht eine Prominenz von 1,5 Dioptrien. Die Venen sind vermehrt geschlängelt.

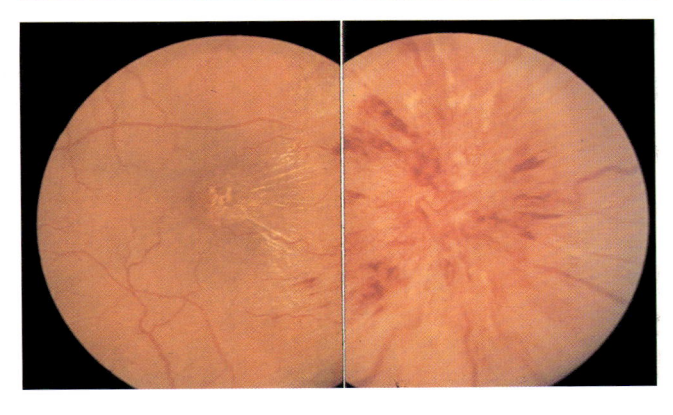

Abb. 3: Ausgeprägte Stauungspapille. Die Sehnervenpapille ist verwaschen und erhaben. Auffällig sind radiäre Blutungen und weiß-gelbliche Einlagerungen auch im Bereich der Makula. (Abb. 1–3 aus Sautter, H., Straub, W., Turß, R., Roßmann, H.: Atlas des Augenhintergrundes, 3. Aufl. Urban & Schwarzenberg, München, Wien, Baltimore, 1984).

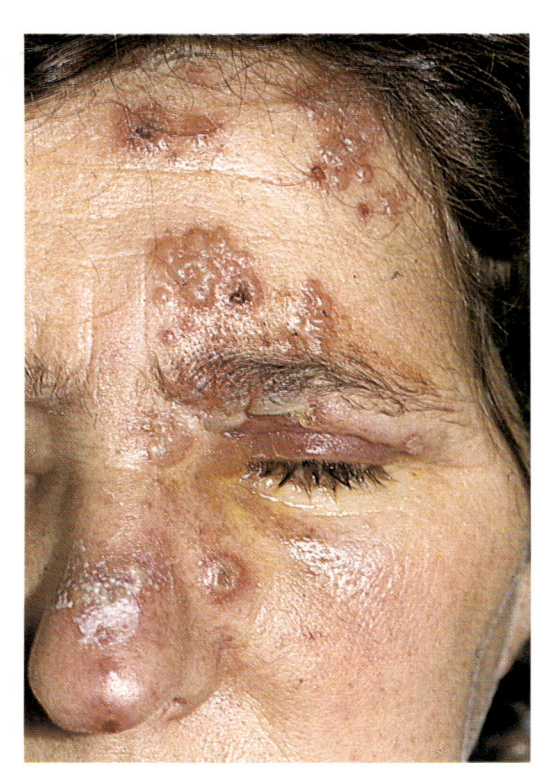

Abb. 4 Herpes zoster ophthalmicus. Frische stecknadel- bis erbsgroße Effloreszenzen im Versorgungsgebiet des 1. Trigeminusastes links. Es besteht die Gefahr einer Keratitis *(S. 350).*

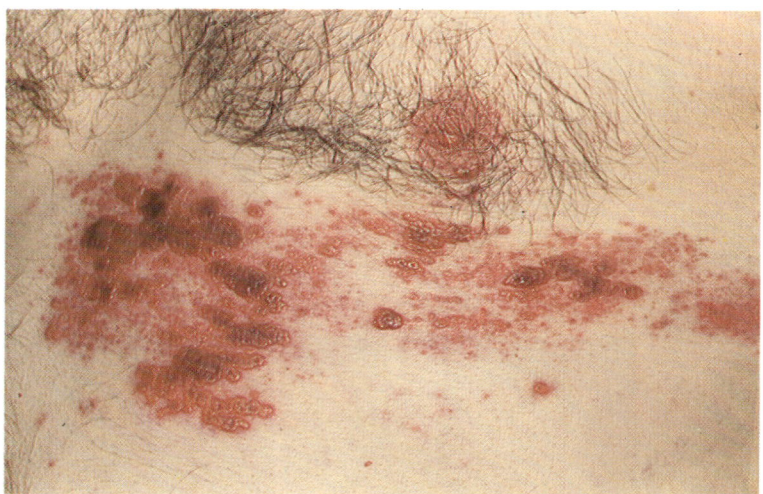

Abb. 5: Herpes zoster. Im fünften Thorakalsegment links finden sich hämorrhagische vesikuläre Effloreszenzen. (Abb. 4 und 5 aus: Korting, Praxis der Dermatologie, Thieme Verlag 1982, Stuttgart.)

Farbtafel 407

Abb. 6: Tonischer Anfall während der EEG-Ableitung. 20jähriger Mann mit generalisierten tonischen Anfällen. Auffällig ist die Gesichtsrötung *(S. 397)*.

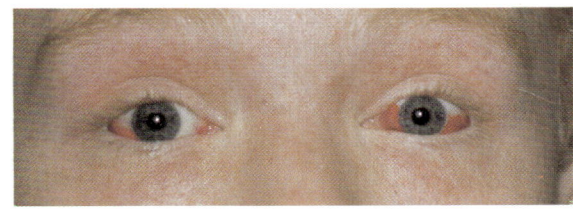

Abb. 7: Blutungen in die Skleren als sekundärer Hinweis auf einen Grand-mal-Anfall *(S. 397)*.

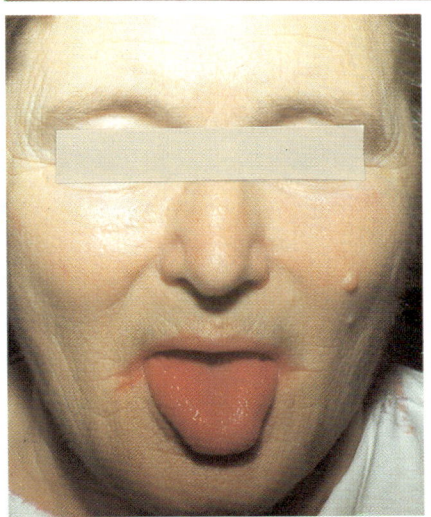

Abb. 8: Hunter-Glossitis bei funikulärer Myelose *(S. 190)*.

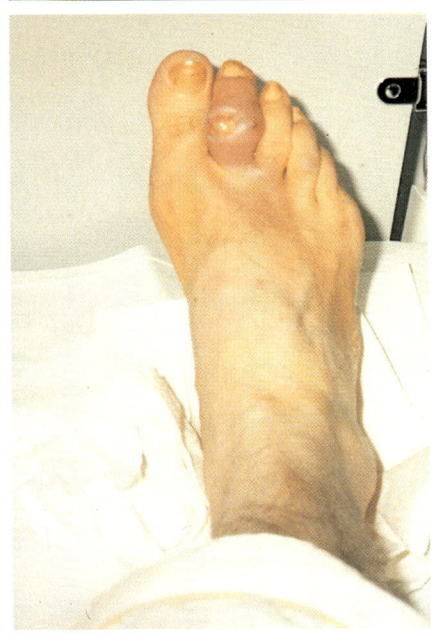

Abb. 9: Trophisches Ulcus bei diabetischer Neuropathie *(S. 359)*.

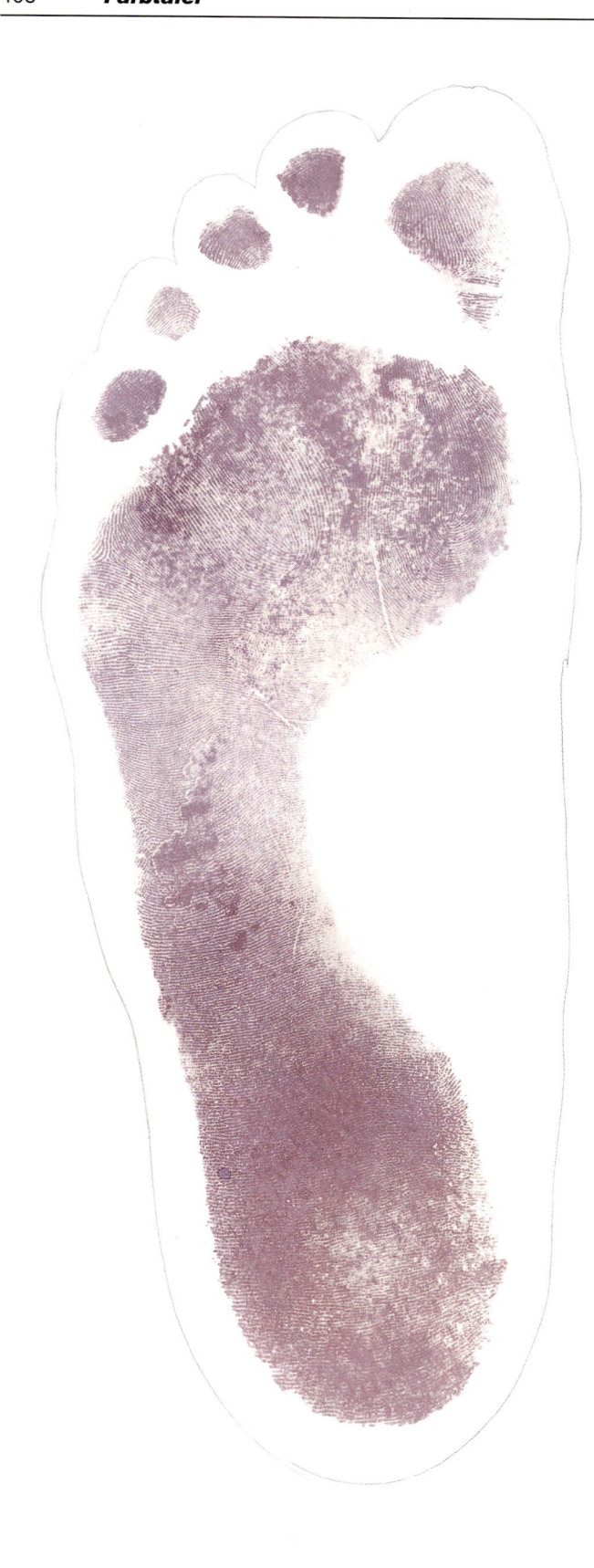

Abb. 10: Ninhydrin-Test nach Moberg. Physiologische Schweißbildung des linken Fußes *(S. 66)*.

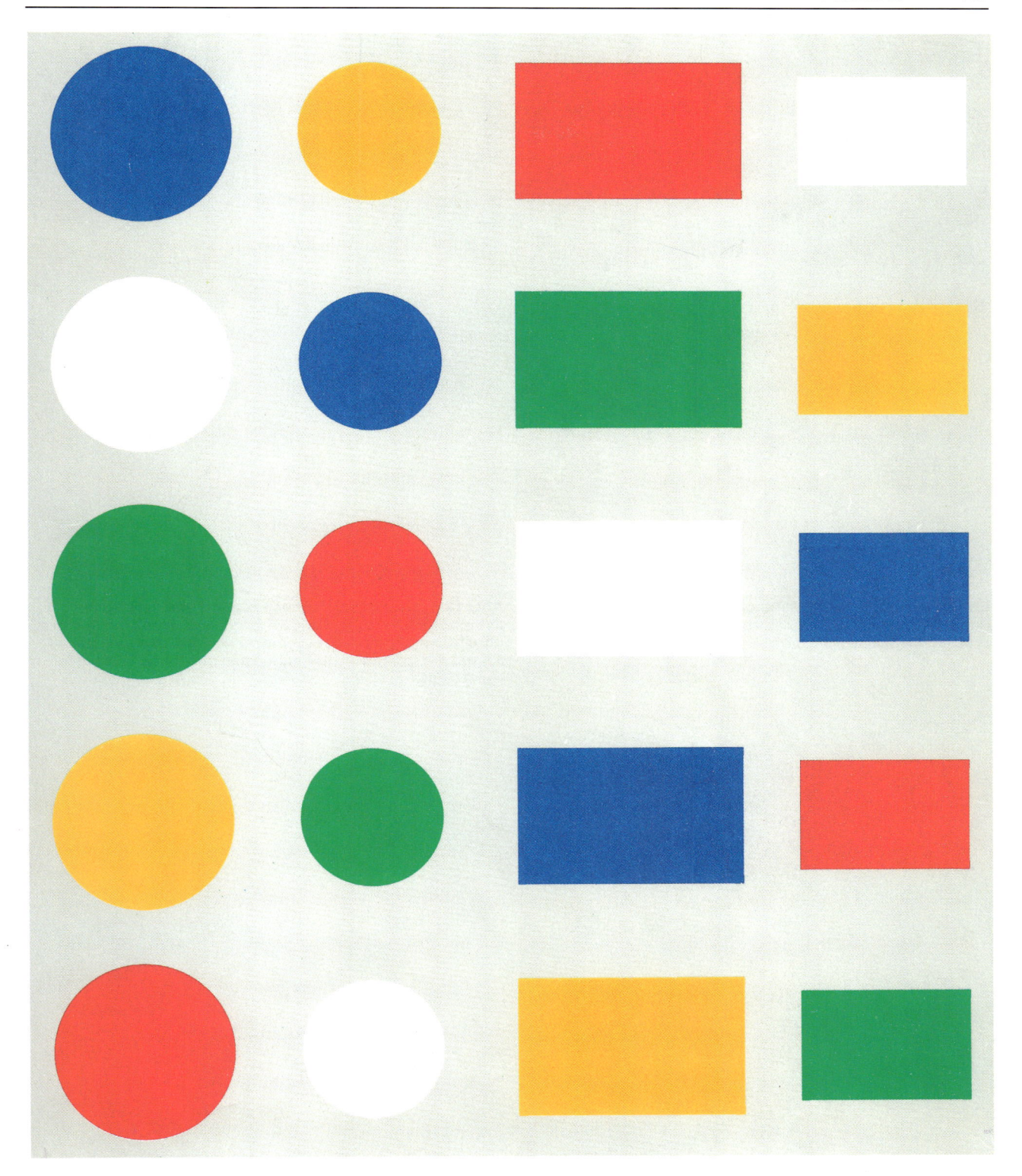

Abb. 11: Token-Test.
Testtafel zur Verlaufsdiagnostik der Aphasien mit fünffarbigen runden und rechteckigen Formen. Der Patient soll zum Beispiel zunächst einen roten Kreis zeigen und mit ansteigendem Schwierigkeitsgrad alle Vierecke außer den blauen berühren. Die Zahl der Fehler korreliert mit dem Schweregrad der Aphasie *(S. 79)*.

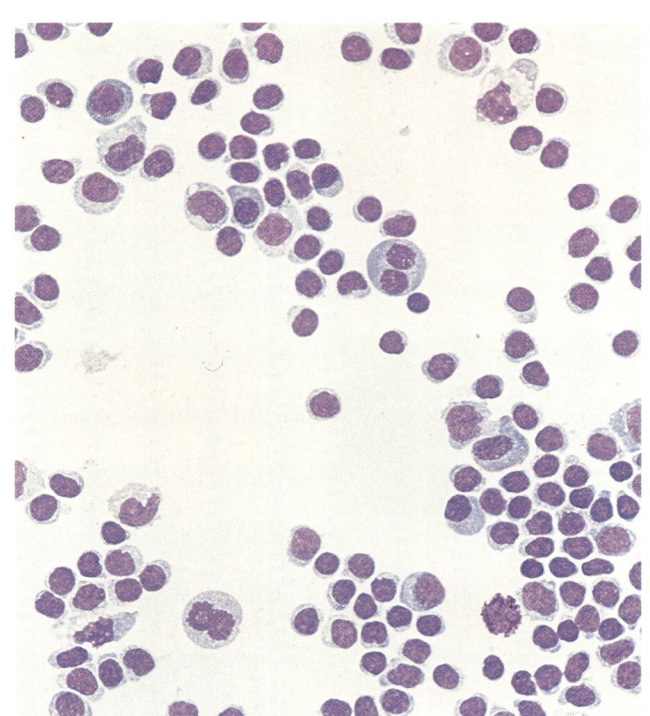

Abb. 12: Lymphozytäre Meningitis.
Das Zellpräparat zeigt zahlreiche Lymphozyten, einige Monozyten und Plasmazellen, letztere mit Mitosen (S. 104 u. S. 219).

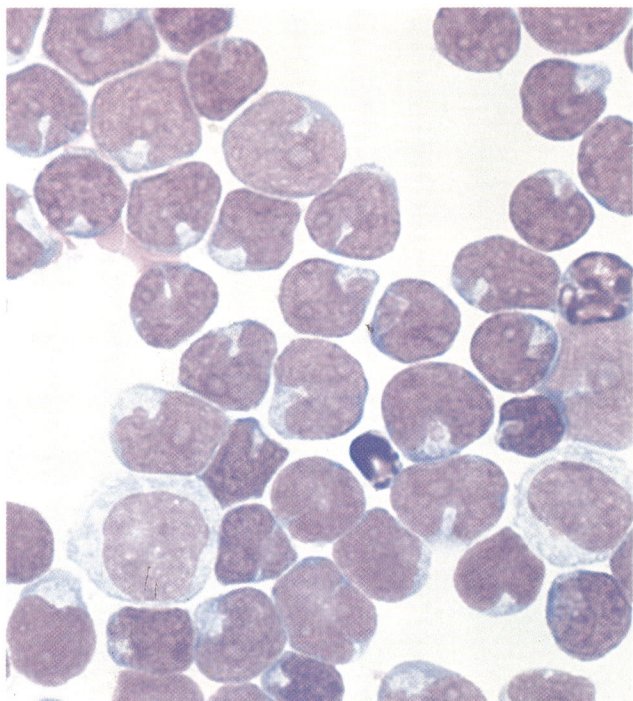

Abb. 13: Liquorzytologisches Präparat eines malignen Lymphoms des Großhirns. Es zeigen sich massenhaft große, unreife Lymphomzellen mit erheblicher Verschiebung der Kern/Zytoplasma-Relation zugunsten des Kerns und großer Nukleoli *(vgl. S. 250)*

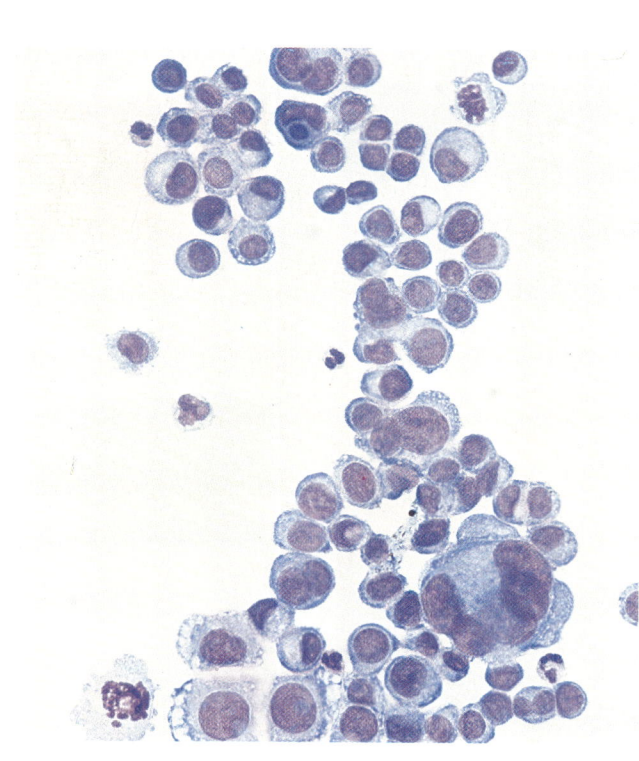

Abb. 14: Liquorzytologisches Präparat einer Patientin mit Hirnmetastasen eines Mamma-Karzinoms.
Es finden sich zahlreiche mehrkernige Zellen mit verschobener Zell-Zytoplasma-Relation, Polymorphie und Hyperchromasie, vereinzelt Mitosen *(vgl. S. 255)*.

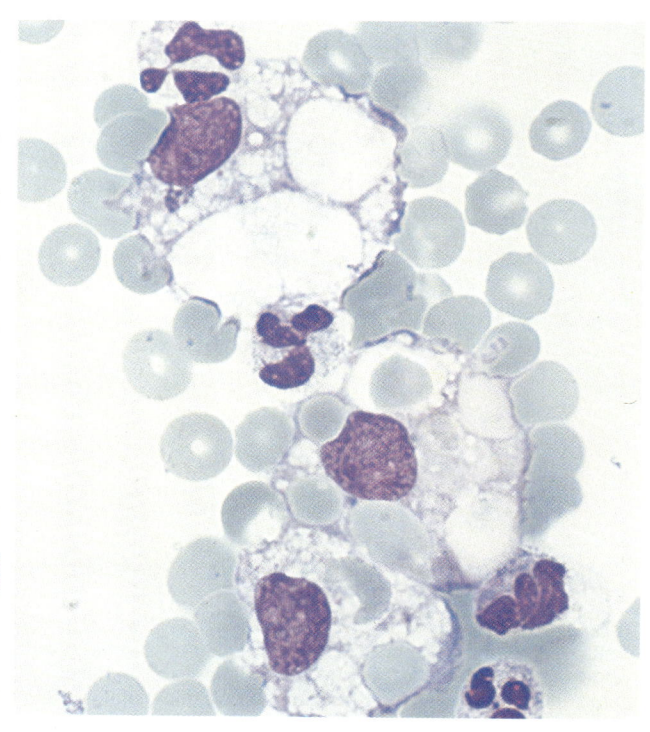

Abb. 15: Liquorzytologischer Befund nach frischer SAB. Das Präparat zeigt neben Erythrozyten und einigen Granulozyten drei große Zellen (Makrophagen), in deren Zytoplasma sich phagozytierte Erythrozyten und Vakuolen nach Zellabbau finden (S. 313).

Farbtafel 411

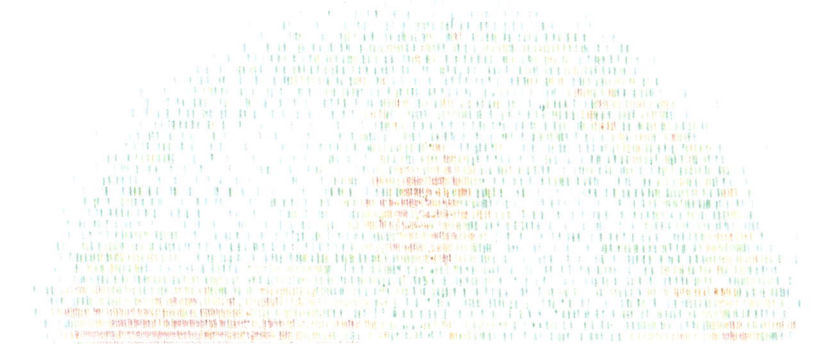

Abb. 16: Radioisotopenenzephalogramm
aufgezeichnet mit 550 mBy Tc 99. In Rechtsseitenlage stellt sich links parietal eine umschrieben verstärkte Aktivitätsanreicherung dar. Es handelt sich um ein kalottennahes Glioblastom bei einem 56jährigen Mann (vergleiche dazugehörige EEG-, CT-und MRT-Befunde *(S. 107, S. 120 u. S. 246).*

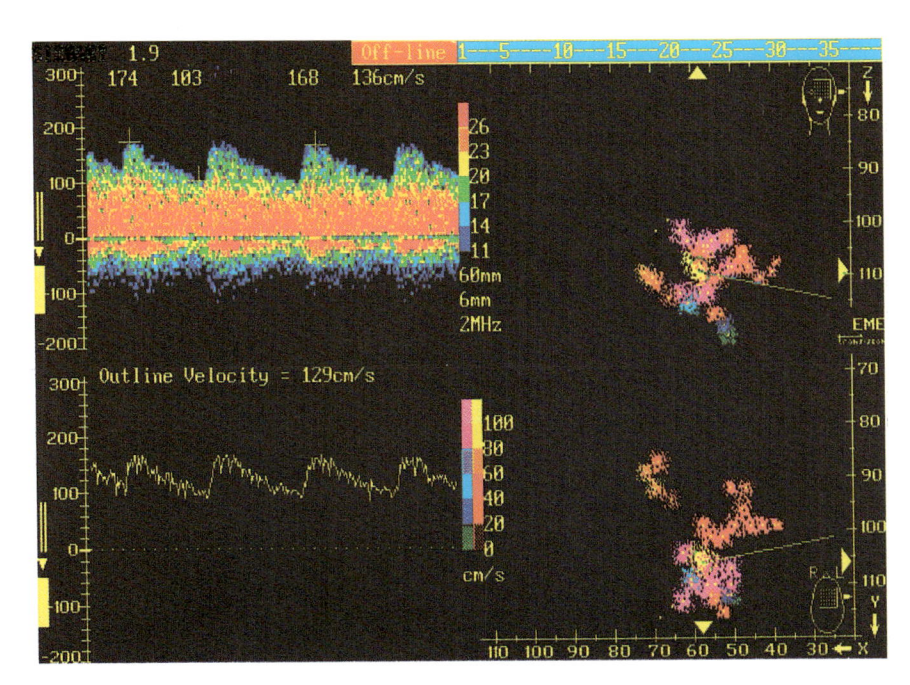

Abb. 17: Transkranielle Dopplersonographie (3-D-Scanner). Nachweis eines ausgedehnten arteriovenösen Angioms der rechten Frontalregion. Links oben: Doppler-Spektrum mit stark erhöhter Flußgeschwindigkeit der A. cerebri posterior rechts. Rechts oben: frontale Darstellung der Spektren. Die Amplitude der Doppler-Signale entspricht der Größe der abgebildeten Punkte. Rechts unten: horizontale Projektion. Zur angiographischen und computertomographischen Darstellung des AV-Angioms vergleiche *Abbildung 20a und b, S. 116.*

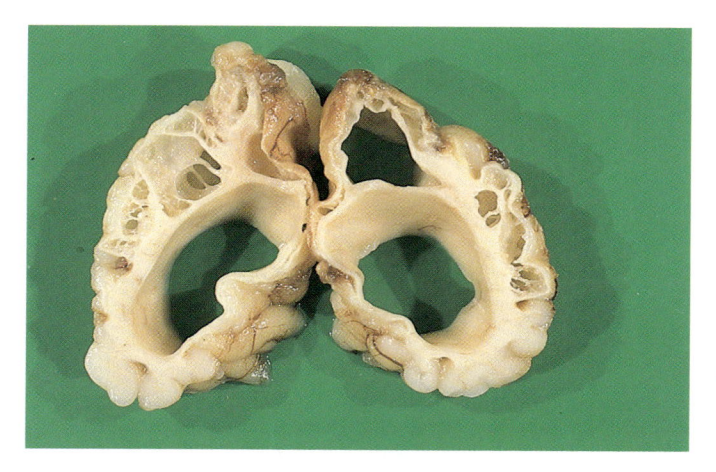

Abb. 18: Hydrocephalus e vacuo, polyzystische Enzephalopathie. Vier Monate alt gewordener Säugling, Früh-Mangelgeburt der 32. SSW mit peripartualem Schock und Atemnotsyndrom.
Pathologischer Befund: Aufsicht von vorn, stirnparallele Schnittführung durch die Parietookzipitalregion. Hydrocephalus internus, grobzystische Leukomalazie im periventrikulären Marklager *(S. 130)*.

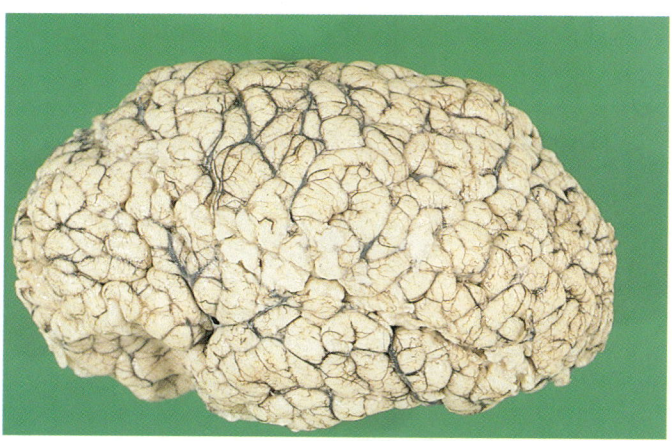

Abb. 19: Mikropolygyrie.
Zweijähriges Kind, gestorben an respiratorischer Insuffizienz infolge chronischer Aspirationspneumonie. Ventrikeldrainage wegen **Hydrozephalus** bei Arnold-Chiari-Fehlbildung.
Pathologischer Befund: Aufsicht auf die linke Großhirnkonvexität von lateral. Deutlich verkleinertes, unregelmäßig geknäueltes Windungsmuster *(S. 128)*.

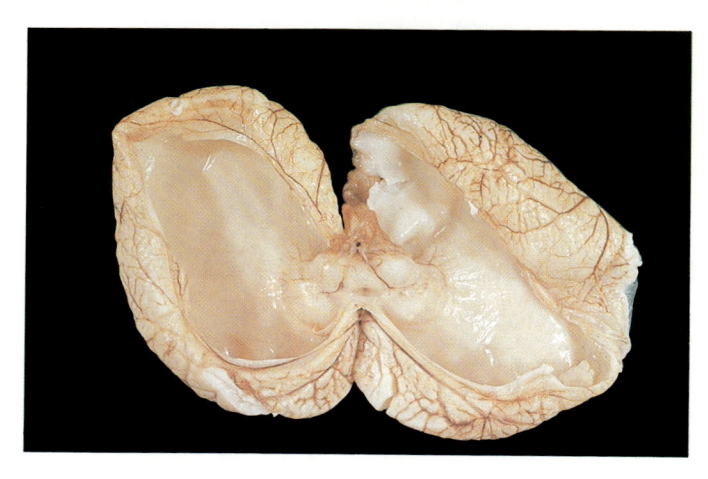

Abb. 20: Hydrocephalus occlusus.
Einen Tag altes Neugeborenes mit multiplen Fehlbildungen (lumbale Myelomeningozele, Klumpfüße, Hufeisenniere).
Pathologischer Befund: Aufsicht auf die Medialfläche der auseinandergeklappten Großhirnhemisphären von oben, Balken durchtrennt, Seitenventrikel eröffnet. Extreme Aussackung der Seitenventrikel und papierdünn ausgezogene Hirnrinde bei Atresie des Aquädukts *(S. 90 u. 137)*.

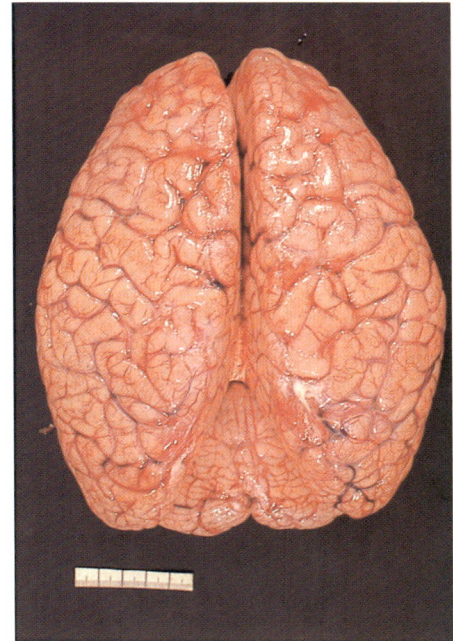

Abb. 21: Hirnödem. Pathologischer Befund: Frontalpol oben. Verquollene Hirnrinde mit abgeplatteten Windungen und verstrichenen Furchen *(S. 88)*.

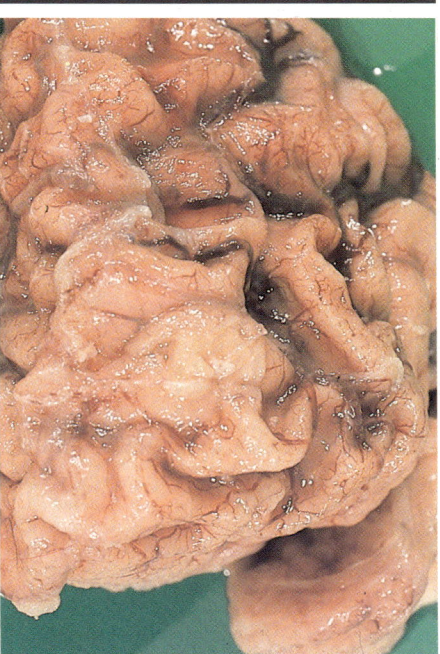

Abb. 22: Frontalhirnatrophie. Pathologischer Befund: Aufsicht auf den linken Frontalpol von vorn. Extreme Windungsverschmälerung, korrespondierende keilförmige Erweiterung der Furchen *(S. 153)*.

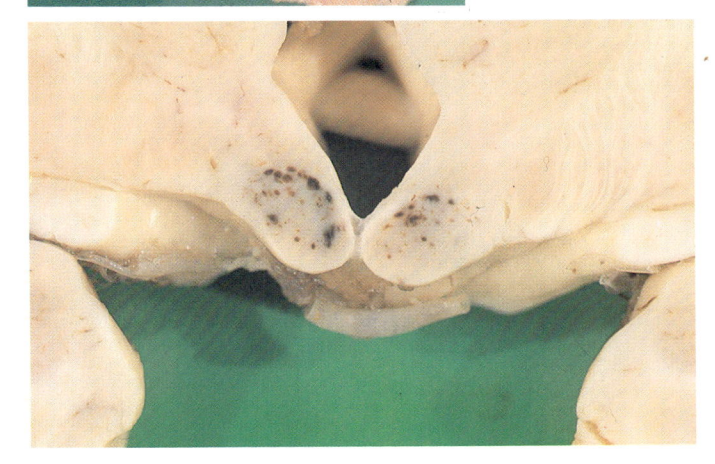

Abb. 23: Wernicke-Enzephalopathie. 61jährige Frau mit chronischem Alkoholismus und florider Fettleberhepatitis, gestorben im Coma hepaticum.
Pathologischer Befund: Aufsicht von hinten, stirnparallele Schnittführung. Grau-weiße Fasergliose und feingesprenkelte rote bis rostbraune mehrzeitige Blutungen in den Corpora mamillaria *(S. 199)*.

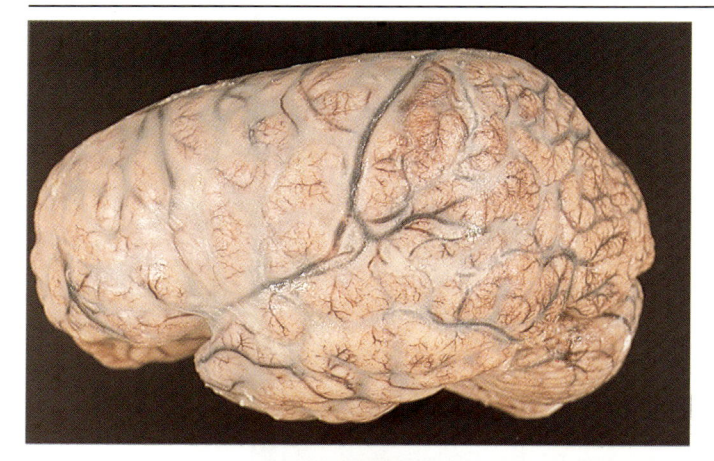

Abb. 24: Eitrige Haubenmeningitis.
44jähriger Mann mit chronischer Bronchitis, Leberzirrhose, Somnolenz, Ammoniakspiegel auf das Zweifache der Norm erhöht, Temperaturanstieg auf 39,2 °C, Meningismus, Exitus letalis am dritten Krankheitstag.
Pathologischer Befund: Seitenansicht der linken Großhirnhemisphäre, Frontalpol links. Stark vermehrte Kapillargefäßzeichnung (Injektion) über dem Okzipitallappen. Flächenhafte Trübung der weichen Hirnhaut und Ausguß der Hirnfurchen durch eitriges Exsudat über Frontal-, Parietal- und Temporallappen (S. 203).

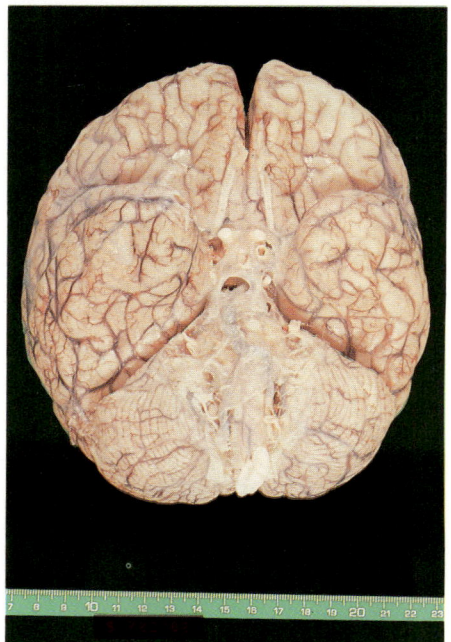

Abb. 25: Basale Meningitis tuberculosa.
44jähriger Bankangestellter mit Fieber unklarer Ursache, Gewichtsabnahme, Fettleber, Aszites. Bei normalem Röntgenbefund der Lungen hatte die Laparoskopie eine Miliartuberkulose ergeben.
Pathologischer Befund: Groß- und Kleinhirnbasis. Festes gelblich-weißes Exsudat in den basalen Liquorzisternen, um Chiasma opticum, Pedunculi cerebri, Pons und Medulla oblongata (S. 207 f).

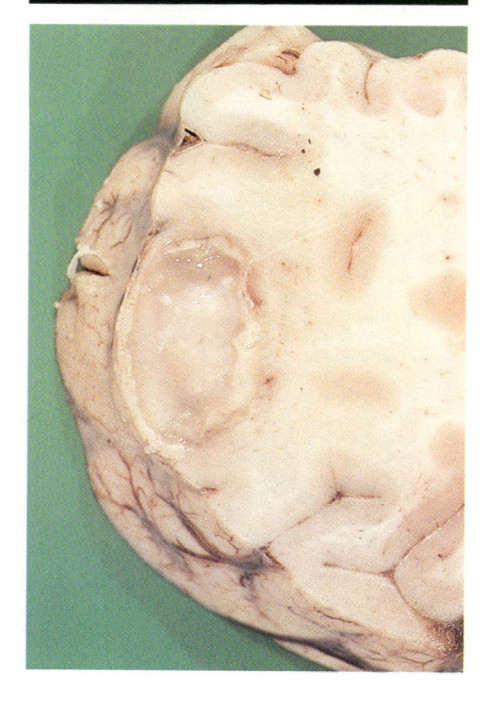

Abb. 26: Pneumogener Hirnabszeß.
44jähriger Mann mit chronischem Alkoholismus, Leberzirrhose und abszedierender Bronchopneumonie.
Pathologischer Befund: Aufsicht von hinten auf stirnparallele Schnittebene parietookzipital. Haselnußgroße Rindeneinschmelzung mit rahmig-eitrigem Inhalt (S. 210).

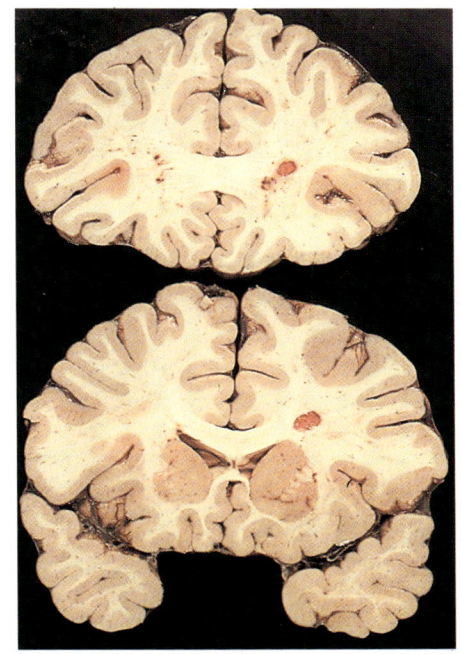

Abb. 27: Multiple Sklerose.
Pathologischer Befund: Ausicht von hinten auf stirnparallele frontale und temporale Schnitte. Lachsrote bis erdnußgroße frische Entmarkungsherde der weißen Substanz.

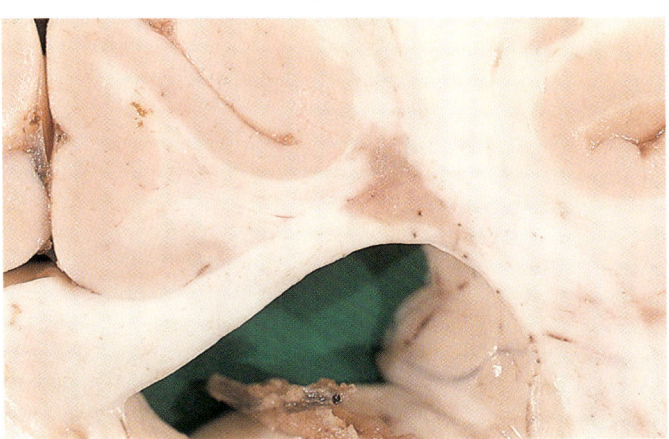

Abb. 28: Multiple Sklerose. Pathologischer Befund: Aufsicht von hinten auf stirnparallele Schnittebene, vergrößert. Unregelmäßig begrenzte ältere Entmarkungszone periventrikulär, grau-rosa-farbene Fasergliose, vom erhaltenen reinweißen Myelin des Balkens und des Marklagers abgesetzt. (S. 234)

416 *Farbtafel*

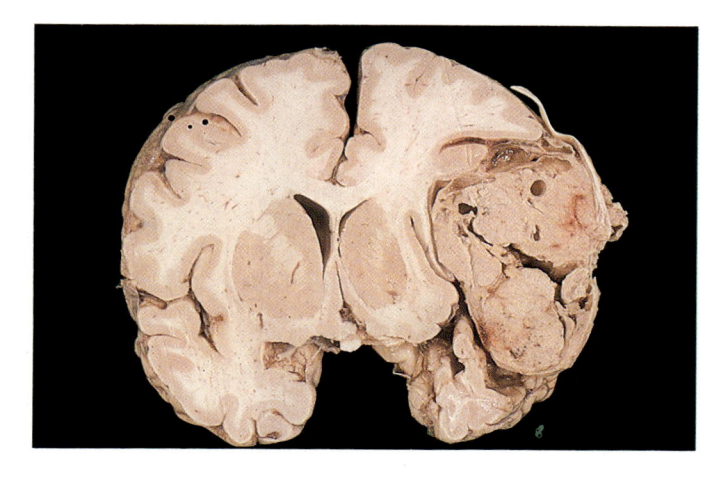

Abb. 29: Meningeom der Fossa lateralis.
42jährige Frau mit Kopfschmerzen, Erbrechen und rechts fokal eingeleiteten Grand-mal-Anfällen. Klinisch-radiologische Verdachtsdiagnose »malignes Gliom«. Erfolglose Strahlentherapie, zunehmende Vigilanzstörung bis zum Koma, Tod im Kreislaufversagen (S. 249).

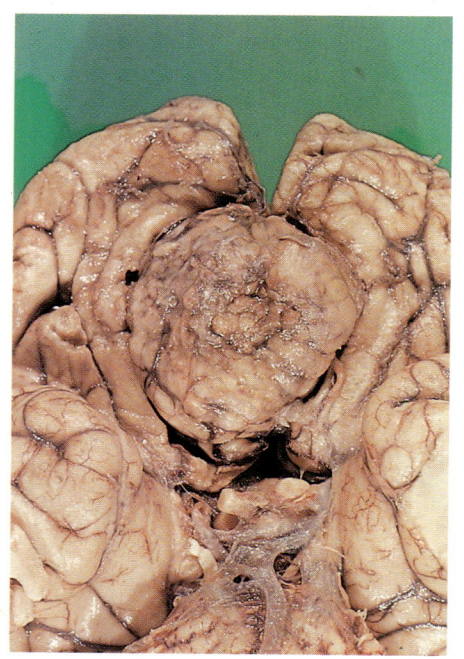

Abb. 30: Meningeom der Olfaktoriusrinne.
54jährige Verlagskauffrau mit Affektlabilität, olfaktorischen Mißempfindungen, Protrusio bulbi beiderseits und zunehmender Vigilanzstörung bei Hirndruck. Exitus letalis durch Atemlähmung.
Pathologischer Befund: Aufsicht auf die Stirnlappenbasis. Hühnereigroßer derber, von der Schädelbasis ausgehender Geschwulstknoten mit Verdrängung der mediobasalen Stirnrinde vor dem Chiasma opticum (S. 23).

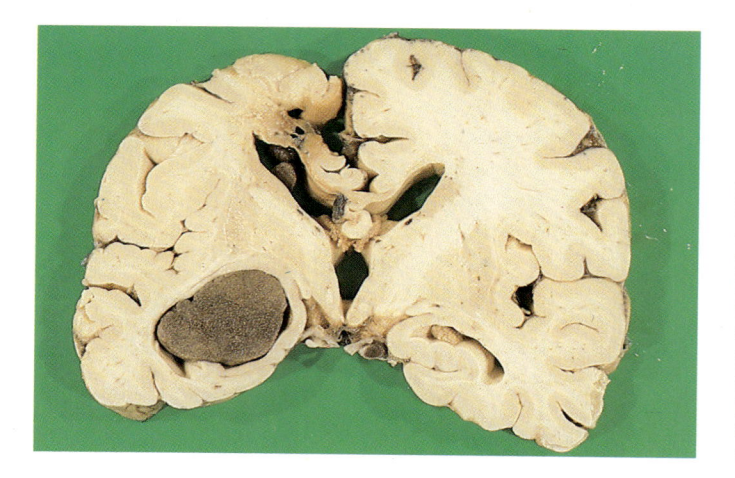

Abb. 31: Primär intrakranielles malignes Melanom. 62jähriger Schriftsetzer mit zunehmender Wesensveränderung und Gedächtnisstörungen. Klinisch-radiologischer Nachweis eines Tumors der rechten Mantelkante. Nach der zweiten Palliativoperation Einklemmungssyndrom mit letalem Ausgang.
Pathologischer Befund: Aufsicht von vorn auf koronare Schnittebene in Höhe der Corpora mamillaria. Walnußgroße grau-schwarze Metastase im Plexus chorioideus des rechten Seitenventrikels. Rostbraun verfärbte Hirnnarbe nahe der rechten Mantelkante, Zustand nach zweimaliger Tumorresektion. Extrakranieller Primärtumor durch Obduktion ausgeschlossen (S. 248).

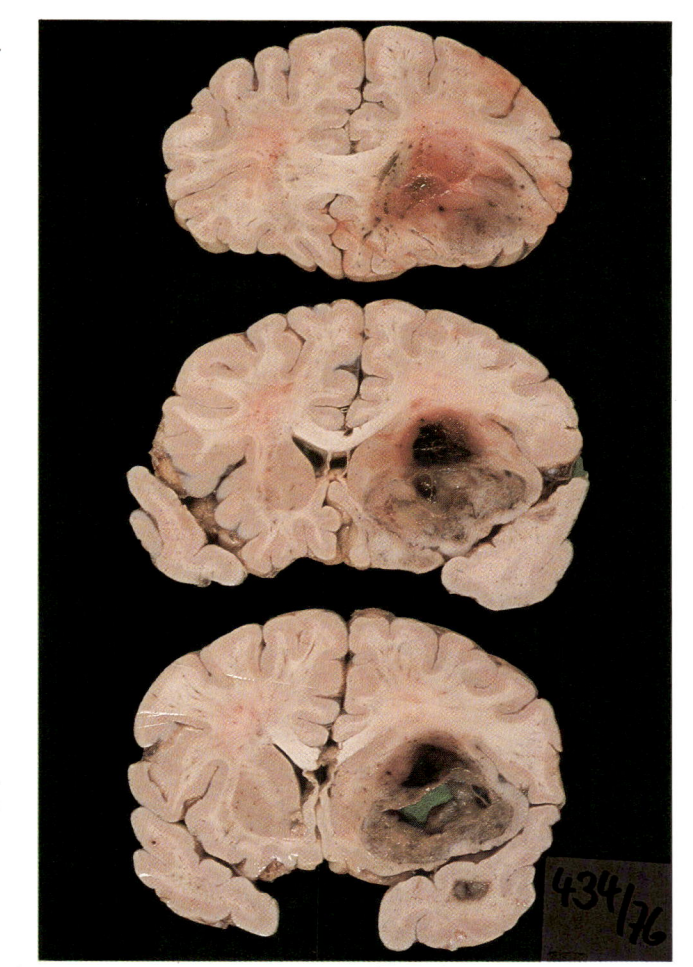

Abb. 32: Glioblastoma multiforme.
70jähriger Mann mit apoplektisch aufgetretener Hemiparese links. Tod sechs Wochen später infolge Aspirationspneumonie.
Pathologischer Befund: Aufsicht von hinten auf stirnparallele Schnittebenen durch Frontal- und Temporallappen. Buntes, polymorphes, zystisch-hämorrhagisches Tumorgewebe der Stammganglien und Inselregion rechts. Massenverschiebung nach links *(S. 245)*.

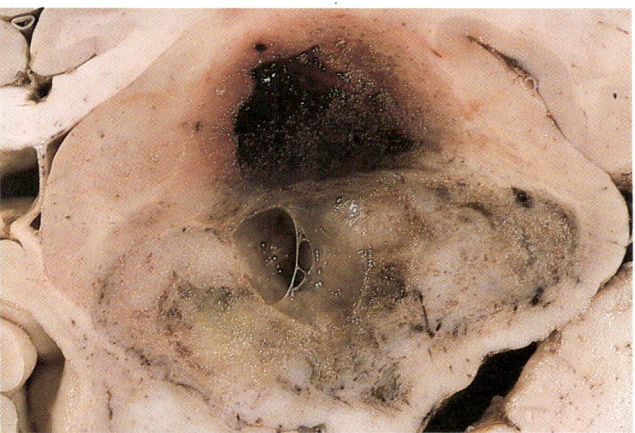

Abb. 33: Glioblastoma multiforme (vergrößert).
Unscharfe Tumorabgrenzung gegen die Inselregion, Blutung oberhalb des Tumors (Glioma apoplecticum)

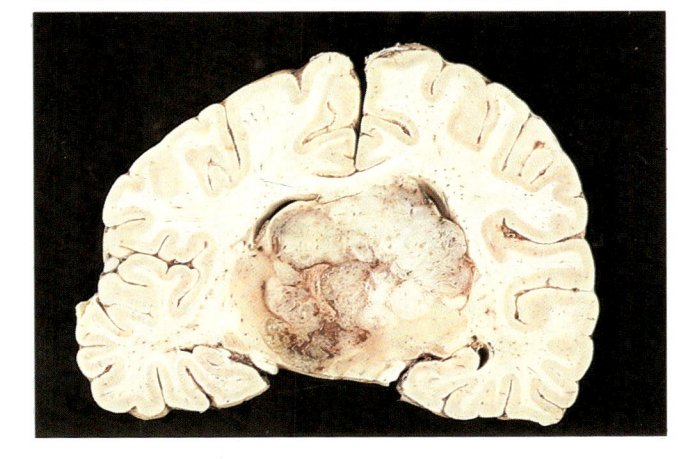

Abb. 34: Malignes Astrozytom des Hirnstammes.
27jähriger Schlosser mit Parästhesien des rechten Arms und Grand-mal-Anfall ein Jahr vor dem Tod.
Pathologischer Befund: Aufsicht von vorn auf stirnparallele Schnittebene durch die Hirnschenkel. Faustgroßer, teils derber, grau-weißer, teils glasiger Tumor mit gelblichen Nekrosezonen und dunkelroten Blutungen im Bereich der Stammganglien und Hirnschenkel mit Invasion des Balkens und der Seitenventrikel.

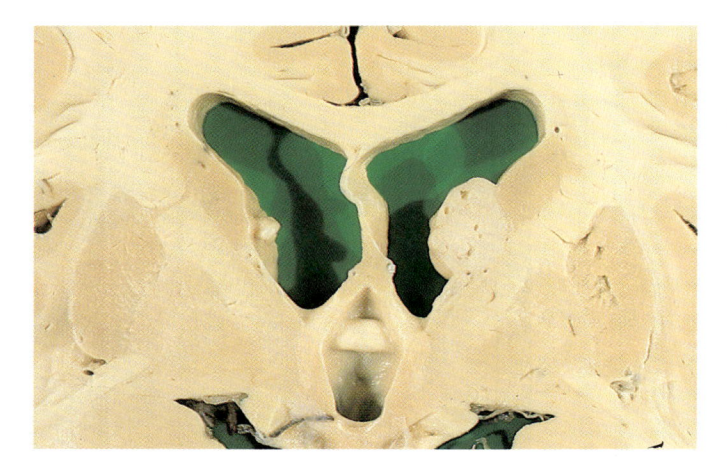

Abb. 35: Subependymome der Seitenventrikel. Zufallsbefund bei Obduktion eines 64jährigen Mannes mit arterieller Hypertonie, der an den Folgen eines Myokardinfarkts starb. Pathologischer Befund: Aufsicht von hinten auf stirnparallele Schnittfläche. Rechts haselnußgroßer, links pfefferkorngroßer scharf begrenzter Tumor über dem Nucleus caudatus, halbkugelig in die etwas erweiterten Lichtungen der Seitenventrikel hineinragend. Als Nebenbefund kleinste Erweichungszysten (Lakunen) im rechten Putamen *(S. 245).*

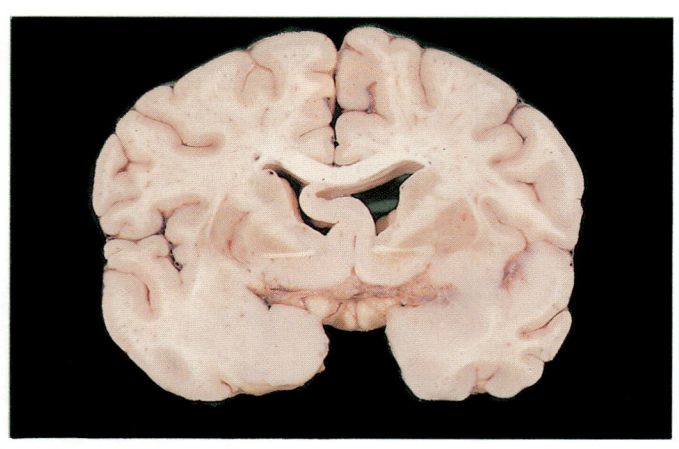

Abb. 36: Diffuses Astrozytom (Grad III). 40jährige Köchin mit Geruchsmißempfindung und progredienten Hirndruckzeichen. Zwei Jahre nach Strahlentherapie Einklemmungs-Syndrom und Exitus letalis. Pathologischer Befund: Aufsicht auf stirnparallele Schnittebene durch Frontal- und Temporallappen. Unscharf begrenzte, holzartige, blaßgraue Auftreibung der Gyri beider Temporallappen und der basalen Stirnrinde *(S. 243).*

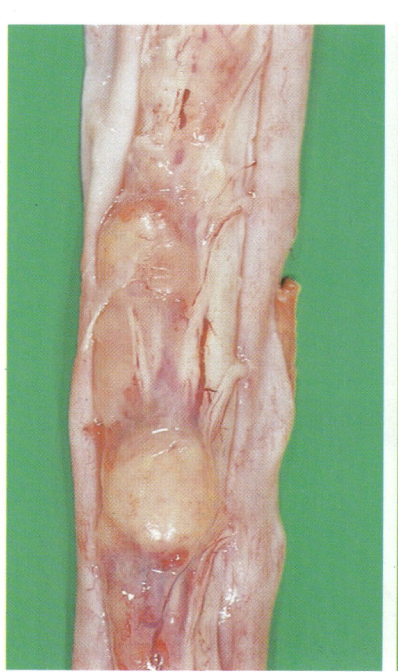

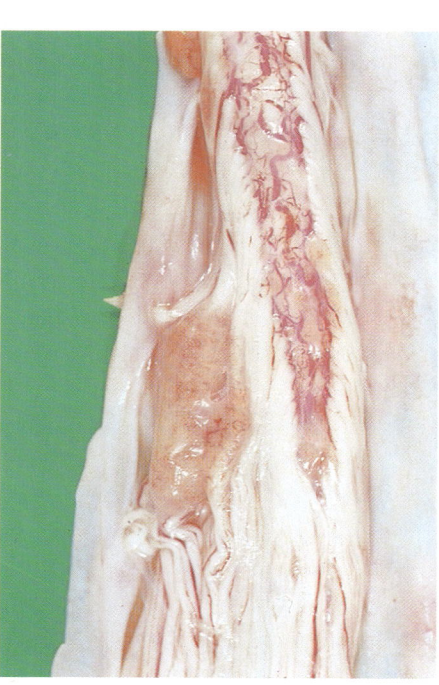

Abb. 37: Liquormetastasen. 32jährige Sekretärin, deren Mutter ebenfalls an einem Hirntumor gestorben war. Operation und histologischer Nachweis eines diffusen Astrozytoms des Großhirns mit Übergang in ein malignes Astrozytom (Grad IV), Liquormetastasierung. Pathologischer Befund: Aufsicht auf eröffneten Duralsack und Rückenmark von dorsal. Zahlreiche bis erbsgroße, graugelbe knotige Tumorabsiedlungen in weicher Hirnhaut und Thorakalmark *(S. 245).*

◀ **Abb. 38: Liquormetastasen.** Pathologischer Befund: Tumorabsiedlung im Sakralmark und an der Cauda equina *(S. 268).*

Farbtafel 419

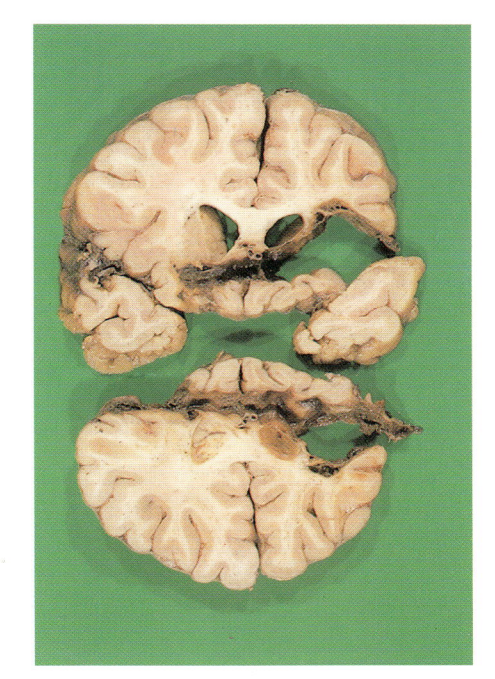

Abb. 39: Kontusionsnekrose um Schußkanal.
50jähriger Mann mit Polytrauma nach Verkehrsunfall.
5 Jahre zuvor Schläfendurchschuß in suizidaler Absicht.
Pathologischer Befund: Spiegelbildlich aufgeklappte stirnparallele fronto-temporale Schnittflächen. Rostbraun verfärbte Gewebszerreißung in der Umgebung des Schußkanals. Kleiner Einschuß (S. 282) rechts frontal, großer zerfetzter Ausschuß links temporal.

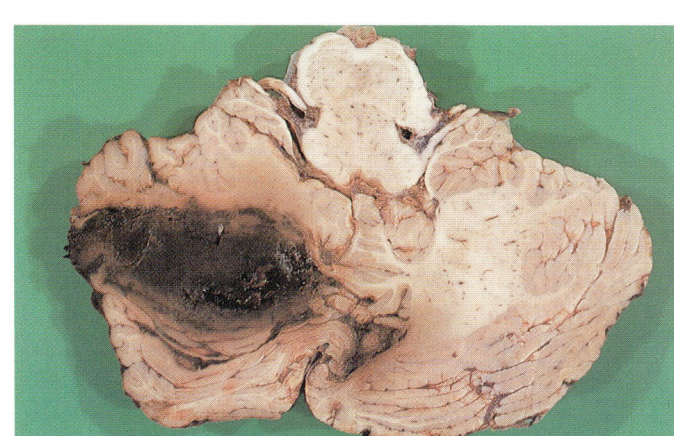

Abb. 40: Kleinhirnkontusion.
40jähriger Bauarbeiter, der vom Gerüst stürzte und mit dem Hinterkopf aufschlug.
Pathologischer Befund: Horizontalschnitt durch Kleinhirn und Hirnstamm. Blutbelegte Kontusionsnekrose der linken Kleinhirnhemisphäre und tiefreichende Rhexisblutung (S. 273).

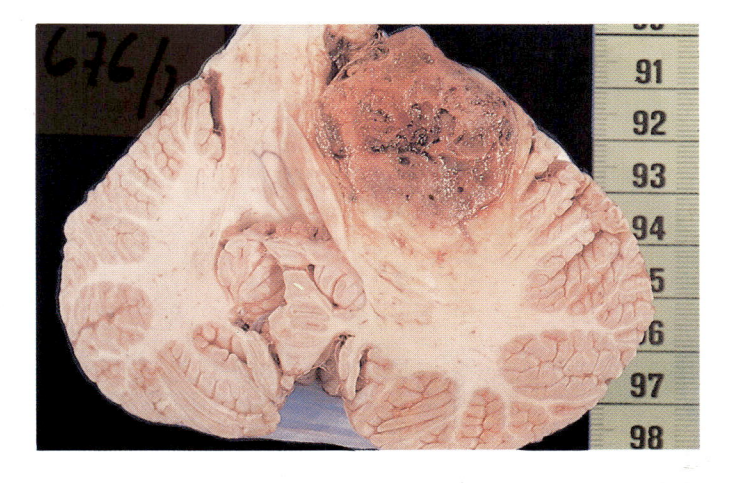

Abb. 41: Hämangioblastom des Kleinhirns.
40jährige Frau mit Kopfschmerzen und Stauungspapille. Exitus letalis infolge fulminanter Lungenembolie bei Jugularvenenthrombose und bakterieller Trikuspidal-Endokarditis nach Infektion des ventrikulo-jugulären Shunts (S. 261).

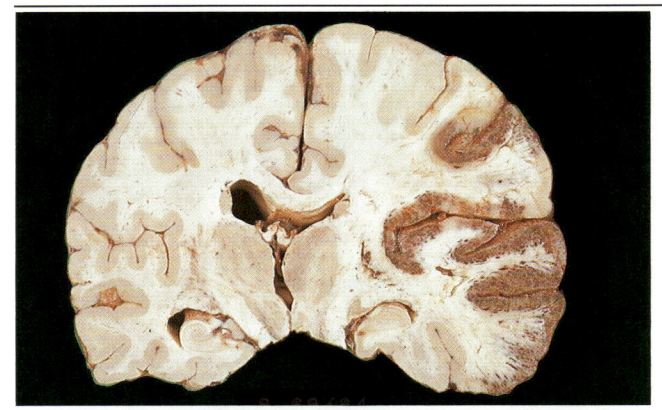

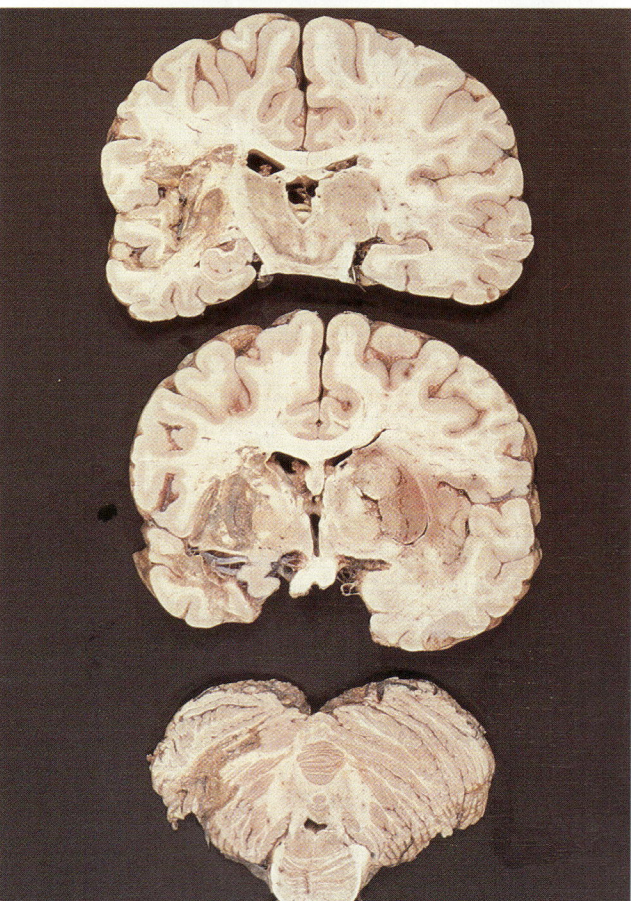

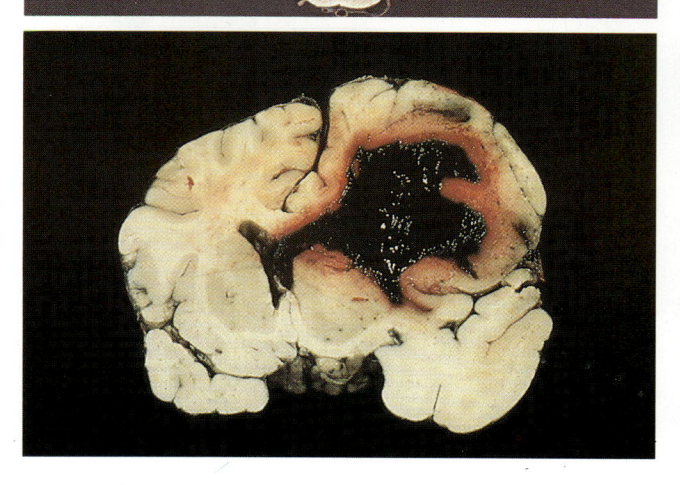

Abb. 42: A.-cerebri-media-Infarkt.
82jährige Frau mit Diabetes mellitus, dekompensierter Hypertonie und polytopen arteriellen Embolien bei Insuffizienzthrombose des linken Vorhofs.
Pathologischer Befund: Aufsicht von hinten auf stirnparallele Schnittfläche in Höhe der Hirnschenkel. Keilförmige Erweichung des rechten Media-Versorgungsgebietes mit undeutlicher Rinden-Mark-Grenze, sekundären purpura-ähnlichen Rindenblutungen, Ausdehnung bis zu den Stammganglien und Massenverschiebung nach links.
(S. 420)

◀ **Abb. 43: Multiple Hirninfarkte.**
Pathologischer Befund: Aufsicht von vorn auf zwei stirnparallele Großhirnscheiben und von oben auf eine Kleinhirnscheibe. Multiple bis walnußgroße pseudozystische Erweichungen der Inselrinde, der Stammganglien und der Kleinhirnhemisphäre rechts, frischer, graurötlich verfärbter Media-Infarkt links.

Abb. 44: Hypertensive Massenblutung (links unten).
54jähriger Mann, anamnestisch Hypertonie bekannt. Beim Erdbeerpflücken Kopfschmerz und Parästhesien im linken Arm, progrediente Hemiparese links, Vigilanzstörung bis zum Koma.
Pathologischer Befund: Aufsicht von vorn auf stirnparallele Schnittebene. Unregelmäßig, fetzig begrenzte Wühlblutung im frontalen Marklager rechts, Einbruch in das Vorderhorn des rechten Seitenventrikels und Durchbruch in den Subarachnoidalraum *(S. 307)*.

Abb. 45: Hypertensive Massenblutung.
Pathologischer Befund: Aufsicht von hinten auf stirnparallele Schnittfläche. Mandarinengroße frische Massenblutung neben dem Corpus striatum rechts mit Einblutung in das parietale Marklager und Ventrikeleinbruch.

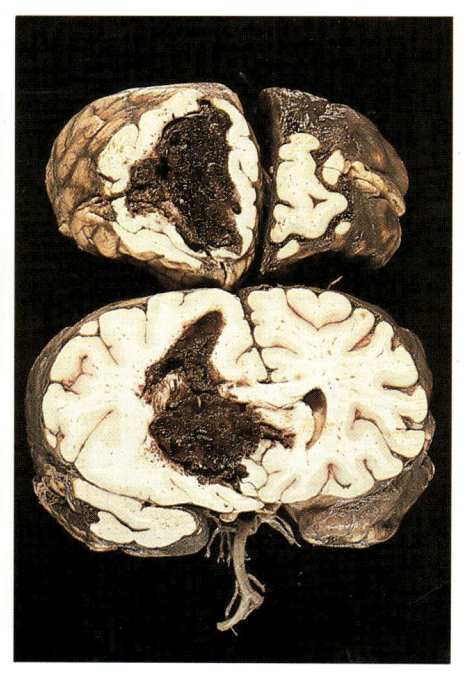

▼

Teil A – Weiterführende Literatur

Anamnese, neurologische Untersuchung und technische Hilfsmethoden

Berkovic, S.F., Andermann, F., Carpenter, S., Wolfe, L.S.: Progressive myoclonus epilepsies: Specific causes and diagnosis. New Engl. J. Med. 315 (1986) 296–305
Biedert, St., Reuther, R.: Der pathologische Nystagmus und verwandte Phänomene. Nervenarzt 56 (1985) 281–286
Biesalski, P., Franz, F.: Phoniatrie – Pädaudiologie. Physiologie, Pathologie, Klinik, Rehabilitation. Thieme, Stuttgart 1982
Böhme, G.: Therapie der Sprach-, Sprech- und Stimmstörungen. Fischer, Stuttgart New York 1980
Bronisch, F.W.: Die Reflexe und ihre Untersuchung in Klinik und Praxis. 5. Aufl. Thieme, Stuttgart 1984
Buthenuth, J., Fuchs, E.C., Schiffter, R., Wolf, P.: Klinische Kriterien zur Bestimmung der Komatiefe. Akt. Neurol. 2 (1975) 81–102
Cascino, G.D., Ring, S.R., King, P.J.L., Brown, R.H., Chiappa, K.H.: Evoked potentials in motor system diseases. Neurology 38 (1988) 231–238
Christian, W.: Klinische Elektroenzephalographie. 3. Aufl. Thieme, Stuttgart, New York 1982
Damasio, A.R., Damasio, H.: The anatomic basis of pure alexia. Neurol. 33 (1983) 1573 – 1583
Dietz, V., Berger, W.: Neue Aspekte zur Pathophysiologie der Spastik. Nervenarzt 58 (1987) 399–402
Dilling, H.: Das psychiatrische Anamnesenmosaik. Nervenarzt 57 (1986) 374–377
Duus, P.: Neurologisch-topische Diagnostik. 4. Aufl. Thieme, Stuttgart 1987
Gerstenbrand, F.: The symptomatology of the apallic syndrome. In: The apallic syndrome, Monographien aus dem Gesamtgebiet der Psychiatrie, Bd. 14, hrsg. von *G. Dalle Ore,* F. Gerstenbrand, C.H. Lücking, G. Peters, U.H. Peters. Springer, Berlin, Heidelberg, New York 1977
Hamilton, M.: Klinische Psychopathologie. Enke, Stuttgart 1984
Henatsch, H.-D.: Die motorische Grammatik des Rückenmarks – Bestandsaufnahme und Revision. Fortschr. Neurol. Psychiat. 54 (1986) 273–288
Holzgraefe, H., Reiber, H., Felgenhauer, K. (Hrsg.): Labordiagnostik von Erkrankungen des Nervensystems. Perimed, Erlangen 1988
Huber, W., Poeck, K., Weniger, D., Willems, K.: Aachener Aphasie Test (AAT). Hogrefe, Göttingen, Toronto, Zürich 1983
Janz, D., Masuhr, K.F.: Clinical and pathophysiologic significance of the CT encephalic diffuse atrophic pictures in epileptic syndromes. In: Advances in Epileptology, Edts. R. Canger, F. Anglieri, J.K. Penry, p. 65–72, Raven Press, New York 1980
Jörg, J.: Evozierte Potentiale in der neurologischen Diagnostik. Dtsch. med. Wschr. 111 (1986) 1827–1829
Koehler, P.J., Endtz, L.J.: The Brown-Séquard syndrome. Arch. Neurol. 43 (1986) 921–924
Kömpf, D.: Supranukleäre Okulomotorik: Organisation und Klinik. In: Augenbewegungsstörungen in Neurologie und Ophthalmologie, hrsg. von P. Marx, 1–31, Springer, Berlin, Heidelberg, New York, Tokyo 1984
Kütemeyer, M., Masuhr, K.F.: Psychosomatische Aspekte in der Neurologie. In: Praktische Psychosomatik, hrsg. von A. Jores. 2. Aufl. Huber, Bern, Stuttgart, Wien 1981
Kuroiwa, Y., Tohgi, H., Ono, S., Itoh, M.: Frequency and urgency of micturition in hemiplegic patients: relationship to hemisphere laterality of lesions. J. Neurol. 234 (1987) 100–102
Kurtzke, J.F.: The current neurologic burden of illness and injury in the United States. Neurology 32 (1982) 1207–1214
Langlotz, M.: Lumbale Myelographie mit wasserlöslichen Kontrastmitteln. Lehrbuch und Atlas. Thieme, Stuttgart, New York 1981
Lochner, B., Halbsguth, A., Pia, H.-W., Fischer, P.-A.: Die spinale Kernspintomographie. Nervenarzt 56 (1985) 174–185
Lowitzsch, K.: Evozierte Potentiale. In: Diagnostik in der Neurologie, hrsg. von H. Schliack, H.C. Hopf. Thieme, Stuttgart, New York 1988
Ludin, H.-P.: Praktische Elektromyographie. 2. Aufl. Enke, Stuttgart 1981
Martinelli, P., Gabellini, A.S., Gulli, M.R., Lugarese, E.: Different clinical features of essential tremor: a 200-patient study. Acta Neurol. Scand. 75 (1987) 106–111
Marx, P.: Pathophysiologie und Klinik der akuten intracraniellen Drucksteigerung bei supratentoriellen raumfordernden Prozessen. Nervenarzt 47 (1976) 583–595
Masuhr, K.F.: Video-Analyse großer epileptischer Anfälle. In: Epilepsie 1978, hrsg. von H. Doose, G. Groß-Selbeck, S. 174–180, Thieme, Stuttgart 1979
Masuhr, K.F.: Das Münchhausen-Syndrom. In: Psychosomatik in der Inneren Medizin, hrsg. von H. Studt S. 102–108. Springer, Berlin, Heidelberg, New York, London, Paris, Tokyo 1986
Merski, H. (Hrsg): Classification of chronic pain. Brain Suppl. 3 (1986)
Nadjmi, M.: Digitale Subtraktions-Angiographie in der Neuroradiologie. Thieme, Stuttgart, New York 1986
Nadjmi, M., Hofmann, E., Ratzka, M., Schuknecht, B.: Ohrgeräusche und ihre radiologische Diagnostik und Therapie. Fortschr. Röntgenstr. 146 (1987) 335–341
Nakada, T., Kwee, I.L.: Oculopalatal myoclonus. Brain 109 (1986) 431–441
Neubauer, U.: Der Normaldruckhydrozephalus. Nervenheilkunde 5 (1986) 241–243
Poeck, K. (Hrsg.): Klinische Neuropsychologie. Thieme, Stuttgart, New York 1982
Poeck, K.: Das Problem der Demenz aus der Sicht der Neurologie. Akt. Neurol. 15 (1988) 1–5
Primus, G., Fuchs, S.: Miktionsstörungen bei Multipler Sklerose. Nervenarzt 59 (1988) 415–418
Radü, E.W., Kendall, B.E., Moseley, I.F.: Computertomographie des Kopfes. Thieme, Stuttgart, New York 1980
Säring, W., Prosiegel, M., Cramon, D.: Zum Problem der Anosognosie und Anosodiaphorie bei hirngeschädigten Patienten. Nervenarzt 59 (1988) 129–137
Schiffter, R., Schliack, H.: Über ein charakteristisches neurologisches Syndrom bei Ischämien in der A.-carotis-interna-/-cerebri-media-Strombahn. Fortschr. Neurol. Psychiat. 42 (1974) 555–562.
Schiffter, R.: Neurologie des vegetativen Nervensystems. Springer, Berlin, Heidelberg, New York, Tokio 1985
Schmidt, D., Malin, J.-P. (Hrsg.): Erkrankungen der Hirnnerven. Thieme, Stuttgart, New York 1985
Schörner, W., Treisch, J., Felix, R., Kazner, E.: Indikationen der magnetischen Resonanztomographie in der Diagnostik zerebraler Erkrankungen. Fortschr. Röntgenstr. 144 (1986) 210–220
Stöhr, M., Bluthardt, M.: Atlas der klinischen Elektromyographie und Neurographie. Kohlhammer, Stuttgart, Berlin, Köln, Mainz 1983

Storch, B., Wildemann, B., von Kummer, R.: Wertigkeit oligoklonaler IgG-Fraktionen in Liquor und Serum bei neurologischen Erkrankungen. Nervenarzt 58 (1987) 665-669

Theodore, W.H., Dorwart, R., Holmes, M., Porter, R.J., DiChiro, G.: Neuroimaging in refractory partial seizures: Comparison of PET, CT, and MRI. Neurology 36 (1986) 750-759

Thoden, U.: Neurogene Schmerzsyndrome. Differentialdiagnose und Therapie. Hippokrates, Stuttgart 1987

Vogel, P: Von der Eigenart der Neurologie. Dtsch. Med. Wschr. 78 (1953) 527-530

Vogel, P.: Der Trömner-Reflex: ein bleibendes Mißverständnis? Nervenarzt 58 (1987) 1-3

Weizsäcker, V.v.: Der Gestaltkreis. Theorie der Einheit von Wahrnehmen und Bewegen. 4. Aufl. Thieme, Stuttgart 1968

Widder, B. ,(Hrsg): Transkranielle Doppler-Sonographie bei zerebrovaskulären Erkrankungen. Springer, Berlin, Heidelberg, New York, London, Paris, Tokyo 1987

Witte, O.W., Niedermeyer, E., Arendt, G., Freund, H.J.: Post-hypoxic action (intention) myoclonus: a clinico-electroencephalographic study. J. Neurol. 235 (1988) 214-218

Teil B – Weiterführende Literatur

Fehlbildungen und Entwicklungsstörungen des Gehirns

Bale, J.F., Bell, W.E., Dunn, V., Afifi, A.K., Menezes, A.: Magnetic resonance imaging of the spine in children. Arch. Neurol. 43 (1986) 1253-1256

Friede, R.L.: Klassifikation und Entstehung perinataler Hirnschäden. In: Neurologie in Praxis und Klinik, Bd. I. hrsg. von H.CH. Hopf, K. Poeck und H. Schliack. Thieme, Stuttgart 1983

Higer, H.P., Just M., Vahldiek, G., Gutjahr, P., Pfannenstiel, P.: MRT bei Neurofibromatose und tuberöser Sklerose. Fortschr. Röntgenstr. 147, (1987) 64-68

Hirsch, J.-F., Pierre-Kahn, A., Renier, D., Sainte-Rose, C., Hoppe-Hirsch, E.: The Dandy-Walker malformation. A review of 40 cases J. Neurosurg. 61 (1984) 515-522

Huson, S.M:, Harper, P.S., Hourihan, M.D:, Cole, G., Weeks, R.D., Compston D.S.A.: Cerebellar haemangioblastoma and von Hippel-Lindau disease. Brain 109 (1986) 1297-1310

Kudrjavcev, T., Schöenberg, B.S., Kurland, L.T., Groover, R.V.: Cerebral palsy: Survival rates associated handicaps and distribution by clinical subtype (Rochester, MN, 1950-1976). Neurology 35 (1985) 900-903

Mc Ardle, C.B., Richardson, C.J. Hayden, C.K., Nicholas, D.A., Crofford, M.J., Amparo, E.G.: Abnormalities of the neonatal brain: MR Imaging. Radiology 163 (1987) 387-403

Myrianthopoulos, N.C.: Epidemiology of central nervous systems malformations. In: Handbook of clinical neurology, Bd. 50, hrsg. von P.J. Vinken, G.W. Bruyn, H.L. Klawans, N.C. Myrianthopoulos. Elsevier, Amsterdam New York 1987 S. 49-70

Sherman, J.L., Barkovich, A.J., Citrin, C.M.: The appearance of syringomyelia: new oberservations. AJR 148 (1987) 381-391

Sieb, J.P., H. Mattle, M. Pirovino: Neurofibrosarkome bei Neurofibromatose 1. Dtsch. med. Wschr. 114, 189, 431-433

Steinhausen, H.C.: Psychische Störungen bei Kindern und Jugendlichen. Urban & Schwarzenberg, München Wien Baltimore 1988

Tashiro, K., Fukazawa, T., Moriwaka, F.; Isu, T., Iwasa, Y., Abe, H.: Syringomyelic syndrome: clinical features in 31 cases confirmed by CT myelography or magnetic resonance imaging. J. Neurol. 235 (1987) 26-30

Tomita, T., McLone, D.G.: Acute respiratory arrest. Am. J. Dis. Child. 137 (1983) 142-144

Degenerative (atrophische) Prozesse des Gehirns und Rückenmarks

Bartholini, G., Lloyd, K.G.: The potential of GABA-mimetics in the therapy of extrapyramidal disorders. J. Neuro. Transm. Suppl. 16 (1980) 229-238

Birkmeyer, U., Riederer, P.: Die Parkinson-Krankheit. Biochemie, Klinik, 2. Aufl., Springer, Wien 1985

Brown, P., Cathala, F., Castaigne, P., Gajdusek, D.C.: Creutzfeld-Jakob disease: Clinical analysis of a consecutive series of 230 neuropathologically verified cases. Ann. Neurol. 20 (1986), 597-602

Bunney, B.S., Grace, A.A., Hammer, D.W.: Changing concepts of nigral dopamine system function within the basal ganglia: Relevance to extrapyramidal disorders. J. Neurol. Transm. Suppl. 16 (1980) 17-23

Burke, R.E., Fahn, S., Marsden, C.D.: Torsion dystonia. A double-blind, prospective trial of high-dosage trihexyphenidyl. Neurology 36 (1986) 160-164

Chio, A., Brignolio, F., Leone, M., Mortara, P., Rosso, M.G., Tribolo, A., Schiffer, D: A survival analysis of 155 cases of progressive muscular atrophy. Acta. Neurol. Scand. 72 (1985) 407-413

Diener, H.C., Müller, A., Poremba, M., Dichgans J., Rapp, H.: Correlation of clinical signs with CT findings in patients with cerebellar disease. J. Neurol. 233 (1986) 5-12

Eickhoff, C.: Zum Stellenwert der Krankengymnastik bei der Therapie Parkinson-Kranker. Nervenarzt 56 (1985) 703-708

Fischer, P.-A., Frieling, B.: Morbus Parkinson - neue Möglichkeiten mit Lisurid. Walter de Gruyter, Berlin New York 1988

Foley, J.: the athetoid syndrome. A review of a personal series. J. Neurol. Neurosurg. Psychiat. 46 (1983) 289-298

Gibb, W.R.G., Lees, A.J., Scadding, J.W.: Persistent rheumatic chorea. Neurol. 35 (1985) 101-102

Gottfries C.G., Lehmann, W.M.: Parkinsonsche Krankheit. Therapiewoche 34 (1984) 5124-5130

Grimm, E.: Zur Therapie ballistischer Hyperkinesen (Falldarstellung). Psychiat. Neurol. Med. Psychol. 32 (1980) 825-827

Gubbay, S.S., Kahana, E., Zilber, N., Cooper, G., Pintov, S., Leibowitz, Y.: Amyotrophic lateral sclerosis. A study of its presentation and prognosis. J. Neurol. 232 (1985) 295-300

Harding, A.E.: Friedreich's ataxia: A clinical and genetic study of 90 families with an analysis of early diagnostic criteria and intrafamilial clustering of clinical features. Brain 104 (1981) 589-620

Inbody, S., Jankovic, J.: Hyperkinetic mutism: Bilateral ballism and basal ganglia calcification. Neurol. 36 (1986) 825-827

Kamo, H., Mc Geer, P.L., Harrop, R., Mc Geer, E.G., Calne, D.B., Martin, W.R.W., Pate, B.D.: Positron emission tomography and histopathology in Pick's disease. Neurol. 37 (1987) 439-445

Koeppen, A.H., Mitzen, E.J., Hans, M.B., Barron, K.D.: Olivopontocerebellar atrophy: immunocytochemical and Golgi observations. Neurology 36 (1986) 1478-1488

Kurz, A., Lauter, H.: Die Alzheimersche Krankheit. Dtsch. med. Wschr. 112 (1987) 973-977

Lloyd, K.G.: The neuropathology of GABA neurons in extrapyramidal disorders. J. Neurol. Transm. Supp. 16 (1980) 217-227

Marttila, R.J.: Diagnosis and epidemiology of parkinson's disease. Arch. Neurol. Scand. 95 (1983) 9-17

Naber, D., Weinberger, D.R., Bullinger, M., Polsby, M., Chase, T.N.: Tortikollis spasmodicus. Eine Untersuchung zu Symptomatik, Verlauf, Familienanamnese und Psychopathologie. Nervenarzt 57 (1986) 238-243

Neumann, M., Masuhr, K.F.: Chorea minor Sydenham. Berlin. Ärztebl. 22 (1986) 750-754

Oepen, H.: Die Huntingtonsche Krankheit. Hippokrates, Stuttgart 1986

Powell-Jackson, J., Weller, R.O., Kennedy, P., Preece, M.A., Whitcombe, E.M., Newsom-Davis, J.: Creutzfeld-Jakob disease after administration of human growth hormone. Lancet (1985) 244-246

Rodgers-Johnson, P., Garruto, R.M. Yanagihara, R., Chen, K.M., Gajdusek, D.C., Gibbs, C.J.: Amyotrophic lateral sclerosis and parkinsonism-dementia on Guam: a 30-year-evaluation of clinical and neuropathologic trends. Neurology 36 (1986) 7-13

Seitelberger, F.: Neuropathologische Grundlagen seniler Demenzen. Wiener klin. Wschr. 99 (1987) 181-184

Tanahashi, N., Meyer, J.S., Ishikawa, Y., Kantula, P., Mortel, K.F., Rogers, R.L., Gandhi, S., Walker, M.: Cerebral blood flow and cognitive testing correlate in Huntington's disease. Arch. Neurol 42 (1985) 1169-1175

Zetusky, W.J., Jankovic, J., Pirozzole, J.F.: The heterogenity of parkinson's disease. Neurol. 35 (1985) 522-526

Metabolische und toxische Prozesse des Gehirns und Rückenmarks

Baram, T.Z., Goldman, A.M., Percy, A.K.: Krabbe disease: specific MRI and CT findings. Neurology 36 (1986) 111-115

Busard, H.L.S.M., Renier, W.O., Gabreels, F.J.M., Jaspar, H.H.J., Sloof,J.L., Janssen, A.J.M., Van Haelst, U.J.G.: Lafora disease: A quantitative morphological and biochemical study of the cortex. Clin. Neuropath. 6 (1987) 1-6

Egberts, E.-H.: Therapie der hepatischen Enzephalopathie. Leber, Magen, Darm 17 (1987) 244-273

Fröscher, W.: Psychische Veränderungen bei Vitamin-B12-avitaminotischer funikulärer Spinalerkrankung. Fortschr. Neurol. Psychiatr. 42 (1974) 53-75

Hach, B. und Hartung, M.-L.: Die Wirkung des Penicillamins auf die psychopathologischen Veränderungen der hepatozerebralen Degeneration. Nervenarzt 50 (1979) 115-120.

Harper, C.G., Giles, M., Finlay-Jones, R.: Clinical signs in the Wernicke-Korsakoff complex: a retrospective analysis of 131 cases diagnosed at necropsy. J. Neurol. Neurosurg. Psychiat. 49 (1986) 341-345.

Lang, C., Huk, W., Taghavy, A.: Zur klinischen Bedeutung bilateral-symmetrischer intrazerebraler Verkalkungen. Akt. Neurol. 14 (1987) 91-98

Nix, W. A., Ludwig. G., Backmund, H.: Computertomographische Verlaufsuntersuchungen bei Morbus Wilson. Nervenarzt 55 (1984) 544-548

Pfitzer, F., Schuchardt, V., Heitmann, R.: Die Behandlung schwerer Alkoholdelirien. Nervenarzt 59 (1988) 229-236

Przuntek, H., Hoffmann, E.: Epidemiologische Untersuchungen zum Morbus Wilson in der Bundesrepublik Deutschland. Nervenarzt 58 (1987) 150-157

Schejbal, P.: Zentrale pontine Myelinolyse: Klinische Verlaufsbeobachtungen computer- und kernspintomographische Befunde. Act. Neurol. 14 (1987) 149-152

Spatz, R., Thimm, R., Heinze, H.G., Ross, A., König, M.: Zum klinischen Gestaltswandel der Vitamin-B12-Mangelerkrankungen, Nervenarzt 47 (1976) 169-172

Starosta-Rubinstein, S., Yong, A.B., Kluin, K., Hill, G., Aisen, A.M., Barielsen, Trygve and Brewer, G.J.: Clinical assessment of 31 patients with Wilson's disease. Correlations with structural changes on magnetic resonance imaging. Arch. Neurol, 44 (1987) 365-370.

Entzündliche Erkrankungen des Gehirns und Rückenmarks

Ackermann, R., Krüger, K., Roggendorf, M., Rehse-Küpper, B., Mörtter, M., Schneider, M., Vukadinovic, I.: Die Verbreitung der Frühsommer-Meningoenzephalitis in der Bundesrepublik Deutschland. Dtsch. med. Wschr. 111, 1986, 927-933

Corey, L., Spear, P.G.: Infections with herpes simplex viruses. New Engl. J. Med. 314 (1986) 686-691

Danner, R.L. , Hartman, B.J.: Update of spinal epidural abscess: 35 cases and review of the literature. Rev. infect. dis. 2 (1987) 65-274

Hacke, W., Zeumer, H.: Herpes-simplex Enzephalitis. Dtsch. med. Wschr. 111 (1986) 23-25

Hänny, P.E., Häuselmann, H.J.: Die Lyme-Krankheit aus der Sicht des Neurologen. Schweiz. med. Wschr. 117 (1987) 901-915

Hehlmann, R.: Epidemiologie der HIV-Infektion. Internist 29 (1988) 112-123.

Kaplan, K.: Brain abscess. Med. Clin. North. Am. 69 (1985) 345-360

Kleinert, R., Kleinert, G., Steiner, H., Bertha, G.: Chronische tuberkulöse Meningoenzephalitis als Ursache einer zerebrovaskulären Insuffizienz – ein differentialdiagnostisches Problem? Fortschr. Neurol. Psychiat. 54 (1986) 80-83

Masuhr, K.F., Menzel, J., Piscol, K.: Hirnabszeß als Komplikation der Extensionsbehandlung nach Crutchfield. Arch. Chir. 328 (1970) 71-77

Mattle, H., Jaspert, A., Forsting, M., Sieb, J.P., Hänny, P., Ebeling, U.: Der akute spinale Epiduralabszeß. Dtsch. med. Wschr. 43 (1986) 1642-1646

Pohle, H.D.: Embolisch-metastatische Herdenzephalitis. In: Enzephalitis. Hrsg. H.G. Mertens, D. Dommasch, Perimed, Erlangen 1982, S. 90-101

Prange, H.W., Weber, Th.: Therapie der Herpes-simplex-Enzephalitis Dtsch. med. Wschr. 111 (1986) 26-28

Ritter, G., Prange, H.W.: Klinik, Diagnostik und Therapie der Neurosyphilis. Nervenarzt 58 (1987) 265-271

Schmidt, G.P.: The global distribution of Lyme disease. Rev. Infectious diseases 7 (1985) 41-50

Schmidt, R.M., Kuppe, G., Ludewig, R., Neumann, V.: Klinische und pathophysiologische Aspekte bei viralen Infektionen des ZNS. Psychiat. Neurol. med. Psychol. 39 (1987) 513-523

Schoub, B.D., Johnson, S., McAnerney, J.M., Küstner, H.G.V., van der Merwe, C.A.: A comprehensive investigation of immunity to poliomyelitis in a developing country. Am. J. Epidem. 123 (1986) 316-324

Täuber, M.G.: Therapie der bakteriellen Meningitis. Dtsch. med. Wschr. 111 (1986) 747-748

Multiple Sklerose

Angstwurm, H.: Diagnose der multiplen Sklerose. Münch. med. Wschr. 129 (1987) 345-346

Bauer, H.J.: Multiple sclerosis in Europe. J. Neurol. 234 (1987) 195-206

Elian, M., Dean, G.: Multiple sclerosis among the United Kingdom-vorn children of immigrants from the West Indies. J. Neurol. Neurosurg. Psychiat. 50 (1987) 327–332

Francis, D.A., Compston, D.A.S., Bachelor, J.R., McDonald, W.I.: A reassessment of the risk of multiple sclerosis developing in patients with optic neuritis after extended follow-up. J. Neurol. Neurosurg. Psychiat. 50 (1987) 758–765

Frick, E.: Multiple Sklerose. Praktische Neurologie, Bd. III, hrsg. von B. Neundörfer, K. Schimrigk und D. Soyka, Edition Medizin, Weinheim 1987

Kurtzke, J.F.: Geographic distribution of multiple sclerosis: An update with special reference to Europe and the Mediterranean region. Acta neurol. scandinav. 62 (1980) 65–80

Poser, S., Poser, W., Schlaf, G., Firnhaber, W., Lauer, K., Wolter, M., Evers, P.: Prognostic indicators in multiple sclerosis. Acta neurol. scand. 74 (1986) 387–392

Hirn- und Rückenmarkstumoren

Doerr, M., Schumacher, M., Mohadjer, M.: Primäres malignes Lymphom des zentralen Nervensystems – ein zunehmend häufiger Tumor. Nervenarzt 58 (1987) 538–542

Jellinger, K.: Häufigkeit und Charakteristik der zerebralen Karzinommetastasen. In: Hirnmetastasen. Pathophysiologie, Diagnostik und Therapie, hrsg. von H.W. von Heyden und P. Krauseneck. Zuckschwerdt, München, Bern, Wien 1984

Jellinger, K.: Vascular malformations of the central nervous system: a morphological overview. Neurosurg. Rev. 9 (1986) 177–216

Josmin, M., Lesoin, F., Lozes, G., Fawaz, A., Villette, L.: Surgical prognosis of unruptured intracranial arterial aneurysms. Acta Neurochir. 84 (1987) 85–88

Just, M., Hilger, H.P., Vahldiek, G., Bohl, J., Kunze, S., Hey, O., Pfannenstiel, P.: MR- Tomographie benigner Hirntumoren, Fortschr. Röntgenstr. 147, 4 (1987) 386–392

Kazner, E., Wende, S., Grumme, Th., Lanksch, W., Stochdorph, O.: Computertomographie intrakranieller Tumoren aus klinischer Sicht. Springer, Berlin, Heidelberg, New York 1981

Kölmel, H.W.: Liquor-Zytologie. Springer, Berlin, Heidelberg, New York 1978

Krayenbühl, H., Yasargil, M.G.: Zerebrale Angiographie für Klinik und Praxis. 3. Aufl. Thieme, Stuttgart 1979

Leibel, S.A., Glenn, E.S.: Radiation therapy for neoplasms of the brain. J. Neurosurg. 66 (1987) 1–22

Lissner, J., Seiderer, M.: Klinische Kernspintomographie. Enke, Stuttgart 1987

Lumenta, Ch.B., Schirmer, M.: The incidence of brain tumors: a retrospective study. Clin. Neuropharmacol. 4 (1984) 333–337

Netter, F.H.: Farbatlanten der Medizin. Bd. V, Nervensystem I, Thieme, Stuttgart, 1987

Oppel, F., Ernst, H., Pannek, H.W., Bock, M., Bauer, R.: Das fraktionierte Afterloading: ein Fortschritt bei der interstitiellen Bestrahlung inoperabler maligner Hirntumoren. Dtsch. med. Wschr. 111 (1986) 914–919

Piscol, K.: Kraniales Aneurysmaleiden. In: Neurologie in Praxis und Klinik, Bd. II, hrsg. von H.Ch. Hopf, K. Poeck, H. Schliack. Thieme, Stuttgart 1986

Post, K.D., Muraszko, K.: Management of pituitary tumors. Neurologic Clinics, 4 (1986) 801–831

Schinz, H.R., (Begr.), hrsg. von W. Frommhold, W. Dihlmann, H.St. Stender, P. Thurn: Radiologische Diagnostik in Klinik und Praxis, Bd. V – Teil 1, 7. Aufl., Thieme, Stuttgart 1986

Sorensen, P.S., Gjerris, F., Svenstrup, B.: Endocrine studies in patients with pseudotumor cerebri. Arch. Neurol. 43 (1986) 902–906

Twijnstra, A., Ongerboer de Visser, B.W., van Zanten, A.P.: Diagnosis of leptomeningeal metastasis. Clin. Neurol. Neurosurg. 89 (1987) 79–85

Uhlenbrock, D.: Diagnose und Differentialdiagnose der intrakraniellen Gefäßmißbildungen im Kernspintomogramm. Fortschr. Röntgenstr. 143 (1985) 634–639

Voth, D., Krauseneck, P.: Chemotherapy of gliomas. Basic research, experiences and results. de Gruyter, Berlin, New York 1985

Wiehler, S., Poburski, R.: Meningiosis neoplastica – Klinik und Therapie. Nervenarzt 59 (1988) 260–266

Willeit, J., Aichner, F., Pohl, P., Rumpl, E., Mayr, U., Gerstenbrand, F.: Differentialdiagnose spinaler Prozesse mittels moderner diagnostischer Verfahren. Fortschr. Neurol. Psychiat. 55 (1987) 69–82

Winkelmann, M.D., Adelstein, D.J., Karlins, N.L.: Intramedullary spinal cord metastasis. Diagnostic and therapeutic considerations. Arch. Neurol. 44 (1987) 526–531

Zülch, K.J.: Brain tumors. Their biology and pathology. 3. Aufl., Springer, Berlin, Heidelberg, New York 1986

Traumatische Schäden des Gehirns und Rückenmarks

Berlit, P., Härle, M., Johann, A.: Zervikale Strahlenmyelopathie mit spastischer Paraparese der Arme. Nervenarzt 58 (1987) 40–46

Engelhard, G.H.: Unfallheilkunde für die Praxis. Walter de Gruyter, Berlin, New York 1984

Gaab, M., Gruß, P.: Epiduralhämatom im Kleinkindesalter. Nervenarzt 50 (1979) 79–84

Griffin, M.R., Opitz, J.L., Kurland, L.T., Ebersold, M.J., O'Fallon, W.M.: Traumatic spinal cord injury in Olmsted Country, Minnesota, 1935-1981- Am. J. Epidem. 121 (1985) 884–895

Grote, W.: Neurochirugie. 2. Aufl. Thieme, Stuttgart, New York 1986

Hillemacher, A., Lichtenberger, E.: Schädel-Hirn-Verletzungen durch Suizidhandlungen. Nervenarzt 50 (1979) 185–189

Kretschmer, H.: Akutbehandlung des Schädel-Hirn-Traumas. Springer, Berlin, Heidelberg, New York, Tokyo 1985.

Levin, H.S., Amparo, E., Eisenberg, H.M., Williams, D.H., High, W.M., McArdle, C.B., Weiner, R.L.: Magnetic resonance imaging and computerized tomography in relation to the neurobehavioral sequelae of mild and moderate head injuries. J. Neurosurg. 66 (1987) 706–713

Paeslack, V., Schlüter, H.: Physiotherapie in der Rehabilitation Querschnittsgelähmter. Springer, Berlin 1980.

Poeck, K.: Die geschlossenen traumatischen Hirnschädigungen. In: Neurologie in Praxis und Klinik. Bd. 1. Hrsg. H.Ch. Hopf, K. Poeck, H. Schliack, Thieme, Stuttgart 1983

Schmidt, B.: Berufliches Leistungsvermögen und gegenwärtige Berufschancen Jugendlicher nach schwerem Schädelhirntrauma. Nervenarzt 55 (1984) 307–311

Schultz, U., Kütemeyer, M., Kern, A., Hepp, W.: Traumatic occlusion of both internal carotid arteries. J. Neurol. 231 (1984) 233–236

De Vivo, M.J., Kartus, P.L., Stover, S.L., Rutt, R.D., Fine, P.R.: Seven-year survival following spinal cord injury. Arch. Neurol. 44 (1987) 872–875

Durchblutungsstörungen des Gehirns und Rückenmarks

Chiras, J., Dubs, M., Bories, J.: Venous infarctions. In: Cerebral Ischaemia, hrsg. von J. Bories. Springer, Berlin, Heidelberg 1985

Dorndorf, W.: Schlaganfälle, Klinik und Therapie 2. Aufl., Thieme, Stuttgart 1983

Gibb, W., Urry, P., Lees, A.: Giant cell arteriitis with spinal cord infarction and basilar artery thrombosis. J. Neurol. Neurosurg. Psychiat. 48 (1985) 945-948
Hacke, U., Zeumer, H., Kindler, J., Bucher, H., Ferbert, A.: Neurologische Intensivmedizin. Perimed, Erlangen 1986
Hunt, W.E., Hess, R.M. Surgical risk as related to time of intervention in the repair of intracranial aneurysms. J. Neurosurg. 28 (1968) 14
Jellinger, K.: Pathology and aetiology of ICH. In: Spontaneous intracerebral haematomas, hrsg. von H.W. Pia, C. Langmaid, J. Zierski. Springer, Berlin, Heidelberg 1980
Kassell, N.F., Sasacki, T., Colohan, A.R.T, Nazar, G.: Cerebral vasospasm following aneurysmal subarachnoid hemorrhage. Stroke 16 (1985) 562-572
Koehler, P.J., Endtz, L.J.: The Brown-Séquard Syndrome. Arch. Neurol. 43 (1986) 921-924
Longstreth, W.T., Koepsell, T.D., Yerby, M.S., v. Bell, G.: Risk factors for subarachnoid hemorrhage. Stroke 16 (1985) 377-385
Poeck, K.: Moderne Diagnostik und Therapie beim Schlaganfall. DMW 36 (1986) 1369-1378
Piscol, K.: Die Blutversorgung des Rückenmarks und ihre klinische Relevanz. Schriftenreihe Neurologie, Springer, Berlin, Heidelberg, New York 1972
Reuther, R.: Spinale Zirkulationsstörungen. In: Neurologie in Praxis und Klinik, Bd. I, hrsg. von H. Ch. Hopf, K. Poeck., H. Schliack. Thieme, Stuttgart, New York 1983
Schröder, R.: Chronomorphologie der zerebralen Durchblutungsstörungen. Springer, Berlin 1983
Vleeschauwer, P., Schmitz-Rixen, T., Kraus, A., Horsch, S.: Die Frühmorbidität und Letalität nach Karotisdesobliteration. Zbl. Chirurgie 110 (1985) 463-471

Schädigungen des peripheren Nervensystems

Bleistein, J., Tackmann, W.: Neurologische Komplikationen und Therapie bei Herpesviruserkrankungen. Fortschr. Neurol. Psychiat. 54 (1986) 1973-18
Christe, W. und Kölmel, H.W.: Aciclovir bei akutem Zoster. Fortschr. Med. 14 (1987), 280-282
Deyo, R.A., Tsui-Wu, Y.-J.: Descriptive epidemiology of low back pain and its related medical care in the United States. Spine 3 (1987) 264-268
Ewert, T., Hielscher, H., Grotemeyer, K.H., Hermanns, M.: Die N.-suralis-Neurographie mit Oberflächen- und Nadelelektroden bei Polyneuropathien. Eine vergleichende Studie. Z. EEG-EMG 16 (1985) 114-119
Gibbels, E., Schliep, G.: Diabetische Polyneuropathie. In: Lehmann, H.J. (Hrsg.): Polyneuropathie. Enke, Stuttgart 1985
Jungos, J.L., Beal, M.F.: Idiopathic cranial polyneuropathy. Brain 110 (1987) 197-211
Jürgens, R., Haupt, W.F.: Das Supinator-Syndrom. Verlaufsuntersuchungen bei 20 Patienten und Therapieempfehlung. Nervenarzt 58 (1987) 30-32
Kaeser, H.E.: Toxische Polyneuropathien. Internist 25 (1984) 629-636
Kahlke, W.: Refsum-Syndrom. Lipoidchemische Untersuchungen bei 9 Fällen. Klin. Wschr. 42 (1964) 1011-1016
Kaslow, R.A., Sullivan-Bolyai, J.Z, Holman, R.C., Hafkin, B., Dicker, R.C., Schonberger, L.B.: Risk factors for Guillain-Barré syndrome. Neurology 37 (1987) 685-688
Kline, D. G., Hackett, E.R., Happel, L. H.: Surgery for lesions of the brachial plexus. Arch. Neurol. 43 (1986) 170-181
Kohlhepp, W., Mertens, H.G., Oschmann, P., Rohrbach, E.: Akute und chronische Erkrankungen bei zeckenvermittelter Borreliose. Nervenarzt 58 (1987) 557-563
Ludin, H. P., Tackmann, W.: Polyneuropathien. Thieme, Stuttgart 1984
Mumenthaler, M., Schliack, H. (Hrsg.): Läsionen peripherer Nerven. 5. Aufl., Thieme, Stuttgart, New York, 1987
Mumenthaler, M.: Zosterinfektionen des Nervensystems. Klinik und Therapie. Akt. Neurol. 12 (1985) 145
Neundörfer, B., Masuhr, K.F.: Polyneuropathie und Carpaltunnelsyndrom beim Myelom. Z. Neurol. 198 (1970) 164-180
Neundörfer, B.: Polyneuritiden und Polyneuropathien. Praktische Neurologie, Bd. II, hrsg. von B. Neundörfer, K. Schimrig, D. Soyka, Edition Medizin, Weinheim 1987
Raphael, J.C., Masson, C., Morice, V., Brunel, D., Gajdos, P., Barois, A., Goulon, M.: Le syndrome de Landry-Guillain-Barré. Rev. Neurol. 142 (1986) 613-624
Reichel, G.: Vegetative Symptome bei diabetischen Polyneuropathien. Fortschr. Neurol. Psychiat. 55 (1987) 107-129
Schmidt, R., Kabatzki, J., Hartung, S., Ackermann, R.: Erythema-migrans-Borreliose in der Bundesrepublik Deutschland. Dtsch. med. Wschr. 110 (1985) 1803-1807
Schröder, J.M.: Zur Pathologie der Polyneuropathien. Internist 25 (1984) 589-598
Schultz, U., Köhler, D., Kütemeyer M., Stäbler-Lehr, A.: Zum Spontanverlauf des Discusvorfalls beim lumbalen Wurzelkompressionssyndrom. Nervenarzt 59 (1988) 661-668
Thetter, O., Steckmeier, B., Schmölder, A., Rolle, A.: Das Thoracic-Outlet-Compression-Syndrom. Orthopäde 16 (1987) 441-447
Wüllenweber, R.: Periphere Nerven, Hirnnerven und Sympathikus. Klinische Neurochirurgie, Bd. II. Klinik und Therapie, hrsg. von H. Dietz, W. Umbach, R. Wüllenweber. Thieme, Stuttgart, New York, 1984

Muskelerkrankungen

Balzereit, F., Fateh-Moghadam, A., Besinger, K.A., Geursen, R.G., Mysthenia gravis. Münch. med. Wschr. 128 (1986) 654-657
Gutmann, L., Riggs, J.E., Brick, F.: Exercise-induced membrane failure in paramyotonia congenita. Neurol. 36 (1986) 130-132
Jamal, G.A., Weir, A.I., Hansen, S., Ballantyne, J.P.: Myotonic dystrophy. Brain 109 (1986) 1279-1296
Jerusalem, F.: Muskelerkrankungen. Klinik, Therapie, Pathologie, Thieme, Stuttgart 1979
Jerusalem, F.: Entzündliche Muskelkrankungen. Internist 28 (1987) 580-588
Kütemeyer, M.: Symptom changes during psychotherapy of patients with myasthenia gravis. Psychother. Psychosom. 32 (1979) 279-286
Meinck, H.M., Conrad, B.: Neuropharmacological investigations in the stiff-man syndrome. J. Neurol. 233 (1986) 340-347
Osserman, K.E.: Myasthenia gravis. Grune & Stratton, New York 1958
Reichmann, H., Rohkamm, R., Ricker, K., Mertens, H.G.: Mitochondriale Myopathien, Dtsch. med. Wschr. 113 (1988) 106-113
Tsujihata, M., Kinoshita, I., Mori, M., Mori, K., Shirabe, S., Satoh, A., Negataki, S.: Ultrastructural study of the motor end-plate in botulism and Lambert-Eaton myasthenic syndrome. J. Neurol. Sciences 81 (1987) 197-213
Witt, T.N., Reiter, M.: Myopathien. In: Therapie und Verlauf neurologischer Erkrankungen, hrsg. von T. Brandt, J. Dichgangs, H.C. Diener, Kohlhammer, Stuttgart, Berlin, Köln, Mainz 1988, 871-885

Anfallskrankheiten

Brandt, Th., Dieterich, M: Phobischer Attacken-Schwankschwindel. Münch. med. Wschr. 128 (1986) 247-250
Czubalski, K., Bochenek, W., Zawisza, E.: Psychological stress and personality in Ménière's disorder. J. Psychosom. 20 (1976) 187-191

Desai, B.T., Porter, R.J., Penry, J.K.: Psychogenic seizures. A study of 42 attacks in six patients, with intensive monitoring. Arch. Neurol. 39 (1982) 202–209

Fuchs, U., Junkers, B.: Über choreoathetotische Anfälle. Nervenarzt 44 (1973) 300–303

Glötzner, F.L.: Diagnostik und Auswahlkriterien zur operativen Epilepsie-Therapie. Nervenarzt 58 (1987) 531–537

Hallgrimsson, O., Janz, D.: Zum Verlauf der Ménière'schen Krankheit. Nervenarzt 37 (1966) 285–290

Hess, Ch.W., Scharfetter, Ch., Mumenthaler, M.: Klinik der Narkolepsie-Kataplexie-Syndrome. Nervenarzt 55 (1984) 391–401

Heyck, H.: Der Kopfschmerz. 5. Aufl. Thieme, Stuttgart 1982

Janz, D.: Die Epilepsien. Spezielle Pathologie und Therapie. Thieme, Stuttgart 1969

Jerusalem, F.: Zur Pathogenese und Therapie der Migräne. Akt. Neurol. 14 (1987) 173–175

Löscher, W.: Neurophysiologische und neurochemische Grundlagen der Wirkung von Antiepileptika. Fortschr. Neurol. Psychiat. 55 (1987) 145–157

Massey, E.W., McHenry, L.C.: Hysteroepilepsy in the nineteenth century: Charcot and Gowers. Neurol. 36 (1986) 65–67

Masuhr, K.F.: Sozialmedizinische Aspekte. In: Neurologie in Praxis und Klinik Bd.II, Hrsg: H.Ch. Hopf, K. Poeck, H. Schliack, S. 681–686, Thieme, Stuttgart 1981

Menzel, J.: Operative Behandlung der Trigeminusneuralgie. Dtsch. med. Wschr. 111 (1986) 1247–1250

Mumenthaler, M. (Hrsg.): Synkopen und Sturzanfälle. Diagnostik, Differentialdiagnose und Therapie für die Praxis. Thieme, Stuttgart, New York 1984

Przuntek, H., Monninger, P.: Therapeutic aspects of kinesiogenic paroxysmal choreoathetosis and familial paroxysmal choreoathetosis of the Mount and Reback type. J. Neurol. 230 (1983) 163–169

Saini, S.S.: Retrogasserian anhydrous glycerol injection therapy in trigeminal neuralgia: observations in 552 patients. J. Neurol. Neurosurg. Psychiat. 50 (1987) 1536–1538

Savage, D.D., Corwin, L., McGee, D.L., Kannel, W.B., Wolf, P.A.: Epidemiologic features of isolated syncope: The Framingham Study. Stroke 16 (1985) 626–629

Schmidt, D.: Behandlung der Epilepsien. 3. Aufl., Thieme, Stuttgart, New York 1984

Schultz, U.: Status pseudoepilepticus. In: Psychosomatik in der Inneren Medizin, Bd. 1: Symptome und Syndrome, Hrsg.: H.H. Studt. Springer, Berlin, Heidelberg, New York, London, Tokyo 1986

Shaner, D.M., McCurdy, S.A., Herring O., M., Gabor, A.J.: Treatment of status epilepticus. A prospective comparison of diazepam and phenytoin versus phenobarbital and optional phenytoin. Neurol. 38 (1988) 202–207

Soyka, D. (Hrsg.): Migräne. Pathogenese – Pharmakologie – Therapie. Enke, Stuttgart 1983

Stoll, W., Matz, D.R., Most, E.: Schwindel und Gleichgewichtsstörungen. Diagnostik – Klinik – Therapie. Thieme, Stuttgart, New York 1986

Stuckstedte, H., Bartels, M., Naumann, D., Schied, H.W., Schroth, G.: Computertomographische Untersuchungen bei Patienten mit neuroleptikainduzierten Störungen der Extrapyramidalmotorik. Nervenarzt 55 (1984) 483–487

Wolf, P., Wagner, G., Amelung, F.(Hrsg.): Anfallskrankheiten. Springer, Berlin, Heidelberg, New York, London, Paris, Tokio 1987

Sachverzeichnis

Abasie 73
Abblassung, temporale 24
Abduzensparese 29 f, 206, 245
Abhängigkeit s.a. Abusus 19, 26, 74, 85 ff, 190 ff, 271, 349 ff, 354 ff, 383
– Alkohol-, Drogen- 26, 85 ff, 190 ff, 271, (Tab.) 358, 383
– Anamnese (Tab.) 19
– Arzneimittel- 87, 197, (klin. Fall) 192 u. 349, 383
Ablatio retinae 221
Absence (Video-EEG) 107, 395
Abszeß, s.a. Hirnabszeß 202, 210 ff, (Farbtafel) 414 u. spinaler Abszeß 229 f
Abszeßdrainage 211, 230
Abtropfmetastase 240, 268, (Farbtafel) 418
Abusus 19, 26, 74, 85, 87, 190 ff, 229, 271, 354 f, 383
– Alkohol- 74, (klin. Fall) 192
– Analgetika- 383
– Drogen- 26, 85, 87, 229, 271, (Tab.) 358
– Ergotamin- 383
– Tranquilizer- 87, 197
Accessoriusparese 40, (klin. Fall u. Syn.) 327
Acetylcholin 66, 137, 369
– esterase (ACHE) 137, 369
Acetylsalicylsäure 300, 325, 349, 383
Achillessehnenreflex (ASR) 55 f, (Syn.) 56, 112, 336
Aciclovir 222, 351
– virustatische Therapie bei Herpes simplex-Enzephalitis 222
– – Zoster 351
ACTH 252, 395
Adams-Stokes-Anfälle 17, 388 f
Adduktorenreflex (AR) (Syn.) 55, 57
Adenoma sebaceum Pringle 147
Adenoviren 218 ff, (Tab.) 219, 220
Aderlaß (Tab.) 299
Adiadochokinese 72, 74
Adie-Syndrom 27, 214
Adipositas 185
Adrenalin 68, 183
Adson-Manöver 339
Adynamia episodica hereditaria Gamstorp 378
Affekt 85 f, 154, 389
– Armut 85
– Inkontinenz 86
– Krampf 389
– Labilität 85, 154
– Störung 85
Agardiffusionstest nach Guthrie 184
Ageusie 35, 324
Agnosie 64, (Syn.) 77, 82, 128, 152, 273
– akustische 82
– Anosognosie 25, 82
– Autotopagnosie 82
– Finger- 82

– optische 82
– Prosopagnosie 82
– taktile 64, 82
– visuelle 82
– Zifferblatt- (Abb.) 82
Agrammatismus 77 ff (Tab.) 78 f
Agraphie 77, 80
Ahornsirupkrankheit 184
AIDS 202 f, 222 ff
– Demenz 223
– Hirnnervensymptome 223
– Kaposi-Sarkom 223
– Leukenzephalopathie, HIV-induzierte 223
– und Toxoplasmose 223
Akalkulie 77, 80
Akinese 47 ff, 86, 156 ff
– end of dose- 160
– frontale 86
– und Starthemmung (Syn. 49)
akinetische Krise 156 ff
– Therapie (Tab.) 159
– und Neurotransmitter (Syn.) 157
Akrodermatitis chronica atrophicans 356
Akromegalie 252, 379
Aktinomykose 208
Aktionsmyoklonus 52
Aktivitätsmuster (EMG-Syn.) 110
Akustikusneurinom 37 f, 114 247 f, (CT-Abb.) 248, 324, 387
– und Hypakusis 38, 248
– Lautheitsausgleich 37
Aldolase 366
Alexie 77, 80, 152
Alkalose 194 f
Alkohol- 74, 128, 190 ff, 354 f, 414
– Abusus s.a. Alkoholkrankheit 190 f, 354 f
– Delir 196 f, (klin.Fall) 198
– – Stadien (Tab.) 196
– – und Grand mal 194, 196 f
– Embryopathie 128
– Entzug 194 ff
– Halluzinose 197
– Intoxikation 74
– Polyneuropathie 354 f
– und Hirnabszeß (Farbtafel) 414
Alkoholkrankheit s.a. Alkoholismus 85, 190 ff, 196 ff, 271, 290, 354 f, 380, 391
– und Ataxie 196 f
– Eifersuchtswahn 85
– Epilepsie (Tab.) 391
– funikuläre Myelose 190
– hepatische Enzephalopathie 193 f
– Hirnatrophie (CT-Abb.) 200
– Hirnverletzung 271
– Meningitis 204
– Myopathie 380
– Polyneuropathie 354 f
– Psychose 197
– Schlaganfallrisiko 197, 290
– Selbsthilfegruppe 197

– subdurales Hämatom 197
– Unfallrisiko 271
Allgemeinveränderung 106, 145
Allodynie 14 f, 60
Alpha
– Fetoprotein 137
– Motoneuron 217
– Rhythmus (EEG-Syn.) 106
ALS 175
Alternanssyndrom 44, 290
alternative Psychose 391
Altgedächtnis 84
Alzheimer-Krankheit, 151 ff, (klin.Fall) 153
– Amyloidprotein 152
– Demenz, präsenile 152
– Fibrillen 152
– morphologischer Befund (Tab.) 151
– SDAT 152
– Symptomatik 152
Amaurose, 23 ff, 221, 251, 273, 281, 294, 302
– flüchtige 23 f
– Herpes simplex-Enzephalitis 221
– psychogene 23
– Tay-Sachs-Krankheit 182
– TIA 294
– traumatische 273, 281
– tumorbedingte 23, 25
Amaurosis fugax 24, 297
Ambidexter 80
Amenorrhö 252
Amimie 21, 94, 153
Amin-Metabolismus 166
Aminosäurenstoffwechselstörungen (Tab.) 184
Amitryptilin 351
Ammoniakspiegel (Syn.) 193 f
– und Meningitis (Farbtafel) 414
Ammonshornsklerose 398
Amnesie 84, 151 ff, 189, 272, 294
– anterograde 84, 272
– retrograde 84, 272
– transiente globale (TGA) 84, 189, 294
– Ursachen 151 ff, 272, 294
amnestische Episode 84
amnestisches Syndrom s.a. Korsakow-Syndrom (Syn.) 198
Amöbiasis 227
Ampicillin 207
Amyloidose, primäre (Tab.) 355
– und Polyneuropathie (klin. Fall) 364
Amyloidprotein 152, 359
Amyotrophie, diabetische (Syn.) 355
Amyotrophische Lateralsklerose (ALS) 41, 46 ff, 172 ff, (Abb.) 175, (klin.Fall) 177, 323
– Atrophie kleiner Handmuskeln 46
– Bulbärparalyse 41, (Syn.) 173
– Faszikulieren 46
– Hirnnervensymptome (Syn.) 177
– nukleäre Atrophien 323

- topische Diagnostik (Syn.) 177
- Zungenatrophie 46 f (Abb.) 46
Anämie, megalozytäre 190
Anaesthesia dolorosa 386
Anästhesie 20, 60
Anakusis s.a. Taubheit 37 f, 77, 206 f, 360
Analgesie 14, 60, 360
- konnatale 360
Analgetika 316, 349, 383, 399
Analreflex 57
Anamnese 13 ff, 71, 84, 272
- Anfalls- 15
- biographische 13, 15, 71, 84, 15, (Tab.) 19
- Familien- 13, 15
- Fremd- 13 ff
- Schmerz- (Tab.) 15
- Unfall- 13, 272
Anarthrie (Syn.) 77
Anastomose, End-zu-end- 325
Anenzephalus 135
Aneurysma der Hirnarterien 29, 33, 259, 312 ff
- Angiogramm 315
- basales 29
- Lokalisation (Syn.) 259
- Ruptur (Abbildungen) 312 u. 314
- Symptomatik (Tab.) 259
Anfall,
- epileptischer 13, 15 ff, 85, 107, 115, 189, 196 ff, 207, 221, 281, 388 ff, (Farbtafel) 407
- - Adversiv- 398
- - Anamnese 15 ff, (Tab.) 18
- - Aura 17 f, 23, 85, 115
- - Fieberkrampf 391
- - fokaler 391, (klin. Fall) 400
- - generalisierter 18
- - Grand mal- 17 f, 196 f, (Video-Abb) 393
- - Petit mal 395 f (Tab.) 395
- - Neugeborenenkrampf 17
- - prolongierter 398
- extrapyramidaler 13 ff, (klin. Fall) 402
- - Hyperkinesen 19
- - Schlundkrampf 19
- - Spätdyskinesie 19
- - Tortikollis 19
- Migräneanfall 15, 381
- psychogener 15, 19 ff, 87, 403 f, (klin.Fall) 404
- - Affektkrampf 389
- - arc de cercle 19, 87, 403
- - attitudes passionelles 19
- - Dämmerzustand 403
- - Hyperventilations- 188
- - hysterischer (Video-Abb.) 404
- - Konversionssyndrom 403 f
- - Opisthotonus 403 f
- - phobischer Schwindel 403
- - Status pseudoepilepticus 403
- narkoleptischer 18
- - affektiver Tonusverlust 18
- - hypnagoge Halluzination 18
- - kataplektischer 18, 401
- - Schlaf-, Wach- 18

- Schwindel- 16
- synkopaler 17 f, 388
- - konvulsive Synkope 18
- - vasomotorische Aura 18
- - vegetativer 388
Angiitis granulomatosa 302
Angioblastom des Kleinhirns 261
Angiodysgenetische nekrotisierende Myelopathie Foix-Alajouanine 270
Angiodysplasie 262
Angiographie, 114 ff, 261 ff, 278 ff, 298, 314 ff, 340
- digitale Subtraktionsangiographie (DSA) 116 f
- - arterielle 116
- - venöse (Abbildungen) 117 u.340
- Gefäßmißbildungen 115 f, 261, 314
- - Aneurysma (Abb.) 315
- - Angiom (Abbildungen) 116 u.263
- - Subarachnoidalblutung 314
- Gefäßobstruktionen 115, 297
- - Karotis-Verschluß (Abb.) 298
- - V. axillaris-Thrombose (Abb.) 340
- Hirntumoren 241
- Karotis- (Abbildungen) 115 u. 298
- Karotis-Kavernosus-Fistel 280
- Komplikationen 115
- Pan- 297, 314
- selektive, spinale 270, 317
- subdurales Hämatom 278
- - zerebrale 114 ff
- Technik 115 ff
Angiom, 33, 115 f, 125, 170, 260 ff, 268, 383, 411
- arteriovenöses 115, 170
- Blutung 260
- Diagnostik 116, 125 (CT-Abb.) 116
- - Angiographie (Abbildungen) 116 u. 263
- - Dopplersonographie 125, (Farbtafel) 411
- - Symptomatik (Tab.) 260
- Epilepsie 262
- des Kleinhirns 261
- Kopfschmerz 383
- Operation 262
- venöses 260
Angioma
- capillare ectaticum 260
- racemosum arteriovenosum 260
- - venosum 260
Angiomatose 148
Angst, 17, 84, 398
- panikartige 84
- und Anfall, epileptischer 398
- - synkopaler 17
Angularis-Syndrom 82
Anhidrose s.a. Schweißsekretionsstörung 65 ff, 338 f, 347
- bei Horner-Syndrom 66 f
- Quadranten- 67, 339
- Ursachen 66 f, 290 ff, 338, 347
Anisokorie 26 f, 276
Ankleideapraxie 81
Anorexia nervosa 198, 201
Anosmie 22 f, 273

Anosognosie 25, 82
Anoxie 128
Ansa cervicalis 337
Antagonisten-Tremor 47
Antekollis 51, 168
anterograde Amnesie 84, 272
Antibiogramm s.a. Resistenzbestimmung (Tab.) 206
Antibiotikatherapie 207 ff, 230, 287
- Borreliose 217
- Hirnabszeß 211
- Meningitis (Tab.) 207
- Neurolues 214
- Rückenmarkstrauma 287
- spinaler Epiduralabszeß 230
Antidepressiva, trizyklische 351, 401
Antiemetikum (Tab.) 383
Antiepileptika s.a. Antikonvulsiva 17, 19, 74, 214, 351, 370, 394 ff, 402
- ACTH 395
- Carbamazepin 214, 351, 351, 370, 394 f, 397, 402
- Clobazam, Clonazepam 394 f
- Diazepam 399,
- Ethosuximid 394 f
- Nitrazepam 396
- Phenobarbital 394 f, 398 f, 402
- Phenytoin 394 f, 397 ff, 402
- Primidon 394 f, 397 ff, 402
- Therapie-Überblick (Tab.) 395
- - Nebenwirkungen 74, (Tab.) 394
- - des Status epilepticus (Tab.) 399
- Valproinsäure 394 ff, 402
Antikoagulantien 300, 305 f, 310 f
- Fibrinolyse
- - bei arteriellen Verschlüssen 300, 310
- - bei Sinusthrombose 305
- Zwischenfall 311
Antikörpertiter 217, 221 ff, 234, 351, 368 f
- Acetylcholin-Rezeptor 368 f
- Borrelien- 217
- FSME 221
- Herpes 221, 351
- - simplex 221
- - zoster 351
- Masern 226, 234
- - MS 234
- - SSPE 226
- Neurolues 214
- Poliomyelitis 224
Antikonvulsiva s.a. Antiepileptika (Tabellen) 394, 395 u. 399
Antivitamine 191
Antriebsstörung 85, 90
Anulus fibrosus 343
apallisches Syndrom, 94 f, 274
- Symptomatologie (Tab.) 95
- - Coma vigile 94
- - Flucht-, Greif-, Saugreflex 94
- - traumatisches 274
- - Ursachen 95
Apathie 193
Aphasie 77 ff, 86, 91, 152 f, 224, 239, 273, 290 f, 409
- Formen
- - amnestische 77 f, (Syn.) 78
- - Broca- 77

– – globale 77 f
– – Jargon- 78
– – motorische 77
– – sensorische 77
– – Wernicke- 77
– Leitsymptome (Tab.) 79, (Synopsen) 78 u. 291
– Logopädie 224
– Test 79, (Farbtafel) 409
– Topik (Tab.) 78
– Ursachen 80, 239, 273, 290 f
– Sonderformen (Tab.) 79
– – Leitungsaphasie 79
– – transkortikal-motorische 79
– – transkortikal-sensorische 79
Aphonie 41, (Syn.) 77, 87
– psychogene 87
Apnoe 388 f
– Adams-Stokes-Anfall 388
– Affektkrampf 389
Apoplexie 289
Apraxie 81 f, 86, 128, 152, 193, 273
– Ankleide- 81
– Gesichts- 81
– Gliedmaßen- 81
– ideatorische 81
– ideomotorische 81
– konstruktive 81, (Tab.) 82, 193
– Test (Tab.) 81
– Ursachen 128, 152, 193, 273
Aquäduktstenose (Syn.) 90
Arachnoidalzyste 129, 338
– des Gehirns 129
– des Rückenmarks 338
Arachnoiditis 139, 312
Arachnopathie
– posthämorrhagische 90
– postmeningitische 90, 129
Arboviren 220
Arc de cercle 19, 392, 403 f, (Abb.) 404
Archizerebellum 74
Area striata (Syn.) 25
Areflexie 27, 58, 100, 214 ff, 362
– Adie-Syndrom 27, 214
– Borreliose 216
– Polyneuropathie 362
– Tabes dorsalis 214
Arenaviren 220
Argyll-Robertson-Phänomen 26 f, 214
Armhalteversuch (Syn.) 43
Armplexusläsion (klin.Fall) 337 ff
– obere (Typ Erb) 337
– untere (Typ Déjerine-Klumpke) 338
Armplexusneuritis 340, 356
– neuralgische 340, 356
– Schulteramyotrophie 340
Arnold-Chiari-Syndrom 40, 142 f, (Syn.) 143
– und Hydrozephalus 142
Arsen
– Nachweis 362
– Polyneuropathie 357
– Vergiftung 354
Arteria
– axillaris 115
– basilaris 44, 201, 293 f, 300
– brachialis 115

– carotis interna (Angiogramm) 115
– – externa 115
– cerebelli inferior posterior 292
– cerebelli superior 385
– cerebri anterior 290, (Syn.) 291 f
– – media 66, 78, 290, (Syn.) 291 f
– – posterior 290, (Syn.) 291 f
– dorsalis pedis 336
– femoralis 115
– lenticulo-striata 292, 307
– meningia media 276
– praerolandica 78
– radicularis (Syn.) 318
– spinalis anterior 99, (Syn.) 318
– subclavia 293 f, (Abb.) 340
– temporalis 21, 302
– – posterior 78
– vertebralis 293
A. carotis-cavernosus-Fistel 30, 271, 280
A. spinalis anterior-Syndrom s.a. Spinalis-Anterior-Syndrom 99, 265, 287, 317 f, (Syn.) 318, 343
Arteriitis cranialis s.a. Arteriitis temporalis 302 f, (klin.Fall) 302
– Erblindung 303
– Kortikosteroidtherapie 303
– Laborparameter 302
– Riesenzellen 303
– und Polymyalgia rheumatica 302
Arteriitis temporalis
 s.a. Arteriitis cranialis 302 f
– Biopsie d. A. temporalis 302
Arteriographie, zerebrale
 s.a. Angiographie S.114 f
Arteriosklerose s.a. Hirnarteriosklerose 292, 312
arterio-venöser Shunt s.a. Karotis-Kavernosus-Fistel 30, 260, 271, 280
arterio-venöses Angiom 310, 312
Arthritis,
– Lyme- 216
– rheumatoide 361
Arthropathie, tabische 213
Artikulation 72
Arzneimitteldelir 85
Aspergillose (Tab.) 228
Asphyxie 128
Astasie 73
Asterixis s. flapping tremor 74, 186, 193
Astrozytom, 147, 238 ff, s.a. Gliome 243 f
– pilozytisches 240 ff, (Abb.) 244
– Riesenzell- 147
Ataxia teleangiectatica Louis-Bar 178
Ataxie, s.a. Koordinationsstörung 52, 72 ff, 128, 177 ff, 184, 190 ff, 213, 239, 248, 294, 362
– Formen
– – Dysmetrie 72 f
– – Gang-und Stand- 74
– – lokomotorische 180
– – Rumpf- 74
– – spinale 73, 190 f
– – spinozerebellare 177 ff
– – Tremor (Syn.) u. (Tab.) 73
– – zerebellare 74, 128, 177 ff, 244
– Ursachen 73 f, 191, 196 f, 213, 233, 362
– – Alkoholismus 196 f

– – funikuläre Myelose (Syn.) 191
– – Heredoataxien 177 ff
– – Multiple Sklerose 74, 233
– – Polyneuropathie 362
– – Tabes dorsalis 213
– – und Vertigo 239
– Zeigeversuch (Syn.) 73
Atemlähmung 92, 96, 189, 197, 225, 253, 306, 352, 370
– bei Clomethiazol-Therapie 197
– – Einklemmunssyndrom 92
– – Guillain-Barré-Syndrom 352
– – hypoglykämisches Koma 189
– – Lyssa 225
– – Myasthenie 370
– – Ponsblutung 306
– – Querschnittssyndrom 96
Athetose (Abb.) 51, 169 ff, (Video-Abb.) 170
Atlasassimilation 133
Atrophie 46 f, 52, 89 f, 131, 142, 151 ff, 180 f, 191 ff, 200, 213, 225, 237, 323, 357
– cérébelleuse tardive 181, 200
– der Handmuskeln 46, 153
– Hirn- 151 ff, 163, 193 ff, 213, 237
– Inaktivitäts- 46
– Kleinhirn- 158, 180 f, 200
– Magenschleimhaut- 191
– Marklager- 131
– Muskel- 46,
– – myogene 47
– – neurogene 46
– – nukleäre 323
– olivo-ponto-zerebellare 158
– Postpoliomyelitis- 225
– spino-ponto-zerebellare 180
– und Hydrozephalus 89 f
– Zungen- 46 f, 52, 142
Atropin 370
Attacken-Schwankschwindel, phobischer 403
Aufmerksamkeit s.a. Vigilanz 11
 u.a. Vigilanzstörung 82 f, 92 ff
Aufwachepilepsie 17
Augenmuskelparesen, 27 ff, 142, 198, 206, 233, 245, 259, 273
– Abduzens- 29 f
– kombinierte (Tab.) 30
– Okulomotorius- (Abb.) 28
– Ophthalmoplegie 27
– Symptome 27 ff, 40
– – Bielschowski-Zeichen 29
– – Diplopie 27
– – Rucknystagmus 40
– – okulärer Schwindel 27
– Trochlearis- 29
– Ursachen 29 f, 198, 206, 233, 245, 259, 273
– – Aneurysma (Tab.) 259
– – Blow-out-Fraktur 273
– – Diabetes mellitus 29
– – Fissura-orbitalis-superior-Syndrom 30
– – Hirntumor 31, 245
– – Keilbeinflügelsyndrom 30
– – Meningitis (Tab.) 206
– – Multiple Sklerose (MS) 233

– – Orbitaspitzen-Syndrom 30
– – Ponsgliom 30
– – Schädelhirntrauma 273
– – Sinus cavernosus-Syndrom 30
– – Wernicke-Enzephalopathie 198
Aura, 15, 17 f, 23, 85, 382, 397, 399
– epileptische 17 f, (Tab.) 18, 85, 397, (klin. Fall) 399
– – auditive 397
– – continua 397
– – Déjà-vu-Erlebnis 397
– – epigastrische 18, 397
– – gustatorische 18
– – Jamais-vu-Erlebnis 397
– – olfaktorische 23, 85, 399
– – optische 15, 397, 399
– – vestibuläre 18, 397
– – visuelle 15, 382
– Migräne- (Syn.) 382
– vasomotorische 17
Aurikulotemporalisneuralgie 386
Autogenes Training 188, 383
Automatismen 78 f, 94, 107, 398
– gestische 398
– orale (Video-Abb.) 107, 398
– spinale 97
– sprachliche 78 f
Autoregulation der Gefäße 295
Autotopagnosie 82
Avitaminose s.a. Vitaminmangel 190, 198, (Tab.) 358
Axondegeneration 356
Axonotmesis 322
Ayres-Therapie 131
Azathioprin 237, 364, 369
– Multiple Sklerose 237
– Myasthenie 369
– Polyneuropathie 364

B_{12}-Avitaminose s.a. Vitaminmangel 190, 198, 357 f
– funikuläre Myelose 190
– Pellagra 358
Babinski-Fröhlich-Syndrom 251
Babinski-Reflex (Syn.) 57, 92, 176, 193, 233
Badeunfall 285
Baillarger-Frey-Syndrom 386
Balkenläsion 80
Ballismus 51, 170
Ballondilatation 301
Ballonembolisation 281
Balo-Enzephalopathie 236
Bandscheibenprolaps s.a. Bandscheibenvorfall, Diskushernie u. radikuläres Syndrom 342 ff
Bandscheibenvorfall, s.a. Bandscheibenprolaps u. Diskushernie 101, 118, 121, 282, 285 f, 340 ff
– lumbaler 285, 344 ff, (Syn.) 344, (Myelogramm) 118, 347, (CT-Abbildungen) 121 u. 347
– Therapie
– – Chemonukleolyse 349
– – Diskektomie 349
– – Fusions-Operation n. Cloward 349
– – Laminektomie 229, 286

– – Stufentherapie (Syn.) 348
– und Kompressionssyndrom 342
– – Kauda-Syndrom 101
– – radikuläres Syndrom 342
– zervikaler 343, 349
Bannwarth-Syndrom
  s.a. Garin-Bujadoux-Bannwarth-Syndrom, Borreliose u. Lyme disease 216 f
Bárány-Zeigeversuch 72
Basalganglien s.a. Stammganglien 115
Basalmeningitis 207 f, (Farbtafel) 414
Basilarisinsuffizienz s.a. vertebro-basiläre Insuffizienz 294
basiläre Impression 132, 134, 140
– Denshochstand (Syn.) 134
Basilarismigräne 207 f, 381, 388
Basilaristhrombose 294, 300
Bauchhautreflexe (BHR) 57, 191, 233
– bei funikulärer Myelose 191
– bei Multipler Sklerose 233
– Untersuchung 57
Beben, mimisches 21, 196, 213
Bechterew-Krankheit 168
Beckengürtelform der progressiven Muskeldystrophie 374
Becker-Kiener-Muskeldystrophie 374
Behçet-Krankheit 304
Behinderung, geistige 86, 147
Beinhalteversuch (Syn.) 43
Beinplexusparese 342
Bell-Phänomen 34 f, 323 f
– bei Fazialisparese (Abbildungen) 35 u. 324
Bence-Jones-Protein 362
Beratung, genetische 163, 184, 376
Beriberi 357 f (Tab.) 358
Berührungsempfindung 60
Beschäftigungstherapie s.a. Ergotherapie 132, 301, 363
Beschleunigungstrauma 273
Beta-Rezeptoren-Blocker 197, 383
Beta-Wellen (EEG-Syn.) 106
Beugekrampf 91
Beugereflex 97
Bewegung und Wahrnehmung (Syn.) 77
Bewegungsstörung, extrapyramidale 50, 128, 166, 181
Bewegungssturm 403
Bewegungstherapie s.a. Krankengymnastik 131, 158 f, 237, 275, 301, 342, 349, 363
– auf neurophysiologischer Grundlage 131, 158 f
– Bobath-Methode 131, 158 f
– und psychomotorische Übungsbehandlung n. Kiphard 131
Bewußtlosigkeit s.a. Koma und Vigilanzstörung 82 f, 92
BHR s.a. Bauchhautreflexe 51, 191, 233
Bielschowsky-Zeichen 29
Biermer-Krankheit 190
Bildgebende Verfahren 113 ff, 121 ff
– Angiographie 114
– Computertomographie 118 f
– Isotopendiagnostik 123 f
– Kernspintomographie 121

– Myelographie 118,
– Rö.-Nativdiagnostik 113 f
– – Indikation und Technik 113 f
– Ultraschalldiagnostik 124 f
Bilharziose (Tab.) 228
Bimastoidlinie (Syn.) 134
Bing Horton-Syndrom
  s.a. Cluster-Kopfschmerz 15, 384 ff
Binswanger-Krankheit (klin. Fall) 154, 294
Biofeedback 169, 383
Biographik s.a. Anamnese 13, 87, 387, 389
Biopsie 112 f, 191, 241, 302, 363 f, 366
– A. temporalis 302
– Indikation und Technik 112 ff,
– der Magenschleimhaut 191
– Muskel- (Abb.) 113, 366
– Nerven- (Abb.) 113
– N. suralis- 363
– Rektum- 364
– stereotaktische 241
Bizepssehnenreflex (BSR) (Syn.) 54
Blase 70
– denervierte 70
– enthemmte 70
– kortikal ungehemmte 70
Blasen-
– Innervation (Syn.) 69
– Störung 68 ff, (Tab.) 70, 96 f, 232, 284, 290
– – neurogene 70
– – Querschnittssyndrom (Tab.) 97, 284
– Training 237, 286
– Zentrum (Synopsen) 69 u. 291
Bleipolyneuropathie 357
Blepharospasmus 21, 51, 166, 187
– bei Chorea minor (Video-Abb.) 166
– bei Dystonie 51, 166
– – Hypokalzämie 187
– psychogener 21
Blickkrampf, okulogyrischer 156
Blickparese 31 f, 199
– horizontale 31
– komplette 31
– konjugierte 31
– partielle 31
– Puppenkopfphänomen 31, 89
– Symptome (Tab.) 32
– vertikale 31, 89
– – M. Wernicke 199
– – Parinaud-Syndrom 31 f
Blickrichtungsnystagmus (Tab.) 39, 74
Blindgang 73, 362
Blindheit s.a. Amaurose 23 ff
Blinkreflex 112, 324
Blinzeltic 53
Blitz-Nick-Salaam-(BNS)–Krämpfe 184, (Video-Abb.) 396
Blockwirbel (Abb.) 135
Blow-out-Fraktur 273
Blutgerinnungsstörung 105, 310 f, 334
Blut-Hirn-Schranke 193, 309
Blut-Liquor-Schranke 102
Blutung in die Skleren (Farbtafel) 407
Blutung, intratumorale 240
Blutungsrisiko bei Aneurysma 262
Blutversorgung des Rückenmarks (Syn.) 318

Sachverzeichnis

BNS s.a. Blitz-Nick-Salaam
- Krämpfe 184, (Video-Abb.) 396
Bobath-Methode s.a. Bewegungstherapie 131, 158 f
Boeck-Krankheit s.a. Sarkoidose 325, 366
Bogengangs-Kupula 39
Borderline-
- Lepra 357
- Struktur 87
Bornholmer-Krankheit 218
Borreliose s.a. Garin-Bujadoux-Bannwarth-Syndrom u. Lyme disease 216 ff, (klin.Fall) 217, 323, 355 f
- Antikörpertiter 217
- Borrelia burgdorferi 216
- CT-Befund 217
- Diplegia facialis 216, 323, 325
- Erythema migrans 215, 356
- Fazialisparese 35, (Tab.) 323
- Liquorbefund 217
- Lymphadenosis cutis benigna 356
- Meningopolyneuritis 216, 356
- Polyneuritis (Tab.) 355
- Therapie 217, (Tab.) 364
- Zeckenbißinfektion 216
- - Ixodes ricinus 216
- - Verbreitung der Zecken (Syn.) 216
Botulinustoxin 167
Botulismus 357
Bourneville-Pringle-Syndrom 147
Boxer-Enzephalopathie 276
Brachialgia paraesthetica nocturna 331, 340
Brachialgie 139, 216, 331, 339 f, 343, 356
- bei Engpaßsyndrom 339
- - Karpaltunnelsyndrom 331, 340
- und radikuläre Schmerzen 343, 356, 216
- - bei Bandscheibenprolaps 343
- - - Borreliose 216, 356
- - - Syringomyelie 139
Brachialisarteriographie 115
Brachioradialisreflex (Syn.) 54
Bradydiadochokinese 72, 155
Bradyphrenie 156
Bradyzephalie 185
Brechreiz 16
Breughel-Syndrom 166
Brillenhämatom 21, 273
Broca-Aphasie 77
Bromocriptin 160, 253
Bronchialkarzinom 254, 267 f, 361, 371
- Hirnmetastasen 254
- intraspinale Metastasen 267
- und Lambert-Eaton-Syndrom 371
Bronchiektasen 210
Brown-Séquard-Syndrom 96 ff, (Syn.) 98, 265, 287, 317
- Rückenmarksinfarkt 317
- Rückenmarkstrauma 287
- Rückenmarkstumor 265
- und dissoziierte Sensibilitätsstörung 98
Brudzinski-Zeichen 21, (Tab.) 204
Brückenwinkeltumor 248, 387
B-Scan 124 f
Bulbärhirnsyndrom 29, 92, 274 f
Bulbärparalyse 41, 76, 173 ff, (Syn.) 177, 224

- Amyotrophische Lateralsklerose 41
- DD: Pseudobulbärparalyse (Syn.) 173
- Dysarthrie (Syn.) 76, 175
- Dysphagie 175 f
- pathologisches Weinen u. Lachen 86
- Poliomyelitis 224
Bulbocavernosusreflex 57, 100
Bulbus olfactorius s.a. N. olfactorius (Syn.) 22, 23, 273
Burning feet (Tab.) 355
Bypass, extra-intrakranieller 300

Caeruloplasmin 186
Café-au-lait-Fleck 146
Canalis Falloppii 35, 324
Candida albicans 228
Caput obstipum s.a. Torticollis 21, 51, (Tab.) 168, 348
Capsula interna 292, 296, (Syn.) 307
Carbamazepin 214, 351, 370, 394 ff, 402
Carnitinmangel-Myopathie 379
Cauda equina 100 f, 138, 263, 342, 346 ff, (Farbtafel) 418
- Kauda-Syndrom 100 f, 138, 263, 342, 346 ff
Centrum ciliospinale 26
Cephalosporin 207
Chaddock-Zeichen 57
Chamberlain-Linie (Syn.) 134
Charcot-Marie-Tooth-Krankheit (Tab.) 360
Charcot-Trias 231 (Tab.) 233
Chemonukleolyse 349
Chemoradiotherapie 342
Chemotherapie 241 f, 269
Cheyne-Stokes-Atmung 92
Chiari-Malformation 139
Chiasma opticum (Syn.) 25
Chiasma-Syndrom 26, 251
- Tumorkompression 26, 251
- und endokrine Störung 251
Cholesteatom 37
Cholinazetyltransferase-Mangel 152
cholinerge Impulse (Syn.) 157
Cholinesterasehemmer 369, 372
Chorda tympani (Syn.) 35
Chordotomie (klin.Fall) 349
Chorea 50, 151, 161 ff, 402
- juvenile 162
- major Huntington 161, 402
- minor Sydenham 164, 402
- - gravidarum 164 ff, (klin. Fall) 165, (Video-Abb.) 166
- - rheumatica 164
- - mollis 165
- - Prävalenz (Syn.) 151
- - Therapie 163, 165
- - vaskuläre 163
- - Verlaufsformen (Tab.) 162
Choreoathetose, 51 f, 401 f, (klin.Fall) 402
- kinesiogene 401
- Mount-Reback-Syndrom 401
- paroxysmale 19, 401 f
- pharmakogene 402
- Therapie 402
Chromosomenanalyse 184
Chvostek-Zeichen 188

Circulus arteriosus Willisii 125, 258 f, (Syn.) 259, 303
Claudicatio intermittens 265, 269, 302, 317, 346, 348
- der Kaumuskeln 302
- spinalis 265, 269, 317, 346, 348
Clips 122, 315
Clomethiazol 197
Clonazepam 394 ff
Clostridium 217, 357
- botulinum 357
- tetani 217
Cloward-Operation 349
Cluster-Kopfschmerz 17, 384 f, s.a. Bing-Horton-Syndrom 384, (klin. Fall) 385
Coiling 262
CO-Intoxikation 157, 188
Coma s.a. Koma 83, 94, 192 ff, 201, 274 f
- diabeticum 198
- hepaticum 192
- vigile 94, 274 f
Commotio
- cerebri 272
- spinalis 283 f
Compressio
- cerebri (Syn.) 271, 273
- spinalis 285
Computertomographie (CT), 118 ff, 200 f
- kraniale 131, 152 f, 170, 200 f, 229, 237, 297, 324
- - Aneurysma 312, (Abb.) 314
- - Angiom (Abb.) 116, 125
- - Atrophie (Abb.) 200
- - - bei Dandy-Walker-Syndrom (Abb.) 144
- - - frontale 153
- - - olivo-ponto-zerebellare (Abb.) 181
- - Demenz-Syndrome 152 f
- - Hämatom, intrakranielles
- - - traumatisches
- - - - epidurales (Abb.) 277
- - - - intrazerebrales (Abb.) 280
- - - - subdurales (Abb.) 277
- - - vaskuläres (Abb.) 119 u. 311
- - Hirninfarkt (Abb.) 120 u. 296, (Tab.) 297
- - Hirntumor (Abb.) 120, 244 ff u. 257
- - Hydrozephalus (Abb.) 144
- - Multiple Sklerose (Tab.) 234, (Abb.) 237
- - Parkinson-Krankheit 158
- - Sinusthrombose (Syn.) 305
- - Subarachnoidalblutung (Abb.) 314
- - Tuberöse Sklerose (Abb.) 148
- spinale 119 f
- - Bandscheibenprolaps (Abb.) 347
- - CT-Myelogramm 338
- - Epiduralabszeß (Abb.) 229
- - Gefäßmißbildung 270
- - Rückenmarkstumor 265
- - Spina bifida, Lipom (Abb.) 138
- - Wirbelfraktur (Abb.) 286
Contre-Coup 273
Contusio
- cerebri 29, 271 f, (Syn.) 271

- spinalis 283 f
- tympani 273
Conus medullaris
s.a. Konus-Syndrom 100 f
Corpora mamillaria 199, (Farbtafel) 413
Corpus
- geniculatum laterale 25
- Luysi 170
- pineale 114
- striatum (Syn.) 50
Corti-Organ 37 f
Costen-Syndrom s.a. Mandibulargelenksneuralgie 386
Costoclavicularsyndrom 339
Coxsackie-Viren 218, (Tab.) 220
CPK s.a. Creatin-Phosphokinase 376
Crampi, s.a. Wadenkrampf 363, 370, 379
Creatin-Phosphokinase (CPK) 376
Creutzfeld-Jakob-Krankheit (Tab.) 52, (klin. Fall) 171, 176
crossed-legs palsy 335
Crutchfield-Zange 211 f, (Syn.) 212, 286
Cryptococcus neoformans 228
Cumarin-Behandlung s.a. Antikoagulantien 300 ff, 311
Curschmann-Steinert-Krankheit 371
Cushing-Reaktion 88

D–Penicillamin 187, 370
Dämmer–
- attacken 398
- zustand 399, 403
Dandy-Walker-Syndrom 144 f, (klin.Fall) 145, (CT- u. MRT-Abb.) 144
- Ultraschalluntersuchung 145
- - des Neugeborenen 145
Darmparasiten 191
Degeneration s.a. degenerative Prozesse des ZNS 150 ff, 174 ff, 186, 192, 356
- axonale 356
- hepatolenticuläre 186
- Hinterstrang- 178, 192
- Hinterwurzel- 177
- Stammganglien- 155
- Vorderhorn- 174 f
Degenerative Prozesse 150 ff, 161 ff, 171 ff, 177 ff
- des Gehirns und Rückenmarks 150 ff
- - diffuse hirnatrophische Prozesse
- - - Alzheimer-Krankheit 152 ff
- - - vaskuläre Demenz 150 ff
- - Heredoataxien 177 ff
- - Pyramidenbahn- und Vorderhorndegeneration 172 ff
- - Stammganglienerkrankungen 155 ff, 161 ff
- - - Chorea-Krankheit 161 ff
- - - Parkinson-Krankheit 155 ff
- - - Systematrophien der Großhirnrinde
- - - Pick-Krankheit 153 f
Dehnungsschmerz s.a. Lasègue-Zeichen 203 f, 343
Déjà vu-Erlebnis 18, 397
Déjerine-Klumpke-Typ der Armplexuslähmung 338
Déjerine-Sottas-Neuritis (Tab.) 360

Dekompression, 142, 144, 230, 323 ff, 330, 336
- mikrochirurgische 323 ff, 330, 336
- - des N. facialis 325
- - - N. medianus 330
- - - N. peronaeus 336
- - - Rückenmarks 230
- subokzipitale 144
- transiente 142
Dekubitus 95, 229, 286
Delirium tremens 193, 196 f
- Alkoholdelir 193, 196
- Arzneimitteldelir 197
Delta-Wellen (EEG-Syn.) 106
Delta-Zeichen (empty triangle sign) 305
- Sinusthrombose 305
Delpech-Lichtblau-Quotient 103
Demenz 52, 84 ff, 90, 151 ff, (Tab. u. Syn.) 151, 162 f, 185, 192, 213, 223, 226, 292
- AIDS- 223
- alkoholische 200 ff
- bei Chorea Huntington 161
- - Creutzfeld-Jakob-Krankheit 171
- - Korsakow-Syndrom 198
- - progressiver Paralyse 213
- - SSPE 226
- Multiinfarkt- 154
- Parkinson-Demenz-Syndrom 175
- präsenile und senile 85, 151 ff
- - M. Alzheimer, M. Pick 151 f
- psychopathologischer Befund 86
- vaskuläre 84, 154, 292
- - M. Binswanger 154, 292
- - vom Alzheimer-Typ (SDAT) 152
Demyelinisierung 182, 186, 190, 234, 321, 356
- segmentale 356
- spongiöse s.a. Status spongiosus 186
Denervierungspotentiale 110, 176, 322
Denial s.a. Verleugnung 82
Denny-Brown-Neuropathie 361
Denshochstand (Syn.) 134
Depression 85, 156, 162, 232, 275, 292
- bei Chorea Huntington 162
- - M. Parkinson 156
- - Multipler Sklerose 232
- nach Hirntrauma 275
- vor Hirninfarkt 292
Dermalsinus 137
Dermatom 14, 343 ff, (Synopsen) 344 u. 345
Dermatomyositis (Syn.) 365
Dermatozoenwahn 85
Dermoid 137, 251
Desobliteration der A.carotis 301
Desorientierung 83 f, 152, 193, 198
Déviation conjuguée 31 f, 307
Devic-Syndrom 236
Dezerebration 91, 93, 171
Diabetes insipidus 244, 274
Diapedeseblutung 295
Diastematomyelie 137
Diathese, hämorrhagische 215, 312
Diazepam 399
Digitale Subtraktionsangiographie (DSA) 116 f, (Angiogramme) 117, 297 u. 340

Diphtherie 325, 355 f
- Diplegia facialis 325
- Polyneuritis 355 f
Diphyllobotrium latum 190
Diplegia facialis 216, 324 f, 352
- Ursachen (Tab.) 325
Diplegie s.a. Little-Krankheit 128
Diplopie 17, 27 ff, 232, 258, 367, 400
- bei Aneurysma 258
- - Augenmuskelparese 27 ff
- - Multipler Sklerose 232
- - Myasthenie 367
- - Narkolepsie 400
Disconnection-Syndrom 80
Diskektomie 349
Diskrimination sensibler Reize 60
Diskushernie s.a. Diskus- oder Bandscheibenproplaps 101, 282, 285 f, 340, 342 ff, 349
Dissoziation, zytoalbuminäre 104
dissoziierte Empfindungsstörung 61, 98 ff, 140, (Syn.) 292, 357
- bei Brown-Séquard-Syndrom (Syn.) 98
- - Lepra 357
- - Rückenmarkssyndromen (Tab.) 99
- - Syringomyelie 140
- - Wallenberg-Syndrom (Syn.) 292
- Untersuchung 61
dissoziierter Hirntod 93
Diuretika 242, 299, 308, 342
Dopamin 157 ff s.a. Levodopa-Therapie (Tab.) 159, 253
- Agonist 159 ff, 253
- Mangel (Syn.) 157
- Vorrat 159
dopaminerge Impulse 49 f, (Synopsen) 50 u. 157
Dopa-Psychose 157, 160
Doppelbilder s.a. Diplopie 17, 27 ff, 232, 258, 367, 400
Doppler-Flow-Imaging 125, (Farbtafel) 411
Doppler-Sonographie 124 f, 297, 314, 411
- direkte, indirekte 124
- transkranielle 125, 314, (Farbtafel) 411
Downbeat-Nystagmus (Tab.) 40
dreamy state s. fokale Epilepsie 397 f
Drehnystagmus 38
Drehschwindel 16 f, 387
Dreifußzeichen (Tab.) 204
Drei-Gläser-Probe 102
Drop attack 52, 140, 294 f, 387 ff, 400
- Schlaganfall 290, 294 f
- Sturzanfall (Tab.) 400
Drucksella (Rö.-Abb.) 114
DSA s.a. Digitale Subtraktionsangiographie 116 f, (Abbildungen) 117 u. 340
Duchenne-Aran-Krankheit (Tab.) 174
Duchenne-Typ der progressiven Muskeldystrophie (Tab.) 374
Dupuytren-Kontraktur 332
Duraplastik 283
Durchblutungsstörungen,
- spinale 317 ff
- zerebrale 14, 17, 289 ff
Durchgangssyndrom 275

D-Vitamin 187
Dysästhesie 60
Dysarthrie 41, 75 f, 155, 169, 173 ff, 186, 193, 200, 224, 233, 290
- Formen (Syn.) 76
- - bulbäre 76, 173 ff
- - extrapyramidale 76, 155, 169
- - kortikale 76
- - pseudobulbäre 41, 76, 173, 290
- - zerebellare 76, 178 f
- Logopädie 224
- und Dysphonie, Dysarthrophonie (Synopsen) 75 u. 76
- Ursachen (Syn.) 76
Dysarthrophonie s. Dysarthrie 41, (Syn.) 75
Dysdiadochokinese 42, 72, 74, 163, 179
Dysfunktion, minimale cerebrale (MCD) 86
Dysgenesie
- des Balkens 144
- des Kleinhirnwurms 144
Dyskinesie, pharmakogene 402
Dysmetrie 72 ff (Syn.) 73, 179
Dysphagie 41, 173 ff, 225, 233
- bei Bulbärparalyse u. Pseudobulbärparalyse (Syn.) 173
- - Lyssa 225
- - Multipler Sklerose 233
- - Vagusläsion 41
Dysphonie s. Dysarthrophonie (Syn.) 75, 173
Dysplasie, 127, 133, 292
- fibromuskuläre 292
- okzipitale 133
Dyspnoe 75, (Syn.) 77
dysrhaphische Syndrome s.a. Status dysrhaphicus 135, (CT- u. MRT-Abbildungen) 144
Dyssomnie 400
Dyssynergia cerebellaris myoclonica (Tab.) 52, 178, 226
Dystonia musculorum deformans 51, 166
Dystonie 51, 166 f, (Syn.) 167
- fokale 167
- generalisierte 167
- idiopathische 51
- oromandibulare 166
- symptomatische 51
- und Torticollis 166 f
Dystrophia
- adiposo-genitalis 251
- musculorum progressiva 374
Dystrophische Myotonie Curschmann-Steinert s.a. Myotonische Dystrophie 371 ff, (Tab.) 371, (klin.Fall) 373
- floppy infant 373
- Gonadenatrophie 371
- Katarakt 373
- Therapie 373

EAE s.a. experimentelle allergische Enzephalomyelitis 234
EAN s.a. experimentelle allergische Neuritis 352
early fits 274
Echinokokkose (Tab.) 228

Echolalie 53
Echoenzephalographie 123
Echo-Viren (Tab.) 220
EEG-Ableitung 105
Effort-Thrombose 340
Eifersuchtswahn 85
Eigenreflex, 53 f, 112
- monosynaptischer 112
Eineinhalbsyndrom 32
Einklemmungssyndrom 88 ff, (Tab.) 92, 254, 274
- Bulbärhirnsyndrom 92
- Dekortikationsstarre 93
- Dezerebration 91
- Mittelhirnsyndrom 92 f, (Syn.) 93
- Symptomatik
- - Hirndruckzeichen 88
- - Hirnödem 89
- - Hirnstammreflexe 92, 274
- - Störungen der Pupillomotorik 92
- - Streckkrämpfe 91
- - Vigilanzstörung 91
- Ursachen 93 f, 254
- - Hirntumor 254
- - Lumbalpunktion 94
- Zwischenhirnsyndrom 91
Einschlafzuckungen 52
Elektroenzephalogramm (EEG) 105 ff, 393
- Ableitetechnik 105
- Frequenzbereiche (Syn.) 106
- Grundrhythmus 105
- pathologische EEG-Befunde 106
- - Allgemeinveränderung 106
- - epileptische Potentiale (Syn.) 106, 393
- - Herdbefund 106 (Syn.) 107
- - Hyperventilationsveränderung 106
- - Nullinien-EEG 108
- Photostimulation 107
Elektromyographie (EMG) 109 ff, 176, 218, 336 ff
- Ableitetechnik 110
- Aktivitätsmuster 110
- Faszikulieren 176
- Fibrillationspotentiale 110
- Indikation 110
- - Kompartment-Syndrom 336
- - neurogene und myogene Schädigung 109 f, (Syn.) 110
- - Plexusparese 338
- Interferenzmuster 110
- Polyphasie 110
- positive scharfe Welle 110
- Riesenpotentiale 176
- silent EMG bei ischämischer Kontraktur 336
- silent period bei Tetanus 218
- Spontanaktivität (Syn.) 110
Elektronarkose s. Elektrotrauma 288 f
Elektroneurographie (Syn.) 111 f
- F-Welle 111
- Indikation und Technik 112
- Nervenleitgeschwindigkeit (NLG) 111 f
Elektronystagmographie (Video-Abb.) 109

Elektrotherapie 325, 340
Elektrounfall s.a. Elektrotrauma 288 f, (klin. Fall) 289
ELISA 217, 223, 227, 363
Embolie 292, 297
- arterielle 292
- kardiogene 292, 297
Embolisation bei Angiom 270
embolische Herdenzephalitis 209
Embryofetopathie 128, 131
embryonale Tumoren 245
emergency reaction 95
Emissionscomputertomographie 123
EMG s.a. Eletromyographie 109 ff, 336 ff
Empfindungsqualitäten 60 f, (Syn.) 62, 98 f
Empfindungsstörung s.a. Sensibilitätsstörung 33, 61, 64, 98, 139 f, 292, (Synopsen) 98 u. 292,
- dissoziierte 33, 64, (Tab.) 99, (Syn.) 292
- - bei Syringomyelie 140
- psychogene 64
empty sella 253
empty triangle sign s. Delta-Zeichen 305
Empyem, subdurales 211, 281
Encephalitis s. Enzephalitis 202, 220 ff, 236
- epidemica 202
- parainfectiosa 225
- periaxialis concentrica Balo 236
- periaxialis diffusa Schilder 236
Encephalomalacia 295, 304, 312
- alba 295, 312
- rubra 295, 304
Encephalomyelitis s.a. Enzephalomyelitis 212, 216, 226, 230 ff
- disseminata 212, 216, 226, 230 ff s.a. Multiple Sklerose 230 ff
End of dose-Akinese 160
Endocarditis lenta 209 f, 229
- und Herdenzephalitis 209
- und Hirnabszeß 210
- und spinaler Epiduralabszeß 229
Endolymphe 39, 387
Endotoxinschock 214
Endstellnystagmus 38
Endstrominfarkt 294
Enge des Spinalkanals 343
Enhancement s. Kontrastmittelanreicherung 119, 230
Enophthalmus 27
Entamöbia histolytica 227
Entbindungslähmung s. Geburtslähmung 342
Enterobakterien 209
Enteroviren 220, 224
Entmarkungsherd 234, 415
Entmarkungskrankheit 231, 234
Entspannungstherapie, 348, 383, s.a. Autogenes Training 188
- funktionelle Entspannung (Syn.) 348
Entwicklungsstörungen des ZNS 86, 127 ff
Enuresis nocturna 137 f
Enzephalitis s. Encephalitis u. Meningo-Enzephalitis 202 ff, 204, 209, 217 ff, 225 ff, 236, 281

- - bakterielle 202
- - - embolische Herd- 209
- - - phlegmonöse 281
- - bei Borreliose 216
- - - Helmintenbefall des ZNS (Tab.) 228
- - - Lues 212
- - - Pilzbefall des ZNS (Tab.) 228
- - - Protozoen-Infektion (Tab.) 227
- - - - Toxoplasmose 227
- - - - zerebrale Malaria (Tab.) 227
- - Erreger (Tab.) 220
- - hämorrhagisch nekrotisierende 221
- - Inzidenz (Syn.) 202
- - parainfektiöse 225
- - Therapie 204, 209, 217 ff, 227 f
- - virale, 218 ff
- - - bei AIDS 222 f
- - - - Bornholmer-Krankheit 218, 220
- - - - FSME 220
- - - - Herpes-simlex- 221
- - - - Masern, Mumps, Röteln 220
- - - - Mononukleose 218
- - - - SSPE 226
- - - - Zoster 220
- - - - Zytomegalie 220
Enzephalomyelitis s. Encephalomyelitis
  u. Multiple Sklerose 212, 216, 226,
  230 ff, 234
- bei Erythema migrans-Borreliose 216
- - Lues cerebrospinalis 212
- - Lyssa 226
- experimentelle allergische (EAE) 234
Enzephalomyelopathie,
  subakute nekrotisierende 199
Enzephalopathie 154, 192 ff, 222 f, 294,
  385, 391
- alkoholtoxische 195 f, 391
- - Delir (Tab.) 196, (klin. Fall) 198
- - Wernicke-Korsakow-Syndrom 196,
  (Syn.) 198, (klin. Fall) 199
- hepatische 192 f (klin. Fall) 195
  (Tabellen) 193 u. 195
- - Pathophysiologie (Syn.) 194
- hepato-portale 192
- progressive bei AIDS 222 f
- subkortikale, arteriosklerotische (SAE)
  154, 294
- urämische 385
- vaskuläre bei Malaria 227
Ependymom 245
Ephapsen 385
Epidemiologie 13
Epidermoid 251
Epiduralabszeß, spinaler 229 f, 264
  (CT-Abb.) 229, (klin. Fall) 230
- Myelographie 230
- Therapie 230
- Ursachen (Tab.) 229
Epiduralhämatom, 276 f, 285, 319
- intrakranielles 276, (CT-Abb.) 277
- spinales 285, 319
epikritische Sensibilität 61
Epilepsia
- partialis continua 399
- tarda s.a. Spätepilepsie 17
epileptischer Anfall 13, 17 f, 85, 107, 115,
  189, 196 ff, 207, 390 ff (Farbtafel) 407,

- - Absence (Video-EEG) 107, 395
- - Adversiv- 398
- - Anamnese 15 ff, (Tab.) 18
- - Aura (Video-Abb.) 17, 23, 85, 115
- - Auslösung 18, 392
- - BNS-Krampf (Video-Abb.) 396
- - early fits 274
- - Fieberkrampf 391
- - fokaler 391, 397 f
- - - dysphasische Symptome 80
- - - elementar fokaler 391, 397
- - - Jackson- 281, 398
- - - komplex fokaler 398
- - - komplex partieller 397
- - - kortikaler 398
- - - partieller (klin. Fall) 397 ff
- - - psychomotorischer 398
- - - speach arrest 80
- - generalisierter 18, 390
- - Grand mal- 17 f, 196 f
  (Video-EEG) 393, 397 f
- - - Aufwach- 17
- - - DD: Synkope (Tab.) 18
- - - Entzugs- 196 f
- - - Schlaf- 17
- - Petit mal 395 f (Tab.) 395
- - - Impulsiv-Petit mal 52, 395
- - - Myoklonisch-astatisches 395
- - - Propulsiv-Petit mal 395
- - - Pyknoleptisches 395
- - - Retropulsiv-Petit mal 395
- - Spike-Wave-Komplexe 107
- - tageszeitliche Bindung 18
- - tonischer (Farbtafel) 407
- - tonisch-klonischer 18
- - und Status epilepticus 399
Epilepsie 14 f, 108, 127 ff, 132, 223, 226,
  304, 390 ff
- Anamnese 15 ff, (Tab.) 18
- - Aufwach- 17
- - Auslöser 392
- - Manifestationsalter 17
- - Schlaf- 17
- - Spät- 17
- Antiepileptika (Tab.) 394, 395 u. 399
- epileptische Potentiale (Syn.) 393
- epileptogener Fokus (MRT) 123
- fokale 397 f (klin. Fall) 400
- - Jackson- 281, 398
- - Rolando- 398
- generalisierte (klin. Fall) 132
- - Grand mal- (Video-EEG) 393, 397 f
- - Petit mal- (Video-EEG) 107, 395 f
- genuine, idiopathische, kryptogene 391
- Lennox-Gastaut-Syndrom 389, 395
- Operationsindikation 398
- perinatale 128
- Residual- 86
- Temporallappen- 398
- und Schwangerschaft 394
- - Status epilepticus 399
- Ursachen 127 ff, 207, 221 ff, 304 ff,
  (Tab.) 391
- - AIDS 223
- - Alkoholismus 391
- - frühkindliche Hirnschädigung 127 ff
- - Hirntrauma 274, 282

- - Hirntumor 239, 243, 246
- - Hypoglykämie 189
- - Meningoenzephalitis 207, 221
- - Schlaganfall 304, 306
- Video-Elektroenzephalographie
  (Abb.) 393
- West-Syndrom 396
Epstein-Barr-Virus (EBV) 200, 218
Erb-Lähmung 337
Erb-Charcot-Krankheit 172
Erbrechen 16
Ergotamin-
- Abusus s.a. Ergotismus 330, 383
- tartrat 383
Ergotherapie s.a. Beschäftigungs- und
  Werktherapie 132, 301, 363
Ergotismus 330, 383
Erinnerungstäuschung s.a. Konfabula-
  tionen 153, 198
Erreger 205 ff, 212 ff, 218 ff, 227 f,
  356 f, 375
- bakterielle, eitrige (Tab.) 205 ff, 229
- - Enterobakterien 209
- - Escherichia coli 207
- - Haemophilus influenzae 205 ff
- - Listeria monocytogenes 207
- - Meningokokken 205 ff
- - Pneumokokken 205 ff
- - Staphylokokken 207 ff, 229
- - Streptokokken 205 ff, 209
- Clostridium botulinum 357
- Clostridium tetani 217
- Corynebacterium diphtheriae 356
- Leptospiren 215
- - Borrelia burgdorferi 216
- - Borrelia recurrentis 215
- - Treponema pallidum 212
- Mycobacterium leprae 357
- Mycobacterium tuberculosae 206, 223
- Pilze (Tab.) 228
- - Aspergillus fumigatus 228
- - Candida albicans 228
- - Cryptococcus neoformans (Hefe) 228
- Protozoen (Tab.) 227
- - Entamoeba histolytica 227
- - Plasmodien 227
- - Toxoplasma gondii 227
- - Trypanosoma gambiense 227
- - Trypanosoma rhodiense 227
- virale (Tab.) 220
- - Adeno- 220
- - Arbo- 220
- - Arena- 220
- - Coxsackie- 218, 220
- - Echo- 220
- - Entero 220
- - Epstein-Barr- 218
- - Flavo- 220
- - Herpes-Viren 220
- - Influenza- 220
- - LCM-Virus 220
- - Masern- 220, 226
- - Mumps- 220
- - Myxo- 220
- - Parainfluenza- 220
- - Polio- 220
- - Retro- HIV 220, 224

– – Rhabdo- 220, 225
– – Röteln- 220
– – Toga- 220
– – Tollwut- 220
– – Varicella-Zoster- 220
– – Zytomegalie- 220
– Würmer s.a. Helminthen 227 f, (Tab.) 228
– – Echinokokken 227 f
– – Schistosomen 227 f
– – Zystizerken 227 f
Erythema chronicum migrans 356
Erythroprosopalgie
 s. Bing Horton-Syndrom 384
Ethosuximid 394 f
Euphorie 85, 232
evozierte Potentiale 108 f, 194, 214, 234
– akustisch 108
– – Audiometrie 108, 214
– – bei Brückenwinkeltumor 108
– – Bestimmung des Hirntods 108
– somatosensibel 109, 214
– – bei Rückenmarksprozessen 109
– visuell 108, 214, 234
– – bei Alkoholismus 108
– – – Lipoidspeicherkrankheiten 108
– – – Multiple Sklerose 234
Exophthalmus, pulsierender 280
Experimentelle allergische
 Enzephalomyelitis (EAE) 234
Experimentelle allergische
 Neuritis (EAN) 352
explicit denial 82
exterozeptive Reflexe 53
extrapyramidale Hyperkinesen 19, 47 ff, 128, 166 ff, 184, 194, 226, 401 f
Extrinsic-Faktor 191

Facies myopathica 21, 368, 373
– bei Myasthenie (Abb.) 21, 368
Fahr-Syndrom 187 f
Fainting 388
Fallhand (Abb.) 328, 331
– Radialisparese
– – Bleipolyneuropathie 328
– – traumatische 331
Fallneigung 52, 72, 140, 156, 294 f, 400
– drop attack 52, 140, 294 f
– Pulsionsphänomen 156
– Sturzanfall (Tab.) 400
– und Ataxie 72
Fallopp-Kanal 35, 324
Faltenzunge 323
familiäre paroxysmale Lähmung
 s. periodische dyskaliämische
 Lähmung 377 f
Fasciculus
– arcuatus (Tab.) 79
– opticus (Syn.) 25
Faszikulationen 46 f, 110
Fazialisparese, (Syn.) 35, 53, 206, 323 ff, (klin. Fall) 326
– idiopathische 35, 325
– periphere 35, (Abbildungen) 36 u. 324
– – Bell-Phämomen 324
– – Blinkreflex 324
– – Kontraktur 325

– – Mitbewegungen 325
– – Spasmus 326
– – Tic 53
– Therapie 325
– – Dekompression 325
– – Elektro- 325
– – Kortikosteroid- 325
– Ursachen (Tab.) 325
– – Borreliose 325
– – Felsenbeinfraktur 325
– – Guillain-Barré-Syndrom 325
– – Herpes zoster 324
– – iatrogen 324
– – Melkersson-Rosenthal-Syndrom 325
– – Meningitis 206, 325
– – Möbius-Syndrom 325
– – Otitis 324
– zentraler Lähmungstyp 34
Fechterstellung 398
Fehlbildungen s. Malformation 38, 90, 127 ff, 137, 143, 281
– arteriovenöse 38, 281
– des Gehirns und Rückenmarks 127 ff
– des kraniozervikalen Übergangs
 (Synopsen) 90 u. 134
– – basiläre Impression 132, (Syn.) 134
– – Chiari-Malformation (Syn.) 143
– – Dysplasie, okzipitale 133
– – Klippel-Feil-Syndrom (Rö-Abb.) 135
– – Röntgenometrie (Syn.) 134
– Spina bifida 137
– und Epilepsie 127
Feinmotorik 42, 72
Felsenbeinfraktur 37, 282, (Tab.) 325
Femoralisparese 333 f
Fibrillationspotentiale (Syn.) 110
Fibrinolyse s.a. Antikoagulantien-
 therapie 300, 303, 310
fibromuskuläre Dysplasie 292
Fieberkrampf 391
Fila olfactoria 23, 273
Fingeragnosie 82
Finger-Boden-Abstand 343
Finger-Nase-Versuch (Syn.) 73
Fischbandwurm 190
Fischer-Syndrom 31, 353
Fissura orbitalis-superior-Syndrom 30
Fistelherz 281
Fixationsnystagmus 40
Flapping tremor s. Asterixis 74, 186, 193
– bei hepatischer Enzephalopathie 193
– bei Wilson-Krankheit 186
Flaschenzeichen (Abb.) 330
Flavoviren (Tab.) 220
Fleckfieberenzephalitis 215
Flickerlichtstimulation 108
Flimmerskotom s. Skotom 15, 382
Floppy infant 131, 174, 373
Fluchtreflex 94, 97
Fluchttendenz, gehemmte 389
Flush-Syndrom 384
Foix-Alajouanine-Krankheit 270
Folsäure-Mangel (Tab.) 358
Foramen 90, 133 f, 144, 249, 251, 285, 312
– Luschkae 144, 312
– Magendii (Syn.) 90, 144, 312
– Monroi (Syn.) 90, 251

– occipitale magnum 133 f, (Syn.) 134, 285
– spinosum 249
Foster-Kennedy-Syndrom 24, 249
Fowler-Test 37, 387
freezing-effect 156
Fremdreflex 53
Frenzelbrille 39
Friedreich-Krankheit 177 ff, (klin. Fall) 179
– Ataxie 177 f
– Fuß (Abb.) 178
– Rückenmarkssyndrom (Syn.) 178
Fromment-Zeichen 332 f (Abb.) 333
Frontalhirn-Syndrom 85 f, 153, 273, 400, (Farbtafel) 413
– Akinese, frontale 86
– Atrophie 413
– Blutung 86
– Kontusion 273
– Pick-Krankheit 153
– Tumor 400
Frostig-Therapie 132
Frühanfälle, traumatische, s. early fits 274
frühkindliche Hirnschädigung 17, 51, 129, 166
Frühsommer-Meningo-Enzephalitis (FSME) 220
FTA-ABS-Test 214
Fuchsbandwurm (Tab.) 228
Funikuläre Spinalerkrankung
 s.a. Funikuläre Myelose 190ff, (klin. Fall) 192, 407
– Hunter-Glossitis 190, (Farbtafel) 407
– Topik (Syn.) 192
– Ursachen (Tab.) 191
Funktionswandel, 60 f, 82
– pathologischer 60
– – optischer 82
– – sensibler 61
Furosemid s.a. Diuretika 242
Fußheberparese (Abb.) 335
Fußklonus (Syn.) 59
F-Welle 112

GABA-Rezeptoren 162 f
Galaktorrhö 252
Galaktosämie 185
Gammopathie, benigne (Tab.) 362
Gamstorp-Lähmung 378
Gandolinium s. paramagnetisches
 Kontrastmittel 122
Gangataxie 73 f, 193, 198, 200, 213
Ganglion 26, (Synopsen) 33 u. 65, 67, 221, 339
– cervicale medius 65
– cervicale superius 65
– ciliare 26, 65
– coeliacum 65
– Gasseri 33, 221
– geniculi 34
– mesentericum inferius 65
– mesentericum superius 65
– oticum 65
– pterygopalatinum 65
– stellatum 65, 67, 339
– submandibulare 65
Gangliozytom 242

436 **Sachverzeichnis**

Gangstörung 73, 192 f, 198 ff, 213
- ataktische 73, 200, 213
- spastisch-ataktische 192
- zerebellare 193
Garcin-Syndrom 31
Garin-Bujadoux-Bannwarth-Syndrom
  s.a. Borreliose u. Lyme disease 216 f
Gaucher-Krankheit 182
Gaumensegel
- nystagmus 181
- parese 40 f
Geburtsasphyxie 128
Geburtslähmung s. Entbindungs-
  lähmung 342
Gedächtnisstörung 83 f, 90, 151 ff, 189,
  198, 272, 294
- Amnesie, 83 f, 189, 272, 294
- - anterograde 84, 272
- - retrograde 84, 272
- - transiente globale 83 f, 189, 294
- bei chronischem Hydrozephalus 90
- - Demenz-Syndromen 151 ff
- - Hirntrauma 272
- - Korsakow-Syndrom (Syn.) 198
- - zerebraler Durchblutungsstörung
  294
- Erinnerungslücke 84
- Störung des Altgedächtnisses 84
- Störung der Merkleistung 84
Gefäß- 21, 33, 125, 258, 261, 269, 289 ff,
  298, 312 ff
- Mißbildung 33, 258, 269
- - des Gehirns 258
- - des Rückenmarks 269
- Spasmus s. Vasospasmus 125, 312, 315
- Stenosen 21, 125, (Syn.) 293
- Tumor 258, 261
- Verschluß 289, 293, (Arteriogramm) 298
- Versorgung
- - des Gehirns (Syn.) 293
- - - Rückenmarks (Syn.) 318
geistige Behinderung 86, 147
Gelegenheitsanfall 391
Gelenkkontrakturen s.a. Kontrakturen
  45, 167, 365, 374
generalisierte Epilepsie 390 f
genetische Beratung 163, 184, 376
Gerstmann-Syndrom 82
Geruchshalluzination 18, 23, 85, 221,
  397 ff, (klin. Fall) 399
- olfaktorische Aura (Tab.) 18, 397,
- Ursachen 23, 85, 399
Geschmacksprüfung (Tab.) 36
Geschmacksschwitzen 68, 326
Gesichts- 16, 24 f, 53, 81, 232, 273,
  325, 386
- Apraxie 81
- Asymmetrie s.a. Fazialislähmung 325
- Feld (Syn.) 25
- Schädelfraktur (Tab.) 273
- Schmerzen 16, 232, (Tab.) 386
- Tic 53
- v. Gierke-Krankheit 185
Gilles-de-la-Tourette-Syndrom 53
Glandula (Syn.) 65
- lacrimalis 65
- parotis 65

- sublingualis 65
- submandibularis 65
Glaukom 16, 160, 384
- Anfall 16, 384
Gleichgewichtsstörungen s.a. Ataxie 52,
  72 f, 128, 177 ff, 184, 190 ff, 213, 233,
  239, 362
Gliastift 141
Gliedergürtelform der progressiven
  Muskeldystrophie 375
Glioblastom (CT-Abb.) 120,
  (Syn. u. Tab.) 238, 245 f, (Farbtafel) 417
Glioblastoma multiforme (Farbtafel) 417
Gliom (Syn. u. Tab.) 23, 238, 243, 315, 346
- apoplektisches 315, 346
Glissonschlinge 17
globale Aphasie 77 f
Globus pallidus (Syn.) 50, 164
Glomustumor 321
Glossopharyngeusneuralgie 386
Glukokortikoide s.a. Kortikosteroide 236,
  242, 274, 299 f, 308, 341, 366, 373, 395
Glukosekonzentration im Liquor 104
Glykogenosen 185
Glyzerin 299, 308
Glyzerol-Injektion 386
Gonadenatrophie (Tab.) 371, 373
Gordon-Zeichen (Tab.) 58
Gowers-Zeichen (Abb.) 375
Gradenigo-Syndrom (Tab.) 31
Graefe-Syndrom 369
Gramfärbung 205 f
Grand mal 17, 107, 196 ff, 275, 393, 397 ff
- Anfall 107
- Aufwach- 17
- Entzugs- 196 f
- Epilepsie 275, 393, 397
- Schlaf- 17
- Status 399
- Therapie (Tab.) 395 u. 399
Gravidität s.a. Schwangerschaft 164 ff,
  303, 394
- Chorea gravidarum 164 ff
Greifreflex 59, 94
Grenzstrang (Syn.) 65, 67, 321
Grimassieren 21, 169
Gürtelrose s. Herpes zoster 350 ff
Guillain-Barré–Syndrom 30, 104, 325
Guyon-Syndrom (Tab.) 322, 332
Gyrus
- postcentralis (Syn.) 33
- praecentralis 44

Hämangioblastom (Syn.) 238, 261
Hämangiom 264
Hämatokrit (Tab.) 299
Hämatom, 119, 271 f, 277 ff, 285, 309 ff,
  319 f, 334
- intrakranielles 119, 271, 277 ff, 309 ff
- - traumatisches (Syn.) 271
- - - epidurales (CT-Abb.),
     (klin. Fall) 277, 319
- - - intrazerebrales (klin. Fall) 279,
     (CT-Abb.) 280
- - - subdurales (CT-Abb.) 277,
     (klin. Fall) 278
- - vaskuläres 309 ff,

  (CT-Abbildungen) 119 u. 311
- intrapelvines 334
- spinales 285, (klin.Fall) 320
- subgaleales 277
Hämatomyelie 319
Hämodilution 154, 299
Haemophilus influenzae 205, 207
Halbseitenlähmung s.a. Hemiparese
  u. Hemiplegie 44, 307
Halluzination 18, 23, 84 f, 193 ff,
  290, 400 f
- gustatorische, 18, 85
- haptische 18, 85
- im hemianopischen Gesichtsfeld 18,
  85, 290
- hypnagoge 18, 400 f
- optische (Abb.) 18, 23, 193
- taktile 85
Haloperidol 161, 197
Halsmarktumor, hoher 16, 44, 168, 265
Halsrippe 340
Haltetremor 48, 72, 158
Haltungsreflexe 130
Hamartom 251, 260
Harn- 68 ff, 96, 100, 190, 235, 237, 290
- Drang, imperativer 68
- Inkontinenz 68 ff
- Retention 68 s. Retentio urinae 68 ff,
  96, 100, 190, 235, 237, 290
Hartnup-Krankheit 184
Haubenmeningitis 203, (Tab.) 206,
  (Farbtafel) 414
Head-Zone 15
Heerfordt-Syndrom 325
Heine-Medin-Krankheit 224 f
Helminthen 227 f, (Tab.) 228
Hemianopsie 25 f, 85, 290 f,
  (Synopsen) 25 u. 291
- binasale 25 f
- bitemporale 26
- heteronyme 25
- homonyme 26
- und Halluzination 85, 290
- - Hemineglect 25, 82
Hemi-
- Anhidrose 290 f
- Ataxie 306
- Athetose 169 f
- Ballismus 170
- Chorea 165
- Dystonie 170
- Hypästhesie 290 f
- Laminektomie 394
- Neglect, visuelles 25, 82
- Parese 44, 295
- Parkinson-Syndrom 156
- Plegie, 44, 307
- - kapsuläre 44
Hemikrania angioparalytica
  s. Cluster-Kopfschmerz 384
Hemikranie, 15, 383 f
- chronisch paroxysmale 15, 384
- und Migräne 15, 383
Hemisphärendominanz 80
Hemmungsmißbildung 142 f
Heparinisierung 303
Hepatitis epidemica 355

hepatolentikuläre Degeneration 186
Hepatomegalie 185
hepatoportale Enzephalopathie 192
Herdenzephalitis (klin. Fall) 209
- embolische 209
- metastatische 209
Hereditäre motorisch sensible
  Neuropathien (HMSN I–VII) (Tab.) 360
- I hypertrophische Form 360
- II neuronale Form der neuralen
    Muskelatrophie Charcot-Marie-Tooth
    360
- III progressive hypertrophische
    Neuritis Déjerine-Sottas 360
- IV Refsum-Syndrom 360
- V, VI, VII Dyck 360
Hereditäre sensible Neuropathien
  (HSN I–IV) 360
Heredoataxie 178 ff, (Tab.) 178
- spinale 178
- spinozerebellare (Abb. u. Syn.) 178
- zerebellare 179
Heredopathia atactica polyneuritiformis
  s. Refsum-Syndrom 360
Herpes labialis 205
Herpes simplex-Enzephalitis 220 ff
- EEG und -CT Befunde 222
- Liquor 221
- Viren (Tab.) 220
- virustatische Therapie 222
Herpes zoster s.a. Zoster 35, 38, 350 ff,
  (Tab.) 350, (klin. Fall) 352,
  (Farbtafel) 406
- colli 350
- gangränosus 350
- generalisatus 350
- ophthalmicus 350
- oticus 38, 350
- und Fazialisparese 35
- Varicella-Zoster-Viren (Tab.) 220, 350 f
- virustatische Therapie 351
- Zosterneuralgie 352
Herxheimer-Jarisch-Reaktion 214
Herzrhythmusstörung 17, 388
Hinterstrang
- Degeneration 177 f, (Syn.) 178, 214 ff
- Läsion 64, 74, 177 f, (Syn.) 178, 214 ff
Hippel-Lindau-Krankheit 150 f
Hirnabszeß, 202, 210 f, (klin.Fall) 211,
  (Syn.) 212, 271, 283, (Farbtafel) 414
- Ätiopathogenese (Tab.) 210
- - fortgeleiteter 210 f
- - hämatogen-metastatischer 210
- - oto-rhinogener 211
- - pneumogener 210, 414
- - Spätabszeß (Syn.) 212, 282
- - traumatischer 271, 283
- Therapie 211
- und Alkoholismus 414
Hirnarteriosklerose 292, 312
Hirnatrophie, 151 ff, 163 f, 193 ff, 213,
  237 s.a. Kleinhirnatrophie
  (CT-Abb.) 181
- alkoholische 196, (CT-Abb.) 200
- bei Chorea major 163
- - Leberkoma 193
- - Multipler Sklerose, (CT-Abb.) 237

- - Progressiver Paralyse 213
- kortikale 153
- präsenile 151 ff
- senile 151
- und Palmomentalreflex 200
Hirnblutung, s.a. Hämatom 119, 271,
  276 ff, 306 f, 311 f, (Farbtafel) 420
- Diagnostik 307, 310, 313 ff
- hypertensive Massenblutung 306 f
- intrazerebrales Hämatom 271
- Subarachnoidalblutung 279 f, 311 f
- Therapie 308, 310, 315
- traumatische intrakranielle 276 ff,
  (CT-Abbildungen) 277 u. 280
- vaskuläre 306, (CT-Abbildungen)
  119 u. 311
Hirndruck- 30 ff, 88 f, (Tab.) 89, 239,
  273 ff, 413
- Pathophysiologie 89
- Therapie 242, (Syn.) 274
- und Augenmuskelparesen 30 ff
- - Hirnödem 89, 94, 273 ff,
    (Farbtafel) 413
- - Netzhautblutung 88
- - psychische Symptome 87
- - Pupillomotorik 93
- Ursachen 89
- Zeichen 88 f
Hirngefäßstenosen 115, 124 f, (Syn.) 293,
  297 f
- und Angiographie 115, 297f, (Abb.) 298
- - Desobliteration 300
- - Doppler-Sonographie 124 f
- - klinische Diagnostik 21
Hirninfarkt, s.a. Durchblutungs-
  störungen des Gehirns u. ischämischer
  Insult 154, 289 ff, (klin. Fall) 302, 315,
  (Farbtafel) 420
- Anteriorinfarkt (Syn.) 291
- Arterienstenosen (Syn.) 293
- Ätiopathogenese 292 ff
- - Endstrominfarkt 294
- - Enzephalomalazie 298 f, 295
- - Gefäßterritorien (Syn.) 293
- - Grenzzoneninfarkt 294
- - hämorrhagischer 289, 295 f
- - lakunärer 154, 294
- - Makro- u. Mikroangiopathie 292 f
- - Risikofaktoren 289 f
- - sekundärer 315
- - Territorialinfarkt 292 f, (Syn.) 293,
    (Abb.) 296
- Diagnostik 295 ff
- - Arteriographie 298
- - Computertomographie
    (Abbildungen) 120, 296 u.
    (Tabellen) 297, 299
- - DD: Infarkt/Blutung (Tab.) 299
- - Gefäßstenose,
    s.a. Hirngefäßstenose 124 f
- - Kernspintomographie 296
- - Symptomatologie (Syn.) 291
- - Wallenberg-Syndrom (Syn.) 292
- - Wernicke-Mann-Lähmung (Syn.) 291
- Kleinhirninfarkt 300
- kompletter 289 f
- lakunärer 294

- Mediainfarkt (Syn.) 291 u. (Abb.) 296
- nicht hämorrhagischer 289, 303 f
- Posteriorinfarkt (Syn.) 291
- Teilinfarkt (CT-Abb.) 296
- Therapie 297, 300 f
- - Ergotherapie, Logopädie 301
- - Hämodilution (Tab.) 299
- - Langzeittherapie 300
- - Operation 300 f
- - Physiotherapie 301
- und Binswanger-Krankheit 154, 294
- - Hemiathetose 169
- - Horner-Syndrom 290
- - kortikale Blasenlähmung (Syn.) 291
- - Multiinfarktdemenz 154
- - Pseudobulbärparalyse 290
- - SAE 294
- - Schlafumkehr 292
- - vaskuläre Demenz 292, 294
- - Verleugnungstendenz 292
- venöser 289, 303 f
- Verlaufsformen (Tab.) 290
- - PRIND (Tab.) 290
- - progredienter Hirninsult 289, 294
- - progressive stroke 289, 294
- - transitorisch ischämische Attacke
    (TIA) 294
Hirnmetastasen (Syn.) 238, 254 ff,
  (klin. Fall) 254, (CT-Abb.) 257
Hirnnervenausfälle, 20 f, (Tab.) 20, 206,
  223, 231 f, 353 f
- bei AIDS 223
- - kranialer Polyneuropathie 354
- - Meningitis (Tab.) 206
- - Multipler Sklerose 231 f
- - Polyneuritis 353
- kaudale 206
Hirnnervensyndrome 23 f, 30 f, (Tab.) 31
- Fischer-Syndrom 31
- Fissura orbitalis superior-Syndrom 30
- Foster-Kennedy-Syndrom 24
- Garcin-Syndrom 31
- Gradenigo-Syndrom 31
- Jacod-Syndrom 31
- Keilbeinflügelsyndrom 30
- Möbius-Syndrom 31
- neuro-ophthalmologische 23
- Olfaktoriusrinnen-Syndrom 30
- Orbitalspitzen-Syndrom 30
- Sinus cavernosus-Syndrom (Tab.) 30
- Tolosa-Hunt-Syndrom 31
Hirnödem, s.a. Hirndruck 30 ff, 88 f, 94,
  239, 273 ff, 288, 308, (Farbtafel) 413
- bei Hirntumor 240 f
- - Hirntrauma 94, 273 f, (CT-Abb.) 277
- Pathophysiologie u. Therapie (Syn.) 274
- perifokales 240
- vasogenes 89
- zytotoxisches 89
Hirnschädigung, perinatale 17, 51,
  (Syn.) 129, 166
- und Dystonie 166
- und Epilepsie 17
Hirnstamm- 17, 29, 44, 92, 274, 289 ff
- Infarkt 290
- Läsion 29, 44
- - gekreuzte 44

– – traumatische 29
– – vaskuläre 289 ff
– Reflex 92, 274
– Syndrom 29, 44
– – Alternanssyndrom 44
– Tumor 17
Hirnszintigraphie 123, 249, 308,
  (Farbtafel) 411
Hirntod 88, 93, 108
– dissoziierter 93
Hirntrauma s. Hirnverletzung 271 ff
Hirntumor, 16 f, 23, 85, 104, 118 f, 122 f,
  146, 238 ff, 241 ff, (klin. Fall) 246 ff,
  252 ff, 263 f, 341,
  (Farbtafeln) 405 u. 410 ff
– Altersverteilung (Tab.) 238
– Art und Lokalisation (Tab.) 240
– Gefäßtumor 258 f
– Gradeinteilung (Tab.) 240
– Diagnostik 241 f
– – Biopsie 241
– – CT (Abbildungen) 120, 244 ff, 257
– – EEG (Syn.) 107, 241
– – Hirndruckzeichen 88 f
– – Histologie (Tab.) 242
– – Isotopen- 107, (Farbtafel) 411
– – MRT 122, 241 (Abbildungen) 244 ff,
  248 ff
– Hirnstammtumor 17
– Hypophysentumor (Tab.) 252
– Inzidenz (Syn.) 238
– Metastasen 254 ff
– prozentuale Häufigkeit (Syn.) 238
– Therapie 241
– – Bestrahlung 241
– – Chemotherapie 241
– – Operation 241
– – Osmotherapie 242
– und Epilepsie 243
– und Hirnödem 241
Hirnvenenthrombosen s. Sinus-
  Thrombose 90, 211, 303 ff,
  (klin. Fall u. Syn.) 305
Hirnverletzung, s.a. Commotio u.
  Contusio cerebri 23, 29, 271 ff,
  (Syn.) 271, 280 ff, (Farbtafel) 419
– Diagnostik 271 ff, 280
– – Amnesie, anterograde
  u. retrograde 272
– – CT 271, 275 f, 277, 280
– – EEG 274
– – Lumbalpunktion 274
– – Pupillomotorik 273
– – Puppenkopfphänomen 274
– – Unfallanamnese 272
– gedeckte 271 ff
– – Rindenprellung 273
– – Therapie und Verlauf 274 f,
  (Syn. 274)
– Komplikationen 29, 273 ff, 282 f
– – apallisches Syndrom 274
– – Bulbärhirnsyndrom 274
– – Epilepsie 274, 282
– – Hirnabszeß 283
– – intrakranielle Hämatome
  (CT-Abbildungen) 277 u. 280,
  (klin. Fall) 277, 278 u. 279

– – Meningitis 283
– – Mittelhirnsyndrom 274
– – sekundäre Hirnstammläsion 29, 273
– – Zwischenhirnsyndrom 274
– offene 23, 274, 281 ff
– – Impressionsfraktur 281,
  (klin. Fall) 283
– – Liquorfistel 282
– – Liquorrhö 281 f
– – penetrierende 281
– – Schußverletzung 281 f (CT-Abb.),
  (klin. Fall) 282
– – Therapie und Verlauf 283
– Pathophysiologie (Syn.) 274
HIV s. human immunodeficiency virus
  222 f
HMSN s. hereditäre motorisch sensible
  Neuropathie 373
Hochdruckkrise 294, 306
Höhenlokalisation s.a. topische
  Diagnostik 42 f, (Tab.) 58, 80, 97,
  140, 348
– der Reflexe (Tab.) 58
– des Querschnittssyndroms 97
– segmentaler Ausfälle 140, 348
Hörsturz 38
Hoffmann-Tinel-Zeichen 330, 341
Hohlfußbildung 139, 172, 178 f
– bei Friedreich-Krankheit (Abb.) 178
– – spastischer Spinalparalyse 172
Homozystinurie 184
Homunkulus 42 f (Syn.) 43
Horner-Syndrom 27 ff, 44, 67, 140, 290 ff,
  338 f, 384
– bei Hirninfarkt 290 ff,
– – Plexusläsion 338 f
– – Wallenberg-Syndrom (Syn.) 292
– – Pancoast-Tumor 339
– Symptome (Tab.) 27
Horton-Magath-Brown-Syndrom
  s. Arteriitis cranialis 302
Horton-Syndrom s. Bing-Horton-
  Syndrom 384
H-Reflex 112
Hundebandwurm (Tab.) 228
Hunter-Glossitis s.a. funikuläre
  Myelose 190, (Farbtafel) 407
Huntington-Chorea s. Chorea major 161
Hustensynkope 17, 390
Hutchinson-Trias 212
HWS-Schleudertrauma 58, 272, 285, 342
– Hyperextensionstrauma 272, 285
– Zervikalsyndrom 58, 342
Hydrocephalus s.a. Hirnatrophie 89 f,
  129 f, 142 ff, 151 ff, 158, 181 ff, 193,
  207 f, 213, 237, 255, 276, 280,
  (Farbtafel) 412
– aresorptivus 129
– chronischer 90
– communicans 91, 158
– e vacuo 91, 130
– low pressure- 91
– Normaldruck- 91
– occlusus 90, 207, 412
– Shuntoperation 91
– und akinetischer Mutismus 90
– – Liquorzirkulationsstörung 90

– – hydrozephale Krise 90
– – Parinaud-Syndrom 89
– – Sonnenuntergangsphänomen 89
– – Symptom des gesprungenen
  Topfes 89
– Ursachen (Syn.) 90, 142 ff, 207 f, 276
– – Aquäduktstenose 91
– – Arachnopathie, posthämorrhagische
  90
– – Ependymitis 91
– – Hirntrauma 276, (CT-Abb.) 280
– – Hirn- bzw. Kleinhirntumor 90 f
– – – Monroi-Zyste 90
– – – Plexuspapillom 90 f
– – – Liquorblockade 90
– – Malformation 90, 142, 144
– – Meningitis 90 f, 207 f
Hydromyelie 139, 143
Hydrophobie bei Lyssa 225
Hydrops 387
hydrozephale Krise 90, 245
Hydrozephalus s.a. Hydrocephalus u.
  Hirnatrophie 89 f, 129 f, 142 ff, 151 ff,
  158, 181 ff, 193, 207 f, 213, 237, 255,
  276, 280, (Farbtafel) 412
Hygrom, subdurales 278
Hypästhesie 20, 60
Hypakusis 16 f, 36 f, 146, 185, 239,
  247, 273
– bei Schalleitungsstörung 36
– bei Schallempfindungsstörung 36
– Rinne-u. -Weber-Versuch 36 f
– und Nystagmus 38
– – Tinnitus 38
– – Vertigo 38
– Ursachen 16, 36, 38, 146, 247, 387
– – Akustikusneurinom 38, 247
– – Contusio tympani 273
– – Ménière-Krankheit 16, 38,
  387 f
– – Neurofibromatose 146
Hypalgesie 14, 60
Hyperabduktionssyndrom 339
Hyperästhesie 60
Hyperakusis 35, 324
Hyperaldosteronismus 379
Hyperalgesie 14, 60, 97
Hyperextensionstrauma 285
Hyperextensions- und flexions-
  bewegung 51
Hyperhidrose 17, 65
Hyperkaliämie 379
Hyperkinesen, 19, 47 ff, 128, 165 ff, 171,
  184, 189, 194, 226, 401 f
– extrapyramidale 19, 47 ff, 128, 166 ff,
  184, 194, 226, 401 f
– athetotische 51, 169, (Video-EEG)
  166
– ballistische 51, 170
– bei Creutzfeld-Jakob-Krankheit 171
– bei hepatischer Enzephalopathie 194
– bei SSPE 226
– choreatische 50, 161, 164, 181
– choreoathetotische (Tab.) 184, 189
– dystone 51, 166
– psychogene 165
Hyperkinetisch-hypotones Syndrom 50

Hypermetrie der Zeigeversuche 72 f, (Syn.) 73
Hypermotorik 86
Hyperparathyreoidismus 379
Hyperpathie 14 f, 64, 205, 288
- bei Meningitis 205
- bei Strahlenmyelopathie 288
Hyperpyrexie, maligne s. Hyperthermie 372, 380
Hyperreflexie 58, 97
Hypersomnia periodica 401
Hypersomnie 18, 400 f
Hyperthermie 196, 274, 306, 372, 380
- bei Alkoholdelir 197
- bei Mittelhirnsyndrom 274
- maligne s.a. Hyperpyrexie 372, 380
- zentrale 306
hypertensive
- Kleinhirnblutung 307
- Krise 294, 306
- Massenblutung 306 f, (Syn.) 307, (CT-Abb.) 308
Hypertonie, arterielle 17, 298, 312
Hypertonus der Muskulatur 45 f, 372
Hypertrophie der Muskulatur (Tab.) 371
hypertrophische Neuritis 360
Hyperthyreose 194, 379
Hyperventilation 60, 106, 188, 273 f, 308, 401
- kontrollierte 308
- psychogene 60, 188
- therapeutische 274, 308
- und Anfall 60
- und EEG 106
hypnagoge Halluzinationen 18, 400 f
Hypoglossusparese 41, 301
Hypoglycaemia factitia 87
Hypoglykämie 17, 184 f, (Tab.) 185, 188 f, 391
- und Epilepsie 189, 391
Hypogonadismus 252
Hypohidrose s.a. Schweißsekretionsstörung 65 f
Hypokaliämie 377
Hypokalzämie 187
Hypokinese 48 f (Syn.) 49
Hypomimie 20 f, 48, 367 f
- Facies myopathica 367, (Abb.) 368
- Maskengesicht 48
Hyponatriämie 201
Hypoparathyreoidismus 188
Hypophysen- 238, 242, 252 f
- Adenom 238, 242, 252 f
- Apoplexie 252
- Tumoren (Tab.) 252
Hyposmie 22
Hypotension s.a. Hypotonie 17, 158, 298, 390,
- bei Shy-Drager-Syndrom 158
- und hämodynamische Insuffizienz 298
- und orthostatische Synkope 17, 390
Hypothalamus 65
Hypothyreose 379
Hypotonie, arterielle s.a. Hypotension 17, 158, 298, 390
Hypotonus der Muskulatur 45 f
Hypoventilation, alveoläre 401

Hypsarrhythmie 184, 393
Hysterie s.a. psychogene Syndrome 19 ff, 33, 87, 165, 253, 389, 403 f
- Amaurose 33
- Anfall 22, (Abb.) 404
- Konversionssyndrom 87
- Parese 87
- Pseudolyssa hysterica 87
Hysteroepilepsie (klin. Fall) 399

Iatrogene Schäden 42, 241, 287, 324 ff, 338 f, 379, s.a. Spritzenlähmung 333 f
- peripherer Nerven 324 ff, 301
- - N. accessorius (Syn.) 327
- - N. facialis (Abb.) 324
- - N. femoralis 334
- - N. glutaeus superior 333
- - N. hypoglossus 301
- - N. ischiadicus
- - N. peronaeus 335
- - N. recurrens 301
- des Plexus 338 f
- - Narkoselähmung 338
- - Strahlenschaden 339
- Steroidmyopathie 379
- Strahlenmyelopathie 287
- Strahlennekrose des Gehirns 287
idiopathische Epilepsie 391
Ikterus 128 ff, 186, 190
- bei M. Weil 215
- bei M. Wilson 186
- der Skleren bei M. Biermer 190
- Kern- 130
Ilioinguinalis-Syndrom 333
Immun-
- Defektsyndrom, erworbenes
s. AIDS 222 f
- Globulin, intrathekales 104
- Supressiva 237, 303
Impfschaden s. Schutzimpfungen 352, 356
implicit denial 82
Impotenz 70 f, 190, 373, s. Sexualfunktionsstörungen 70 ff
Impulsiv-Petit mal 52, (klin. Fall) 396
Impressionsfraktur 281 f
Inaktivitätsatrophie 46
incontinentia urinae 68 f
s. Ischuria paradoxa 68
- et alvi 68
- intermittens 68
- permanens 68
infantile Zerebralparese 127 ff
Infarkt s. Hirninfarkt 295 ff
u. Rückenmarksinfarkt 317
Infarzierung, hämorrhagische 252
Infektkrampf 391
Influenza-Virus (Tab.) 220
Initialschrei (Tab.) 18, 397
Inion 108
Innenohrschwerhörigkeit 37, 387
Innervation (Synopsen) 62 u. 63
- periphere 62 f
- segmentale 62 f
Insektizide (Tab.) 358
Inselregion (Syn.) 80

Insult, s. ischämischer Insult 289 ff
u. Hirninfarkt 295
Intelligenzstörung 86, 147, 151 f
s.a. Demenz-Syndrome 151 f, geistige Behinderung u. Oligophrenie 86, 147
Intentionstremor 47, (Syn.) 73, 200
Interferenzmuster (Syn.) 110
internukleäre Opthalmoplegie 31 f
Intoxikation 17, 157, 188, 195 f, 354 ff, 362 ff
- Alkohol- 195 f, 357 (Tab.) 355 u. 358
- Antiepileptika- 402
- Arsen- 354, 357, 362 (Tabellen) 358 u. 364
- Blei- 362, (Tab.) 364
- Clioquinol- 354 (Tab.) 358
- CO- 157, 188
- DDT- (Tab.) 358
- Mangan- 157
- Medikamenten- (Tabellen) 355 u. 358
- Quecksilber- 362 (Tab.) 358
- Suchtmittel- (Tab.) 358
- Thallium- 354, 357, 362, (Tab.) 364
- Triorthokresylphosphat- 354
- und Polyneuropathie 354, 357 ff, (Tabellen) 355, 358 u. 364
intraspinaler Tumor 263 ff
- Lokalisation (Syn.) 264
- Metastase 267
intratumorale Blutung 240, 315
- apoplektisches Gliom 240, 315
- bei Hypophysenadenom 240
intrazerebrales Hämatom
s.a. Hirnblutung 119, 309, 276 ff, 306 ff
- traumatisches 276 ff
- vaskuläres 309
Intrinsic-Faktor 191
Inzidenzrate (Syn.) 13
Ischämie-Test 379
ischämischer Insult s. Hirninfarkt 289 ff, u. transitorisch ischämische Attacke (TIA) 295
Ischiadikusläsion 334
Ischialgie s. Lumboischialgie 14, 87, 343
Ischias-Skoliose 343
ischuria paradoxa s. incontinentia urinae 68
isoelektrische Fokussierung 104, 235
- oligoklonale Banden (Abb.) 235
Isotopendiagnostik 123, 269, (Farbtafel) 411
- Hirnszintigramm 123, 411
- Knochenszintigramm 269
- Liquorszintigraphie 123
- PET, SPECT 123
Ixodes ricinus 215 ff s.a. Verbreitung der Zecken (Syn.) 216
- und Borreliose 215 ff
- und FSME 220

Jacod-Syndrom 31
Jakob-Creutzfeld-Pseudosklerose 95, s. Creutzfeld-Jakob-Krankheit 171
Jackson-
- Anfall 60, 281
- - bei Subarachnoidalblutung 310

Sachverzeichnis

- Epilepsie 60, 281
- Status 397, 399
- Syndrom 44
Jaktationen 51, 170
Jamais vu-Erlebnis s.a. Aura 18, 397
Janetta-Operation 386
Jargon-Aphasie 78
Jarisch-Herxheimer-Reaktion 214
Jeans-Krankheit 333
Jefferson-Syndrom 30
Jendrassik-Handgriff 56
Jodstärke-Test n. Minor 65

Kaliumstoffwechselstörung 377
Kalzium-Antagonist 316 (Tab.) 383
Kandidose (Tab.) 228
Kaposi-Sarkom bei AIDS 223
Kardiolipin-Komplementbindungsreaktion 214
Kardiomyopathie 179, 216, 359, 379
- bei Borreliose 216
- bei Diabetes mellitus 359
- bei Friedreich-Krankheit 179
- bei Myopathie 380
Karotis 115 ff, 263, 280 f, 300 f
- Angiographie (Abb.) 115, 263
  s.a. Subtraktionsangiographie, digitale (DSA) 116 f, (Abb.) 117
- - selektive 115
- - transfemorale 115
- - - Aneurysma (Abb.) 315
- - - Angiom (Abb.) 116, 263
- - - Anomalie der Hirngefäße (Abb.) 117
- - - Aortenbogen (Abb.) 117
- Desobliteration 115, 300 f
- Kavernosus-Fistel 271, 280
- Sinus-Syndrom 17, 389
- Siphon (Abb.) 115
- Stenose 115
- Thrombose, traumatische 281
- Verletzung 280 f
- Verschluß (Abb.) 298
Karpaltunnelsyndrom 322, 329 ff, 364, (Abb.) 330, (klin. Fall) 331
- und Brachialgia paraesthetica nocturna 331, 340
- - Dekompression des N. medianus 331
- - Flaschenzeichen (Abb.) 330
- - Polyneuropathie (klin.Fall) 364
- Ursachen (Tab.) 329
Karpfenmund 187
Karpodedalspasmus 187
Karzinom-Metastasen 254, 267, 303, 321, 339, 342, (Farbtafel) 410
  s.a. Meningeosis carcinomatosa 30, 219, 255, 410
- des Armplexus 339
- des Beinplexus 342
- des Gehirns 254
- intraspinale 267
- peripherer Nerven 321
Kataplexie s. Narkolepsie 400 f
Katarakt 373
Kauda-Syndrom 100 f, 138, 263, 342, 346 ff, (Farbtafel) 418
- bei medialem Diskusprolaps 101 (Syn.) 346, (Myelogramm) 347

- - Metastasen (Farbtafel) 418
- - Tumor der Cauda eqina 263
- und Reithosenanästhesie (Syn.) 100
Kaumuskulatur 20, 32 f, 217, 302, 370
- Claudicatio intermittens 302
- Parese 32, 370
- Trismus 217
Kausalgie 14 f, (Tab.) 15, 321
Kavernom 260
Kavernosus-Syndrom (Tab.) 30, 280, 304
- A. carotis cavernosus-Fistel 280
- Sinus cavernosus-Syndrom 30
- Sinus cavernosus-Thrombose 304
Kayser-Fleischer-Kornealring 186
Kearns-Sayre-Syndrom 369, 379
Keilbeinflügelsyndrom 30
Keilwirbel 135
Keimzelltumoren 250
Kennedy-Syndrom s. Foster-Kennedy-Syndrom 24, 249
Kennmuskeln 344
Kernig-Zeichen 21, 204
Kernikterus 128, 169
Kernspintomographie 121 f, 140 f, 144 ff, 154, 234 ff, 244 ff, 261, 296
- Indikation u. Kontraindikation 122
- - Aneurysma, Angiom 261
- - Astrozytom (MRT-Abb.) 244
- - Dandy-Walker-Syndrom (MRT-Abb.) 144
- - Glioblastom (MRT-Abb.) 246
- - ischämische Insulte 296
- - Kopf und Wirbelsäule (MRT-Abb.) 122
- - Meningeom (MRT-Abbildungen) 249 u. 250
- - Multiple Sklerose (MRT-Abb.) 236
- - Spin-Echo-Technik 121
- - Syringomyelie (MRT-Abb.) 141
Kinderlähmung, spinale 224
Kinking 267
Kinn-Jugulum-Abstand 21, 343
Kiphard-Methode 131
Kleine-Levin-Syndrom 401
Kleinhirn- 74, 90, 128, 114, 177 ff, (Syn.) 143, 180 f, 200 f, 244, 261, 301, 307
- Angiom 261
- Ataxie 74, 128, 177 ff, 244
- Atrophie 180 f, 201
- - alkoholische 180
- - bei Nonne-Pierre-Marie-Krankheit 180
- - cérébelleuse tardive 180, 200
- - olivo-ponto-zerebellare (CT-Abb.) 181
- - paraneoplastische 181
- - toxisch-metabolische 201
- Blutung 307, (CT-Abb.) 311
- Brückenwinkeltumor 38, (CT-Abb.) 248, 387
- Dysplasie (MRT-Abb.) 144
- Infarkt 301
- Operation 301
- Tumor 90
- Verlagerung bei Chiari-Malformation (Syn.) 143

Klippel-Feil-Syndrom 132 ff, (Rö-Abb.) 135
klonische Grand mal-Phase 397
Klonus 97
Klüver-Bucy-Syndrom 71, 95
Klumpke-Lähmung 337
Knie-Hacke-Versuch 72
Kniekußzeichen 205
Knipsreflex 53
Knochenszintigramm 269
Kohlenhydratstoffwechselstörungen (Tab.) 185
Koitus-Kopfschmerz, benigner 87
Kokain 26, 85
- Abusus 26
- Wanzen 85
Koli-Meningitis 206
Kollagenosen 113, 303, 355, 361, 366
- und Hirngefäßerkrankung 303
- - Panarteriitis nodosa 113, 303
- und Myositis 366
- und Polyneuropathie (Tab.) 355
Kollaps s. Synkope 16 f
Koloidzyste 251
Koma s. Coma u. Vigilanzstörung 83, 192 f, 274 f
Kompartment-Syndrom 322, 336
  s. Tibialis anterior-Syndrom 336
Kompressions-Syndrom 100, 222, 286, 322, 339 ff
- Engpaßsyndrom 339
- - Hyperabduktions-Syndrom 339
- - Kostoklavikular-Syndrom 339
- - Scalenus-Syndrom 339
- Kauda-Syndrom 100
- peripherer Nerven (Tab.) 322
- Rückenmarks-
- - Fraktur der BWS (CT-Abb.) 286
- Thoracic-outlet-Syndrom 339
- Wurzel- 342 ff
Konfabulation 153, 198
Konfliktsituation 16, 19, 72, 84, 87, 387 ff, 404
- und Amnesie 84
- - epileptischer Anfall 19, 87
- - low back pain 87
- - Ménière-Anfall (klin. Fall) 388
- - Myasthenia gravis 87, 367 f
- - psychogener Anfall (klin. Fall) 404
- - Schlaganfall 87
- - Sexualfunktionsstörung 72
- - Spannungskopfschmerzen 16, 87
- - synkopaler Anfall 389
konstruktive Apraxie 81 f, (Tab.) 82
Kontraktur, 45, 167, 325, 365, 374
- bei Dystonie 167
- bei Muskeldystrophie 374
- bei Polymyositis (Syn.) 365
- des N. facialis 325
- spastische (Abb.) 45
Kontrastmittel, 115 f, 118 f, 122, 138, 230, 261
- Anreicherung s. Enhancement 119, 230
- jodhaltiges, wasserlösliches 118
- - Angiographie 115 ff, (Abbildungen) 116 u. 117

– – Computertomographie (Abb.) 116 u. 118 ff, 261
– – Myelographie (Abb.) 118
– paramagnetisches s.a. MRT 122
Kontrazeptiva, orale s. Ovulationshemmer 304, 382, 384
Kontusionspsychose 276
Konus-Syndrom 100 f
Konvergenzreaktion der Pupillen 26
Konversionssyndrom 19, 87, 404
– bei psychogener Anästhesie, Amnesie, Aphonie, Blindheit, Parese, Synkope 87
– – psychogenem Schmerz, Schwindel, Tremor 87
– und großer hysterischer Anfall 19, 87, 404
Konzentrische Sklerose Balo 236
Koordinationsstörung s.a. Ataxie 72 ff, 86, 177 ff, 196 ff
– Adiadochokinese 72
– Ataxie 72, 180
– Bradydiadochokinese 72
– Dysdiadochokinese 72
– Dysmetrie 72
– Intentionstremor (Syn.) 73
– Untersuchung
– – Bárány-Versuch 72
– – Romberg-Versuch 73
– – Unterberger-Tretversuch (Syn.) 74
– Ursachen 73 f, 177 ff, 196 ff
Kopfschmerzen 15 f, 33, 90, 102, 114, 202 f, 239, 258 ff, 271 f, 282 ff, 306, 311, 381 ff, s.a. Migräne 381
u. Tension headache 87
– Anamnese 15 f
– Ursachen 16, 90, 202, 239, 260, 265, 271 f, 282, 290, 303, 306, 311
– – Angiom, Hirntumor, 260,239
– – Arteriitis cranialis 303
– – Bing-Horton-Syndrom 17, 384 f
– – Commotio cerebri 271 f
– – Glaukomanfall 16
– – hoher Halsmarktumor 265
– – Hydrozephalus 90
– – Koitus 87, Konflikt 16, 87
– – Liquorfistel 282
– – Meningitis, Enzephalitis 202 f
– – postpunktionell 102
– – Schlaganfall 290, 306
– – Sinusitis 16, 114
– – Sinusthrombose 90
– – Subarachnoidalblutung 311
– – Trigeminusneuralgie 16, 33, 385 f
Kopftetanus 217
Koprolalie 53
Kornealreflex 32 f, 92
Korneomandibularreflex 92
Korsakow-
– Psychose (Syn.) 198
– Syndrom 198 f, 276
– – traumatisches 276
– – Wernicke- 198 f
Kortex 50, 60, 163, 170, 398
– Aktivität und Jackson-Anfall 163, 398
– prämotorischer 170
kortikale Anfälle 398

Kortikosteroidtherapie s.a. Glukokortikoide 236, 242, 261, 274, 299 ff, 308, 373, 341, 366, 369, 395
– Arteriitis cranialis 303
– BNS-Krämpfe 395
– Dystrophische Myotonie 373
– Hirnödem 242, 274
– Multiple Sklerose 236
– Myasthenia gravis 369
– neuralgische Schulteramyotrophie 341
– Polymyositis 366
– Schlaganfall 299, 303, 308
Kostoklavikularsyndrom 339
Kraftprüfung, 20, 42 f
– quantitative Beurteilung der Muskelkraft (Tab.) 42
– Untersuchung der Motorik (Tab.) 20, 42
Krallenhand bei Ulnarisläsion (Syn.) 331 f
Krampfanfall s. Grand mal 397 ff
Krampi s.a. Wadenkrampf 363, 370, 379
Kraniopharyngeom 251
Krankengymnastik s.a. Bobath-Methode 131, 158 f u. Bewegungstherapie 237, 275, 301, 342, 349, 363
– bei Hirnverletzung 275,
– – Little-Krankheit 131,
– – Lumbago 349
– – Multipler Sklerose 237
– – Parkinson-Krankheit 159
– – Plexuslähmung 342,
– – Polyneuropathie 363
– – Schlaganfall 301, 316
Kremasterreflex (Syn.) 58, 100
Kreuzschmerzen 14, 87, 349
Krise, 19, 87, 89 f, 95, 156 f, 187, 194, 197, 213 f, 245, 294, 359, 367, 370
– abdominelle 194
– akinetische 156 f (Syn.)157
– biographische (Tab.) 19, 87
– cholinerge 367, 370
– hepatische
– hydrozephale 89 f, 245
– hypertensive 294
– hypokalzämische 187
– myasthenische 87, 367, 370
– porphyrische 194, 359
– sympathikotone 95
– tabische 213 f
– vegetative 197
Krokodilstränenphänomen 326
kryptogene Epilepsie 391
Kryptokokkose (Tab.) 228
Kugelberg-Welander-Krankheit (Tab.) 174
Kulissenphänomen 41
Kupula 39
Kupferstoffwechselstörung 186 f
Kyphoskoliose 134, 140, 179

Labyrinth-Stellreflex 130
Lachen, 86, 95, 390, 398, 401
– als Auslöser
– – eines kataplektischen Anfalls 401
– – eines synkopalen Anfalls (Tab.) 390
– bei Affektinkontinenz 86
– im Durchgangssyndrom 95
– im epileptischen Anfall 398

– Risus sardonicus bei Tetanus 217
– und Weinen, pathologisches 86
Lähmung, s.a. Parese 32, 42 ff, 86, 99 f, 155, 174, 190, 224, 284, 328 f, 337 ff, 362, 377 f, 398, 400
– atrophische 44 ff, 174 (Abb.) 46
– Blasen- 68
– Entbindungs- 342
– Halbseiten- 44
– hyperkaliämische (Gamstorp) 378
– hypokaliämische 377
– Kinder- 224
– latente (Syn.) 43
– normokaliämische 378
– paralysie des amants 329
– Parkbank- 328
– paroxysmale familiäre 377
– periodische dyskaliämische 377
– periphere 42, 174
– Plexus- 337 ff
– postparoxysmale 398
– professionelle 329
– psychogene 87
– quantitative Beurteilung (Tab.) 42
– Schlaf- 328, 400
– schlaffe 44, 46, 99, 174, 224
– Schüttel- 155
– sensomotorische (Syn.) 355
u. (Tab.) 362
– spastische (Abb.) 45, 99
– traumatische 284
– zentrale 42, (Syn.) 45
Lafora-Einschlußkörperchen 185
Lageempfindung 190
Lagerungs-
– Nystagmus 38 f, (Tab.) 39
– Schwindel 39, 387
– Training 387
Lagophthalmus 34
Laktatkonzentration im Liquor 84, (Tabellen) 104 u.206
lakunäre Infarkte 154, 294
Lambert-Eaton-Syndrom 369 ff, (klin. Fall) 371
– EMG-Befund (Syn.) 369
Laminektomie 229, 286
Landau-Reflex 130
Landry-Paralyse 352
lanzinierende Schmerzen 213
Laryngospasmus 187
Lasègue-Zeichen 21 f, (Tab.) 204, 343
Lateralsklerose, amyotrophische 175 f
Lateropulsion 156
Lautheitsausgleich 37, 387
LCM-Virus (Tab.) 220
Le Fort-Fraktur (Tab.) 273
Legasthenie 86
Legionärskrankheit 202
Leigh-Syndrom 199
Leitungsaphasie (Tab.) 79
Leitungsstörung 111
Lennox-Gastaut-Syndrom 389, 395
Lepra 357
Leptospirosen 215
Lermoyez-Syndrom 387
Lesch-Nyhan-Syndrom 183 f
Lese-Epilepsie 392

Sachverzeichnis

Letalität und Mortalität 14
Leuchtbrille n. Frenzel 39
Leukämie, lymphatische 256
Leukenzephalopathie, 194, 223, 226, 241
- nach Chemotherapie 241
- progressive (HIV-induzierte) 223
- progressive multifokale 194
- subakute, sklerosierende (SSPE) 226
Leukodystrophie, metachromatische (Tab.) 183
Leukoplakie der Zunge 223
Levodopa-Therapie s. Dopamin 157 ff, (Tab.) 159
Lhermitte-Zeichen 21, 233, 265
Lichtreaktion der Pupillen (Tab.) 20, 26
Lidkrampf s. Blepharospasmus 21, 51, 166, 187
Lid-Lag-Phänomen 371
Lidschlußreflex 34
Liftschwindel 16
Ligamentum (Tab.) 102, 322, 343
- carpi palmare 322
- cruciatum cruris 322
- inguinale 322
- interspinale 102
- lanciniatum 322
- longitudinale posterius 343
Lilakrankheit s. Dermatomyositis 365
limbisches System 398
Lindau-Tumor (Tab.) 150
Lingua plicata 323
Linkshändigkeit und Aphasie 80
Lipoidspeicherkrankheiten (Tab.) 182
Lipom, spinales 137 f, (CT-Abb.) 138
Liquor-
- Fistel s.a. Liquorrhö 20 f, 203, 271, 287
- gängigkeit der Antibiotika 205
- Metastase 245, 268, (Farbtafel) 418
- Zirkulation (Syn.) 90, 123, 312
Liquorbefund, pathologischer (Tabellen) 104, 206, 219, 227, 228, (Farbtafeln) 410 u. 418
- bei Borreliose 217
- - Contusio cerebri 274
- - Guillain-Barré–Syndrom 353
- - Helminthenbefall des ZNS 228
- - Herdenzephalitis 209
- - Herpes simplex-Enzephalitis 221
- - Hirnabszeß 211
- - Meningeosis carcinomatosa 255, 410
- - Meningeosis leucaemica 256
- - Meningitis 104, 204 f, 219
- - Multipler Sklerose 234
- - Neurolues 214
- - Pilzbefall des ZNS 228
- - Pleozytose 103 f, (Tab.) 104
- - Plexusläsion 338
- - Polyneuropathie 363
- - Protozoeninfektion des ZNS 227
- - Subarachnoidalblutung (SAB) 104, 410
- - Wurzelausriß 338
- Sperrliquor 104
- Tumorzellen 241, 246, 410
- Xanthochromie 102, 308
- zytoalbuminäre Dissoziation 104, 353

Liquordiagnostik 102 ff, (Tab.)104, (Farbtafeln) 410 u. 418
- Alkohol im Liquor (Tab.) 228
- Berliner-Blau-Reaktion 102
- Delpech-Lichtblau-Quotient 103
- Drei-Gläser-Probe 102
- Gramfärbung 205
- Lumbalpunktion 102 f, (Syn.) 103
- Normalbefunde (Tab.) 104
- - Eiweißgehalt 103 f
- - Laktatkonzentration 104
- - Zellzahl 102 f
- - Zucker 104
- oligoklonale Banden 103
- Pandy-Reaktion 103
- Pappenheim-Färbung 102
- Queckenstedt-Versuch 102
- Sedimentation nach Sayk 102
- Szintigraphie 123
- Valsalva-Preßversuch 102
- Ziehl-Neelsen-Färbung (Tab.) 206
- Zytologie (Farbtafeln) 410, 418
Liquorfistel 203, (Syn.) 271, 282
Liquorrhö 20 f, 203, 271, 281 f
- Oto- 282
- Otorhino- 20
- Rhino- 282
Listeria monocytogenes 207
Lisurid 253
Lithium 167
Little-Krankheit 128, (klin. Fall) 132
- und Athetose 169 f, (Video-Abb.) 170
- und Status marmoratus (Syn.) 129, 169
Lobulus 69, 81
- paracentralis (Syn.) 69
- parietalis 81
Locked-in-Syndrom 94, 201
Löwenstimme 76, 179
Loge de Guyon (Tab.) 322, 332
Logopädie 75, 77 ff, 132, 180, 224, 237, 275, 301, 366, (Farbtafel 409)
- Aphasiediagnostik 75
- - Hirntrauma 275
- - Little-Krankheit 132
- - Schlaganfall 301
- - Test 79, (Farbtafel) 409
- Dysarthrie (Syn.) 75, 224
- Nonne-Pierre-Marie- Krankheit 180
- Polymyositis 366
Logorrhö (Tab.) 78
Louis-Bar-Syndrom 178
Low back pain s. Lumbago 14, 87, 342 f, (klin. Fall) 349
Low pressure hydrocephalus 90 f
Lues s. Neurolues 26 f, 212 ff
- cerebrospinalis 212
- connata 213
- Diagnostik 214
- - Argyll-Robertson-Phänomen 26 f, 214
- - FTA-ABS-Test 214
- - Kardiolipin-Komplementbindungsreaktion 214
- - TPHA-Test, 214
- Therapie 214
- und Progressive Paralyse 213 f (klin. Fall) 214
- und Tabes dorsalis 213

- Verlaufsformen (Syn.) 213
Lumbago 14, 342 f
Lumbalpunktion 94, 102 ff, 118, 319
- Kontraindikation 94, 105
- Technik (Syn.) 103
- und Myelographie 118
Lumboischialgie s. Lumbago u. Ischialgie 14, 87, 343 ff
- radikulärer Schmerz 343 ff, (Syn.) 345
- Ursachen 216, 263 ff, 344 ff
- - Borreliose 216
- - lumbaler Bandscheibenvorfall 285, 344 ff
- - spinale Tumoren u. Metastasen 263 ff
Lupus erythematodes 361, 366
Luxationsfraktur der WS 283, 285
Luxusperfusion 295
Lyme disease s. Borreliose 216 f
Lymphadenosis cutis benigna 356
lymphatische Leukämie 256
Lymphom, malignes 250, 304, 361, 410
- und Sinusthrombose 304
- Zytologie 250, 361, (Farbtafel) 410
lymphozytäre Meningitis 206, 218 f,
- bei Tuberkulose (Tab.) 206
- Erreger (Tabellen) 219, u. 220
- Therapie (Tab.) 219
- Zellpräparat (Farbtafel) 410
Lyssa s.a. Tollwut 220, 225 f
- Dysphagie 225
- Hydro- und Photophobie 225
- Impfprophylaxe 226

Mäusegeruch 184
Magersucht 198, 201
Magnetresonanz-Tomographie (MRT) s. Kernspintomographie 121 f
Makroangiopathie 292
Makroglobulinämie 362
Makrophagen 295, 307, (Farbtafel) 410
Malabsorption 191 (Tab.) 355
Maladie de Charcot 175
Maladie des tics 53
Malaria, zerebrale (Tab.) 227
Malformation s.a. Fehlbildungen 38, 90, 127 ff, 137 ff, 143, 281
malignes Lymphom 361
Malnutrition 198, 201, 354, 358
- bei Anorexia nervosa 201
- und Polyneuropathie 354, (Tab.) 358
- - Wernicke-Enzephalopathie 198
Mammakarzinom 267 f
Mandibulargelenkneuralgie 386
Mangan-Intoxikation 157
Mantelkantensyndrom 44, 68, 249
MAO-B-Hemmer 161
Marasmus 95, 163, 214
march of convulsion 402
Markscheidenzerfall 190, 231, 234
Masern 166, 220, 226, 234
- Antikörpertiter 226, 234
- - bei Multipler Sklerose 234
- - bei SSPE 226
- Enzephalitis 166
- Virus (Tab.) 220, 226
Maskengesicht 21

Sachverzeichnis 443

Massenblutung, hypertensive s.a. Hirnblutung 119, 298, 306 ff u. (Farbtafel) 420
- Diagnostik (CT-Abbildungen) 119 u. 308
- - DD: Hirninfarkt (Tab.) 298
- - häufigste Lokalisation (Syn.) 307
- - pathologisch-anatomischer Befund 420
- Therapie 308, (klin. Fall) 309
Massenverschiebung, intrakranielle s.a. raumfordernder intrakranieller Prozeß 93, 114, 120, 240 ff, 271, 277 ff
- bei Glioblastom (CT-Abb.) 246
- - Hirninfarkt (CT-Abb.) 120
- - Meningeom (MRT-Abb.) 250
- - Mittelhirneinklemmmung (Syn.) 93
- - subduralem Hämatom (CT-Abb.) 277
Masseterreflex 32 f, 41, 112
Mastoiditis 203 f, 211, 303 f
  als Ursache von
- Hirnabszeß 211
- Meningitis 203 f
- Sinusthrombose 303 f
Mc Ardle-Syndrom 185, 379
MCD s. minimale zerebrale Dysfunktion 86
Mediainfarkt 66, (Synopsen) 291 u. 293, (CT-Abbildungen) 120 u. 296
- Gefäßareal (Syn.) 293
- hämorrhagischer (CT-Abb.) 296
- Stenose der A. cerebri media (Syn.) 293
- Symptomatologie (Syn.) 291
Medianusläsion s. Karpaltunnelsyndrom 329 ff
- Therapie 331
- und Flaschenzeichen (Abb.) 330
- - Nervenleitgeschwindigkeit (Syn.) 111
- - Schwurhand (Syn.) 331
- - Sensibilitätsstörung (Abb.) 61, (Syn.) 331, 329 ff
- - Sudeck-Syndrom (Tab.) 15, 322
- - Thenaratrophie (Abb.) 330
Medulloblastom 239, 245
Mees-Nagelstreifen
- Arsenpolyneuropathie 357
- Thaliumpolyneuropathie 357
Megalomanie 85, 213
Meige-Krankheit 166
Melkersson-Rosenthal-Syndrom 323, 325
Membran 98, 373
- Schädigung 373
- Struktur, neuronale 98
Ménière-Krankheit 16, 387 ff, (klin. Fall) 389
- Fowler-Test 387
- Nausea-Komplex (Syn.) 16
- Pathophysiologie 387
- Therapie 388
- und Migräne 381 f, 387
Meningeales Syndrom (Tab.) 206, 219
Meningealkarzinose 255, 268, (Farbtafel) 410
Meningeom 23, 30 ff, 120, 238, 248 ff, 264, 269, (klin. Fall) 399, 416

- der Olfaktoriusrinne 23, (CT-Abb.) 120 u. (Farbtafel) 416
- der Fossa lateralis 416,
- des Keilbeinflügels 30, 399 (MRT-Abbildungen) 249 u. 250,
- meningeales Melanom 248
- parasagittales Meningeom s. Mantelkantensyndrom 249
- spinales (Syn.) 264, 269
- Trigeminus- 33
Meningeosis 30, 219, 255 f, 268, 410
- carcinomatosa 30, 219, 255, (Farbtafel) 410
- leucaemica 255 f, 268
Meningismus 15, 21 f, (Tab.) 204, 218, 255 ff
Meningitis 30, 41, 105, 202 ff, 219 ff, (Farbtafeln) 410 u.414
- bakterielle 104, 138, 202 ff,
- Basal- 30, 41, 203, 206 f, 414
- eitrige 205 f, (klin. Fall) 207
- Diagnostik (Tabellen) 219 u.220
- - Meningismus (Tab.) 204
- - Pleozytose, granulozytäre 105
- - Sofortmaßnahmen (Tab.) 206
- - Therapie (Tab.) 207
- - Hauben- (Tab.) 206, 414
- HIV-induzierte 223
- Inzidenz (Syn.) 202
- luische 212
- lymphozytäre (Tab.) 219
- - zytologischer Befund 410
- - tuberkulöse (klin. Fall) 208
- - Frühgeneralisation 207
- - Spätmanifestation 207
- - Therapie (Tab.) 206
- - virale (klin.Fall) 219, (Tab.) 220
Meningoenzephalitis 202 ff, 220 ff, (Tabellen) 220 u. 228
Meningokokken-Meningitis 202 ff
- Meningitis cerebrospinalis epidemica 202
- Antibiotikatherapie (Tab.) 207
- Sepsis s. Waterhouse-Friderichsen-Syndrom 205
Meningozele u. Meningomyelozele s. Neuralrohrdefekte (Syn.) 136
Meningopolyneuritis 216
Meralgia paraesthetica 322, 333
Merkleistungsstörung s. Gedächtnisstörung 84, 90, 151 ff, 189, 198, 272, 292, 294
- und Amnesie 83 f, 189, 272, 294
- Ursachen 151, 198, 294, 272
Metachromatische Leukodystrophie (Tab.) 183
Metatarsalgie s.a. Morton-Neuralgie 322
Metastasen 238, 254 ff, 267 ff, 418
- - hämatogene (Syn.) 268
- - Liquor- (Farbtafel) 418
- intrazerebrale 238, 254 ff (Syn.) 238, (CT-Abb.) 257
- intraspinale 267 ff
metastatische Herdenzephalitis 209
Migräne 15, 60, 261, 381 ff, (Syn.) 382
- Anfall 15, (klin. Fall) 384

- Formen
- - Basilaris- 381
- - einfache 381
- - Hemikranie 15
- - hemiplegische 381
- - klassische 15, 381
- - komplizierte 60, 381
- - ophthalmische 381
- - ophthalmoplegische 261
- - Prävalenz (Syn.) 382
- - Prophylaxe (Tab.) 383
- - Status migraenosus 381
- - Therapie (Tab.) 383
- - und Epilepsie 383
- - und M. Ménière 383
Migraine
- accompagnée 381
- cervicale 16, 381
Mikro-
- Aneurysma 307
- Angiom 310
- graphie 48 f, Schriftprobe (Abb.) 49
- phonie 155
- zephalie 227
- zirkulationsstörung 272, 285
- - bei Commotio cerebri 272
- - - Commotio spinalis 285
- - - Ménière-Krankheit 387
Mikropolygyrie 128, (Farbtafel) 412
Miktionsstörung s.a. Blasenstörung 68 ff, Harninkontinenz, Incontinentia uriniae, u. Rententio urinae (Syn.) 69, (Tab.) 70, 96, 190, 232, 292
- bei funikulärer Myelose 190
- - Hirninfarkt (Syn.) 292
- - Multipler Sklerose 232
- - Querschnittslähmung 96
Miktionssynkope 17, 390
Millard-Gubler-Syndrom 44
mimisches Beben 22, 196, 213
Minderperfusion, zerebrale 294 f, 312, 388
minimale zerebrale Dysfunktion (MCD) 131
Minor-Schweißversuch 65, 321
Miosis 26 f, 92 f, 370
Mißbildungstumor 251
Mitbewegungen 42, 50, 158, 325
- choreatische 50
- des N. facialis 325
- fehlende 158
- physiologische 42
Mittelhirneinklemmung (Syn.) 93, s. Einklemmungssyndrom 92 f, Mittelhirnsyndrom 92 f, 274
- und Diabetes insipidus 274
- - Hyperthermie, Hypertonie 92
- - okulozephaler und ziliospinaler Reflex 92, 274
- - Opisthotonus 92, 274
- - Strecksynergien 92
Mittelohrschwerhörigkeit 37
mnestische Funktionen
- Altgedächtnis 84
- Merkleistung 84
Moberg-Schweißtest 66, (Farbtafel) 408
Möbius-Syndrom (Tab.) 31, 325
Monokelhämatom 273, 278

monoklonale Gammopathie 362
Mononeuritis 356
Mononeuropathia multiplex diabetica
  (Syn.) 335, 359, 362
Mononukleose 218, (Tab.) 355
- infektiöse 218
Monoparese, zentrale 44, 328
Monotherapie 159, 394
- der Epilepsien 394
- der Parkinson-Krankheit 159
Morbus
- Addison 379
- Alzheimer 84, 86, 151 f, 158, 171
- Balo 236
- Bechterew 168
- Behçet 304
- Biermer 190
- Binswanger 154
- Boeck 325, 366
- Bourneville 147
- Charcot 175
- Cushing 379
- Devic 236
- Duchenne-Aran 174
- Erb-Charcot 172
- Fahr 187 f
- Fölling 184
- Foix-Alajouanine 270
- Friedreich 177
- Gaucher 182
- v. Gierke 185
- Gilles-de-la-Tourette 53
- Hartnup 184
- Heine-Medin 224
- v. Hippel-Lindau 149
- Hodgkin 321
- Huntington 161
- Krabbe 183
- Kugelberg-Welander 174
- Little 128, 172
- Meige 166
- Ménière 38
- Nieman-Pick 182
- Nonne-Pierre-Marie 179
- Paget 133
- Parkinson 155
- Pfaundler-Hurler 185
- Pick 153
- Recklinghausen 146
- Schilder 236
- v. Strümpell 172
- Sturge-Weber 148
- Tay-Sachs 182
- Waldenström 362
- Weil 215
- Werdnig-Hoffmann 174
- Westphal 162
- Wilson 166, 186
Moro-Reflex 130
Mortalität und Letalität 14
Morton-Neuralgie s. Metatarsalgie 321
Moskowitz-Krankheit 303
Motilität 42
Motoneuron 44 ff, 111, 217
- Bahnung 49
- Erregung 111
- Hemmung 217

motorische Nervenleitgeschwindigkeit
  (Syn.) 111
Mount-Reback-Syndrom 402
Moyamoya-Krankheit 303
Münchhausen-Syndrom 87
Multiinfarktdemenz 154
Multiple Sklerose (MS) s. Encephalo-
  myelitis disseminata 17, 104, 108,
  230 ff, (klin. Fall) 237 u. (Farbtafel) 415
- Anamnese (Syn.) 232
- Diagnostik (Syn.) 231, (Tab.) 234
- - Charcot-Trias 231 f,
    (CT-Abb.) 237,
- - (MRT-Abb.) 236
- - evozierte Potentiale 108, 234
- - Frühsymptome 232 f
- - Hirnnerven-Symptome 231 f
- - Liquor (Tab.) 234
- - oligoklonales IgG (Abb.) 235
- Nord-Süd-Gefälle (Syn.) 231
- Sonderformen (Tab.) 236
- Therapie und Verlauf 236 ff
Multiplextyp (Syn.) 355, 359
- der diabetischen Neuropathie 355, 359
- der Polyneuropathien 355
Mumps-Meningitis 218, (Tab.) 220
Musculus
- adductor pollicis 330, (Abb.) 333
- bizeps 328, (Syn.) 344
- brachioradialis 328, (Syn.) 344, 373
- buccinator 34
- ciliaris 26, 28
- corrugator supercilii 323
- cremaster (Syn.) 58
- deltoideus 341, (Syn.) 344
- dilatator pupillae 27
- extensor carpi ulnaris 328
- - digitorum brevis 335, (Syn.) 345
- - digitorum longus 335
- - hallucis longus 335, (Syn.) 345, 346
- flexor carpi radialis 338
- - pollicis longus 329
- frontalis 35, 323
- gastrocnemius 112
- genioglossus 41
- glutaeus maximus (Syn.) 345
- - medius 333
- iliopsoas 333, (Syn.) 345
- infraspinatus 326, 338
- levator palpebrae 28
- masseter 32
- mylohoideus 32
- obliquus abdominis 28, 29, 57
- orbicularis oculi 323
- - oris 34
- orbitalis 27
- pectoralis major 338, (Syn.) 344
- peronaeus 335, 373
- pronator teres (Tab.) 322, 329 f, 338,
  (Syn.) 344
- psoas 342
- pterygoidei 32
- quadriceps (Syn.) 55, 59, 112, 333,
  (Syn.) 345
- rectus inferior (Abb.) 28
- - lateralis 29
- - medialis (Abb.) 28

- - superior 28
- rhomboideus (Tab.) 327
- serratus (Tab.) 327
- soleus (Tab.) 112
- sphincter externus (Syn.) 69
- - pupillae 26, 28
- sternocleidomastoideus 41, 134, 168,
  326 f, (Syn.) 327, 373
- supinator (Tab.) 338
- supraspinatus 326, 338
- tarsalis 27
- temporalis 32
- tibialis anterior 335, (Syn.) 345
- transversus 57
- trapezius 41, 326 f, (Syn.) 327
- trizeps brachii 338, 341, (Syn.) 344
- - surae (Syn.) 345
Musiktherapie 159
Muskel 41, 45 ff, 53, 109 f, 174, 187, 215,
  321 f, 336, 360 f, 366, 379
- Aktionspotentiale (MAP) 109
- Atrophie 46 f, 110, 174 f, 321, 360
- - neurale (Tab.) 360
- - neurogene 110, 175
- - spinale (Tab.) 174
- - - Duchenne-Aran 174
- - - Kugelberg-Welander 174
- - - Werdnig-Hoffmann 174
- Biopsie 112 f, (Abb.) 113, 322, 376
- Dehnungsreflex 53
- Enzyme 366
- Faszikulieren 41, 46 f, 379
- Hypertonus 45 f
- Hypotonus 45 f
- Kontraktur, ischämische 336
- Krampf 187, 361, 370
- Schmerz 215, 366
Muskeldystrophie, progressive 47, 174,
  374 ff, (Abb.) 375, (klin. Fall) 376
- Beratung, genetische 376
- Therapie und Prophylaxe 376
- Verlaufsformen
- - Beckengürtelform 374 f, (Tab.) 374
- - Becker Kiener 374
- - distale 374
- - Duchenne 374
- - fazio-skapulo-humerale 374
- - Gliedergürtelform (Tab.) 374
- - Gowers-Zeichen (Abb.) 375
- - okuläre 374
- - okulo-pharyngeale 374
- - Schultergürtelform 374 f
Mutismus, akinetischer 90
Myalgien 215, 366
Myasthenia gravis pseudoparalytica 30,
  87, 367 ff, (klin. Fall) 370
- Diagnostik
- - Antikörperbestimmung 368
- - EMG-Ermüdungs-Test
    (Syn.) 369
- - Facies myopathica (Abb.) 368
- - okuläre Symptome 29, 367 f,
    (Abb.) 368
- - Schweregrade (Tab.) 368
- - Tensilon-Test 368
- - Therapie 369 f (Tab.) 370
- - Immunsuppressiva 369

– – Thymektomie 369
– Verlauf
– – cholinerge Krise 367, 370
– – myasthenische Krise 87, 367, 370
Myasthenie, okuläre 367 f, (Abb. u. Tab.) 368
myasthenische Krise 87, 367, 370
Myatrophische Lateralsklerose
  s. Amyotrophische Lateralsklerose (ALS) 175 f
Mycobacterium
– Leprae 357
– tuberculosae (Tab.) 206, 223
Mydriasis 26 f, 93, 276, 278
– bei Einklemmungssyndrom 93
– bei subduralem Hämatom 278
Myelinolyse, zentrale pontine 196, 201
Myelitis transversa 202, 228
Myelo-CT 338
Myelographie 118, 230, 265 ff, 319, 347
– Indikation 118
– – Diskusprolaps (Myelogramm) 118 u. 347
– – Epiduralabszeß 230
– – Metastasen 269
– – Plexusparese 338
– – spinaler Tumor (klin.Fall) 266 f
– Technik 118
Myelom, s.a. Plasmozytom 321, 362
– multiples 321, (Tab.) 362
– Polyneuropathie 362
Myelomalazie 270, 307
Myelo-optico-Neuropathie, subakute (SMON) 354
Myelopathie 265, 270, 287
– angiodysgenetische nekrotisierende Foix-Alajouanine 270
– Strahlen- 287
– zervikale 265
Myelotomie 142
Myogelosen, paravertebrale 315, 343
Myoklonien 52, 178, 185, 226, 395
– arrhythmische 52
– Einschlafzuckungen 52
– generalisierte 52
– isolierte 52, 395
– pathologische (Tab.) 52
– periodische bei SSPE 226
– rhythmische 52
– und epileptische Anfälle (Tab.) 52, 395
myoklonisches Syndrom 52
Myoklonus, okulärer (Tab.) 40
Myoklonusepilepsie, progressive 52, 108
– Lafora 185
– Unterricht-Lundborg 52
Myokymien 52
Myopathia tarda hereditaria Welander 374, 376
Myopathien 110, 377 ff
– EMG-Diagnostik 110
– endokrin-metabolische u. toxische 379 f
– – bei Alkoholismus 380
– – – Endokrinopathien 379
– – – maligner Hyperthermie 380
– – exogen-toxische 380
– – mitochondriale 379

– mit periodischer Lähmung 377
Myorhythmien 52
Myositis, 95 f, 365 ff
– Dermato- 365
– okuläre 369
– ossificans 95 f, 97, 366 f, (Abb.) 367
– Poly- 365
Myotonia
– congenita 371
– paradoxa 372
myotone Reaktion 371
myotone Syndrome 371 ff, (Tab.) 371
– Dystrophische Myotonie Curschmann-Steinert 371 ff
– Myotonia congenita Becker 371 f
– Myotonia congenita Thomsen 371
– Paramyotonia congenita Eulenburg 371 f
– Therapie u. Verlauf 372
Myotonische Dystrophie
  s.a. Dystrophische Myotonie 371 ff, (klin. Fall) 373
– floppy infant 373
– Gonadenatrophie 371, 373
– Katarakt 373
– Therapie 373
Myxovirus 219 f, (Tab.) 220

Nachgreifen 57
Nackenbeugezeichen n. Lhermitte 21 (Syn.) 233
Nackensteifigkeit s. Meningismus 15, 21 f, 92, (Tab.) 204
Nadelaspiration 142
Narbenneurom 321
Narkolepsie 18, 400 f, (klin.Fall) 401
– DD: Sturzanfälle (Tab.) 400
– Hypersomnie, Dyssomnie 400
– hypnagoge Halluzinationen 401
– Kataplexie-Syndrom 18, (Syn.) 400
– Orgasmolepsie 401
– Therapie 401
– Wachanfälle 400
Narkoselähmung 328
Nasoziliarisneuralgie (Tab.) 386
Nausea-Komplex (Syn.) 16, 133, 272
Neglect 25, 82
– Hemineglect 82
– und Anosognosie 82
– – Hemianopsie 25
Neisseria meningitidis 205, 207
Neokortex 398
Neologismus 77, 79
Neostigmin 372
Neozerebellum 74
Nerven 33, 112 f, 334 ff, 340 ff, 363
– Aktionspotential 112
– Austrittspunkte (NAP) (Syn.) 33
– Biopsie (Abb.) 113, 363
– – N. suralis 363
– Dehnungsschmerz 21 f, 203 f, 343
– Naht 336
– Transplantation 334, 340
– Tumor, primärer 321
Nervenläsion, periphere 60, 63, 321 ff
– des Beckengürtels 333
– des Schultergürtels 326

– Einteilung nach Seddon (Tab.) 322
– Kompressionssyndrome (Tab.) 322
– – Guyon-Syndrom 322
– – Karpaltunnelsyndrom 322
– – Meralgia paraesthetica 322
– – Metatarsalgie 322
– – Pronator teres-Syndrom 322
– – Sulcus ulnaris-Syndrom 322
– – Supinatorlogen-Syndrom 322
– – Tarsaltunnel-Syndrom 322
– Prävalenz (Syn.) 322
– Therapie 323, 325, 333
– Ursachen 321
Nervenleitgeschwindigkeit (NLG)
  s. Neurographie 111 f
– antidrom sensible 112
– F-Welle 111
– Indikation und Technik 112
– motorische (Syn.) 111
– orthodrom sensible 112
Nervus
– abduzens 29
– accessorius 40, 41, 326 f, (Syn.) 327
– auricularis magnus 62 f, 337
– – posterior 36
– axillaris 62 f, 337
– cochlearis 36
– coccygeus 341
– cutaneus femoralis lateralis 62 f, 322, 333, 341
– cutaneus surae lateralis 326
– dorsalis scapulae 337
– facialis 34 f, 44
– femoralis 62, 333 f, 341
– genitofemoralis 62, 333, 341
– glossopharyngeus 40 f, 386, 389
– glutaeus inferior 333
– – superior 333
– hypoglossus 40 f, 44, 301, 337
– iliohypogastricus 62 f, 333, 341
– ilioinguinalis 62, 341
– intermedius 35
– ischiadicus 334, 341
– lingualis 32, 34
– mandibularis 35
– medianus 15, 62 f, 322, 329 ff
– musculocutaneus 328, 337
– obturatorius 63, 341
– occipitalis major 63
– – minor 63, 337
– oculomotorius 27, 29, 44
– olfactorius 22 f
– opticus 190
– palmaris n. mediani 62
– pectoralis medialis 337
– peronaeus profundus 62, 322, 335
– – superficialis 36, 62, 335
– phrenicus 337
– plantaris lateralis 63
– – medialis 63
– pudendus 70, 341
– radialis 322, 328
– recurrens 40 f, 42, 301
– saphenus 62 f, 333
– spinalis 63
– statoacusticus s. vestibulo-cochlearis 17, 38

- superficialis n. radialis 62
- suprascapularis 326
- suralis 62 f, 363
- thoracicus longus 327, 337
- tibialis 63, 322
- transversus colli 62, 337
- trigeminus 30, 32 f, 62 f
- trochlearis 29
- ulnaris 322
- vagus 40 f
- vestibularis 17, 36
- vestibulo-cochlearis 17, 38

Netzhautablösung 221
Neugeborenenkrämpfe 184
neurale Muskelatrophie (Tab.) 360
Neuralgie 14 ff, 42, 321, 333, 352, 385 ff, (Tab.) 386
- Aurikulotemporalis- 386
- DD: Kausalgie (Tab.) 15
- Glossopharyngeus- 42, 386, 389
- Morton- 321
- Nasoziliaris- (Charlin-) 386
- Obturatorius- 333
- Occipitalis- 16
- Trigeminus- 16, 385 f, (klin. Fall) 386
- postherpetische (Zoster-) 352
- Pterygopalatinum- (Sluder-) 386
- seltene Gesichts- (Tab.) 386

neuralgische Schulteramyotrophie 340 f, 356
Neuralrohr-Defekte s. Meningozele (Syn.) 136
Neurinom 33, 37 f, 248, 266, 387
- Akustikus- 37 f, 114, 247 f, (CT-Abb.) 248, 387
- des N. trigeminus 33
- des N. vestibularis 37 f
- spinales (Rö-HWS-Abb.), (klin. Fall) 266

Neuritis, 24, 355 f
- Armplexus- 340, 356
- Mono- (Tab.) 355
- N. optici 24
- Poly- 356
- retrobulbäre 24

Neuroblastom 242
Neurofibromatose s. Recklinghausen-Krankheit 146 f
Neurographie s.a. Nervenleitgeschwindigkeit (NLG) 111
Neuroleptika 50 161 ff, 197, 380, 402
- als Ursache von
- - Früh- und Spätdyskinesien 402
- - maligner Hyperthermie 380
- - Parkinsonismus 161
- zur Therapie
- - des Alkoholdelirs 197
- - der Chorea major 163

Neurolues s. Lues 212 ff, (Syn.) 213
Neurolyse 323, 328, 334
neuromuskuläre Übertragung,
- Störungen der 357, 367
- - bei Botulismus 357
- - bei Myasthenia gravis 367

Neuromschmerzen 321
Neuromyelitis optica Devic 236
Neuromyotonie 372

Neuron 44 ff, 98, 111, 157, 177, 217
- dopaminerges 157
- motorisches s. Motoneuron 44 ff, 111, (Syn.) 177, 217
- postsynaptisches 98

neuronale Tumoren 242
- Gangliozytom 242
- Neuroblastom 242

neuronale Zellen (Tab.) 242
Neuronitis vestibularis 17
neurotrope Viren s. virale Meningitis und Enzephalitis (Tab.) 220
Neuro-ophthalmologische Syndrome 23, 199
Neuropathie s. Polyneuropathie u. Polyneuritis 259, 353 ff, 360 f
- autonome 259, 353
- diabetische 259
- hereditäre motorisch sensible HMSN (Tab.) 360
- hereditäre sensible (HSN) 360
- Pandysautonomie 353
- paraneoplastische 361

neuropsychologische Syndrome 76 ff, 128, 152, 193, 273
- Aphasie-Test 79 (Farbtafel) 409
- Ursachen 128, 152, 193, 273
- Wahrnehmung und Bewegung (Syn.) 77
- - Agnosie 82, Aphasie 77, Apraxie 81
- - Agraphie, Akalkulie, Alexie 80

neurophysiologische Verfahren 105 ff
Neuropraxie (Tab.) 322
Neurosyphilis s.a. Lues 212 f
Neurotmesis (Tab.) 322
Neurotransmitter 50, 157, 162 f, 193
- dopaminerge und cholinerge Funktionen (Syn.) 157
- GABA 162 f
- Regelkreis der Stammganglienfunktionen (Syn.) 50

Niemann-Pick-Krankheit 182
Niereninsuffizienz (Tab.) 159, 194
- und urämische Enzephalopathie 194
- und urämische Polyneuropathie 359

Niesreiz bei Sluder-Neuralgie (Tab.) 386
nigrostriatale Efferenzen 49 f, (Syn.) 50
Nimodipin 316 f
Ninhydrin-Test 66, 321, 334, (Farbtafel) 408
- nach Moberg 66

NMR-Diagnostik s. Kernspintomographie 121 f, 140 ff, 154, 234 ff, 244 ff, 248 ff, 261, 296
Nokardiose 208, 211
Nonne-Froin-Syndrom 104
Nonne-Pierre-Marie-Krankheit 179
Normaldruckhydrozephalus 90 f
normokaliämische Lähmung 378
Notfall, neurologischer 15 f, 104, 260, 271, 276 ff, 280 ff, 286 ff, 298, 308 ff, 399
- Angiomblutung 260
- Compressio cerebri (Syn.) 271
- Compressio spinalis 286
- Contusio cerebri 272 f
- Elektrotrauma 288
- Grand mal-Status (Tab.) 399

- intrakranielle Blutung 16, 276 ff, 308 ff
- Karotisverletzung 280 f
- Kauda-Syndrom 101, 286
- medialer Diskusprolaps 101, 286
- Meningitis 16, Akuttherapie (Tab.) 206
- Paniksyndrom 84
- Reaktorunfall 287 f
- Schlaganfall 298
- spinaler Schock 286
- Subarachnoidalblutung 15, 104, 279, 313

Nucleus 40, 51, 157, 162 f, 170, 343
- caudatus (Syn.) 50, 162 f
- dentatus (Tab.) 40
- niger 157
- pulposus 343
- ruber (Tab.) 40, 51, 170
- subthalamicus 51, 170

nukleäre 288, 323
- Atrophie 323
- Traumen
- - Atombombe 288
- - Reaktorunfall 288

Nukleusprolaps s. Bandscheiben- oder Diskusprolaps 101, 282, 285 f, 340, 342 ff, 349
Nullinien-EEG 108
Nystagmus 15 f, 36 ff, (Tabellen) 39 u. 40, 72, 109, 181, 293, 387
- Formen 38 ff, 109
- - blickevozierter 38
- - blickparetischer 39
- - Blickrichtungs- 39 f
- - dissoziierter 39
- - Downbeat- 40
- - Dreh- 38
- - Eisenbahn- 38
- - Endstell- 38
- - erworbener 38
- - Fixations- 40
- - Gaumensegel- 181
- - Horizontal- 109, 387
- - kalorischer 38
- - kongenitaler 38, 40
- - lagerungsbedingter 38 f
- - okulärer 40
- - optokinetischer 38
- - paroxysmaler 39 f
- - pathologischer 38
- - Pendel- 38
- - physiologischer 38
- - Provokations- 38, 109
- - Rebound- 39
- - rectratorius 40
- - rotatorischer 39
- - Ruck- 38
- - Schaukel- 40
- - Schlagrichtung 38
- - See-saw- 40
- - Spontan- 38 f
- - statischer 39
- - Upbeat- 40
- - Vertikal- 109
- - vestibulärer 36
- - Willkür- 40
- - zentraler 39
- Nystagmographie (Abb.) 109

- Sonderformen (Tab.) 40
- Symptomatologie und Ursachen (Tabellen) 39 u. 40
- und Schwindel 15 f, 37, 72, 293

Oberflächensensibilität 60
Oblongata-Syndrom, dorsolaterales (Syn.) 292
Obturatoriusneuralgie 333
Ocular bobbing 40
Ödem, s. Hirnödem 89, 94, 240 f, 273 ff
- traumatisches 94, 274
- vasogenes 89
- zytotoxisches 89
Ohnmacht s. Synkope 17, 388
Ohrensausen s. Tinnitus (Syn.) 16, 37 f, 247
okulärer Myoklonus 40
okulogyrischer Blickkrampf 157
Okulomotoriusparese 27 ff, (Abb.) 28, 93, 206, 258
- Ursachen 27, 93, 206, 258
- - Aneurysma 258
- - Diabetes mellitus 27
- - Einklemmungssyndrom 93
- - Meningitis tuberculosa 206
okulozephaler Reflex s. Puppenkopfphänomen 31, 92, 274
okuläre und okulo-pharyngeale Form der progressiven Muskeldystrophie 376
okzipitale Dysplasie 133
Okzipitalisneuralgie 16
Olfaktoriusmeningeom 23, (CT-Abb.) 120, (Farbtafel) 416
Oligodendrogliom 243
oligoklonale IgG-Reaktion 103, 201, 217 f, 235
- Borreliose 217
- Herpes simplex-Enzephalitis 201
- Meningoenzephalitiden 218
- Multiple Sklerose
- - oligoklonale Banden (Abb.) 235
- und elektrische Fokussierung 103, (Abb.) 235
Oligophrenie s.a. geistige Behinderung u. Intelligenzstörung 86, 147
Olivo-ponto-zerebellare Atrophie 158, 170, 180 f, (CT-Abb. u. klin. Fall) 181
On-off-Phasen 157 ff, (Syn.) 157
Ophthalmoplegia 28, 369
- externa 28
- interna 28
- plus 369
Ophthalmoplegie 30, 369, 379
- chronisch progressive v. Graefe 369
- diabetische 359
- internukleäre 31 f
- progressive externe s. Kearns-Sayre-Syndrom 369, 379
Opisthotonus 21, 92, 184, 205 f, 217, 274, 288, 392, 403
- - Elektrotrauma des ZNS 288
- - Lesh-Nyhan-Syndrom (Tab.) 184
- - Meningitis 205 f
- - Mittelhirnsyndrom 92, 274
- - Tetanus 217
- - im epileptischen Anfall 392

- - extrapyramidalen Anfall 402
- - psychogenen Anfall (Video-Abb.) 403
- nach Hirnverletzung 274
Oppenheim-Reflex (Tab.) 58
Opsoklonus (Tab.) 40
Optikusatrophie 23 f, 180 f, 206
Optikusgliom 146, 244
Optikusneuritis 24, 237
optische Halluzinationen 193
optomotorische Hirnnerven 28 ff
Orbicularis-oculi-Reflex 34, 324
Orbitaspitzensyndrom 30
Orbitaverletzung 24, 29
Orbito-Meatal-Linie 118
organisches Psychosyndrom 84
Organsprache 86
Orgasmolepsie 401
Orientierungsstörung, 81, 83 f, 152, 193, 198
- räumliche bei Apraxie 81
orthostatische Hypotension s.a. Hypotonie 15, 158, 388 ff
- Shy-Drager-Syndrom 158
- Synkopen 15, 388 ff
Osmotherapeutika 242, 274 f, 308
Otitis media 203, 210 f, 303
Otoliquorrhö 282
Otolithen 39
Ototoxizität (Tab.) 208
Overlap-Syndrome 366
Ovulationshemmer 165, 382, 384

Pachymeningosis haemorrhagica s. subdurales Hämatom 278
Paget-Krankheit 133
Paget von Schrötter-Syndrom 340
Paläozerebellum 74
Pallästhesie 20, 60 f, 190
- Anästhesie 60 f, 190
- Hypästhesie (Tab.) 20, 61
Pallidum (Syn.) 50
Palmomentalreflex (PMR) 59, 193, 197, 200
Panarteriitis nodosa 113, 303, 361, 366
- Muskel- und Nervenbiopsie (Abb.) 113
Pancoast-Tumor 67, 339, 341
Pandy-Reaktion 104
Pandysautonomie 353
Panenzephalitis, subakute sklerosierende (SSPE) 52, 169, 226, 235
- EEG-Befund 226
- und Masern-Antikörper-Titer 226
Panparalyse 353
Papillenödem s.a. Stauungspapille 23 f, 88 f, 205 f, 288, 294, 298 (Farbtafel) 405
- bei Hirntumor 23 f
- - hypertensiver Krise 294, 298
- - Meningitis 205 f
Papillitis 24
Paragrammatismus 77 ff, (Tabellen) 78 u. 79
parainfektiöse Enzephalitis 225
Parainfluenza-Virus (Tab.) 220
Paralyse, progressive 213 f
paralysie des amants 329

Paralysis agitans 155
Paramyotonia congenita 372
paraneoplastisches Syndrom 256, 355, 361
- Lambert-Eaton-Syndrom (Syn.) 369, 370 f
- Polyneuropathie (Tab.) 355, 361
Paranoid 84
Paraparese u. Paraplegie 44, 190, 284
Parästhesie 14, 60, 187, 189 f, 331, 354
- Brachialgia paraesthetica nocturna (klin. Fall) 331
Paraphasie 77 ff, (Tabellen) 78 u.79
- phonematische 79
- semantische 79
Paraproteinämie (Tab.) 362
Paraspastik 179
parasympathische Innervation 26, (Syn.) 65
Parenchymnekrosen 128, 275, 398
- elektive 128, 398
- traumatische 275
Parese s.a. Lähmung 32, 42 ff, 99 f, 174, 190, 284, 398
- Grade (Tab.) 32
- Hemi- 44
- Mono- 44
- Para- 44, 190, 284
- postparoxysmale 398
- schlaff-atrophische 46
- Tetra- 44
- Wernicke-Mann- (Abb.) 45
- zentrale, spastische 45
Parietallappen 78 ff, 398
- Epilepsie 398
- Funktionen (Syn.) 80
- - Aphasie (Tab.) 78, 80
- - Apraxie 80, 82
- Tumor 398
Parinaud-Syndrom 31 f, (Tab.) 32, 40, 89, 247
- als Hirndruckzeichen 89
- bei Säuglingen 89
- und Puppenkopfphänomen 31
- und vertikale Blickparese
- Ursachen 31, 89, 247
Parkbanklähmung 328
Parkinson-Demenz-Syndrom 175
Parkinsonismus 161
Parkinson-Krankheit 47 ff, 73, 151 ff, (Synopsen) 47, 48, 49, 50, 151, 155 u. 157, (klin. Fall) 161
- akinetische Krise 156 f (Syn.) 157
- Bradydiadochokinese (Abb.) 156
- Pathophysiologie 157
- Pillendreher-Phänomen 47, 155
- Prävalenz (Syn.) 151
- Schriftprobe (Syn.) 49
- Stammganglienprojektionen (Syn.) 50
- Symptomentrias 155
- - Akinese (Syn.) 49
- - Rigor (Syn.) 48
- - Tremor (Syn.) 48
- Syndrom 47, 155 ff
- Therapie (Tab.) 159
- Transmitterverhältnis (Syn.) 157
- Zahnradphänomen (Syn.) 48
Parotitis 37, 218, 324

paroxysmale
- Choreoathetose 401 f
- familiäre s. periodische dyskaliämische Lähmung 377
Paßgang 73
Patellarklonus (Syn.) 59
Patellarsehnenreflex (PSR) 55
pathologische Reflexe 57 f, (Tab.) 58
pathologisches Weinen und Lachen 173
Partialepilepsie, benigne des Kindesalters 398
partielle Anfälle 391 f, 397
Peitschenschlagtrauma 272, 285
Pellagra (Tab.) 358
Pendelnystagmus 38
Penicillin 207
Perfusionsdruck 294
Periarthritis humeroscapularis 340
Perimetrie 25
perinatale s. frühkindliche Hirnschädigung 127 ff
periodische dyskaliämische Lähmung 377 f (Tab.) 337
- familiäre 377
- hyperkaliämische 378
- hypokaliämische 377
- normokaliämische 378
perifokales Ödem 240
periphere Innervation (Syn.) 62 u. 63
periventrikuläre Infarkte 129
Perkussionsmyotonie 372
Peronäuslähmung 176, (Abb.) 335
- bei Mononeuropathia multiplex diabetica 335
- Steppergang 335
- und Amyotrophische Lateralsklerose 176
Perseveration (Tab.) 78
Persönlichkeitsveränderung 23, 85 f, 153, 239, 275
- bei Hirnverletzung 23
- - Pick-Krankheit 275
- - Stirnhirntumor 153
- und frontale Akinese 86
Pertussis 304
Perzeptionstraining n. Frostig 132
PET s. Positronen-Emissionstomographie 123
Petit mal-Epilepsie 107, 395 f, 399
Pfaundler-Hurler-Krankheit 185
Pfötchenstellung 187
Phäochromozytom 146, 384
Phakomatosen 145 ff, (Tab. 145)
- Hippel-Lindau-Krankheit 149
- Neurofibromatose 146 f
- Sturge-Weber-Krankheit 148
- Tuberöse Sklerose 147 f, (CT-Abb.) 148
Phantom-
- Erlebnis 323
- Schmerz 14, 323
Phasenumkehr 106 f, (EEG-Syn.) 107
Phenobarbital (Tab.) 394 f, 399
Phenylketonurie 184
Phenytoin (Tab.) 394 f, 399, 402
Phobie 17, 381, 403
- Phono- u. Photo- 381
- und Attackenschwankschwindel 403

Phonation, nasale 356
phonematische Paraphasie (Tab.) 79
Phonophobie 381
photic driving 107
Photo
- Koagulation 150
- konvulsive Reaktion 107
- Myoklonus 107
- Phobie 15, 187, 225, 381
- Sensibilität 107, 392
- Stimulation 107, 392
Photopsie 26
Phlebogramm s. Angiographie u. Venographie 304, 340
Phrenikusläsion s. Zwerchfellparese 339
physiologische Reflexe 53 f
Pia
- Arterien 294, 316
- Geflecht (Syn.) 316
Pick-Krankheit 85, 153 f
- Atrophie 153
- Frontalhirnsyndrom 85
- Triebenthemmung 85
- Wesensänderung 85
Pickwick-Syndrom 401
Pierre-Marie-Krankheit 179
Pillendreher-Phänomen 47, 155
Piloarektion 321
Pilocarpin 66
Pilz-Befall
- des ZNS 227 f
- (Tab.) 228,
- Liquorbefund 228
Pinealistumor 247
Pinealom (Tabellen) 238, 240, 242 u. 247
Pinealoblastom 247
Pinealozytom 247
Plaque, 124, 152, 234, 415
- arteriosklerotisches 124
- sklerotisches bei MS 234, (Farbtafel) 415
- seniles bei M. Alzheimer 152
Plasmakinin 382
Plasmapherese 364 ff
- Myasthenie (Tab.) 370
- Polymyositis 366
- Polyneuropathie (Tab.) 364
- Polyradikulitis (klin. Fall) 354
Plasmaspiegel, s. Serumspiegel 186, 191, 194, 394
Plasmaviskosität 300
Plasmodien 227
Plasmozytom s. Myelom 321, 362
Platybasie 133
Pleozytose 103 ff, (Tab.) 104, 219 ff
- granulozytäre 105, 221
- lymphozytäre 219
Pleurodynie 218
Plexus 337 f, 341 f
- Anatomie (Syn.) 341
- cervicalis 337
- - neoplastische Infiltraton 339
- - - Mediastinaltumor 339
- - - Metastasen 339
- cervicobrachialis (Syn.) 337
- lumbosacralis

- - lumbalis 342
- - sacralis 342
Plexuslähmung s. Plexusparese 337 ff
Plexusneuritis 340, 356
Plexuspapillom 245
Plexusparese 337 ff, (Syn.) 337
u. (Syn.) 341
- Arm- 337
- Bein- 337
- Horner-Syndrom 338
- Läsion des Plexus cervicobrachialis 337 f
- Läsion des Plexus lumbosacralis 342 f
- Liquorbefund 338
- Wurzelausriß 338
PMR s. Palmomentalreflex 59, 193, 197, 200
Pneumokokken 203, 205, 207, 283
- Meningitis 203, 205
Pocken-
- Enzephalitis 202
- Schutzimpfung 202
Polioenzephalitis s. Pseudoencephalitis u. Wernicke-Enzephalopathie 198
Poliomyelitis 46, 173, 215, 220, 224 f, 323 f
- anterior acuta 224 f
- und Antikörper-Titer 224
- und Bulbärparalyse 224
Polioviren (Tab.) 220
Pollakisurie 70
Polycythaemia vera 38
Polymyalgia rheumatica 302
Polymyositis 365
Polyneuritis s.a. Polyneuropathie 30, 44, 353 ff u. Polyradikulitis 104, 352 ff
- Borreliose 356
- Botulismus 357
- cranialis 353, 356
- Diphtherie 356
- idiopathische 356
- Lepra 357
- Meningo- 356
- serogenetische 356
Polyneuropathien 30, 44, 353 ff, 363 ff, (klin. Fall) 364
- Klassifikation (Tab.) 355
- - exogen-toxische (Tab.) 358
- - Alkohol-, 357
- - Arsen-, Thallium-, 357
- - Blei- 356, 362
- - endogen-toxische 359
- - - autonome 295, 353
- - - diabetische (Tab.) 359
- - - hepatische (Tab.) 359
- - - urämische (Tab.) 359
- - hereditäre (Tab.) 360
- - HMSN (Tab.) 360
- - HSN 360
- - medikamentös-toxische 358
- - nutritiv-toxische (Tab.) 358
- - paraneoplastische 361
- - Sarkom (Tab.) 355
- - Paraproteinämie (Tab.) 362
- - vaskuläre 361
- Pandysautonomie 353
- Polyneuritis (Tab.) 355
- Therapie 363 f, (Tab.) 364

- und Burning feet-Syndrom (Tab.) 355
- und Karpaltunnelsyndrom (klin. Fall) 364
- Verteilungsmuster der Ausfälle (Syn.) 355
Polyphasie (EMG-Syn.) 110
Polyradikulitis Guillain-Barré 30, 104, 352 ff
- Diplegia facialis 325
- Intensivtherapie 353
- Landry-Paralyse 352
- Plasmapherese 353
- Polyradikuloganglioneuritis 352
- Polyradikuloneuritis 352
- und zytoalbuminäre Dissoziation 352
polyspikes and waves 185
polysynaptische Reflexe 53
Polytrauma (klin. Fall) 283
Polyzythämie 261, 294
Pompe-Krankheit 185, 379
Pons-
- Blutung 306
- Gliom 30, 245
- Läsion 201
Porphyrie 194, 362, 364
Porus acusticus internus (Syn.) 35
Positronenemissionstomographie (PET) 153
Posteriorinfarkt (Synopsen) 291. u. 293
post-
- herpetische Neuralgie 352
- natale Hirnschädigung 127 ff
- paroxysmale Parese 398
- Poliomyelitis-Atrophie 225
- traumatische Epilepsie 274, 282
Potentiale 106 ff, 110 f, 194, 214, 234, 393
- epileptische (Synopsen) 106, 107, 393
- evozierte 108 f, 194, 214, 234
- Fibrillations- (Syn.) 110
- Muskelaktions- (Syn.) 111
Prädelir (Tab.) 196
pränatale Hirnschädigung 127 ff
Prävalenz, Definition (Syn.) 13
Praziquantel (Tab.) 228
Priapismus 71
Primidon 394 ff, 402
PRIND s. prolongiertes reversibles ischämisches neurologisches Defizit (Tab.) 290
professionelle Patienten 87
Progressive
- Bulbärparalyse 172 f
- hypertrophische Neuritis Déjerine-Sottas (Tab.) 360
- Muskeldystrophie 374 ff
- Myoklonus-Epilepsie 185
- Paralyse 85, 213 f
- spinale Muskelatrophie 174
- supranukleäre Blickparese 158
progressive stroke 253, 289, 294
Prolaktin 252
Prolaps s. Bandscheiben- oder Diskusprolaps 101, 342 ff
prolongierte Anfälle 398
Prolongiertes reversibles ischämisches neurologisches Defizit s. PRIND (Tab.) 290

Promit 300
Pronationstendenz (Syn.) 43
Pronator teres-Syndrom 322, 329 f
Prophylaxe 195, 197 ff, 207, 213, 218 ff, 300
- AIDS 223
- Alkoholismus 197 ff
- Dekubitus- 286
- Herpes 222
- Hirninfarkt 300
- Migräne (Tab.) 383
- Schlaganfall 300
- Schutzimpfung 202, 213, 218, 221, 225 f
- - FSME 221
- - Lyssa 226
- - Pocken 202
- - Poliomyelitis 225
- - Tetanus 218
- - Tuberkulose 207
- Streßulcus 195, 197
propriozeptiver Reflex 53
Propulsionstendenz 156
Propulsiv-Petit mal 395
Prostaglandine 312, 382
Prostigmin 372
protopathische Sensibilität 61
Protozoen-Befall 227 f
- des ZNS (Tab.) 227
- Liquorbefund 227
Protrusio bulbi s. Exophthalmus 280
Protrusion s. Bandscheibenvorfall 343
Protuberantia occipitalis externa s. Inion 108
Prozeß, raumfordernder (Syn.) 93
Pseudobulbärparalyse 33, 41, 76, 86, 173, 176, 290
- DD: Bulbärparalyse (Syn.) 173
- nach Schlaganfall 176, 290
- und Dysarthrie 41, 76, 290
- - Dysphagie 41
- - Masseterreflex 33
- - pathologisches Weinen u. Lachen 86, 290
Pseudodemenz, depressive 86
Pseudo-Graefe-Zeichen 371
Pseudoencephalitis haemorrhagica superior Wernicke 198
Pseudohypertrophie 374
Pseudologia phantastica 87
Pseudolyssa hysterica 226
Pseudomyasthenie 370
pseudoneuritische Parese 176
Pseudosklerose, spastische Creutzfeld-Jakob 52
Pseudostenosen 261
Pseudotabes
- alcoholica 362
- diabetica 362
Pseudotumor cerebri 253
Pseudozyste 295
Psoas-Hämatom 342
psychische Funktionen 76 ff
psychogene Symptome s.a. Hysterie u. Konversion 19 ff, 33, 53, 71, 84, 87, 165, 253, 378, 389, 403 f
- Anfälle 22, 389, 403 f
- - Affektkrämpfe 389

- - Hyperkinesen 165
- - Schwindel 87
- - Synkopen 389
- - Tremor 87
- Aphonie 87
- Blindheit 23
- Lähmung 87
- Riechstörung 22
- Schmerzen 87
- Tic-Phänomene 53
psychometrischer Test 193
Psychomotorik 53, 83
psychomotorische 53, 86, 131 f, 387 f
- Anfälle 387 f
- Störung 53
- Übungsbehandlung
- - n. Kiphard 131 f
- - sensorisch-integrative n. Ayres 131
- - und Perzeptionstraining n. Frostig 132
- Verlangsamung 86
Psychopathologische Befunde 83 ff
s.a. psychogene Symptome u. Hysterie 19 ff, 33, 53, 71, 84 87, 165, 253, 378, 389, 403 f, Psychose u. organisches Psycho-Syndrom 85, 95, 209, 275, 152 ff, 160 f, 171, 185 ff, 198, 208 f, 232, 239, 275, 292
- Antriebs- und Affektstörungen 85
- bei Alkoholdelir (Tab.) 196
- - Chorea 162
- - Creutzfeld-Jakob-Krankheit 71
- - Depression 292
- - Einklemmungssyndrom 91
- - funikulär Myelose 87, 190
- - hepatischer Enzephalopathie (Tab.) 193
- - Herdenzephalitis (klin. Fall) 209
- - Hirninfarkt 292
- - Hirntrauma 275
- - Hirntumor 91 (Tab.) 239
- - M. Alzheimer (klin. Fall) 153
- - M. Binswanger (klin. Fall) 154
- - M. Gilles-de-la-Tourette 53
- - M. Little 128 (klin. Fall)
- - M. Parkinson 156 (klin. Fall) 161
- - M. Pick 153
- - M. Wilson 186 f
- - Meningitis tuberculosa (klin. Fall) 208
- - Multipler Sklerose (klin. Fall) 237
- - Porphyrie 87, 194
- Gedächtnisstörungen 84
- Intelligenzstörungen 86
- Orientierungstörungen 83 f
- Sinnestäuschung und Wahn 84
- Vigilanzstörungen 83
Psychose 85, 95, 160 f, (klin. Fall) 161, 185, 190, 198, 209
- affektive 85
- alternative 391
- endogene 85
- epileptische 391
- Korsakow- 198
- Levodopa-induzierte 85, (Syn.) 157, 160
- paranoid-halluzinatorische 85, 391
- paranoide 95

- schizophrene 85
- und funikuläre Myelose 85, 190
- und Herdenzephalitis 209

Psychosomatik 13, (Tab.) 19, 82 ff, 367 f, 387 ff, (klin. Fallberichte) 349, 388, 389, 402 u. 404
- Anosognosie 25, 82
- biographische Anamnese 87
- Denial 82
- Fluchttendenz, gehemmte 389
- Konfliktsituation 19, 72, 87, 367 f, 387 ff, 404
- Kranksein und Krankwerden 86
- Krise 87
- Münchhausen-Syndrom 87
- Psychotherapie 188, 223, 301, 348, 370
- Selbstwahrnehmung (Syn.) 384
- Sexualfunktionsstörung 72
- Situationstherapie 349
- Spannungskopfschmerzen 16, 87
- Sprache des Organs 86
- Untersuchung 87
- Verdrängung 84, 404
- Verleugnung 82, 292

Psycho-Syndrom, organisches 83 ff, 275
- Antriebs- und Affektstörung 85
- Gedächtnisstörung 84
- Orientierungsstörung 83
- und Demenz 86
- und traumatischer Hirnschaden 275

Psychotherapie 188, 223, 301, 348, 370
Pterygopalatinum-Neuralgie 386
Ptose 27 f, 368
- bei Myasthenie (Abb.) 368
Pulsionsphänomen s. Fallneigung 156
pulsless disease 303
Pupillenstarre (Tab.) 24
- absolute 26
- amaurotische 26
- reflektorische 26 f, 214
Pupillenstörungen 26 f
Pupillomotorik 26, 88, 93, 273
- bei Contusio cerebri 273
- Konvergenzreaktion 26
- Lichtreaktion 26
- Regelkreis 26
Pupillotonie s. Adie-Syndrom 214
Puppenkopfphänomen s. okulozephaler Reflex 31, 92, 274
- bei Mittelhirnsyndrom 31, 92
- - Parinaud-Syndrom 31
- - Zwischenhirnsyndrom 92, 274
Putamen (Syn.) 50, 162, 166
Pyknolepsie 395
Pyozephalus 281
Pyramidenbahn- und Vorderhorndegeneration 57 ff, 172 ff
- Prävalenz (Syn.) 172
- - Amyotrophische Lateralsklerose 172
- - Progressive Bulbärparalyse 172
- - Spastische Spinalparalyse 172
- - Spinale Muskelatrophie 172
Pyramidenbahnzeichen 44 f, 49, 57 f, (Tab.) 58, 59, 92, 191
Pyridostigmin 177, 369
Pyruvat-Oxidation 379

Quadrantenanhidrose 67, 339
Quadrantenanopsie 26, 68
Quadriceps femoris-Reflex 55
Quadrizepsparese 333 f
- bei Bandscheibenvorfall 334
- bei Femoralisläsion 333
Quadrizeps-femoris-Reflex (Syn.) 55
Queckenstedt-Versuch 102
Quecksilber-Intoxikation 362
Querschnittslähmung 66 ff, 99, 137, 192, 228 f, 238 ff, 267 ff, 283 ff, 317
- Rückenmarkssyndrom 96 ff, 286 f
- - akutes, passageres 96
- - Brown-Séquard-Syndrom (Syn.) 98
- - komplettes 96, 98
- - Konus-Syndrom 100 f
- - Rückenmarksquerschnitt (Syn.) 96
- - spinaler Schock 96
- - spinalis anterior-Syndrom 99
- - zentromedulläres Syndrom 99
- und dissoziierte Empfindungsstörung (Tab.) 99
- - Paraplegie, Tetraplegie 96, 284
- - Retentio alvi et urinae 96, 284
- - Störung der Genitalfunktion 70 f
- - Sofortmaßnahmen 286 f
- - Ursachen 192, 228 f, 238 ff, 267 ff, 287, 317

Rabbit-Phänomen 156
Rabies s. Lyssa, Tollwut 225
Rachischisis (Syn.) 136
Rademecker-Komplexe 226
Radialislähmung 328 ff, (klin. Fall) 329, 362
- Bleipolyneuropathie 362
- Fallhand (Abb.) 328, (Syn.) 331
Radiatio, 253, 266, 288, 342 s.a. Strahlenschäden 241, 253, 287 f, 339
- therapeutische 253, 266, 288, 342
- und Strahlenschaden 253, 288, 339
- - des Gehirns 288, 253
- - des Plexus 339
- - Strahlenmyelopathie 287
radikuläres Syndrom s. Wurzelkompression 14, 216, 263, 286, 323, 342 ff, 350 f
- Abszesse, Tumoren 343
- Bandscheibenvorfall 101, 118, 121, 282, 342 ff
- Borreliose 216
- Enge des Spinalkanals 343
- Polyradikulitis 352
- Schmerzen 14, 216, 263, 342 ff, 350 ff
- - Brachialgie 216, 343, (Syn.) 344, 356
- - Lumbo-Ischialgie 343, (Syn.) 345
- Spondylolisthesis 343
- Therapie (Syn.) 348
- Zoster 350,
Radioisotopenszintigramm (Farbtafel) 411
Radiusperiostreflex (RPR) (Syn.) 54
Raeder-Syndrom 27
Räuspertic 53
Ramsay-Hunt-Syndrom 179
Ramus s. periphere Innervation

(Synopsen) 62 u. 63
Rankenangiom 260
raumfordernder Prozeß s.a. Massenverschiebung, intrakranielle (Syn.) 93, 114, 119, 210 f, 238, 263, 271, 277 ff, 309 ff
- intrakranieller 93, 119, 210 f, 238, 271, 277 ff, 309 ff
- - Abszeß 210 f
- - Hämatom 119, 271, 277 ff, 309 ff
- - Ödem 89, 240 f, 273 f
- spinaler 263
Reaktorunfall s. Strahlenschäden des ZNS 288
Rebound-Nystagmus 39
Rebound-Phänomen 72, 181, 233
Recklinghausen-Krankheit 146 f
Recruitment 37, 388
referred pain 15
Reflex 53 ff, 112, 130, 191, 200, 233, 336, (Synopsen) 54, 55, 56, 58, (Tabellen) 57, 58, 112, 130
- Achillessehnen- (ASR), (Syn.) 56, 336
- Adduktoren- (AR), (Syn.) 55
- Anal- 57
- Areflexie 58
- Babinski- 57, 193
- Bauchhaut- (BHR) 57, 191, 233
- Beuge- 97
- Bizepssehnen- (BSR) 54 f, 57
- Blase 68, 70, 286
- Blink- 112
- Bogen 68
- Brachioradialis- (Syn.) 54
- Bulbocavernosus- 57
- Eigen- 53
- exterozeptiver 53
- Fremd- 53, 58
- Greif- 57
- H- 112
- Haltungs- 130
- Hirnstamm- 92, 274
- Höhenlokalisation (Tab.) 58
- im 1. Lebensjahr (Tab.) 130
- Knips- 53
- Korneal- 92
- Korneomandibular- 92
- Kremaster- (Syn.) 58
- Landau- 130
- Masseter- 32 f, 41, 112
- Muskeldehnungs- 53
- Niveau 32
- okulo-zephaler 31, 92, 274
- Oppenheim- (Tab.) 58
- orbicularis oculi- 34
- Palmomental-(PMR) 59, 193, 200
- Patellarsehnen- (PSR) 55
- pathologischer (Tab.) 58
- physiologischer 53 f
- polysynaptischer 53
- propriozeptiver 53
- Pyramidenbahnzeichen 57 ff
- Quadrizepsreflex-femoris- (Syn.) 55
- Radiusperiost- (RPR) 53 f, (Syn.) 54
- Rossolimo- 55 f, (Syn.) 56
- Saug- 59, 94, 130
- Stapedius- 36 (Syn.) 35

Sachverzeichnis 451

– Tibialis posterior- (TPR) 55, 58, 336
– Trizeps-surae- 56
– Trizepssehnen- (TSR) 53 f
– Trömner- 53 f, (Syn.) 54, 57 f
– Untersuchung, 53 ff, 112
– – elektrodiagnostische (Tab.) 112
– – – Blink 112
– – – H- 112
– – – Masseter- 112
– Würg- 40
– ziliospinaler 92
Refsum-Syndrom 360, 363
Regelkreis 26, 50, 77, 157, 253, 274
– Hirntrauma und -ödem (Syn.) 274
– hypophysär-hypothalamischer 253
– der Pupillomotorik 26
– der Stammganglienfunktionen (Syn.) 50
– dopaminerg-cholinerger Funktionen (Syn.) 157
– von Wahrnehmung und Bewegung (Syn.) 77
Rehabilitation 132, 159, 237, 275, 286, 301
– hirngeschädigter Kinder 132
– Hirnverletzter 275
– Multiple Sklerose-Kranker 237
– nach Schlaganfall 301
– Parkinson-Kranker 159
– Rückenmarksverletzter 286
Reinnervationszeichen 341
reitender Thrombus 300
Reithosenanästhesie (Syn.) 100, 138
Reiz, s.a. Stimulus 14, 52, 60 f, 97, 107, 159, 369, 386, 402
– akustischer 402
– Antwort (Syn.) 111
– Durchgang 108
– intendierte Bewegungen 402 (seizures induced by movement)
– kutaner 97
– Nies- (Tab.) 386
– Schmerz- 14
– sensorischer 52, 60, 107 f, 159
– Stressoren 402
– Symptome, sensible 60
– viszeraler 97
Reizung, 107 ff, 369
– elektrische 109, (Syn.) 111
– Flickerlicht- 107 f
– intermittierende 107 f
– repetitive (Syn.) 369
Rekonstruktion, multiplanare 118
Rektumschleimhautbiopsie 364
Rekurrensparese 40, 301
Relaxationszeit 121
REM-Schlaf 401
Renshaw-Hemmung 49 f
Residualepilepsie 86
Residualsymptome 86, 95, 218, 222
Resistenzbestimmung s. Antiobiogramm (Tab.) 206
Restharnvolumen 68, 235
restless legs 359
Retentio s.a. Miktionsstörung u. Querschnittslähmung 68 ff, 96 f, 100, 190, 235
– alvi 96, 100
– urinae 70, 96, 100, 190, 235

Retinaculum flexorum 322
Retinitis pigmentosa 360
Retrobulbärneuritis 24, (Syn.) 233, 237
Retrokollis 51, 168
Retropulsionsphänomen 156
Retropulsiv-Petit mal 394
Retroviren (Tab.) 220, 222 ff
Reye-Syndrom 193
Rezeptoren 64, 159 ff
– Beta- 159
– Domanin- 160, 163
– prä- und postsynaptische 160
– Schmerz- 64
Rhabdomyolyse 197
Rhabdoviren (Tab.) 220
rheumatoide Arthritis 361
Rhinoliquorrhö 282
Rhinorrhö 384
Ricketssia prowazeki 215
Riechstörung 22 f, 249, 273
– Anosmie 22 f
– Hyposmie 22
Riesenpotentiale 176
Riesenwuchs 252
Riesenzellarteriitis 21, 302 f
Riesenzellen 21, 143, 208, 302 f
– bei Angiitis granulomatosa 302 f
– – Arteriitis cranialis 21, 302
– – Astrozytom 143
– – tuberkulöser Meningitis 208
– – – Langhans- 208
Rigor 45 ff, (Syn.) 48 u. 155
Rindenprellungsherd 273
Ringstruktur 205, 211, 227, 229, 246, 257, 261, 283
– bei Gliom (CT- u. MRT-Abbildungen) 246, 283
– – Hirnabszeß 211, 283
– – Hirnmetastasen (CT-Abb.) 257, 283
– – Toxoplasmose 227
– – spinalem Epiduralabszeß (CT-Abb.) 229
– – im Angiogramm 261
– – Computertomogramm 211, 246, 257, 283
– – Kernspintomogramm 211, (MRT-Abb.) 246
Rinne-Versuch 37
Risus sardonicus 217
Robertson-Phänomen 26 f, 214
Röntgen-Nativdiagnostik 113 f, 131, 135, 261, 266, 296
– der Wirbelsäule 114, 266
– des kraniozervikalen Übergangs (Syn.) 134
– Druck-Sella (Abb.) 114
– Klippel-Feil-Syndrom (Abb.) 135
– n. Schüller u. Stenvers 114
– Neurinom (HWS-Schrägaufnahmen) 266
– Schädel-Asymmetrie 131
– Sinusitis (NNH-Abb.) 114
– Verkalkungen 114, 261, 296
Röntgenometrie (Syn.) 134
Röteln–
– Enzephalitis 220
– Virus (Tab.) 220

Romberg-Versuch 73, 177 ff, 190, 214, 362
– bei funikulärer Myelose 190
– – Heredoataxien 177 ff
– – Polyneuropathie 362
– – Tabes dorsalis 214
Rose-Syndrom 217
Rossolimoreflex (Syn.) 56
Rotationstrauma 285
rotatorischer Nystagmus 39
Ruck-Nystagmus 38
Rückenmarksblutung 285, 319
– akute vaskuläre 319
– traumatische 285
Rückenmarksinfarkt s.a. A. spinalis-anterior-Syndrom 99, 317
– Ischämie 317
Rückenmarkskompression s.a. Compressio spinalis 229, 263 ff, 283 ff
– Angiom 269 f
– Diskusprolaps 285 f
– epiduraler Abszeß 229
– epidurales Hämatom 285
– Metastasen 267
– Therapie 229, 266 ff, 286 f
– Tumor 263 ff (Syn.) 264
– Wirbelfraktur 285 f, (CT-Abb.) 286
Rückenmarksquerschnitt s. Querschnittslähmung (Syn.) 96
Rückenmarkssyndrom s. Querschnittssyndrom 68 ff, 86, 97 ff, 192, 238, 263 ff, 283 ff, 317 ff
– Brown-Séqurd-Syndrom (Syn.) 86, 98
– komplettes Querschittssyndrom 96
– Konus-Syndrom 100 f
– spinaler Schock 96
– Spinalis anterior-Syndrom 99
– Symptome
– – Blasenstörung 68 ff, (Tab.) 97
– – Defäkationsstörung 68 ff
– – dissoziierte Empfindungsstörung (Tab.) 99
– – Paraplegie, Tetraplegie 96
– – Störung der Genitalfunktion 70 f
– – Ursachen 192, 238, 263 ff, 283 ff, 317 ff
– zentromedulläres Syndrom 99
Rückenmarkstumoren u. Metastasen 238, 263 ff, 267
– Inzidenz 263 f, (Syn.) 238
– Therapie 266, 269
Rückenmarksverletzung 283 ff
– gedeckte 283
– – Commotio spinalis 283 f
– – Compressio spinalis 283, 285
– – Contusio spinalis 283 f
– – – Querschnittslähmung 284
– – – Schleudertrauma 283, 285
– offene 287
– spinales Hämatom 285
– Therapie 286 f
– Ursachen (Tab.) 284
Rückenschmerzen s.a. Lumbago u. low back pain 14, 87, 342 f, 349
Rückfallfieber 215
Ruhe-Tremor (Synopsen) 48 u. 155
Rumpfataxie 74

SAB s. Subarachnoidalblutung 310 ff, (Farbtafel) 410
Sabin-Feldmann-Test 227
SAE s. subkortikale arteriosklerotische Enzephalopathie 154, 294
Salaam-Krampf 395
Salbengesicht 94
Sanduhrgeschwulst 265
Saphenusläsion 333
Sarkoidose, M. Boeck 325, 366
Sarkom 223, 240 ff, 321, 355 (Tabellen) 240, 242 u. 355
- bei Polyneuropathie (Tab.) 355
- des Gehirns (Tabellen) 240 u. 242
- Kaposi- bei AIDS 223
- peripherer Nerven 321
Saugreflex 59, 94, 130
Scalenus-Syndrom 339, 341
Scapula alata (Abb.) 47, 326 f, 340
- Ursachen (Tab.) 327
Schädelfraktur 271 ff, 281 f, 325
- Basisfraktur 282
- Felsenbeinfraktur 325
- fronto-basale 281 f
- Gesichts- 273
- - Blow-out-Fraktur 273
- - Le Fort-Fraktur (Tab.) 273
- Impressionsfraktur 282
- und intrakranielle Hämatome (Syn.) 271, 276 f
- und Liquorfistel 282
Schädel-Hirn-Trauma s.a. Schädel-Hirn-Verletzung 271 ff, 276 ff, 280 ff, (Farbtafel) 419
- Hirnblutung, traumatische 276 ff
- Hirnverletzung 271 ff, 280 ff
- Schädelfraktur 271 ff, 281 f, 325
- Schädelschußverletzung 282, 419
Schädel-Hirn-Verletzungen, 271 ff, 276 ff, 280 ff
- Diagnostik 272 f, 280ff, (Farbtafel) 419
- gedeckte Hirnverletzung 271 ff
- offene - 281 ff
- Therapie (Syn.) 274, 283
- Überblick (Syn.) 271
- - Commotio cerebri 272
- - Compressio 273
- - Contusio 271, 419
- - Gefäßsyndrome 280 f
- - Hämatome, intrakranielle 276 ff (CT-Abbildungen) 277 u.280
- - Hirnabszeß 283
- - Hirnnervensyndrome 273
- - Liquorfistel 271
- - Meningitis 283
- - Schädelfraktur 273, 281 f
- - Schädelschüsse 282, 419
Schädelschußverletzung (CT-Abb.), (klin. Fall) 282 u. (Farbtafel) 419
Schalleitungsschwerhörigkeit 37
Schaukelnystagmus (Tab.) 40
Schaukrampf s. Blickkrampf 156 f
Schiefhals, spastischer s. Torticollis (Tab.) 168
Schiffter-Schliack-Syndrom 27, 66
Schilling-Test 191

Schistosomen (Tab.) 228
Schirmer-Test 36
Schläfenlappenepilepsie, s. Temporallappenepilepsie 398
Schlaf 17 f, 154, 192, 227, 292, 328, 394, 400 f
- Anfall 18, (Syn.) 400
- Epilepsie 17
- Grand mal 17
- Krankheit, afrikanische 227
- Lähmung 328, 400
- Sucht 400
- Umkehr 154, 192, 292
- Wach-Rhythmus 394, 401
schlaffe Lähmung 42
Schlaganfall s.a. Durchblutungsstörungen des Gehirns 15, 119, 289 ff, 306 ff
- apoplektischer Insult 289
- - Hirnblutung 306
- - Hirninfarkt 289
- Arterie 292, 307
- Diagnostik 295 ff, 307, 310 ff
- Notfalltherapie 298, 308, 315
Schleudertrauma 272, 285
- und Karotisverletzung 285
Schluckstörung s. Dysphagie 41, 173 ff, 225, 233
Schlucksynkope 17, 390
Schlundkrampf 19, 161
Schmerz 14 ff, 42, 60, 213, 287 f, 310, 321, 352
- akuter, heftiger 15, 310
- Allodynie 14 f, 60
- Analgesie 14
- Anamnese 14
- Auslösung 14 f
- Brachialgie 139, 331, 339 f, 343, 356
- brennender 15, 287
- Dauer- (Tab.) 15
- Dehnungs- 203 f, 343
- Empfindung 60
- Gesichts- 248, 385 f (Tab.) 386
- Glaukom- 16, 160, 384
- Hypalgesie, Hyperalgesie 14, 60
- Hyperpathie 14 f
- Kausalgie (Tab.) 15, 321
- Kopf- 15 f
- lanzinierender 213
- Lumboischialgie 14, 342 f
- Meralgia paraesthetica 322, 333
- Metatarsalgie 322
- Neuralgie 14, (Tab.) 15, 42, 321, 333
- Neurom- 321
- peripherer 14
- Phantom- 14
- postherpetischer 352
- Projektion 14
- psychogener 87
- radikulärer 14, 139, 263, 342 f
- referred pain 15
- Thalamus- 15
- übertragener 15
- Unempfindlichkeit 139
- zentraler 15
Schmetterlingsgliom 86, 245
Schnüffler (Tab.) 358

Schock 96, 189, 276, 284
- Blutungsschock bei epiduralem Hämatom 276
- Endotoxinschock 205
- hypoglykämischer 189
- spinaler 96, 284
Schreibkrampf 51
Schriftprobe
- bei Parkinson-Krankheit (Abb.) 49
- - zerebellarer Ataxie (Abb.) 180
Schriftsprache 79
Schüttellähmung 155
Schulteramyotrophie, neuralgische s. Armplexus-Neuritis 340, 356
Schulter-Arm-Schmerz s. Brachialgie 58, 139, 331, 339 f, 342 f, 356
Schultergelenksluxation 326, 341
- und Axillarisparese 326
- und Plexuslähmung (klin. Fall) 341
Schultergürtelform der progressiven Muskeldystrophie 374
Schultersteife 340
Schutzimpfung 202, 213, 352, 355 f
- Diphtherie 356
- FSME 221
- Lyssa 213, 226
- Poliomyelitis 202, 225
- Tetanus 218
- Tuberkulose 202
- und Impfschaden 352, 356
- Plexusneuritis 356
- Polyradikulitis 352, 356
- serogentische Polyneuritis 356
Schußverletzung 321, 328, 282, 287, 338, 419
- des Plexus brachialis 338
- - Rückenmarks 287
- - Schädels (CT-Abb.) u. (klin. Fall) 282, (Farbtafel) 419
- periphererer Nerven 321, 328
Schwangerschaft s.a. Gravidität 128, 131, 164 ff, 303, 382, 391, 394
- und Antiepileptika 391
- - Chorea minor 164 ff
- - Embryofetopathie 128, 131
- - Epilepsie 394
- - Migräne 382
- - Sinusthrombose 303 f
- - teratogene Schäden 391
Schwangerschaftschorea 164 ff, (klin. Fall) 165, (Video-EEG) 166
Schwankschwindel 16 f
Schwartz-Watson-Test 262
Schweinebandwurm (Tab.) 228
Schweißsekretionsstörung 65 ff, (Tab.) 66, 290 ff, 338, 347, 368, (Farbtafel) 408
- Anhidrose, Hyphidrose 65
- bei Horner-Syndrom 66 f
- Geschmacksschwitzen 368
- Hyperhidrose 65, 68
- Test 65 f (Farbtafel) 408
- Ursachen 66 f, 290, 292, 338, 347
- - Grenzstrangläsion 67
- - Hirninfarkt 66, 290
- - Hirnstamminfarkt 66, 290
- - Läsion des Ganglion stellatum 67

– – Plexusparese 338, 347
– – Schiffter-Schliack-Syndrom 66
– – Wallenberg-Syndrom 66, 292
Schweißversuche 65 f, 408
– Jodstärke-Test nach Minor 65
– Ninhydrin-Test nach Moberg 66 (Farbtafel) 408
Schwerhörigkeit s. Hypakusis 16 f, 36 f, 146, 185, 239, 247, 273
– Ursachen 16, 36, 38, 247, 387
Schwimmflossenhaltung (Syn.) 49
Schwindel 15 ff, 38 f, 239, 294, 361, 387
– Attacken-, Dreh-, Höhen-, Lift- 16
– Lagerungs- 16, 39, 387
– neuromuskulärer, okulärer, phobischer, vasogener, vestibulärer 17
– Nausea-Komplex (Syn.) 16
– Schwank- 16, 361
– und Ataxie 239
– und Nystagmus 38 f
– Ursachen
– – Epilepsie (Tab.) 18
– – Kleinhirnbrückenwinkeltumor 38
– – Ménière-Krankheit 387
– – Neuronitis vestibularis 17
– – Polyneuropathie 361
– – Vertebralisinsuffizienz 294
Schwitzen (Tab.) 66
Schwurhand (Syn.) 331
SDAT s. senile Demenz vom Alzheimertyp 152
Sedativa 316
Seddon, Klassifikation der Nervenläsionen (Tab.) 322
See-saw-Nystagmus 40
segmentale Innervation (Syn.) 62 u. 63
Sehstörung 23 ff, 221, 239
Sehstrahlung (Syn.) 22
Seiltänzergang 73
seizures induced by movement 19, 402
Sekundärnaht 323
Selbsthilfegruppen 159, 197, 237, 395, 370, 401
– für Alkoholkranke 197
– – Epilepsie-Kranke 395
– – Multiple Sklerose-Kranke 237
– – Myastheniker 370
– – Narkolepsie-Kranke 401
– – Parkinson-Kranke 159
Selbsthilfetraining 275, 301
– für Hirnverletzte 275
– – Parkinson-Kranke 159
– – Schlaganfallpatienten 301
Selbstverletzungen 51, 184, 360
Sella s. Drucksella (Rö-Abb.) 114 u. empty sella 253
semantische Paraphasien 78
Sensibilität 61 ff
– epikritische 61
– Oberflächensensibilität 60
– – Ästhesie 60 ff
– – Algesie 60 ff
– – Funktionswandel 61
– protopathische 61
– Stereognosie (Syn.) 62
– Tiefensensibilität 60
– Untersuchung 60 ff

– Verteilungsmuster (Syn.) 62, 63
– – periphere Innervation 62 f
– – segmentale Innervation 62 f
Sensibilitätsstörung s. Empfindungsstörung 33, 61 ff, 98, 140, 213 f, 233 ff, 263, 289 ff, 321 ff, 344 f, 354 ff,
– dissoziierte 33, 64, 98 f, (Tab.) 99 u. (Syn.) 292
– periphere (Synopsen) 62 u. 63
– psychogene 64
– radikuläre, segmentale 64 (Synopsen) 344 u. 345
– Ursachen 64
– – Hirn- und Rückenmarkstumor 238, 263
– – Multiple Sklerose 233
– – Nervenschäden 321 ff, 350
– – Polyneuropathien 354 ff
– – Psychogenie 64
– – Schlaganfall 289 ff
– – Syringomyelie 140
– – Tabes dorsalis 213 f
– – Thalamus-Syndrom 64
– zentrale 64, 98
– zwiebelschalenförmige (Syn.) 33
sensible Nervenleitgeschwindigkeit 111 f
– antidrom sensible NLG 112
– orthodrom sensible NLG 112
Sensitivität des MRT 122
sensorische Phänomene 19
sensorische Polyneuropathie Denny Brown 361
sensomotorische Polyneuropathie 361
SEP s. somatosensibel evozierte Potentiale 109
Serotonin-Effekt, vaskulärer 312, 382
Serumspiegel 186, 191, 194, 385, 394, 414
– Ammoniak 194, (Farbtafel) 414
– Antiepileptika (Tab.) 394
– Kupfer 186
– Lithium 385
– Vitamin B12 191
Sexualfunktionsstörung 70 ff, 100, 153 f, 373, 401
– bei Klüver-Bucy-Syndrom 71
– bei Konus-Kauda-Syndrom (Syn.) 100
– bei Multiple Sklerose 232
– bei Pick-Krankheit 153 f
– bei Querschnittslähmung 71
– emotionale Faktoren 72
– Erektions- und Ejakulationsstörung bei Polyneuropathien 71, 354 f
– Gonadenatrophie bei dystrophischer Myotonie 373
– Hypogonadismus 252
– Orgasmolepsie 401
– soziokulturelle Faktoren 72
shaking palsy 155
sharp and slow wave-Komplexe 132
Shunt 139 ff, 260
– arteriovenöser 260
– syringo-peritonealer 142
– syringo-subarachnoidaler 142
– ventrikulo-atrialer 139
– ventrikulo-peritonealer 139
Shy-Drager-Syndrom 71, 158, 389
Signalintensität 121, 304

Signe de cils 35
Signe de Lhermitte 21 f, (Syn.) 233
Silbenstolpern 213
silent EMG 336
silent period 218
Single Photon-Emissions-Computertomographie (SPECT) 123
Sinnestäuschungen 84
Sinus cavernosus 30, 271, 252, 280
– Fistel 30, 271, 280
– Syndrom (Tab.) 30, 252
– Thrombose 30
Sinusitis 16, (Rö.-NNH) 114, 120, 203, 210, 304
als Ursache von
– Hirnabszeß (Tab.) 210
– Meningitis 203
– Sinusthrombose 304
Sinusthrombose 303 ff, (klin. Fall) 305 s. Hirnvenenthrombosen 30, 90, 211, 303 ff
– blande 303 f
– septische 211, 303 f,
– und Delta-Zeichen 305
– und Gravidität 303
Sjögren-Syndrom 361
Skalenotomie 341
Skalenus-Syndrom 339, 341
skandierendes Sprechen 75, (klin. Fall) 199, (Syn.) 233
Skelettdeformitäten 140, 167 ff, 179, 343, 360
– bei Athetose 169
– – Bandscheibenschäden 343
– – Dystonie 167
– – Friedreich-Krankheit 179
– – Polyneuropathie 360
– – Syringomyelie 140
Sklerodermie 361, 366
sklerotische Plaques s.a. Plaque 234, (Farbtafel) 415
Skoliose s. Skelettdeformitäten 167, 343
Skotom 15, 382
Slow-Virus-Infektion 171, 226
Sluder-Neuralgie (Tab.) 386
subakute Myelo-optico-Neuropathie (SMON) 354
Sölder-Linien (Syn.) 33
somatosensibel evozierte Potentiale (SEP) 109
somatotropes Hormon (STH) 252
Somnolenz 83
Sondenernährung 177
Sonnenuntergangsphänomen 89
Sopor 83, 193
Spätabszeß 210 ff, (klin. Fall) 211, (Syn.) 212, 282
Spätdyskinesie 19, 402
Spätepilepsie s. Epilepsia tarda 17, 239
Spaltbildung, dysrhaphische 135 f, (Syn.) 136
Spannungskopfschmerzen 16, 87
Spasmus facialis 326
Spastik 45 f, (Abb. u. Syn.) 45, 232
– Pathophysiologie 46
Spastische Spinalparalyse 172

Speach arrest 80
SPECT s. Single Photon-Emissions-
  Computertomographie 123
Speichelsekretionsstörung (Syn.) 35, 156
Sperrliquor 104
Sphingomyelinose s. Sphingolipidose
  182 f
Spike-Wave-Komplexe 107, (Syn.) 393
Spikes 185
Spina bifida 136 ff, (Syn.) 136,
  (klin. Fall) 139
- aperta (Myelozele) 137
- cystica 137
- dorsalis 137
- occulta 136 ff
- und Lipom (CT-Abb.) 138
spinale
- Automatismen 97,
- Blutung 319
- Blutversorgung (Syn.) 318
- Fehlbildungen 269
- Kinderlähmung 224
- Muskelatrophie (Tab.) 172, 174
- Traumen 283
- Tumoren, Metastasen 263, 267
- Wurzelkompression 342 ff
Spinale Muskelatrophie 172 ff, (Tab.) 172
spinaler Schock 96, 284
spinales Lipom (CT-Abb.) 138
Spinalerkrankung, funikuläre
  s. funikuläre Myelose 190
Spinalis anterior-Syndrom 99, 287, 317 f,
  (klin.Fall) 318, 343
Spinalparalyse, spastische 172
Spinalstenose s. Enge des
  Spinalkanals 343
Spin-Echo-Technik 211
Spinngewebsgerinsel (Tab.) 206
Spino-ponto-zerebellare Ataxie 180
spinozerebellare Ataxie
  (Abb.) u. (Syn.) 178
Spirochäteninfektionen des ZNS 212 ff
- Leptospirosen 215 f
- - Borreliose 215 f
- - Lues 212
- - Weil-Krankheit 215
- Erreger 212 f, 215 f,
- Therapie 214 ff
Spitzfuß 335
Spondylitis tuberculosa 229 f, 264
Spondylolisthesis 265
Spontanaktivität (Syn.) 110, 176, 322
- Denervierungspotentiale 110
- Faszikulationspotentiale 110, 176
- Fibrillationspotentiale 110, 322
- positive scharfe Wellen 110, 322
Spontannystagmus 38
Sprach-
- Dominanz 80
- Region (Tab.) 79 u. (Syn.) 80
- Störung s. Aphasie 76 ff
- Zentrum 80
spreading depression 382
Sprech- 74 f
- Atmung 74 f
- Motorik 74
- Störung s. Dysarthophonie (Syn.) 75

Spreizphänomen 58
Spritzenlähmung 333 f
Sprouting-Theorie 46
SSPE s. subakute sklerosiende
  Panenzephalitis 52, 226
Stammganglien- 47 f, 50 f, 150, 155 ff,
  186 ff, 307 f
- Blutung (Syn.) 307, (CT-Abb.) 308
- Degeneration 150
- Funktionen, Regelkreis (Syn.) 50
- Syndrome 47, 150, 155 ff, 186 ff
- - Athetose (Abb.) 51 u. 170
- - Ballismus 50, 170
- - Chorea 50, 161 ff
- - Dystonie 50,166 ff
- - Parkinson- (Synopsen) 48 u. 155
- - Tortikollis 50,166 ff
- - Wilson-Krankheit 47, 186
- - Verkalkungen 188
Standataxie 73 f
Stapediusreflex 36, (Syn.) 35
Staphylokokken 107, 209, 229
Status 135, 154, 162, 169, 186, 381, 397 ff,
  401, 404
- cataplecticus 401
- dysrhaphicus 135
- epilepticus (Tab.) 399
- fokaler 399
- Grand mal- 399
- Jackson- 397
- lacunaris 154
- marmoratus 169
- migraenosus 381
- Petit mal- 399
- pseudoepilepticus 404
- psychomotoricus 397
- sensorischer Anfälle 397
- spongiosus 186
- subchoreaticus 162
Stauungsinfarkt 304
Stauungspapille s. Papillenödem 23 f,
  88 f, 205, 288, 405 (Farbtafel) 405
- Ursachen 23 f, 205 f
Steal-Syndrom 260, 270, 295, 388
- intrazerebrales 295
- Subclavian- 294 f
Steele-Richardson-Syndrom 32
Stellreflex 130
Stenose des Spinalkanals 343
Stenvers-Röntgenaufnahme 324
Steppergang 335
Stereognosie (Syn.) 62
stereotaktische Operation 159 f, 167, 170
Stereotypien 53, 78 f, 84, 398
- epileptische 398
- gestische 398
- sprachliche 78 f (Tab.) 79
- vokale 53
Steroidmyopathie 379
Stiff-man-Syndrom 374
Stimmbildung 74 f, (Syn.) 75
Stimuli, s.a. Reize 14, 52, 60 f, 107, 159,
  369, 402
- akustische 159, 402
- differente 60
- intendierte Bewegungen 402
- optische 107

- repetitive 369
- schmerzhafte 14
- sensorische Reize 52
- Stressoren 402
- taktile 60
Stirnhirn- s.a. Frontalhirnsyndrom 85 f,
  153, 273, 400, 413
- Atrophie (Farbtafel) 413
- Kontusion 273
- Tumor (klin. Fall) 400
Stoffwechselstörungen 183 ff
Storchenbeine 179, 362
Strahlenschäden 137, 287 f, 339
- des Plexus brachialis 339
- des ZNS 287 f
- - Strahlennekrose des Gehirns 288
- - Strahlenmyelopathie 287
- Ursachen 287 f
- - nukleare Traumen 287 f
- - - Atombombe 288
- - - Reaktorunfall 288
- - therapeutische Radiatio 288
Strahlentherapie 253, 266, 288, 342
Streckkrampf 91 f, 274
Streptococcus 205 ff s.a. Streptokokken
  der Gruppe B (Tab.) 207
- pneumoniae 205 ff
- viridans 209
Streptomycin 38, 208
Streß 51, 95, 195, 382
- Situation, sympathikotone 95
- Stressoren, emotionale 51, 382
- Ulkus-Prophylaxe 195
Striatum 50 f, (Syn.) 50, 162
Strömungsumkehr 124, 294
Strümpell-Reflex (Tab.) 58
Sturge-Weber-Krankheit 148 f
Sturzanfall s.a. drop attack 290, 395
Subakute Myelo-optico-Neuropathie
  (SMON) 304
Subakute sklerosierende Panenzephalitis
  (SSPE) 52, 226
Subarachnoidalblutung (SAB) 15, 104,
  270, 276, 279 f, 310 ff, 319,
  (Farbtafel) 410 (CT-Abb.) 314,
  (klin. Fall) 317
- Anamnese 15
- Liquorbefund 104, 410
- spinale 319
- traumatische 279 f
- Ursachen
- - Aneurysmaruptur (Syn.) 312
- - Angiomblutung 312, 319
- - Hirn- bzw. Rückenmarkstrauma
  279 f, 319
- Komplikationen (Tab.) 313
- - Hirninfarkt 312
- - Vasospasmus 312 ff
- Therapie 279, 315 f, (Tab.) 316, 319, 270
subclavian steal syndrome 294 f, 388
subdurales Hämatom 197, 277 f,
  s.a. Pachymeningosis hämorrhagica
  278, (CT-Abb.) 277, (klin. Fall) 278
- und Alkoholismus 197, 278
Subkortikale arteriosklerotische Enze-
  phalopathie (SAE) 154, 294
Substantia nigra (Syn.) 50, 157

Subtraktionsangiographie, digitale (DSA) 116 ff, 340
- Angiogramme 117 u. 340
- - Aortenbogen 117
- - Gefäßanomalie 117
- - Subclavia-Stenose 340
- Indikation und Technik 116
Suchtmittel (Tab.) 358
Sudeck-Syndrom 15, 322
Sudorisekretion s. Schweißsekretion 66, 338, 408
Suizid 19, 162, 281 f, 385, 404
Sulcus ulnaris-Synrom (Tab.) u. (klin. Fall) 332
Supination 42
Supinator-Logen-Syndrom 322, (Tab.) 328
supplementär motorische Region 398
Suralis-Biopsie 363
Sydenham-Chorea 164, 402
Sympathikusbahn 65
Symptom des gesprungenen Topfes 89
Syndrom,
- Alternans- 44, 290
- amnestisches 198
- apallisches 274
- Arnold-Chiari- 40, 142
- athetotisches 51
- Babinski-Fröhlich- 251
- Baillarger-Frey 386
- ballistisches 51
- Bannwarth- 215
- Bing-Horton- 384 ff
- Bourneville-Pringle- 147
- Brown-Séquard- (Syn.) 98, 265, 287
- Bulbärhirn- 274
- Charlin- 386
- choreatisches 50
- Costoclavicular- 339
- Dandy-Walker- 144
- delirantes 193
- depressives 85 f, 156, 162, 232, 275, 292
- Devic- 236
- dystones 51
- Eineinhalb- 32
- Einklemmungs- 92 f,
- Engpaß- 339
- Fahr- 187 f
- Fischer- 353
- Fissura orbitalis superior- 30
- Flush- 384
- Foster-Kennedy- 23
- Frontalhirn- 85
- funikuläres 190 f
- Garin-Bujadoux-Bannwarth- 215
- Gerstmann- 82
- Gilles de la Tourette- 53
- Gradenigo- 30 f, (Tab.) 31
- v. Graefe- 369
- Guillain-Barré- 325
- Guyon- 322, 332
- Heerfordt- 325
- Hirnnerven- 23 f, 30 f
- Hirnstamm- 29, 33, 44, 290, 292
- Horton-Magath-Brown- 302
- Hyperadduktions- 339
- hyperkinetisch-hypotones 47
- hypokinetisch-hypertones 47
- Ilioinguinalis- 333
- Immundefekt-, erworbenes 222 f
- Janz- 393, 396
- Karotis-Sinus- 17, 389
- Karpaltunnel- 321, 329 f
- Kauda- 285, 349
- kaudaler Hirnnerven 40
- Kearns-Sayre- 369, 379
- Keilbeinflügel- 30
- Kennedy-Syndrom- 24, 249
- Kleine-Levin- 401
- Klippel-Feil- 134
- Klivuskanten- 93
- Klüver-Bucy- 71
- Kompartment- 322
- Kompressions- (Tab.) 322
- Konus- 100
- Konversions- 87
- Korsakow- 198, 276
- Lambert-Eaton- 369, 371
- Lennox-Gastaut- 395
- Lermoyez- 387
- Lesch-Nyhan- 183 f
- Lindau- 150
- locked-in- 201
- Lumbal- 342
- Mantelkanten- 44, 68, 249
- Mc Ardle- 379,
- Melkersson-Rosenthal- 323, 325
- meningeales 206, 219
- Mittelhirn- 92 f, 274
- Möbius- 325,
- Münchhausen- 87
- myoklonisches 52
- neuroophthalmologisches 23
- neuropsychologisches 76, (Syn.) 77
- Nonne-Froin- 104
- Olfaktoriusrinnen- 23, 120, 416
- One and a half- 32
- Orbitaspitzen- 30
- Overlap- 366
- Paget von Schrötter- 340
- paraneoplastisches 370
- Parinaud- 31 f (Tab.) 32, 40, 89
- Parkinson- 47
- Parkinson-Demenz- 175
- Pickwick- 401
- Pronator teres- 322, 329 f
- radikuläres 323, 342 ff, -Ramsay-Hunt- 179
- Refsum- 360
- Reye- 193
- Scalenus- 339, 341
- Schiffter-Schliack- 27, 66
- Shy-Drager- 158
- Sinus cavernosus- 30, 252
- Sluder- 386
- Spinalis anterior- 287, 317, 343
- Steele-Richardson- 32
- Stiff-man- 374
- subclavian-steal- 294 f, 338
- Subklavia-Anzapf- 294 f, 338
- Sudeck- 321 f
- Sulcus ulnaris- 321, 332
- Supinatorlogen- 322, 328
- Tarsaltunnel- 321, 335 f
- Thoratic outlet- 339
- Tibialis anterior- 336
- Wallenberg- 33, 292
- Waterhouse-Friderichsen- 205
- Wernicke-Korsakow- 196
- West- 396
- Zervikal- 342
- Zwischenhirn- 274
synkopaler Anfall 15 ff, (Tab.) 18, 388 ff
Synkopen s.a. Adams-Stokes-Anfall u. Karotis-Sinus-Syndrom 15 ff, 388 ff
- Blitz- 290
- DD: Grand mal (Tab.) 18
- Husten- 17, 390
- kardiale 390
- kardio-vaskuläre 390
- konvulsive 18
- Lach- 390
- Miktions- 17, 390
- orthostatische 18
- pressorische 388, 390
- psychogene 389
- Schluck- 17, 390
- Therapie 389
- und Glossopharyngeusneuralgie 389
- Ursachen (Tab.) 390
- vagovasale 390
- vaskuläre 390
- vegetative 388
- zerebro-vaskuläre 390
Syphilis s. Lues 212 ff
Syringobulbie 41, 139 f
Syringomyelie 41, 100, 139 ff, (klin. Fall) 142
- Diagnostik 140 f, (Syn.) 141, 340
- - Brachialgie 139, 340
- - dissoziierte Empfindungsstörung 140
- - Syringobulbie 140
- - zentrale Höhlenbildung (MRT-Abb.) 141
- Zungenatrophie (Abb.) 41
- Therapie 142
Syrinx 140 f
Systematrophie s. degenerative Erkrankungen des ZNS 151 ff
Szintigraphie 123 f, 347, (Farbtafel) 411
- Emissionscomputertomographie 123 f
- - PET 123
- - SPECT 123
- Hirn- 123, 411
- Knochen- 347
- Liquor- 123

Tabak-Alkohol-Amblyopie 190
Tabes dorsalis s. Neurolues 213 f
tabische
- Arthropathie s. Neurolues 213
- Krise 213 f
Taboparalyse s. Neurolues 213 f
- progressive Paralyse 213 f
- Tabes dorsalis 213 f
Takayasu-Arteriitis 303
taktile 60, 82, 85
- Agnosie 82
- Halluzination 85
- Stimuli 60
- Wahrnehmung 60
Tarsaltunnel-Syndrom 321, 335 f
Taschenmesserphänomen 45

Taubheit 37 f, 77, 206 f, 273, 360
- bei Akustikusneurinom 37 f
- - Contusio tympani 273
- - Felsenbeinquerfraktur 37
- - Hörsturz 38
- - Pneumokokkenmeningitis 206 f
- - Refsum-Syndrom 360
- - Streptomycintherapie 38, 208
- - Zoster oticus 38
Tay-Sachs-Krankheit 182 f
Tbc-Meningitis 207 f
Teilleistungsschwäche 86, 131
Teleangiektasie 260
- bei Angioma capillare ectaticum 260
- bei Dermatomyositis 356
Telegrammstil 79
Temperaturempfindung 60
temporale Abblassung 24
Temporallappenepilepsie 252, 398
Tensilon-Test s. Myasthenie 368
Tension headache s. Spannungskopfschmerzen und Konfliktsituation 16, 87
Teratom 137, 240
Territorialinfarkt 292 f, (Syn.) 293, (Abb.) 296
Test, psychometrischer 193
Tetanie 188
Tetanophobie 188
Tetanus 217 f
- Impfung 218
- neonatorum 217
- puerperalis 217
- und Opisthotonus 217
- - Risus sardonicus 217
- - Trismus 217
- - silent period 218
Tetraparese, s. Tetraplegie 44, 94, 354, 362
Tetraplegietyp d. Polyneuropathie (Tab.) 362
TGA s. Transitorisch globale Amnesie 83 f, 189, 294
Thalamotomie 167
Thalamus 15, (Syn.) 50, 64, 306
- Blutung 306
- Schmerz 15
- Syndrom 64
- Stereotaxie 167
Thallium-Nachweis 362
Thenaratrophie 329 f, (Abb.) 330
- bei Karpaltunnelsyndrom 329
- bei Zervikal-Syndrom 330
- kongenitale 330
Thermanästhesie 61
Thermhypästhesie 61
Thermokoagulation 386
Theta-Wellen s. Zwischenwellen (EEG-Syn.) 106
Thiamin (Vitamin B1) - Mangel 198
Thomson-Myotonie 371 f, (Tab.) 371
thoratic outlet-syndrome 339
Thrombangitis obliterans 262
Thrombendarteriektomie s. Karotisendarteriektomie 300
Thrombozytenaggregationshemmer 300
Thrombus, reitender 300
Thymektomie 369 f, (Tab.) 370
Thymom 368

Thymushyperplasie 368
Thyreotropin-Releasing-Hormon (TRH) 177
TIA s. transitorisch ischämische Attacke 189, 289, 294
Tibialis-anterior-Syndrom 336
Tibialis-posterior-Reflex (Syn.) 55, 58, 336
Tibialislähmung (klin. Fall) 337
Tic 33, 53, 140, 385 s.a. Maladie des tics 53
- Blinzel- 53
- douloureux 33, 140, 385
- Fazialis- 53
- Räusper- 53
Tick Borne Encephalitis 220
Tiefensensibilität (Syn.) 60
Tinel-Zeichen s. Hoffman-Tinel-Zeichen 330, 341
Tinnitus 16 f, 37 f, 247
- objektiver 38
- subjektiver 38
- und Hypakusis 38
tip of tongue-Phänomen 132
Togaviren (Tab.) 220
Token-Test 79, (Farbtafel) 409
Tollwut s. Lyssa (Tab.) 220, 225
Tolosa-Hunt-Syndrom 31, 261
tonischer Anfall (Farbtafel) 407
tonische Grand mal-Phase (Video-EEG) 393, 397
Tonus-, 18, 44 f, 400
- Anomalie 44
- - Hypertonus 45
- - Hypotonus 45
- kontraktiler 44
- spastischer 45
- Verlust, affektiver 18, 400
Topik
- Amyotrophische Lateralsklerose (Syn.) 177
- Aphasie 78
- funikuläre Myelose (Syn.) 192
topische Diagnostik s. Höhenlokalisation 42 f, (Tab.) 58, 80, 97, 140, 171, 177, 348
- bei amyotrophischer Lateralsklerose (Syn.) 177
- - Querschnittslähmung 97
- - Syringomyelie 140
- - der Reflexe (Tab.) 58
- - Homunkulus 42 f, (Syn.) 43
- - neuropsychologischer Funktionen 80
- radikulärer Syndrome 140
- segmentaler Ausfälle 140, 348
topographische Repräsentation kortikaler Funktionen (Syn.) 80
Torsionsdystonie 22, 166 f, (klin. Fall) 167
Torticollis s.a. Caput obstipum u. Schiefhals 19, 21 f, 29, 51, 134, 166 ff, (Tab.) 168, 348
- dystonicus 19, 22, 166 f
- ideopathischer 167
- okulärer 22, 29
- pharmakogener 168, 402
- spasmodicus 51, 168
- spasticus 51
- und Klippel-Feil-Syndrom 134
Totstellreflex 403

Toxoplasma gondii 227
Toxoplasmose 223, 277 f
- bei AIDS 223
- erworbene 227
- konnatale (Tab.227),
TPHA s. Treponema pallidum-Hämagglutinationstest 214
Trabekelblase 69
Tractus 25, 34, 96, 98, 173, 176, 178 u. 192
- corticonuclearis (Syn.) 34, 173
- corticospinalis (Synopsen) 96, 176, 178 u. 192
- opticus (Syn.) 25, 190
- reticulospinalis 46
- rubrospinalis 93
- spinocerebellaris (Synopsen) 96 u. 178
- spinothalamicus 64, (Syn.) 96 u. 98
Tränensekretion, vermehrte 35, 323 f, 384 ff, 370
- bei Charlin-Syndrom (Tab.) 386
- - cholinerger Krise 370
- - Cluster-Kopfschmerz 384
- - Fazialisparese 35
- und Schirmer-Test 36
Tranquilizer-Abusus 87, 197
transiente globale Amnesie (TGA) 83 f, 189, 294
transitorisch ischämische Attacke (TIA) 189, 289 f, 294, 297 ff
- Verlaufskriterien (Tab.) 290 u. 297
transkortikal
- motorische Aphasie 79
- sensorische Aphasie 79
Transmitter s.a. Neurotransmitter (Syn.) 50, 157, 162 f, 183, 193
transsphenoidaler Zugang 253
Transmitter-Verhältnis 157
- dopaminerge u. cholinerge Funktionen (Syn.) 157
Transplantation, mikrochirurgische 326, 334
Trapeziuslähmung 40, (klin. Fall u. Syn.) 327
Trauma, s. Hirn- und Rückenmarksverletzungen 271 ff, 288
- nukleares 288
- - Atombombe 288
- - Reaktorunfall 288
Tremor 47, 72 f, 186, 193, 196
- essentieller 73 f
- extrapyramidaler 47
- flapping tremor 186, 193
- Frequenzen (Tab.) 73
- Halte- 72
- Intentions- 47, (Syn.) 73
- pathologischer 72
- psychogener 72
- Ruhe- (Syn.) 48, 72
- zerebellarer 47, 72 f
- Ursachen 48, 155 f, 177 ff, 186, 193, 196, 233
- - Alkoholentzugsdelir 196
- - hepatische Enzephalopathie 193
- - Heredoataxien 177 ff
- - M. Parkinson (Syn.) 155 f

– – M. Wilson 186
– – Multiple Sklerose (Syn.) 233
Trendelenburg-Zeichen 333, 376
Treponema pallidum 212 f
– Hämagglutinationstest (TPHA) 214
TRH s. Thyreotropin-Releasing-Hormon 177
Triebenthemmung 85
Trigeminusneuralgie 16, 33, 385 f
    (klin. Fall) 386
– Dekompression n. Janetta 386
– Tic douloureux 385
Trigeminustumor 33, 385
– Epidermoid 385
– Meningiom 33, 385
– Neurinom 33, 247, 385
Triorthokresylphosphat
– Intoxikation 354
Trismus 217 f
– bei Tetanus 217
– bei zerviko-linguo-mastikatorischem Syndrom 218
Trisomie 21 131, 133, 152
Trizepssehnenreflex (TSR) 53 f, (Syn.) 55
Trizeps surae-Reflex (Syn.) 56
Trochlearislähmung 29
Trömner-Reflex (Syn.) 54
Trousseau-Zeichen 188
trophische Störungen (Tab.) 15, 99, 140, 321, 359
trophisches Ulkus 140, 359, (Farbtafel) 407
Trugwahrnehmung 84
Truncus brachiocephalicus s.a. DSA (Abb.) 117, 292
Trypanosoma
– gambiense 227
– rhodiense 227
Tuberkulin-Test 208, 219
Tuberkulom 208
Tuberkulostatika 208, (Tab.) 209
Tuberöse Sklerose 147 f, (CT-Abb. u. klin. Fall) 148
Tumor-
– Diagnostik 241, 261, 264 ff
– Epilepsie 243
– Marker 104
– Metastasierung 240
– Verkalkung 249
– Zellen 241, (Farbtafel) 410
Tumoren,
– des Gehirns, s. Hirntumoren 16 f, 23, 85, 104, 118 f, 146, 150 238 ff, 258 f, 263 f, 341, 405, 410 ff
– des Rückenmarks 118, 263 ff
– – embryonale 245 f
– – Epipharynx- 31
– – Gefäß- 258, 269
– – Hirnstamm- 17
– – Hypophysen- 252
– – infra- und supratentorielle (Tab.) 240
– – intrakranielle 238 ff
– – intrapelvine 334
– – Keimzell- 250
– – kleine 123
– – Kleinhirn- 90
– – Kleinhirnbrückenwinkel- 248

– Lindau- (Tab.) 150
– meningeale 248
– Mißbildungs- 251
– neuronale 242
– Pancoast- 67, 339, 341
– peripherer Nerven 321
– Pinealis- 247
– Plexus- 341 f
– Pons- 245
– spinale 118, 263
– Thalamus- 245
– Trigeminus- 33, 247, 385

Überlaufblase 70, 359 s. Blasen- u.
Miktionsstörungen 68 f, (Syn.) 69, (Tab.) 70, 96, 90
– bei diabetischer Neuropathie 70, 359
– bei Tabes dorsalis 70
übertragener Schmerz 15
Uhragnosie s. Zifferblattagnosie (Abb.) 82
Ulcus, trophisches 140, 195, 197, 359, (Farbtafel) 407
– bei Diabetes mellitus 359, 407
– – Polyneuropathie (Tab.) 359
– – Streß 195, 197
– – Syringomyelie 140
Ulnarislähmung 321 f, 331 ff
– Fromment-Zeichen (Abb.) 333
– Guyon-Syndrom (Tab.) 322
– Krallenhand (Syn.) 331
Ultraschalldiagnostik 124 f, 145, (Farbtafel) 411
– des Neugeborenen bei Dandy-Walker-Syndrom 145
– Doppler-Effekt 124,
– Doppler-Flow-Imaging 411
– Dopplersonographie der Hirngefäße 124 f
– – direkte 124
– – indirekte 124
– – transkranielle 125, 411
– – Echoenzephalographie 124
– – Indikation 125
– – Angiomdiagnostik 125, 411
– – Gefäßstenosen, 124 f
– – Spasmus der Hirnarterien 125
– – Technik 125
Unfallanamnese 272
Unterberger-Tretversuch 73 f, (Syn.) 74
Unterschenkelatrophie 179
Unverricht-Lundborg-Krankheit (Tab.) 52
Upbeat-Nystagmus (Tab.) 40
Urämie
– und Enzephalopathie 194
– und Polyneuropathie 359

vagovasale Synkope (Tab.) 390
Vancomycin 207
Valleix-Druckpunkte 344
Valproinsäure 137, 394 ff, 402
Valsalva-Versuch 102
Varicella-Zoster-Virus (Tab.) 220
    s. Varizellen u. Herpes zoster 350
vaskuläre Syndrome 163, 298 ff, 306, 317 ff, 355, 361

– Chorea 163
– Hirnblutung 306
– Infarkte 298 ff, 317
– – Hirn- 289 ff
– – Rückenmarks- 317
– Myelopathie 317
– Polyneuropathie 355, 361
– spinale Blutung 319
Vaskulitis, systemische 303
vasoaktive Substanzen 312, 382, 384
Vasomotorenkollaps 389
Vasomotorik 66, 321
vasomotorische Aura (Tab.) 18
Vasospasmus 125, 312, 315
vegetative Funktionen 64 f, (Tab.) 65
vegetative Anfälle 388
Vena
– axillaris 340
– cava 389
– jugularis 304
– subclavia (Abb.) 340
Venenplexus, epiduraler (Syn.) 268
Venenthrombose, zerebrale 303 ff
venöse DSA 116 f
VEP s. visuell evozierte Potentiale 108, 214, 234
Verbrauchskoagulopathie
    u. Sinusthrombose 305
Verdrängung 84
Vergiftung s. Intoxikation u. Polyneuropathie (Tabellen) 355, 358 u. 364
Verhaltensstörung 132, 186, 225
Verkalkung 114, 188, 243, 261
– pathologische im Röntgenbild 114, 261, 296
– – Hirntumor 243
– – Stammganglien- 188
Verleugnungstendenz 82, 292
– denial 82
Verschlußhydrozephalus 90, 207, 245
Verstimmung 85, 156
– ängstliche 85
– depressive 85, 156
– dysphorische 85
Vertebralisstenose (Syn.) 293
vertebrobasiläre Insuffizienz 294
Vertigo s.a. Schwindel 15 ff, (Syn.) 16, 37 ff, 177 f, 239
– Ataxie u. Nystagmus 16, 52, 177 f, 239
– Hypakusis u. Tinnitus 16, 38
– Nausea u. Vomitus 16
Verwahrlosung 162
Verwirrtheit 20, 77 f, 82 f
– Aphasie 77 f
– Vigilanzstörung 82 f
Vestibularisschädigung 17, 39
vestibulärer Nystagmus 39
vestibular tilt 244
Vibrationsempfindung s. Pallästhesie 60 f, 190
Video-Aufzeichnungen 106 ff, 132, 166, 226, 392 ff, (Video-Abbildungen) 17, 107, 109, 166, 393, 396 u. 403
– und EEG 106 ff, 166, 226, 392 ff
– – der Chorea minor (Video-EEG) 166
– – epileptischer Anfälle 106 ff, 226, 392 ff, (Video-EEG) 107 u. 393

- und Elektronystagmographie
  (Video-Abb.) 109
- und Logopädie 132
Vigilanzstörung 13, 16, 82 f, 91 ff, 196 ff,
  206, 271 ff, 299, 388 f s.a. Koma 83,
  94 f, 192 f, 198, 274 f
- Absence 107, 395
- Alkoholdelir 196
- Coma diabeticum 198
- hepaticum 192
- vigile 94 f, (Tab.) 95, 274 f
- Commotio u. Contusio cerebri 271 f
- Einklemmungssyndrom 91
- Grand mal, Petit mal 395 ff
- Hirninfarkt, Massenblutung (Tab.) 299
- Meningitis, Enzephalitis 202 ff
- Sinusthrommbose 304
- Somnolenz 83, Sopor 82
- Synkope (Tab.) 18, 388 f
Virus-Meningoenzephalitis s. Meningitis
  und Enzephalitis 218 ff
virustatische Therapie
- bei Herpes simplex-Enzephalitis 222
- bei Herpes zoster 351
visuell evozierte Potentiale s. VEP 108,
  214, 234
visuelles Hemineglect 26
Visusminderung s. Sehstörung 23 ff, 221,
  239
Visusverlust s. Amaurose 23 ff, 273, 281,
  294, 297, 302 f
- Amaurosis fugax 24, 297
- bei Arteriitis cranialis 303
- - Orbitaverletzung 24
- - Tumorkompression 23, 25
viszerale Reize 97
Vitaminmangel 137, 198, 357 f, (Tab.) 358
- bei Alkoholismus 198, 358
- B_1-Mangel 357 f
- - Beriberi 357
- - Polyneuropathie 358
- - Wernicke-Korsakow-Syndrom 198
- B_2-Mangel 358
- B_6-Mangel 358
- B_{12}-Mangel 358
- - funikuläre Myelose 190
- - Pellagra 358
- D-Mangel 187
- - Hypokalzämie 187
- E-Mangel 358
- Folsäure 358
- und nutritiv toxische
  Polyneuropathien 358
Vitium cordis (Tab.) 210, 388, (Tab.) 390
- und Hirnabszeß (Tab.) 210
- und Synkope (Tab.) 390
Vokalisation 42 f
Volkmann-Kontraktur 332
Vomitus s. Erbrechen 15 f
Vorderhornprozeß 45, 52, 172 ff, 176, 224
- Amyotrophische Lateralsklerose 175
- Degeneration der Vorderhornzellen
  (Syn.) 176
- spinale Muskelatrophie (Tab.) 174
- Poliomyelitis anterior acuta 224
Vorderseitenstrangdegeneration 64
Vorderwurzelläsion 176

Vorhalteversuche 43, 291
- Armhalteversuch (Syn.) 43
- Beinhalteversuch (Synopsen) 43 u. 291
Vulpian-Bernhardt-Schultergürtelform
  der Amyotrophischen Lateralsklerose
  175

Wachanfall s. Narkolepsie 400
wachsende Fraktur 276
Wachstumshormon 171, 252
Waden-
- Atrophie 179, 362
- Druckschmerz 197
- Hypertrophie (Tab.) 371, 376
- Krampf 379, 363, 379
Wahn 84
Wahrnehmung und Bewegung (Syn.) 77
Wahrnehmungstraining s. Perzeptions-
  training n. Frostig 132
Wallenberg-Syndrom 33, 44, 66, 290 ff,
  (Syn.) 292
Waller-Degeneration 321
warm-up-Phänomen 371
Waterhouse-Friderichsen-Syndrom bei
  Meningokokken-Meningitis 205
Weber
- Syndrom 44
- Versuch 37
Wegener Granulomatose 361, 366
Weil-Krankheit 215
Weinen und Lachen,
- pathologisches 85 f
- - Bulbärparalyse 86
- - Pseudobulbärparalyse 86
Welander-Krankheit s. Myopathia tarda
  hereditaria 376
Werdnig-Hoffmann-Krankheit (Tab.) 174
Werktherapie s. Ergotherapie 132, 301,
  363
Wernicke-Enzephalopathie 198
Wernicke-Korsakow-Syndrom 196 ff
- Trias (Syn.) 198, (klin. Fall) 199
- und Augenmuskelparese 199
- - Blickparese 199
- - Vitamin-B_1-Mangel 198
Wernicke-Mann-Gangbild
  (Synopsen) 45 u. 291, 335
Wesensveränderung 85, 275, 391
  s.a. Persönlichkeitsveränderung 23,
  85 f, 153, 239, 275
- organische 85, 275
- epileptische 391
Westphal-Edinger-Kern 26
Westphal-Strümpell-Pseudosklerose 186
West-Syndrom 396
whiplash-injury s. Schleudertrauma 272,
  283, 285
Wilson-Krankheit 166, (klin.Fall) 186 ff
- flapping tremor 189
- Kayser-Fleischer-Kornealring 186
- und Dystonie 166
- Verhaltensstörungen 186
Windpocken s. Varizella-Zoster-Virus 350
Wirbelfraktur (CT-Abb.) 286
Wirbelhämangiom 264
Wirbelsäulenverletzungen s.a. Rücken-
  marksverletzung 283 ff

- Commotio u. Contusio spinalis 284
- Compressio spinalis 285
- Schleudertrauma 283, 285
- Therapie 286, (klin. Fall) 287
- Ursachen (Tab.) 284
- Wirbelfraktur (CT-Abb.) 286
Wolkenschädel 247
Wortfindungsstörung
  (Synopsen) 78 u. 291
Würgreflex 40
Wurzelausriß 67, 338
Wurzelkompressionssyndrom 342

Xanthochromie 102
Xenon-Inhalation 123, 382
Xylose-Test 191

Zahnradphänomen (Syn.) 48
Zeckenbißinfektion 215 ff, 220, 355 f
- Borreliose 215 ff, 355 f
- FSME 220
Zehenheberparese (Abb.) 335, 336,
  (Syn.) 345
Zeigeversuche 72 f, 179, 292
- Dysmetrie 72 f, 179, 292
- - Finger-Nase-Versuch (Synopsen)
  73 u. 292
- - Knie-Hacke-Versuch 72
zentrale
- spastische Parese (Syn.) 45
- Vestibularisschädigung (Tab.) 39
zentrale pontine Myelinolyse 196, 201
zentraler
- Lähmungstyp der Fazialisparese 34
- vestibulärer Nystagmus (Tab.) 39
zentromedulläres Syndrom 99
Zephalgien s. Kopfschmerzen 15
zerebellare Ataxie 74, 128, 177 f, 244
zerebrale Angiographie 114 f, 314 f
Zerebralparese, infantile 127 f
zerebrovaskuläre Erkrankungen, 14,
  289 ff, 306 ff
- Letalität u. Mortalität 14
- Schlaganfälle 289 ff, 306 ff
Zervikalsyndrom 58, 342
Ziehl-Neelsen-Färbung (Tab.) 206
Zifferblattagnosie (Syn.) 82
ziliospinaler Reflex 92
Zirkumduktion, s. Wernicke-Mann-
  Gangbild (Syn.) 45
Zoster, s. Herpes zoster 38, 220, 350 ff,
  (Farbtafel) 406
- colli 350
- gangränosus 350
- generalisatus 350
- ophthalmicus 350, 406
- oticus 38, 350
- sine herpete 350
- Dermatome (Tab.) 350, 406
- Eruptionen 406
- Komplikationen 350 ff
- - Enzephalitis 351
- - Meningitis 350
- - Myelitis 351
- - Neuralgie 352
- - Polyradikulitis 352
- Therapie, virustatische 351
- Varicella- (Tab.) 220, 350 f

Zuckergehalt im Liquor (Tab.) 104
Zunge
- Faltenzunge 323
- Leukoplakie 223
- Nekrose 303
Zungen-
- Atrophie 41, 46, 173, 407
- - bei Hunter-Glossitis 173,
    (Farbtafel) 407
- - und Parese 41, 46

- - - bei Syringobulbi (Abb.) 41
- - - - amyotrophischer Lateral-
        sklerose (Abb.) 46
- Biß (Tab.) 18, 397
Zweipunkt-Diskrimination 60
Zwerchfellparese 339, 350
Zwiebelschalenform der Sensibili-
  tätsstörung des Gesichts
  (Syn.) 33
Zwischenhirnsyndrom 91, 274

Zwischenwellen s. Theta-Wellen
  (EEG-Syn.) 106
Zyklotron 123
Zystizerkose s. Helminthen-
  befall des ZNS
  (Tab.) 228, 366
- und Epilepsie 390
Zytologie, s. Liquorzytologie
  (Farbtafel) 410 u. 418
Zytomegalie (Tab.) 220

Hippokrates

Weiter sind in der

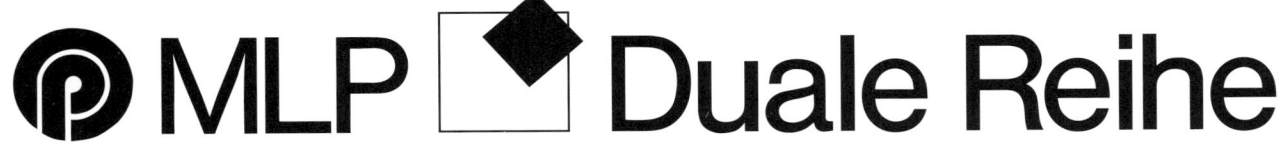

ⓟ MLP ◆ Duale Reihe

jetzt folgende Bände lieferbar:

Dermatologie

Herausgegeben von
E. G. Jung, Mannheim,
Hautklinik, Klinikum

1989, 440 Seiten, 356 farbige
Abbildungen,
89 Tabellen, 19,5 x 27,5 cm
kartoniert DM 68,–
ISBN 3-7773-0839-0

Mit diesem Buch spart man sich nicht nur – wie mit jedem Dualen Buch – die Anschaffung eines separaten Repetitoriums. Man kann auch den Dermatologie-Atlas im Regal lassen, mehr als 300 hochwertige Farbbilder zeigen direkt im Text alle wichtigen Hautkrankheiten. Der Vorsprung gegenüber Lehrbüchern, die Hautkrankheiten im Text nur in schwarz/weiß abbilden, liegt auf der Hand. Zusätzlich fördern Synopsen das Verständnis. Die anderen Vorteile des Dualen Konzeptes gelten natürlich uneingeschränkt auch für diesen Band.

Orthopädie

Von F. U. Niethard
und J. Pfeil,
Heidelberg,
Orthopädische
Universitäts-Klinik

1989, 520 Seiten,
813 Abbildungen,
47 Tabellen,
19,5 x 27,5 cm, kartoniert
DM 68,–
ISBN 3-7773-0888-9

Dieser Duale Band ist so geschickt unterteilt, daß die einzelnen Aspekte der Orthopädie wirklich leicht begriffen werden können. Zunächst werden die Grundlagen erläutert, dann folgt ein Teil Allgemeine Orthopädie und einer, der sich mit der Speziellen Orthopädie befaßt. Auch hier wurden klinische Abbildungen, Röntgenbilder und Synopsen großzügig eingebaut. Vergleichen Sie einmal mit anderen Büchern.

Lernzeitbedarf des Repetitoriums Dermatologie: ca. 18 Std.

Lernzeitbedarf des Repetitoriums Orthopädie: ca. 25 Std.

ⓟ MLP ◆ Duale Reihe wird herausgegeben von A. Bob und K. Bob, Weinheim

ⓟ MLP ◆ Duale Reihe wird fortgesetzt und ist bald aus dem Medizinstudium nicht mehr fortzudenken.

Informationen erhalten Sie über den Buchhandel. Fragen Sie Ihren Buchhändler, er kennt den neuesten Stand

Preisänderungen vorbehalten!

Drei Unternehmen – ein Gedanke:
Sie mit mehr Information weiterzubringen.

Mit der vorliegenden Buchreihe haben die beteiligten Sponsoren ein ganz neues Kapitel aufgeschlagen: Sie erhalten studiennahe, in der Qualität einmalige Information zu einem Preis, der in der Relation zum Nutzen, den Sie daraus ziehen können, außerordentlich ist.

MLP als einer der führenden unabhängigen Anbieter von Finanzdienstleistungen für die Heilberufe konnte zu diesem Zweck zwei namhafte Partner aus der Versicherungswirtschaft gewinnen: die Hallesche-Nationale Krankenversicherung aG und die Alte Leipziger Versicherungsgruppe, beide in ihren Angebotsbereichen für die Heilberufe der Inbegriff für Sicherheit und Kompetenz.

Die außergewöhnliche und einzigartige Initiative der drei Unternehmen begleitet ein Wunsch: daß Sie aus dieser Buchreihe für Ihr Studium, für Ihr Examen viel Nutzen ziehen können, der sich schnell in Erfolg umsetzen läßt. Dann hat sich dieses Engagement gelohnt.

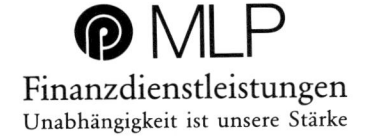

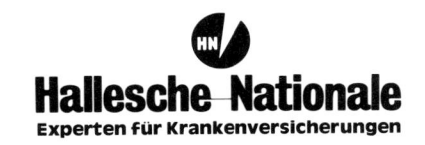

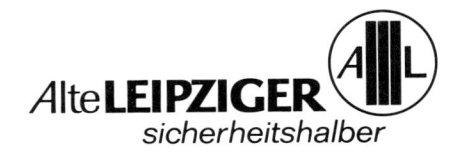

MLP
Finanzdienstleistungen
Unabhängigkeit ist unsere Stärke

Hallesche-Nationale
Experten für Krankenversicherungen

Alte LEIPZIGER
sicherheitshalber

ⓟ MLP

Ihre Energie - und unsere Erfahrung:
So werden aus Berufszielen auch Siege.

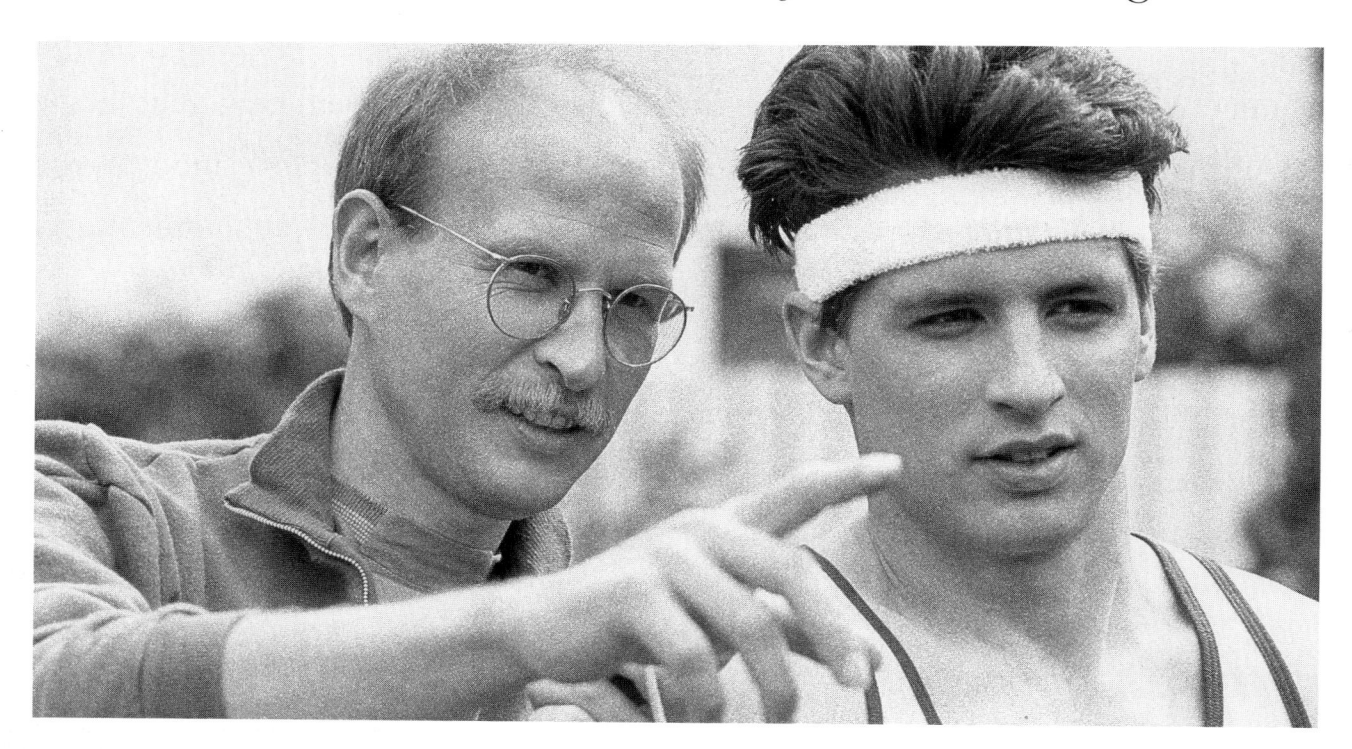

*I*hr Studium, Ihre Berufswahl

prägt Ihren weiteren Lebensweg.

Die beste Entscheidungshilfe ist

deshalb gerade gut genug:

MLP hilft Ihnen beim Start.

Weitreichende Entscheidungen wie die berufliche Zukunftsplanung brauchen den kompetenten Rat. Deshalb ist das Wissen von MLP so begehrt, wenn Medizinstudenten an ihren Berufsstart gehen, wenn Mediziner ihre berufliche Zukunft, ihre private Sicherheit planen. Denn dafür steht der Name MLP: Orientierungshilfe und "Wissen pur" rund ums Studium, zu Ihren Zukunftsperspektiven. Finanzdienstleistungen wie Versicherungen, Bankdienstleistungen und dazu eine unabhängige Beratung speziell für Medizin-Studenten. Nehmen Sie die Erfahrung mit auf Ihren Weg:
MLP - alles, was Ihre Zukunft sicherer macht.

ⓟ MLP
Finanzdienstleistungen
Unabhängigkeit ist unsere Stärke

Marschollek, Lautenschläger und Partner Aktiengesellschaft · Zentrale: Im Breitspiel 9 · 6900 Heidelberg · Tel. (06221) 308-0
im gesamten Bundesgebiet und West-Berlin

Wenn Ihnen bewußt wird, wie wertvoll doch Ihre Gesundheit ist...

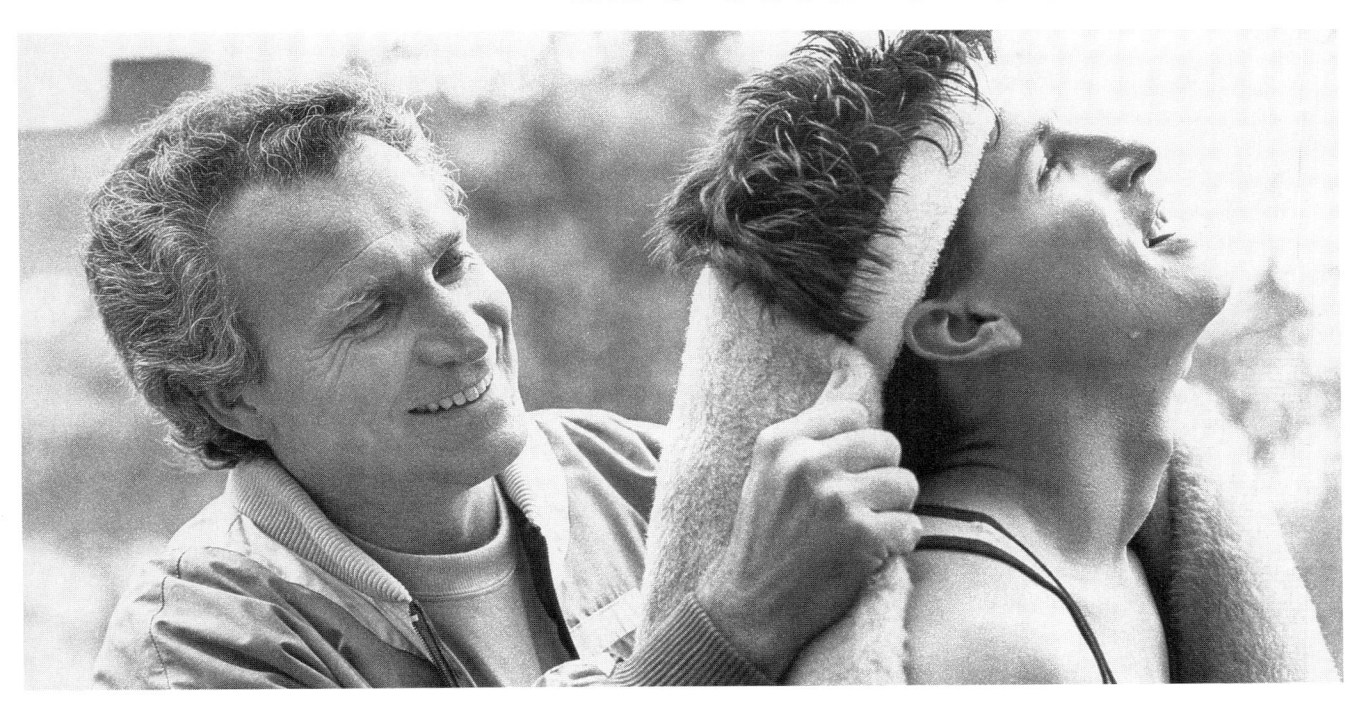

... ist es gut zu wissen, daß alles, was im Krankheitsfall zum schnellen Gesundwerden notwendig ist, von der Hallesche-Nationale übernommen wird: Sie haben den Komfort und die Leistungen eines Privatpatienten und die Betreuung des Arztes Ihrer Wahl. Und das alles zu Sonderkonditionen, die speziell für das Studentenbudget errechnet wurden.

Auch Spezialtarife für Ärzte

Nach Ihrer Studienzeit ist es wichtig, daß Ihre bisherige Krankenversicherung nahtlos in den künftigen speziellen Versicherungsschutz des Arztes übergeht. Auch in diesem Fall sind unsere Tarife ganz für Ihre Gesundheit da.

**Hallesche-Nationale
Krankenversicherung aG
Reinsburgstraße 10
7000 Stuttgart 1
Telefon 0711 / 6603-550**

Sicherheit für Ihr ganzes Leben

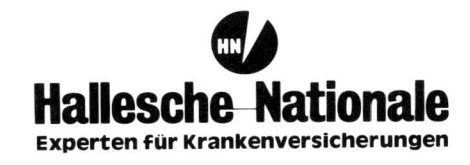

Hallesche-Nationale
Experten für Krankenversicherungen

Wir geben Sicherheit.
Damit möglichst keines Ihrer Ziele auf der Strecke bleibt.

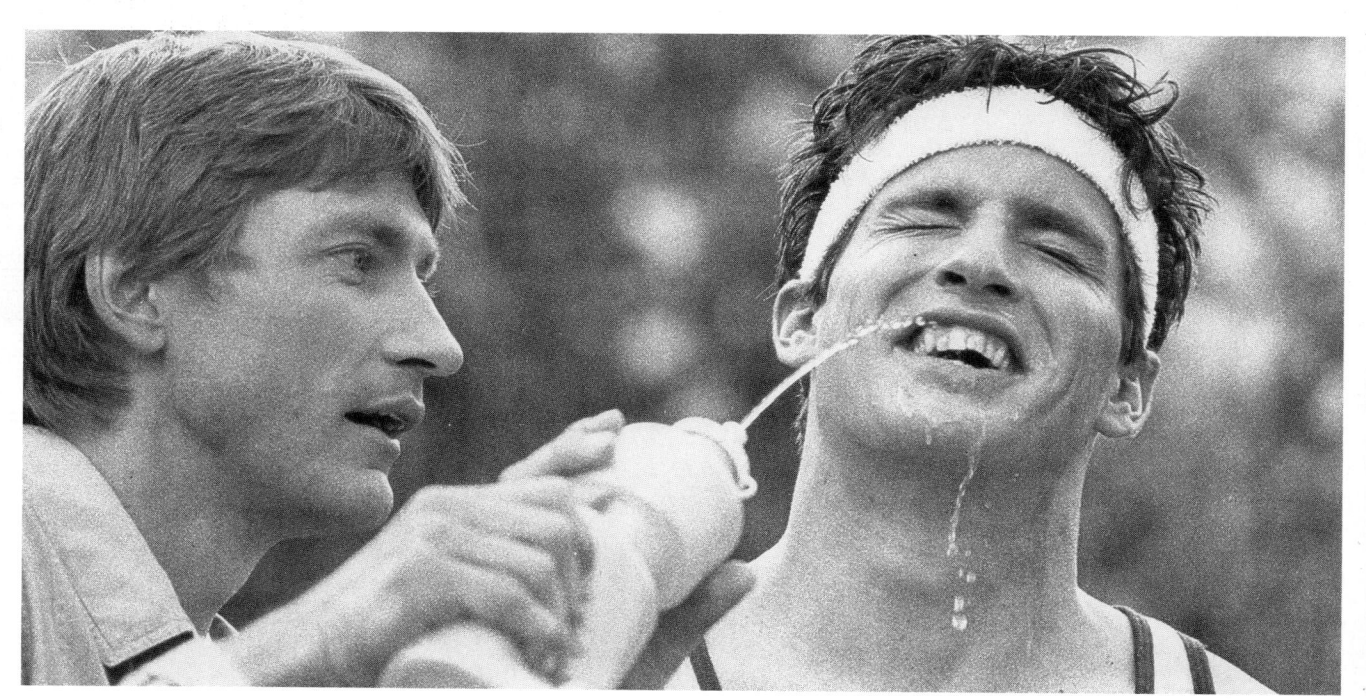

Die Sicherheit, die Ihnen die Alte Leipziger mit auf den Weg geben will, paßt zu Ihnen wie alles, mit dem Sie sich persönlich umgeben: weil sie eine ganz individuelle Sicherheit ist. Auf Sie und Ihren persönlichen Bedarf zugeschnitten – denn jeder Lebenslauf, jede berufliche Laufbahn hat eigene Ausprägungen. Wir wollen, daß Sie vorwärtskommen, Ihre Ziele erreichen. Mit unserem Sicherheitspaket schlagen wir Ihnen im Bedarfsfall Brücken über Unvorhersehbares, sichern das, was Sie bereits erreicht haben. Während des Studiums mit speziellen Angeboten – und danach mit einer runden Absicherung für den Arzt, die auch die Kapitalbildung mit einbezieht.

Alte Leipziger
Versicherungsgruppe
Alte Leipziger Platz 1
6370 Oberursel 1
Telefon (0 61 71) 2 00-1

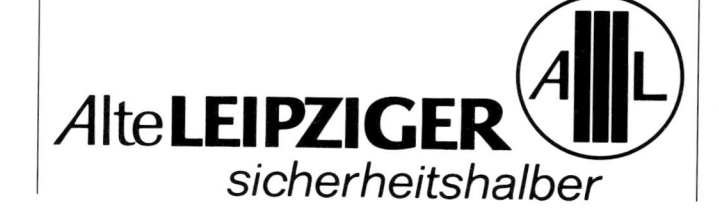

Alte LEIPZIGER
sicherheitshalber